新版
最新歯周病学

A Textbook of Periodontology

編集
加藤 熙

執筆
加藤 熙
坂上竜資
菅谷 勉

医歯薬出版株式会社

This book was originally published in Japanese under the title of :

Shinpan Saishin Shisyūbyōgaku
(A Textbook of Periodontology)

Kato, Hiroshi
  Professor Emeritus, Hokkaido University

©2011 1st ed.

ISHIYAKU PUBLISHERS, INC.
  7-10, Honkomagome 1 chome, Bunkyo-ku,
  Tokyo 113-8612, Japan

序

　本書は，1994年に出版して以来歯学生・研修医・臨床家に好評を得て7刷を重ねてきた『最新歯周病学』を，最新情報を加え全面的に修正・加筆するとともに，最近重要になった垂直歯根破折の治療とインプラント治療の章を新しく加え，さらにわかりやすく臨床に役立つようオールカラーにし『新版 最新歯周病学』として出版したものである．

　本書の基盤は，1962年東京医科歯科大学卒業と同時に歯周病学講座の助手（助教）となって以来，東京医科歯科大学，北海道大学，北海道医療大学において今日まで50年間にわたり取り組んで来た臨床，教育，研究の成果にある．本書の目的は，歯学部の「学生」には，わかりやすく実力がつく教科書として，「研修医」には臨床力の向上・歯周治療のレベルアップに役立つ参考書として，勤務医・大学院生・開業医，さらに認定医・専門医を目指す先生方には「歯周病学の基礎と臨床」をもう一度見直し実力の向上と問題点の解決力を身につけるのに役立つ座右の書となることを目指したものである．

　本書の前身である『最新歯周病学』の執筆に取り組んだのは，北海道医療大学の教授として講義を行っていた1984年である．当時の教科書は，多数の先生が分担執筆したもので，全体の考え方に統一性がなく臨床的に難解な所もあり臨床にも役立たなかった．一方，海外の有名な教科書が翻訳されており，私もRamfjördとAshの『Periodontology and Periodontics』を翻訳した．この本は素晴らしい内容で，私には大変勉強になったが，学生には難解な所や我が国の現状に合わない所も多く，日本の教科書としては問題があり，学生にわかりやすく卒業後も臨床に役立つ教科書を作る必要があることを痛感した．

　そこで自分でこれまで学んだこと，自分で行った研究成果，臨床経験，教育経験を中心に，本当に臨床に役立つ教科書をつくりたいと医歯薬出版に相談したところ，ぜひ単著で書いてほしいとの返事を得た．そこで，臨床に必要な基礎知識を整理し，歯周治療の考え方と治療の進め方を明確にして歯周病を勉強しようとする者に真に役立つ教科書を目指し，10年間力を注ぎ，完成したのは北大に戻って8年後の1994年であった．

　完成後は好評を得て7刷を重ねたが，歯科医学・歯周病学の進歩が著しいことは予想しており，10年後には改訂しようと考え，2001年北海道大学を定年退職した後は，東京と水戸で臨床・研究，教育を継続し，新しい検査法・治療法への取り組みを進めてきた．改訂について医歯薬出版に相談すると快諾してくださり，2004年には具体的に準備を開始した．改訂にあたっては，臨床により役立つよう新しい研究結果と最新情報に検討を加え，全面的に修正・加筆するとともに，理解しやすくするため図表をカラー化した．さらに，北海道大学で一緒に研究を行った坂上竜資・福岡歯科大学教授（9章インプラント）と菅谷勉・北海道大学准教授（8章垂直歯根破折）を共著者に迎えて広範囲に充実を図った．

1章では，歯周治療の実力向上に必要な「歯周組織と歯周病の正しい基礎知識」を身につけるよう，写真と図を用いできるだけわかりやすく解説した．

　2章からは臨床編で，まず歯周治療の基本的考え方，治療の進め方に重点を置き，検査と診断，・治療計画の立て方について詳細に記載した．

　3章は，歯周治療で最も重要な「歯周基本治療」について，実際の症例を含めて具体的に解説してあり，本書の臨床編の重要な部分である．

　4章は「歯周外科」について，基本的な手術から再生療法，歯周形成手術までシェーマ図と症例写真を用いて理論と術式を理解しやすいようにしてあり，歯周治療のレベルアップに役立つようになっている．

　5章は，歯周治療で大切な「咬合治療」について必要な基礎知識を含め，咬合調整から矯正治療（MTM），歯周補綴まで記述してある．

　6章は，根分岐部病変，歯周・歯内病変，薬物療法について，7章は特殊な歯周病，小児，高齢者の治療について解説し，問題解決力を高めるようになっている．

　8章は新設で，近年発現率が高く歯周組織が破壊され歯周炎と類似した症状を示し，治療が難しい「垂直歯根破折」について，これまでの研究成果を踏まえ診断から治療法まで述べてある．

　9章も新設で，歯周治療の一環として行われるようになった「歯周病患者のインプラント治療」について，基本的事項から歯周病患者にインプラントを行う場合の注意点を述べた．

　10章メインテナンス治療は，著者の30年にわたる長期症例を示すとともに，メインテナンス上重要な事項を具体的に記載した．

　本書の特徴は，多くの情報があふれる中で歯周治療に真に必要な基礎をもう一度見直し，しっかりと身につけて臨床に取り組み，科学的な理論に裏打ちされた臨床を行い，歯周病学のレベルアップが図れるところにある．本書の症例は，特殊な症例を除いてすべて著者自身が治療した患者さんで，臨床に役立つよう多くの長期症例を示した．さらに図表のほか「参考」の項目を作り，とくに興味を持たれた先生や専門医を目指す先生方がより深い知識や広い知識を得るのに役立つよう工夫してある．

　本書が完成するまでには，多くの先生方および家族，さらに医歯薬出版の応援，協力があり，深く感謝する次第である．とくに長い間にわたり協力を惜しまず応援してくれた妻の瑞穂に，心から深く感謝する．

　本書は皆様の歯周病学の研修に役立つものと確信しているが，内容についてお気付きの点やご要望があればぜひお知らせいただき，さらに改良を加え本書を息の長いものにしたいと考えている．

2011年8月

なお，2刷（2014年），3刷（2016年），4刷（2021年）時に新しい情報，研究結果を参考に一部修正を加えている．

加藤　熙

『新版 最新歯周病学』目次

1章　歯周組織と歯周病
加藤熙　1

1・歯周組織の形態と機能 …………………………… 2
1　歯肉 ……………………………………………… 2
　1）歯肉の肉眼的解剖学　2）歯肉の組織学（微細構造）
2　歯根膜 …………………………………………… 6
　1）歯根膜線維　2）細胞成分・血管・神経
　3）マラッセの残存上皮
3　セメント質 ……………………………………… 6
　1）無細胞セメント質と有細胞セメント質
　2）シャーピー線維とセメント基質
　3）セメント質の吸収と再生
4　歯槽骨 …………………………………………… 8
　1）固有歯槽骨と支持歯槽骨　2）組織学的特徴（生物学的特徴）
5　歯周組織の形成・発達・増齢変化 ……………… 9
　1）形成・発達　2）増齢変化
6　歯周組織と歯との付着・結合 …………………… 10
　1）歯肉と歯の付着　2）歯根膜と歯根の結合
7　歯肉溝と歯肉溝滲出液 …………………………… 11
　1）歯肉溝　2）歯肉溝滲出液
8　咬合機能と歯周組織 …………………………… 12
9　咀嚼と嚥下 ……………………………………… 13
　1）咀嚼運動と歯の接触　2）嚥下運動

2・歯周病の分類と歯肉炎・歯周炎の成り立ち … 14
1　歯周病の分類の歴史 …………………………… 14
　1）海外における分類　2）我が国における分類
2　歯周病の分類と病名 …………………………… 17
　1．歯肉炎，歯肉疾患 …………………………… 17
　1）プラーク性歯肉炎　2）非プラーク性歯肉炎　3）歯肉退縮
　2．歯周炎 ………………………………………… 18
　1）慢性歯周炎　2）侵襲性（急速性）歯周炎
　3）全身因子関連歯周炎　4）壊死性潰瘍性歯肉炎・歯周炎
　3．咬合性外傷 …………………………………… 20
　4．1部位や1歯単位で診断・分類される病名 …… 20
　1）歯肉膿瘍，歯周膿瘍　2）歯周-歯内病変
　3）根分岐部病変　4）歯根垂直破折　5）インプラント周囲炎
3　歯肉炎・歯周炎の発症と進行 …………………… 20
　1）歯肉炎の発症と進行　2）歯周炎の発症と進行
4　重度歯周炎への進行 …………………………… 22
5　歯周病の部位特異性と周期的進行 ……………… 22
　1）歯周病の部位特異性
　2）歯周病の周期的進行と進行タイプ（型）
6　歯周病の全身疾患への影響 …………………… 22

3・歯周病の病理 …………………………………… 24
1　臨床的正常歯肉 ………………………………… 24
2　歯肉炎 …………………………………………… 24
　1）初発期（開始期）歯肉炎　2）急性歯肉炎（早期病変）
　3）慢性歯肉炎（確立期病変）
3　歯周炎 …………………………………………… 27
　1）病理組織学的特徴　2）歯周炎の急性悪化期と静止期
4　咬合性外傷と廃用性萎縮 ……………………… 28
　1）咬合性外傷の病理変化　2）揺さぶり力による咬合性外傷
　3）廃用性萎縮の病理変化
5　特殊な歯周病 …………………………………… 29
　1）特殊な歯肉炎（複雑性歯肉炎）　2）侵襲性歯周炎
　3）遺伝性因子が関与する特殊な歯周炎

4・歯周病の原因因子とリスクファクター ……… 31
1　初発因子―第1次病因因子 …………………… 32
2　局所修飾因子―第2次病因因子 ……………… 32
　1）プラーク増加因子（炎症性修飾因子）
　2）外傷性咬合（外傷性修飾因子）
3　全身性修飾因子 ………………………………… 34
4　リスクファクター ……………………………… 35
　1）第1次リスクファクター　2）第2次リスクファクター
　3）リスクファクターのオッズ比

5・プラーク（バイオフィルム），細菌，歯石 …… 36
1　プラーク ………………………………………… 36
　1）歯肉縁上プラークとプラーク形成　2）歯肉縁下プラーク
　3）バイオフィルム
　4）プラーク細菌と歯周病，歯周組織の防御作用
　5）歯肉炎の発症と歯周炎へ進行する要因
　6）細菌の歯肉への侵入
2　プラーク細菌による組織破壊 …………………… 41
　1）細菌の直接作用　2）間接作用（免疫応答）
3　歯周病の細菌学 ………………………………… 42
　1）正常な歯肉溝の細菌　2）歯肉炎のポケット内細菌
　3）歯周炎のポケット内細菌
4　歯周病原（性）菌 ……………………………… 43
　1）非特異的細菌感染説と特異的細菌感染説
　2）Socranskyの歯周病原（性）菌のためのKochの原則
　3）レッドコンプレックス
5　歯石 ……………………………………………… 45
　1）定義と分類　2）歯石の組成，形成，付着様式
　3）歯周病の病因としての歯石の役割

6・歯周病における宿主応答（炎症と免疫反応による防御と組織破壊） …………… 47
1 炎症性反応 …………………………… 47
1）血管透過性の亢進　2）炎症性細胞の浸潤
2 炎症性細胞（宿主応答細胞） ………… 47
1）好中球（好中性白血球）
2）単核食細胞，単球，マクロファージ
3）リンパ球　4）プラズマ細胞（形質細胞）
5）マスト細胞（肥満細胞）
3 免疫反応と歯周組織破壊 ……………… 49
1）抗原侵入による免疫反応と歯周組織
2）歯周組織に生じると思われる免疫反応による組織破壊

7・歯周病と咬合─外傷性咬合と咬合性外傷 …… 53
1 外傷性咬合と咬合性外傷 ……………… 53
1）外傷性咬合　2）咬合性外傷
3）1次性咬合性外傷と2次性咬合性外傷
2 正常な（炎症のない）歯周組織に生じる咬合性外傷 54
1）歯根膜に生じる咬合性外傷
2）歯槽骨とセメント質に生じる咬合性外傷
3）歯肉に対する影響
3 歯周病における外傷性咬合と咬合性外傷の役割 …… 55
4 炎症と咬合性外傷の合併による歯周組織破壊 ……… 56
5 歯周組織の炎症と咬合性外傷の合併（まとめ）…… 60

8・ペリオドンタルメディシン ………………… 61
1 糖尿病 ………………………………… 61
1）糖尿病と歯周病との関係　2）糖尿病患者の歯周治療
2 冠状動脈心疾患（心臓血管系疾患, 虚血性心疾患）… 62
1）歯周病との関係の疫学的研究　2）動脈硬化部位の観察結果
3）歯周病が冠状動脈心疾患の危険性を高めるメカニズム（原因）
3 メタボリックシンドローム（肥満，血清脂質異常，血圧高値，高血糖） …………………………………… 63
1）メタボリックシンドロームが歯周病に与える影響
2）歯周病がメタボリックシンドロームに与える影響
4 誤嚥性肺炎（呼吸器疾患） ……………… 63
5 骨粗鬆症 ………………………………… 64
6 早期低体重児出産 ……………………… 64
7 ストレス ………………………………… 64
8 喫煙 …………………………………… 65
9 遺伝（遺伝的素因） …………………… 65
1）歯周病の遺伝子診断　2）遺伝性疾患に伴う歯周炎

9・歯周病の疫学 ………………………………… 66
1 疫学の目的 ……………………………… 66
2 歯周病の疫学に用いる指数 …………… 66
1）口腔清掃度を表す指数　2）歯肉の炎症を表す指数
3）ポケット内部の炎症を表す指数（歯肉出血指数，BI）
4）歯周炎の程度を表す指数　5）歯周治療の必要度を表す指数
3 歯肉炎の疫学 …………………………… 68
4 歯周炎の疫学 …………………………… 69
1）年齢および口腔清掃状態との関係
2）性，人種，地域との関係　3）教育・社会経済状態
4）歯周病による歯の喪失

2章 歯周治療の基本的考え方と治療計画の立て方および検査と診断　加藤熈●71

1・歯周治療の基本的考え方と治療の進め方 …… 72
1 歯周治療の基本的考え方 ……………… 72
1）歯周組織の炎症の改善　2）咬合性外傷の改善，安定した咬合機能の回復　3）治療力の向上と失われた歯周組織の再生
4）回復した口腔の健康の長期維持
2 歯周治療の進め方 ……………………… 73
1）歯周治療への患者の導入，検査・診断，治療計画の立案および患者への説明と承諾
2）歯周基本治療（イニシャルプレパレーション，初期治療）
3）再評価，治療計画の修正　4）修正治療　5）再評価と再治療
6）メインテナンス治療─「メインテナンス」と「サポーティブペリオドンタルセラピー」

2・治療計画の意義と立て方 …………………… 76
1 治療計画の意義と立て方の原則 ……… 76
2 治療計画立案時の注意事項 …………… 76
1）患者の全身状態・年齢（寿命）
2）歯科治療に対する患者の希望や認識
3）主訴と応急処置の必要性
4）口腔全体の咬合機能回復と審美性
5）患者の経済的負担能力・メインテナンスの可能性
3 第1次治療計画の立案 ………………… 77
1）応急処置および基本治療で行う治療内容と順位の決定
2）修正治療の内容と順位の決定　3）メインテナンスの治療方法

3・歯周病の検査と診断の基本 ………………… 82
1 歯周病の検査の基本的考え方 ………… 82
2 医療面接と一般検査 …………………… 82
1）主訴
2）全身既往歴と現在の健康状態(医科既往歴)，および生活習慣
3）口腔内既往歴（歯科疾患の既往歴）
4）顔面と歯の現症（歯周病以外の現症）
3 歯周病の病状の把握と原因の把握 …… 82
1）歯周組織の破壊の程度の検査　2）歯周病の原因の検査

4・歯周組織の破壊状態（病態）の検査 …………… 84
1 歯肉の検査 …………………………………… 84
1) 色の変化　2) 形態，硬さの変化，歯肉辺縁の位置
3) スティップリングの消失　4) 出血，BOP，排膿
5) 歯肉の炎症程度を示す指数

2 歯肉・歯周ポケットの検査（プロービング）とアタッチメントレベルの検査 ……………………… 85
1) ポケットの深さの測定
2) プロービングに対する最近の考え方
3) ポケットプローブと検査表　4) 測定時の注意点
5) アタッチメントレベルの検査　6) 歯肉溝滲出液の検査

3 歯槽骨，歯根膜の検査 ………………………… 88
1) 歯槽骨の検査　2) 歯根膜の検査
3) 3次元CTによる診断

4 根分岐部病変の検査 …………………………… 91
5 歯の動揺度の検査 ……………………………… 92
1) 動揺度の測定方法　2) 歯の動揺度に影響を与える因子

5・歯周病の原因の検査―①炎症性因子の検査 … 94
1 プラーク付着状態の検査 ……………………… 94
1) 視診　2) プラーク染色剤
3) プラークチャートとプラーク付着率　4) 触診

2 ポケット内の細菌検査 ………………………… 95
1) 検査試料（プラーク）の採取方法　2) 細菌検査法

3 歯石の検査 ……………………………………… 96
4 炎症性修飾因子（プラーク増加因子）の検査 ……… 96
1) 口呼吸の検査　2) 食片圧入の検査　3) 歯列不正の検査
4) 不良歯冠修復物・補綴物の検査
5) 付着歯肉と角化歯肉幅の狭小の検査　6) 小帯異常の検査
7) 口腔前庭の狭小の検査
8) 歯肉および骨の形態異常の検査　9) 歯周ポケットの検査

6・歯周病の原因の検査―②咬合性因子の検査 … 101
1 咬合の形態的検査 ……………………………… 102
1) 大きな不正咬合と歯の欠損の検査　2) 咬合彎曲の検査
3) 前歯の咬合の検査　4) 臼歯の咬合の検査

2 早期接触の検査（咬合の機能的検査） ……………… 102
1) 咬頭嵌合位の機能的安定性の検査
2) 咬頭嵌合位の早期接触の検査
3) 側方運動の前方運動の検査　4) 後方位の検査

3 側方力の検査 …………………………………… 103
4 ブラキシズムの検査 …………………………… 103
1) 臨床症状の検査　2) 原因因子の検査

5 舌や口唇の悪習癖の検査 ……………………… 105
1) 悪習癖の症状と原因の検査
2) 舌の悪習癖の実態観察と診断

7・エックス線写真・口腔内写真・スタディモデルによる検査と記録 …………………………………… 106
1 エックス線写真による検査と記録 …………… 106
1) 検査事項と注意点　2) 診断できない事項

2 口腔内写真による検査と記録 ………………… 107
3 スタディモデルによる検査と記録 …………… 107

8・全身性（修飾）因子の検査 ……………………… 108
1 歯周病と関連がある全身疾患の検査 ………… 108
2 全身的な宿主反応の検査 ……………………… 108
3 遺伝子診断―遺伝子多型の検査 ……………… 108
1) インターロイキンの検査
2) 白血球のFCレセプターの検査　3) その他の検査

3章　歯周基本治療
加藤熈　109

1・歯周基本治療とは ………………………………… 110
2・応急処置と全身状態への配慮 …………………… 112
1 応急処置 ………………………………………… 112
1) 歯髄炎，急性根尖性歯周炎，急性歯槽膿瘍
2) 急性歯肉膿瘍と急性歯周膿瘍　3) 咬合性外傷による疼痛

2 全身状態，全身疾患に対する配慮 …………… 113

3・口腔清掃指導―プラークコントロールと歯肉マッサージ ………………………………………………… 114
1 モチベーション ………………………………… 114
1) モチベーションとその重要性
2) モチベーションに影響を与える因子
3) モチベーションの方法，成功の要点
4) 現在の病状を示し，口腔の健康・歯周治療の重要性を認識させる
5) 口腔清掃（ブラッシング）の重要性を認識させる
6) ブラッシングの効果を自覚させる
7) ブラッシングによる歯肉マッサージの効果
8) モチベーションの補強

2 ブラッシングのテクニック指導 ……………… 117
1) テクニックの指導順序　2) 各種ブラッシングの方法
3) 適切なブラッシング法の選択と指導
4) 歯磨剤の使用について　5) 歯ブラシの損耗と交換

3 補助的清掃用具とその指導法 ………………… 123
4 電動式の口腔清掃用具 ………………………… 125
1) 電動歯ブラシ　2) 音波歯ブラシと超音波歯ブラシ
3) 水流式清掃用具

5 化学的プラークコントロール ………………… 126
6 口腔清掃指導の効果判定と失敗の対策 ……… 126
1) 口腔清掃指導の効果判定　2) 指導の失敗とその対策
3) ブラッシングを障害する局所因子（疼痛など）の存在と除去

4・スケーリングとルートプレーニング ………… 128
1 スケーリングとルートプレーニングの定義 ………… 128
1）スケーリングの意義と目的
2）ルートプレーニングの意義と目的
2 手用スケーラーとその特徴 ………………… 130
1）シックル（鎌）型スケーラー　2）キュレット（鋭匙）型スケーラー　3）その他の手用スケーラー
3 スケーリングとルートプレーニングの進め方と術式 132
1）歯肉縁上のスケーリング
2）歯肉縁下のスケーリング・ルートプレーニング
4 手用スケーラー使用時の注意事項 ……………… 135
1）スケーリングとルートプレーニングの前に口腔清掃を徹底させる　2）切れるスケーラーを使用する
3）スケーラーを正しくしっかりと把持する
4）術者と患者の位置を適切にし，フィンガーレストを確実にする
5）スケーラーの操作を適切にする
6）歯石の取り残しと過剰な根面削除を防止する
7）軟組織を不必要に傷つけない
5 スケーラーの研磨 ……………………………… 138
1）スケーラーの切れ味の点検　2）スケーラー用砥石
3）スケーラーの研ぎ方
6 超音波スケーラーとエアスケーラー ………… 140
1）超音波スケーラー　2）エアスケーラー

5・咬合性外傷に対する治療 ……………………… 142
1 咬合調整と歯冠形態修正 …………………… 142
2 暫間固定と喪失歯の暫間補綴 …………………… 142
3 ブラキシズムや舌の悪習癖の改善 ……………… 143

6・歯周基本治療として行うその他の治療 ………… 144
1 保存可能か不可能かの判定および明らかに保存不可能な歯の抜去 …………………………………………… 144
2 齲蝕の治療・歯髄疾患の治療（歯内療法）…… 144
3 不適合修復物・補綴物の修正や除去 …………… 144
4 知覚過敏症の治療 …………………………… 144
1）原因　2）治療の原則
3）歯周治療後に生じる知覚過敏症の予防と治療
4）歯周治療前から生じている知覚過敏症の治療
5）知覚過敏症に用いる薬物
5 歯周ポケット搔爬（キュレッタージ）………… 147

7・歯周基本治療後の再評価と治療計画の修正 … 148
1 再評価とは ……………………………………… 148
2 再評価の目的と時期 ………………………… 148
3 再評価として行う検査内容 ………………… 148
4 治療計画の修正（第2次治療計画の立案）…… 149

4章　歯周外科
加藤熈 151

1・歯周外科の目的と基本原則 ……………………… 152
1 歯周外科の目的，分類，適応症，禁忌症 ……… 152
1）目的　2）種類・分類　3）適応症と成功の条件
4）歯周外科手術の禁忌症　5）歯周外科を行う時期と実施の決定
2 歯周外科に必要な前準備 ……………………… 153
1）患者に対する準備　2）歯周外科に用いる器具と準備
3 歯周外科治療後の治癒形態 …………………… 154
1）歯周外科治療後の治癒形態
2）再付着，新付着，再生，修復の定義
4 歯周外科治療後のメインテナンスが重要 …… 157
1）手術直後の注意事項　2）術後の長期メインテナンス

2・歯周外科における縫合と歯周パック ………… 158
1 縫合 ……………………………………………… 158
1）目的　2）使用する器具と材料　3）縫合針と縫合糸
4）縫合法　5）縫合時の注意事項
2 歯周パック …………………………………… 159
1）目的　2）材質

3・歯周ポケット搔爬術（キュレッタージ）……… 160
1 目的と特徴 …………………………………… 160
1）目的　2）特徴
2 適応症と非適応症 …………………………… 161
1）適応症　2）歯周外科として行う場合の非適応症
3 使用器具と術式 ……………………………… 161
1）使用器具　2）術式
4 キュレッタージ後の治癒形態と治療効果 …… 163
1）治癒形態　2）治療効果を高める条件　3）失敗の原因

4・新付着術（ENAP）……………………………… 164
1 目的と特徴 …………………………………… 164
1）目的（考え方）　2）特徴
2 適応症と非適応症 …………………………… 164
1）適応症　2）非適応症
3 使用器具と術式 ……………………………… 164
1）使用器具　2）術式

5・歯肉切除術と歯肉整形術 ……………………… 166
1 目的と特徴 …………………………………… 166
1）目的　2）特徴
2 適応症と非適応症 …………………………… 166
1）適応症　2）非適応症
3 使用器具と術式 ……………………………… 167
1）使用器具と材料　2）術式
4 歯肉切除術後の治癒とメインテナンス ……… 169

6・フラップ手術（歯肉剥離掻爬術） …………… 170
1　フラップ手術の術式と分類 ……………………… 170
2　フラップ手術の目的と特徴 ……………………… 170
　1）目的　2）特徴
3　フラップ手術の適応症と非適応症 ……………… 171
　1）適応症　2）非適応症
4　使用器具 …………………………………………… 171
5　罹患根面に（再）付着させることをねらわずポケット除去目的のフラップ手術 ……………………… 172
　1）術式
6　罹患根面に（再）付着させてポケットを浅くする目的のフラップ手術 ……………………………… 173
　1）歯周ポケット歯肉の（再）付着を目的としたフラップ手術
　2）ウィドマン改良フラップ手術

7・ディスタルウェッジ手術 ……………………… 179

8・骨外科（骨整形術，骨切除術）と骨移植術 … 180
1　骨外科 ……………………………………………… 180
　1）骨整形術　2）骨切除術
2　骨移植術 …………………………………………… 181
　1）自家骨移植　2）他家骨移植　3）人工骨移植

9・歯周組織再生療法 ……………………………… 183
1　GTR法 ……………………………………………… 183
　1）原理と発展　2）使用する膜　3）適応症　4）術式
　5）人工骨移植との併用　6）成功させるための注意事項
2　エナメルマトリックスタンパク質を用いた手術 …… 189
　1）エナメルマトリックスタンパク質
　2）適応症，利点，治療効果　3）問題点と対策　4）術式
3　その他の再生療法 ………………………………… 191
　1）多血小板血漿

　2）線維芽細胞増殖因子　3）骨形成タンパク質

10・歯周形成手術―歯肉歯槽粘膜手術 ………… 193
1　目的と種類 ………………………………………… 193
　1）目的　2）種類
2　小帯手術 …………………………………………… 195
　1）適応症　2）小帯異常の検査　3）術式
3　歯肉弁側方移動術 ………………………………… 196
　1）適応症　2）術式
4　両側乳頭歯肉移植術 ……………………………… 197
　1）適応症　2）術式
5　遊離歯肉移植術 …………………………………… 198
　1）特徴　2）適応症　3）術式
6　結合組織移植術 …………………………………… 201
7　歯肉弁根尖側移動術 ……………………………… 203
　1）適応症　2）術式
8　歯肉弁歯冠側移動術 ……………………………… 205

11・歯周外科時の併発症と対策および術後管理　206
1　併発症と対策 ……………………………………… 206
　1）ショックと失神　2）出血　3）疼痛　4）腫脹
　5）治癒の遅延　6）パックによるアレルギー反応
　7）知覚過敏症の処置
2　術後管理 …………………………………………… 207
　1）手術直後の患者指導と処置
　2）咬合性外傷のチェック（咬合調整，暫間固定）
　3）術後の長期メインテナンス

5章　歯周治療における咬合治療，矯正治療，歯冠修復，欠損補綴（歯周補綴） 加藤熈●209

1・歯周治療における咬合治療の基本的考え方 … 210
1　咬合性外傷と外傷性咬合 ………………………… 210
2　咬合治療の進め方 ………………………………… 210
　1）初診時の咬合検査　2）歯周基本治療時の咬合治療
　3）再評価　4）修正治療時の咬合治療
　5）メインテナンス，サポーティブ歯周治療時の咬合治療

2・咬合の基礎知識 ………………………………… 212
1　下顎の限界運動と習慣性開閉運動 ……………… 212
　1）下顎の限界運動　2）習慣性開閉運動
2　下顎の機能運動（咀嚼運動と嚥下運動） ……… 212
　1）咀嚼運動　2）嚥下運動と歯の接触
3　安静位と安静空隙 ………………………………… 213
　1）安静位　2）安静空隙

4　咬頭嵌合位（中心咬合位）と筋肉位（筋安定位） … 213
　1）咬頭嵌合位　2）筋肉位
5　後方接触位と中心位 ……………………………… 214
　1）後方接触位　2）中心位
6　前方運動 …………………………………………… 214
7　側方運動 …………………………………………… 214
　1）犬歯誘導　2）グループ誘導　3）非作業側の接触
8　側方運動をもとにした咬合様式の分類 ………… 215
　1）フル・バランスド・オクルージョン
　2）グループ・ファンクションド・オクルージョン
　3）カスピッド・プロテクテッド・オクルージョン
　4）ミューチュアリー・プロテクテッド・オクルージョン
　5）咬合様式に対する考え方のまとめ

3・咬合調整と歯冠形態修正 ……………… 216
1 咬合調整を行う時期と基本原則 ……………… 216
1）時期　2）基本的な順序　3）基本原則
2 咬合調整に用いる器材 ……………… 216
1）検査用具　2）切削用具　3）その他の器材
3 咬頭嵌合位（中心咬合位）の咬合調整 ……………… 217
1）咬合調整時の準備と咬頭嵌合位の安定性の検査
2）早期接触歯の発見　3）早期接触部の歯面への印記
4）早期接触部の削合　5）削合した歯面の形態修正
4 側方運動路の調整 ……………… 220
1）作業側の調整　2）非作業側（平衡側）の調整
5 前方運動路の調整 ……………… 221
1）早期接触部の検査と印記　2）前方運動路の削合
6 歯冠形態修正 ……………… 222
1）前歯の形態修正　2）臼歯の形態修正
7 後方接触位の咬合調整 ……………… 222

4・暫間固定と永久固定 ……………… 224
1 暫間固定（プロビジョナル固定を含む） ……………… 224
1）目的　2）適応症
3）歯質を削合せずに行う暫間固定法（外側性固定）
4）歯質を削合して行う暫間固定法（内側性固定）
5）可撤式床固定装置
2 永久固定 ……………… 226
1）目的と適応症　2）固定式永久固定法
3）可撤式永久固定法　4）注意点

5・ブラキシズムの治療 ……………… 230
1 ブラキシズムの定義と歯周組織への影響 ……………… 230
2 ブラキシズムの分類 ……………… 230
1）グラインディング　2）クレンチング　3）タッピング
4）睡眠時ブラキシズム　5）覚醒時ブラキシズム
3 ブラキシズムの原因と発生メカニズム ……………… 231
4 ブラキシズムの検査・診断 ……………… 231
5 ブラキシズムの治療 ……………… 233
1）全身因子，精神的因子の改善　2）局所因子の除去

6・歯周治療における矯正治療 ……………… 235
1 歯周治療における局所矯正治療の意義 ……………… 235
2 歯周・矯正治療の目的と効果 ……………… 237
1）歯周組織の炎症の改善（口腔清掃性の改善，炎症性因子の除去）　2）咬合性外傷の改善（外傷性咬合の除去）
3）審美性の改善（前歯部の歯列不正の改善）
4）歯周組織の再生（重度な垂直性骨欠損がある場合など）
3 適応症の選択 ……………… 237
1）矯正治療の効果と必要性の検討　2）矯正治療の難易度
3）歯の移動後の保定の難易度
4 矯正治療の開始時期，前準備の重要性，矯正装置の選択 ……………… 238
1）患者教育　2）矯正治療の開始時期と歯周組織の炎症の改善
3）矯正装置の選択
5 歯周病患者の矯正治療に適した可撤式矯正装置 …… 240
1）特徴　2）適応と設計上の注意事項　3）構造と製作方法
6 歯周病患者に用いる固定式矯正装置 ……………… 242
1）特徴　2）各種装置の構造と特色
7 矯正治療開始後の点検と調整 ……………… 243
8 保定とメインテナンス ……………… 245

7・歯周病患者の歯冠修復，欠損補綴（歯周補綴）と生物学的幅径 ……………… 246
1 歯周病患者の歯冠修復，欠損補綴（歯周補綴）の基本的考え方と注意事項 ……………… 246
2 歯周病患者のプロビジョナルレストレーション …… 246
1）暫間修復・補綴物の役割　2）暫間修復物製作時の注意点
3 歯周病患者の歯冠修復 ……………… 247
1）マージンの位置と適合性　2）歯周補綴の修復物の形態
3）咬合面の形態　4）生物学的幅径
4 歯周病患者の欠損補綴（歯周補綴） ……………… 250
1）歯周補綴　2）固定式欠損補綴　3）可撤式欠損補綴

6章　根分岐部病変の治療，歯周-歯内病変の治療，歯周病の薬物療法
加藤熈　255

1・根分岐部病変とその治療 ……………… 256
1 根分岐部病変が生じやすい原因 ……………… 256
2 根分岐部病変の治療が難しい原因 ……………… 257
3 検査・診断と根分岐部病変の分類 ……………… 257
1）進行度の検査　2）分類　3）原因と修飾因子の検査
4 根分岐部病変の治療法 ……………… 259
1）歯根保存療法　2）根分割療法

2・歯周-歯内病変とその治療 ……………… 267
1 歯周病と歯髄疾患の相互関係 ……………… 267
1）歯周病や歯周治療が歯髄に及ぼす影響
2）歯髄疾患が歯周組織へ及ぼす影響

2 歯周-歯内病変とその分類 ……………… 268
1）Ⅰ型（歯内病変由来型）　2）Ⅱ型（歯周病変由来型）
3）Ⅲ型（歯周病変と歯内病変の合併型）
3 歯周-歯内病変の検査・診断 ……………… 270
1）基本的な検査　2）Ⅰ，Ⅱ，Ⅲ型の診断上の注意点
4 歯周-歯内病変の治療法 ……………… 272
1）Ⅰ型（歯内病変由来型）　2）Ⅱ型（歯周病変由来型）
3）Ⅲ型（歯周病変と歯内病変の合併型）

3・歯周病の薬物療法 …… 274
1. 局所の抵抗力を高めようとする薬物 …… 274
2. 局所の消毒，細菌抑制を目的とする薬物 …… 274
   1) 局所消毒液（薬），ポケット内消毒液（薬）　2) 含嗽薬
   3) プラーク抑制薬　4) 局所塗布軟膏　5) 歯周パック
   6) 知覚過敏症治療薬
3. 歯周病の抗菌療法 …… 275

4. 抗菌薬の歯周ポケット内投与療法 …… 276
   1) 局所薬物配送システム
   2) 局所薬物配送システムの歯周治療への応用
   3) フルマウスディスインフェクション，全顎除菌療法
5. 全身的に用いられる薬剤と抗菌療法 …… 278
   1) 抗菌薬と抗菌療法　2) 消炎酵素薬　3) 鎮痛・鎮静薬

7章　特殊な歯周病および小児と高齢者の歯周病の治療　加藤熙●279

1・特殊な歯周病とその治療 …… 280
1. 特殊な歯周病の治療の基本的考え …… 280
2. 特殊な歯肉炎 …… 280
   1) 壊死性潰瘍性歯肉炎　2) 慢性剝離性歯肉炎
   3) フェニトイン増殖性歯肉炎
   4) ニフェジピン増殖性歯肉炎
   5) シクロスポリン増殖性歯肉炎　6) 妊娠性歯肉炎
   7) 白血病性歯肉炎　8) 遺伝性歯肉線維腫症
   9) ヘルペス性歯肉口内炎
3. 侵襲性歯周炎（急速破壊性歯周炎） …… 285
   1) 若年者の侵襲性歯周炎（若年性歯周炎）
   2) 成人の侵襲性歯周炎（急速進行性歯周炎）
4. 遺伝的因子が関与する歯周炎 …… 291
   1) Papillon-Lefèvre症候群（掌蹠過角化症）
   2) ダウン症候群，トリソミー21
   3) 遺伝子が関与するその他の疾患
5. 血液疾患が関与する歯周炎 …… 292
   1) 好中球減少症（無顆粒細胞症，顆粒球減少症）
   2) 白血病　3) その他
6. 糖尿病患者の歯周炎 …… 293

2・小児の歯周病の治療 …… 294
1. 小児の歯肉炎とその治療 …… 294
   1) 単純性歯肉炎　2) 増殖性歯肉炎　3) 萌出性歯肉炎
   4) 思春期性歯肉炎　5) 特殊な急性歯肉炎
2. 小児の歯周炎とその治療 …… 296
   1) 慢性歯周炎　2) 特殊な全身疾患が関与する歯周炎
   3) 侵襲性歯周炎（前思春期性歯周炎）
   4) 誤った矯正治療による歯周炎

3・高齢者の歯周病の治療 …… 298
1. 高齢者の歯周治療 …… 298
   1) 高齢者の歯周組織の特徴と治療の基本
   2) 全身状態の把握　3) ニフェジピン増殖性歯肉炎
   4) 歯周病に対する抵抗性の検討
2. 口腔清掃指導の徹底 …… 298
   1) 高齢者の口腔清掃指導　2) 電動歯ブラシの使用
   3) 高齢者・障害者の口腔清掃指導の重要なポイント
3. 保存的治療法の重視と根分岐部病変の治療 …… 301
   1) 保存的治療法の重視　2) 根分岐部病変の治療
4. 固定，補綴治療，メインテナンス治療 …… 302

8章　垂直歯根破折による歯周病変と治療　菅谷勉，加藤熙●303

1・垂直歯根破折による歯周組織破壊 …… 304
1. 垂直歯根破折の分類 …… 304
   1) 破折の程度による分類　2) 破折の発生部位による分類
2. 垂直歯根破折の原因と発生部位 …… 304
   1) 原因とリスクファクター　2) リスクの高い患者
   3) 発生部位
3. 垂直歯根破折の臨床症状 …… 305
   1) 初期の症状　2) 中期の症状　3) 後期の症状
4. 垂直歯根破折による歯周組織破壊の病態（病理） …… 306
   1) ステージ1（初期）　2) ステージ2（中期）
   3) ステージ3（後期）

2・垂直歯根破折の検査・診断 …… 308
1. 垂直歯根破折の鑑別に必要な検査 …… 308
   1) プロービング　2) 歯の動揺度の増加　3) エックス線写真
   4) 破折線の確認

3・垂直歯根破折の治療の原則 …… 311
1. 垂直歯根破折の治療の基本的考え方 …… 311
   1) 初期　2) 中期　3) 後期
2. 接着性レジンセメントの選択条件 …… 311
   1) 生体親和性　2) 接着力　3) 操作性
3. 適応症と適切な治療法決定に必要な検査 …… 312
   1) 破折状態の検査　2) 歯周組織破壊の進行状態の検査

4・垂直破折歯根の接着治療法 …… 313
1. 口腔内接着法 …… 313
2. 歯根外側部接着法 …… 314
3. 口腔外接着再植法 …… 314
4. 接着治療後の再破折防止とメインテナンス …… 317
   1) 再破折への対策　2) 咬合性外傷への配慮
   3) ブラキシズムへの対策
   4) 歯周ポケットのメインテナンス治療
5. 垂直歯根破折の接着療法の臨床成績 …… 317

9章　歯周病患者におけるインプラント治療
坂上竜資, 加藤熙　319

1　インプラント治療の概要と歴史 ………………… 320
2　歯周病患者とインプラント治療 ………………… 320
3　インプラントの基本構造と手術法 ……………… 320
　　1）2回法　2）1回法
4　インプラントと骨との界面および軟組織との界面 … 322
5　インプラント治療の流れ ………………………… 322
　　1）患者の選択　2）治療計画の立案と患者への説明
　　3）一次手術　4）二次手術　5）印象から上部構造製作
　　6）上部構造（補綴物）の固定（装着）
　　7）インプラントのメインテナンス
6　骨造成のための治療法 …………………………… 325
7　インプラント周囲の付着角化粘膜の獲得 ……… 326
8　インプラント治療における咬合の与え方 ……… 327
9　前歯部における審美性への配慮 ………………… 327
10　インプラント周囲炎 ……………………………… 327

10章　メインテナンス治療（メインテナンスとサポーティブペリオドンタルセラピー）
加藤熙　329

1・メインテナンス治療の重要性（長期症例に学ぶ）
………………………………………………………… 330
1　歯周病再発の危険性 ……………………………… 330
2　歯周病の再発と進行を防ぐメインテナンス治療—メインテナンスとSPT ………………………………… 330
3　長期（30年間）メインテナンス治療症例1 ……… 330

2・メインテナンス治療（メインテナンスとSPT）の内容と方法 ……………………………………… 333
1　患者の自己健康管理（セルフケア） …………… 333
2　歯科医院での健康管理（プロフェッショナルケア） … 333
3　長期（31年間）メインテナンス治療症例2 ……… 333

3・メインテナンスとサポーティブペリオドンタルセラピー（SPT） ……………………………………… 337
1　病状安定と治癒 …………………………………… 337
　　1）病状安定　2）治癒
2　サポーティブペリオドンタルセラピーとメインテナンス
………………………………………………………… 337
　　1）サポーティブペリオドンタルセラピー　2）メインテナンス
3　メインテナンス治療 ……………………………… 337
4　メインテナンスとSPTを行う際の重要事項 …… 338

4・リコールシステムとPMTC, PTC …………… 339
1　リコールシステム ………………………………… 339
　　1）リコールの時期と間隔
　　2）リコール来院時の検査と治療の基本
2　リコール時の検査内容 …………………………… 339
　　1）患者面談　2）口腔清掃状態と歯肉の炎症の検査
　　3）歯周ポケットとプロービング時の出血の検査
　　4）咬合性外傷と歯の動揺度の検査　5）エックス線写真検査
　　6）齲蝕，その他の検査
3　リコール時の治療の実際 ………………………… 340
　　1）口腔清掃再指導　2）スケーリング，ルートプレーニング
　　3）咬合調整，咬合性外傷に対する治療
　　4）知覚過敏症，歯頸部齲蝕の治療　5）歯周外科治療
4　PMTC ……………………………………………… 341
　　1）PMTCとは　2）PMTCの意義と効果　3）PTCとは

参考図書・参考文献 ………………………………… 342
索引 …………………………………………………… 347
謝辞 …………………………………………………… 353

1

歯周組織と歯周病

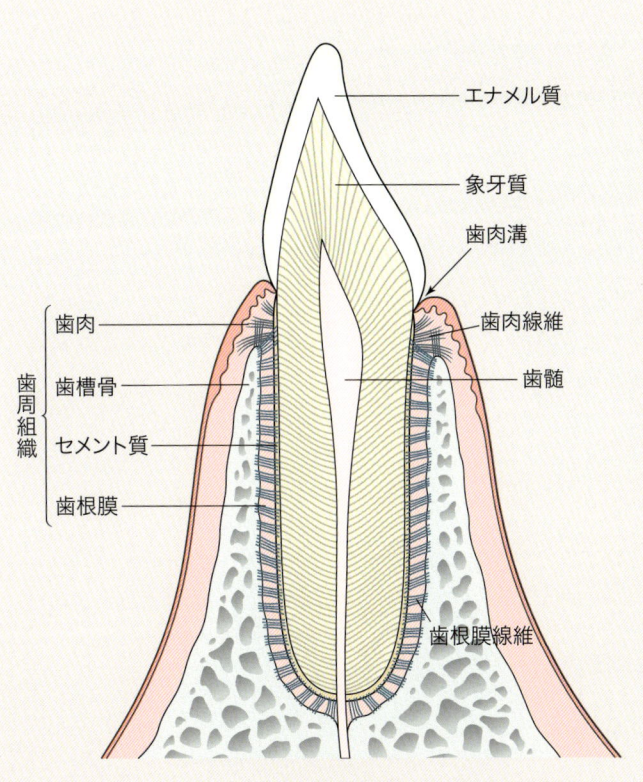

正常な歯周組織

- エナメル質
- 象牙質
- 歯肉溝
- 歯肉線維
- 歯髄
- 歯根膜線維

歯周組織
- 歯肉
- 歯槽骨
- セメント質
- 歯根膜

　歯周組織 periodontium, periodontal tissue は，歯肉，歯根膜，歯槽骨，セメント質からなり，歯を支持し歯に加わる外力に抵抗する機能をもっている（左図）．歯周組織に原発してその機能を破壊する疾患を，歯周病 periodontal disease という．ただし通常，新生物や代謝疾患は含まない．

　正常および病的な歯周組織について研究する学問を「歯周病学 periodontology」，歯周病の予防と治療を扱う歯科学の一分野を「歯周治療学 periodontics」という．

　本章では，歯周治療学（歯周病の治療と予防法）を学ぶのに必要な歯周組織の解剖学，歯周病の病理学，細菌学など，基礎歯科医学の知識について勉強する．　　　　　（加藤　熙）

1・歯周組織の形態と機能

1 歯肉 gingiva

歯肉は，歯の歯頸部と歯槽骨の歯冠側部を覆う粘膜（体の内腔を覆い，上皮と固有層よりなる）の一種で，口腔に面する外縁上皮は角化し，その下の固有層は線維に富んだ結合組織からなっているのを特徴とする．色は薄いピンク色であるが，炎症が生じると赤色が増加する．なお，メラニン色素が沈着するとその部分のみ黒色になる．機能的には，歯槽骨と歯根膜を外界から庇護する他，歯肉線維が発達し，歯を支持する働きをしている．

1）歯肉の肉眼的解剖学

歯肉を肉眼的に観察すると，大きく遊離歯肉と付着歯肉とに分けられる（図1-1）．

(1) 遊離歯肉 free gingiva

歯面に付着しておらず可動性のある歯肉辺縁部で，歯肉溝を形成している部分をいう．なお，遊離歯肉の中で唇側と舌側の部分を辺縁歯肉 marginal gingiva と呼び，隣接面部を歯間乳頭あるいは乳頭歯肉 gingival papilla と呼んで区別している．

歯間乳頭は，接触点がある場合は前歯部では接触点部を頂点としたピラミッドに類似した形をし，臼歯部では接触点が頬舌的に幅があるのでその部は鞍状となり，コル col と呼ばれ2つの乳頭をもっている（図1-2）．一方，接触点がない場合は，接触点のあった位置まで達せずに丸みをおびた形態をとる．

(2) 付着歯肉 attached gingiva

歯面あるいは歯槽骨へしっかりと付着して可動性のない歯肉で，上皮表面は角化しており，遊離歯肉より根尖側に位置する．遊離歯肉との境界は歯肉溝の底部で，その部の歯肉表面には浅い溝があり（約33％程度），遊離歯肉溝 free gingival groove と呼ばれる．一方，付着歯肉の最根尖側は歯肉歯槽粘膜境 mucogingival junction と呼ばれ，可動性のある歯槽粘膜 alveolar mucosa に移行する．ただし口蓋側は例外で，口蓋粘膜は非可動性で角化しており，付着歯肉との境界は明確でない．

付着歯肉の幅は部位により差があり，前歯部で広く，犬歯から後方歯では狭くなる（図1-3）．最も狭いのは下顎第一小臼歯である．なお，歯肉退縮がなければ加齢とともに歯が咬耗して挺出するため，歯肉の付着部も歯冠側に移動し，付着歯肉は増加する傾向がある．

(3) 歯肉溝 gingival sulcus

歯と遊離歯肉との間に存在する溝で，正常な場合の深さは頬舌側は1～2mm，隣接面は2～3mmである．歯肉溝を形成する歯肉は歯肉溝上皮で覆われており，底部は接合上皮（付着上皮）で歯面と接合（付着）している．なお，歯周組織に病変が生じ，歯肉が増殖して歯肉溝が深くなった場合は歯肉ポケット gingival pocket，接合上皮が剝離して深くなった場合は歯周ポケット periodontal pocket と呼ぶ．

参考1：歯槽粘膜 alveolar mucosa

歯肉歯槽粘膜境より根尖側の部分で，骨面との接合は疎で可動性がある．表面の上皮は角化しておらず，粘膜下の血管が透けてみえ，歯肉よりも赤色が強い．

歯肉のメラニン色素沈着：メラニン色素は，歯肉上皮の基底細胞層に存在するメラノサイトが産生し，その部は黒褐色に見える．個人差は多いが，健康な歯肉にも見られる．

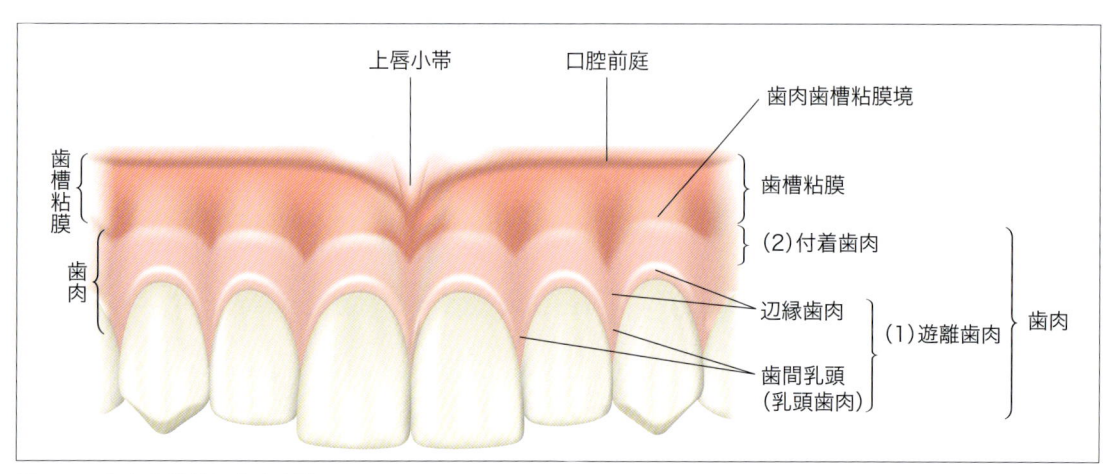

図1-1 歯肉の部位による名称

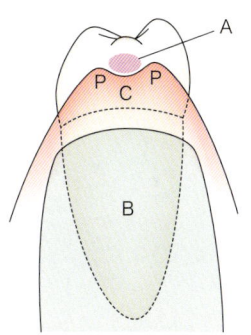

図1-2 臼歯の隣接面の歯間乳頭
接触部の下の歯肉にはコル（鞍部）ができ，乳頭は頬側と舌側に2つ存在する．
A：接触点
P：歯間乳頭（2つ）
C：コル（鞍部）
B：歯槽骨

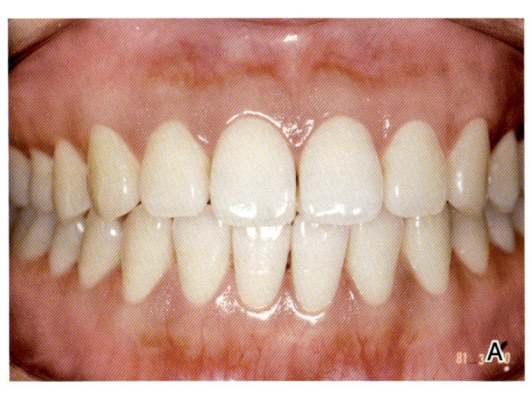

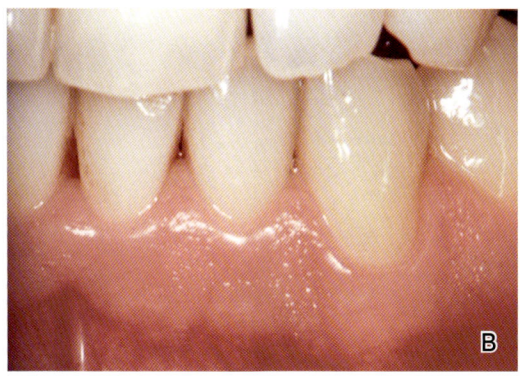

図1-3 正常な歯肉
A：臨床的正常な歯周組織．メラニン色素が見られる（20歳女性）　B：スティップリングが著明な歯周組織（40歳女性）

2）歯肉の組織学（微細構造，図1-4〜9）

(1) 上皮 epithelium

歯肉の上皮は，歯肉外縁上皮と内縁上皮に大きく分けられ（図1-4），さらに内縁上皮は歯肉溝上皮 sulcular epithelium と接合（付着）上皮 junctional epithelium とに区別される．

a．歯肉外縁上皮（歯肉表面上皮）

歯肉の外側を覆う上皮で，角化した重層扁平上皮である．上皮表面は小さなへこみが多数あり，「スティップリング stippling」と呼ばれ，みかんの皮状をしている（図1-3B）．スティップリングの凹部は上皮突起に一致し，凸部は結合組織の突起部に一致しており，ブラッシングを十分行った角化の強い歯肉に多く見られる．スティップリングの生物学的意義は明確でないが，上皮と結合組織との接触面積を広くし，両者間の結合と代謝に役立っているものと思われる．

上皮突起は上皮脚 rete peg とも呼ばれ，上皮が結合組織へ複雑に深く突き出た部分で，結合組織に炎症が進み歯肉線維が減少するとさらに複雑な形をとる．上皮の細胞は，角質形成細胞 keratinocyte が90％で主体をなし，他にメラニン産生細胞とランゲルハンス（Langerhans）細胞および非特異的細胞が存在する．

角化歯肉上皮は4つの細胞層に分けられ，組織の発生分化を再現している（図1-6）．

①基底層（基底細胞層）：立方体か円柱状の細胞で，核は球形か卵円形で，細胞分裂している．
②有棘層（有棘細胞層）：多面体の形状をし，棘状の短い突起（原形質）をもつ．
③顆粒層（顆粒細胞層）：形は平坦となり細胞小器官は減少し，ケラトヒアリン顆粒が見られる．
④角化層：細胞は全く扁平な形となり，核は失われケラチンで満たされ，エネルギー産生は行わず表面から落屑する．

細胞分裂は基底層で起こり，細胞は上皮内を移動して表層に達し角化層となる．上皮の新生交代する速度は約10〜12日である．

b．歯肉溝上皮 sulcular epithelium

内縁上皮のうち，歯肉溝を形成している上皮をいう．表面は角化しておらず，基底細胞と有棘細胞とから成り立っており，最表層の細胞は変性して歯肉溝へ剝落する．上皮突起は少し存在し，結合組織に炎症が生じると不規則に発達する．細胞間隙は外縁上皮よりも広く，臨床的に正常な場合でも白血球がその間隙中に存在することが多い．

c．接合上皮 junctional epithelium

付着上皮とも呼ばれ，歯面（正常な場合はエナメル質）と接合（付着）している上皮をいう．基底細胞と有棘細胞からなる30〜100μmの薄い上皮の帯で，外縁上皮に比

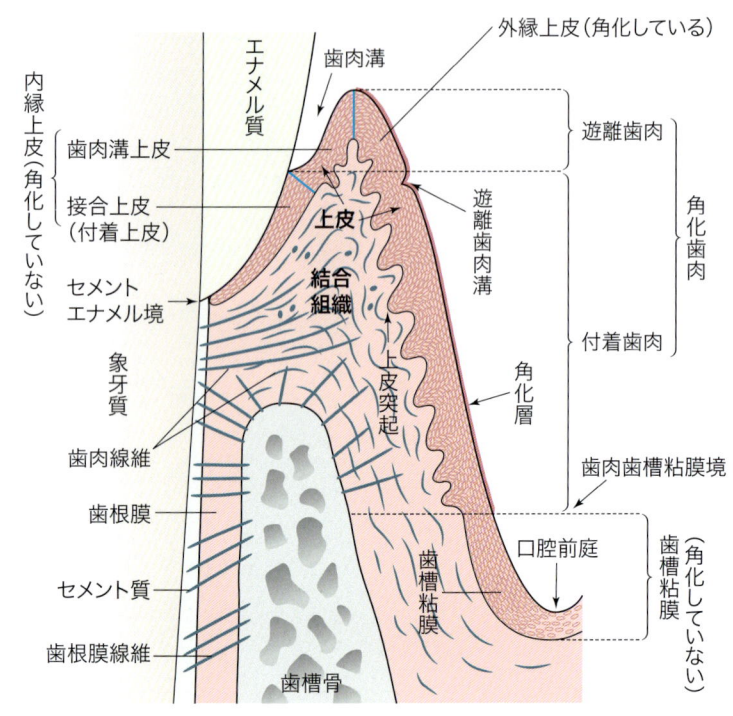

図1-4 歯肉の構造と名称

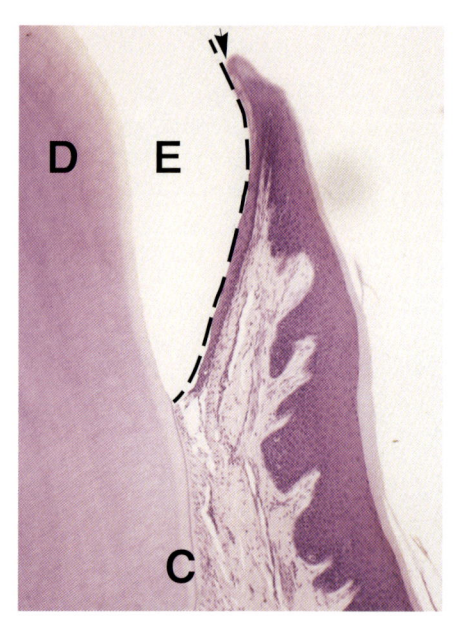

図1-5 歯肉の上皮と結合組織
E：エナメル質，D：象牙質，C：セメント質
▶：歯肉溝入口，……：標本作製時に脱灰し消失したエナメル質の表面

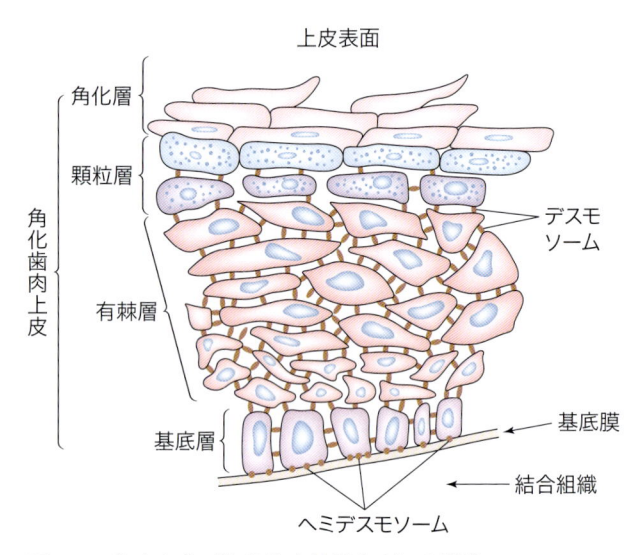

図1-6 歯肉上皮（角化歯肉外縁上皮）の構造

べて細胞間隙は広く，ヘミデスモソーム hemidesmosome の密度は少ない．なお，上皮内に好中球が浸潤していることが多い．

歯面と接合上皮との接合は，上皮と結合組織との接合とよく類似しており，ヘミデスモソームと基底板（内側基底板と歯小皮）によって生じている（p.10, 図1-4〜7, 19参照）．

d．上皮細胞間の結合（図1-7）

光学顕微鏡時代には，細胞は細胞質がつながった細胞間橋によって互いに結合していると考えられていた．しかし，電子顕微鏡の発達により，細胞膜が相対してデスモソーム desmosome により結合していることが明らかになっている．デスモソームは接着斑とも呼ばれ，互いに接する2つの細胞膜の表面寄りに付着板があり，この付着板から多数のトノフィラメントが細胞内へ放散している．

ヘミデスモソーム（ハーフデスモソーム）は，基底細胞が基底板を通して結合組織に接着している結合様式で，細胞が1つだけなので付着板も1つだけである．上皮と歯面との接合もこれと同じくヘミデスモソーム結合である．

この他に，第2の細胞間結合様式として密着結合 tight junction がある．これは，2つの細胞膜がきわめて近接し，一連の点で癒合（着）しジッパーのような構造をなし，タンパク質など分子の移動を防いでいる．第3の結合様式は狭間隙結合 gap junction で，密着結合に似ているが，両細胞間を連結するパイプをもち細胞間の分子の交換を可能にしており，カルシウムイオン濃度により調節されている．

(2) 結合組織

歯肉の結合組織は線維が機能的に密に走る組織で，この線維を歯肉線維 gingival fiber と呼び，主成分はコラーゲン（膠原）線維（60%）である．他に線維芽細胞，血管，神経，基質（35%）および肥満細胞，単球，マクロファージが存在する．炎症が生じるとリンパ球・プラズマ細胞が増加する．

a．歯肉線維 gingival fiber（図1-4, 8）

コラーゲン線維，細網線維，弾性線維，オキシタラン線維の4種類が存在するが，大部分はコラーゲン線維である．コラーゲン線維は線維芽細胞により生成され，代謝交換時にはマクロファージや線維芽細胞内で退化し消化される．

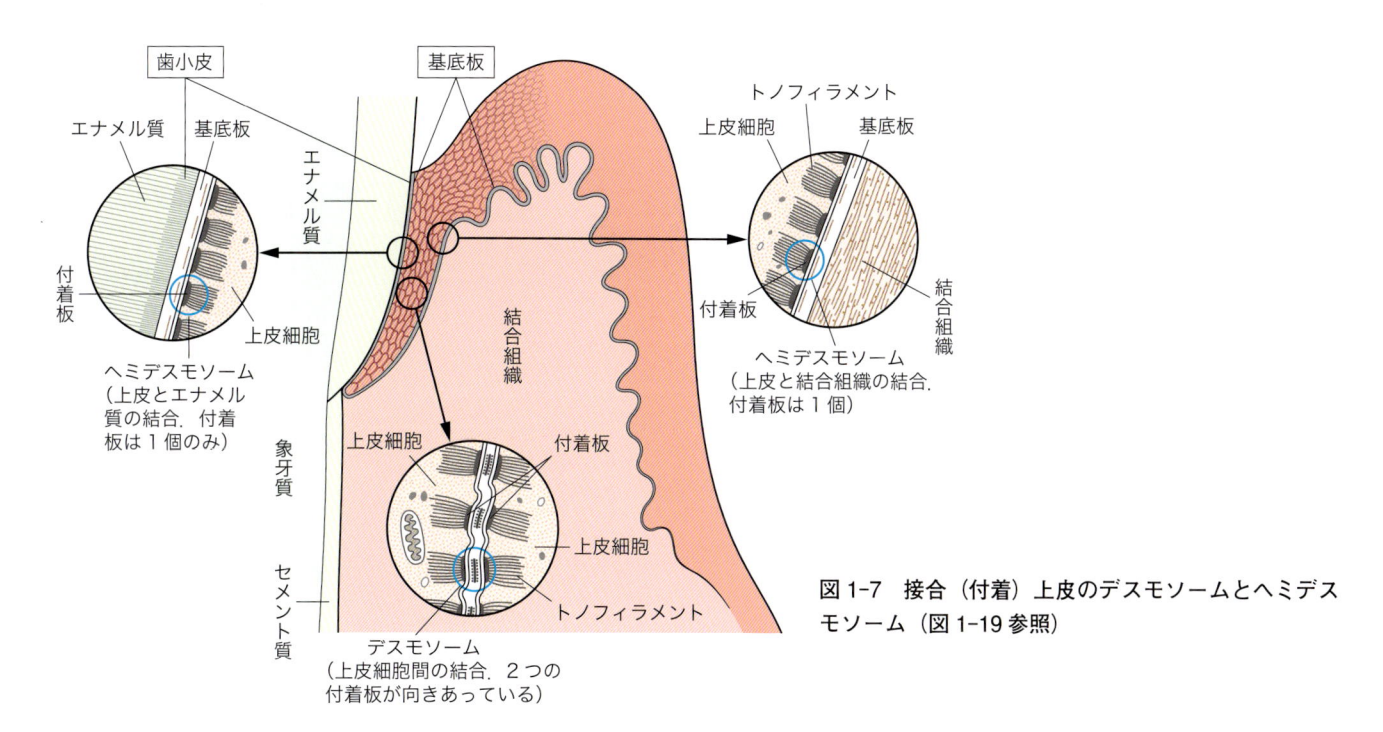

図1-7 接合（付着）上皮のデスモソームとヘミデスモソーム（図1-19参照）

しかし，炎症が存在すると，炎症性細胞（好中球やマクロファージなど）から細胞外に流出したコラゲナーゼにより細胞外でも退化吸収が生じる．

歯肉線維はその走向により，主に次のように分類されている（図1-8）．

①歯–歯肉線維 dento gingival fiber：セメント歯肉線維とも呼ばれ，セメント質から歯肉へ走る線維で，上斜走，水平，下斜走に分かれる．

②歯–骨膜線維 dento periosteal fiber：セメント骨膜線維とも呼ばれ，セメント質から歯槽骨頂を越えて歯槽骨の骨膜に達する線維．

③歯槽骨–歯肉線維 alveolar gingival fiber：歯槽骨から歯肉に走る線維．

④輪状線維 circular fiber：歯をリング状に全周または部分的に取り囲んでいる線維．

⑤歯間水平線維 transseptal fiber：隣接面のセメント質から歯間部（骨頂より歯冠側）を通って隣在歯のセメント質へ連続する線維．

歯肉線維の機能は，①付着歯肉を歯面や歯槽突起にしっかりと付着固定させる，②接合上皮を歯面に押しつけて密着させる（炎症により歯肉線維が減少すると接合上皮は剝離しやすくなる），③歯の支持安定に役立つ（とくに歯間水平線維は歯根膜線維と同様の機能をもつ）の3点である．

b．線維芽細胞

紡錘形あるいは細長い形をし，粗面小胞体やゴルジGolgi装置など細胞内小器官がよく発達しており，コラーゲンの合成と分解の両方を行っている．

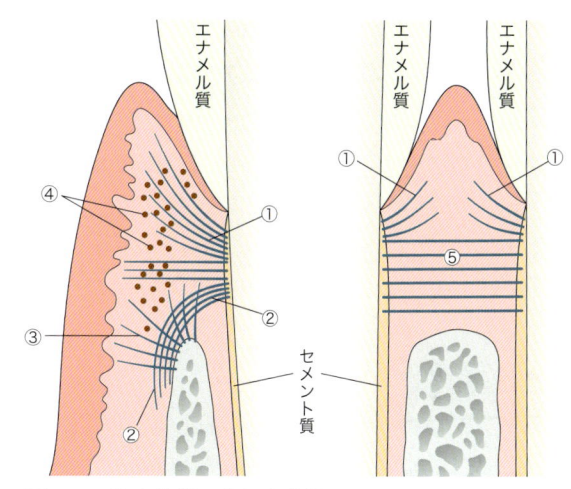

図1-8 歯肉線維の走行と分類
①：歯–歯肉線維，②：歯–骨膜線維，③：歯槽骨–歯肉線維，④：輪状線維（歯を輪状に取り囲む線維で切断面が点状に見える），⑤：歯間水平線維（歯を支持する力は強く，歯根膜線維にも属する）

c．血管と神経

歯槽動脈の分岐が歯肉に入り血管に富み，しかも3つの血液供給路をもっている．すなわち①歯根膜，②歯槽骨（骨膜），③口腔粘膜である（図1-9）．このため，一方が閉塞しても血液は十分供給されるシステムになっている．歯肉溝上皮および接合上皮の直下には吻合網（歯肉溝叢）があり，後述する歯肉溝滲出液の分泌に深く関与している．

歯肉の神経は三叉神経の支枝で，最初は血管に伴走するが，細い終末枝になると伴行していない．歯肉の痛みは，基底層近くに存在する無髄の知覚神経線維によると考えられている．

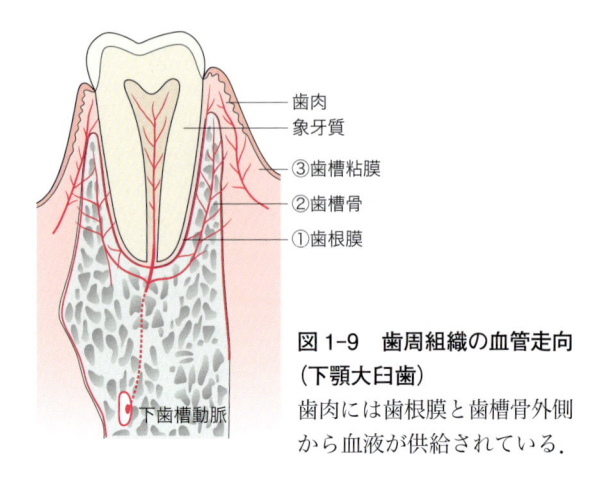

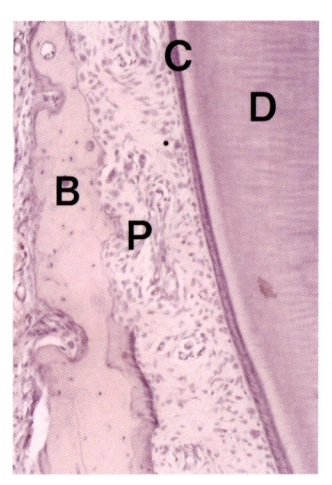

図 1-9　歯周組織の血管走向（下顎大臼歯）
歯肉には歯根膜と歯槽骨外側から血液が供給されている.

図 1-10　歯根膜の構造
歯根膜では主線維が最も重要な成分であり，血管にも富む（脈管神経隙）．細胞成分は線維芽細胞，セメント芽細胞，骨芽細胞，破骨細胞，未分化間葉細胞，マラッセ（Malassez）の残存上皮などが見られる.
B：歯槽骨, P：歯根膜, C：セメント質, D：象牙質.

2　歯根膜

歯根膜 periodontal membrane, periodontal ligament は，歯根（セメント質）と歯槽骨との間に存在する線維性結合組織で，両者を連結して歯を支持する機能を持つ．さらに，咬合力を直接骨に伝えないクッションの役割をし，歯の触覚や圧に対する感覚（レセプターの存在）も担っている（図 1-10）.

歯根膜の幅は 0.15〜0.38 mm（約 0.25 mm）で，歯根の中央部が最も狭く，骨頂部と根尖部で広い．しかし，年齢や機能によって変化し，若年者や機能過剰歯で幅広く，無機能歯では幅が狭い.

1）歯根膜線維（図 1-10, 11）

歯根膜には線維が発達しており，歯根膜の主線維 principal fiber と呼ばれる．その主体はコラーゲン線維で，その端は太い線維束を形成しセメント質と歯槽骨中に埋入され，シャーピー線維 Sharpy fiber（セメント質と歯槽骨に埋入した部分のみをいう）と呼ばれている.

対合歯が存在し機能を営んでいる歯の歯根膜線維は，機能的な走向を示し，歯軸方向の断面では，主に次の 4 群に分類される（図 1-11）．①歯槽骨頂線維 alveolar crest fiber，②水平線維 horizontal fiber，③斜走線維 oblique fiber，④根尖線維 apical fiber．この中で，斜走線維は主要部分を占め，歯軸方向の咬合力に対抗する．なお，この他，⑤根間線維 interradicular fiber（多根歯の根分岐部線維）と，⑥歯間水平線維 transseptal fiber（隣在歯との間に走る線維で歯肉線維にも属する）が存在する.

一方，水平方向の断面でみると種々の方向に走行しており，歯の回転や移動に対抗している．しかし，対合歯を失い無機能になるとこのような機能的配列は失われ，根面に平行に走るようになる.

2）細胞成分・血管・神経

細胞成分は歯根膜線維を形成する線維芽細胞，歯槽骨周辺に骨芽細胞と破骨細胞，セメント質表面にはセメント芽細胞が層状に配列している．歯根膜中には血管系が発達し，細動静脈が吻合網を作っており，歯槽骨中の血管とも連絡している（図 1-9, 10 参照）.

神経支配は上下の歯槽神経で，最も神経分布の多いのは根尖部付近である．歯根膜には触覚と圧のレセプターが多数存在し，歯の触覚と圧覚を司っている.

3）マラッセ（Malassez）の残存上皮

歯根膜中にヘルトウィッヒ（Hertwig）の上皮鞘が退化した上皮が存在しており，マラッセの残存上皮と呼ばれている（根尖部と歯頸部に多い）．通常，活性を示さないが，炎症などにより刺激を受けると分裂増殖することがあり，歯根囊胞の上皮となる.

3　セメント質

歯根象牙質を覆う石灰化した骨様物質で，シャーピー線維を埋入し，歯根を歯根膜や歯肉と連結し，歯を支持する上で重要な役割をしている．セメント質の厚さは部位により異なる．歯頸部で薄く 20〜50 μm，根尖部で厚く 200

参考 2：歯根膜の中間叢 intermediate plexus（図 1-12）

歯の萌出期や移動時には，歯根膜の中央部にセメント質に埋入した線維と歯槽骨に埋入した線維とが直接接合せずに叢状に絡み合った中間叢が存在する（齧歯類で著明，図 1-12）．これは，歯の移動時に両方の線維の連結を変えるのを容易にする．しかし，その後の研究により，萌出が完了し十分咬合機能を営むようになると中間叢は明確でなくなり，セメント質から歯槽骨へいたる線維となる.

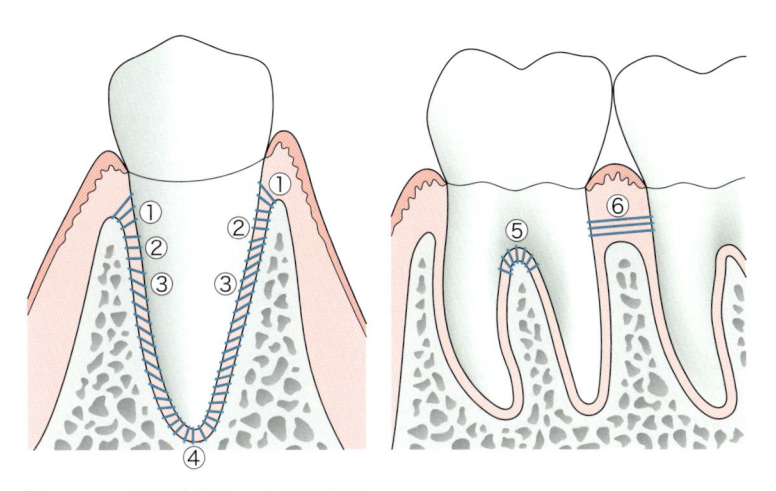

図1-11 歯根膜線維の走行と分類
斜走線維が大部分を占め，歯軸方向の咬合力に抵抗する．
①：歯槽骨頂線維，②：水平線維，③：斜走線維，④：根尖線維，⑤：根間線維（根分岐部線維），⑥：歯間水平線維（歯肉線維にも属する）．

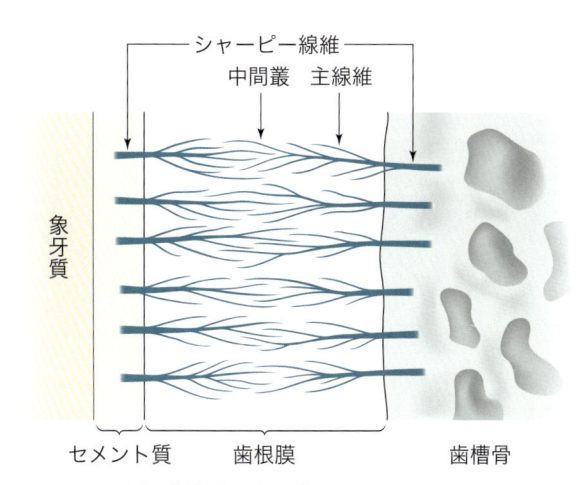

図1-12 歯根膜線維の中間叢
歯の萌出や移動時には，セメント質と骨との中間部に線維が絡み合っている中間叢が存在する．しかし，萌出が完了し咬合機能が安定すると中間叢は認められず，連続した線維となる．

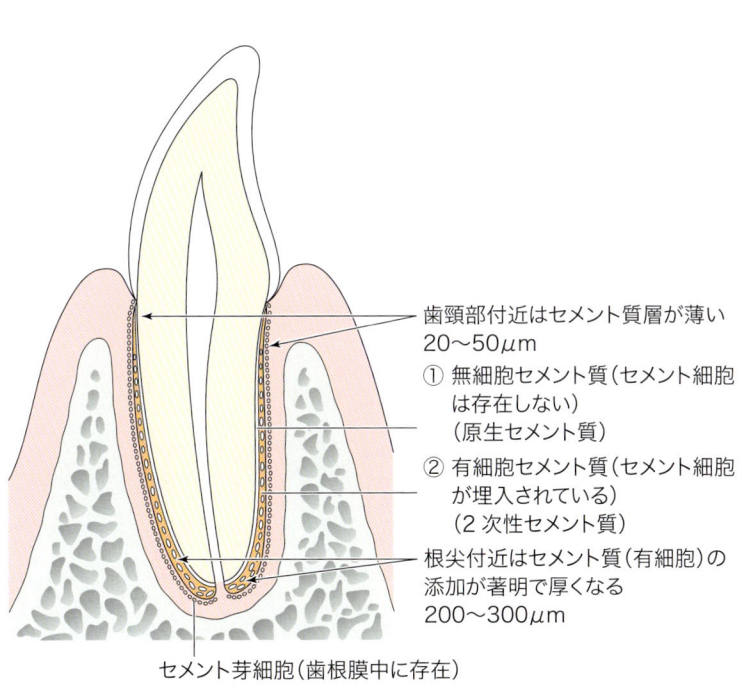

図1-13 セメント質の厚さと分類
- 歯頸部付近はセメント質層が薄い 20〜50μm
- ① 無細胞セメント質（セメント細胞は存在しない）（原生セメント質）
- ② 有細胞セメント質（セメント細胞が埋入されている）（2次性セメント質）
- 根尖付近はセメント質（有細胞）の添加が著明で厚くなる 200〜300μm
- セメント芽細胞（歯根膜中に存在）

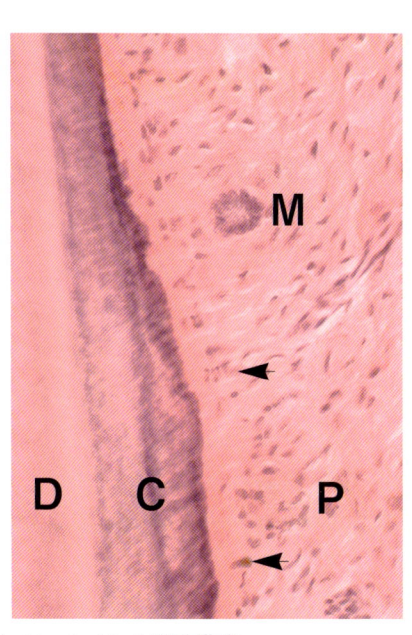

図1-14 セメント質の構造
セメント質（C）は持続的に添加形成され層板状をなし，太いシャーピー線維が埋入している．歯根膜中にはセメント質表面に沿ってセメント芽細胞（矢印）が並んでいる．
D：象牙質，M：マラッセの残存上皮，P：歯根膜．

〜300μmである．栄養は歯根膜から得ている（図1-13, 14）．

1）無細胞セメント質と有細胞セメント質（図1-13）

セメント質は骨と類似した構造をしているが（無機質は40〜50％），血管と神経がない点で異なっている．組織学的には無細胞セメント質と有細胞セメント質とに分類されるが，機能面を含め本質的には同じである．

（1）無細胞セメント質 acellular cementum

初期に形成されるセメント質で「原生セメント質」とも呼ばれ，根の全表面を薄く覆っており，セメント細胞は存在せず，根面に平行な多数の発育線をもつ層板構造をしている．歯根膜線維は根にほぼ垂直に埋入されて石灰化し，シャーピー線維となっている．これに対し，根面に平行や不規則に走ってシャーピー線維と交織し，シャーピー線維を固定している原線維も存在する（図1-14）．

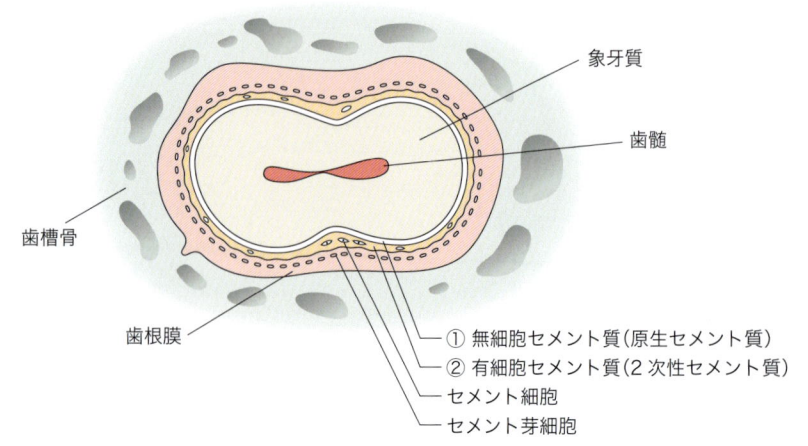

図 1-15 セメント質の形成と分類（歯根の水平断面図）
歯根の裂溝などの凹部には，有細胞セメント質が多量に形成される傾向がある．

ラベル：象牙質，歯髄，歯槽骨，歯根膜，① 無細胞セメント質（原生セメント質），② 有細胞セメント質（2次性セメント質），セメント細胞，セメント芽細胞

　無細胞セメント質を形成した細胞はセメント芽細胞となってセメント質表面から離れ，歯根膜の中に存在する．しかし，急速にセメント質が形成されると，セメント芽細胞はセメント質の中に取り込まれてセメント細胞となり，有細胞セメント質が生じる．

（2）有細胞セメント質 cellular cementum
　無細胞セメント質が形成されたあと急速に形成されたセメント質で，「2次性セメント質」とも呼ばれ，セメント質中にはセメント小窩があり，内部にセメント細胞が存在する．セメント細胞は骨細胞に類似している．しかし，細胞突起は骨細胞と異なりすべてセメント質表面に向かって伸びており，その中の太い1本は歯根膜と連絡している．セメント質が厚くなるとこの連絡は不十分となり，細胞は変性壊死する．しかし，セメント質表層の生活力には影響しない．
　セメント細胞はセメント質形成速度が速いため，セメント芽細胞自体がセメント質中に埋入されたものである．

2）シャーピー線維とセメント基質
（1）シャーピー線維
　歯根膜の線維芽細胞が形成したコラーゲン線維束が，セメント質が形成されるとともにその中に封入され，石灰化したものである．歯槽骨中にも存在する．
（2）セメント基質
　セメント芽細胞が産生し，基質小線維と接合質からなり，石灰化している．

3）セメント質の吸収と再生
　セメント質は吸収と再生が生じるが，骨に比べ生じにくいし，速度も遅い．吸収は強い力が歯に加わった時（咬合性外傷）や炎症などの刺激により破セメント細胞によって生じるが，その生物学的誘導機構はまだ不明である．一般に歯根の凹部では有細胞セメント質が形成添加され，平坦になる傾向がある（図 1-15）．

4　歯槽骨 alveolar bone

　歯槽骨は歯槽を形成して歯を支持する骨で，上・下顎骨の歯槽突起（歯槽窩を形成する骨で顎骨から隆起した部分）の部分である．

1）固有歯槽骨と支持歯槽骨
　歯槽骨は，固有歯槽骨と支持歯槽骨とに分けられる．
（1）固有歯槽骨 alveolar bone proper
　歯槽骨の内壁を形成し，歯根を囲む皮質骨の部分でシャーピー線維が埋入されており，歯を支持する重要な機能をもっている．エックス線写真では，歯槽硬線 lamina dura または白線と呼ばれる高度な石灰化層として線状に見られる（図 1-16）．
（2）支持歯槽骨 supporting alveolar bone
　歯槽突起のうち固有歯槽骨以外の部分で，固有歯槽骨を支持する機能をもっている．構造的には皮質骨（歯槽突起の唇・舌側の外側面）と海綿骨 cancellous bone（歯槽突起内部）からなっている．海綿骨には骨梁が発達し，骨髄組織があり，若い時は造血作用も営んでいる．

2）組織学的特徴（生物学的特徴）
　歯槽骨は，他の骨組織と同様にたえず吸収と新生が生じ，改造が繰り返されている．とくに圧迫や炎症などの刺激により吸収が容易に起こり，環境変化により再生も生じる．
　骨に関しては次の3種の細胞があり，骨の改造に関与している．

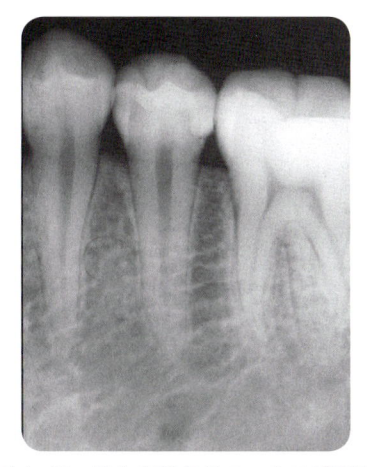

図 1-16 歯と歯槽骨のエックス線写真
歯根の周囲に歯根膜が存在し，それを囲んで歯槽硬線（固有歯槽骨）が存在する．

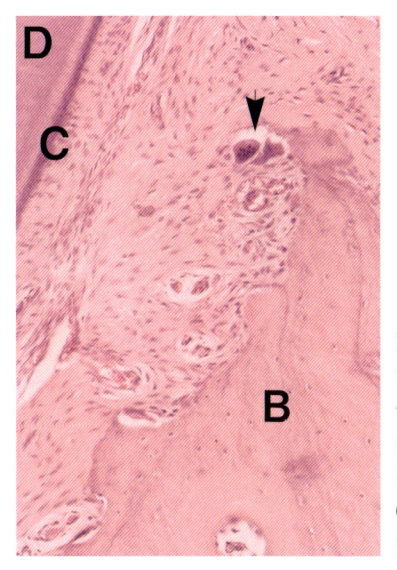

図 1-17 歯槽骨の構造
歯槽骨は吸収と再生がたえず生じている．歯槽骨の表面には破骨細胞（矢印）が見られることがある．
D：象牙質
C：セメント質
B：歯槽骨

(1) 骨芽細胞 osteoblast

骨の形成に関与する細胞で，休止骨の表面では線維芽細胞や内皮細胞と区別がつかない．しかし，刺激を受けると特徴を示すようになる．リボ核酸（RNA）とパラアミノサリチル酸（PAS）陽性物質を多く含み，強い好塩基性を示し，骨基質を形成し石灰化に関与する．

(2) 骨細胞 osteocyte

骨芽細胞が骨を形成するとともに骨の中に包埋されたもので（セメント質に類似），骨内の骨小窩（腔）中に存在し，細い原形質突起をもち，他の骨細胞や骨芽細胞と連絡している．この連絡路は骨小管と呼ばれる．

(3) 破骨細胞 osteoclast（図 1-17）

骨吸収部に見られる多核の大きな細胞で，骨の吸収に関与している．この細胞の由来や機能については，まだ論争中である．骨吸収には，酵素，毒素，ホルモンさらにはプロスタグランジンや破骨細胞活性化因子（OAF）などが関与すると考えられている（第1章，6，7参照）．

(4) シャーピー線維

歯根膜から骨に入るコラーゲン線維で，直径 10 μm 程度で一部は完全に石灰化している．なお，シャーピー線維に垂直あるいは不規則にからみついた原線維が存在し，シャーピー線維を固定しており，これらの線維は機能と関連した構造をしている．

5 歯周組織の形成・発達・増齢変化

歯周組織は歯の萌出に伴って形成され，咬合機能を営むにつれ発達し完成する．一方，対合歯を失って咬合機能を失えば退化するし，さらに歯を失えばその大部分は消失し，残存する歯槽突起（歯槽骨）も徐々に吸収される．

1）形成・発達

(1) 歯肉

口腔粘膜の一部として形成され，歯の萌出とともに咀嚼機能に応じた構造となり，歯および骨と結合し，表面は角化してくる．接合上皮は萌出後しばらくは退縮エナメル上皮であるが，やがて歯肉上皮に置き換わる（図 1-18）．

(2) 歯根膜

歯嚢 dental sac（歯胚を取り巻く結合組織）から発生する．歯根膜線維は最初セメント質・歯槽骨から伸び出し，歯の萌出とともに歯根膜中央部で叢状にからまり，中間叢を形成する．萌出が完了し咬合機能が安定すると線維は互いに連結し，いわゆる中間叢は認められなくなる（図 1-12 参照）．

(3) セメント質

歯根の象牙質がほぼ形成されたのち上皮鞘が退化し，歯嚢の結合組織が象牙質面に接し，セメント芽細胞が分化し，セメント質を形成するようになる．

(4) 歯槽骨

上下顎の顎骨から歯の萌出とともに形成される．最初は，歯根の周囲の結合組織の基質中にカルシウム塩が沈着して形成される．

2）増齢変化

健康な人の正常な歯周組織が増齢に伴いどのように変化するかは，十分明確にされていない．しかし，全身的な老化現象と異なる特別な変化は生じないと考えられている．

(1) 歯肉退縮

従来，増齢とともに歯肉が退縮すると考えられていたが，真に健康を維持した場合，生理的に歯肉退縮が生じるかどうかは明確にされていない．退縮の発生には食物の性状や

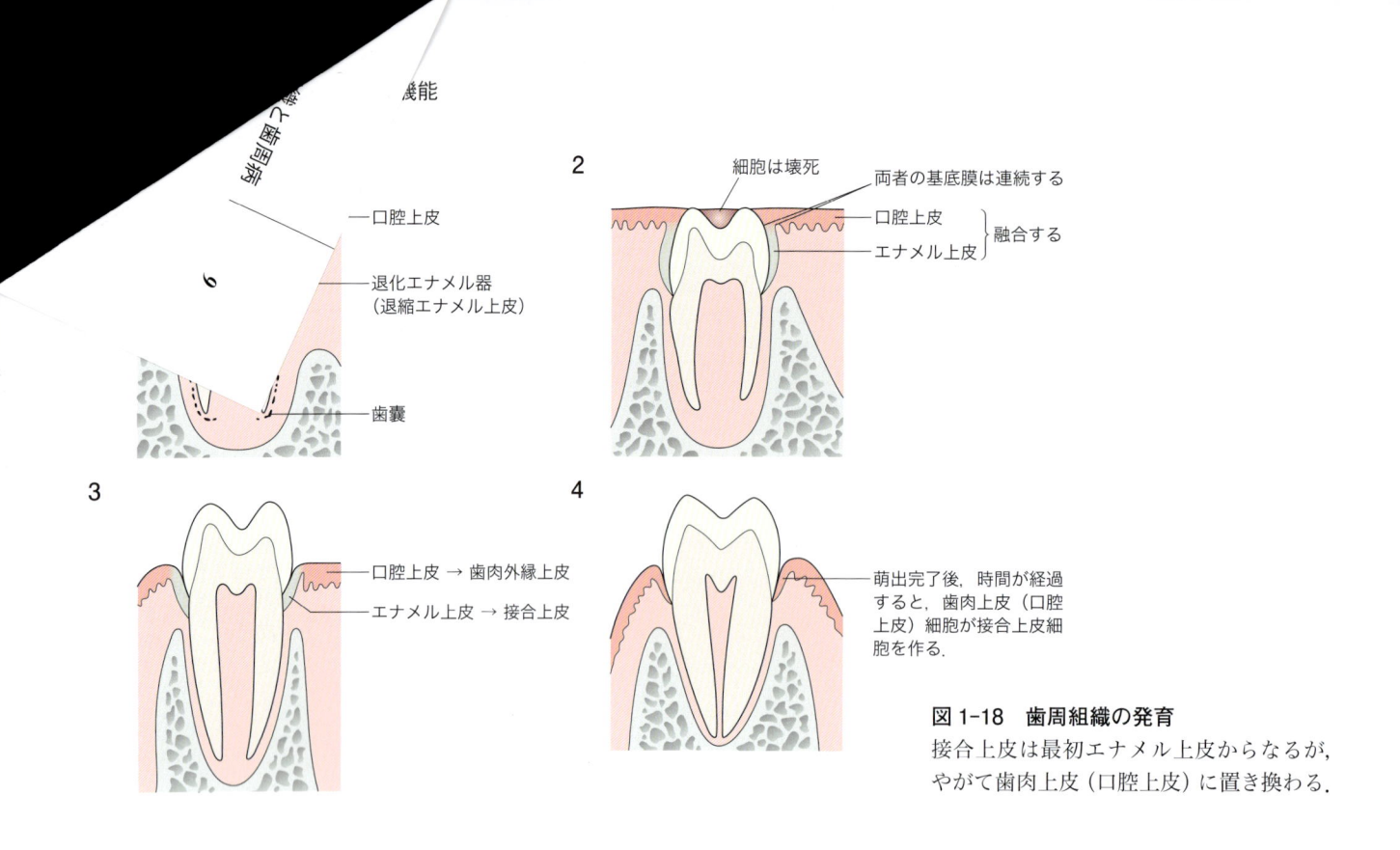

図の注釈:
1. 口腔上皮／退化エナメル器（退縮エナメル上皮）／歯嚢
2. 細胞は壊死／両者の基底膜は連続する／口腔上皮／エナメル上皮／融合する
3. 口腔上皮 → 歯肉外縁上皮／エナメル上皮 → 接合上皮
4. 萌出完了後，時間が経過すると，歯肉上皮（口腔上皮）細胞が接合上皮細胞を作る．

図 1-18 歯周組織の発育
接合上皮は最初エナメル上皮からなるが，やがて歯肉上皮（口腔上皮）に置き換わる．

ブラッシングの仕方，さらには軽度の歯肉炎の存続などが影響するものと考えられる．老齢になると，唾液の減少による自浄作用の低下や歯槽骨のカルシウム量の減少など，口腔にとって不利な条件が生じてくる．しかし，後述するように歯周炎の原因はプラークであるので，人工的な清掃（ブラッシング）を十分行い毎日プラークを取り除いていれば，歯周病はむろん，歯肉の退縮や骨吸収などはほとんど生じないと考えられる．

> **参考3：歯の永久萌出説**（Gottlieb，1885～1950）
> 歯は一生の間少しずつ萌出を続けるという説で，受動的萌出（ポケット底部の根尖側移動）と能動的萌出（歯の咬合面方向への移動）とが，調和を保ちながら徐々に起こっていく．しかし，種々の局所あるいは全身的因子で調和が崩れると萌出が促進し，歯周病が生じてくるという考えである．

6 歯周組織と歯との付着・結合

1）歯肉と歯の付着

歯肉と歯との付着には，接合上皮が歯面に付着する上皮（性）付着と，結合組織線維がセメント質中に埋入されて付着している結合組織性付着（線維性付着）とがある．

(1) 上皮（性）付着 epitherial attachment

上皮付着とは，上皮が歯面へ結合する生物学的機構をいう．現在，接合上皮（付着上皮）と歯との接合は電子顕微鏡（以下電顕）を用いた研究から，ヘミデスモソームと基底板 basement lamina によって接合していると考えられている（図 1-19）．

上皮と歯面の付着については多くの研究がなされており，歴史的には次の3つの代表的な学説がある（図 1-20）．現在では，c. の Schroeder らの説が支持されている．

a. Gottlieb の上皮付着説（1921）

Gottlieb，Orban らがとなえた説である．エナメル上皮は歯の萌出後，口腔上皮と癒合して内縁上皮（接合上皮と歯肉溝上皮）になるが，このエナメル上皮（退化したエナメル芽細胞）が産生した1次および2次エナメル小皮が，上皮をエナメル質に緊密にしかも有機的に結合させているという考えである．この結合機構（様式）を上皮（性）付着と呼んだ．この説は数十年間主流を占めていたが，現在では過去のものとなっている．

b. Waerhaug のカフ説（1952）

Waerhaug は，薄い箔がエナメル質と歯肉との間を通ってセメント-エナメル境（接合上皮の底部）まで入ることを観察し，上皮は歯面と付着しておらず，ワイシャツなどのカフのように緊密に接触しているだけだと主張した．

c. Schroeder と Listgarten のヘミデスモソームと基底板付着説（1969）

Schroeder と Listgarten は電顕的研究の結果，接合上皮はヘミデスモソームと基底板によってエナメル質と接合していること，さらに基底板と歯面との間に歯小皮 dental cuticle（A型とB型がある）が存在することを発表

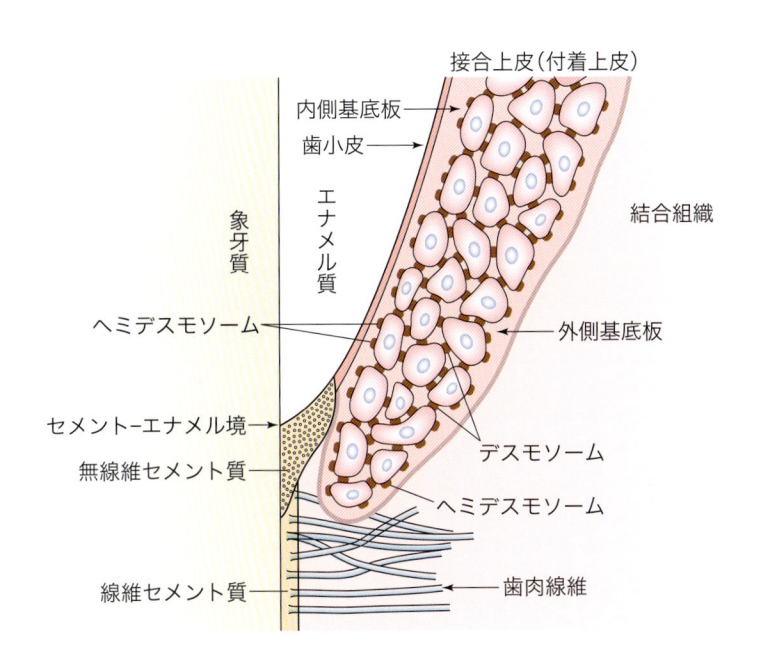

図1-19 歯と接合上皮の付着〔上皮（性）付着〕
接合上皮細胞は，内側基底板と歯小皮を介してヘミデスモソームで歯面と接合付着している．これは，上皮と結合組織との付着と類似している．

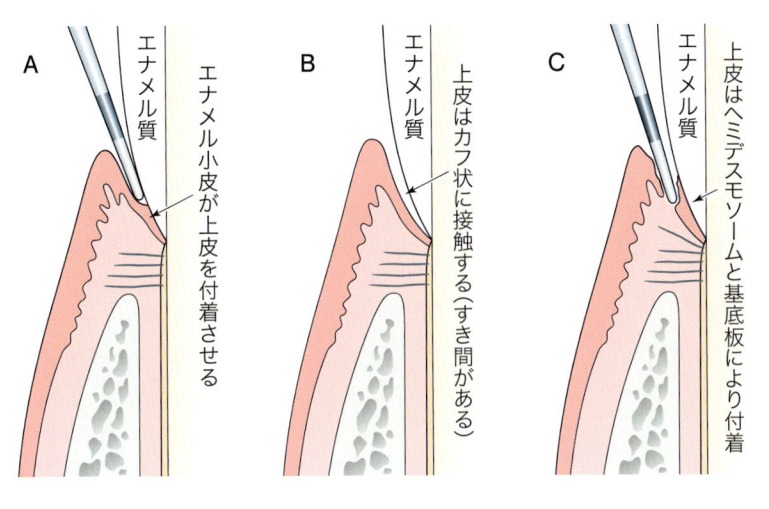

図1-20 上皮（性）付着についての代表的3学説
A：Gottlieb の上皮付着説：エナメル上皮が産生したエナメル小皮が，上皮を有機的に歯面に付着させている．
B：Waerhaug のカフ説：上皮は歯面に付着せず，緊密（カフ状）に接触しているだけとする．
C：Schroeder と Listgarten のヘミデスモソームと基底板付着説：電顕により上皮はヘミデスモソームと基底板によって歯面と付着しているとする（図1-19）．

した．すなわち，上皮と歯面との間には基底板と歯小皮があり，上皮細胞はヘミデスモソームで基底板と接合している．しかし，歯小皮は常に存在するわけではなく，直接基底板と歯が接触している部位もある．

(2) 結合組織性付着（線維性付着）
歯肉線維の一端がセメント質内に封入されて付着結合しているもので，歯根膜線維も同じ結合様式である．前述の上皮（性）付着に比べて付着力は強く，歯を支持している．

2）歯根膜と歯根の結合
歯根膜線維の一端がセメント質の中に封入され（シャーピー線維という）付着している結合組織性付着である．その様相は歯肉線維とほぼ同じであるが，歯根膜線維のもう一端は歯槽骨の中に封入され，歯を固定している．

7 歯肉溝と歯肉溝滲出液

1）歯肉溝 gingival sulcus
歯と遊離歯肉との間に存在する浅い溝で，溝を形成している上皮を歯肉溝上皮という．歯肉溝底部は接合上皮で歯面と上皮が付着している．無菌動物やプラークコントロールを完全に長期間続けた動物では歯肉溝がない状態（0）となるが，普通のヒトや動物ではこのようなことはなく，組織学的に見て0.2〜0.7mmの深さが存在する．しかし，臨床的にポケットプローブで測定した場合，ブラッシングがよく行われている健康な唇・舌側歯肉は1〜2mm，隣接面は2〜3mm程度である．歯肉に炎症があると歯肉溝は深くなり，歯肉ポケットさらには歯周ポケットと呼ばれるようになる．

2) 歯肉溝滲出液 gingival fluid

歯肉溝には体液が流出しており，「歯肉溝滲出液」と呼ばれている．この滲出液は，歯肉の結合組織の血管から滲出した体液が接合上皮や歯肉溝上皮を通過したもので，歯肉溝を清掃する作用をもっている．歯肉が正常な場合，滲出液はきわめて少ないが，咀嚼やブラッシングなど何らかの刺激によって流出する．プラークが付着して炎症が生じると血管の透過性は高まり，滲出液量は増加する．なお，滲出液中には白血球や剥離した上皮も存在する．

このように，歯肉溝上皮や接合上皮には透過性があり，体液の流出と逆に異物の体内移入が生じる可能性がある．透過性は細菌や細胞由来の酵素（リソソーム酵素など）により高まる．

8 咬合機能と歯周組織

咬合機能は，歯周組織を健康に保つ上で重要な働きをしている．上下の歯は咀嚼時および嚥下時に咬合接触する．この時の咬合力は，歯根膜線維や歯肉線維の発達・走行，歯槽骨の構造や石灰化に大きな影響を与えている．

対合歯を失い咬合機能を消失すると，歯根膜線維は減少し，機能的配列は失われ，歯根膜の厚さが減少する．歯槽骨は歯槽硬線が消失し，骨梁も不明になる．臨床的には歯の挺出（上顎臼歯が著しい）が生じる．食物をかむことは，歯を清掃するという重要な機能（自浄作用）をもっている．対合歯の喪失はこの自浄作用を失わせ，齲蝕や歯周病を誘発しやすくする．

咀嚼時の咬合圧は最大 4.7～7kg であるが，ほとんどの場合（95％）1kg 以下である．なお天然歯列のヒトの咀嚼運動頻度は，最高 120 回/分，最低 49 回/分 と報告されている．

歯周組織は通常の咬合力に対しては十分対抗できる力をもっている．しかし，歯ぎしりなどで異常に強い力が働いたり，歯周病により歯周組織の支持力が減少していると，咬合力によって歯周組織に損傷（咬合性外傷という）が生じることがある．

咀嚼運動は神経反射や中枢からのフィードバックの重ね合わせからなる筋の活動であって，周期的な開口と閉口運動，および舌・頬や口唇の動きなどで総合的に構成されている．

咬合性外傷および咬合の基礎知識については，p.53～60 と 5 章で詳述する．歯の生理的動揺については，p.92 で述べる．

参考4：基底板，歯小皮，上皮付着の付着力

●基底板 basement lamina（図1-7参照）

上皮と結合組織との間を電顕で観察した場合に見られる lamina densa（結合組織に面した電子密度の高い部分）と lamina lucida（上皮側にある電子密度の低い部分）をいう．光学顕微鏡（以下光顕）で見える基底膜 basement membrane は lamina densa と結合組織の一部（線維の層）を含んだ人為構造である．現在では電顕で見える「基底板」が正しい用語として用いられている．上皮が産生し，上皮と結合組織とを接合させる役割をしている．接合上皮と歯面との接合部にも基底板が見られ，Listgarten らはこれを内側基底板と呼んでいる．

基底板は，炎症があれば大きな変化が生じやすい．

●歯小皮 dental cuticle（図1-7参照）

歯の表面に見られる小皮構造物で，多くの名称や概念が発表されている．

① 光顕による所見

一次エナメル小皮：Gottlieb の説で，エナメル芽細胞がエナメル質形成後に最後の機能として分泌生産した小皮．

二次エナメル小皮：エナメル芽細胞がエナメル上皮になってから形成する，角化した小皮．

② 電顕による所見

Listgarten らの電顕所見では，内側基底板と歯面（エナメル）との間に見られる非石灰化層で，厚さは不規則で電子密度は高い．唾液由来のペリクル（acquired pellicle，獲得被膜）とは異なり，接合上皮によって作られると解されている．

●上皮付着の付着力（接合上皮の歯面への付着力，下図）

上皮付着の付着力は線維性付着に比べて弱いが，箔や探針を挿入してすぐ剥離するほど弱くはない．歯肉に炎症があると，探針を挿入した時，歯と上皮との付着部よりもむしろ上皮細胞間に剥離を起こしたり，そこを貫いていることが観察されている．上皮付着は外科的または機械的に剥離しても，根面がプラークなどにより汚染されていない場合には，容易に再び付着する．なお接合上皮は，隣接する結合組織に炎症がなくコラーゲン線維がよく発達していると，歯面に強く押しつけられ付着力は強くなる．

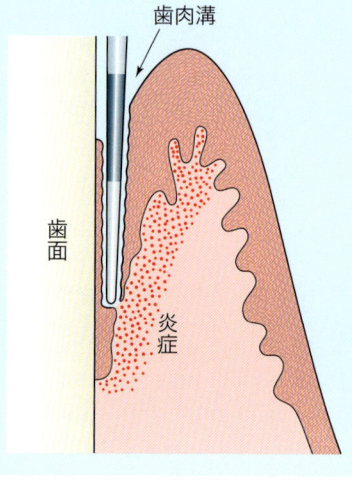

上皮付着の付着力

ヘミデスモソームの結合力はかなり強く，歯肉溝にポケットプローブ（探針）を挿入すると上皮付着部は破壊されず，上皮細胞の間を貫いてプローブが挿入されることが多い．

9 咀嚼と嚥下

1）咀嚼運動と歯の接触

咀嚼運動は口腔全体の総合作用で行われ，条件反射に基づく複雑な神経筋機構の活動である．歯（実際は歯根膜），舌，頰，口唇などから中枢への情報，上下顎の咬合状態，過去に習得した習慣などが大きく影響する．Jankelsonが咀嚼中に上下の歯はほとんど接触しないという意見を発表して以来，数多くの論議がなされてきた．しかし現在では，テレメーターや電気回路を使った実験（Zander, Glickman, 佐藤ら）により，咀嚼初期の食物が大きな塊の時期は上下の歯は接触しないが，食物が小さくなった咀嚼中期から接触するようになり，食物が細かくなった末期にはほとんどの場合接触することが明らかになっている．

咀嚼時の歯の接触は，咬頭嵌合位を中心に生じ，時には側方位や前方位でも起こる．しかし，中心位（後方接触位）で接触することはほとんどない（第5章2参照）．

2）嚥下運動

これは先天的に備わっている反射運動で，①貯留した唾液の嚥下（空嚥下ともいい，睡眠中にも生じる）と，②咀嚼の最終段階としての食物や水などの嚥下，とに区別される．なお嚥下時には必ず上下の歯が接触するので，睡眠中の空嚥下，すなわち唾液の嚥下時にも上下の歯は接触する．

嚥下の頻度は個人差はあるが，平均1時間あたり約24回，1日に585回程度である．なお，食事中は1時間あたり180回と多く，睡眠中でも約5回程度生じる．

参考5：嚥下時の咬合接触

嚥下時の咬合接触は，以前は後方位で接触するのではないかと考えられていたが，テレメーターを使ったGlickmanらの研究報告により，その多くは咬頭嵌合位で生じることが明らかとなった．しかし，空嚥下すなわち唾液の嚥下時には，後方位で接触する傾向がある．睡眠時に横臥位をとり頭がやや低くなった状態では，後方位で接触することが多い．この時，後方位での接触に左側のみが早期に接触するなどの異常があると，その歯の歯根膜の感覚受容器が神経筋機構に異常信号を送り，ブラキシズムを誘発する可能性があると考えられている（第5章2, 5参照）．

2・歯周病の分類と歯肉炎・歯周炎の成り立ち

1 歯周病の分類の歴史

歯周病の分類は，歯周病の原因論の違いおよび臨床と病理所見のどこを重視するかにより，種々のものが発表されてきた．しかしこれらの分類すべてに長所と欠点がある．

1）海外における分類（表1-1～6，参考1）

1957年に発表された米国歯周病学会（AAP）の分類（表1-1）を含め，1970年代までの分類は，炎症性病変と退行性病変（炎症がなく歯槽骨が吸収したもの，歯周症が代表）とに大きく分けていた．これは，歯周病が歯石などの局所因子で生じるものと，原因不明な全身性因子により生じるものとがあると考えられたためである（表1-1，2）．

しかし，その後の研究によりこの考えは修正され，歯周病は局所因子のプラーク細菌の感染によって生じた炎症が基本であることが明らかとなり，分類の仕方は変更された．

全身性因子が歯周病を初発させる科学的証拠はない．すなわち炎症反応なしにポケットが形成される病理学的証拠は見出されず，歯肉症・歯周症と呼ばれる退行性病変の存在は疑問視され，分類から取り除かれた．しかし全身性因子は，プラークに対する宿主反応を修飾し，病変の進行に影響を与えるため，その意味で分類の中に組み込まれている（表1-3～6）．一方，咬合力によって生じる咬合性外傷に関する研究も進み，咬合性外傷はそれ単独では歯周ポケットを形成して歯周炎に発展することはないことが明らかとなり，プラーク細菌によって引き起こされる歯肉炎・歯周炎と明確に区別するようになっている．

1989年にAAPが表1-5に示す分類を発表し，広く用いられてきた．1999年にAAPとヨーロッパ歯周病連盟（EFP）が共同のワークショップを開き新分類を発表した（表1-6）．さらに2017年新分類を発表している（参考1とp.30の参考6を参照）．

表1-1　1957年米国歯周病学会の分類

炎症 inflammation	歯肉炎　gingivitis 歯周炎　periodontitis 　1次性（単純性） 　2次性（複雑性）
退行 dystrophy	咬合性外傷　occlusal trauma 廃用性萎縮　periodontal disuse atrophy 歯肉症　gingivosis 歯周症　periodontosis

炎症性病変と退行性病変とに大きく分けている

表1-2　1972年Glickmanの分類

1. 歯肉疾患 gingival disease	単純性歯肉炎　uncomplicated gingivitis 複合性歯肉炎　combined gingivitis 症状性歯肉炎　conditioned gingivitis 歯肉肥大　gingival enlargement 歯肉退縮　gingival recession
2. 歯周疾患 periodontal disease	歯周炎　periodontitis 　単純性歯周炎 　複雑性歯周炎 歯周症　periodontosis 咬合性外傷　trauma from occlusion 歯周組織萎縮　periodontal atrophy

表1-3　1982年PageとSchroederの分類

1. 前思春期性歯周炎　prepubertal periodontitis	乳歯の萌出時に発症，きわめて稀．白血球機能異常
2. 若年性歯周炎　juvenile periodontitis	思春期に発症，0.2～1.4％の発現率．中切歯と第一大臼歯の垂直性骨吸収．白血球機能異常
3. 急速進行性歯周炎　rapidly progressive periodontitis	思春期から30歳の間に急速に進行する．活動期と非活動期がある
4. 成人性歯周炎　adult periodontitis	30～35歳以上で発症，不潔性歯周炎，白血球機能異常なし

歯周炎のみを分類．年齢を配慮し，特殊な歯周炎を重視

表1-4　1983年Lindheの診断名

歯肉炎	支持組織の喪失は見られない （仮性ポケット）
levis型歯周炎	支持組織の"水平的"喪失 歯根長の1/3未満
gravis型歯周炎	支持組織の"水平的"喪失 歯根長の1/3以上
complicata型歯周炎	楔状骨欠損：歯間部骨クレータ 　　　　　　骨縁下ポケット 根分岐部病変2度および3度 動揺3度

臨床的な治療内容を考慮した分類

表1-5　1989年米国歯周病学会の歯周炎の分類

タイプⅠ	成人性歯周炎
タイプⅡ	早期発症型歯周炎 ①思春期前歯周炎 ②若年性歯周炎 ③急速進行性歯周炎
タイプⅢ	全身疾患が関与した歯周炎
タイプⅣ	壊死性潰瘍性歯周炎
タイプⅤ	難治性歯周炎

歯周炎の発症年齢と進行速度が強調されている．

表1-6　1999年米国歯周病学会とヨーロッパ歯周病連盟の分類

I	歯肉疾患　gingival diseases 　A　プラーク性歯肉疾患　dental plaque-induced gingival diseases 　B　非プラーク性歯肉病変　non-plaque-induced gingival lesions
II	慢性歯周炎　chronic periodontitis 　A　限局性　localized 　B　広範性　generalized
III	侵襲性歯周炎　aggressive periodontitis 　A　限局性　localized 　B　広範性　generalized
IV	全身疾患の一症状としての歯周炎　periodontitis as a manifestation of systemic disease 　A　血液疾患関連　associated with hematological disorders 　B　遺伝的障害関連　associated with genetic disorders 　C　その他　not otherwise specified（NOS）
V	壊死性歯周疾患　necrotizing periodontal disease 　A　壊死性潰瘍性歯肉炎　necrotizing ulcerative gingivitis（NUG） 　B　壊死性潰瘍性歯周炎　necrotizing ulcerative periodontitis（NUP）
VI	歯周膿瘍　abscesses of the periodontium
VII	歯内病変関連歯周炎　periodontitis associated with endodontic lesions
VIII	先天性あるいは後天性の形態異常　developmental or acquired defomities and conditions

1999年米国歯周病学会（AAP）とヨーロッパ歯周病学会（EFP）が共同ワークショップを開いて分類を検討し発表した．この分類はAAPの1989年の分類を変更したもので，理由は，①1989年の分類が患者の年齢を重視し過ぎている（成人性歯周炎は思春期にも慢性歯周炎として存在する．急速進行性歯周炎は若人のみでなく高齢者にも生じる），②難治性歯周炎は実際に区分できる実体のある疾患とみなせない．

参考1：2017年米国歯周病学会とヨーロッパ歯周病連盟の分類

A　歯周組織の疾患と状態の分類

1. 健康な歯周組織と歯肉炎	i 健康な歯周組織と歯肉 ii プラーク性歯肉炎 iii 非プラーク性歯肉炎
2. 歯周炎	i 壊死性歯周疾患 ii 全身疾患関連歯周炎 iii 歯周炎
3. 歯周組織に影響を与えるその他の状態	i 歯周組織に与える全身疾患 ii 歯周膿瘍と歯周-歯内病変 iii 歯肉歯槽粘膜の形態異常 iv 咬合性外傷 v 歯および補綴物関連因子

B　インプラント歯周組織の疾患と状態の分類
1. 健康なインプラント周囲組織
2. インプラント周囲粘膜炎
3. インプラント周囲炎
4. インプラント周囲の軟・硬組織の欠損

2017年に米国歯周病学会とヨーロッパ歯周病連盟が新分類を発表した．これは1999年の分類を変更したもので，特徴は①慢性歯周炎と侵襲性歯周炎を区別する科学的証拠がないため「歯周炎」1つにまとめた．②歯周炎の重症度・治療の複雑度を示す「ステージ」と病気の進行速度・悪化のリスクを示す「グレード」が導入された．③健康な歯周組織が定義された．④インプラント周囲組織疾患の分類が加えられた．「ステージ」と「グレード」の詳細はp.30の参考6を参照．

2）我が国における分類（表1-7～11）

我が国においても海外の分類を参考に，各研究者が分類を発表している．

1968年，今川，石川は我が国最初の成書（教科書）『臨床歯周病学』で分類を発表している．なお当時はまだ歯周症の名称が記されている（表1-7）．

我が国で臨床に用いられてきた分類には，次のようなものがある．
①歯周病の進行度による分類（G，P1，P2，P3，P4）
②歯周病の原因による分類（炎症性または清掃不良型，咬合性外傷または負担過重型，全身性因子型など）
③歯周病の進行時期や速度による分類（若年性，急速進行性，成人型など）などがあるが，各々長所と短所がある．
④さらに健康保険制度上の分類も存在する．

1992年，著者（加藤）はこれらを総合し，臨床に応用しやすい加藤の分類として，著書の『最新歯周病学』の初版（1994年）に発表し用いてきた（表1-8，図1-21）．

1996年，日本歯周病学会と日本歯科医師会は「歯周病の診断と治療のガイドライン」を作成し，進行程度，病因（原因），進行時期を考慮した分類を発表した（表1-9）．この分類作成に加藤も参加しており，内容は1992年の加藤の分類とほぼ同じである．

2006年，日本歯周病学会は米国歯周病学会の1999年の分類をもとに，分類を発表した（表1-10）．しかし歯周病は複雑であり，各分類には長所と短所がある．実際的には臨床的に治療法につながる明確に区分された分類が必要である．

2011年，著者はこれまでの分類に改良を加え新しい分類を作成した（表1-11）．本書では，日本歯周病学会の分類（2006）と加藤の新しい分類（2011）をもとに，歯周病の分類と成り立ちについて記載する．

2・歯周病の分類と歯肉炎・歯周炎の成り立ち

表 1-7　1968 年今川・石川の分類（臨床歯周病学）

A. 歯肉の疾患
　Ⅰ 炎症性病変 ｛ 1）単純性歯肉炎
　　　　　　　　2）急性壊死性潰瘍性歯肉炎
　　　　　　　　3）症候性歯肉炎
　Ⅱ 増殖性病変
　Ⅲ 進行性病変
　Ⅳ 歯肉の腫瘍
B. 辺縁歯周組織の疾患
　Ⅰ 慢性辺縁性歯周炎 ｝ 複合性歯周炎
　Ⅱ 咬合性外傷
　Ⅲ 歯周症

表 1-8　1992 年加藤の歯周病の分類

1. 歯肉炎 gingivitis
　1）単純性歯肉炎 simple gingivitis
　2）複雑性歯肉炎 complex gingivitis
　3）歯肉外傷 gingival trauma　と歯肉退縮 gingival recession
2. 歯周炎　periodontitis
　1）慢性（破壊性）歯周炎（成人性歯周炎）chronic destructive periodontitis（adult periodontitis）
　　軽度歯周炎 early periodontitis
　　中程度歯周炎 moderate periodontitis
　　重度歯周炎 advanced periodontitis
　2）急性破壊性歯周炎 acute destructive periodontitis
　　若年性歯周炎 juvenile periodontitis
　　急速進行性歯周炎 rapidly progressive periodontitis
　　特殊性歯周炎 specific periodontitis
3. 咬合性外傷 occlusal trauma

『最新歯周病学』の初版で発表，日本歯科医師会雑誌（1995 年 2 月号）「今日の歯周治療」に記載

表 1-9　1996 年日本歯周病学会・日本歯科医師会の分類

歯肉炎	単純性歯肉炎	局所因子（プラーク）により歯肉に炎症が生じたもの
	複雑性歯肉炎	プラークが初発因子で，全身性あるいは局所の特殊因子が修飾しているもの 妊娠性歯肉炎，ニフェジピン性歯肉炎，フェニトイン（ダイランチン）性歯肉炎，急速壊死性潰瘍性歯肉炎，慢性剝離性歯肉炎など
	歯肉外傷	物理的な力（歯ブラシや硬い食べ物），薬物，高温，医原性因子などが原因で歯肉が損傷したもの
	歯肉退縮	歯肉がセメント-エナメル境より根尖側へ退縮し，現在は歯肉に炎症がない
歯周炎	慢性歯周炎 　軽度 　中等度 　重度	プラークにより歯周組織（歯肉，歯根膜，歯槽骨）の破壊が生じたもの 　歯根長 1/3 以内の骨吸収，歯周ポケット 3〜5mm 程度 　歯根長 1/3〜1/2 程度の骨吸収，歯周ポケット 4〜7mm 程度，根分岐部病変 1 度，歯の動揺は軽度 　歯根長 1/2 以上の骨吸収，歯周ポケット 6mm 以上，根分岐部病変 2〜3 度，歯の動揺は高度
	急速性歯周炎 　若年性歯周炎 　　局所型・広汎型 　急速進行性歯周炎	プラークの他に特殊な局所因子（組織破壊力の強い菌やブラキシズムなど）および全身性因子（白血球の機能低下など）に強く修飾されており，急速に進行する重度の歯周炎 思春期に発症，急速に進行，第一大臼歯と中切歯の破壊が最初に生じる 20〜30 歳代に急速に進行した重度な歯周炎
	特殊性歯周炎	遺伝子疾患など特殊な全身因子により，歯周炎が急速に進行 Papillon-Lefèvre 症候群，周期性好中球減少症，Down 症候群，前思春期性歯周炎など
咬合性外傷		異常に強い咬合力や側方圧により，歯根膜や歯槽骨に生じる外傷性の病変．歯肉に炎症は生じないが，歯周炎と合併すると急速に歯周炎を進行させる

日本歯周病学会（著者も参加）と日本歯科医師会が共同で作成した歯周病の診断と治療のガイドラインで発表（著者も参加）

表 1-10　2006 年日本歯周病学会の分類（病態による分類）

Ⅰ. 歯肉病変　gingival lesions
　1. プラーク性歯肉炎
　2. 非プラーク性歯肉病変
　3. 歯肉増殖
Ⅱ. 歯周炎　periodontitis
　1. 慢性歯周炎
　2. 侵襲性歯周炎
　3. 遺伝疾患に伴う歯周炎
Ⅲ. 壊死性歯周疾患　necrotizing periodontal diseases
　1. 壊死性潰瘍性歯肉炎
　2. 壊死性潰瘍性歯周炎
Ⅳ. 歯周組織の膿瘍　abscesses of periodontium
　1. 歯肉膿瘍
　2. 歯周膿瘍
Ⅴ. 歯周-歯内病変　combined periodontic-endodontic lesions
Ⅵ. 歯肉退縮　gingival recession
Ⅶ. 咬合性外傷　occlusal trauma
　1. 1 次性咬合性外傷
　2. 2 次性咬合性外傷

米国歯周病学会の分類（1999）をもとに一部を学会独自に定義したものである．この他病原因子による分類が記載されている．

参考 2：2006 年日本歯周病学会の分類（表 1-10）

米国歯周病学会の分類をもとに独自の考えを入れて日本歯周病学会が 2006 年に発表した分類である．病態による分類と別に病原因子（リスクファクター）による分類が設定されている．主体は病態による分類で，大きく 7 つに分類されており，病原因子による分類はこれを細かく分類（サブクラス）した型になっている．しかし，この分類にも問題点がいくつか存在する．例えば，病態による分類としながら歯肉病変をプラーク性歯肉炎と非プラーク性歯肉炎と原因により区分し，歯肉増殖は病態で区分している（歯肉増殖もプラークが重要な原因である）．さらに壊死性潰瘍性歯肉炎（プラーク由来である）と歯肉退縮は，歯肉病変と別分類とされるなど混乱が見られる．
　この分類におけるもう 1 つの大きな問題点は，歯列全体をまとめて診断して分類する場合と，1 歯単位（部位単位）で分類する場合とが混同していることである．例えば歯肉病変と歯肉膿瘍がⅠとⅣの別項目になっているが，歯肉膿瘍は 1 歯（1 部位）単位であり，歯肉病変あるいは慢性歯周炎，侵襲性歯周炎の症状・病態の 1 つとして生じてくる．歯周膿瘍も同様であり，さらに歯周-歯内病変も 1 歯単位の分類である．

表 1-11　2011 年加藤の新しい分類

A．歯列全体や歯群単位で診断される分類（病名）
　1．歯肉炎，歯肉疾患
　　1）プラーク性歯肉炎（プラークが原因のもの）
　　　（1）単純性歯肉炎（プラーク以外の修飾因子がほとんどないもの）
　　　（2）複雑性歯肉炎（プラーク以外の修飾因子，リスクファクターが重要な働きをしている，壊死性潰瘍性歯肉炎など）
　　2）非プラーク性歯肉炎（プラーク以外の因子が原因のもの）
　　3）歯肉退縮（歯肉退縮し炎症のないもの）
　2．歯周炎（進行度により軽度，中程度，重度に区分）
　　1）慢性歯周炎
　　2）侵襲性（急速性）歯周炎
　　3）全身因子関連歯周炎（全身性因子が強く関連する特殊な歯周炎，遺伝疾患に伴う歯周炎）
　　4）壊死性潰瘍性歯肉炎・歯周炎
　3．咬合性外傷（1次性と2次性外傷がある）
B．1部位や1歯単位で診断・分類される病名
　1）歯肉膿瘍，歯周膿瘍
　2）歯周-歯内病変
　3）根分岐部病変
　4）歯根垂直破折
　5）インプラント周囲炎

2　歯周病の分類と病名（表 1-11 参照）

1．歯肉炎，歯肉疾患

局所因子の刺激に対する歯肉の炎症性反応で，炎症は歯肉に限局し，骨や歯根膜に病変は生じていない．ポケット pocket は歯肉ポケット（仮性ポケット）の状態である．

1）プラーク性歯肉炎

プラーク（細菌とその産生物と抗原を含む）が原因で生じた歯肉炎．

（1）単純性歯肉炎　simple gingivitis

局所因子（プラーク）により歯肉に炎症が生じたもので，全身性因子は関与しない（図 1-22）．ほとんどの歯肉炎がこれに分類され，さらに急性と慢性に分類される．

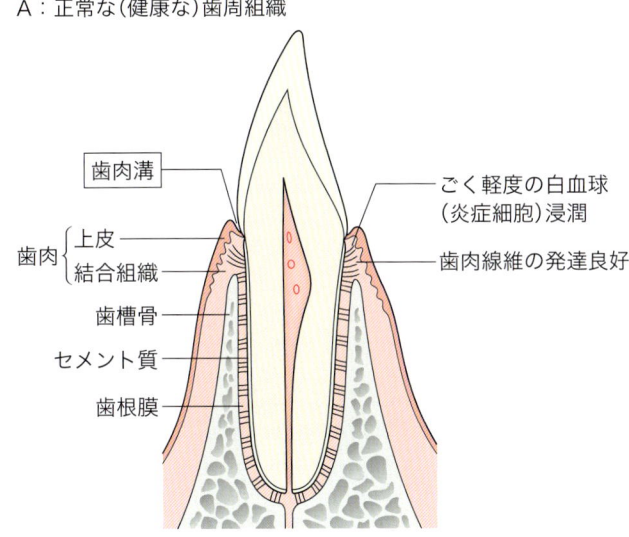

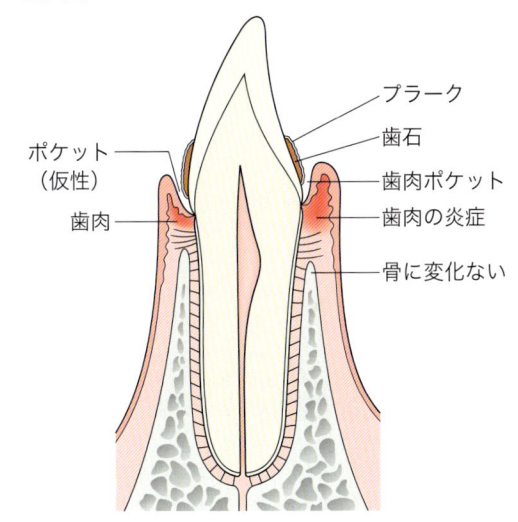

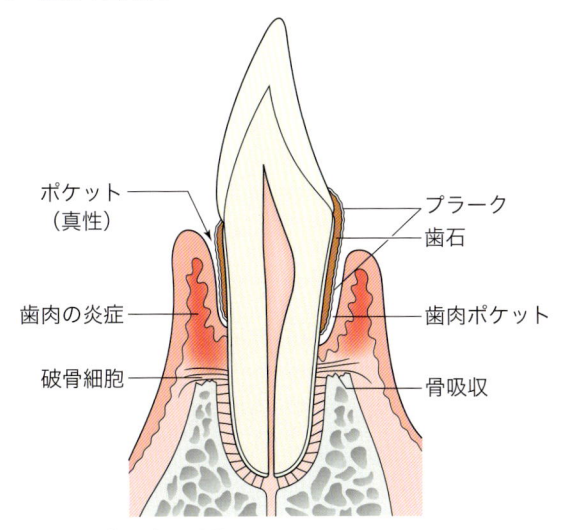

図 1-21　歯周病の分類

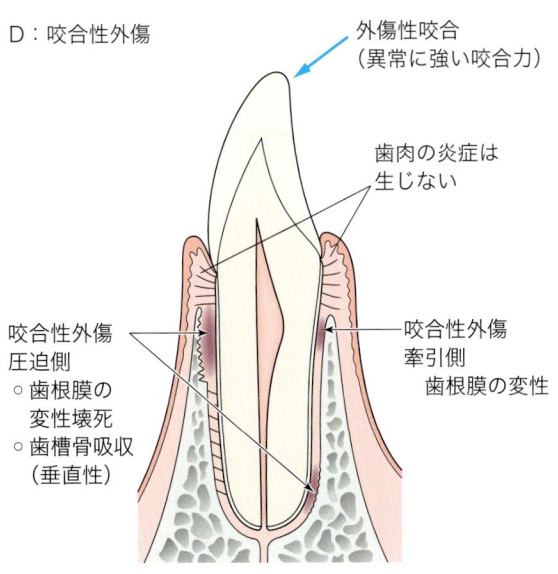

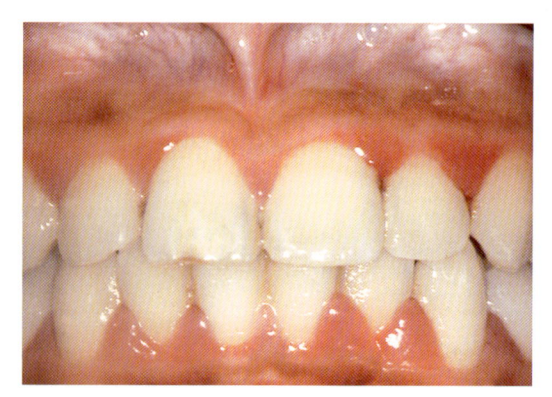

図 1-22 単純性歯肉炎

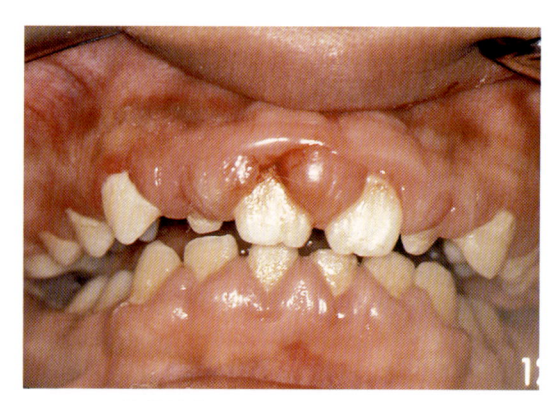

図 1-23 複雑性歯肉炎（フェニトイン性歯肉炎）

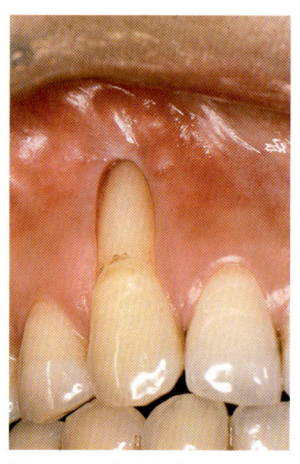

図 1-24 歯肉外傷（歯ブラシによる歯肉退縮）

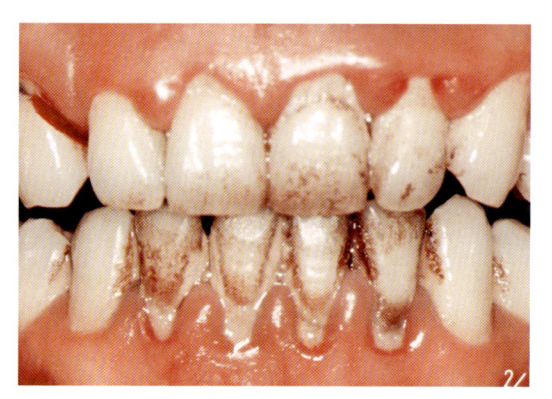

図 1-25 慢性歯周炎

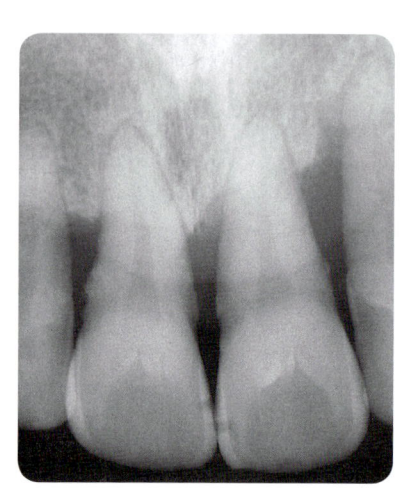

図 1-26 歯周炎患者の歯槽骨の消失

(2) 複雑性歯肉炎 complex gingivitis

プラークが初発因子で，全身性あるいは局所の特殊因子が修飾している歯肉炎である．関与する修飾因子や症状の名をつけて病名とする．例えば，妊娠性歯肉炎，口呼吸性歯肉炎，フェニトイン性歯肉炎（図 1-23），急性壊死性潰瘍性歯肉炎などである．

2）非プラーク性歯肉炎

プラーク細菌以外が原因の歯肉炎で，①プラーク細菌以外の微生物（ウイルス真菌など）による歯肉炎，②アレルギー性歯肉炎，③皮膚粘膜疾患（扁平苔癬など），④慢性剥離性歯肉炎，⑤歯肉外傷などが含まれる．歯肉外傷は物理的な力（歯ブラシや硬い食物），薬物，高温，医原性（歯質を切削時に歯肉を傷つけるなど）が原因で歯肉に炎症が生じたものである（図 1-24）．

3）歯肉退縮 gingival recession

種々の原因で歯肉がセメント-エナメル境より根尖側へ退縮し，現在は炎症がほとんどないもの（図 1-24）．

2. 歯周炎 periodontitis

プラーク細菌によって生じた炎症性破壊が歯肉から深部の歯槽骨や歯根膜に及んだもので，付着上皮の根尖側移動，真性ポケット形成，アタッチメントロス，および歯槽骨の破壊・吸収が生じている（図 1-25〜27, 29）．

1）慢性歯周炎 chronic periodontitis

以前は成人性歯周炎 adult periodontitis とも呼ばれていたが，慢性歯周炎に改名された．局所因子（プラーク）による歯周組織の破壊が，全身性因子によって強く修飾されていない歯周炎で，慢性にゆっくり進行する．成人に見られる歯周炎のほとんどはこれに属する．しかし，為害性の強い特殊な細菌や咬合性外傷や全身性疾患などが修飾因子として加わると，急性に進行する可能性がある．

歯周炎の進行度（歯周組織の破壊程度）すなわち歯槽骨の吸収程度，歯周ポケットの深さ，根分岐部病変，歯の動揺度などを総合的に判断して，さらに次の 3 段階に分類される．

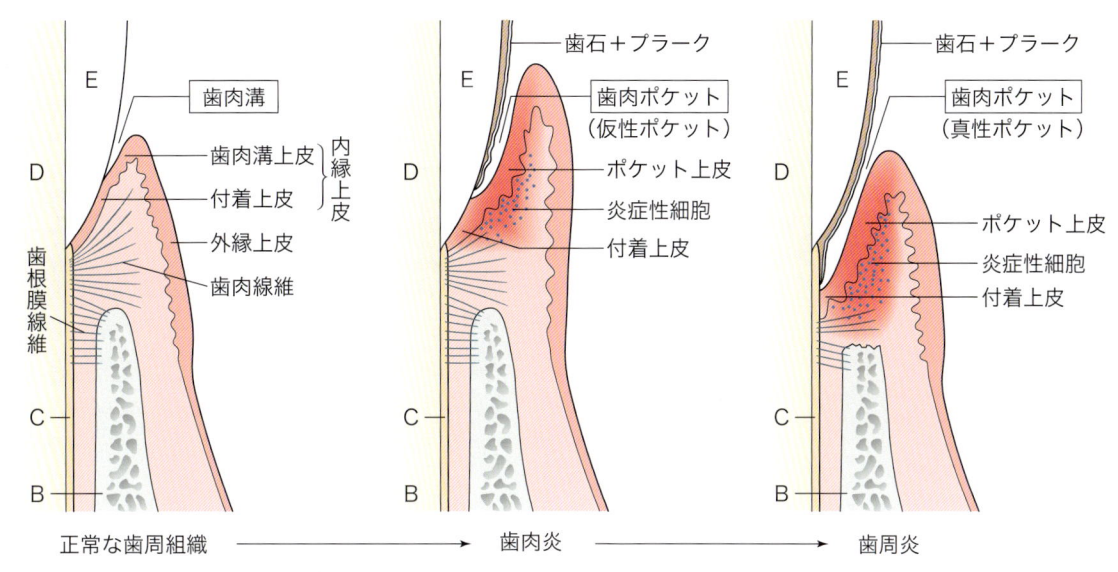

図 1-27 正常歯周組織から歯肉炎と歯周炎への進行
D：象牙質，E：エナメル質，C：セメント質，B：歯槽骨．

a．軽度慢性歯周炎　early chronic periodontitis
　軽度の歯周炎で骨吸収は歯根の長さの1/3より少なく，ポケットは3〜5mm，根分岐部病変はなく，歯の動揺の増加もない．

b．中程度慢性歯周炎　moderate chronic periodontitis
　骨吸収は歯根の長さ1/3〜2/3，ポケットは4〜7mm，軽度の根分岐部病変も含む．歯の動揺は軽度（1度）に増加する．

c．重度慢性歯周炎　advanced chronic periodontitis
　骨吸収は歯根の長さの2/3以上，ポケットは6mm以上で10mmに達するのもある．根分岐部病変2〜3度を含む，歯の動揺は増加（2〜3度）している．

2）侵襲性（急速性）歯周炎
　　　　aggressive（rapidly）periodontitis
　全身的に健康であるが，歯周組織の破壊が急速に進行する歯周炎である．米国歯周病学会は1999年に a. 若年性歯周炎と b. 急速進行性歯周炎を合併して改名しaggressive periodontitisと命名した．日本語では侵襲性歯周炎と訳されている．しかし，慢性歯周炎も侵襲性はあるので誤解しないよう注意が必要である．この疾患の特徴は全身的には健康であるが，歯周炎が急速に進行することであり，以前は年齢を考慮して分類されていたが，1999年AAP，2006年日本歯周病学会の分類では考慮されなくなった．しかし，臨床では年齢を考慮した病態の方が病状を把握しやすく治療法とも結びつき，有効であるので次に記載する．なお限局型と広汎型がある（第7章参照）．

a．若年性歯周炎　juvenile periodontitis
　思春期頃に発症し急速に進行する．原因は明確にされていないが，特殊な細菌（*Aggregatibactor actinomycetemcomitans*）が関与している可能性が高い．プラークや歯石は少ない．我が国ではかなり稀な疾患である．
①局所型（限局型）localized JP：第一大臼歯と中切歯に発生し，骨吸収が著明である．
②全顎型（広汎型）generalized JP：全顎的に生じたもの，局所型が進行したものと考えられている．

b．急速進行性歯周炎　rapidly progressive periodontitis
　20〜30歳で急速に進行する歯周炎で，原因は明確でないが *Porphyromonus gingivalis* などの感染が関与している可能性が高い．早期接触やブラキシズムなど，咬合性外傷が合併していることが多い．

3）全身因子関連歯周炎　specific periodontitis associated with systemic factor
　遺伝性疾患など全身的異常，全身疾患の1症状として出現し，特殊な全身因子により宿主の反応が特別な悪影響を受けて急速に進行すると考えられているもの．症例はきわめて少ない（p.291参照）．
- パピヨン・ルフェーブル（Papillon-Lefèvre）症候群
- ダウン（Down）症候群
- 周期性好中球減少症
- Chédiak-Higashi症候群

4）壊死性潰瘍性歯肉炎・歯周炎
necrotizing ulcerative gingivitis/periodontitis

壊死性歯周病ともいわれ，歯肉が壊死と潰瘍を形成するのを特徴とする．以前は，歯肉に急性に生じるので急性壊死性潰瘍性歯肉炎（ANUG：acute necrotizing ulcerative gingivitis）と呼ばれていたが，急性期のみでないこと，歯周炎の患者の歯肉にも生じることから，この名称になっている（第7章参照）．

3．咬合性外傷 occlusal trauma

異常な咬合力や強い側方圧（力）によって歯周組織，とくに歯根膜や歯槽骨に生じる外傷性の病変である．歯根膜の圧迫部の変性や壊死，歯槽骨の吸収などが生じる．歯肉に炎症は生じない．しかし，既に歯周炎に罹患している歯に咬合性外傷が合併すると歯周炎を急速に進行させる（図1-21，第5章参照）．

4．1部位や1歯単位で診断・分類される病名
1）歯肉膿瘍，歯周膿瘍
gingival abscess, periodontal abscess

歯肉膿瘍は歯肉（仮性）ポケットに細菌が増殖し，歯肉に膿瘍を形成したものである．

歯周膿瘍は，深い歯周（真性）ポケットの深部に細菌が増殖し，その周囲組織に膿瘍を形成したものである（第3章参照）．

2）歯周-歯内病変 periodontal lesions combined with endodontic lesions

歯周病変（辺縁歯周組織の疾患）と歯内病変（歯髄および根尖歯周組織の疾患）が互いに関連し合っている（互いの領域に波及している）場合をいう．歯髄の側枝（髄管），根尖孔を介して互いに影響する（第6章参照）．

3）根分岐部病変

歯周病変が多根歯の根分岐部に及び，根分岐部の歯周組織が破壊されたもので，根分岐部にプラーク細菌が付着・汚染されている場合をいう（第6章参照）．

4）歯根垂直破折

歯根が垂直に破折したりヒビが入ると，歯周組織の炎症や骨吸収が生じ，慢性や急性の歯周炎を引き起こす．他の通常の歯周炎との鑑別が必要であり，近年は抜歯の原因として重要になっている（第8章参照）．

5）インプラント周囲炎

インプラントの周囲組織には通常の歯周炎と類似した炎症性病変が生じ，治療が必要となる（第9章参照）．

3 歯肉炎・歯周炎の発症と進行

まず口腔内の細菌が歯肉辺縁の歯面に付着してプラークとなり，このプラーク細菌（初発因子）が歯肉に炎症反応を引き起こし（歯肉炎の発生），さらに局所および全身性の修飾因子が関与して初期の歯周炎となる．放置すれば修飾因子はさらに影響力を強め，重度歯周炎へと進行し，最後には歯を失うことになる（図1-27～29）．ここでは，正常な歯周組織に歯肉炎が発生し，歯周炎へと進むメカニズムを説明する．

1）歯肉炎の発症と進行（図1-28, 29）
(1) プラーク（口腔内細菌）の付着

正常な歯周組織をもつ歯でも，ブラッシングに十分注意を払わないと，自浄作用が低く清掃しにくい歯頸部や歯間部に口腔内細菌が付着しプラークとなり，歯肉に接触する．

(2) プラーク中の有害物質の歯肉への侵入（初期歯肉炎）

プラークの細菌が生産する有害物質（代謝産物，酵素や内毒素）が歯肉溝上皮の細胞間隙を通って歯肉内部（結合組織内）へ侵入し，歯肉に炎症が初発する．これは初期歯肉炎であり，歯肉溝滲出液の増加，接合上皮（付着上皮）と歯肉溝上皮に近い結合組織中に好中球の浸潤が増え，血管炎・血管周囲のコラーゲン線維の消失が生じる．正常な歯肉に臨床的な歯肉炎が生じるのは，プラーク付着後2～3日目である．一方，病理的変化はより早期に1日後には生じる（臨床的には正常範囲と評価される）．

(3) 炎症性細胞の浸潤と歯肉（仮性）ポケットの形成

歯肉の血管の透過性が高まり，まず好中球，次いでリンパ球，プラズマ細胞が浸潤する．これらは本来生体防御の役割をする細胞であり，好中球やマクロファージによる貪食作用や，リンパ球・プラズマ細胞による抗体産生などが行われ，歯肉中に進入してきた有害物質を破壊する．

プラーク中には白血球走化性因子が含まれている．白血球は血管から遊走して集中し，防御作用を行っており，白血球とくに好中球が欠乏していたり機能が低下していると，高度の歯周炎を引き起こす．これらの炎症性細胞は防御機能をもっているが，逆に細胞内へ取り込んだ異物を分解するはずのリソソームなどの分解酵素を細胞外へ放出して，コラーゲン線維などの組織を破壊し，炎症を強める作用をもっている（表1-19, 図1-59参照）．

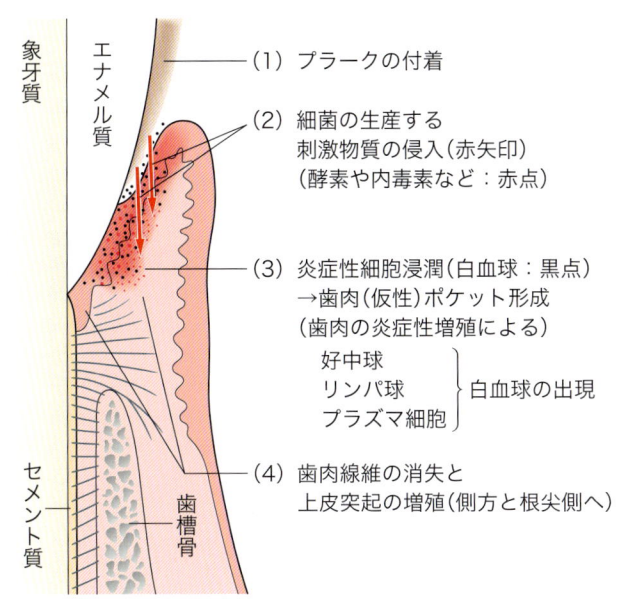

図1-28 歯肉炎の発生と進行

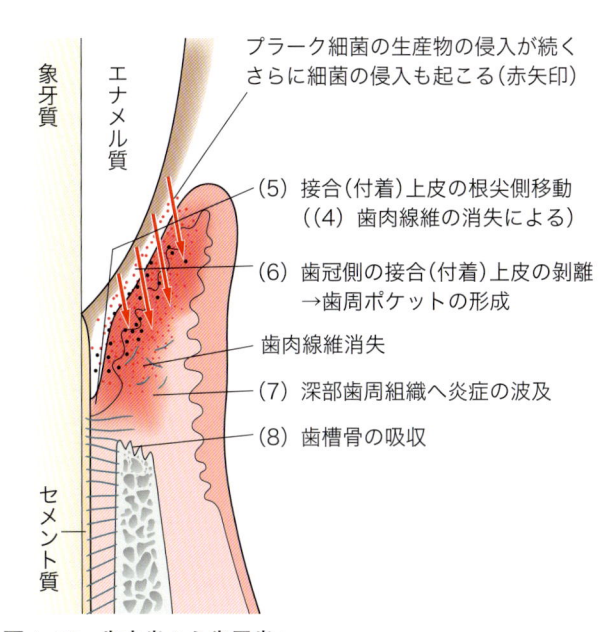

図1-29 歯肉炎から歯周炎へ

炎症性細胞，滲出液が増加すると，歯肉は歯冠側に腫脹して歯肉ポケット（仮性ポケット）を形成する．ポケットが形成されるとその内部ではプラークが増加し，歯肉炎はさらに進行する．ポケットの形成は歯周病の進行に重要な働きをする．

(4) 歯肉（コラーゲン）線維の減少・消失

炎症性細胞の浸潤と滲出液の増加に伴い，歯肉のコラーゲン線維は破壊され，減少・消失する．

歯肉線維の破壊・消失の原因は，下記の通りである．
①プラーク細菌と生体の炎症性細胞から放出される酵素（加水分解酵素など）により，コラーゲンが分解される（好中球とマクロファージはリゾチーム酵素を結合組織内に放出する）．
②細菌の持つ内毒素などのためコラーゲンを産生する線維芽細胞の数が減少し，コラーゲン産生能が低下する．さらに変性したコラーゲンは貪食される．

(5) 接合上皮の根尖側移動（図1-29）

歯肉のコラーゲン線維が減少・消失すると，接合上皮は上皮突起を接合組織内に伸ばす．セメント-エナメル境部の接合上皮は，根面に沿って根尖側方向へ増殖移動し（上皮の根尖側移動），根面のセメント質上に上皮付着を形成するようになる．

参考3：プラーク由来の有害（刺激）物質

プラーク中の細菌が産生する炎症を引き起こす化学物質には，ヒスタミン（血管透過性亢進）やキニン（走化性物質）などが含まれ，補体活性化，血管透過性の亢進，走化性物質の産生，マスト細胞の脱顆粒，プロスタグランジンの増加などを引き起こす．

2）歯周炎の発症と進行

(6) 接合上皮の歯面からの剥離，真性ポケットの形成，アタッチメントロスの発生（図1-29）

炎症の拡大，歯肉線維の消失が生じると，歯冠側の接合上皮の歯面への付着力が低下し，接合上皮は歯面から剥離し，真性ポケットすなわち歯周ポケットが形成され，いわゆるアタッチメントロスが生じる．ポケットが深くなるとその内部には歯肉縁下プラークが成長し，嫌気性菌が増加する．さらに歯肉縁下歯石も形成され，炎症は深部歯周組織に及び，歯槽骨頂部には破骨細胞が出現するようになる（参考4）．

(7) ポケットの深化と深部歯周組織への炎症の波及（歯周炎の進行）

真性ポケットが形成されると，炎症は深部歯周組織である歯槽骨と歯根膜に及び，歯周炎へ移行する．歯肉の正常構造は失われ，歯肉線維の減少は進行する．歯槽骨頂部には破骨細胞が増加活性化し骨吸収が生じ，ポケットはさらに深くなる．残存する骨の表面には歯間水平線維が再生され，炎症性細胞浸潤部と残存骨とを分離し骨を保護している．この時期になるとリンパ球，マクロファージも存在するが，プラズマ細胞が優勢となる．

(8) 歯槽骨の吸収の進行

骨吸収は，まず炎症性細胞が歯槽骨頂部を通る血管に沿って浸潤するのに関連し，破骨細胞が多数出現して生じる．骨吸収は破骨細胞がメディエーターになって生じ，破骨細胞活性化因子（OAF）であるリンホカイン（Tリンパ球などが産生）およびプロスタグランジンE_2が深く関係していると考えられている（図1-64参照）．

> **参考4：歯肉炎が歯周炎へ進行する要因**
>
> 歯肉炎はプラーク細菌が歯肉辺縁に付着すると全症例で生じる．すなわち非特異的なプラーク細菌が歯肉炎を発症させる原因すなわち「初発因子」である．
> 　一方歯周炎は，すべての歯肉炎が歯周炎に進行するわけではなく，歯肉炎のまま長時間存在する症例もある．歯肉炎が歯周炎に進行する理由，進行しない理由は，まだ十分に解明されていないが，現在次のような因子が関連しあって，歯周炎が発症し，進行すると考えられている．
> 1. 病原性細菌の存在（初発因子）
>   ・数量の増加（細菌を増加させる因子が関与）
>   ・病原因子（毒素，酵素，走化性物質，抗原など）の強さ，活性度
>   ・組織内への侵入能力
> 2. 宿主の応答（宿主因子，全身性因子）：宿主応答を変化させる
>   ・遺伝性因子
>   ・咬合異常，外傷性咬合，ブラキシズム
>   ・リスクファクター
>   ・全身疾患，悪習癖（喫煙），生活習慣，栄養不良
>   ・ストレス，社会的因子

4　重度歯周炎への進行

軽度・中程度の歯周炎を放置すると悪循環が生じて，歯周組織破壊がさらに進行する．

真性ポケットが深くなると，歯肉縁下プラークが増加する．とくに破壊力の強いグラム陰性の嫌気性菌（*Porphyromonas gingivalis* など）が増加すると，歯周組織の破壊は強まる．さらにポケット上皮や接合上皮の細胞間結合が弱まり，プラーク由来の有害物質はますます歯肉中へ侵入しやすくなり，細菌自体も組織内へ侵入して組織を破壊するようになる（図1-55，56参照）．

炎症性破壊により歯周組織の量が減少し，支持力が低下すると，生理的咬合力にも十分耐えられなくなり，歯周組織に咬合性外傷（2次性咬合性外傷）が生じる．すなわち，炎症と咬合性外傷とが合併した状態となり，破壊はますます進行する（p.53～60参照）．

歯周炎の進行は慢性で時間をかけてゆっくり進行すると考えられているが，症例によっては急速に進行することがある（次項 5 参照）．

歯周炎を急速に進行させる原因としては，
①歯周ポケット内に組織破壊力の強い細菌が感染し増殖する
②炎症性破壊と咬合性外傷が合併する
③根面の形態異常（根面の溝や根分岐，根面の亀裂）により，根面に沿ってプラーク細菌が増殖しやすい
④全身性因子により宿主の抵抗力が低下する（宿主反応の異常）

などが考えられる．しかしそれらはまだ十分解明されておらず，今後の研究が期待されている．

5　歯周病の部位特異性と周期的進行

1）歯周病の部位特異性 site specific

歯周病の進行は，同一口腔内でも部位ごとに異なっており，ある歯のある部位は急速に進行するが，別の歯，別の部位はほとんど進行せずに現状を維持することが多い．これは局所因子が重要な役割をしていることと関連している．

2）歯周病の周期的進行と進行タイプ（型）

歯周病はゆっくりと一定の速度で継続的に進行すると考えられていた（Munksgaardら Waer haug 1977年は疫学的調査で，1年間で1歯面0.1～0.2mmのアタッチメントロスが生じるとしている）．しかしデータを細かく分析すると，すべての歯のアタッチメントロスが進行したわけでなく，一部の歯の一部の歯面にのみ起こることが明らかとなった．すなわち歯周病は一定速度で連続して進行するのではなく，急速に進行する「活動性進行期（bursts 突発期）」と病変の進行しない「安定期（静止期）」があり，両者が断続的に交互に生じ周期的に進行すると考えられるようになった（急性期は短期間で，安定期は長い．急性期にはグラム陰性嫌気性菌，運動性菌が増加し，組織内への細菌侵入が生じる：SocranskyらのランダムバースΤ説）．さらに現在では，歯周炎は部位により，Ⓐ長期間アタッチメントロスが生じず安定，Ⓑ継続的に少しずつ進行する，Ⓒ周期的に急性期と安定期が繰り返されアタッチメントロスが断続的に進行する，の3タイプ（型）があると考えられている（図1-30）．

6　歯周病の全身疾患への影響

近年，歯周病と全身疾患との関係が注目されている．これは歯周病の細菌が全身の健康に影響することが明らかになってきたためである．歯周ポケットは細菌の貯蔵庫のようなものであり，これらの細菌は歯肉の中に侵入し，血管にも入り込んで全身に影響を与える．侵入した細菌は宿主の抵抗力が低下している時，すなわち全身疾患に罹患していたり，喫煙など生活習慣が悪く免疫力が低下している時に，大きな影響を与える．その例は，糖尿病，心臓血管系疾患（狭心症，心筋梗塞，細菌性心内膜炎），脳卒中，肺感染（肺炎）であり，妊娠中の問題（未熟児，低体重児，新生児死亡率の上昇）などにも関係するとされている．

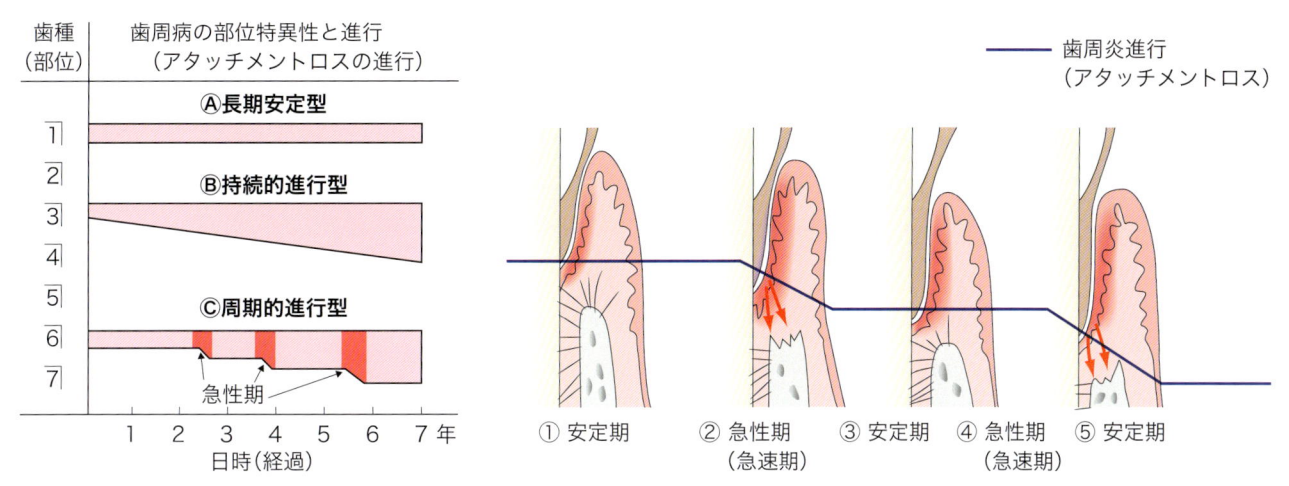

図 1-30　歯周病の部位特異性と周期的進行
プロービングデプス 4mm の部位が時間経過（加齢）とともに変化する様子を示す模式図（Socrasky ら 1984 年を改変）．
　Ⓐ長期間安定（進行・変化しない）　Ⓑ継続（持続）的進行　Ⓒ断続的進行（急性期と安定期が交互に周期的に出現）
多くの症例はⒸのタイプと考えられている．

参考 5：歯周病の進行抑制と治療効果―わが国の歯周治療の進歩を示す症例

　わが国では 1965（昭和 40）年代「歯周病は治らないから早期抜歯し義歯にしたほうが顎堤の吸収が少なくて良い」と言われていた．しかし 1960 年に米国留学から帰国した石川純先生がブラッシング指導を導入し近代的歯周治療がスタートした．著者は原因除去を重視した歯周治療を徹底することにより，歯周病の進行を抑え長期管理できることを観察している（下図，図 2-3，図 7-9，図 10-1，10-2）．

　　図　歯周治療の長期効果を示す症例（加藤，1965 〜 2010）

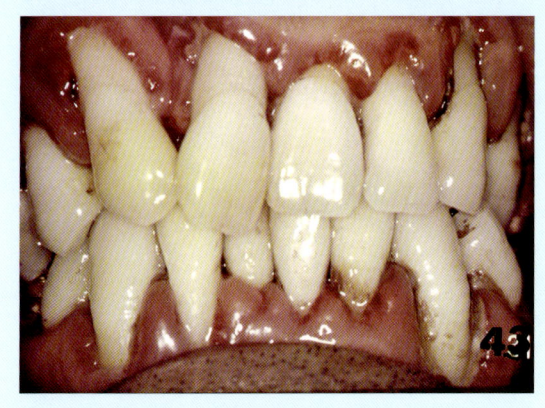

図 A：初診 1965（昭和 40）年．男性 43 歳．「全部抜歯し総義歯にしたほうが良い」と言われ，松山市（愛媛県）から東京医歯大に来院，著者（加藤）が治療開始する．歯肉退縮と炎症が強く，歯は動揺している．

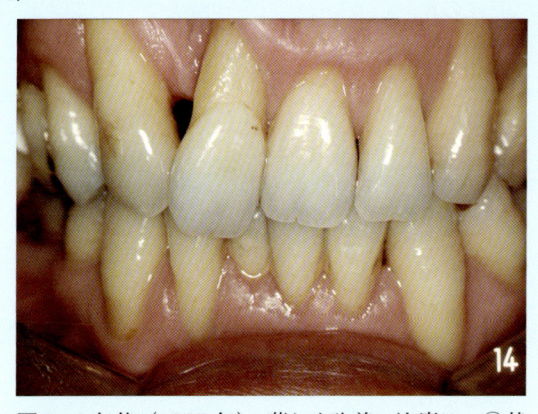

図 B：2 年後（1967 年）．著しく改善．治療は，①基本治療（口腔清掃指導・咬合調整・歯肉縁下スケーリング）の徹底：患者は歯周病を理解し口腔清掃にきわめて熱心になる．②歯周掻爬術，4|5 のフラップ手術と固定（頰側は根尖まで骨吸収）．③メインテナンス：1 年後（1968）著者は北大に移り，手紙で連絡し合う．

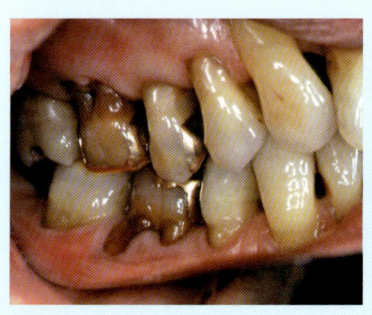

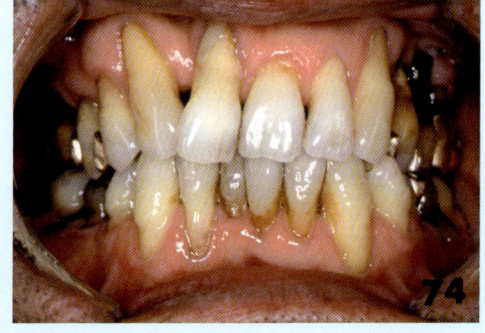

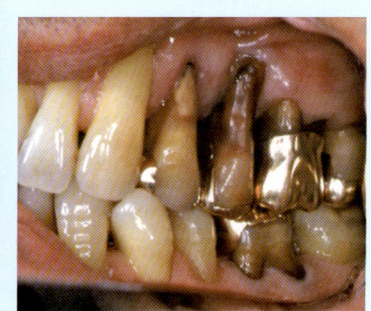

図 C：31 年後（1996 年）．74 歳．著者が歯科医師会の講師として松山市を訪問した時の状態：歯肉退縮は少し進行したが口腔清掃がきわめて良く，1 歯も抜歯されていない．心配した 4|5 も大臼歯も歯周病の進行なく，全身状態も良好（松山市でメインテナンス治療を行った日野文彦撮影）．その後，患者より毎年連絡があり，45 年後（2010 年 88 歳）も歯を 1 本も失っていない．この症例は「歯周病は治る―歯周治療の長期効果が大きい」ことを示している．

3・歯周病の病理

健康な歯周組織が歯周病に罹患した場合に生じる病理組織学的な変化を知ることは，歯周病の理解を深め，適切な診査診断や治療計画を立てる上で欠かすことができない．

1 臨床的正常歯肉

正常な歯肉については第1節で学んだが，ここではその病理組織学的な特徴の要点をまとめておく．正常な歯肉は，体積的にはその48％が上皮であり，52％が結合組織である．主な組織学的特徴は次の通りである（図1-31）．
①浅い歯肉溝があり，歯肉溝上皮は角化していない．
②外縁上皮は角化し，上皮突起が発達している．
③接合上皮はヘミデスモソームでエナメル質に付着し，上皮細胞の層は薄く上皮突起はない．
④上皮下結合組織にはコラーゲン線維（歯肉線維）がよく発達し，血管は扁平である．
⑤臨床的に正常でも，組織学的には好中球を主体にごく軽度の細胞浸潤が見られる（接合上皮に好中球，マクロファージが浸潤し，接合上皮に近い結合組織にわずかながらリンパ球，好中球が存在する）．
⑥歯肉溝滲出液はごくわずかである．実験動物ではプラークコントロールを徹底すると滲出液は0となり，細胞浸潤もほとんどなくなる．

2 歯肉炎

口腔清掃を行わずにプラークが付着すると，歯肉に炎症が生じ，歯肉炎となる．歯肉炎にも他の病変と同様に初期のものから重度のものまである．PageとSchroederは動物（イヌ）に実験的に炎症を引き起こし，その進行過程を次の4つ，initial lesion（初発期病変），early lesion（早期病変），established lesion（確立期），advanced lesion（進行期）に分類している．この中のadvanced lesionは，歯周組織全体に病変が進行したいわゆる歯周炎の段階である．ここではPageらの観察結果に臨床的な所見を加えて，歯肉炎を3つのステージ（期）に分けて整理しておく（図1-32～34）．

1）初発期（開始期）歯肉炎 initial gingivitis

これは前臨床的歯肉炎 subclinical gingivitis とも呼ばれるもので，プラークが付着して24時間では臨床的には正常範囲であるが，病理組織学的には既に炎症が生じている．すなわち，臨床的歯肉炎が生じる前段階で，歯肉溝上皮下の微小血管の拡張，透過性の亢進などが生じている．2～4日経つと炎症は接合上皮と結合組織の最歯冠側の部分に明確になってくる（図1-32）．

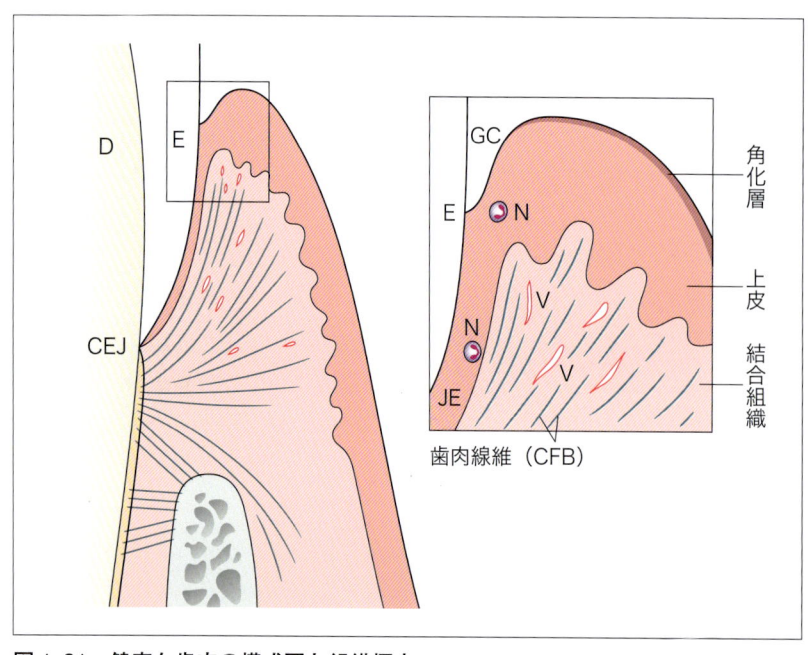

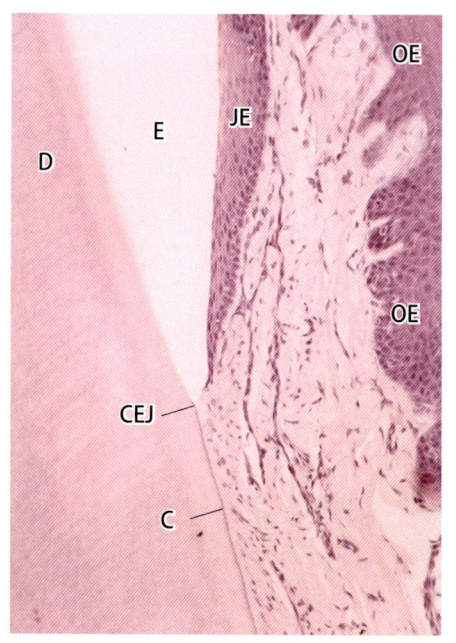

図1-31 健康な歯肉の模式図と組織標本
接合上皮（JE）内に好中球（N）がごくわずか存在する．歯肉線維（CFB）はよく発達し，血管（V）は扁平である．
E：エナメル質，CEJ：セメント-エナメル境，GC：歯肉溝，D：象牙質，OE：外縁上皮．

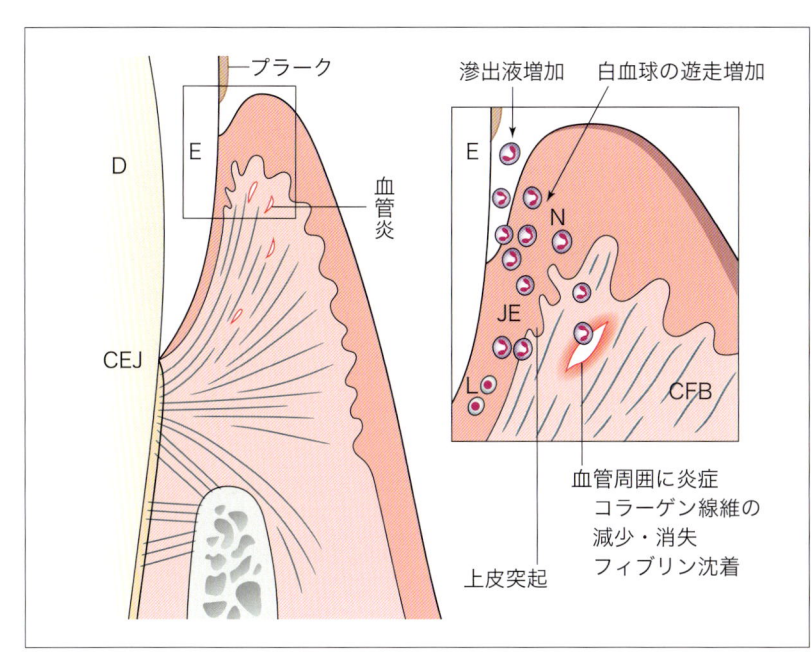

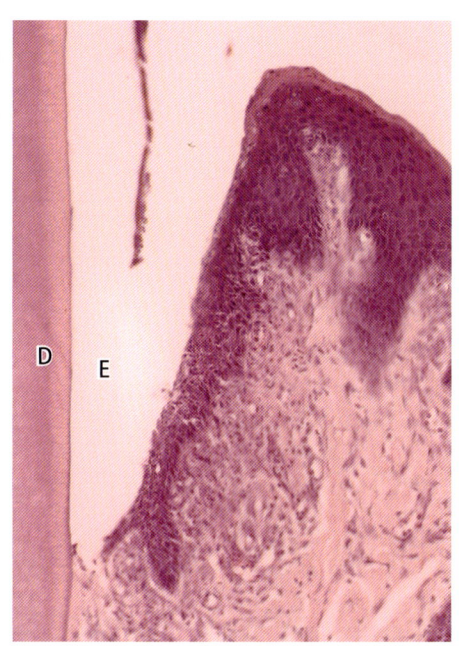

図1-32 初発期（開始期）歯肉炎
プラーク付着後2～4日で急性滲出性炎の状態である．歯肉滲出液の増加，接合上皮（JE）内の好中球（N）は増加，血管炎（血管周囲のコラーゲン線維の消失），フィブリンの沈着，接合上皮に上皮突起の形成が見られる．リンパ球（L）も出現する．
E：エナメル質　CEJ：セメント-エナメル境　CFB：歯肉線維，D：象牙質．

(1) 接合上皮・歯肉溝部の病理学的変化
a．多形核白血球（好中球）の遊走の増加（リンパ球はまだ少ない）．
b．歯肉溝滲出液の増加（白血球はプラークの方向へ走化性を示す）．
(2) 結合組織（接合上皮付近のみ）の病理学的変化
a．血管炎，血管透過性の亢進，好中球の浸潤が見られる．
b．血管周囲のコラーゲン線維の喪失（マクロファージ・好中球などの酵素による）．
c．フィブリンの血管外沈着．

2）急性歯肉炎（早期病変）acute gingivitis
プラーク付着4～7日の時期で，臨床的にも歯肉の発赤，腫脹，滲出液の増加など急性炎症が認められる．初発期（開始期）の病変が進行したもので，Pageらの早期病変に相当し，結合組織内へリンパ球の浸潤が著しい（図1-33）．
(1) 接合上皮・歯肉溝部の病理学的変化
a．好中球とリンパ球の増加．
b．歯肉溝滲出液の増加（白血球を多く含む）．
c．接合上皮に上皮突起が形成される．
(2) 結合組織の病理学的変化
a．好中球の他にリンパ球の浸潤が著明（プラズマ細胞はまだ少ない）．
b．コラーゲン線維の減少．
c．線維芽細胞の変性．

3）慢性歯肉炎（確立期病変）chronic gingivitis
プラーク付着後2～4週間経つと歯肉結合組織の破壊は著しくなり，歯肉炎は確立した状態となる（Pageらの確立期病変に相当）．炎症は歯肉の深部にも広がるが，歯槽骨までは達していない（図1-34）．慢性炎といっても一部に急性炎の部分も存在する．
(1) 接合上皮・歯肉溝部の病理学的変化
a．上皮の細胞間空隙の拡大．
b．接合上皮の側方増殖（上皮突起）は著しく，さらに根尖側移動が始まる（セメント-エナメル境を越える）．
c．ポケットが形成され，歯肉溝上皮はポケット上皮となる（最初は仮性ポケットであるが，やがて真性ポケットも形成される）．
(2) 結合組織の病理学的変化
a．プラズマ（形質）細胞が支配的（優勢）となる．
b．コラーゲン線維の消失が著しく，広範囲に広がる．
c．血管拡張は広範囲で，リンパ球，好中球の浸潤もある（急性炎症部も存在する）．

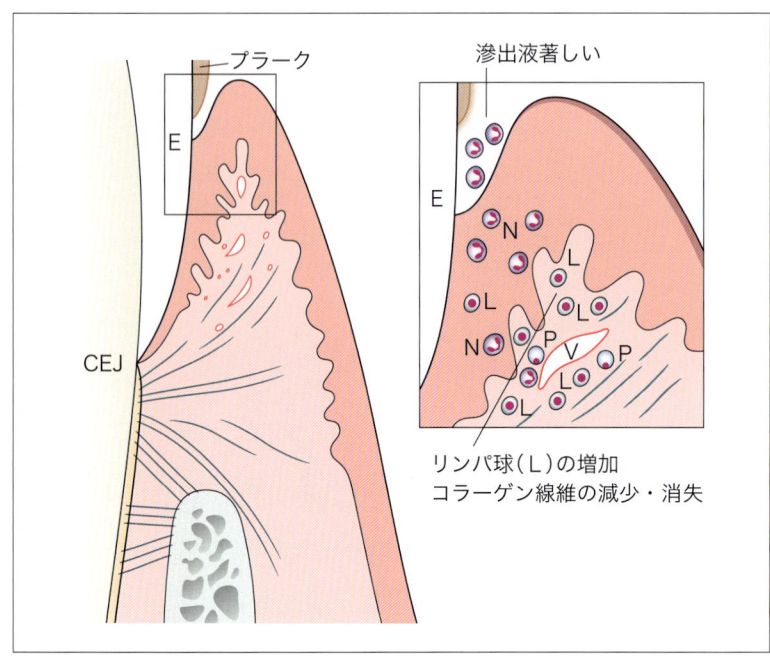

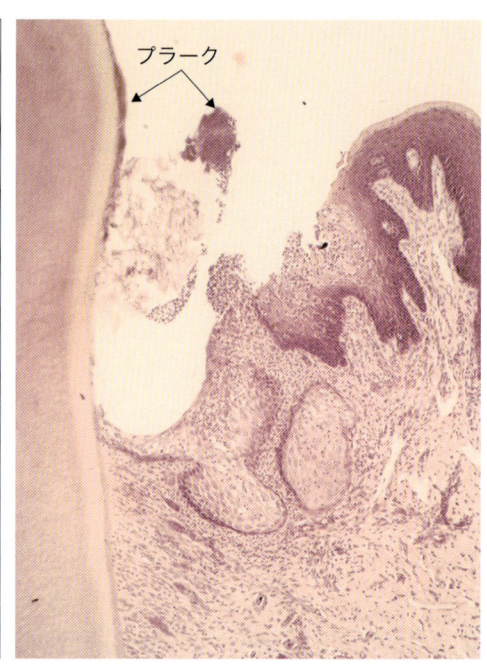

図 1-33　急性歯肉炎
プラーク付着後4〜7日．リンパ球（L）の増加，コラーゲン線維が減少し，プラズマ細胞（P）も少し出現する．
E：エナメル質，CEJ：セメント-エナメル境，V：血管．　右図（標準）は正常なネコの歯の歯頸部に綿糸を結紮し7日後．

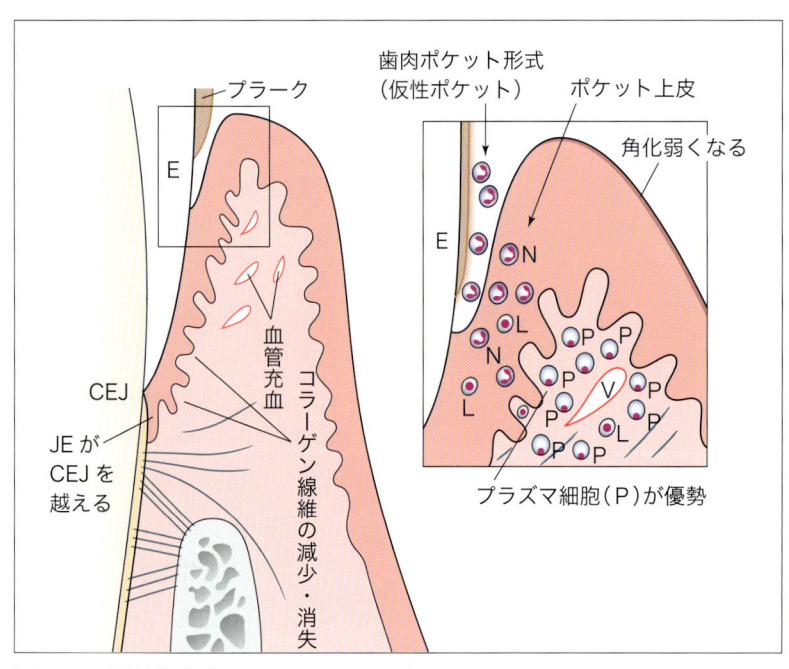

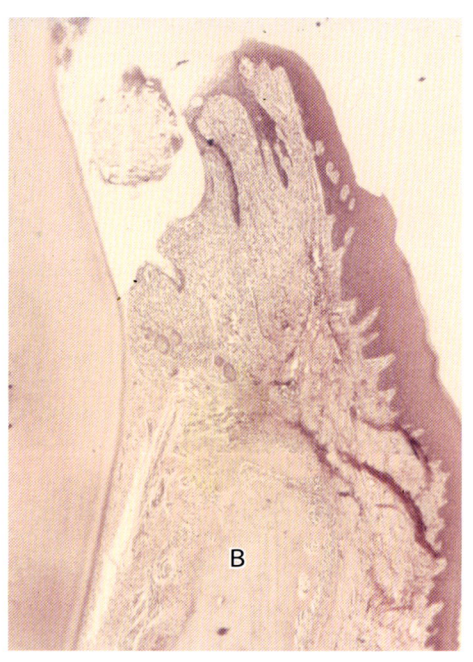

図 1-34　慢性歯肉炎
プラーク付着後2〜4週．プラズマ細胞（P）が著しく増加し支配的となる．コラーゲン線維の消失，接合上皮（JE）が増殖し，根尖側移動が生じる．E：エナメル質，CEJ：セメント-エナメル境，B：歯槽骨．　右図（標準）はネコの歯の歯頸部に綿糸結紮し14日後．

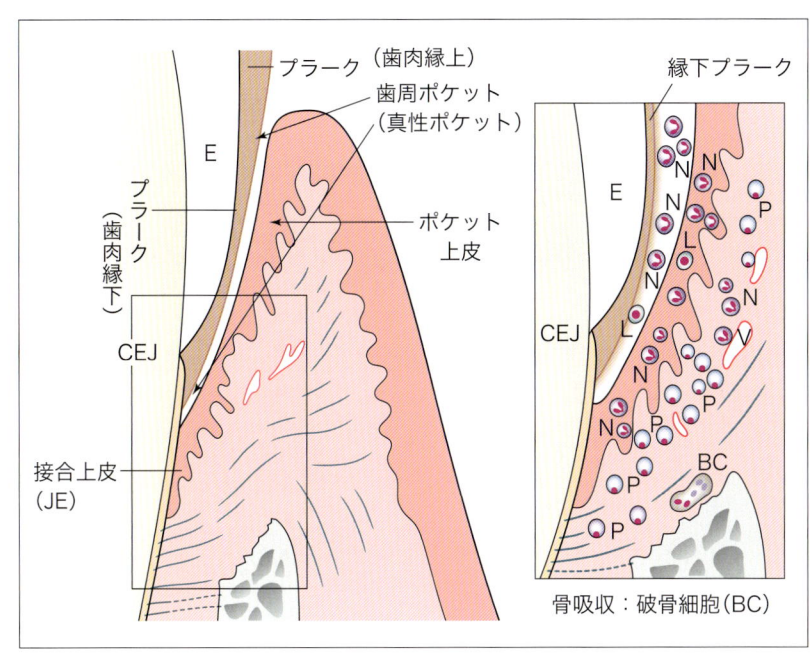

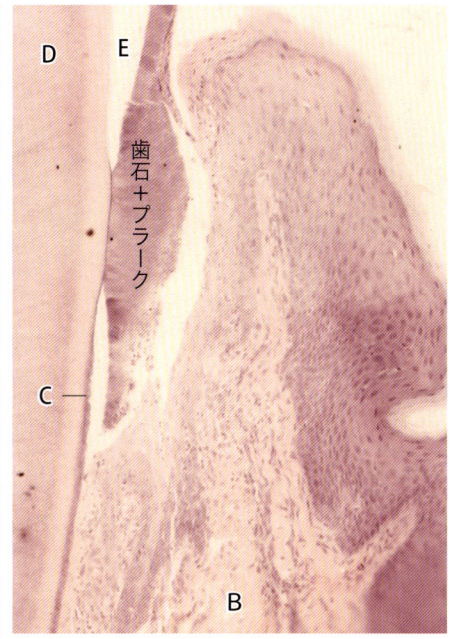

図 1-35　歯周炎
炎症が歯根膜へ及び，歯周ポケット形成，歯槽骨頂の吸収が生じる．プラズマ細胞（P）が多く存在し，リンパ球（L），マクロファージ（M），好中球（N）も存在する．コラーゲン線維の消失，接合上皮（JE）の根尖側移動はさらに進む．
図右上：真性ポケットが形成され，セメント質上に歯肉縁下歯石とプラークが付着（歯頸部に綿糸を結紮して8週後）．
図右下：骨頂部近くには骨吸収窩と破骨細胞（矢印）が見られる．
E：エナメル質，CEJ：セメント-エナメル境，B：歯槽骨，D：象牙質．

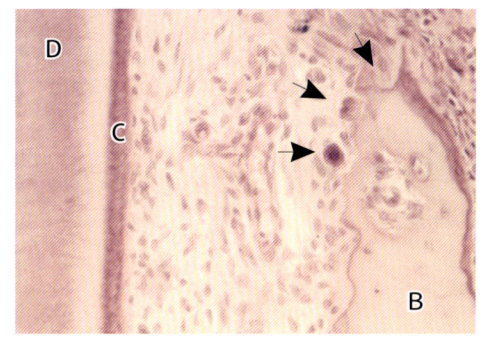

3　歯周炎　periodontitis

歯周炎は歯肉に初発した炎症が歯槽骨や歯根膜など深部歯周組織に及んだもので，種々の段階（病状）のものがある．その特徴は，「歯周ポケットの形成，歯肉線維と歯根膜線維の喪失，アタッチメントロスの発生（接合上皮の根尖側移動と歯面からの剥離による付着支持歯周組織の減少），歯槽骨の喪失」などである（図 1-35）．病状が進むと歯の動揺や移動が生じ，自然脱落するに至る．

1）病理組織学的特徴
(1) 接合上皮とポケット上皮

接合上皮は「根尖側移動」が進み，上皮付着部はエナメル質からセメント質上に移る．歯肉溝部は接合上皮が剥離し，深いポケット（真性ポケット）が形成され，上皮は「ポケット上皮」と呼ばれるようになる．ポケット内には歯肉縁下プラーク，歯肉縁下歯石が形成される．肉眼的に歯肉に発赤など炎症がない場合でも，ポケット上皮やポケット底部には炎症性細胞（好中球，リンパ球，プラズマ細胞）の浸潤が著しい．ポケット内には，プラークと遊走した多形核白血球，さらに落屑した上皮などが存在する．炎症が強い時は，上皮が破壊され潰瘍が形成されている部分もある．

(2) 歯肉結合組織

歯肉の結合組織では，コラーゲン線維の破壊と炎症性細胞浸潤が著しい．歯肉線維は，炎症の強い部分ではほとんど消失している．しかし，骨頂部の水平線維は，病変が進行して骨が吸収されると，残存する骨の骨頂部に再生されるので残存している状態となる．炎症性細胞は，プラズマ細胞が優勢で他にリンパ球，マクロファージも多い．プラズマ細胞はIgGなど抗体を作っていると思われる．

(3) 歯槽骨

歯槽骨には吸収窩が見られ，その周辺に破骨細胞が存在することが多い（図 1-35）．骨吸収の進行は炎症性細胞が歯肉から歯槽骨頂部に入る血管に沿って浸潤するのと関連し，次に歯根膜や骨膜部に浸潤するのと関連している．骨吸収のメカニズムは明確でないが，作用する因子として考えられるのは，リンホカインの中に存在する破骨細胞活性化因子（OAF）とプロスタグランジン E_2（PGE_2）であり，さらに内毒素の作用も考えられている．

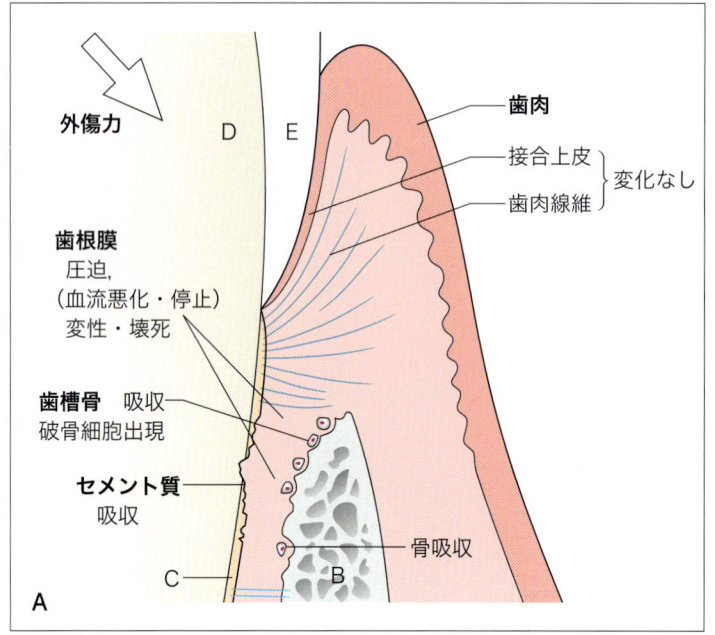

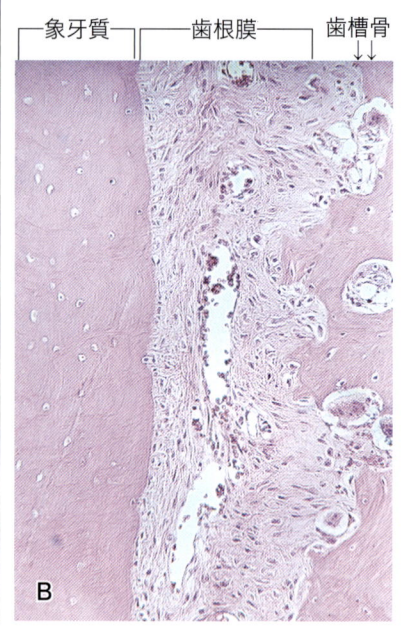

図 1-36　咬合性外傷
A：歯肉に変化はなく，歯根膜，歯槽骨（B）やセメント質（C）に病変が生じる（歯根膜線維の変性消失，骨吸収，セメント質吸収）．D：象牙質，E：エナメル質．　B：咬合性外傷が生じている歯根膜．

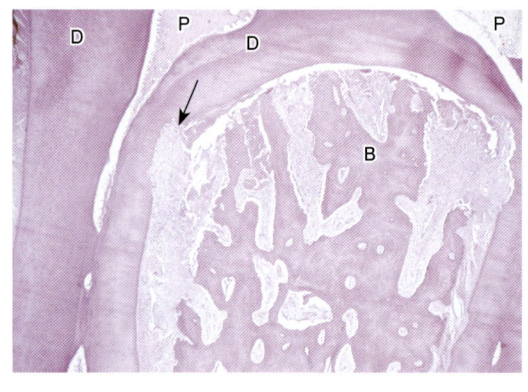

図 1-37　根分岐部の咬合性外傷
強い外傷性咬合(高いクラウン装着)による歯根膜の圧迫と根吸収（大臼歯の根分岐部）．根分岐部の歯根膜は圧迫され，歯根と歯槽骨が接触するほどの状態になっている．セメント質，さらに象牙質にも吸収が生じている（矢印）．
P：歯髄，B：歯槽骨，D：象牙質．
（サルによる実験．標本提供：本間博博士）

2）歯周炎の急性悪化期（活動期，進行期）と静止期（安静期，休止期）

歯周炎には，病状の静止期と急性悪化期があり，両者が繰り返されて進行する．病理組織学的所見も，両者間で大幅に異なる．急性悪化期にはポケットからの滲出物，排膿が著明で，炎症の急性化，骨吸収，アタッチメントロスが生じる．なお，急性期には細菌が上皮や結合組織中，とくに潰瘍形成部に侵入しているのが観察されている．一方，静止期には炎症過程の修復の相である肉芽組織形成，線維症，瘢痕などが多く見られる．

これらの変化は部位により大きく異なって生じることが多く，これを「部位特異的な進行」という．

4　咬合性外傷と廃用性萎縮

1）咬合性外傷の病理変化

咬合性外傷の病変は，過度な咬合力によって繰り返される組織の牽引や圧迫に伴う歯根膜の物理的損傷や循環障害に由来する退行性病変，すなわち変性や壊死，さらには歯槽骨の圧迫性吸収などが主なものである（図 1-36, 37）．また，これらの破壊的な病変と並行して，修復機転もしばしば見られる．これは細菌の感染がないためであり，咬合性外傷に対する治療もその効果を期待することができる．

（1）主な病理組織学的変化

a．歯根膜血管の出血や血栓形成（血流悪化，停止）
b．歯根膜線維の硝子様変性
c．歯根膜の壊死
d．歯槽骨の吸収
e．セメント質の吸収や剥離

このように，咬合性外傷として見られる病変はもっぱら歯根膜，歯槽骨，セメント質に見られ，歯肉にはほとんど影響が見られない．咬合性外傷の病変は加わる力の方向や強さによって影響を受け，同一歯の歯周組織でも，圧迫される部位と牽引される部位で反応が異なる．また，多根歯の根分岐部では圧迫部と牽引部とが隣接するので，病変は強まりやすい．

(2) 圧迫側における組織変化

歯周組織に加わる力がその適応力をわずかに超えている場合には，まず歯根膜腔が圧迫されて狭くなり，血管など循環系の障害が起こる．さらに力が強い場合には，破骨細胞が出現して圧迫部に骨吸収を起こすようになり，それに伴って歯根膜腔は拡大する．

より強い力が作用する場合には，歯根膜の血管は強く圧迫され，循環障害が起こる．すなわち血行停止や血栓形成，出血が見られ，歯根膜線維の硝子様変性，さらには歯根膜の壊死を引き起こす．一方，歯槽骨に垂直性の吸収が生じる他，セメント質や象牙質など歯質の吸収を認めることもある．

きわめて強い外力が急激に加わった場合には，歯根膜は著しく圧迫されて，歯根と歯槽骨とが直接に接触するほどになり，血液供給は失われ歯根膜や歯槽骨は壊死に陥る．この場合，壊死に陥った部分からは破骨細胞が生じてこないので，壊死部に隣接する歯根膜や骨髄（骨内膜）で破骨細胞が形成され，骨の吸収が進行する．このような骨吸収は「undermining resorption（下掘れ型骨吸収）」と呼ばれる．

(3) 牽引側の変化

咬合力が歯周組織の適応力よりわずかに強い場合には，牽引側の歯根膜線維は伸展され，歯根膜腔は拡大するとともに，歯槽骨面には骨の新生が見られる．

牽引する力が強い場合には，歯根膜線維は伸展し硝子様変性などを起こし，循環障害（出血や血栓形成）を伴うこともある．歯根膜線維がさらに伸展されると，断裂したり付着部のセメント質が一部剝離するばかりでなく，歯槽骨の吸収も見られることがある．

2）揺さぶり力による咬合性外傷

歯に一方向からの強い力でなく，両方向から揺さぶる力（jiggling 力）が働いた場合は，歯根の周囲に圧迫と牽引の両方の反応が生じ，歯根膜腔は両側で拡大され，骨吸収が生じる．しかし，この場合も歯槽骨縁より歯冠側の歯肉結合組織は影響を受けない．

3）廃用性萎縮の病理変化

対合歯を失った歯は，その咀嚼機能を失い，歯が挺出するとともに歯周組織に萎縮を主体とした変化が生じる．長期間機能を営んでいない歯の歯周組織は，正常な機能を営む歯に比べて歯根膜や歯槽骨を中心に廃用性萎縮が生じ，歯根膜の幅の減少や歯槽突起の軽薄化，セメント質の肥大，歯根膜線維の減少や配列の乱れなどが生じる．このような歯に対し，ブリッジの製作などを行って急激に高度な機能状態にすると，歯周組織はそれに対応しきれず咬合性外傷が生じ，咀嚼痛などの不快症状が発生する．

歯の挺出は上顎臼歯が最も著明である．通常歯の挺出とともに上皮付着・結合組織付着部も移動し，歯槽骨は骨頂部が新生される．しかし非機能歯は，咀嚼時に食物により清掃されないため，清掃状態が悪化し炎症を生じやすく，歯周組織の炎症が強いと骨の新生能力は低下し，支持力は低下する．

5 特殊な歯周病

1）特殊な歯肉炎（複雑性歯肉炎）

特殊な歯周病も，歯肉炎と歯周炎に区分される．特殊な歯肉炎は，分類上「複雑性歯肉炎」と呼び（p.18参照），プラークにより生じた歯肉の炎症反応が，全身性因子あるいは通常は存在しない特殊な局所性因子により修飾されている場合である．

特殊な（複雑性）歯肉炎には次のものがあり，病理学的にも単純性歯肉炎とやや異なる特徴がある．詳細は第7章で治療法も含めて述べる．

①急性壊死性潰瘍性歯肉炎
②慢性剝離性歯肉炎
　　（付）扁平苔癬，尋常性天疱瘡
③フェニトイン性歯肉炎（増殖症），ニフェジピン性歯肉炎（増殖症），シクロスポリンA性歯肉炎（増殖症）
④思春期性歯肉炎
⑤妊娠性歯肉炎
⑥白血病性歯肉炎
⑦遺伝性歯肉線維腫症
⑧ヘルペス性歯肉炎（口内炎）
⑨アレルギー性歯肉炎，金属アレルギー

この中で①と③～⑦は，歯に付着したプラークと関連した歯肉炎である．一方，②慢性剝離性歯肉炎，⑧ヘルペス性歯肉炎，⑨アレルギー性歯肉炎は，歯肉に炎症は生じているが，歯に付着したプラークとは直接関係なく生じたものである．すなわち，歯がなくても発症する歯肉疾患で，

通常の歯周病とは異なるものである．Ramfjörd はこれらを gingivostomatitis（歯肉口内炎）と呼んで，通常の gingivitis（歯肉炎）から区別すべきであるとしている．臨床上は，これらの鑑別診断が適切な処置を行う上で大切である．なお，③〜⑦は歯肉が増殖あるいは肥大する傾向を示すのを特徴としている．

2）侵襲性歯周炎

全身的には健康で，急速に進行する歯周炎を米国歯周病学会が 1999 年に aggressive periodontitis と名づけており，その日本語訳である．その内容は，1989 年の分類の若年性歯周炎と急速進行性歯周炎であり，その年齢区分を除いたものである．病理組織像には慢性歯周炎に比べ特異的なものはない（鑑別はできない）．

(1) 若年性歯周炎 juvenile periodontitis

思春期に生じる重度な歯周炎で，とくに前歯部と第一大臼歯部の破壊が著しい．全身性因子との関係は明確ではない．若年性歯周炎はさらに，歯周組織の破壊が前歯と第一大臼歯に限局している限局性若年性歯周炎 localized juvenile periodontitis（LJP）と，ほとんどの歯が進行した歯周炎である広汎性若年性歯周炎 generalized juvenile periodontitis（GJP）とに分類されている．両者とも我が国における発現率は低い（0.02％，北海道大学内山ら）．

病理組織学的には通常の慢性歯周炎と大きな差はないが，進行が速く，特殊な細菌 *Aggregatibacter*（*Actinobacillus*）*actinomycetemcomitans* や *Capnocytophaga* が深く関与し，さらに多形核白血球の機能異常があるのではないかと考えられている．詳細は第 7 章 1 で述べる．

(2) 急速進行性歯周炎

20 歳代から 30 歳代に見られる急速に進行する重度の歯周炎で，垂直性骨吸収などが多く見られるが，病理組織学的に通常の歯周炎と大きな差は見られない．

3）遺伝性因子が関与する特殊な歯周炎

①掌蹠過角化症
　　（パピヨン・ルフェーブル Papillon-Lefèvre 症候群）
②ダウン（Down）症候群
③低リン酸酵素症
④チェディアック・東（Chédiak-Higashi）症候群
⑤血液疾患：周期性好中球減少症（無顆粒細胞症）など

これらの患者では宿主の抵抗力の低下のため，すでに幼少年期や少年時に高度な歯周組織破壊が起こり，急速に進行する．ただし，上記の病気はすべてきわめて稀である．病理学的所見は，通常の重度な歯周炎と差はない（p.291 参照）．

参考 6：2017 年米国歯周病学会とヨーロッパ歯周病連盟の分類における歯周炎のステージとグレード

1. 歯周炎のステージ（歯周炎の重症度と治療の複雑度を示す）
1) ステージⅠ：CAL1〜2mm，骨吸収が歯根長 1/3 未満（15％未満）で水平性，歯周炎による歯の喪失なし，PD4mm 以内．
2) ステージⅡ：CAL3〜4mm，骨吸収が歯根長 1/3 未満（15〜33％）で水平性，歯周炎による歯の喪失なし，PD5mm 以内．
3) ステージⅢ：CAL5mm 以上，骨吸収が歯根長 1/3 以上，歯周炎により 4 本以上喪失，PD6mm 以上，3mm 以上の垂直性骨吸収，根分岐部病変 2〜3 度，中程度の歯槽堤吸収．
4) ステージⅣ：CAL5mm 以上，骨吸収が歯根長 1/3 以上，歯周炎により 5 本以上喪失，複雑な口腔機能回復治療を要する（咀嚼機能障害，二次性咬合性外傷，重度歯槽堤吸収，咬合崩壊・歯の移動，フレアアウト）．

2. 歯周炎のグレード（病気の進行速度と悪化のリスクを示す）
1) グレード A：骨吸収・CAL の変化が 5 年以上なし，骨吸収％/年齢が 0.25 以下，バイオフィルム蓄積は多いが組織破壊は少ない，非喫煙者，血糖値正常，糖尿病診断なし
2) グレード B：骨吸収・CAL の変化が 5 年で 2mm 未満，骨吸収％/年齢が 0.25〜1.0，バイオフィルム蓄積に見合った組織破壊，喫煙 1 日 10 本未満，HbA1c7.0％未満の糖尿病患者
3) グレード C：骨吸収・CAL の変化が 5 年で 2mm 以上，骨吸収％/年齢が 1.0 以上，バイオフィルム蓄積以上の組織破壊，早期発症（第一大臼歯，前歯），原因除去療法効果少ない，喫煙 1 日 10 本以上，HbA1c7.0％以上の糖尿病患者

4・歯周病の原因因子とリスクファクター

　歯周病（歯肉炎と歯周炎）の原因は昔から，全身因子と局所因子の2つに分類され，数多くの因子がそれらに所属する因子として列挙されてきた．しかし，各因子が歯周組織にどのような影響を与えるのか，とくに重要な因子が何であるかは十分解明されず，歯周病の治療が困難な原因となっていた．

　しかし近年の研究結果から，「局所因子」がきわめて重要な役割をなし，「全身性因子」はこれを修飾することが明らかになっている．さらに，「局所因子」は歯周組織に炎症を引き起こしたり増悪させる「炎症性因子」と，歯周組織に咬合性外傷を引き起こす「外傷性因子」とに区別して考えられてきた．しかしLöeらの実験をはじめ多くの研究から，プラークが歯周病を引き起こす最も重要な因子であることが解明されている．すなわち，歯周炎を初発させるのは，プラーク中の細菌とその産生物質であることが明確にされており，歯肉炎，歯周炎の成り立ちと進行を考えると，プラークは歯周病（正確には大部分を占める歯肉炎と歯周炎）の「初発因子」である．

　これに対し，プラーク以外の「炎症性因子」（歯列の叢生，口呼吸，歯の形態異常など）は，プラーク細菌を増殖させたり，プラークを取り除きにくくしたり，細菌叢を変化させて，プラークによって初発した歯肉炎や歯周炎を増悪させる「修飾因子」であり，最近は「リスクファクター」とも呼ばれている．著者はこれらの因子を「プラーク増加因子」と呼んでおり，さらに，①食物の因子，②口腔内環境因子（清掃困難化因子），③歯周ポケット，④口腔清掃の知識不足，に分類している（図1-38）．

　「外傷性因子」は，「外傷性咬合」とも呼ばれ，異常な咬合力など外力により歯周組織に「咬合性外傷」を引き起こす因子である．これは歯肉炎や歯周炎の初発因子ではなく，

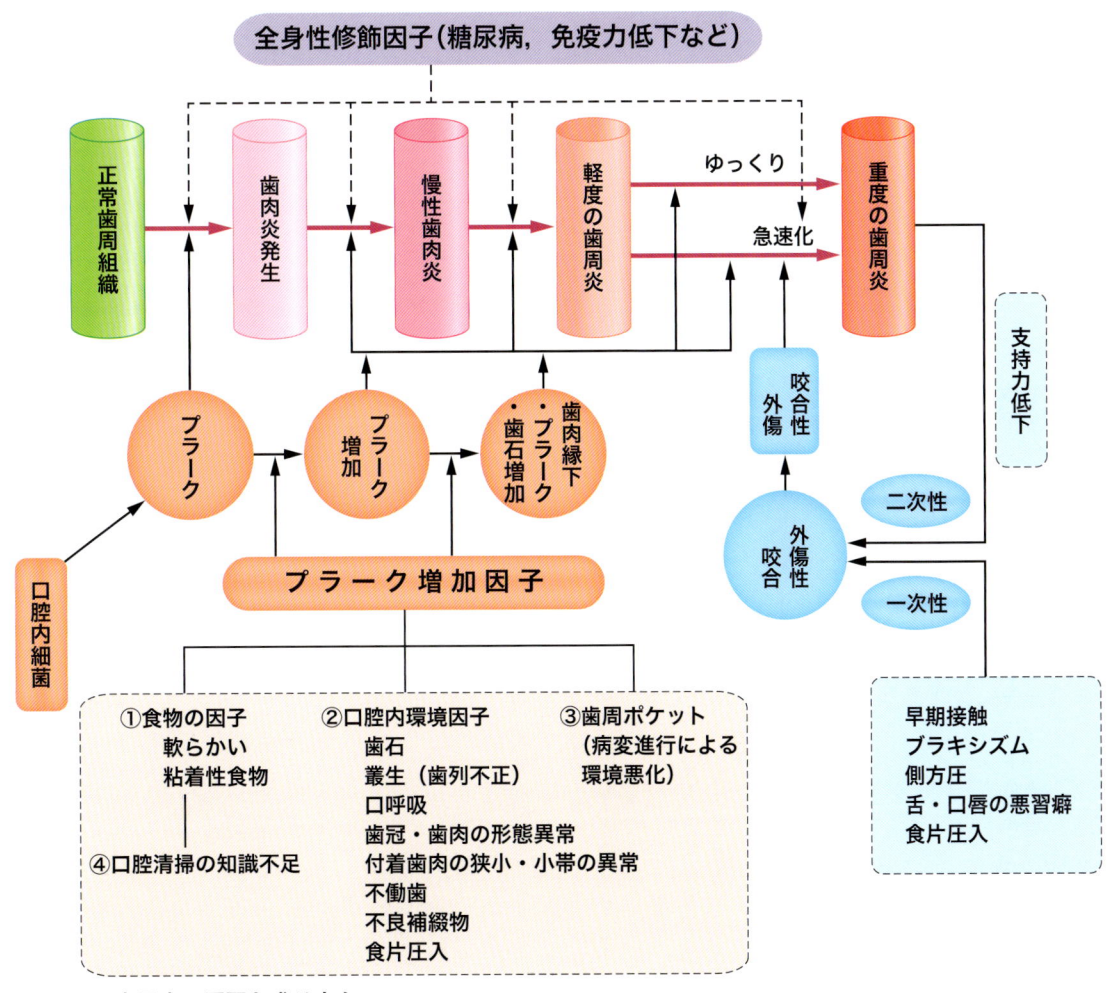

図1-38　歯周病の原因と成り立ち

表 1-12　歯周病（歯肉炎，歯周炎）の原因因子

I 初発因子（歯周病を初発させるもの）─第1次病因因子
　プラーク（細菌と細菌産生物）
　歯石（歯石中のエンドトキシンなど）
II 修飾因子（初発因子を増加させたり，初発因子により生じた病変を修飾するもの）─第2次病因因子
　1）局所性修飾因子
　　（1）プラーク増加因子（炎症性修飾因子）
　　　①食物因子（自浄作用低下）
　　　　軟らかい粘着性食物
　　　②口腔内環境因子（清掃困難＋自浄作用低下）
　　　　歯石
　　　　歯列不正（叢生）
　　　　口呼吸
　　　　歯の解剖学的形態異常
　　　　軟組織の形態異常（小帯異常，付着歯肉狭小，口腔前庭狭小）
　　　　医原性因子（不良補綴物）
　　　　食片圧入
　　　　対合歯の喪失（不動歯）
　　　③ポケット形成（病変の進行による環境悪化）
　　　　歯周ポケットの深化
　　　　歯肉退縮・歯根露出
　　　④口腔清掃の知識不足
　　　　口腔清掃実施不足
　　（2）外傷性咬合（外傷性修飾因子）
　　　　早期接触，側方圧，食片圧入
　　　　ブラキシズム，舌・口唇の悪習癖
　2）全身性修飾因子（宿主の因子）
　　　ホルモン，栄養，薬剤，生活習慣
　　　喫煙
　　　全身疾患（糖尿病，血液疾患，免疫異常など）
　　　ストレス，疲労
　　　遺伝
　　　遺伝性疾患（パピヨン・ルフェーブル症候群など）
　　　年齢

すでに生じている歯周炎を増悪させる「修飾因子（リスクファクター）」の1つであることが明らかにされている．

一方，「全身性因子」は前述したように「修飾因子（リスクファクター）」である．歯肉炎や歯周炎を初発させる全身性因子はまだ発見されておらず，全身性因子は局所因子とくにプラークに対する生体（宿主）の反応に差を生じ，組織破壊の進行に影響を与える．症例数は少ないが，全身性因子が歯周炎の進行に大きな影響を与え，重度な歯周炎に罹患している場合がある（周期性好中球減少症など）．

以上をまとめると，歯周病（歯肉炎と歯周炎）の原因は，歯肉に炎症を初発させる因子「初発因子 initiating factor」と，炎症を生じやすくしたり，一度生じた炎症を増悪させる因子「修飾因子 modifying factor」とに大きく区別して考える．これらを歯周病の成り立ちとともに整理すると，図1-39, 表1-12のようになる．

1　初発因子─第1次病因因子

歯周病の中でもその大部分を占める歯肉炎と歯周炎の最も重要な「初発因子」は，「プラーク」（プラークを構成する細菌とその産生物）である．この他に，歯石もその内部にプラーク由来の内毒素を含んでおり，初発因子となる可能性がある．さらに歯肉炎から歯周炎へ進行すると，縁下プラーク中に *P. gingivalis*, *T. forsythia*, *T. tendicola*, *A. actinomycetemcomitance* など特異的細菌が存在することが多いことが明らかとなっている．これらの菌は「歯周病原性菌」，さらには「歯周病原菌」とも呼ばれている．プラークとその細菌および歯石については p.36〜46 で，宿主の反応については p.47〜52 で詳細に述べる．

なお，プラーク以外に硬い歯ブラシの誤用や硬い食物が歯肉に傷をつけて炎症を起こす場合もあるが，これは特殊な場合であり，外傷性の歯肉炎（歯肉外傷）として通常の歯肉炎と区別する．また，早期接触や側方圧は歯根膜や歯槽骨に損傷を引き起こすが，これは咬合性外傷として区別され，歯肉炎や歯周炎とは異なるものである（p.53〜60 参照）．

一方，全身性因子の中で初発因子となるものは，現在のところ証明されていない．

2　局所修飾因子─第2次病因因子

これは，初発因子によって生じた歯周組織の病変（歯肉炎や歯周炎）を修飾し，増悪させる口腔内の因子である．局所修飾因子は，さらに炎症性修飾因子と外傷性修飾因子に分けられる．

1）プラーク増加因子（炎症性修飾因子）

これは局所の清掃を不良にしてプラーク（初発因子）を増加させたり，プラークを取り除きにくくする因子で，「プラーク増加因子」と呼び，「プラークリテンションファクター plaque retention factors」とも呼ばれ，歯肉炎や歯周炎を増悪させる．これらの因子は，局所の自浄作用を低下させたり，歯ブラシや補助清掃用具の適切な使用を困難にして，プラークを増加させ，さらにその性状を変化させるもので，次の因子が含まれる．

(1) 食物の因子

自浄作用の低い食物やプラーク細菌を増加させる食物である．例えば，軟らかい食物，砂糖，粘着性食物などである．

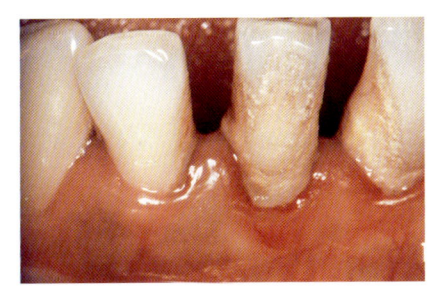

図1-39 プラークと歯石の付着，歯肉の炎症が強い
歯石の表面は粗で清掃しにくくプラークが多量に付着し，歯肉の炎症を増悪させる．

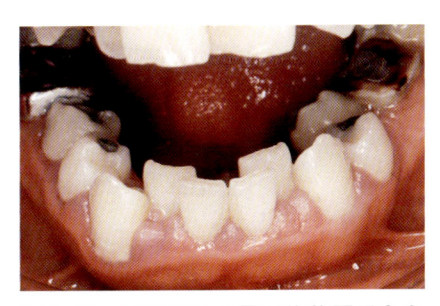

図1-40 歯列不正は局所修飾因子となる
歯列不正（叢生）は口腔清掃を障害し，プラーク増加因子の1つである．

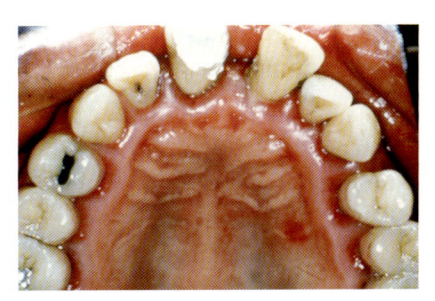

図1-41 口呼吸による炎症の増悪（堤状隆起）
口呼吸者は吸気が口蓋を通るため，口蓋側面が乾燥してプラークが硬く付着する．さらに脱水により歯肉の抵抗力が低下し口蓋側歯肉の炎症は増悪する．

(2) 口腔内環境因子

口腔内（局所）の先天的な解剖学的形態異常，および後天的に生じた形態異常や口腔内環境の変化により，口腔の清掃を困難にし，プラークを増加させる因子である．次のようなものがある．

a．歯石（図1-39）

プラークが石灰化したもので，内部に有害な物質（エンドトキシンなど）を含むとともに，表面が粗糙なためプラークが付着増殖しやすく，さらに取り除きにくくなる．歯石は最も重要な局所修飾因子の1つである．

b．歯列不正（図1-40）

叢生や歯軸が傾斜した歯は，自浄作用，清掃能率ともに低下する．

c．口呼吸（図1-41）

口で呼吸すると口腔内（とくに口蓋側面）が乾燥するため，プラークが歯面に強くこびりついた状態となる．また，唾液による自浄作用の低下や，乾燥による歯肉の抵抗力の低下なども考えられている．前歯の唇面と，上顎の口蓋側の歯肉が最も影響を受けやすい．前歯の唇側の歯肉腫脹は「口呼吸線」，口蓋側辺縁歯肉の堤状の腫脹は「堤状隆起」と呼ばれる．

d．歯冠と歯根の形態不良（解剖学的異常）

歯冠の歯頸部豊隆が異常に大きかったり，歯冠や歯根の表面に裂溝が走っている（側切歯の歯根裂溝など）と，その部の清掃が困難になる．

e．歯肉の形態不良

歯肉が腫脹していると歯頸部（歯肉辺縁）の自浄作用が低下するとともに，ブラッシングによる清掃が不良になりやすい．歯肉が退縮した場合も，清掃が難しくなる．

f．付着歯肉の狭小，口腔前庭の狭小（図1-42）

付着歯肉あるいは角化歯肉の幅が狭い場合や口腔前庭が狭い場合には，ブラッシング時に口腔粘膜を傷つけやすく，患者はブラッシングを控えるため，清掃不良になりやすい．

g．小帯の異常（図1-42）

小帯が辺縁歯肉に接近して付着している場合には，小帯がブラッシング操作を障害しやすい．

h．不良補綴物（医原性因子，図1-43）

マージンが歯肉縁下に入った適合不良の補綴物，歯間空隙が狭すぎる補綴物などは，局所の清掃を困難にする．

i．食片圧入（接触点の不良）

食物が咀嚼時に隣接歯との接触点から歯間乳頭部へ咬み込まれると，歯肉が傷つくとともに，圧迫力が歯根膜や歯槽骨に加わり咬合性外傷が生じ，さらに残留する食物残渣に細菌（プラーク）が増殖し，歯周組織を高度に破壊する．

j．不働歯（対合歯の喪失）

咀嚼時の食物による摩擦がないため，自浄作用が大幅に低下する．

(3) 歯周ポケット（病変の進行による環境悪化）

歯周ポケットが形成されると，その内部は自浄作用もブラッシングによる清掃も困難なため，プラークは増加し，細菌叢も変化する．とくに4mm以上のポケットは，歯ブラシが底部まで届かず清掃できないことと，嫌気的条件となるため為害性の強いグラム陰性の嫌気性桿菌が増殖しやすくなる．したがって，病変の進行によって形成された深い歯周ポケットは，きわめて重要な修飾因子である．一方，歯肉の退縮による歯根の露出も口腔清掃を難しくする．

(4) 口腔清掃の知識不足

前述した特別な局所因子がなくても現代の食生活では自浄作用は不十分であり，人為的に十分口腔清掃を行わないとプラークが増加する．口腔清掃不足には本人が口腔清掃の重要性を知らずに行わない場合と，一応行ってもテクニックが悪い場合がある．

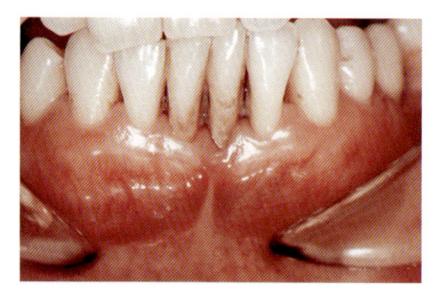

図1-42 付着歯肉の狭小と小帯の異常と歯肉の炎症
両者とも口腔清掃を行いにくくするため，プラーク増加因子となる．

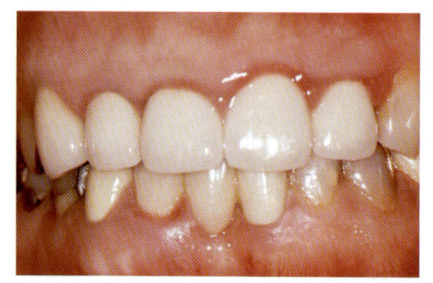

図1-43 不良補綴物と歯肉の炎症
歯肉縁下マージンの補綴物はプラーク増加因子となる危険性が高く，とくに，マージンの適合が悪いとプラークが付着増加しやすい．

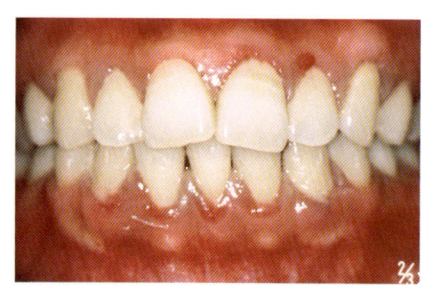

図1-44 妊娠性歯肉炎
妊娠時にはホルモンが変化する．これは歯周病の全身性修飾因子の1つで，既に存在する歯肉の炎症を増悪させる．

2）外傷性咬合（外傷性修飾因子）

歯周組織に外傷を引き起こす咬合を「**外傷性咬合**」といい，外傷性咬合によって生じる外傷性の組織変化を「**咬合性外傷**」という．咬合性外傷は，プラークによって歯肉に炎症が生じポケットが形成されアタッチメントロスが生じる**歯周炎**とは異なる病変であり，歯周病の1つに分類されている（p.28〜29，53〜60参照）．

外傷性咬合は歯肉には影響を与えない．すなわち歯肉に炎症を生じさせないが，歯根膜と歯槽骨に変性や壊死を生じさせるので，炎症が歯根膜部にまで及んだ歯肉炎と合併すると，これを急速に増悪させる可能性が強い．したがって，外傷性咬合は歯周炎の初発因子ではないが，重要な修飾因子の1つである．外傷性咬合には，早期接触，側方圧，ブラキシズム（広義の歯ぎしり），舌や口唇などの悪習癖，不適切な矯正力などがある（第5章参照）．

3 全身性修飾因子

全身性因子は，過去においては歯周病を引き起こす初発因子ではないかと考えられ，研究が行われてきた．しかし，歯周病を初発させるという信頼できる報告は全くなく，プラークによって引き起こされた歯周組織の炎症性反応を増悪させる作用を有する「修飾因子」と考えるべきである（第7章参照）．

代表的な例として，思春期性歯肉炎や妊娠性歯肉炎が挙げられる．この両者は，思春期や妊娠が歯肉炎を引き起こすのではない．プラークによって生じた炎症反応が患者のホルモンの変化によって修飾されたもので，プラークを除去することにより予防も治療も可能である．すなわち現在のところ，歯周病を初発させるホルモンは，全く知られていない（図1-44）．

薬物の影響は，フェニトイン phenytoin が代表例である．フェニトイン性歯肉炎は，フェニトイン服用により発現するとされていたが，石川純らの研究結果から，フェニトイン自体が歯肉に炎症や増殖を直接引き起こすのではなく，プラークによって引き起こされた歯肉の炎症を修飾し，歯肉増殖を引き起こすと考えられる．すなわち，フェニトインにより，歯肉の線維芽細胞がプラークに過敏に反応したものといえる．したがって，フェニトイン性歯肉増殖症は，プラークや歯石などの局所刺激を取り除くことにより，増殖した歯肉を外科的に切除しなくても改善することができる（p.282参照）．

しかし全身性（修飾）因子には，まだその作用機序が十分解明されていないものも多い．臨床で問題を生じるのは，宿主の防御機能を低下させる全身疾患や喫煙などである．

(1) ホルモン

思春期性歯肉炎や妊娠性歯肉炎などは，性ホルモンの変化が歯肉の反応に影響を与えている可能性がある．しかし，これらは徹底した口腔清掃指導，局所因子の除去により治癒する．

(2) 栄養

動物を高度の栄養欠乏にすると重度歯周炎が生じるとの報告はあるが，現在の我が国では，それほど高度な栄養欠乏は存在しない．ただし，全身疾患のために栄養障害が生じていることがあるので注意する．

(3) 薬剤の服用

フェニトイン（ダイランチン）はてんかんの治療薬であるが，副作用として歯肉増殖を誘発する．他にニフェジピン（nifedipine：Ca拮抗薬，狭心症や高血圧の治療薬）とシクロスポリンA（cyclosporin A：免疫抑制薬）も副作用として歯肉増殖を引き起こす．この他，最近は抗血液凝固薬を服用している者も多く，外科治療時には注意が必要である．

(4) 喫煙

喫煙は肺癌をはじめ多くの疾患を誘発する重要な因子である．歯周病においてもニコチンなど有害物質により微小循環系障害による低酸素状態，線維芽細胞障害，さらに好中球機能低下や抗体産生能低下など免疫機能の低下を引き起こし，組織抵抗性を低下させ，歯周病の発症・進行を促進する重要な修飾因子（リスクファクター）である．リスクファクターのオッズ比は，研究者により異なり2.8〜6.7である．さらに，歯周外科後の治療に悪影響する，再発が多いなどの報告がされている．

(5) 全身疾患（遺伝的障害を含む）

糖尿病，血液疾患（白血病，白血球機能低下，周期性白血球減少症など防御作用を司る白血球の消失や機能が低下する疾患），免疫異常，遺伝的障害（パピヨン・ルフェーブル症候群，ダウン症候群，低リン酸酵素症，チェディアック・東症候群）などは，歯周組織の抵抗力（防御力）が減少しており，重度の歯周炎を生じやすい．

(6) ストレスや疲労

ストレスや疲労も宿主の防御力を低下させる．さらに，ストレスはブラキシズムを誘発し，重度歯周炎を誘発する可能性がある．

(7) 年齢

高齢者には歯周病に罹患しているものが多い．これはプラークなど局所因子が長期間作用したことが重要なファクターとなっている．しかし加齢による免疫力の低下，さらに他の全身疾患の合併による組織抵抗力の低下も，修飾因子として働くと考えられる．

> **参考1：全身性修飾因子とペリオドンタルメディシン**
>
> 全身性修飾因子の中でとくに重要視されているのは全身疾患および喫煙，ストレスである．これらは，プラークに対する宿主の防御反応に大きな影響を与えているものと思われる．歯周病と全身疾患の関係は，p.61〜65で述べている．さらに，明らかに全身疾患が関係している歯周炎は，「特殊な歯周炎」として分類し，p.291〜293で治療法も含めて述べている．

4 リスクファクター

医学における「リスクファクター」とは，疾患の発症，進行を修飾（促進）する因子をいう．本来は，縦断的研究により，その因子が存在すれば直接的にその疾患が発症・進行する確率を増加させ，さらにその因子が存在しないか除去した場合に，その確率が減少することが確認された因子をいう．日本語では「危険因子」と直訳されているが，歯周病学の分野では疾患の発症・進行を修飾（促進）するという内容で，本書の「原因因子」とほとんど同じ意味で用いられている．

歯周病のリスクファクターは，種々な基準で分類できる．まず「第1次リスクファクター」と「第2次リスクファクター」に区別される．さらに「可変的」と「不可変的」，「全身」と「局所」，「遺伝」と「非遺伝」，「可避」と「不可避」などに分ける分類がある．

1) 第1次リスクファクター（本書の初発因子）

プラーク中の特異的病原菌（*Aa*, *Pg*, *Tf*, *Td* など）の存在．

2) 第2次リスクファクター（本書の修飾因子）

(1) 可変的リスクファクター

a. 局所性リスクファクター（局所性修飾因子）

口呼吸，歯列不正，歯の形態異常などプラーク増加・炎症性因子，早期接触，舌の悪習癖，ブラキシズムなど外傷性因子

b. 全身性リスクファクター（全身性修飾因子）

喫煙，全身疾患，薬剤，ストレス，栄養，教育，社会環境など改善・変更できるもの

(2) 不可変的リスクファクター（全身性修飾因子）

a. 遺伝的リスクファクター

遺伝子欠損，多形核白血球機能欠損など通常変更できないもの

b. 年齢

3) リスクファクターのオッズ比

リスクファクターのオッズ比とは，ある疾患のリスクファクターを有する者が，有しない者に比べて，その疾患を発症する危険性を示す指数である．歯周病の代表的なリスクファクターのオッズ比を表1-13に示した．喫煙は研究者により2.8〜6.7と幅広い値が報告されている．

表1-13　歯周病のリスクファクターのオッズ比（研究報告のあるもの）

喫煙	2.8〜6.7
ストレス	3〜5
教育	3
糖尿病	2〜3
リコールの欠如	3.2
Aa 菌	2
Pg 菌	2.7
レッドコンプレックス菌	3.6

5・プラーク（バイオフィルム），細菌，歯石

1 プラーク dental plaque

プラークは歯肉に炎症を引き起こす最も重要な因子であり，歯肉炎ひいては歯周炎の初発因子である．すなわち，歯肉炎や歯周炎はプラークが存在しなければ生じてこないし，既に生じている病変はこれを取り除くことによって改善する（図1-45～49）．

プラークは口腔内細菌とその生産物からなり，歯面に強く粘着し，うがいでは取り除けないことを特徴とする細菌の集塊である（表1-14）．プラーク1mg（湿重量）中には10^8個もの細菌が含まれ，25％以上は生きた細菌である．プラークは付着部位により，「歯肉縁上プラーク」と「歯肉縁下プラーク」に分類される．

1）歯肉縁上プラークとプラーク形成（図1-45～52）

歯肉縁上プラークは歯肉辺縁よりも歯冠側の歯面に付着した「付着性プラーク」で，好気性あるいは通性嫌気性レンサ球菌や放線菌が主体をなし，歯肉炎を発症させる．

歯肉縁上プラークの形成は最初，獲得皮膜（ペリクル）への細菌の付着で始まり，経時的に細菌量は増加し，集落が成長し成熟する．Streptococcus mutans はショ糖からデキストランやレバンなど粘着性物質を産生し，糖類を発酵して酸を作り，歯質の脱灰と関連する．菌が付着して8～24時間後には初期のプラークが形成される（図1-45）．

さらに時間の経過とともに，プラークを構成する細菌の種類に変化が生じる．Löeらの有名な実験（1965年）が示すように初期は Streptococcus mutans などレンサ球菌やナイセリア（Neisseria）などの好気性菌が優勢であるが，やがて通性嫌気性菌である Actinomyces 類やベイヨネラ（Veillonella）などが増加する．口腔清掃を行わないと3～4日で歯肉炎が生じるが，歯肉炎はプラーク（細菌）の増加，とくに Actinomyces 類の A. viscosus と A.naeslundii が主体となって起こると考えられている．9日目前後の古いプラークでは，グラム陽性菌に代わりグラム陰性菌が優性となり，らせん状菌やスピロヘータ（Spirochaeta）も出現する（図1-46）．

表1-14 歯面の沈着物とその特徴

種類	特徴
獲得皮膜 aquired pellicle	歯の表面に形成される0.05～0.8μmの薄い膜で，唾液由来の糖タンパクからなる．細菌を含まない．歯ブラシでこすっても取れないが，歯磨剤など研磨剤を使用すると取れる．酸から歯面を保護する働きがある．
プラーク plaque	獲得皮膜の上に細菌が付着，増殖したもので，細菌とその生産物からなる．歯面に強く付着し，うがいでは取れない．
歯石 calculus	プラークが石灰化したもの
白質 materia alba	剝離した上皮，白血球，細菌，唾液などを含んだ白く軟らかい物質である．強いうがいで取り除ける．
食物残渣 food debris	食後一時的に歯間部などに停滞した食物由来の物質
色素沈着 pigmentation	飲食物や嗜好品の色素が歯面上に沈着したもの．獲得皮膜に沈着しているものが多く，研磨材を使わないと取り除けない．

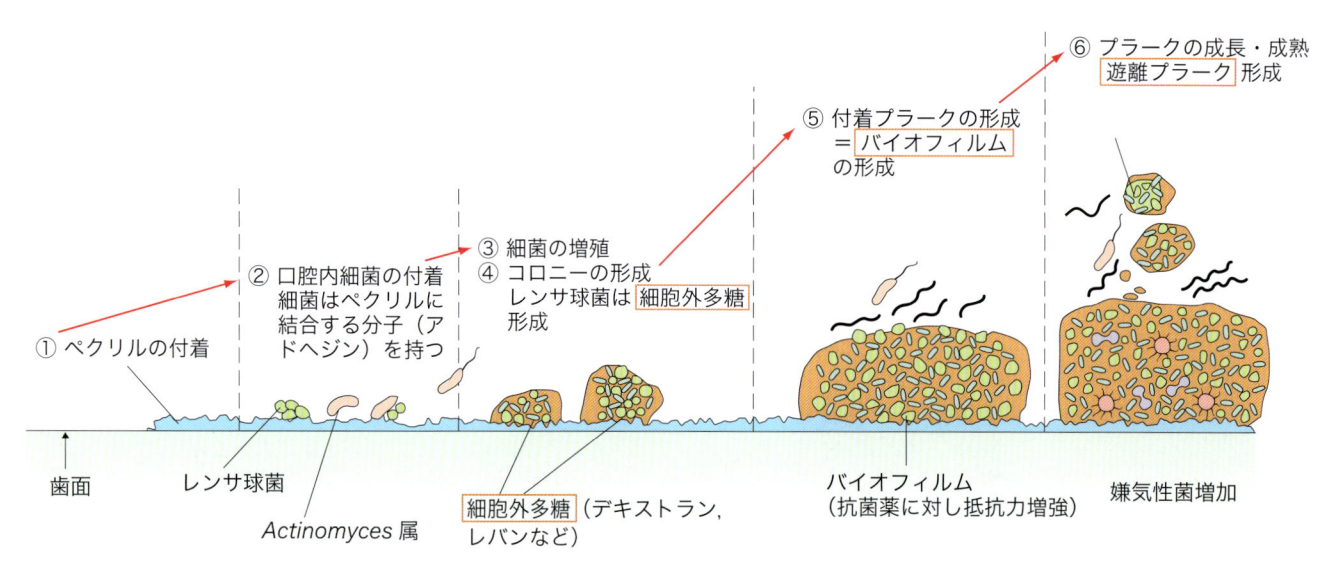

図1-45 歯面へのプラーク・バイオフィルムの形成

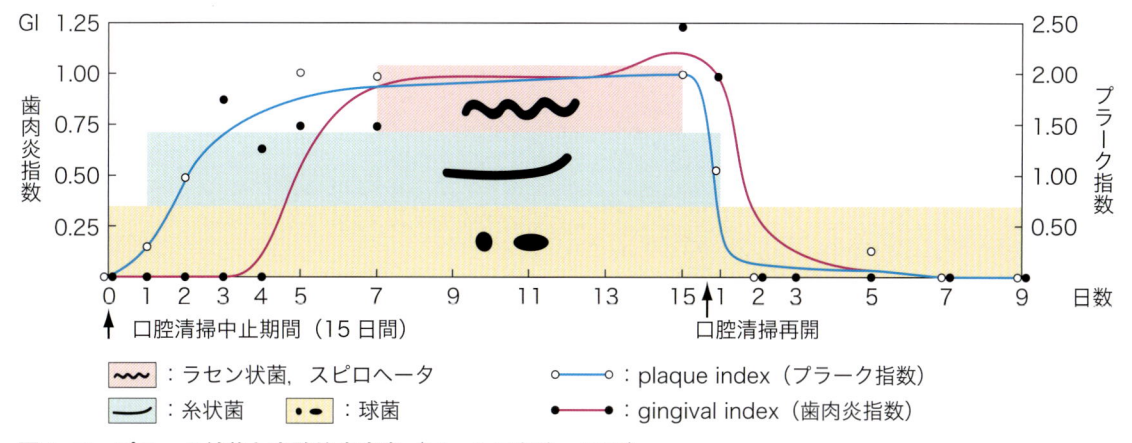

図 1-46　プラーク付着と実験的歯肉炎（Löe らの実験，1965）
口腔清掃を中止した 15 日間と，口腔清掃を再開によるプラークの細菌構成の変化と，歯肉炎の発生状態．

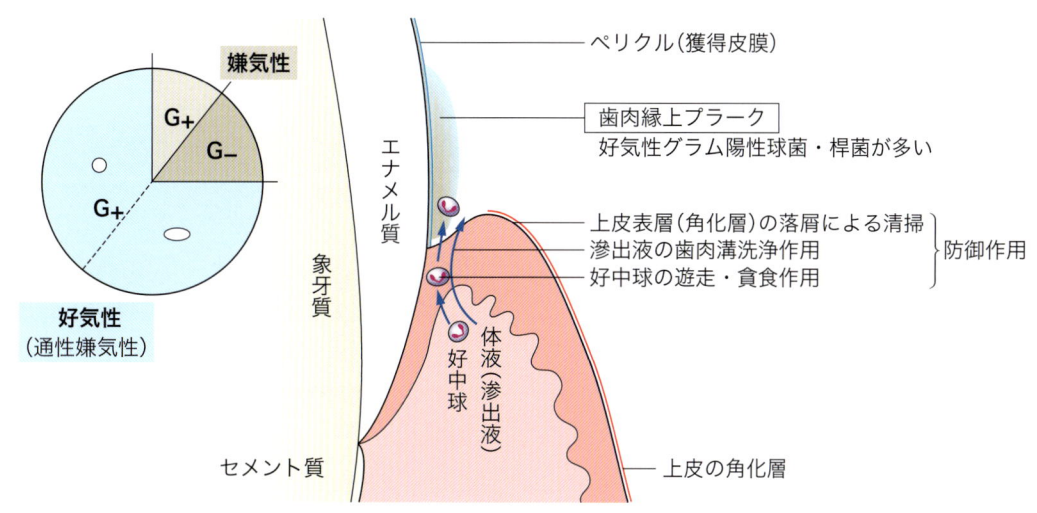

凡例：
- 〰〰〰：ラセン状菌，スピロヘータ
- ⌒：糸状菌
- ・・●：球菌
- ○—：plaque index（プラーク指数）
- ●—：gingival index（歯肉炎指数）

図 1-47　臨床的に健康な歯肉とプラークの付着状態およびプラーク構成細菌の比率：プラーク付着量は少ない
縁上プラークはグラム陽性（G＋）の球菌と桿菌が主体で，グラム陰性菌（G－）は少ない．

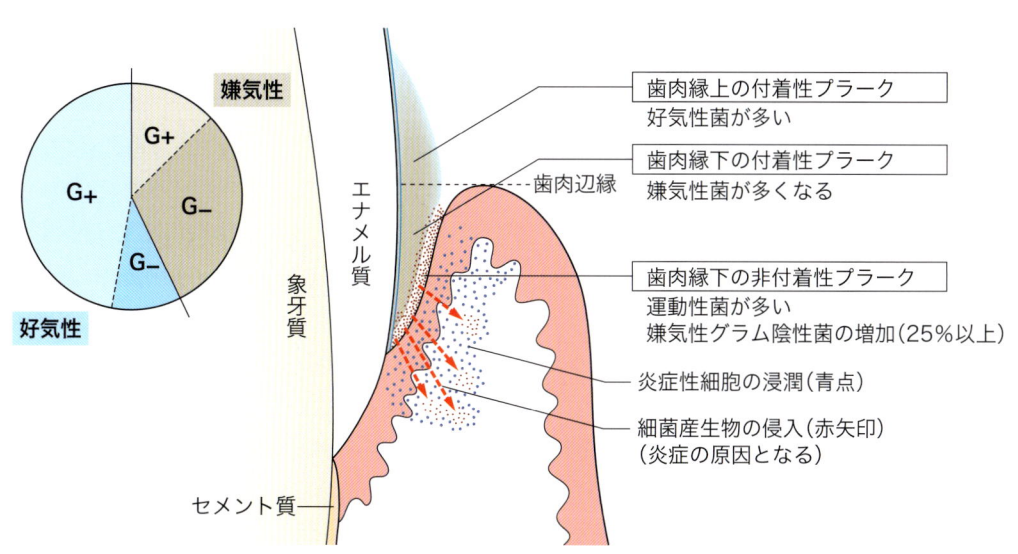

主な構成要素：
- ペリクル（獲得皮膜）
- 歯肉縁上プラーク：好気性グラム陽性球菌・桿菌が多い
- 防御作用：上皮表層（角化層）の落屑による清掃／滲出液の歯肉溝洗浄作用／好中球の遊走・貪食作用
- 体液（滲出液），好中球
- 上皮の角化層
- エナメル質，象牙質，セメント質
- 好気性（通性嫌気性）G＋，嫌気性 G＋／G－

図 1-48　歯肉炎のプラーク付着状態と構成細菌の比率：プラーク付着量の増加と歯肉縁下プラークの形成
グラム陽性菌（G＋）とグラム陰性菌（G－）が同程度となる．ポケット内に非付着性（遊離）プラーク，嫌気性菌が存在するようになる．

主な構成要素：
- 歯肉縁上の付着性プラーク：好気性菌が多い
- 歯肉辺縁
- 歯肉縁下の付着性プラーク：嫌気性菌が多くなる
- 歯肉縁下の非付着性プラーク：運動性菌が多い，嫌気性グラム陰性菌の増加（25％以上）
- 炎症性細胞の浸潤（青点）
- 細菌産生物の侵入（赤矢印）（炎症の原因となる）
- エナメル質，象牙質，セメント質
- 好気性／嫌気性　G＋，G－

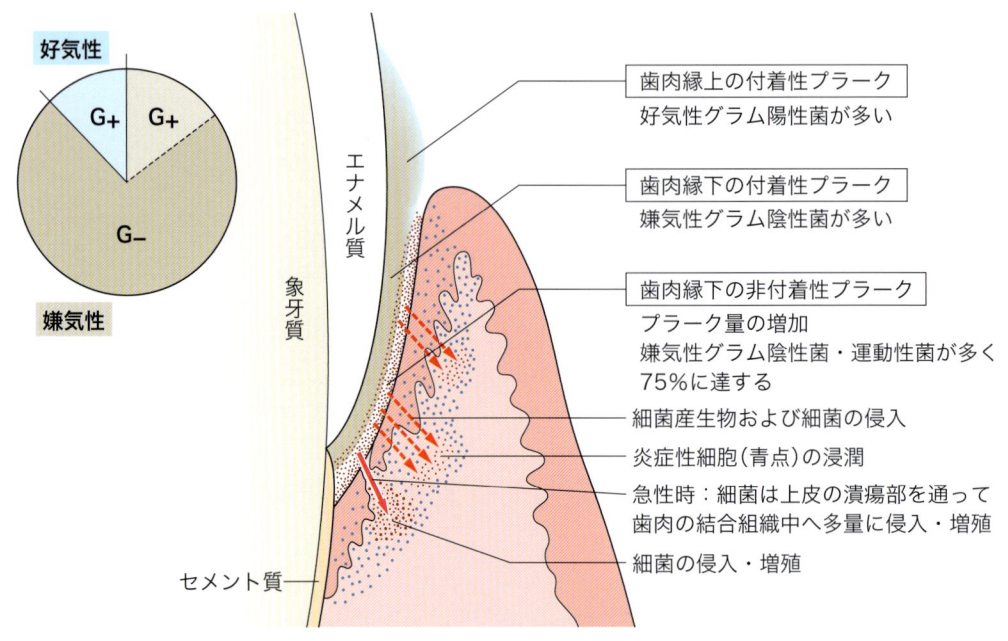

図1-49 歯周炎のプラーク付着状態と構成細菌の比率，および歯肉縁下プラークの増加
ポケット内に非付着性（遊離）プラーク，とくに嫌気性グラム陰性菌（G−）が著しく増加する．歯肉組織中へも侵入する．アタッチメントロス，骨吸収を誘発する．

2）歯肉縁下プラーク（図1-48，49，53，54）

歯肉縁下プラークは，歯肉縁下すなわち歯周ポケット内に存在するプラークで，歯面に付着した「付着プラーク」と，歯面に付着せず遊離している「非付着性プラーク」とからなっている．

歯肉縁下プラークの形成は，既に形成されている縁上プラークから伸び出す形で生じてくる．すなわち，縁上プラークの存在なしに縁下プラークが生じることはない．伸び出た縁下プラークは，ポケット内の環境（滲出液量，根面の性状，ポケットの深さなど）によって大きく影響を受ける．歯周ポケット内は口腔からの酸素の供給が少なく，ポケット滲出液から高タンパク質で低糖質の栄養を供給されるため，嫌気性菌が増殖しやすい環境である．

縁下プラークの細菌は，ポケットが浅い場合は縁上プラークとそれほど差はなく，レンサ球菌類25％と放線菌25％，他に嫌気性のグラム陰性菌が25％を占める．ポケットが深くなると嫌気性のグラム陰性桿菌が大勢（75％以上）を占めるようになり，とくに *Porphyromonas gingivalis*, *Prevotella intermedia*, *Fusobacterium nucleatum* などが歯周病の病因と強く関連する菌として存在する．

非付着性プラークは，付着プラークとポケット上皮との間に存在し，運動性のあるスピロヘータや鞭毛を有する細菌が多数を占めている．

なお，若年性歯周炎（若年者の侵襲性歯周炎）では，*Aggregatibacter*（*Actinobacillus*）*actinomycetemcomitans* が強く関連しており，重度慢性歯周炎（成人性歯周炎）では *Porphylomonas gingivalis* の存在が，その成因に大きく影響していると報告されている．

3）バイオフィルム

バイオフィルムは，近年，医学，生物学，環境学で用いられている用語で，物質の表面にフィルム状に付着した細菌の凝集塊をいい，菌体外多糖類からなるグリコカリックスで覆われている．「付着プラーク」はその代表的なものであり，バイオフィルムという用語は歯周病学の分野でも用いられるようになっている．バイオフィルム中には種々の細菌が存在し，それらの細菌はお互いに共生・共存状態にあり，グリコカリックスが宿主の免疫力や抗菌薬の作用に抵抗している．すなわち抗菌薬は深部へ浸透しにくく，表面にしか作用しない（内部の細菌は抗菌薬に対して1,000倍も感受性が低い）．歯ブラシなどを適切に用いてブラッシングし，物理的に除去することが大切である．

4）プラーク細菌と歯周病，歯周組織の防御作用

プラークと歯肉炎との関係については，Löeらの有名な臨床実験がある（1965，図1-46 参照）．しかし，歯周病を発症させる原因菌は明確にされなかった．原因菌については従来から多くの細菌の複合感染による「非特異的細菌説」と，特定の細菌によって起こる「特異的細菌説」とがあり，論争されてきた．しかし，近年の研究により原因菌

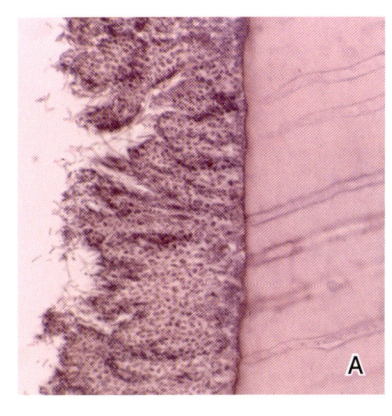

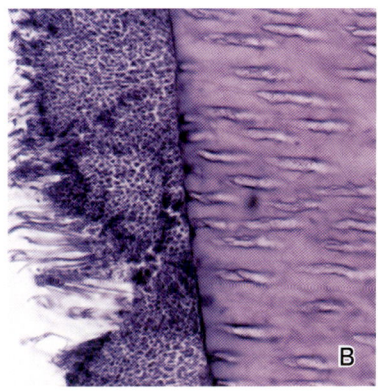

図 1-50　象牙質上に付着したプラーク（歯肉縁上, 清掃不良部）
A：プラーク付着 1 週後．球菌，桿菌が主体で，表層に糸状菌が付着しはじめている．
B：プラーク付着 2 週後．上皮に面した歯面で糸状菌の増加が著しい．（藤保芳博，1988）

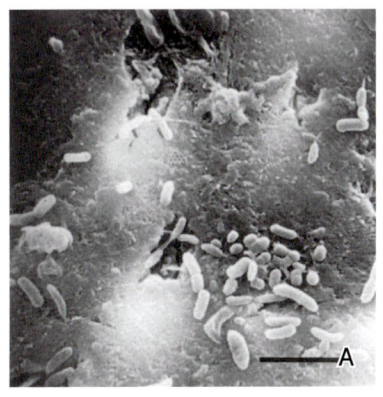

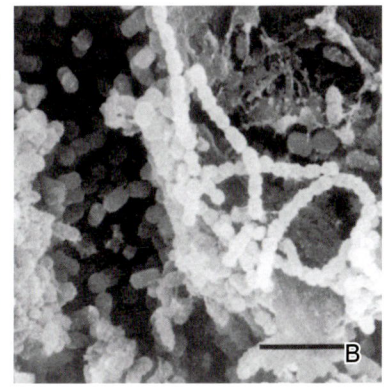

図 1-51　初期のプラーク（歯肉縁上プラーク）
A：歯肉縁上の根面象牙質に付着した口腔内細菌（1 日後）．
B：2 日後のプラーク．球菌と桿菌，レンサ球菌からなる．（藤保芳博，1988）

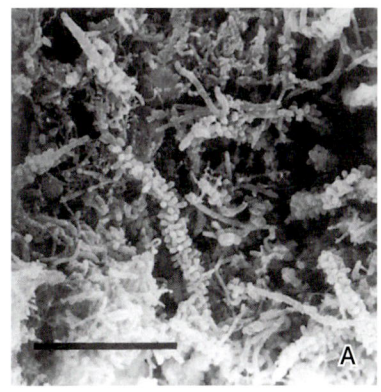

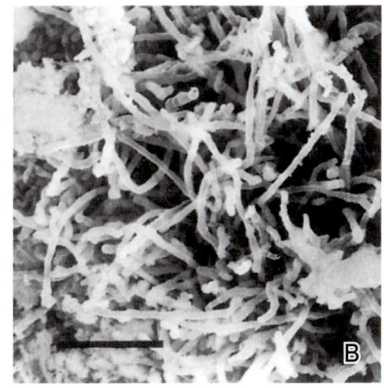

図 1-52　古い成熟した歯肉縁上プラーク
A：糸状菌が増加しており，表層には corn cob と呼ばれる糸状菌の表面に球菌が付着し，トウモロコシ状になった形態が見られる．
B：歯頸部付近の古いプラーク．糸状菌がきわめて優性で，スピロヘータも増加している．
（川浪雅光，1980）

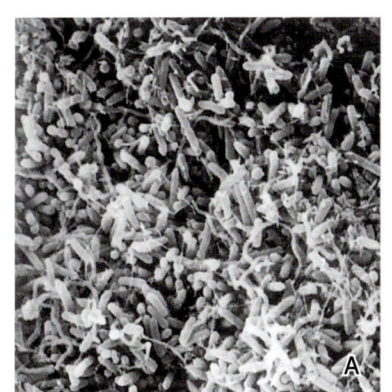

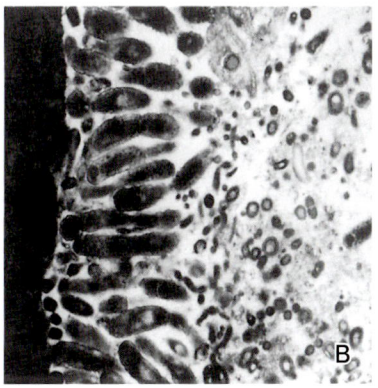

図 1-53　比較的浅い部分の歯肉縁下プラーク
A：桿菌が優勢で，表層にスピロヘータなど運動性菌も見られる．
B：透過電顕像．歯面に球菌，次に桿菌が付着し，その表層には運動性細菌が多量に存在する．
（川浪雅光，1980）

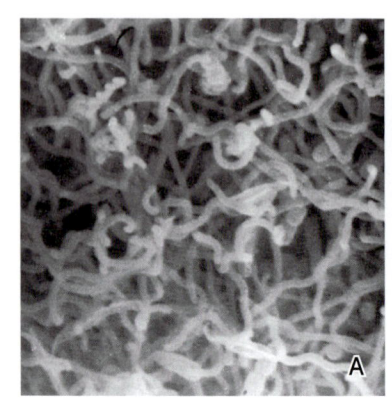

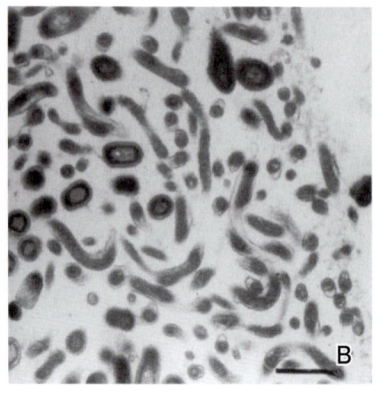

図1-54 深いポケット底部のプラーク
A：深いポケットではスピロヘータが優勢で、他に鞭毛を有する運動性細菌が見られる．
B：透過型電顕像．（川浪雅光，1980）

と考えられる菌がある程度明らかにされてきた．通常病変が生じている部位には、その原因菌が多数存在すると考えられている．しかし、歯周病は特定の菌のみの感染によって起こるのではなく、他の菌も拮抗して存在し、影響を与えている．

生体（宿主）には防御作用があり、細菌の侵襲を防いでいる．細菌がこの防御機構を破れば病変が生じてくる．歯周組織における生体の防御には次のものが考えられる．
① 唾液による防御
② 歯肉溝滲出液（体液性因子）による防御
③ 白血球の貪食作用による防御
④ 上皮細胞の落屑による防御

歯周病の病原菌は、これらの防御機構を乗り越えたり破壊して、組織破壊を引き起こす．

5）歯肉炎の発症と歯周炎へ進行する要因

歯肉炎はプラーク細菌が歯肉辺縁に付着すると全症例で発症する．すなわち非特異的なプラーク細菌が歯肉炎を発症させる原因すなわち「初発因子」である．

一方、歯周炎は、すべての歯肉炎が歯周炎に進行するわけではなく、歯肉炎のまま長期間存在する症例もある．歯肉炎が歯周炎に進行する理由、進行しない理由は、まだ十分に解明されていないが、現在次のような因子が関連しあって、歯周炎が発症し、進行すると考えられている．

(1) 病原性細菌の存在
・病原性細菌の数量の増加（細菌を増加させる因子）
・病原因子の強さ、活性度（毒性、酸素、走化性物質、抗原など）
・組織内への侵入能力

(2) 宿主の応答（宿主因子）
・遺伝
・リスクファクター：宿主応答を変化させる
全身疾患、悪習癖（喫煙）、生活習慣、栄養、ストレス、社会的因子、咬合異常、咬合性外傷

6）細菌の歯肉への侵入

電顕による研究が行われる以前は、細菌は歯肉組織中へ直接侵入することはなく、細菌の産生物のみが侵入して歯周組織に炎症を生じさせ、増悪すると考えられていた．しかし電顕を用いた研究により、急性壊死性潰瘍性歯肉炎をはじめ進行した（中・重度の）歯周炎では、歯肉の上皮さらには結合組織中に細菌が侵入することが明らかとなった．なお、内縁上皮のみでなく外縁上皮からも侵入し、とくに歯肉上皮の角化が悪いと侵入する量が多くなることが報告されている．これら侵入した細菌の役割はまだ十分明確でないが、細菌が生体の防御（体液性免疫や貪食能など）をくぐり抜けて歯肉の中で増殖すれば、酵素、毒素、代謝産生物を遊離し、歯周組織を著しく破壊すると考えられる．

参考1：食物とプラーク

食物の成分や物理的性状は、プラーク形成やその細菌組成に強い影響力をもっていると考えられている．しかし、プラークの病原性に与える影響力はまだ不明である．

(1) 食物の成分（とくに糖質）と病原性細菌
糖質（スクロース）の多い食物をとると Streptococcus など細菌は増加し、プラーク形成が促進される．しかし、これは齲蝕の発生・進行と関係深い歯肉縁上プラークの増加である．糖質をとっても Streptococcus sanguis は増加しないし、さらに縁下プラークがどのような影響を受けるかは明らかでない．歯周炎との関係も明確でないのが現状である．

(2) 食物の物理的性状（とくに硬さ）と病原性細菌
硬い食物や線維性食物を丁寧に数多くかむと、歯冠の切縁や咬合面寄りの部分はほぼ清掃される．しかし、歯頸部や歯肉辺縁部は清掃されずに残る危険性が高い．さらに歯周炎に罹患して歯頸部や歯根が露出すると、食物による清掃効果は低下する．とくに軟らかい物を主体とする現代の食物は、清掃能力は低いので、プラークを十分に取り除くためには歯ブラシを用いた口腔清掃がきわめて重要である．

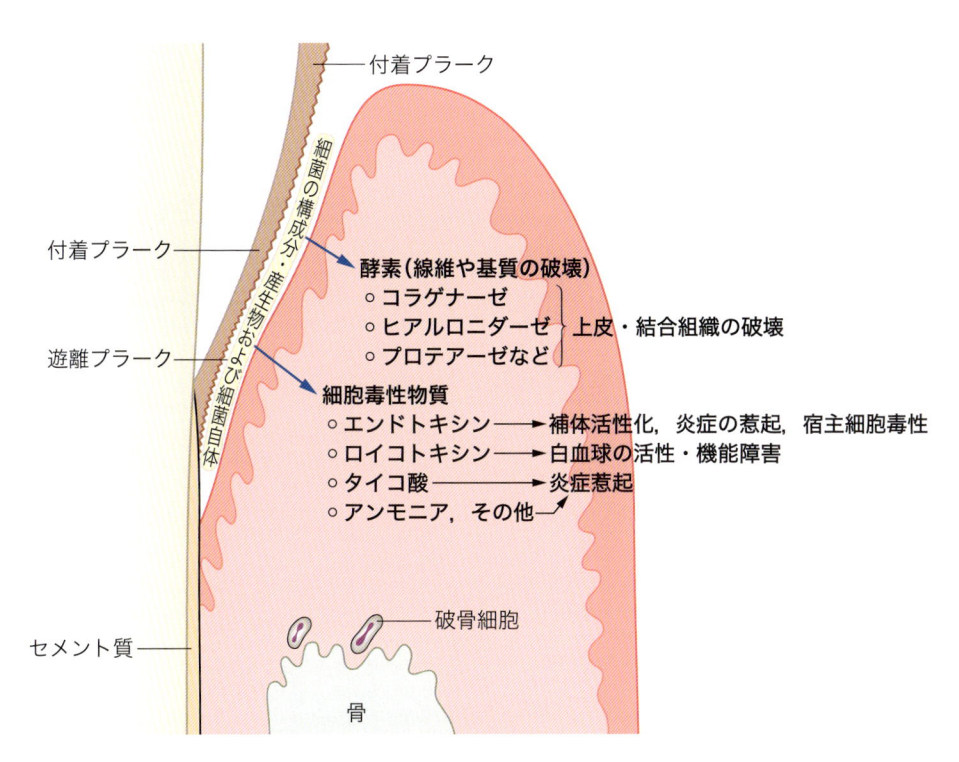

図1-55 プラーク細菌による組織破壊　1）細菌の直接作用

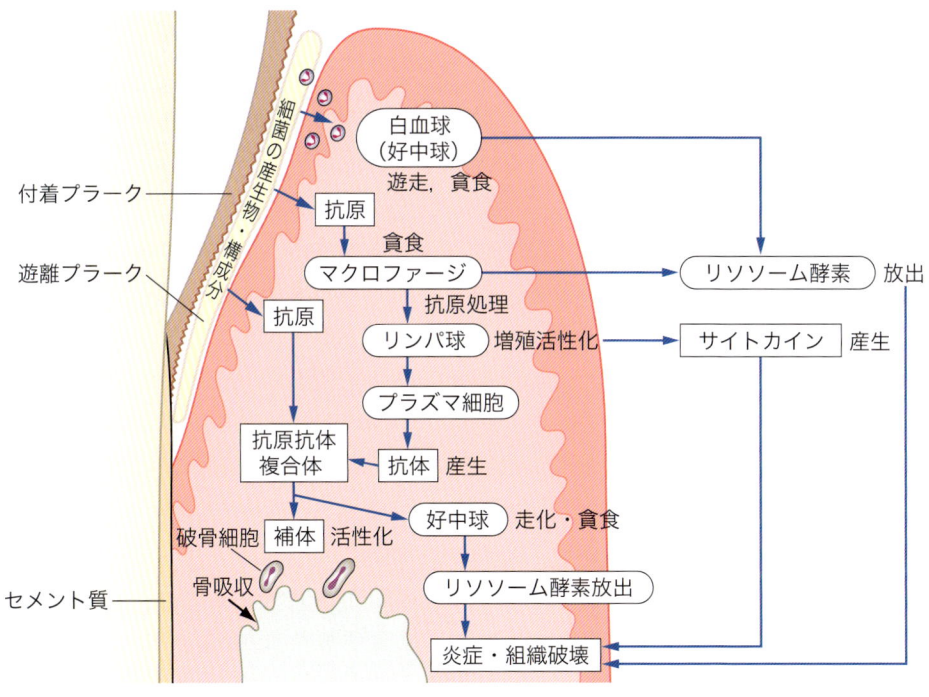

図1-56 プラーク細菌による組織破壊　2）間接作用（免疫応答）

2　プラーク細菌による組織破壊

1）細菌の直接作用（図1-55）

　細菌の構成成分が直接組織を破壊するもので，細菌のもつ酵素（組織溶解），毒素（内毒素，外毒素，白血球毒素など），および毒素ではないが細胞機能を障害する因子などである（表1-15）．

2）間接作用（免疫応答）（図1-56）

　プラーク細菌は，その産生物により歯肉（宿主）に炎症と免疫反応を引き起こす．本来炎症と免疫反応は防御的作用をもつものであるが，一方で逆に破壊的作用を有し，歯周組織を破壊する．間接作用はこのようにプラーク由来の物質が歯肉に炎症や免疫反応を誘発し，それが組織を破壊する作用である．すなわち，プラーク由来で歯肉に炎症や免疫などの反応を引き起こす因子としては，前述した直接作用の酵素や毒素類と，間接作用の免疫原物質すなわち抗原となる物質がある．プラーク細菌の産生する物質のほと

表1-15 プラーク細菌の直接組織破壊作用

	酵素や細胞毒性物質名菌名作用	菌名	作用
酵素	コラゲナーゼ	Porphyromonas gingivalis	コラーゲンを水解
	ヒアルロニダーゼ	Streptococcus mitis St. salivalius	ヒアルロン酸を水解．細胞間分質を破壊
	コンドロイチンサルファターゼ	プラーク中の他の細菌	
	ノイラミダーゼ プロテアーゼ リボヌクレアーゼ		
細胞毒性物質	白血球毒性（ロイコトキシン） 線維芽細胞毒	Aggregatibacter actinomycetemcomitans Capnocytophaga	白血球の機能・活性を障害
	内毒素（エンドトキシン）	グラム陰性菌	補体活性化して炎症惹起．宿主細胞毒性（変性）
	アンモニア 硫化水素 インドール 毒性アミン ギ酸（有機酸）	プラーク中の物質	上皮細胞の損傷 結合組織に炎症
	タイコ酸	グラム陽性菌	炎症惹起

んどは，抗原となる可能性がある（図1-56）．

プラーク由来の抗原が，ポケット上皮や接合上皮を通って結合組織中に侵入すると，マクロファージがこれを貪食する．マクロファージは抗原をBリンパ球が識別できる形態に変える．このためBリンパ球は刺激を受けて増殖し，プラズマ細胞となり，抗体を産生する．その結果，抗原抗体複合体が形成され，この複合体は補体を活性化して血管透過性を高め，白血球の走化性を誘発する．一方，好中球はこれらの免疫複合体を貪食するが，この時にリソソーム lysosome 酵素を周囲組織に放出する．このため炎症の亢進，組織破壊，骨吸収が生じる．

一方，さらに活性化したBリンパ球はリンホカインを放出し，炎症を増悪させ，活性化したマクロファージもリソソーム酵素を放出して炎症と組織破壊を増悪させる．

3 歯周病の細菌学

口腔内に多数の細菌が生存することは古くから認められており，Leeuwenhoek（1683）は，手製の顕微鏡で口腔内に微生物が多数存在することを発見して報告し，微生物（細菌）の発見者となっている．それから300年以上，最近ではこれらの口腔細菌が，歯肉炎と歯周炎の原因としてきわめて重要な役割をしていることが強調されている．

しかし長い間，歯周病と関係の深い特定細菌は発見されず，歯周炎を引き起こすのは特定の細菌ではなく，多くの細菌が混合して作用して引き起こすのではないか（混合感

参考2：プラークの定義の変化

プラークの研究が始まった頃に比べ，プラークの定義は広くなり，ポケット内部すなわち歯肉縁下では歯面に付着していない細菌群もプラークと呼ぶ．さらに白質 materia alba をも含めて，口腔内の歯や他の固体（義歯など）に付着した細菌の集団とする考えがある．清掃が悪い場合，歯肉の表面にも形成される．

染説）と考えられていた．これは細菌の培養法が十分発達せず，とくに嫌気性菌の培養ができずに，「歯肉縁上のプラーク」の細菌が研究の対象とされていたためである．

1970年後半になり，細菌学の発達により嫌気性菌の培養が可能となり，嫌気的条件下で生育している歯肉縁下プラークの細菌も培養できるようになってきた．これにより，歯周病と関係の深い細菌の研究が進められ，同じ口腔内でも歯肉縁上プラークと縁下プラークでは細菌叢が著しく異なり，歯周組織に対し為害性の強い細菌は，深いポケット内に存在するグラム陰性の嫌気性菌であることが明らかになっている．

1）正常な歯肉溝の細菌（表1-16）

菌数は少なく，歯肉縁上プラークの細菌と類似した細菌叢で，グラム陽性の好気性菌や通性嫌気性菌が多く（レンサ球菌の *Streptococcus mitis* や *Streptococcus sanguis*，さらに放線菌，*Actinomyces viscosus* など），グラム陰性菌は少ない．

表1-16 正常な歯肉溝と歯周ポケット中の細菌

病変部位	細菌の特徴	代表的な菌
正常な歯肉溝	菌数少ない 　グラム陽性菌 　好気性菌，通性嫌気性菌	*Streptococcus mitis* など *Actinomyces viscosus*
歯肉炎のポケット	菌の増加 　グラム陰性菌45%に増加 　嫌気性菌の増加	*Fusobacterium nucleatum* *Prevotella intermedia*
軽度歯周炎のポケット	グラム陰性菌の増加	*Prevotella intermedia* *Eikenella*
中・重度慢性歯周炎のポケット	グラム陰性の嫌気性菌75%を占める 運動性桿菌，スピロヘータ（30〜50%）	*Porphyromonas gingivalis* *Prevotella intermedia* *Eikenella corrodens*
侵襲性歯周炎 （急速破壊性，若年性歯周炎）	グラム陰性の嫌気性菌（60%）	*Aggregatibacter actinomycetemcomitans* *Capnocytophaga*
急性壊死性潰瘍性歯肉炎・歯周炎	スピロヘータ多い 運動性，嫌気性菌 組織内への侵入	*Spirochetes* 　*Treponema selenomonas* 　*Fusobacterium*

2）歯肉炎のポケット内細菌

歯肉炎が進行するにつれグラム陰性菌が増加し（全体の約45%），グラム陰性の（偏性）嫌気性菌もかなり見られるようになる．代表的な菌は *Fusobacterium nucleatum*，*Prevotella intermedia*（*Bacteroides intermedius*，妊婦に多い），*Haemophilus* などである．なお，暗視野または位相差顕微鏡で見ると，運動性桿菌やスピロヘータも見られる．

3）歯周炎のポケット内細菌

(1) 軽度慢性歯周炎のポケット内細菌

グラム陰性菌が多くなり，その代表は *Prevotella intermedia* や *Eikenella* で，まだ *Porphyromonas gingivalis* は少ない．

(2) 中・重度の慢性歯周炎のポケット内細菌

グラム陰性の嫌気性菌が大部分を占め（約75%），グラム陽性菌は少ない．代表的な菌は *Porphyromonas gingivalis* である．他に *Prevotella intermedia* や *Eikenella corrodens*，*Fusobacterium nucleatum* などが見られる．位相差顕微鏡で見ると，運動性桿菌やスピロヘータが多い（30〜50%を占める）．

(3) 侵襲性歯周炎（若年性歯周炎，急速破壊性）のポケット内細菌

Aggregatibacter actinomycetemcomitans が多く，次いで *Capnocytophaga* が多いのが特徴である．

(4) 急性壊死性潰瘍性歯肉炎・歯周炎の細菌

ポケット内ばかりでなく歯肉組織内に細菌が多く侵入しているのが特徴である．歯肉表面にはスピロヘータ（spirochete）をはじめ種々の細菌が存在するが，組織内へはスピロヘータ，次に紡錘菌が侵入している．しかし，これはスピロヘータが急性壊死性潰瘍性歯肉炎の原因菌であることを示しているわけではない．組織に壊死が生じたり，防御機構が損なわれると，結果としてスピロヘータなどの運動性のある細菌が深く侵入するものと思われる．

4 歯周病原（性）菌

1）非特異的細菌感染説と特異的細菌感染説

歯周病の原因となる細菌については，1965年にLöeらがブラッシング中止による歯肉炎発症の実験を発表し（図1-46），プラークが歯周病を引き起こすことを明確にし，「非特異的細菌感染説」が生まれた．

1980年代になり嫌気性菌の培養が容易になると，歯周ポケット内の嫌気性グラム陰性菌が注目され，*P. gingivalis*，*A. actinomycetemcomitans* は重度歯周炎と関連が深いとされるようになった．これらの菌は重度歯周炎の深いポケットで検出率がきわめて高く，エンドトキシンなど高い病原性を持っており，「特異的細菌感染説」が生まれた．

表1-17 歯周病原（性）菌

1. エビデンスが十分ある細菌	略
Porphyromonas gingivallis	Pg
Aggregatibacter actinomycetemcomitans	Aa
Tannerella (bacteroides) forsythia	Tf
2. エビデンスがある程度ある細菌	
Treponema denticola （口腔スピロヘータ）	Td
Streptococcus intemedius	Si
Prevotella intermedia	Pi
Campylobacter rectus　その他	

しかしこれらの菌は「Kochの条件」を完全には満たしておらず，「Kochの条件」を完全に満たす菌は発見されていない．ではなぜ「歯周病の原因性菌」さらに「歯周病の原因菌」といえるかというと，1995年頃より遺伝子レベルの研究が導入され，Socranskyは「歯周病原(性)菌のためのKochの原則」を作った．

2）Socranskyの歯周病原(性)菌のためのKochの原則

①その細菌が，歯周炎活動部位で，非活動部位より多く検出される
②その細菌を除去すると，歯周炎の進行が停止する
③歯周炎を発症，進行させるに足る有害な病原因子（エンドトキシンなど）を持っている
④その細菌に対する細胞性免疫応答と体液性免疫応答が患者に生じており，その細菌が歯周病の進行に関与することが示唆される
⑤動物実験において認められるその細菌の病原性から，ヒト歯周病の進行において果たす役割が推測しうる

これらの条件を満たすものを「歯周病原（性）菌」と呼ぶようになってきている（表1-17）．

(1) Porphyromonas gingivalis （p.g.）

重度の慢性歯周炎や侵襲性（急速進行性）歯周炎患者のポケット内に多く見られ，その重要な病因菌の1つと考えられている嫌気性のグラム陰性桿菌である．また，高度な歯周炎患者では血清中の抗体価が上昇していることが多い．この菌は他のグラム陰性菌と同様，内毒素を有し，しかもその内毒素はプロスタグランジンの合成を促進し，二次的に骨吸収を促進すると考えられている．さらにタンパク質を強く分解する特徴があり，コラゲナーゼも産生し，歯肉のコラーゲンを分解すると考えられている．なお，特有な線毛を有し，これは宿主細胞に付着する役割をしていると考えられている．

(2) Aggregatibacter (actinobacillus) actinomycetemcomitans （A.a.）

小型の嫌気性のグラム陰性菌で，若年性歯周炎（若年者の侵襲性歯周炎）の患者のポケット内に多く存在し，血清の抗体価も高くなっていることが多く，若年性歯周炎の重要な病因菌の1つと考えられている．本菌はロイコトキシン leukotoxin と呼ばれるヒトの多形核白血球・単球に対する細胞毒性物質を産生し，局所的に白血球の機能低下を引き起こす作用がある．

(3) Tannerella (bacteroides) forsythia （タネレラ フォサイシア）

グラム陰性嫌気性の紡錘菌で，歯周炎のポケット内に存在し，トリプシン様酵素を産生して病原性が強く，慢性歯周炎の原因菌の1つとされている．P. gingivalis, T. denticola とともに「red complex」を構成する細菌の1つで，ポケットの深さ，アタッチメントロスとの関連性が深いとされている．

(4) Prevotella intermedia （P.i.）

嫌気性のグラム陰性桿菌で，内毒素をもち，歯肉炎や初期歯周炎のポケット内に存在し，その原因菌の1つと考えられている．妊娠性歯肉炎の場合，とくに多く見られる．

(5) Treponema denticola （T.d.）と口腔スピロヘータ類

細長くらせん形態をし，活発な運動性を有する菌である．清掃不良な口腔内（プラーク）に多く見られ，急性壊死性潰瘍性歯肉炎ではとくに多い．高度な歯周炎の縁下プラークにも多く，臨床症状と相関傾向を示す．

(6) Actinomyces viscosus と A.naeslundii

通性嫌気性〜好気性のグラム陽性桿菌で，正常な歯肉溝にも存在するが，歯肉炎のポケット内に多く存在する．プラークの蓄積，歯肉の炎症の誘発と関係が深く，これは粘性の強いフルクタン（多糖類）を合成することや，種々の細胞性免疫反応を引き起こす物質を有しているためと考えられている．

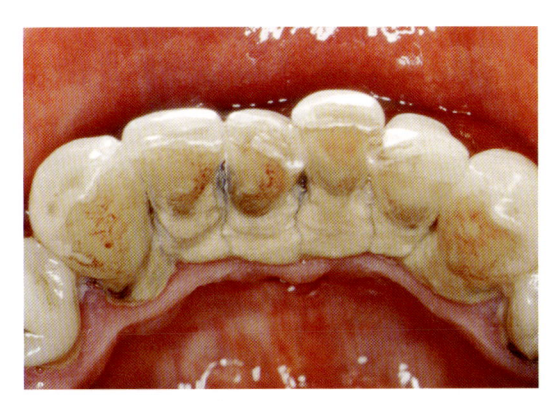

図1-57 歯肉縁上歯石
下顎舌側面に付着しやすい黄色系の歯石.

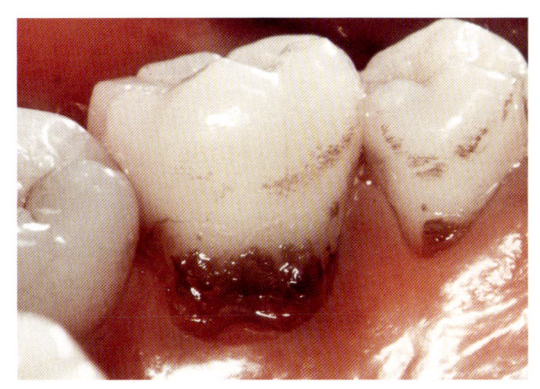

図1-58 歯肉縁上に露出した歯肉縁下歯石
歯肉が退縮し，歯肉縁下で形成された黒色で硬い縁下歯石が露出している．

3）レッドコンプレックス red complex

Socransky らによって報告された歯肉縁下プラーク中に存在する細菌集合体 complex の中で，*P. gingivalis*, *T. forsythia*, *T. denticola* の集合体を「レッドコンプレックス」と呼んでいる．これらは BANA 加水分解活性陽性の細菌で，慢性歯周炎と関連性がきわめて高く，歯周炎の重要な原因菌（リスクファクター）とされている．なおプラークを構成する細菌は，時間の経過とともに宿主応答，栄養状態，細菌間の競り合いにより共存する細菌構成が変化するが，レッドコンプレックスは成熟した（最終的）段階で存在するようになると考えられている．

5 歯石

1）定義と分類

歯石はプラークが石灰化したもので，「口腔内の歯や他の固体物上で，既に石灰化したりあるいは石灰化しつつある沈着物」と定義される．

歯石はその付着部位により，臨床的に歯肉縁上歯石と歯肉縁下歯石に分けられる．

(1) 歯肉縁上歯石（図1-57）

歯肉辺縁より歯冠側に付着したもので，比較的軟らかで最初黄白色であるが，食物や嗜好品の色素が沈着すると褐色となる．プラークが付着する不潔な歯面上のどこにでも形成されるが，唾液由来の物質が石灰化に関与するため，耳下腺管の開口部である上顎臼歯頰側や，顎下腺管と舌下腺管が開口する下顎前歯舌側に形成されやすい．

表1-18 歯石の組成

無機質（約80%）リン酸カルシウムが主成分
結晶化物：ハイドロキシアパタイト $Ca_{10}(PO_4)_6(OH)_2$
リン酸オクタカルシウム $Ca_4H(PO_4)_3 2H_2O$
ブルッシャイト $CaHPO_4・2H_2O$
ウイトロカイト $Ca_3(PO_4)_2$
無結晶物質
有機質（約20%）
タンパク質，炭水化物，脂質（少量），内毒素（エンドトキシン）（細菌の死骸，とくに糸状菌の死骸を含む）

(2) 歯肉縁下歯石（図1-58）

歯肉辺縁より根尖側，すなわちポケット内に形成されたもので，歯肉縁上歯石よりもかなり硬く，歯面に強く結合していて除去が困難であり，色は黒褐色である．歯肉縁下歯石は縁下プラークを常時付着させ増加させており，きわめて為害性が強い．石灰化には歯肉溝滲出液が強く関与し，滲出液中のヘモグロビンによって黒色化すると考えられている．縁上歯石のように特別な部位に形成されやすいことはなく，どの部位にも形成される．なお歯肉が退縮すると，歯肉縁下に形成された縁下歯石が，歯肉縁上に露出し縁上歯石の状態となるので，注意が必要である（図1-58）．

2）歯石の組成，形成，付着様式

(1) 歯石の組成

個人差や部位差が大きいが，主成分の無機質（約80%）のほとんどは結晶化，または無定形のリン酸カルシウムである．主な成分を表1-18に示した．この中で重要なのは内毒素（エンドトキシン）を含み，細胞毒性が強いことである．

(2) 形成

まず歯面にプラークが付着し，プラーク中の基質および細菌自体が石灰化して歯石となる．しかし，石灰化のメカニズムは完全には解明されておらず，いくつか学説が発表されている段階である．

a. 唾液中の CO_2 が減少し，唾液がアルカリ性に傾きリン酸カルシウム $Ca_3(PO_4)_2$ の沈着が高まるとする説

その理由として次のメカニズムが考えられている．
①唾液が唾液腺開口部から出る時の CO_2 圧は $60\,mmHg$ であるが，口腔内に広がると $29\,mmHg$ 以下に減少する．
②プラークや唾液中の細菌が炭酸脱水素酵素を産生し，この酵素が CO_2 と $Ca_3(PO_4)_2$ の複合イオンを破壊して，$Ca_3(PO_4)_2$ の沈着を容易にする．
③口腔内細菌がアンモニア（NH_3）を産生し，唾液がアルカリ性に傾く．すなわち，プラーク中で尿素が分解され NH_3 と CO_2 を産生する．NH_3 は CO_2 より強い塩基なので pH が上昇する．pH が高まるとカルシウムとリン酸がイオン化して結合し，沈着が生じる．

b. 最初にプラークの石灰化の核（種）となる物質（リン酸カルシウムの小さな結晶など）が，ペリクルや細菌の菌体内あるいは基質中に形成され，これを中心に石灰化が生じ進行するという説

核となる物質は死んだ細菌中はむろんのこと，生きた細菌中にも生じる．通常この核が生じるのはプラーク形成2〜3時間後で，プラークの石灰化は24時間以内に開始される．

3）歯周病の病因としての歯石の役割

(1) 修飾因子（プラーク増加因子）としての役割

1960年頃は，歯石は歯周病の最も重要な病因と考えられていた．しかしその後の研究の結果，最も重要な因子はプラークであり，歯石の病因としての主な役割は，表面が粗糙であり，プラークを常に付着増殖させ，取り除きにくい状態を作り出していることにあることが明らかとなっている．

すなわち，歯石は重要なプラーク増加因子の1つであり，従来考えられていた「物理的刺激説」（歯石の粗糙な面が機械的に歯肉を傷つけて炎症を起こすという説）は否定されている．Listgartenらは1973年に，クロルヘキシジンなどの消毒薬で歯石上のプラークを除去すると上皮付着が生じると報告している．しかし通常，歯石は常にプラークに覆われており，患者が口腔清掃（ブラッシングなど）を行ってもプラークが取り除きにくく，歯肉の炎症を誘発することとなる．

(2) 歯肉の根面への付着を阻害する役割，歯石内の内毒素（細胞毒性，炎症の誘発）

歯石のもう1つの有害な作用は，歯石自体の中にプラーク由来の有害物質が含まれており，それが歯肉に接した場合に歯肉に炎症を引き起こしたり（初発因子的役割），上皮や結合組織の根面への付着を阻害することである．

この有害物質としては，グラム陰性菌が持っている「内毒素」が重要視されている．スケーリングとルートプレーニング，キュレッタージ，歯周外科などを行った場合，付着させようとする根面に歯石を取り残すと，その中の為害物質の作用で歯肉は歯根面に付着せず，再びポケットが形成され，炎症が生じてくる．なお，セメント質上の歯石は，セメント質内に侵入したプラーク成分が石灰化するため，セメント質の中に歯石成分─有害物質（内毒素など）が入り込んでいる（セメント質と歯石の一体化）．これらの物質は歯肉が根面へ付着するのを阻害する因子として働く．したがって，ポケットを形成している歯肉を根面に再び付着させ治したい時は，歯石とともにこれら有害物質を含んだセメント質を取り除く必要がある．

6・歯周病における宿主応答（炎症と免疫反応による防御と組織破壊）

歯周組織に対して局所刺激（プラーク）が持続して作用した場合に生じる主な変化は，炎症，結合組織の変性，歯周ポケットの形成，骨破壊（支持組織の消失）である．これらの病理学については第3，4節で学んだ．ここでは，宿主の応答（炎症と免疫）について整理することにする．

1 炎症性反応

炎症は有害物質に対する宿主の防御反応であり，血管反応期，滲出期，修復期に分けられる．

1）血管透過性の亢進

歯周組織の炎症性反応は歯肉の血管透過性の亢進によって始まり，血漿成分，赤血球，白血球，フィブリンが血管壁を通過する．この初期の歯肉の血管炎には，プラーク由来の有害物質の他，内因性メディエーターと免疫反応機構が関与している．血管透過性の亢進は，歯肉溝滲出液の増加となって現れる．

2）炎症性細胞の浸潤

生体の局所防御反応として血管から白血球が滲出・遊走してくる．これらの細胞は炎症性細胞と呼ばれている．

炎症性反応は，炎症性細胞が関与して種々に変化する．炎症性細胞は好中球，マクロファージ，リンパ球，マスト細胞（肥満細胞）などであり，炎症の経過により浸潤する細胞が変化し，初期（急性期）には好中球，慢性期にはリンパ球，プラズマ（形質）細胞が多くなる．これらの細胞は食作用や免疫反応に関与する他，その産生物は血管透過性，コラゲナーゼ活性，骨吸収促進などと関係する．

2 炎症性細胞（宿主応答細胞）（表1-19）

1）好中球（好中性白血球）

顆粒球の一種で白血球中最も多く約53％を占めており，骨髄において幹細胞から産生される．ヒト血液中に約60×10^9個存在し，循環しており，高度の遊走性と食作用をもち血管外へ遊出し，体内に侵入した病原微生物や異物を貪食する〔顆粒球は細胞内にリソソーム顆粒を有し，核が多葉性をなしているので多形核白血球（PMN）とも呼ばれ，好中球の他に好酸球と好塩基球がある〕．

好中球の顆粒には種々の加水分解酵素として，プロテアーゼ（コラゲナーゼなど），カルボヒドラーゼ（リゾチームなど），リパーゼなどが含まれている．

(1) 好中球の防御作用（図1-59）

炎症反応が起こると好中球は毛細管の内皮に付着し，血管壁を通って遊走する．さらにアメーバ様運動を行い，細菌が産生した物質や障害組織より生じた物質に引き寄せられて移動する．好中球がこのように引き寄せられることを，「走化性 chemotaxis」という．好中球は，「食作用 phagocytosis」といわれる作用により細菌のほとんどを貪食する．この時点で脱顆粒が生じ，貪食した物質を含む貪食空胞の中へリソソーム lysosome 酵素を遊離する〔実際には，貪食空胞はリソソームと融着し，リソソーム酵素による細菌の破壊が生じる．また，過酸化水素（H_2O_2）とヨウ素を伴う酵素 MPO（ミエロペルオキシダーゼ）の複合体によっても，細胞を破壊する〕．

細菌の侵入に対する好中球の役割は，骨髄幹細胞から細胞を増生すること，血管壁への付着，走化性，食作用，殺菌作用，消化に対する反応と，広い範囲に及ぶ．これらの

表1-19 炎症が生じた歯周組織中の宿主応答細胞（炎症性細胞）の防御作用と破壊作用

種類	防御作用（機能）	生体破壊作用
好中球 （多形核白血球）	走化性を有し，細菌や有害物質の食作用，殺菌作用（上皮やポケット中にも存在）	リソソーム酵素放出 → 結合組織破壊 コラゲナーゼ，加水分解酵素 → 骨組織破壊
マクロファージ （単核食細胞） （単球）	貪食作用 免疫反応に関与（抗原処理作用）	プロスタグランジン E_2 産生→骨破壊 リソソーム酵素放出→組織破壊
リンパ球 T細胞 B細胞	免疫機構の主役 細胞性免疫T細胞→標的細胞を障害 体液性免疫B細胞→抗体産生	サイトカイン産生→OAF（破骨細胞活性化因子） リンホトキシン→LF（線維芽細胞毒）を含む 抗原抗体複合体
プラズマ細胞	抗体産生（Bリンパ球が分化した細胞で各種免疫グロブリン抗体を作る）	抗原抗体複合体（好中球を走化させ，リソゾーム酵素を放出させる）
マスト細胞	明確でない（血管透過性亢進）	ヒスタミンの放出（即時アレルギーに関与）
線維芽細胞	歯肉線維（コラーゲン線維）産生	歯肉線維（コラーゲン線維）の貪食

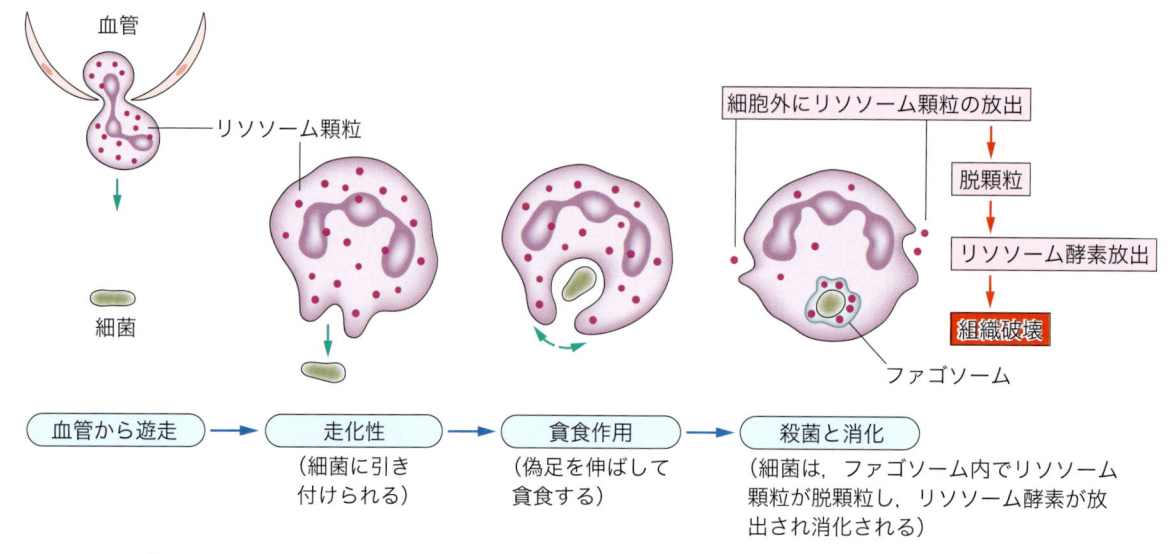

図1-59 好中球の防御作用（走化性と貪食作用）と組織破壊作用

段階のどこかが妨害されると，異常な炎症反応となる．例としては周期性好中球減少症，無顆粒細胞症（骨髄の好中球産生能の欠陥），Chédiak-Higashi症候群などがあり，重症な歯周炎に罹患している．若年性歯周炎では，好中球の遊走能が低下しているとの報告もある．

(2) 好中球の宿主組織破壊作用

好中球は防御作用を発揮するとともに，宿主の組織（歯周組織）を破壊する作用をもっている（これはアルツスArthus反応において明らかである）．炎症により局所に集中した好中球は，顆粒中の酵素（リソソーム酵素）を組織内に放出し，歯肉の結合組織（コラーゲン線維など）や歯槽骨を破壊する．これらの酵素には加水分解酵素として，コラゲナーゼなどのタンパク分解酵素が含まれている．

好中球が歯周組織破壊に関与していることは明らかであり，好中球顆粒が組織中に制御されずに放出されることが重要と思われる．

2）単核食細胞，単球，マクロファージ

白血球の中で最も大きい．骨髄中の幹細胞で作られ，monocyto（単球）となり血液中に放出される．一部は血管から組織中へ遊走して，macrophage（マクロファージ；大食細胞）へ分化する．

宿主の防御作用に重要な役割をしており，貪食作用（リソソーム酵素による消化）を有する他，免疫反応とも密接な関係をもち，リンパ球の作用を調整する．マクロファージは，抗原により活性化したリンパ球（T細胞）が再び抗原と接触した時に放出するサイトカインにより活性化され，強い抗菌能をもつようになる．

マクロファージも好中球と同様に防御力をもつと同時に破壊力をもち（リソソーム酵素の放出），歯周組織破壊の役割をする可能性がある（プロスタグランジン E_2 を産生し骨破壊に関与する）．

3）リンパ球（図1-60, 61）

リンパ球は血液中の白血球の約35％を占め（血液 $1mm^3$ 中1,500～4,000個），運動性を有し，アメーバ状に移動する．食作用はなく，免疫機構の主役をなし，リンパ系，血管内，組織内と全身をくまなく移動し，細菌，ウイルス，エンドトキシンなど外来異物と接触するようにしている．

リンパ球は免疫細胞の主役をなし，骨髄の幹細胞stem cell由来で，2つの系統がある．すなわち，胸腺thymusを経由して末梢に出てTリンパ球（T細胞）となるものと，骨髄から直接末梢に放出されるB細胞〔bone marrow drived cell；鳥類ではファブリキウス（Fabricius）囊を経由するが，哺乳類では消化管上皮bursal equivalentが影響すると考えられている〕がある．

(1) Tリンパ球

細胞性免疫の主役を演じる末梢血リンパ球の60～70％を占め，免疫機能を増強させる細胞群と，免疫機能の抑制と細胞障害性を示す群とがある．

a．免疫機能を増強させる細胞

①キラーT細胞 killer T cell

ウイルス感染細胞や癌細胞など標的細胞を特異的に障害する．

②ヘルパーT細胞 helper T cell

B細胞の抗体産生を補助する細胞．

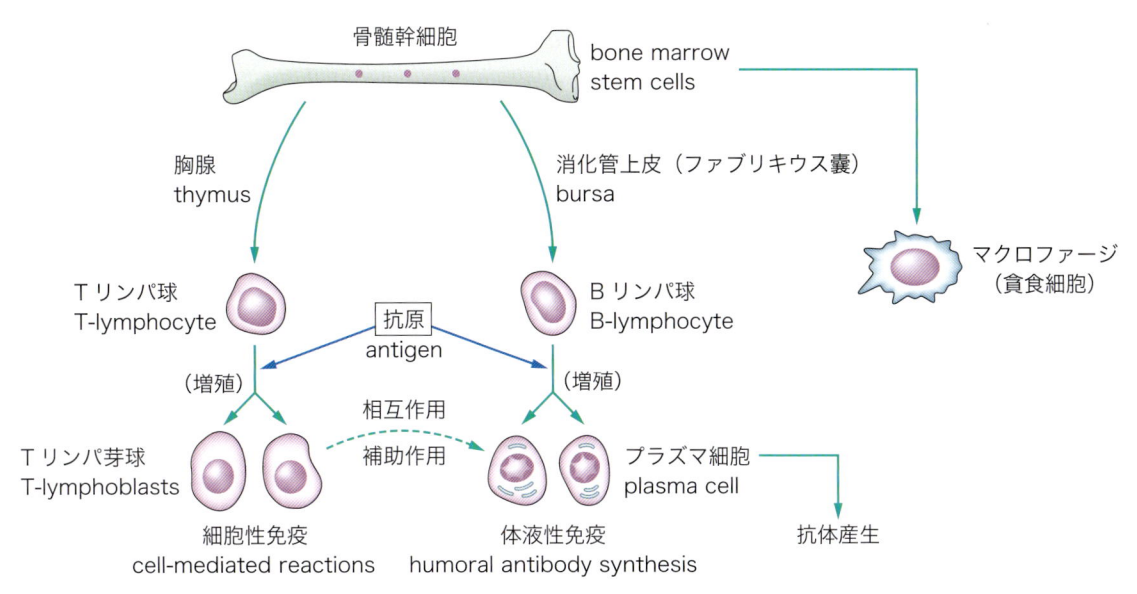

図1-60 リンパ球と免疫機構

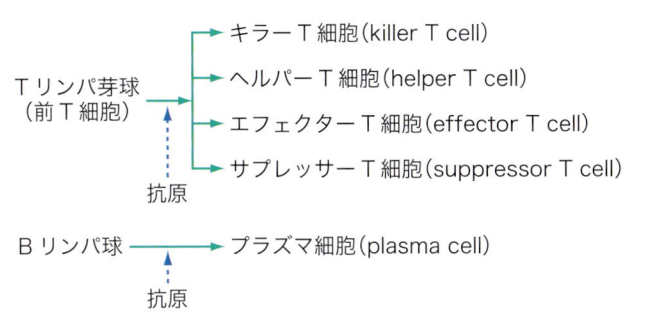

図1-61 Tリンパ球とBリンパ球の分化と作用

③エフェクターT細胞 effector T cell

リンホカイン（近年サイトカインに名称統一された）を作る．

b．免疫機能の抑制細胞

①サプレッサーT細胞 suppressor T cell

抗体産生や細胞性免疫の免疫応答を抑制する．

これらのT細胞は，互いに役割が決まっており，それ以外の役割は果たせない．このどれかが障害されると，部分的免疫不全が生じる．

(2) Bリンパ球

体液性免疫（抗体産生）の主役をなし，末梢リンパ球の10％を占める．

Bリンパ球は免疫グロブリンすなわち抗体をレセプターとしてもっており，抗原がくるとその抗体が反応し，分化・増殖し，プラズマ細胞 plasma cell になる．このプラズマ細胞は同じ特異性をもつ抗体を産生する．なお，プラズマ細胞への分化には，T細胞（ヘルパーT）の補助が必要である．

4) プラズマ細胞（形質細胞）plasma cell

Bリンパ球が分化したもので，抗体（各種免疫グロブリン）を産生する．リンパ球の2～3倍の大きさで楕円形をし，核は円形で偏在する．慢性歯肉炎，慢性歯周炎では，この細胞がきわめて多数集まっている．

5) マスト細胞（肥満細胞）mast cell

発生については明確にされていないが，多くは未分化の間葉細胞に由来する．慢性炎症の場合に多く現れ，急性炎症では少ない．細胞表面にIgE抗体ができ，抗原と遭遇するとヒスタミンを放出する．

3 免疫反応と歯周組織破壊

免疫反応は生体の重要な防御機構の1つであるが，同時に生体にとって有害な反応ともなる．免疫反応は免疫系細胞の働きによるものであり，外来異物と認識したものに対し特異的な機能をもち，その異物を中和したり破壊する．これらの異物は抗原と呼ばれ，宿主自身のものと異なるタ

ンパクあるいは多糖類で，細菌の構成成分，ウイルス，細菌産生物，外来（移植）の組織や赤血球，その他である．

歯周病において生じる免疫反応は，プラーク中の細菌由来物質が抗原となり生じる．免疫応答の過程を段階的に細菌レベルの流れを中心に要約すると，次のようになる．

1) 抗原侵入による免疫反応と歯周組織（図1-62, 63）

(1) 異物（抗原）の生体内侵入
プラーク中の細菌由来物質が歯肉溝上皮を通って歯肉の結合組織内に入る．

(2) マクロファージによる抗原処理（処理抗原への変化）
まずマクロファージが反応して異物（抗原）を取り込み，酵素で処理し，免疫応答を進めるのに有効な「処理抗原（組織適合抗原）」に変える．この反応は，マクロファージの中で消化された抗原の断片が細胞の表面へ出てきて，その一部が組織適合抗原と結合し，そこをT細胞が認識する．組織適合抗原は各人で異なり，この違いが各人の免疫反応の差となって現れる．

(3) T細胞とB細胞の抗原認識と活性化
マクロファージはこの「処理抗原」をT細胞（胸腺由来細胞）とB細胞（抗原産生前駆細胞）に受け渡し，認識させる．T細胞とB細胞は，その表面には抗原特異的レセプターreceptorが存在し，対応する抗原と結合すると活性化し，細胞分裂，増殖，機能分化する．

(4) T細胞の分裂増殖，機能分化，サイトカイン（生理活性物質）の放出
T細胞は，抗原を認識すると大型細胞に変わり，大きな核小体ができ，細胞の中にリソソームが多く形成され，サイトカイン（参考1参照）を作製する．サイトカインは他の細胞の働きを調整し，細胞と細胞の相互作用を決定する．なお，T細胞はさらにヘルパーT細胞，サプレッサーT細胞，キラーT細胞，遅延型過敏性T細胞などに分化増殖する．

(5) B細胞のプラズマ細胞化と抗体産生
B細胞はプラズマ細胞に分化し，多量の抗体を産生し，血中や組織中に放出する（B細胞表面に免疫グロブリンが存在し，これが抗原レセプターとなる）．慢性歯肉炎，歯周炎では局所（歯肉）にプラズマ細胞が多量に存在し，抗体とくにIgGが生産されている．

(6) 免疫状態の完成
プラズマ細胞により生産された抗体（IgMやIgGなど）が血中に放出され，有効濃度に達し，免疫状態となる（体液性免疫）．一方，T細胞は抗原結合部位（抗原と強く反応する）が強化され，感作T細胞が増産され血中に放出され，免疫状態となる（細胞性免疫）．

参考1：サイトカイン，リソソーム，プロスタグランジン，キニン，インターロイキン，補体系

● **サイトカイン** cytokines
リンパ球が産生する生理活性物質をリンホカインと呼んだが，研究が進み単球が産生するモノカインと同一物質を含むことが明らかとなり，サイトカインという名が使われるようになった．その中には，マクロファージ活性化因子（MAF），マクロファージ遊走抑制因子（MIF），リンホトキシン lymhotoxin（LT），破骨細胞活性化因子（OAF），T細胞増殖因子（IL-2；インターロイキン2）など，免疫応答を促進したり抑制する物質を含み，歯周炎でも重要な役割をしている．

● **リソソーム** lysosome
種々の加水分解酵素（リソソーム酵素）を蓄えている細胞内小器官の1つ（直径約1μm）である．リソソーム酵素は，細胞内に取り込んだ異物の消化に重要な役割（とくに白血球などで）をしている．しかしこの酵素が取り込まれた異物と反応し（二次小体），組織内に放出されると，組織破壊（コラーゲン線維の破壊などを含む）を引き起こす．歯周組織の破壊でも重要な役割をする．

● **プロスタグランジン** prostaglandin
体内の多くの部位で産生され，その影響は局所的であり，局所性あるいは細胞性ホルモンとも呼ばれる．マクロファージ，線維芽細胞，好酸球などの多くの細胞が産生し，急性や慢性炎症，骨吸収，免疫反応に媒介物質あるいは修飾因子として関与する．好中球の走化性を促進する他，好酸球を刺激してプロスタグランジンを遊離させ，遊離したプロスタグランジンは環状アデノシン5′-リン酸（adenosine 5′-monophosphate）の作用により，肥満細胞からのヒスタミンの放出を抑制する．さらに環状AMPによってメディエートされた免疫反応の抑制にも関与する．なお，プロスタグランジンは炎症が生じている歯肉に高濃度に存在し，歯周病に罹患した組織からの抽出物は，試験管内での骨の吸収を引き起こす．

● **キニン** kinin
α_2グロブリンと血漿に関与する糖タンパク基質（キニノーゲン）に，タンパク分解酵素およびエステル分解酵素（キニノゲナーゼ）が作用して生成される炎症のケミカルメディエーターで，血管透過性を亢進させる．肺および血中のキニナーゼにより不活性化される．キニン類の原型は，ブラジキニンである．キニンは傷害を受けた際に放出され，急性炎症に関与する血管作用物質である．キニンを生成できる酵素は，キニノゲナーゼと呼ばれ，カリクレイン，トリプシン，ペプシンが含まれる．

● **インターロイキン** interleukin（IL）
インターロイキン1は，マクロファージから産生されるリンパ球活性化因子の1つである．インターロイキン2は，ヘルパーT細胞から産生され，T細胞増殖因子である．

● **補体系** complement
補体は正常な血清中に存在する9つのタンパク成分（$C_1 \sim C_9$）の複合体である．このタンパク成分が活性化されると，補体活性化経路として知られている様式で，一連の縦の系列のタンパク成分の相互作用が起こる．補体の活性化経路は2つある．歯肉溝滲出液中に補体成分C_3，C_4が存在するという報告や，歯周病では補体活性化が起こるという報告がある．補体活性化は白血球を引き寄せ，リソソーム酵素の放出や組織細胞溶解を起こす（p.52参考2参照）．

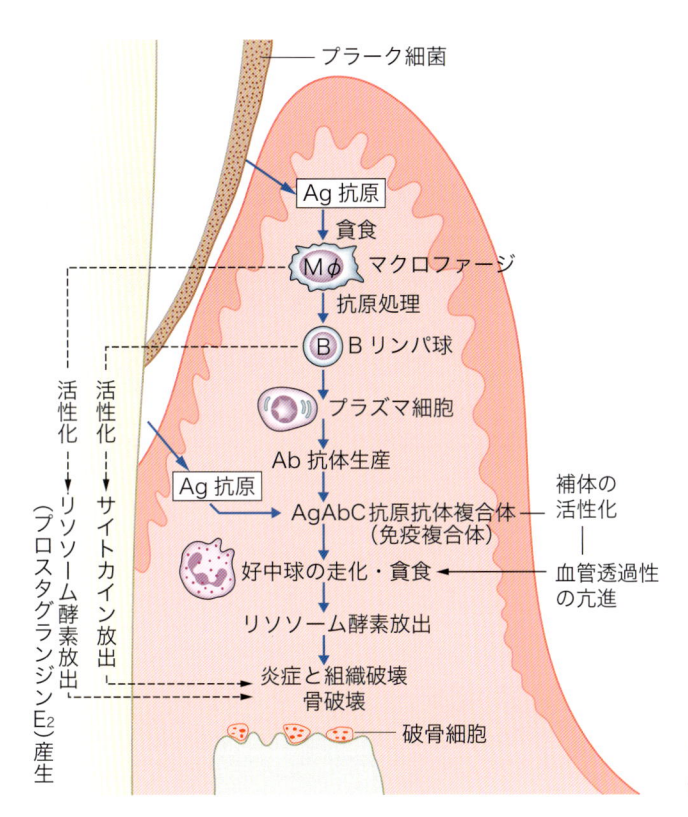

図 1-62 歯周組織における体液性免疫反応による組織破壊

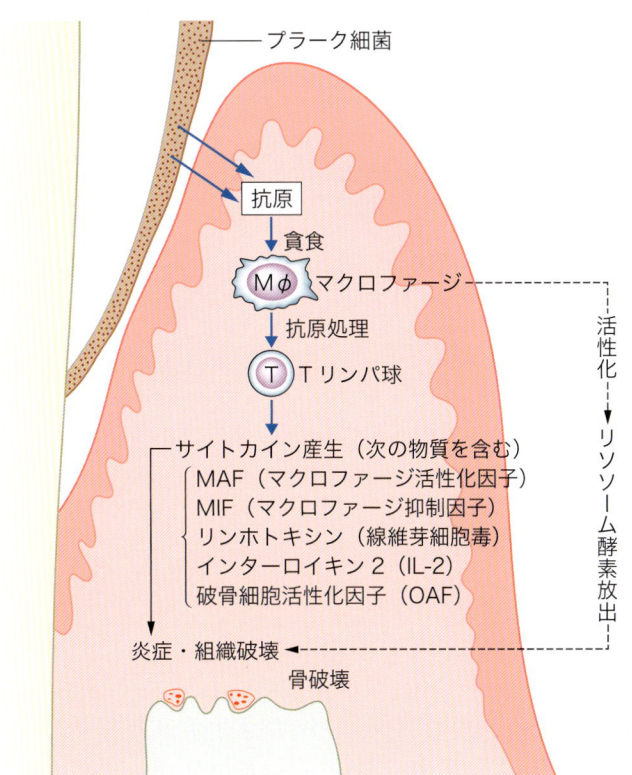

図 1-63 歯周組織における細胞性免疫反応による組織破壊

2）歯周組織に生じると思われる免疫反応による組織破壊

(1) 体液性免疫反応による組織破壊（図1-62）

慢性歯肉炎や歯周炎では多数のプラズマ細胞が出現しており，抗体（主に IgG，他に IgA，IgM）を産生し，組織中に侵入した抗原と反応し（抗原抗体反応），免疫複合体を作る．これは補体を活性化し，好中球を遊走させ，集合させる（走化性）．好中球はこの複合体を貪食するが，その過程でリソソーム酵素を放出し，コラーゲン線維など組織を破壊する．さらに白血球も破壊され，炎症は長期化する．

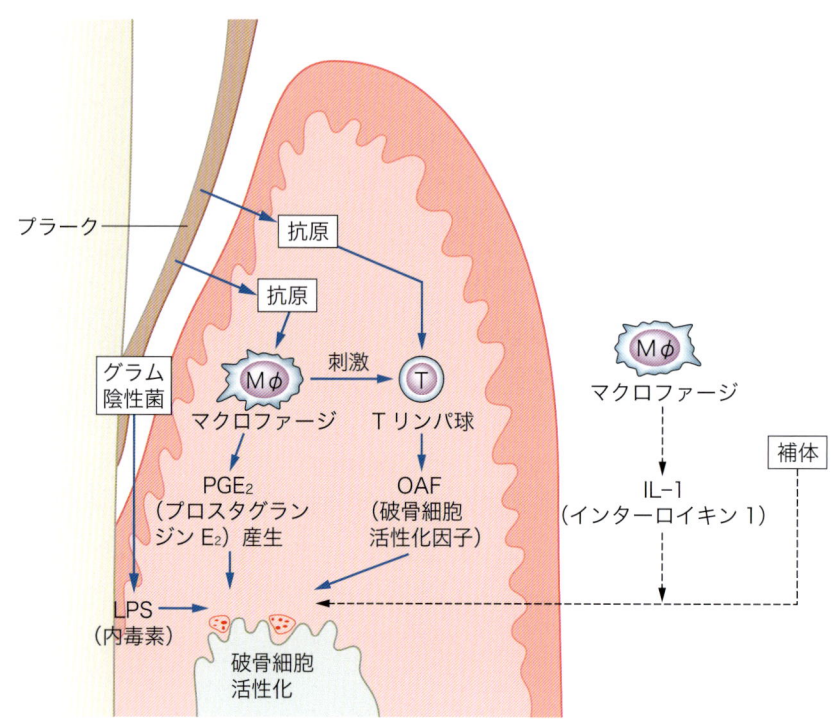

図1-64 歯槽骨吸収のメカニズム
LPS，PGE_2，OAF などにより破骨細胞が活性化され，歯槽骨が吸収される

(2) 細胞性免疫反応による組織破壊（図1-63）

慢性歯肉炎や歯周炎では，前述したようにマクロファージの抗原処理によりT細胞は活性化され，サイトカインを産生する．サイトカインは多くの因子を含むが，炎症性細胞の遊走促進，細胞毒性を有して線維芽細胞を変性させたり，破骨細胞活性化因子を有し，歯周組織を破壊する．

サイトカインにはマクロファージ活性化因子が含まれており，マクロファージは活性化されてインターロイキンを大量に産生する．インターロイキンの一部はB細胞の増殖を促し，プラズマ細胞が多量に増加する．その結果，歯周炎ではプラズマ細胞が IgG 抗体を作り，抗原抗体複合体ができ，(1) で述べた反応が生じ，局所的にはいわゆる体液性免疫が強い型となっている．

(3) 歯槽骨の骨吸収のメカニズム（図1-64）

骨吸収は破骨細胞が活性化して生じるが，免疫学的に見ると破骨細胞は主にマクロファージが作るプロスタグランジン E_2（PGE_2），Tリンパ球が放出する破骨細胞活性化因子（OAF），グラム陰性菌がもつ内毒素（LPS）などによって活性化されると考えられている．

参考2：補体活性化の作用効果

① 防御的作用
- PMN（多形核白血球）とMφ（遊走マクロファージ）の食作用のために，細菌のオプソニン化をする食細胞を吸引する
- 食細胞のレセプターが，補体活性化と食作用をもつ免疫複合体と結合する
- フラグメント C3a と C5a の走化性を活性化する
- 細菌溶解を引き起こすグラム陰性菌へ付着する抗体により，補体を活性化する

② 破壊的作用
- ヒスタミンを放出するフラグメント C5a のアナフィラキシー作用
- 分節フラグメント C3a のマクロファージに対する細胞毒性
- リソソーム酵素の放出

参考3：遅延型過敏症と標的細胞破壊

- 遅延型過敏症：
  可溶性タンパク抗原と特異な結合によって刺激された感作リンパ球がリンホカイン（活性因子）を産生放出し，細胞の壊死，マクロファージの活性化と集積，細小血管を拡張（発赤）させる．
- 標的細胞破壊：
  移植や腫瘍の場合に，これらを特異的に破壊する細胞（キラーT細胞，cytotoxic T細胞）が出現し，標的細胞へ付着し，細胞溶解する．

7・歯周病と咬合 — 外傷性咬合と咬合性外傷

歯周組織は咬合機能と密接な関係にある．対合歯を失って咬合機能を失うと歯周組織は退化する．とくに歯根膜線維の減少や配列の乱れなどが生じる．一方，咬合の異常とくに早期接触やブラキシズムは，歯周組織に咬合性外傷を引き起こし，歯周炎と合併するとこれを進行させるなど，両者間に深い関係がある．ここでは，両者の関係について咬合性外傷と外傷性咬合を中心に述べる．

1 外傷性咬合と咬合性外傷

外傷性咬合 traumatic occlusion と咬合性外傷 occlusal trauma は，言葉が類似しているため混同しやすい．両者は咬合力により組織に生じる外傷性変化について，その原因を示す言葉と結果を示す言葉であり，その内容を理解し区別して用いる必要がある（図 1-65）．

1）外傷性咬合

外傷性咬合は，狭義には「歯周組織に外傷性の損傷を引き起こす咬合」を意味し，広義には咀嚼系(歯周組織・咀嚼筋・顎関節を含む)に損傷を引き起こす咬合を意味している（図 1-66, 表 1-20）．すなわち，外傷性咬合は外傷の原因となる因子を示す言葉であり，咬合性外傷は結果（病変）を示す言葉である．

外傷性咬合となりうる因子には，「早期接触」，「ブラキシズム」，「側方圧」，「矯正力」，「舌と口唇の悪習癖」，「食片圧入」などがある．しかしこれらは，歯周組織や他の咀

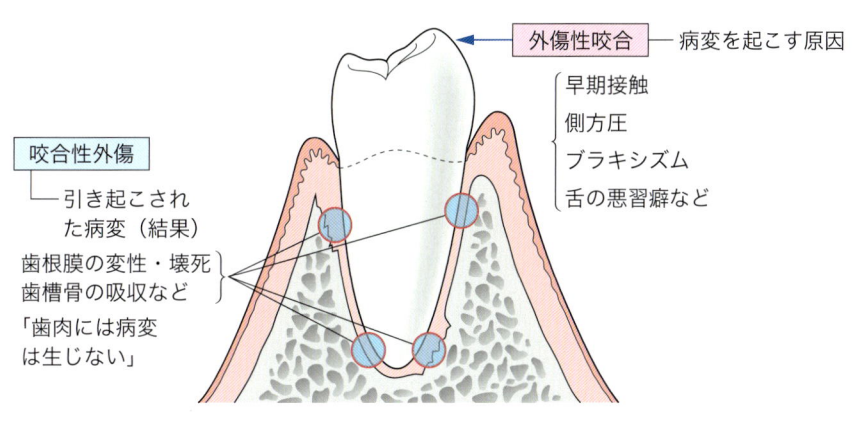

図 1-65 外傷性咬合と咬合性外傷との関係

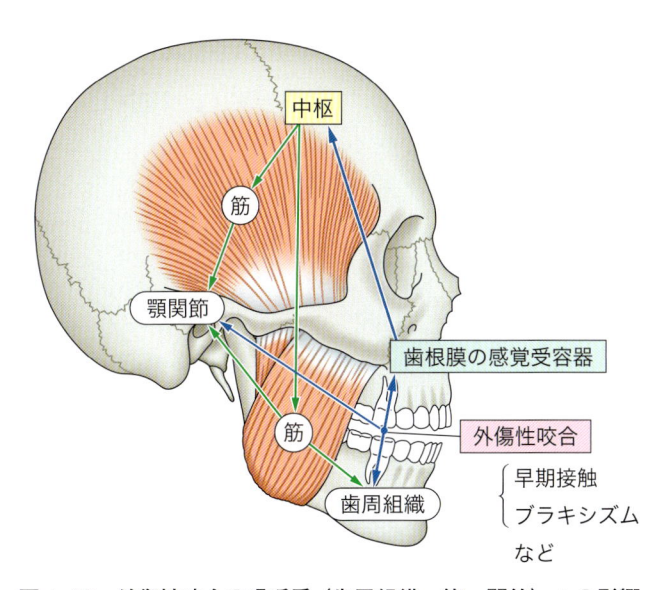

図 1-66 外傷性咬合の咀嚼系（歯周組織，筋，関節）への影響
外傷性咬合は，歯周組織の他に咀嚼筋（さらに関連筋）や顎関節にも影響を与え，顎関節症を引き起こすことがある．

表 1-20 歯周組織に生じる咬合性外傷の組織変化と臨床症状

1. 病理組織学的変化
   ①歯根膜の変性，壊死（圧迫側），歯根膜線維の切断（牽引側）
   　外傷性咬合が加わると，歯根膜は硬組織の歯根と歯槽骨の間で圧迫され，血流が悪化・停止し，変性・壊死が生じる．
   ②歯槽骨の吸収，壊死（圧迫側）
   ③セメント質の吸収（圧迫側），剝離（牽引側）
   ④歯肉は変化が生じない（炎症やポケット形成はない）
2. 臨床症状
   ①歯の動揺の増加
   ②歯の（病的）移動
   ③歯根膜（腔）の拡大，狭小，歯槽硬線の消失
   ④歯槽骨の垂直性吸収，骨縁下ポケット形成
   ⑤根分岐部病変の進行（根分岐部に力が集中しやすい）
   ⑥知覚過敏症や咀嚼痛なども生じる可能性がある

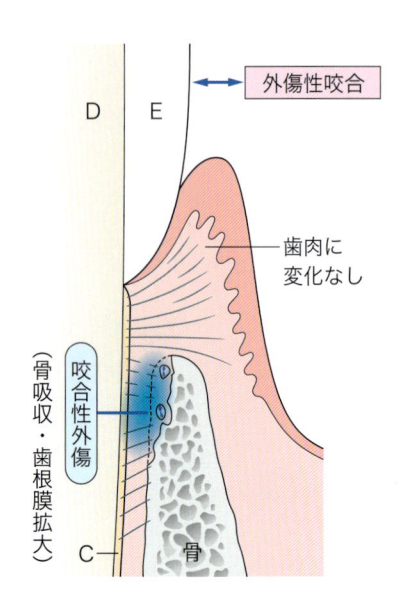

図1-67 正常な（炎症のない）歯周組織の歯に外傷性咬合が加わった場合の組織変化
歯肉に炎症のない場合，咬合性外傷は歯根膜と歯槽骨のみに生じ，歯肉には変化は生じない．
D：象牙質，E：エナメル質，C：セメント質．

嚼系に外傷を引き起こす場合に初めて外傷性咬合といえるのであって，これらが存在するからといって，そのすべてが外傷性咬合であると判定してはいけない．例えば，歯ぎしりや側方圧が加わっても咀嚼系が十分適応し，外傷が生じない場合がある．この場合は外傷性咬合とはいわない．しかし，歯周炎などにより歯周組織の抵抗力が低下した場合，外傷性咬合となる可能性が強い．

2）咬合性外傷

咬合性外傷は，狭義には「過度な咬合力によって引きこされた歯周組織の外傷」を意味する言葉であり，広義には，「外力（主に咬合力）によって生じた咀嚼系の損傷」の意味で用いられる．すなわち，咬合力によって生じた歯周組織の損傷の他，いわゆる顎関節症と呼ばれる咀嚼筋や顎関節の損傷も含んでいる（図1-66）．しかし歯周病学では，通常「歯周組織に生じる外傷性の病変」を意味する（図1-65, 67）．

3）1次性咬合性外傷と2次性咬合性外傷

咬合性外傷は，1次性と2次性に分類される．1次性咬合性外傷は，基本的に正常な歯周組織の歯に異常な咬合力が作用して外傷が生じたものである．2次性咬合性外傷は，歯周病や他の原因で支持力の低下した（減少した）歯周組織の歯に，咬合力や舌などの力が作用して生じた外傷である．

2 正常な（炎症のない）歯周組織に生じる咬合性外傷

正常な歯に異常に強い咬合力が加わった場合，歯周組織に生じる咬合性外傷はまず第1に歯根膜に生じ，続いて歯槽骨とセメント質に生じる．歯肉には咬合力による影響は直接生じない．すなわち，歯肉に炎症を引き起こして，ポケットを形成し，歯肉炎や歯周炎を生じさせることはない（図1-65, 67, 68）．

1）歯根膜に生じる咬合性外傷

歯根膜が最も強く影響を受けるのは，歯根膜が硬い組織である歯根（セメント質）と歯槽骨との間に挟まれていることと関連している．歯に強い力が加わると歯根膜は両者の間で強く圧迫され，血液循環が悪化するためと考えられる．歯根膜は本来血管に富んだ組織であるが，側方圧などにより両方の硬組織の間で強く圧迫されると血液がほとんど流入しない状態となり，硝子様変性，さらには壊死に陥ることになる．

牽引側では歯根膜主線維は引っ張られて緊張する（直線的に走る）ため，線維の間に存在する血管は圧迫されて血液循環が悪化し，歯根膜の変性が生じてくることが観察されている．外力が強いと線維の切断やセメント質の剝離も生じる．

2）歯槽骨とセメント質に生じる咬合性外傷

一方，歯槽骨には吸収が生じる．これは骨の表層に圧力が加わると破骨細胞の活性が高まり，造骨細胞の活性は抑えられるためと考えられている．強い持続圧が加わると，歯根膜同様，血液循環の悪化により一部は壊死に陥る．外傷性咬合力が強いと，セメント質や象牙質が破歯細胞の活性化により吸収されることがある．

3）歯肉に対する影響

歯肉は歯根膜のように硬組織（歯根と歯槽骨）の間で強く圧迫されることはないので，ほとんど影響を受けない．歯肉の血液は歯槽骨頂と歯根膜と歯槽粘膜の3つのルートで供給されるため，たとえ歯根膜が圧迫されて歯根膜からの血液供給が止まっても，組織変性は生じにくい（図1-67, 68）．しかし歯肉に炎症が生じ，深部にまで進行している場合（歯周炎）は，影響を与える可能性がある．

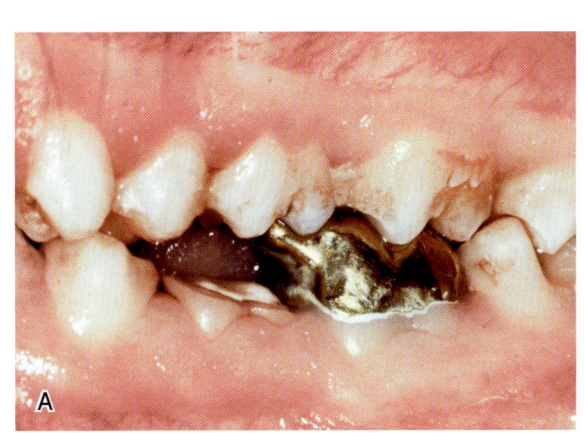

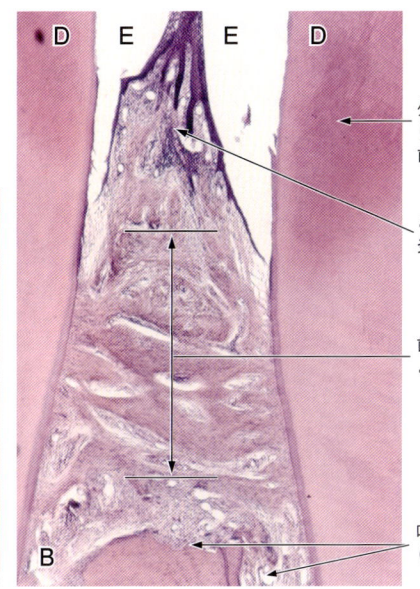

第1章 歯周組織と歯周病

図1-68 正常な歯周組織の歯に外傷性咬合を加えた場合の組織変化（サル）
A：サルの $\overline{6}$ の歯冠を切断後，$\overline{7}$ に近心方向に延長しかつ咬合を高めた冠を装着，4週後の状態．ブラッシングを2日に1度行った．歯の動揺は著しく増加したが，歯肉の炎症，歯周ポケットは生じない．
B：実験歯（右側の歯）は圧下し，付着上皮は左側の歯に比べ根尖側に位置する．歯間部の歯肉線維はよく発達し，上皮の根尖側移動はない．歯間乳頭部に軽度炎症と，骨頂部に骨吸収が見られるが，炎症部と骨頂部との間に歯肉線維がよく発達しており，炎症は歯肉表層のみに限局している．（本間 博，1997）

3 歯周病における外傷性咬合と咬合性外傷の役割―考え方の変遷

　過去（1900年代前半）においては，外傷性咬合（あるいは咬合性外傷）は歯周病（歯周炎）を引き起こす重要な原因と考えられていた．この考えは，義歯の鉤歯やブリッジの支台歯が重度の歯周炎に罹患しやすいことなどから，臨床家に広く信じられていた．

　1950年以後この問題に強い関心が集まり，Orban（1955）やGlickman（1955）らをはじめ，多くの研究者が動物実験を行い，外傷性咬合は歯肉炎を引き起こしたり歯周ポケットを形成することがないことを報告している（図1-68）．Glickman（1962, 1963）は，歯周組織を刺激層（歯肉辺縁部でプラークや歯石により炎症を起こす部分），共同破壊層（歯槽骨や歯根膜部で炎症と咬合性外傷が合併して破壊する部分）とに区分する考えを発表し，さらに，歯肉の炎症は通常歯槽骨頂部に向かって広がるが，過度な咬合力は歯肉線維の配列を変化させ，炎症は直接歯根膜に広がり，垂直性骨欠損を伴う骨縁下ポケットを形成するという仮説を立てた（図1-69）．

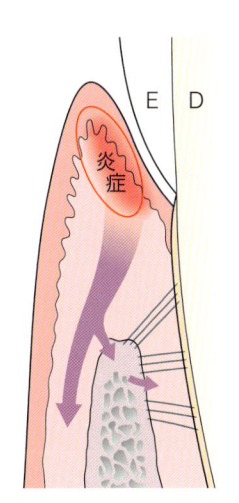

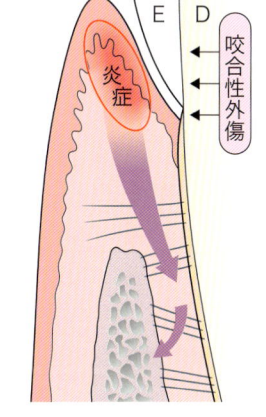

図1-69 Glickmanの"炎症と咬合性外傷が合併した場合には，炎症の進行路が変化する"という仮説（1962）
A：炎症のみでは炎症は骨頂と骨の外側に進む．
B：炎症と咬合性外傷が合併すると炎症は歯根膜へ進む．しかし，これは剖検所見をもとに立てた仮説であり，まだ実証されていない．

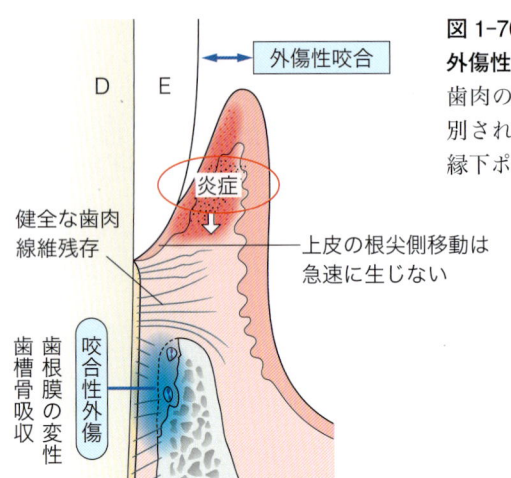

図 1-70　軽度の炎症（深部の歯肉線維は健全）の歯に外傷性咬合が加わった場合の組織変化
歯肉の炎症は健全な歯肉線維により咬合性外傷部と区別され，炎症と外傷が合併した状態にはならない．骨縁下ポケットはできない．

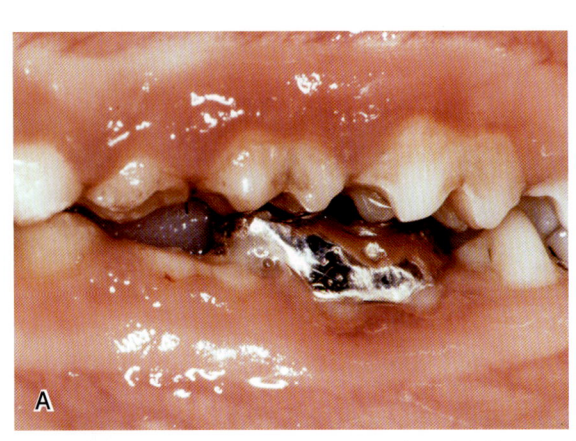

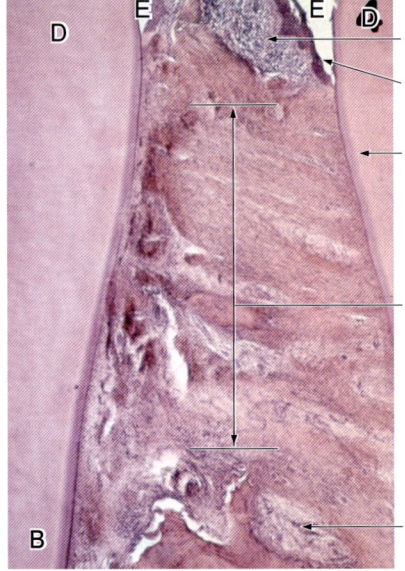

図 1-71　実験的に歯肉に軽度の炎症がある歯に外傷性咬合を加えた場合の組織変化
A：歯肉炎の歯に高い冠を装着して4週後のサルの口腔内．被験歯は圧下している．歯周ポケットは3mm程度．
B：右側の実験歯の骨吸収が著明であるが，歯肉線維がよく発達し，炎症は歯間乳頭に限局しており，骨縁下ポケットは形成されていない．D：象牙質，E：エナメル質．（本間　博，1977）

　その後この考えに対して反論がなされ，動物実験では，炎症と咬合性外傷が合併しても骨縁下ポケットは必ずしも形成されないことが発表されている．1970年以後，炎症と外傷との合併時の組織変化について精細な研究と討論がなされ，本間ら（1977）は，サルにソフトフードを与えて炎症を起こし，高いクラウンを装着して観察している．その結果，接合上皮の根尖側移動とポケット形成はきわめて少なかった．これは歯肉の炎症が軽度で骨頂部の歯肉線維がよく発達していたためと考えられる（図 1-70, 71）．その後 Lindhe ら（1982）はビーグル犬を用い，まず強い炎症を起こし，そこに jiggling force（歯を2方向に揺さぶる力）を加えると，垂直性骨吸収と骨縁下ポケットが形成されたと報告している．一方 Polson ら（1983）は，リスザルを用いて類似した実験を行い，骨吸収は著しかったが，アタッチメントロス（骨縁下ポケット）は生じなかったと報告し，論争が行われた．

　しかしながら，単に動物実験の結果のみではヒトの歯周病における咬合性外傷の役割を正しく評価することはできない．すなわち，ビーグル犬とリスザルとで結果が異なったように，動物とヒトとの間では，咬合形式，歯周組織の抵抗力，炎症や外傷性因子の作用する時間の長さ，感染している細菌などに差があり，組織反応にも差異があるものと思われる（図 1-72, 73）．

4　炎症と咬合性外傷の合併による歯周組織破壊

　重度歯周炎罹患歯の多くは，早期接触や側方圧などによる1次性咬合性外傷と，支持力の低下による2次性咬合性外傷が生じている．さらに強い炎症と咬合性外傷が合併している場合が多い（図 1-74）．

第1章 歯周組織と歯周病

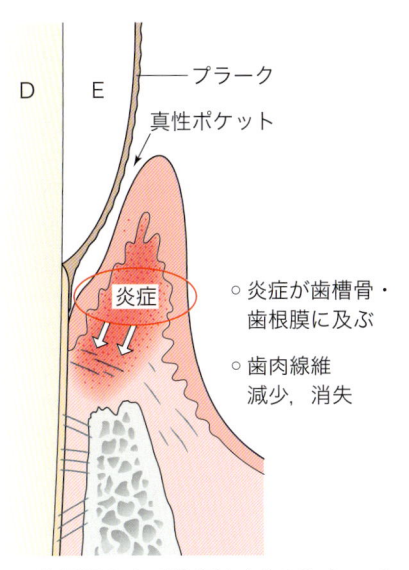

図1-72 歯周炎のみで外傷性咬合が加わっていない場合
炎症は歯槽骨頂に及び，歯肉線維は消失している．骨吸収はゆっくり進む（水平性骨吸収）．

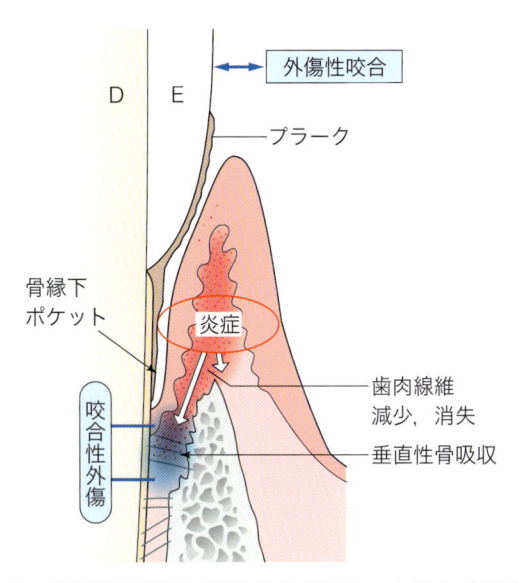

図1-73 歯周炎の歯に外傷性咬合が加わった場合（歯周炎と咬合性外傷の合併）
炎症が歯根膜や歯槽骨頂部に及んでいる歯に外傷性咬合が加わり，咬合性外傷が生じ歯根膜や骨に変性壊死が生じると，炎症はその部に向かって急速に進行し，深いポケット（骨縁下ポケット）を伴う垂直性骨吸収を引き起こす．とくに骨頂部の歯肉線維の消失の有無が重要な分かれ目と思われる．

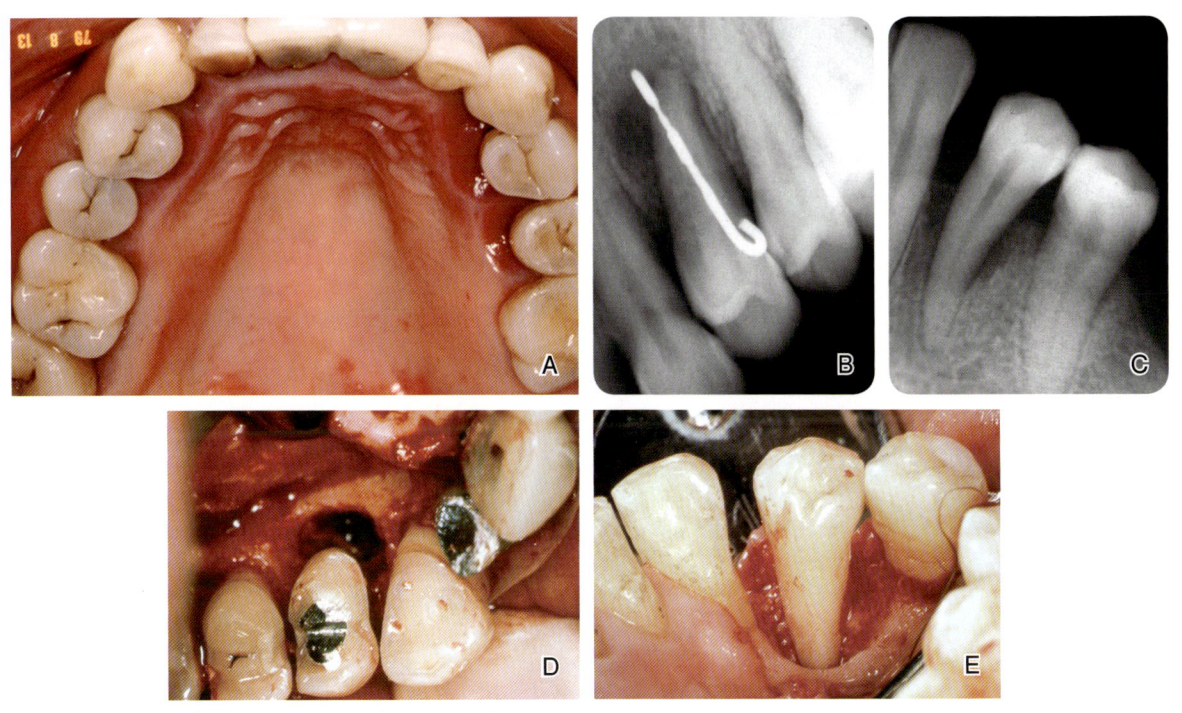

図1-74 炎症（歯周炎）と咬合性外傷が合併した症例
54歳，女性．顎関節部の疼痛を主訴に来院，起床時の顎のこわばり，関節と筋の圧痛，開口障害がある．咬耗＋＋，5か月前に義歯装着後に発症．
早期接触は咬頭嵌合位で $\frac{4|4}{4|4}$ に強く，この部位の骨吸収は高度である．一方，他の部位の骨吸収は軽度である．
A：唇側の炎症は軽度であるが，口蓋側は炎症が強い（下顎も舌側の炎症が強い）．
B：早期接触の強い|4は骨吸収が著明で，X線用プローベ（加藤）は根尖に達する．|3と|5は正常な咬合で骨吸収はごく軽度．
C：同様に，早期接触の強い|4の垂直性骨吸収が著しく，|5は早期接触がなく外傷性咬合は加わっていない．
D：炎症と咬合性外傷が合併しており，骨吸収は垂直性で根尖部位に達していた．一方，|5は炎症のみで骨吸収は少ない．
E：同様に，炎症と外傷は合併しており，舌側は骨吸収が著しかった．|5の骨吸収は少ない．

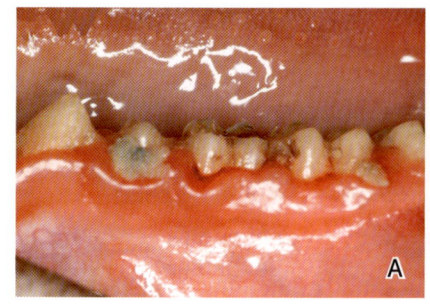

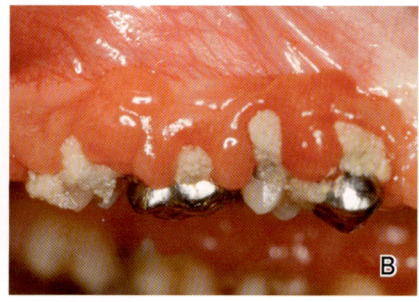

7・歯周病と咬合―外傷性咬合と咬合性外傷

図1-75 サルの臼歯にA：強い炎症(歯周炎)とB：咬合性外傷を合併させた実験
A：炎症のみ群．臼歯の歯頸部に綿糸を結紮して28週後．歯肉の炎症は強いが，歯の動揺は軽度．
B：炎症と咬合性外傷の合併群．炎症はAと同じ方法で，咬合性外傷は矯正用セパレーターを隣接面に挿入，1週ごとに近遠心を交換しjiggling力を加え，さらに6と4に高い金属冠を装着した28週後．（浅野元宏，1994）

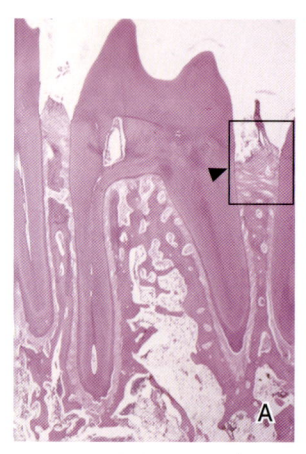

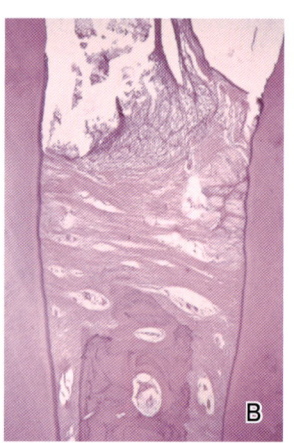

図1-76 炎症のみ群（28週後）
A：歯槽骨頂に軽度の骨吸収とアタッチメントロスが生じた初期の歯周炎の状態．
B：Aの歯頸部（矢印部）の拡大像．骨頂部に軽度の水平性骨吸収，歯肉には強い炎症性細胞が浸潤している．
（浅野元宏，1994）

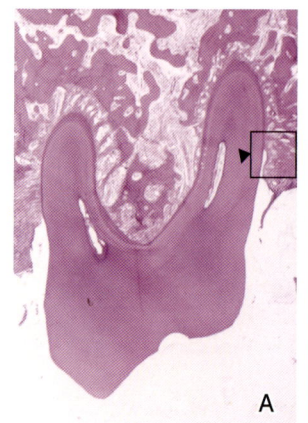

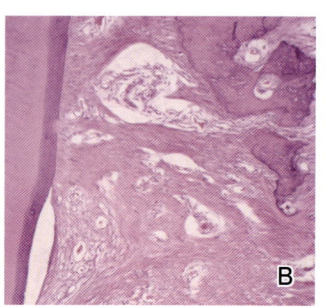

図1-77 強い炎症と咬合性外傷（jiggling力のみ）の合併（14週後）群
A：骨吸収とアタッチメントロスが著しく，重度の歯周炎で歯の動揺増加．
B：Aの矢印部の拡大図．骨吸収は進行しており，ポケット底は骨頂部よりわずかに根尖側にある．（浅野元宏，1994）

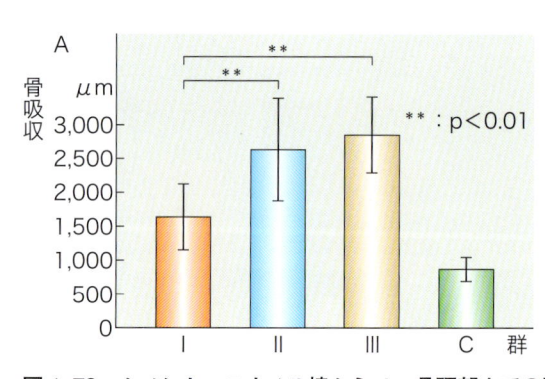

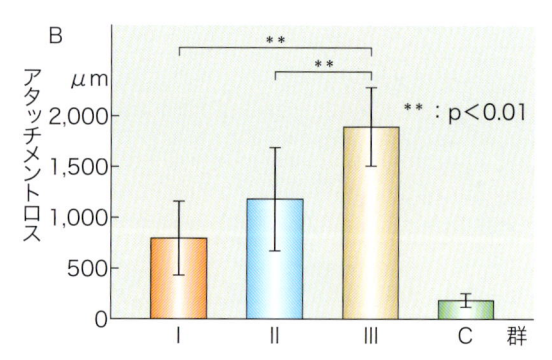

図1-78 セメント・エナメル境からA：骨頂部までの距離（骨吸収）とB：ポケット底部までの距離（アタッチメントロス），28週後
I群：炎症のみ（綿糸の歯頸部結紮），II群：炎症と咬合性外傷（セパレーター挿入），III群：炎症と強い咬合性外傷（セパレーター挿入と高いクラウン装着），C群：コントロール（無処置）．（浅野元宏，1994）

そこで著者らは，サルに比較的強い炎症と咬合性外傷を合併させて，歯周組織の破壊を観察した（図1-75～79）．炎症は歯頸部に綿糸を結紮してソフトフードを与え，咬合性外傷は隣接面にセパレーター（ウレタン製）を挿入し1週間ごとに近遠心で交換し（一部は高クラウンも装着）て引き起こした．その結果，炎症（綿糸結紮）のみでは軽度の歯周炎が生じたのみであったが（図1-76），咬合性外傷を合併させると重度の歯周炎（重度の骨吸収とアタッチメントロス）が生じた（図1-77～79）．骨縁下ポケットはごく一部に見られたのみであったが，これは骨吸収がポケットの深化（接合上皮の根尖側移動）に比べて速度が速かったためと思われる（図1-77）．

これらの結果から，外傷性咬合が歯周炎を進行させる場合，炎症と外傷の強さが影響すると考えられた．そこでこのことを明確にするため，サルを用い実験を行った．歯頸部に糸を結紮し，結紮期間を10週と20週にして炎症の

第1章 歯周組織と歯周病　59

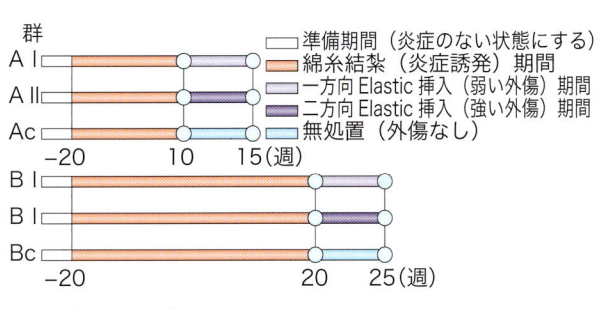

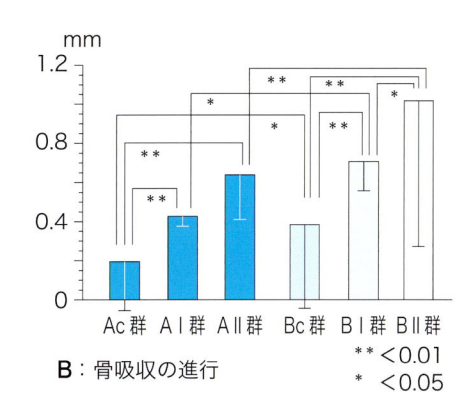

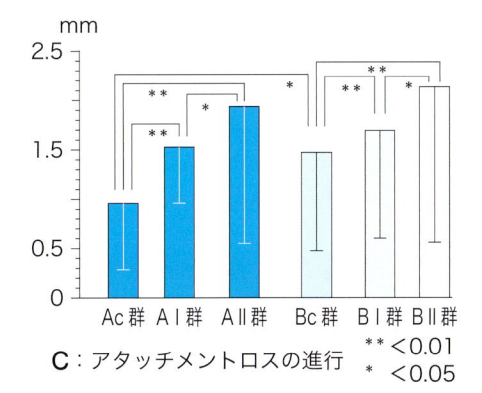

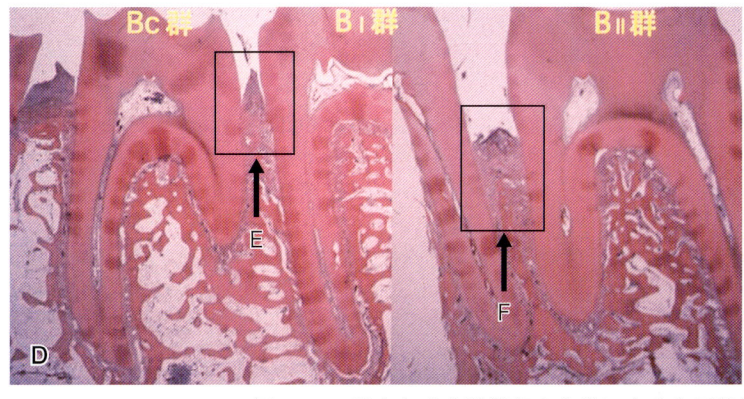

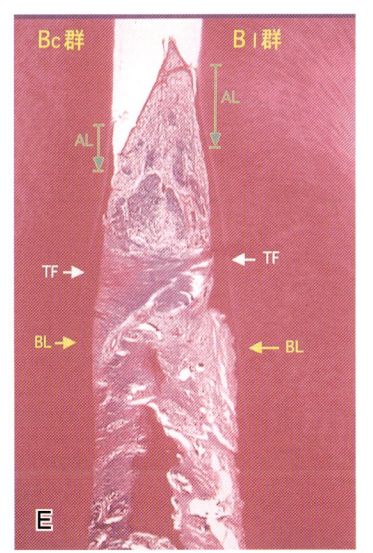

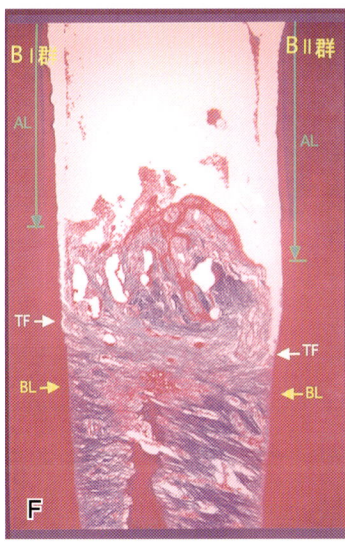

図1-79　炎症と咬合性外傷の合併による歯周組織の破壊の研究—サルを用いた実験

A：実験スケジュール，炎症と咬合性外傷の誘発方法．
　A群：炎症（10週）＋外傷（5週）
　　AⅠ群：弱い外傷力，AⅡ群：は強い外傷力，Ac群：外傷なし
　B群：炎症（20週）＋外傷（5週）
　　BⅠ群：弱い外傷力，BⅡ群：強い外傷力，Bc群：外傷なし
B：骨吸収の進行（病理組織学的計測によるCEJ-歯槽骨頂部の距離）
C：アタッチメントロスの進行（病理組織学的計測）
D：B群（重度炎症群，綿糸結紮20週）の病理組織標本
E，F：Dの矢印の歯間部拡大図．骨頂部の歯間水平線維（青色に染色）は，Bc群ではまだ十分発達しているが，BⅠ，BⅡ群では減少し，とくにBⅡ群の隣接面は破壊が著しい（アザン染色）．（畢良佳，1996）

程度を2段階（中程度と重度）にした．咬合性外傷は，糸除去後に第二大臼歯の近心面にエラスティックを挿入して側方圧を加え，さらに1週ごとに遠心面と入れ替え，いわゆる「揺さぶり力」を5週加えた（強い外傷力）．一方，第一大臼歯は一方向（近心方向）の力が1週ごとに加わるようにした（弱い外傷力）．

その結果，①炎症のみの場合は軽度のアタッチメントロスが生じた．②咬合性外傷を合併させると，アタッチメントロスは著しく進行した．とくに強い炎症と強い外傷が加わった部位は，歯周組織破壊は進行し，最もアタッチメントロスが進行した（図1-79）．

咬合性外傷の役割，影響は，歯肉の炎症の程度と外傷性咬合の強さにより変化し，とくに歯肉線維（歯間水平線維，骨上歯肉線維）の破壊と減少の程度（状態）が大きく影響する．炎症が強い（既に歯周炎が進行している）場合は，歯肉線維（歯間水平線維，骨上歯肉線維）が減少・消失しているため，プラーク由来の有害物質と炎症性細胞は，咬合性外傷が生じ変性・壊死した歯根膜と歯槽骨に容易に広がり，歯周病は急速に進行する．さらに強い外傷力が加わると歯根膜線維に切断や吸収が生じ，急速進行すると考えられる．

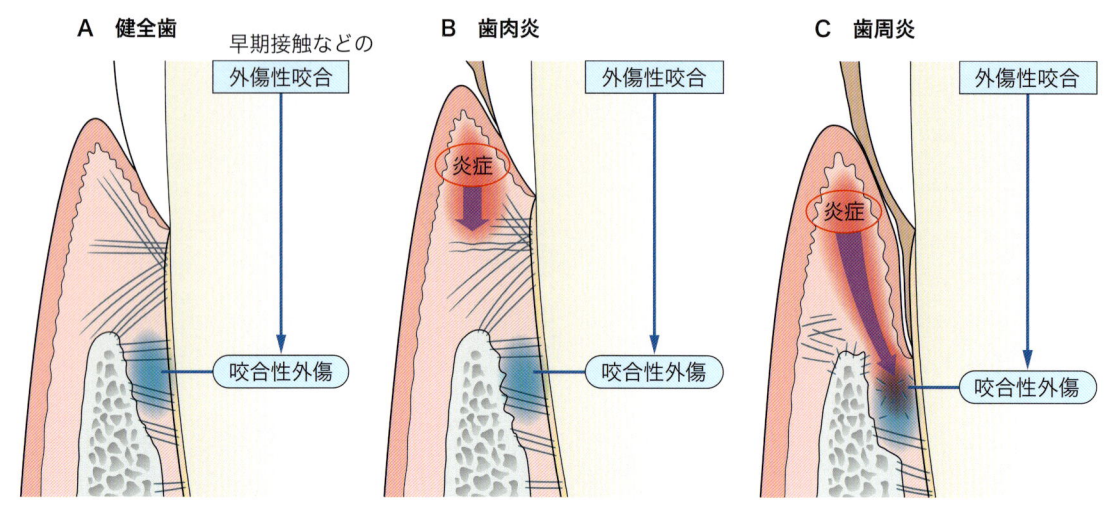

図 1-80 歯周組織における咬合性外傷と炎症との関係（まとめ）
A：健全歯：歯肉に炎症のない健康な場合：外傷は歯根膜と歯槽骨のみに生じる．歯肉には変化は生じない．
B：歯肉炎：歯肉に軽度の炎症はあるが，深部の歯肉線維が健全な場合：Aとほぼ同じで，歯肉はあまり影響を受けず，骨縁下ポケットはできない．
C：歯周炎：歯肉の炎症が歯根膜付近に達し，歯肉線維が消失している場合：炎症は外傷を受けた歯根膜部に容易に拡大し，さらに根尖側方向に進み，垂直性骨吸収を伴う骨縁下ポケットができる．

5 歯周組織の炎症と咬合性外傷の合併（まとめ）

これまでの動物実験と臨床観察結果をまとめると，炎症と咬合性外傷の合併により歯周組織破壊・歯周炎が進行する速さや程度は歯肉の炎症による歯肉線維（とくに歯間水平線維，骨上歯肉線維）の破壊と減少の程度が大きく影響する．

(1) 歯肉に炎症のない健康な歯に外傷性咬合が加わった場合（咬合性外傷単独，図1-80A）

①歯肉に炎症は生じない
②歯根膜と歯槽骨に咬合性外傷が生じる．すなわち，歯肉の炎症と歯周ポケット形成を伴う歯周病は生じない．しかし歯根膜の拡大や歯槽骨の吸収が生じ，臨床的には歯の動揺度が増加する．

(2) 歯肉炎（軽度の炎症）の歯に外傷性咬合が加わった場合（図1-80B）

歯肉の炎症が軽度で辺縁部に限局している場合は，歯肉の炎症部分と歯根膜や歯槽骨の咬合性外傷部分との間に，歯肉線維がよく発達した健全な結合組織の層が存在し，炎症と外傷は真に合併した状態にならない．すなわち，健全な歯肉線維の層は，炎症性細胞や上皮が咬合性外傷の生じている歯根膜に拡がるのを防いでおり，急激なアタッチメントロスや骨縁下ポケットは生じない（歯の動揺は増加する）．

(3) 歯周炎（中～重度の炎症）の歯に外傷性咬合が加わった場合（図1-80C）

歯肉の炎症が既に歯槽骨・歯根膜に及ぶ歯周炎の歯に外傷性咬合が加わった場合には，歯肉線維が減少・消失しているため，炎症は外傷性咬合により変性・壊死し抵抗力が低下した歯根膜に急速に広まる．すなわち，歯根膜と歯槽骨部では，炎症性病変と外傷性病変が合併した状態となり，歯周炎は急速に進行する．なお，歯槽骨の幅（厚み）が広い場合には，歯根膜に面する骨が急速に吸収され，垂直性骨吸収と骨縁下ポケットが形成される．一方，歯槽骨の幅（厚み）が薄い場合には，骨頂部が狭いため垂直性吸収は生じず，水平性骨吸収が生じ，骨縁上の深いポケットが形成される．

8・ペリオドンタルメディシン

　歯周病が全身疾患と関係があることは以前から考えられていたが，科学的に十分解明されていなかった．しかし，最近の医学と歯周病の基礎研究，疫学研究および臨床研究の進歩により，科学的な解明がなされてきており，とくに歯周組織の広範囲な炎症や歯周病原菌と全身疾患との関係が注目を浴びてきている．このように歯周病と全身疾患との関連性，因果関係を研究・解明する学問を，とくに「ペリオドンタルメディシン（歯周医学）」と呼んでいる．

　以前の研究は，全身疾患や全身状態が歯周病に影響し歯周病に罹患しやすくしたり病状を悪化させること，すなわち「歯周病のリスクファクター」としての役割についての研究が主体であった．しかし，最近は歯周病が全身の健康や全身疾患に影響することについての研究がなされ，「歯周病が全身疾患のリスクファクター」となる可能性があることが明らかとなりつつあり，全身の健康を守る上での歯周病の重要性が注目を浴びている（表1-21）．

1 糖尿病

　糖尿病は，膵臓のランゲルハンス島で作られるインスリンの量が不足したり，効率よく働かないなどの理由で，血液中のブドウ糖をエネルギーとして適切に利用できない疾患である．その結果，血液中の血糖値が高くなり，多くの症状・合併症を引き起こす（参考1）．

　糖尿病は1型と2型に分類される．

　1型はインスリンを作り出す細胞（膵臓β細胞）が破壊されインスリンが分泌されないために生じるもので，20歳までに発症することが多く，糖尿病全体の5％程度である．細胞が破壊される原因は明確にされていない．

　2型は，インスリンの分泌量が減少したり，働きが悪いため生じるもので，全体の95％を占め，中高年に多い．原因は遺伝（インスリンの分泌量が少ない）と生活習慣（肥満によって生じる阻害物質など）とされている．

1）糖尿病と歯周病との関係

　以前から糖尿病は歯周病と関係が深いとされ，多くの研究が行われてきた．これまでの研究では，糖尿病患者には歯周病患者が多い，すなわち糖尿病患者は歯周病になりやすく，さらに歯周病を悪化させることが示されており，「糖尿病は歯周病のリスクファクター」であることが明らかとなっている．

表1-21　歯周病と関連がある全身疾患と全身性因子

Ⅰ．歯周病と関連が深い全身疾患
1. 糖尿病
2. 冠状動脈心疾患（心臓血管系疾患）
3. メタボリックシンドローム，肥満
4. 骨粗鬆症
5. 早期低体重児出産
6. 誤嚥性肺炎

Ⅱ．全身疾患以外の全身性修飾因子（リスクファクター）
1. 喫煙
2. ストレス
3. ホルモン
4. 免疫力低下
5. 遺伝

参考1：糖尿病の合併症

　糖尿病の合併症には急性と慢性がある．急性はケトアシドーシス昏睡などで，このような患者が歯科外来に来ることはほとんどない．慢性のものとして罹患期間が長くなると（5年以上），次のような合併症が生じてくる．その主体は血管障害である．
1. 小血管障害（毛細管，細い血管の障害）
   ：3大合併症といわれる．
   1) 神経障害：神経に栄養を与える毛細血管の障害などにより末梢神経線維が変性，壊死する．手足のしびれ・感覚麻痺が生じ，けがをしても気がつかず化膿，壊疽が生じ，切断しなければならない場合もある（足病変，5～6年で発症）．
   2) 眼の障害（網膜症）：高血糖により網膜の血流が悪化し，視力が低下し，失明に至る（7～8年で発症）．
   3) 腎臓障害：血行障害により腎臓の機能が低下する．進行すると腎不全が生じ，人工透析が必要となる（10～13年で発症）．
2. 大血管の障害：動脈硬化症を進行，悪化させる．
   冠動脈硬化症（心筋梗塞など），脳血管障害（脳梗塞など），末梢動脈閉塞性硬化症．
3. その他の障害：歯周病

　一方，最近は歯周病が糖尿病に与える影響について研究が行われ，歯周病が糖尿病を悪化させ「糖尿病のリスクファクター」となる可能性が高いことが示されている．すなわち，歯周病と糖尿病は双方向性であると考えられるようになっている．

　日本歯周病学会は，2009年に「糖尿病患者に対する歯周治療ガイドライン2008」を発刊している．これをもとに両者の関係を整理すると次のようになる．

(1) 糖尿病が歯周病に与える影響

a. 糖尿病になると歯周病になりやすい

1型糖尿病：フィンランドと日本の研究では健常者より歯周病患者が多い．

2型糖尿病：米国ピマインディアンの調査では，歯周病発症率が2.6％高い．

b. 糖尿病は歯周病を悪化させる

糖尿病の罹患期間が5年を超えると，非罹患者に比べアタッチメントロスが大きく，2型糖尿病患者では2年後に骨吸収が多い．さらに，血糖コントロールが悪いと骨吸収のリスクがより高い．一方，血糖コントロールが良いと，歯周炎のリスクは健常者と差がないと報告されている．

c. まとめ

以上より，糖尿病は歯周病の有病率・重症度に影響を与えるリスクファクターであるといえる．その理由(原因)は，まだ十分明確にされていないが，高血糖の持続による細小血管障害などにより，細菌感染に対する防御機能の低下(好中球の機能不全など)，創傷治癒不全が考えられ，とくに*P. gingivalis*の検出率が高いとの報告が多い．

(2) 歯周病が糖尿病に与える影響

歯周病における歯周組織の細菌感染・炎症は広範囲にわたり，宿主に様々な影響を与え，糖尿病にも影響している可能性が高い．既に「歯周治療により糖尿病が改善するか」などを中心に研究が行われ，歯周治療を行うことにより糖尿病が改善する傾向があることが報告されている．例えば，糖尿病患者にスケーリング・ルートプレーニングなどの歯周治療を行うと，グリコヘモグロビン（HbA1c），空腹時血糖が減少あるいは改善傾向を示すという報告は多い．しかし有意差はないという報告もあり，まだ完全に明確にされておらず，さらなる研究が必要である．

2）糖尿病患者の歯周治療

糖尿病患者に歯周治療した場合の歯周病の改善効果は，糖尿病の進行度や管理状態に大きく影響される．血糖値，グリコヘモグロビン（HbA1c）が良好にコントロールされている場合は，歯周治療の効果は糖尿病に罹患していない人に対する効果と差がほとんどない．しかし，糖尿病の管理が悪い患者・重症者は，歯周治療の効果が低く，再発の危険性も高い．歯周外科を行う場合は，HbA1cが6.5％未満であることが望ましく，メインテナンスのための来院は高頻度に行う必要があると報告されている（7章6糖尿病患者の歯周炎 p.293参照）．

2 冠状動脈心疾患
（心臓血管系疾患，虚血性心疾患）

冠状動脈心疾患は冠状動脈に粥状硬化部（アテローム）が形成され，狭心症や心筋梗塞が生じる疾患である．狭心症は，冠状動脈が狭くなり血流が減少して可逆性の虚血（酸素不足）状態になったものである．心筋梗塞は血管が完全に閉塞したもので，その先の心筋が壊死してしまい，生命を左右する可能性が高くなる．原因の主体は動脈硬化であり，動脈硬化の原因として肥満，高脂血症（血清脂質異常），高血圧，高血糖（糖尿病）が重視されている．

歯周病との関係は，疫学的研究および動脈硬化部の観察から，歯周病は冠状動脈心疾患の危険性（リスク）を高める可能性が高いと考えられている．

1）歯周病との関係の疫学的研究

歯周病が冠状動脈心疾患の危険性を高めているという報告（Mattillaら）と，逆に関連がないという報告（Hujoelら）がある．しかし「関連がある」という報告が多く，Janketらが9編の疫学研究をメタアナリシスした結果でも関連があるとしており（相対危険度1.19），全体的に見ると両者間に関連があると考えられている．

2）動脈硬化部位の観察結果

最近は，動脈硬化の原因として微生物感染による炎症が関与すると考えられるようになり，歯周病も広範囲な感染域と炎症巣をもつことから，歯周病が関与している可能性は高いと考えられている．これは，冠状動脈の粥状硬化部（アテローム）の血管内壁付着物中に歯周病原性菌が検出されており，ポケット内の細菌が血管の中に侵入し動脈硬化部に付着し硬化を進めていると考えられる．動物実験で*P. gingivalis*を接種すると，動脈硬化が進行することが示されている．

3）歯周病が冠状動脈心疾患の危険性を高めるメカニズム（原因）

歯周病が冠状動脈心疾患と関連し，そのリスクファクターとなるメカニズムは，まだ十分解明されていないが，次のようなメカニズムが考えられている．

冠状動脈心疾患の最大原因である動脈硬化は，血管内皮細胞が微生物感染により炎症を起こし，炎症性細胞が集積しマクロファージが血管壁に侵入するなどして生じてくる．歯周病原性細菌は歯肉中に侵入し血管に入ることが明らかとなっており，とくに*P. gingivalis*は線毛をもち血管

内皮細胞に付着し血液を凝集させ，リポポリサッカライドも血球凝集能がある．さらに，炎症性サイトカイン（IL-6など）が粥状硬化症部を刺激して血液を凝固させる可能性もある．

これらの報告から「歯周病が冠状動脈心疾患のリスクファクター」となる可能性は高く，とくに米国では心疾患が多いことから重視されている．

3 メタボリックシンドローム（肥満，血清脂質異常，血圧高値，高血糖）

メタボリックシンドロームとは，動脈硬化性疾患（心筋梗塞，脳血管障害など）が生じる危険性が高い複合型リスク症候群で，診断基準は，内臓脂肪蓄積（肥満）を必須項目とし，他に血清脂質異常（高脂血症），血圧高値，高血糖のうち2項目を有することである．なお肥満の指標として，体格指数〔body mass index：BMI＝体重（kg）/身長（m^2）〕が用いられることが多い．

近年，歯周病との関係が報告されている．

1）メタボリックシンドロームが歯周病に与える影響

メタボリックシンドロームは，次のような要因から歯周病に影響し，歯周病を悪化させる可能性があると考えられている．

(1) 重要な要因である「肥満」は歯周病のリスクを高める

メタボリックシンドロームの最も重要な症候である肥満と歯周病との関係について，疫学的研究がある．日本のSaitoらは，BMI，体脂肪率，ウエスト/ヒップ比が大きいほど深いポケットを有する人が多いと報告しており（1998年），海外でも歯周病と有意に関連していると報告されている．

メタボリックシンドローム・肥満が歯周病を引き起こすメカニズムは十分には解明されていないが，脂肪細胞がアディポネクチンやTNF-α（tumor necrosis factor-α）など，様々な生理活性物質（アディポサイトカイン）を産生することが明らかとなっている．とくに，TNF-αはIL-1と相乗的に働き骨吸収を促進する作用があることから，肥満により脂肪細胞が増加するとTNF-αも増加し，骨吸収を誘発している可能性があると考えられている．

(2) 血清脂質異常，高血圧，高血糖も歯周病に影響を与える可能性がある

高血圧患者は，Ca拮抗薬（ニフェジピンなど）を長期服用することにより歯肉肥大が発症する可能性がある（ニフェジピン増殖性歯肉炎，p.283参照）．高血糖は糖尿病の項で述べたような影響がある．

2）歯周病がメタボリックシンドロームに与える影響

歯周病がメタボリックシンドロームの誘因になることが考えられている．歯周病の炎症部で産生されるサイトカイン（IL-1，TNF-αなど）は，悪玉コレステロールLDLやトリグリセリドを増加させ，メタボリックシンドロームの症候である「高脂血症」を誘発する可能性がある．さらに，動脈硬化性疾患（狭心症，心筋梗塞，脳梗塞，脳出血など）の誘因になる可能性もある（p.62参照）．

4 誤嚥性肺炎（呼吸器疾患）

誤嚥性肺炎は嚥下機能低下による誤嚥が原因で起こる肺炎で，高齢者に発病率が高く，死亡率も高い．この肺炎には次の2種類がある．

①顕性肺炎

食物あるいは嘔吐や逆流した胃の内容物を誤嚥して生じたもの．

②不顕性肺炎

微小誤嚥ともいい，睡眠中に無意識に口の中の細菌や分泌物が混入した唾液を誤嚥して生じたもので，高齢者に多い．

●歯周病との関係

歯周病患者では口腔内に歯周病原性細菌など細菌が多く，これらが唾液に混入している．これら細菌の多い唾液が気道から下気道に入り，さらに肺胞に入る．免疫力が正常であると細菌はマクロファージなど免疫細胞によって駆除されるが，免疫力が低下していると駆除されず肺胞内で増殖し，肺炎が生じる．細菌のLPSやIL-1によっても発熱する．さらに，口腔清掃を中心とした口腔ケアにより口腔内の細菌が減少すると，肺炎が減少することが報告されている（米山）．

5 骨粗鬆症

骨粗鬆症は，骨密度の低下により骨が疎な状態となり，骨がもろくなっている状態をいう．すなわち骨成分，骨量の減少により骨髄など骨中の空隙が増加し骨折しやすい．高齢者，閉経後の女性に多い．

骨密度は，カルシウムの摂取量の減少，カルシウムの吸収率の低下により血液中のカルシウム量が低下すると，破骨細胞が活性化して骨を破壊し，血中のカルシウムを補うことにより，低下する（参考2）．

● 歯周病との関係

骨粗鬆症と歯周病との関係は，骨密度と歯周病（CPIや歯槽骨吸収など）との相関性，骨粗鬆症患者のアタッチメントロスについて研究している場合が多い．研究報告は関係があるというものと，関係は見られないというものがあり明確ではないが，骨粗鬆症患者では歯槽骨吸収が有意に高いとの報告がある．さらに，骨粗鬆症は抜歯後の顎堤吸収のリスクファクターである．

このような報告をまとめると，骨粗鬆症は糖尿病や喫煙などに比べて歯周病のリスクファクターとなる危険性は弱いが，歯周病のリスクを高める可能性があると考えられる．

参考2：骨粗鬆症の症状，原因，予防法

1. 骨粗鬆症の症状
①疼痛（骨の圧迫骨折），②背中や骨の曲がり，③身長の縮み，④骨折しやすい（寝たきりになる），⑤血管の石灰化が起こり動脈硬化を促進し，脳梗塞や心筋梗塞のリスクを高める．
2. 原因
①カルシウム摂取量の不足：破骨細胞の増加と活性化
②日光不足（ビタミンD不足）
③運動不足：きわめて重要な原因，骨芽細胞の減少と不活性化，破骨細胞の増加と活性化
3. 予防法
①運動をする：適度な運動により骨に負荷をかけると骨にマイナス電位が発生しカルシウムを吸収して，骨が増加する．
②食事その他で吸収性のよいカルシウムを摂る．

---

6 早期低体重児出産

早期低体重児出産とは，妊娠24週以降37週未満の早期出産，あるいは出産時体重が2,500g未満の低体重児出産をいう．早期低体重児出産の原因の1つとして感染が考えられ，尿路や呼吸器感染が重視されていたが，それのみでは説明がつかない症例も多く，他の感染も関与すると考えられるようになり，慢性の感染症である歯周病が注目されるようになった．

● 歯周病との関係

歯周病に罹患している妊婦は，罹患していない妊婦に比べて早産のリスクが高いと報告されている．1996年に米国でOffenbacherらが疫学研究を行い，両者の関係を報告して以来数多くの疫学研究報告がある．さらに，歯周病治療を行うと早期低体重児出産のリスクが低下するという臨床研究も報告されている．

しかし，両者の関連を示すメカニズムは，まだ十分明確にされていない．現在のところ，①歯周病原性菌が直接感染する，②歯周病の慢性炎症部で産生される炎症性サイトカインの関与などが考えられている．

7 ストレス

1936年にSelyeが非特異的症候群（副腎肥大，リンパ腺萎縮，胃・十二指腸潰瘍など）を引き起こす外部刺激を「ストレッサー」，それによって生体に生じる反応を「ストレス」と定義し，広く用いられるようになった．その後に用語に乱れが生じ，「ストレス」は「ストレッサー」を意味して用いられるようになり，現在では「ストレス」は種々な症状や疾患の原因になると考えられている．

ストレスは，肉体的ストレス（物理的：寒冷，暑熱など，化学的：薬物など）と精神的ストレス（心理・社会的ストレス）とに分けられるが，後者の影響が大きい．

● 歯周病との関係

研究の初期には，ストレスとANUG（急性壊死性潰瘍性歯肉炎）との関係が注目を浴び，両者間に関連があるとされている．

その後，心理・社会的ストレスと歯周病との関係について調査研究が行われ，そのほとんどは両者間に相関があると報告している．さらに，ストレスは歯周病治療の効果を低下させ（治療成績が悪い），メインテナンスを困難にするファクターであると報告されている．ストレスはブラキシズムを誘発し，歯周組織に咬合性外傷を引き起こすことも報告が多く，ブラキシズムが歯周炎を悪化させることが考えられる．

「ストレスが歯周病のリスクファクター」となる原因をまとめると，次のようなことが考えられている．

①ブラキシズムが増加し咬合性外傷が生じ，歯周病が進行・悪化する．
②脳下垂体から副腎皮質ホルモンが分泌され，免疫力が低下する．
③自律神経に働き，交感神経の亢進による血液循環の悪化や唾液量の減少が生じる．

④糖尿病など歯周病を悪化させる全身疾患が悪化し，歯周病も悪化する．

一方，歯周病はその症状（歯肉の腫れ，疼痛，出血，口腔内の不快感，歯の動揺，咀嚼障害など）によりストレスの原因となる．

8 喫煙

たばこの煙にはニコチン，一酸化炭素，タールなど200種類に及ぶ発癌性物質が含まれている．さらに，ニコチンは神経系に作用して，少量で自律神経節を興奮させる．多量では持続的に脱分極を生じさせ，神経節を遮断する．

●歯周病との関係

喫煙は歯周病のリスクファクターで，全身性修飾因子の代表の1つである．その理由を下記に示す．
①喫煙者には歯周病原性菌が多く存在する．さらに，ポケットが4～5mmと浅くても増加しやすく，早期に進行しやすいことが報告されている．
②ニコチンが宿主の好中球の走化性，貪食能を低下させるなど免疫機能を抑制し，歯周組織の抵抗力を低下させる．
③ニコチンは歯肉や粘膜の末梢血管を収縮させ，血流を減少させ創傷治癒能力を低下させる．
④分子生物学的には，ニコチンが線維芽細胞の歯根面への付着を阻害するなどその機能作用を変化・低下させる，歯肉の細胞に炎症性サイトカインを産生させ炎症を悪化させる，骨芽細胞にも影響し石灰化物形成を抑制するなどの報告があり，創傷治癒を低下させ，歯周外科治療の効果を低下させると考えられている（参考3）．

参考3：ニコチンとタールの発癌性

●ニコチン：たばこの葉に2～8％含まれているアルカロイドの一種で，中枢，末梢神経を興奮させ，次いで麻痺させる．1～4mg/kgで中毒症状（強直性痙攣，呼吸停止と心臓停止で死亡）が生じる．葉巻タバコ1本に約16～24mg含まれており，発癌性が強い（ニコチン由来のNニトロソアミン類によって引き起され，DNAのアルキル化による発癌）．
●タール：癌を誘発する毒性がある．その代表としてベンゾ（a）ピレンを含み，強い発癌性がある物質に変化する．

---

9 遺伝（遺伝的素因）

遺伝要素（遺伝子）は，歯周病にも関与していることが明らかとなっている（Michalowicsの双生児を用いた研究）．しかしその関与と程度は症例によって異なり，侵襲性歯周炎は通常の慢性歯周炎より強く影響を受けていると考えられている．

1）歯周病の遺伝子診断

遺伝子診断とは，疾患を遺伝子レベルで診断を行うことで，歯周病の分野では，歯周病のリスクの高い患者を知る目的で研究が行われている．

歯周病の遺伝子診断では，主に遺伝子多型解析が行われている．細胞のDNAでは4種の塩基の約30億対のらせん構造をしているが，そのうちの約0.1％程度に変異（遺伝子多型）が生じている．このわずかな変異が，歯周病に対する感受性に影響すると考えられている．

歯周炎の遺伝子診断で有望なものに，次のようなものがある．

(1) 第1染色体上Fcレセプター遺伝子多型

Fcレセプターは白血球表面に存在し抗体と結合する．Fcレセプターが多型（NA2タイプ）の場合，白血球の細菌-抗体複合体との付着や殺菌能が低く，歯周病に罹患しやすいとされている．

(2) 第2染色体上のインターロイキン-1（IL-1）遺伝子多型

IL-1遺伝子型陽性では，陰性に比べIL-1産生が亢進し歯周病を悪化させる可能性がある．このタイプは民族差があり，欧米で報告されているが，日本などアジアではほとんどない．この他注目されているものに，第6染色体の白血球抗原，第11染色体のビタミンDレセプターなどがあるが，各遺伝子多型の寄与率が小さいため診断精度は低く，今後関連する遺伝子多型を組み合わせるなどさらなる研究が必要である．

2）遺伝性疾患に伴う歯周炎

特殊な歯周炎で，遺伝性疾患の病状の1つとして重度の歯周病を伴っている場合をいう．その代表的なものはPapillon-Lefèvre症候群，Down症候群，周期性好中球減少症，Chédiak-Higashi症候群である（p.291参照）．

9・歯周病の疫学

1 疫学の目的

疫学とは，集団を対象に調査し，健康事情（疾病，障害，死亡など健康に関するものすべて）の頻度と分布および種々の因子との関係を調べて，疾患の原因や成り立ちを明らかにしていく学問である．歯周病についても種々の疫学的な評価基準が作られ，幅広く調査が行われている．

例えば，歯周病の有病率と進行程度が，人種，年齢，性，食物，文化，社会的地位，教育程度などにより差があるかどうかが調査されている．すなわち，歯周病の進行や経過が，環境因子や種々の潜在因子に影響されるかどうかが評価されている．その他，ある集団で歯周治療がどの程度必要であるかを評価すること，各治療法が歯周病の予防や進行の抑制にどの程度効果があるかを判定することも，疫学の目的となっている．

2 歯周病の疫学に用いる指数

1）口腔清掃度を表す指数

(1) OHI（oral hygiene index, 1960），OHI-S（simplified oral hygiene index, 1964）

OHI は Green と Vermillion によって発表され，その後単純化された OHI-S が広く使われている．DI-S（debris index）と CI-S（calculus index）があり，両者を加えて OHI-S とする．

DI-S は歯面に付着している物質をもとに判定する（図1-81）．

0点：debris（プラーク，白質，食物残渣）のないことを示す

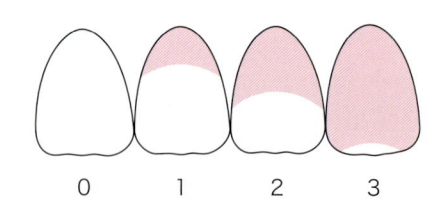

1点：debris が歯面の 1/3 以下を覆っている場合
2点：debris が露出している歯面の 1/3 以上 2/3 以下を覆っている場合
3点：歯面の 2/3 以上を覆っている場合

診査する歯面は，上顎第一大臼歯と上顎右側切歯と下顎左側切歯の唇面，および下顎第一大臼歯の舌面である．

CI-S は歯石の付着を DI-S とほぼ同じ基準で判定するが，歯肉縁下歯石が点状に存在する場合は 2 点と評価し，大量に帯状に連続して存在する場合は 3 点と採点する．この指数は，同じ指数の中に歯石とプラークの両方を扱う複合指数であるという欠点をもっている．

なお，OHI（原法）は同じ評価基準で口腔の歯をすべて調べ，口腔内を上下の右臼歯，前歯，左臼歯部に分け，さらに唇舌側の計 12 か所に分け，おのおのの最も高い値を代表値として合計して表す．

(2) Pl.I（Silness と Löe の plaque index, 1964）

Silness と Löe が発表したもので，プラークを染色しないで評価する．

各歯の頬・舌側と各隣接面計 4 面について次の基準で評価し，その平均値を求める方法である．各歯の Pl.I と個人の Pl.I（全被験歯の平均）が求められる．

0：プラークが全くない
1：肉眼ではプラークの付着が不明であるが，探針で探ると付着が認められる
2：ポケット内や歯肉辺縁部に，少量〜中程度のプラークが探針を用いなくても肉眼で認められる
3：ポケット内や歯肉辺縁上に多量のプラークが付着している

Pl.I は歯肉に隣接したプラークを重視しており，臨床実験や動物実験でプラーク付着の評価に使われている．

(3) PCR（O'Leary の plaque control record）

O'Leary が，1972 年にプラーク付着状態を記録し評価する方法として発表したものである．すべての歯の歯面を頬・舌・近心・遠心の 4 面に分け，プラークを染め出し，歯頸部にプラークが付着しているかどうかを調べてチャートに記入し，プラーク付着歯面数の合計を総被験歯面数で除したパーセントで表示する（p.95 参照）．Pl.I と異なり，チャートに記入するのでどの部位にプラーク付着が多いかがわかり，口腔清掃指導に役立つ．我が国では保険診療に用いられている．

図 1-81 Green と Vermillion（1960）の oral hygiene index（OHI）の debris index
歯面を根尖側 1/3，中央 1/3，切縁側 1/3 の 3 つに区分して判定し，0〜3 の評点を与える．
 0：プラークが付着しない
 1：歯面 1/3 以下にのみプラークが付着
 2：歯面 1/3〜2/3 にもプラークが付着
 3：歯面 2/3 以上にプラークが付着

参考1：Ramfjörd の plaque index

検査歯面を $\frac{6|14}{41|6}$ にし，各歯の4面について調べて平均値を個人の Pl.I とする．

2）歯肉の炎症を表す指数

(1) PMA index（Schour と Massler, 1947）

歯肉の炎症の程度を炎症の広がりで評価するもので，歯肉を乳頭歯肉 papilla gingiva（P），辺縁歯肉 marginal gingiva（M），付着歯肉 attached gingiva（A）に分けて，おのおのの炎症の有無を調べ，炎症が存在すれば1点，存在しなければ0点として評価し合計する（図1-82）．通常前歯の唇側に用いられ，種々の変法も発表されているが，臼歯部の評価が困難なため最近はあまり用いられていない．

(2) M-PMA index（modified PMA index, Parfitt, 1957）

Parfitt が PMA の欠点，すなわち炎症の程度を広がりのみで評価しているのを修正して，炎症の強さも評価点数に加えた．しかし，複雑なため広く用いられていない．

(3) GI（歯肉炎指数, gingival index, Löe と Silness, 1963）

歯肉炎指数として，疫学ばかりでなく臨床的研究や診査・診断に広く用いられている．各被験歯の辺縁歯肉を4部位（頬側，近心，遠心，舌側）に分け，表1-22に示す基準に従って炎症の強さを評価し，合計した値を4で割ってその歯の GI とする．なお，全被験歯の平均値を求めてその個人の GI 値とする．

3）ポケット内部の炎症を表す指数（歯肉出血指数, BI）

ポケット内部の炎症の有無を知る方法として，プロービング時の出血の有無を判定するもので，1970年代から行われ種々の方法が発表されている．

(1) SBI（sulcular bleeding index, Mühlemann と Son, 1971）

歯肉の炎症の肉眼的評価（GI に類似）と bleeding index（プロービング時の出血）を組み合わせた指数で，スコアは0〜5点である．1〜4点はプロービング時出血＋，5点は自然出血を表す．

(2) GBI（gingival bleeding index, Carter と Barnes, 1974）

隣接面の歯肉縁下にワックスなしのフロスを使用し，その出血の有無で判定する．現在ほとんど使用されていない．

(3) GBI（gingival bleeding index, Ainamo ら, 1982）

類似した評価方法が多数発表されているが，基本的方法として多く用いられている．

1歯4点（面）をプロービングし，30秒以内に出血した場合を＋，出血しない場合を－として，出血歯面／被験歯面総数×100＝GBI（％）としている．

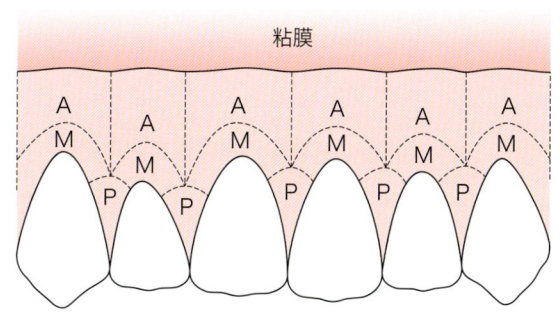

図1-82　PMA 指数
P：乳頭歯肉（papilla gingiva）
M：辺縁歯肉（marginal gingiva）
A：付着歯肉（attached gingiva）
各部位ごとに炎症があれば1点とする．例えば，全部の乳頭部（P）に炎症があれば5点の評価となる．

表1-22　歯肉炎指数（GI）の判定基準

スコア	判定基準	
0	正常歯肉	
1	軽度の炎症	色のわずかな変化やわずかな浮腫，ポケットプローブで触診しても出血しない
2	中等度の炎症	発赤や浮腫や光沢があるもので，プローブで触診すると出血する
3	高度の炎症	著しい発赤や浮腫や潰瘍があり，自然出血傾向があるもの

ポケットプローブを使用する際，軽く歯肉溝内を触診するように用いる．

表1-23　PI の評価基準

0：正常．変化なし
1：軽度の歯肉炎．炎症は歯の周囲全体に及ばない
2：歯肉炎（仮性ポケットの状態）．歯の周囲全体に及ぶ
4：エックス線写真で初期の骨吸収がある（エックス線写真のない場合は4点の評価はない）
6：真性ポケット形成を伴う歯周炎．骨吸収は水平性で歯根長の1/2以内，動揺はない
8：咀嚼機能の喪失を伴う高度の破壊，歯の動揺が著明，骨吸収は1/2以上

4）歯周炎の程度を表す指数

(1) PI（periodontal index, Russell, 1956）

疫学的研究に広く用いられている．歯肉炎から歯周炎まで含めた（評価）指数である．0, 1, 2, 6, 8 という非直線的な評価単位を用いており，点数の基準は歯周炎を重視して点数が高くなるようになっている．評価法は一部エックス線写真での骨吸収評価も加え，各被験歯について表1-23の基準で評価し，平均値を求めて表す．

この指数は直線性がなく，臨床実験に用いるには適していない．条件の悪いフィールドでの研究に適している．

表 1-24 PDI の評価基準

```
0：正常
1：軽度の炎症で，歯の周囲全体には及んでいないものである
2：中程度の炎症
3：高度の歯肉炎で著しい発赤と出血傾向と潰瘍がある
4：上皮付着部がセメント－エナメル境より根尖側にあるが，
　 3mm 以内の場合
5：上皮付着部がセメント－エナメル境より根尖側に 3mm 以上
　 で 6mm 以内の場合
6：上皮付着部がセメント－エナメル境より根尖方向に 6mm 以
　 上の所にある場合
```

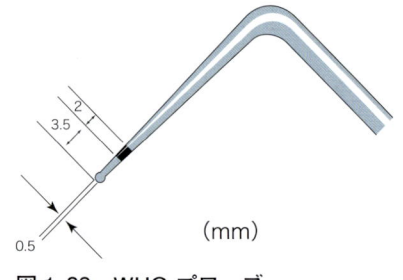

図 1-83 WHO プローブ

表 1-25 CPITN の評価基準と必要とする治療内容，CPI は CPITN と同じ評価基準で判定

コード	評価基準	必要とする歯周治療内容
0	正常	0　必要なし
1	ポケット（3mm 以内，プローブのカラー部に達しない）なし．歯石や不良修復物もないが，プロービング時出血が起こる	Ⅰ　口腔清掃指導のみ
2	ポケットは 3mm 以内であるが，歯肉辺縁や縁下の歯石，または不良修復物などプラークを停滞させるものがある	Ⅱ　口腔清掃指導とスケーリング
3	ポケットが 4～5mm（すなわちプローブのカラー部まで入るが，カラーの一部が見えている）	Ⅱ　口腔清掃指導と徹底したスケーリング
4	ポケットが 6mm 以上（プローブのカラー部が全部ポケット内へもぐる）	複雑な治療，Ⅰ，Ⅱの治療の他ディープスケーリング，キュレッタージ，歯周外科など

(2) PDI (periodontal disease index, Ramfjörd, 1959)

PI と同じく歯肉炎と歯周炎の評価を含んだ複合指数で，被験歯を 6 歯（$\frac{6}{4}|\frac{14}{6}$）にして測定を容易に短時間でできるようになっており，広く用いられている．

評価は歯肉炎をスコア 0～3，歯周炎はアタッチメントレベルをポケット探針で測定して 4～6 のスコアをつける（表 1-24）．

5）歯周治療の必要度を表す指数（CPITN から CPI への変更）

(1) CPITN (community periodontal index of treatment needs, WHO, 1982)

1982 年に WHO（Ainamo ら）が，歯周治療の必要度を評価する国際的方法として発表したものである．

特徴は，WHO が考案したプローブ（図 1-83）を使用し，口腔内を 6 分割して 10 歯を代表歯として選び（表 1-25），プロービングを中心に評価する点にある．その評価 code に応じて治療の必要度を判定する．短時間（1～3 分）で容易に診査でき，しかも国際的に相互比較ができる利点がある．

〔診査法と評価法〕

WHO プローブ（図 1-83）と呼ぶ先端直径 0.5mm の球状のチップと 3.5～5.5mm の所に黒色のカラーコードがついている専用プローブを用いて，20～25g の力で，ポケットの深さ，歯肉縁下歯石，出血の有無を調べる．一般の疫学的診査では口腔内を 6 分割し 10 歯を選び，各部位ごとに最高のコードを記入する．

各コードの評価基準と，必要とする治療内容を表 1-25 にまとめた．

(2) CPI (community periodontal index) への変更

1997 年に治療の必要度を測るのは困難であるとして，歯周組織の状態を示す指数「CPI」に名称が変更された．検査内容は CPITN と同じであり，歯周病の疫学検査に広く用いられている（必要とする治療内容は判定しない）．

3　歯肉炎の疫学

歯肉炎の罹患率は，研究者により 50～90％台と異なっている．これは年齢，社会経済状態，使用した指数など種々の因子の影響による．Massler らの報告（1967 年）によれば，小児の歯肉炎の罹患率と進行度は年齢とともに増加し，思春期初期（11～15 歳）で頂点に達し，10 歳代後半でやや減少する．これは，被験者の社会的認識が増し，口腔清掃が改善したためと思われる．なお，20 歳以後再び歯肉炎は増加し，成人の歯肉炎の罹患率は 80～100％と報告されている．

参考2：alternative Ⅰ, Ⅱ

CPITNには，疫学用の部分的診査法（alternative Ⅰ）と個人治療用診査法（alternative Ⅱ）とがある．両者とも口腔を6分割するが，疫学用は被験歯10歯について各歯の4隅角部をプロービングし，各分割部位で最も大きなコードをその分割部のコード値とする．

一方，治療用は，20歳以下の青少年は各分割部位ごとに1歯（合計6歯）測定して各部のコード値とし，20歳以上では残存歯すべてを測定して各ブロックの最大値をコード値とする．

alternative Ⅰ 疫学用	6分割 10歯

7 6	1	6 7
7 6	1	6 7

alternative Ⅱ 治療用

20歳以下（6分割 6歯）

6	1	6
6	1	6

20歳以上（6分割 残存する全歯）

7〜4	3〜3	4〜7
7〜4	3〜3	4〜7

CPITNの測定部位（6分割と測定歯）

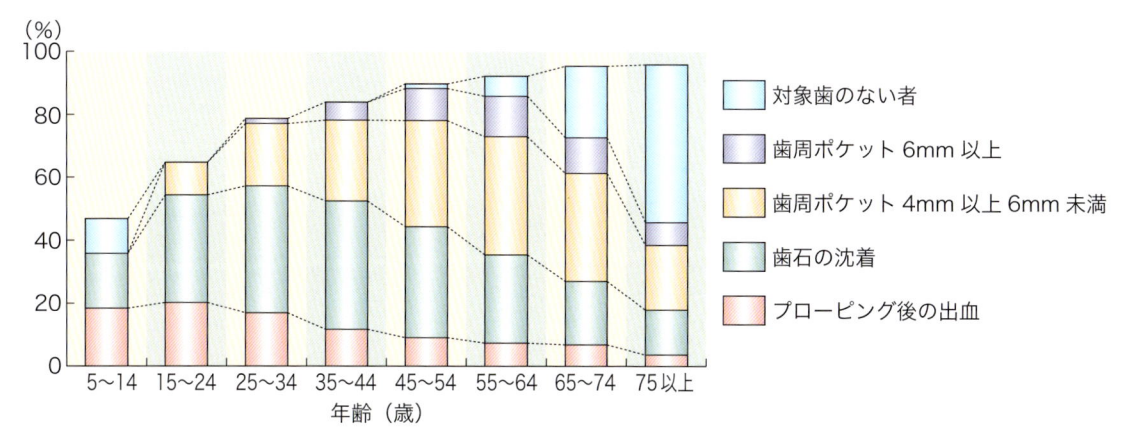

図1-84 各年齢層における歯周病（1999年厚生省歯科疾患実態調査による．検査歯は第一大臼歯と下顎前歯）

4 歯周炎の疫学

1）年齢および口腔清掃状態との関係

我が国で1999年に第一大臼歯と下顎前歯を調べた歯周炎の疫学的調査では（図1-84），歯周炎は一部10歳代に見られ，25歳頃から急増し，さらに年齢とともに増加して45〜64歳で平坦なピークに達し，その後（65歳以後）は減少している．65歳以後は減少しているが，これは歯周炎の進行した歯が抜歯されたためであり，改善しているためではない．

一方，年齢と歯周病との関係，すなわち年齢とともに歯周病が進行するのは，年齢が増すこと自体により生じるのではなく，プラークや歯石などの局所刺激物（原因）が長時間作用するためである．年齢の増加，すなわち加齢による歯周組織の老化現象が直接的な原因ではない．Littletonのミャンマーでの研究では（図1-85），同年齢の場合，歯周炎の程度（PI）は口腔清掃状態（OHI-S）が良ければ低く，OHI-Sが悪くなるほどPIは進行する（図1-85）．50歳代の人でもOHI-Sが良ければPIは低い．しかしOHI-Sが悪くなると，高年齢者ほどPIの悪化する程度は高くなる．

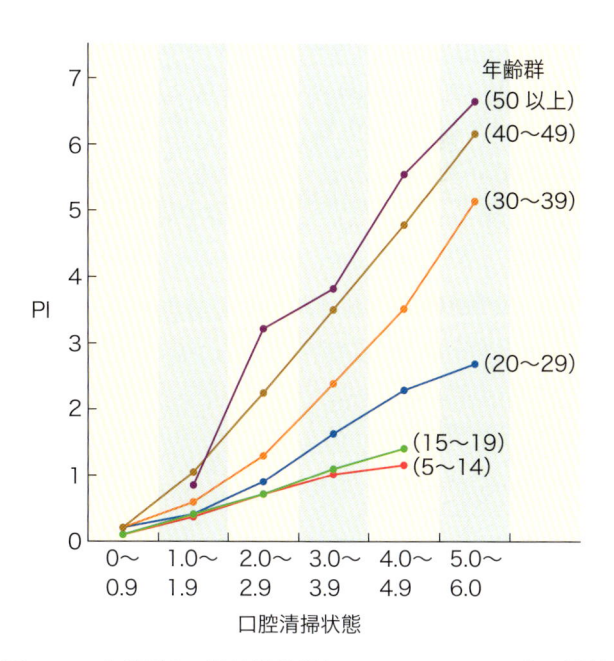

図1-85 年齢群と口腔清掃状態とperiodontal indexとの関係
被検者2,365人．ミャンマー（ビルマ）（Littleton, 1961）．

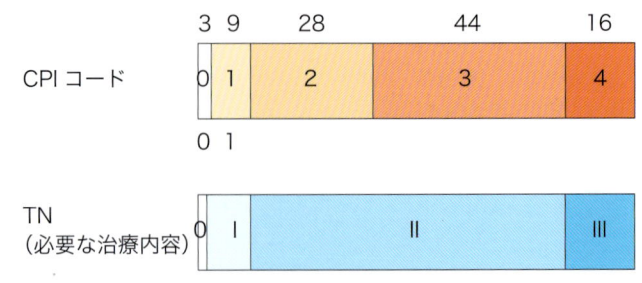

図 1-86　ドイツハンブルグにおける CPITN を用いた研究（1987 年，11,306 人対象）（表 1-25 参照）

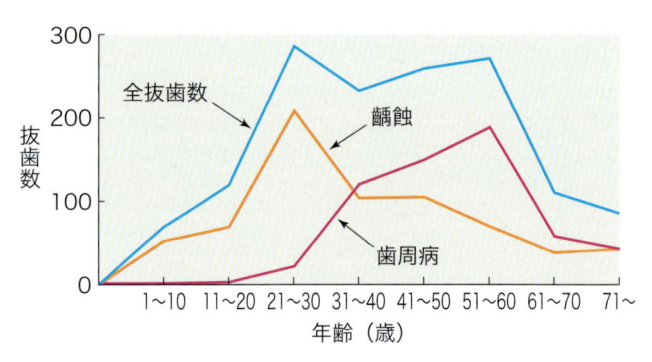

図 1-87　年齢別の歯の喪失率（Allen，1964）

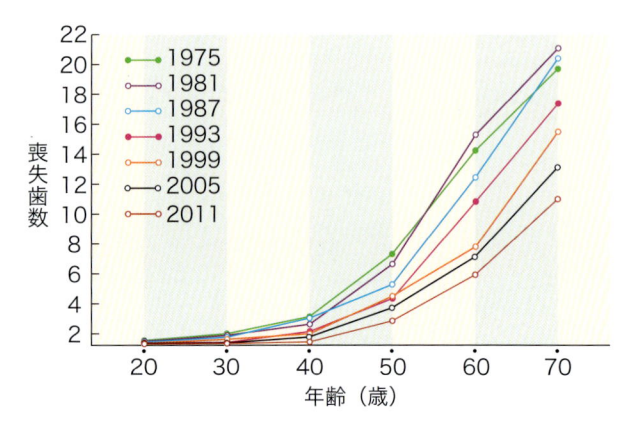

図 1-88　日本人の各年齢の喪失歯数
検査年度が新しくなるにつれ喪失歯は目的の位置（6̄ とその周囲組織）において 40 歳以後，急速に増加する（1975〜2011 年歯科疾患実態調査による）．

2）性，人種，地域との関係

性差はほとんどない．人種差は，黒人が白人より罹患率・進行なども高いが，これは後述する教育や社会経済状態の差によるものと思われる（図 1-86）．地域差も認められ，開発途上国の口腔清掃の悪さが原因で差が生じる．

3）教育・社会経済状態

一般に教育程度や社会経済状態が低下するにつれて歯周病は悪化し，教育と経済状態が良くなるにつれて良好になる．この差は口腔清掃とデンタルケアの違い，すなわち口腔に対する認識とデンタルケアを行う余裕の差である．

4）歯周病による歯の喪失

歯周病により歯を失う率は，Allen の 1964 年の報告では全体の 40.7％で，齲蝕が原因の抜歯（48.8％）とほぼ同程度で，30 歳代より急増し 50〜60 歳でピークに達している（図 1-87）．日本の厚生労働省の調査（1975〜2005 年，図 1-88）では，喪失歯数が 40 歳代から急増するが，これは歯周炎が進行して抜歯が増加したためと思われる．北海道での鈴木ら（1986）の調査でも，40〜60 歳での歯周病による抜歯が多いことが示されている．今後高齢者社会を迎え，ますます歯周病の予防と治療の重要性が増加するものと思われる．

参考 3：原始人と現代人

現代社会では，口腔清掃状態と歯周病の程度とは強い相関がある．しかし原始人ではプラークや歯石の沈着した中年齢層でも歯肉炎に留まり，歯周炎に進行していない場合が多いとの報告がある．これは，食物の性状とプラークの細菌構成，宿主反応などに現代人と差があるためと思われる．

2

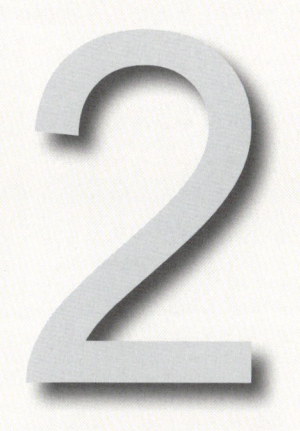

歯周治療の基本的考え方と治療計画の立て方および検査と診断

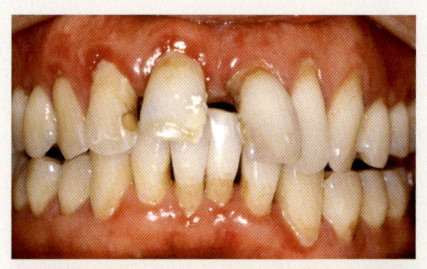

初診：検査と治療計画立案

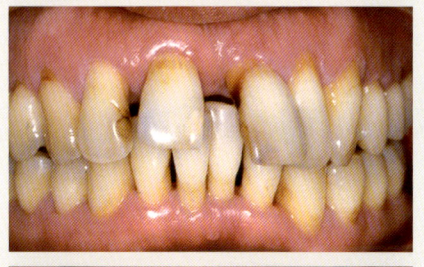

歯周基本治療：再評価，治療計画修正

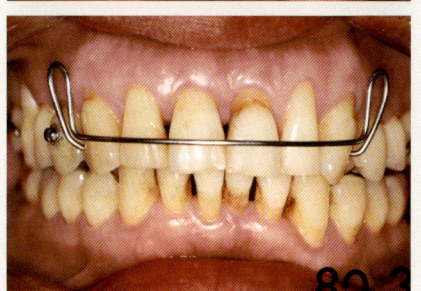

修正治療

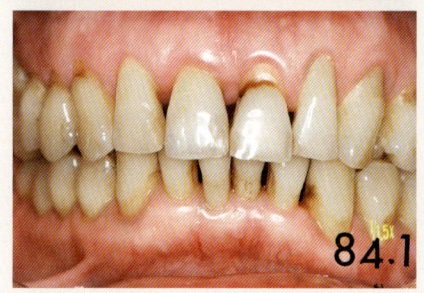

メインテナンス治療（10年）

　歯周治療学を学ぶ基礎として，1章においてまず歯周組織の解剖と生理について学び，さらに歯周病がどのような病気であるのかその発生と成り立ち，および原因，病理，細菌，疫学などについて学んだ．

　2章以降は，いよいよこれらの知識をもとに歯周病の治療法について学ぶことになる．歯周病を治療するにあたって，まず第一に大切なのは，歯周治療の基本的考え方を十分理解しておくことである．歯周治療の基本は，歯周病を引き起こし増悪させる原因を取り除くことにあり，適切な検査を行い，その結果をもとに合理的な治療計画を立てて治療を進めることが大切である．そのためには，まず患者にわかりやすく歯周病の説明を行い，歯周病の予防と治療の重要性を話して歯周治療に対する理解を深めてもらった上で，歯周組織の破壊の程度と破壊を起こした原因を調べて予後を推測し，適切な治療計画を検討し，患者に説明し，同意を得る必要がある．

　そこで本章では，歯周治療の基本的考え方と治療計画の立て方の要点を学ぶとともに，治療計画を立てる基礎データを得る歯周病の検査法について学ぶ．

（加藤　熙）

1・歯周治療の基本的考え方と治療の進め方

1 歯周治療の基本的考え方

　歯周病のほとんどは，本質的に炎症性疾患（歯肉炎と歯周炎）である．医学において，局所の炎症性病変を治療する基本は，局所に炎症を引き起こす刺激物（原因）の除去と，修復過程を促すことである．歯周病の治療もこれと同じであり，まず第1に大切なのは，原因となる局所刺激を除去する治療法すなわち「原因除去療法」である．次に大切なのは，歯周組織の修復過程を促し，破壊された歯周組織を回復することすなわち「治療力の向上」である．

　すなわち，歯周治療の基本はまず第1に，歯周病の最も重要な原因（初発因子）である"プラーク（歯肉縁上プラークと縁下プラーク）"を，歯科医と患者とが協力して取り除くことである．さらに，歯科医はプラークを増加させたり，取り除きにくくする種々のプラーク増加因子（炎症性の修飾因子）を除去したり改善することである．もう1つ大切な処置は，歯周組織に咬合性外傷を引き起こし，歯周炎を増悪させる外傷性咬合（外傷性の修飾因子）を除去することである．

　このような原因除去療法を行わず，痛いからといって鎮痛薬を投与したり，歯肉が炎症を起こしているからといって抗生物質や抗炎症薬を投与するだけの治療法や，腫脹しているからといって虫垂炎のように歯肉を切り取ってしまうだけの治療法は，適切な治療法ではない．すなわち，これらの治療法は原因であるプラークを十分取り除くことにはならず，症状を一時的に改善するのみであり，"対症療法"と呼ばれている．対症療法を優先させても歯周病は決して治癒しないし，一時的に治癒したように見えても，短期間のうちに再発してくる．

　一方，全身性因子は過去においてはきわめて重視された時代もあったが，現在では初発因子でなく修飾因子であることが明らかとなり，全身性因子が存在していても局所因子を十分に取り除くことにより改善することが明らかになっている．しかし全身性因子（糖尿病や血液疾患など）が存在する場合は，局所刺激物（プラーク）により反応（炎症）が強く生じやすいので，局所因子（刺激物）の除去をより徹底させることが大切である．すなわち，局所因子の除去を行った上で，全身性因子の改善を図ることが大切である．なお，全身性因子は歯科医が直接治療できないものが多いので，内科医など専門の医師と連絡相談して改善を図る．

　歯周治療の基本的考え方（原則）をまとめると次の通りである．

1）歯周組織の炎症の改善

　まず歯肉の炎症の原因を除去して炎症を改善し，歯肉の健康の回復を図ることを第1にする．

(1) 歯肉縁上プラークの除去―口腔清掃指導の徹底

　歯肉炎・歯周炎の初発因子であるプラークを，患者自身で十分に取り除く習慣を身につけさせる．このためには口腔清掃指導（ブラッシング指導）を十分に行い，患者に自分の口腔を健康にし，これを維持していくためにはブラッシングがいかに重要であるかを認識させ，実行させる．

(2) 口腔清掃を困難にする因子の除去と改善

　歯周炎の修飾因子であるプラークを取り除きにくくする因子や，プラークを増加させる因子を除去したり改善する．具体的には，①歯石の除去，②不良補綴物の修正（適合の悪い補綴物，清掃しにくい歯冠形態や隣接面の形態），③口呼吸の改善，④歯列不正の改善（とくに叢生や歯軸傾斜），⑤清掃を障害する歯冠および歯肉の形態異常の修正，⑥小帯異常や付着歯肉の狭小の改善，⑦食片圧入の改善，など．

(3) 歯肉縁下プラークの除去―歯周ポケットの改善・除去

　歯周ポケットが3mm以上になると，ポケット内には歯肉縁下プラークが付着増加し，深部組織の破壊を引き起こす危険性が高くなる．とくにポケットが深くなると，為害性の強い嫌気性グラム陰性菌や運動性のある細菌（歯周病原性のある細菌）が増加するので，これらの有害菌を取り除き，再び増殖できなくするためにポケットを浅くすることがきわめて重要である．①歯肉縁上プラークの除去と②口腔清掃を困難にする因子の除去により表面的には歯肉に炎症がないように見えても，ポケットが深い場合は歯肉縁下プラークが存在し，ポケット内に炎症があり，組織破壊が進行する危険性がある．

2）咬合性外傷の改善，安定した咬合機能の回復

　歯周組織に咬合性外傷が生じている場合は，炎症と合併して歯周炎を急速に進行させる危険性があるので，その原因となる外傷性咬合（早期接触，側方圧，ブラキシズムなど）を取り除いたり，固定を行って咬合性外傷を改善する．歯の欠損により機能低下している場合は，補綴処置を治療に組み込み，安定した機能的な咬合状態を得る．

3）治療力の向上と失われた歯周組織の再生

骨吸収や歯肉退縮，歯周ポケットの形成（アタッチメントロス）などにより破壊された歯周組織を治癒・再生させる．例えば根面から剝離しポケットを形成した歯周組織を再び根面に付着させたり，吸収された骨を再生させたり，退縮した歯肉を移植により回復したりする．

4）回復した口腔の健康の長期維持

これには，長期的展望に基づく治療とメインテナンスの強化が必要である．高齢社会を迎え，患者の年齢も考慮した長期的な展望のもとに治療を行う．次に，治療により回復した健康を長期維持するため患者教育に力を入れ，さらに定期的なリコールを行って，患者の再教育と早期の再治療を中心としたメインテナンスを行うことが大切である．

なお，全身の健康状態の向上による抵抗力の増強をはかることも大切であり，患者自身による健康管理の習慣をつけさせることが重要である．

参考1：全身性因子をもつ場合の歯周治療

全身性（修飾）因子がある場合は医師と相談してその治療に協力し，歯周組織の抵抗力を高め，維持させる．なお，全身性因子は十分取り除けない場合が多いが，歯科医師にとって大切なのは，健康な人よりも局所因子とくに重要なプラーク細菌を，より徹底して除去する努力をすることである．

参考2：歯周組織の再生 regeneration と修復 repair の定義

1. 再生は，失われた部分の形態・機能が完全にもとに回復することで，歯周病学では失われたセメント質，歯根膜，骨，歯肉が回復することを意味する．
2. 修復は，損傷部がそのままの状態で治癒すること，例えば，歯肉や骨を切り取った後，歯肉や骨が退縮したままもとに戻らず，傷のみ治る状態をいう．

---

2 歯周治療の進め方

歯周治療を合理的に行い良い結果を得るには，まず術者（歯科医）が歯周病の原因と成り立ちおよび歯周治療の基本的な考え方を十分に理解し，必要な診査を行うことである．次にその結果をもとに患者の希望・経済状態・全身状態をも考慮して，適切な「治療計画」を立て，患者に説明し承諾を得て，それに沿って治療を進めていくことが大切である．

治療計画は検査結果と患者の希望によって変化はするが，基本的な治療の進め方（治療順序）は，現在までの研究成果から次のように決まってきている（図2-1, 2）．

1）歯周治療への患者の導入，検査・診断，治療計画の立案および患者への説明と承諾

まず患者に歯周治療の重要性をわかりやすく説明し，理解してもらった上で，歯周病の進行状態とその原因を診査し，各歯ごとに評価するとともに口腔全体の状態を把握する．さらに，患者の全身状態および患者の希望を考慮に入れて，基本的な最初の第1次治療計画 initial treatment plan を立て，患者に説明して同意を得る．

2）歯周基本治療（イニシャルプレパレーション initial preparation，初期治療）

歯周基本治療は，歯周病の最大の原因であるプラークを減少させて炎症を軽減し，さらに咬合性外傷を改善し，病変の進行を阻止することが主体で，すべての歯周病患者に最初に行う基本的な治療である．その中心は，患者の口腔清掃指導である．すなわち，口腔清掃の重要性を認識させ，これを訓練，実行させて習慣化させることである．さらに，患者が口腔清掃を行うのに障害となる歯石の除去や不良補綴物の改善など，比較的簡単に行える清掃困難化因子，リスクファクターの改善を行う．なお，咬合性外傷疼痛や高度の咀嚼障害のある場合は，咬合調整や暫間固定などこれらに対する応急処置を行う必要があるので，その処置も含まれる．

参考3：イニシャルプレパレーションと歯周基本治療

イニシャルプレパレーション initial preparation は Goldman らが用いた言葉で，最初は直訳して「初期治療」という言葉が使われていた．しかし「初期治療」は一般の人に初期の歯周病の治療と誤解される危険性があった．著者はイニシャルプレパレーションに取り組みその内容と意義について検討を加え，この治療は，初期の歯周病から重度な歯周病まですべての症例に行う必要がある「基本的な治療」であることから，本書の初版（1994年）から「基本治療」という用語を用いてきた．現在では著者の意向が認められ，「歯周基本治療」が正式用語として日本歯科医師会，日本歯周病学会で用いられている．なお，原因の除去を主体に行うので「歯周原因除去療法」と呼ぶこともある．

3）再評価，治療計画の修正

歯周基本治療が終了した時期に，再び歯周組織の検査を行い，その結果をもとに治療計画を修正する．これを再評価と呼んでいる．

歯周基本治療により歯肉炎の原因が取り除かれてくると，歯肉の炎症は軽減し，歯肉の浮腫性腫脹が減少する．歯肉線維は再生発達し，ポケット深さ probing depth は浅くなり，歯の動揺も減少する．この段階で再び口腔清掃状態，ポケットの深さ，歯の動揺，咬合状態などを調べ，これまでの治療の効果を評価し不十分な点を明確にして，

歯周治療の進め方

① 歯周治療への導入
② 歯周検査・診断
③ 治療計画立案（第1次治療計画），患者への説明
④ 歯周基本治療（イニシャルプレパレーション）
　　↑（再歯周基本治療）
⑤ 再評価・治療計画の修正（第2次治療計画）
⑥ 修正治療（必要なければメインテナンスへ進む）
　　（歯周外科 ⇄ 矯正治療・補綴・固定・その他）
　　↓（再修正治療）
⑦ 再評価・治療計画の修正 →（病状安定）
　　（治癒）
⑧ メインテナンス　サポーティブペリオドンタルセラピー（SPT）
　　（メインテナンス治療）

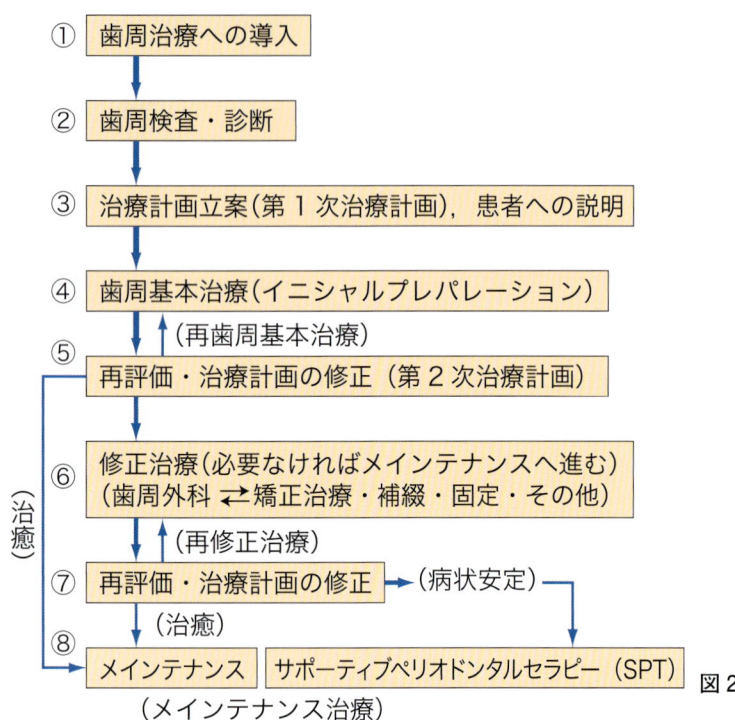

図2-1　歯周治療の基本的な進め方（歯周病の治療順序の基本）

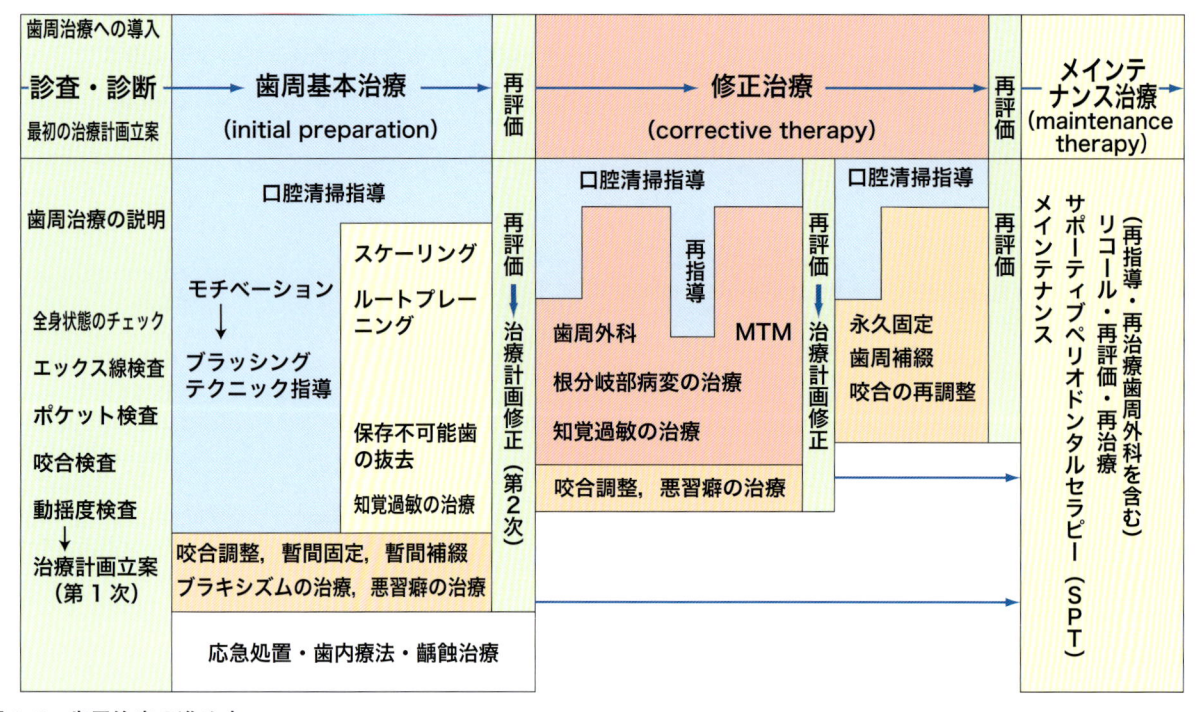

図2-2　歯周治療の進め方
全治療期間を通して，口腔清掃指導は大きな比重を占めている．再評価は各治療の区切りの時期に行い，治療計画を修正する．

今後，修正治療としてどのような治療が必要かを検討し，治療計画を修正し，第2次治療計画を立てる．なお，再評価はその後に行う修正治療中や治療終了後さらにメインテナンス期にも必要に応じて繰り返し行い，治癒状態を評価し，第2次治療計画をさらに修正する．

4）修正治療 corrective therapy

再評価の結果をもとに治療計画を修正し，基本治療（イニシャルプレパレーション）では十分治癒しなかったと判定された部分に行う治療を，「修正治療」という．深いポケットが残存する場合はフラップ手術や再生療法などの歯周外科治療が行われ，動揺が強い場合には永久固定などの処置

が行われる．この他，矯正治療や補綴処置なども行い，残存するリスクファクターの改善に努める．治療を成功に導くためには，この時期にも口腔清掃の再指導が重要な役割をもっている．とくに手術後および固定や補綴処置後には，歯冠や歯肉の形態および歯間空隙の形態が変化し，口腔内の環境も変わるので，口腔清掃の再指導はきわめて大切である．

5）再評価と再治療

修正治療後に再評価を行い，良好に治癒していればメインテナンスに移る．不十分な部位は再度治療する（図2-1の細い青矢印）．

6）メインテナンス治療—「メインテナンス」と「サポーティブペリオドンタルセラピー」

(1) メインテナンス maintenance とメインテナンス治療

歯周病はきわめて再発しやすい疾患である．これは原因である細菌がたえず口腔内に存在し，プラークを形成するからである．したがって，治療が一応終了し再評価で「治癒した」と判定した後も，必ず定期的に連絡して来院（リコール）させ，獲得した健康を維持していく必要がある．リコールは最初は1か月，その後はおおむね3〜6か月ごとに1回必要である．来院時には，口腔清掃状態，歯肉の炎症，ポケットの深さ，外傷性咬合の有無などを調べ，結果に応じて必要と判断すれば口腔清掃指導やスケーリング，咬合調整など，必要な治療を行う．すなわち，歯周治療により完全に「治癒」した状態を維持するための管理を「メインテナンス」，必要に応じて行う治療を「メインテナンス治療」と呼んでいる．

このリコールによる定期的な「メインテナンス治療」はきわめて重要である．これを行わないと，手術や固定などの複雑な処置も短期間で失敗に終わってしまうことが多い．

(2) サポーティブペリオドンタルセラピー
　　supportive periodontal therapy（SPT）

一方，一連の歯周治療によって多くの部位は健康を回復したが，一部に病変（4mm以上のポケット，根分岐部病変，歯の動揺など）が進行を停止した状態で残存してしまう場合がある．このような状態を「病状安定」と呼び，この状態を維持するための治療を「サポーティブペリオドンタルセラピー」（サポーティブ治療，SPT）と呼んで，「メインテナンス」と区別するようになっている．内容は，歯周基本治療である口腔清掃指導，スケーリング・ルートプレーニング，咬合調整などが主体で，症例によって歯周外科治療，固定などを必要とすることもある．

2・治療計画の意義と立て方

1 治療計画の意義と立て方の原則

「治療計画」とは，歯周治療の基本である原因除去を重視し，破壊された口腔（歯周組織）の健康を回復し長期維持することを目標として，各症例に必要な処置を推定し，治療内容と治療順序を立案することである．治療計画を立てる意義は，歯周病患者に最も適切な治療を計画的に行うことができることにあり，患者と術者のむだを省き，最良の治療効果を得ることである．

治療計画は，歯周治療の基本原則を重視し（p.72参照），各歯（1歯単位）の検査・診断と，全歯列にわたる全顎的な検査・診断を行い，必要な治療処置を検討し，さらに患者の全身状態・希望・経済的条件，術者の技術力などを考慮して決定する．

しかし最初に行った検査結果から，すべての完全な治療計画を決定することは不可能であり，してはいけない．これは治療に対する反応に個体差があること，プラークコントロールの程度にも差があり，さらに最初の検査では見落としや，急性症状の併発による誤診，治療進行に伴う患者の治療に対する意識の変化などがあるためである．したがって，治療を進めながら再評価（再検査）を行い，治療計画の修正を行うことが必要となる．最も代表的な再評価は基本治療が終了したときに行うものである．口腔清掃を中心とした基本的治療により改善した部位と改善しなかった部位を確認し，未改善の部分に対する治療法を検討し，治療計画を修正する．

このように治療計画の立案には大きく2つのステップがあり，まず初診での検査結果をもとに計画する治療計画を「第1次治療計画 initial treatment plan」と呼び，さらに基本治療後の再評価により修正した治療計画を「第2次治療計画」または「修正治療計画 corrective treatment plan」と呼んで区別する．治療計画は患者の希望，全身状態，年齢，経済状態などを考慮して作成し，患者に説明し，患者の了承と協力を得て治療を開始する．なお，再評価により治療計画に変更が生じることも話しておく．

大切なことは最初（初診時）の検査結果で治療計画を最終決定せず，必ず基本治療など治療後に再評価して計画を修正することである．

2 治療計画立案時の注意事項

1）患者の全身状態・年齢（寿命）

患者の全身状態や年齢を考慮する．しかし，全身疾患があったり高齢者であっても歯周炎が改善しないということは決してなく，きわめて特殊な全身疾患（p.291参照）を除いては基本的な歯周治療により改善する．しかし，高齢で全身状態が不良な場合は，複雑な治療が困難なことがある．このような場合は理想的な治療は求めず，外科的療法を避け，基本治療を中心とした保存的療法を行う．

一方，若年者では若年性歯周炎を含めて長期的展望のもとに治療計画を立て，長期にわたる予後や再治療時の処置方法を十分考慮する．

2）歯科治療に対する患者の希望や認識

患者の希望や治療に対する意識，とくに歯周病を治したいという意欲や歯を抜かれたくないという熱意は，プラークコントロールに影響し，治療成績を大きく左右する．口腔清掃がきわめて良好ならば，治療不可能と思われる歯でもかなりの改善が期待できるので，治療計画立案時に考慮する必要がある．これらの因子は教育や環境により変化するので，治療中の患者教育に力を入れることが大切である．

3）主訴と応急処置の必要性

患者が来院した理由を聞き，それに対する処置を治療計画に組み込む．疼痛があるなどすぐ処置を必要とする場合は，応急処置としてこれに対処してから基本的な歯周治療を進める．例えば急性の歯髄炎や根尖性歯周炎，あるいは歯周膿瘍形成時には治療計画の最初に組み入れ，急性症状を改善してから歯周治療をスタートする．

4）口腔全体の咬合機能回復と審美性

重度な歯周炎や広範な歯の欠損により咬合機能や審美性が著しく失われた患者では，仮補綴物でこれらを一応回復して歯周治療を進める．抜歯や補綴物を撤去する場合にも，仮補綴物の製作の必要性を検討し，治療計画に組み入れる．動揺が高度な場合も固定の必要性を検討する．なお，全顎にわたる補綴物の再製作が必要な場合，一度に全部の補綴物を除去すると咬合の不安定を招きやすいので，まず片側の臼歯部の治療を行い，咬合を確保してから，他側の臼歯部，さらに前歯部と補綴治療していくのが安全である．

図2-3～11：
重度な歯周病治療の進め方と治療の実際

I　初診（検査・診断）（1979）

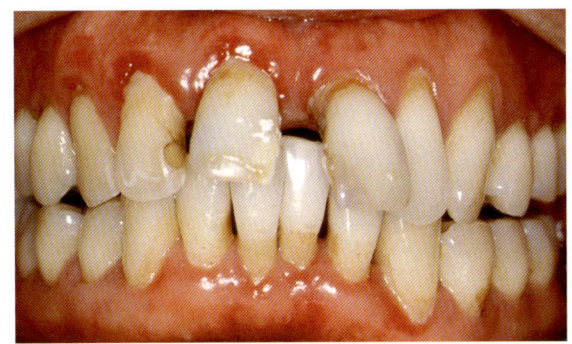

初診時の検査記録が大切である

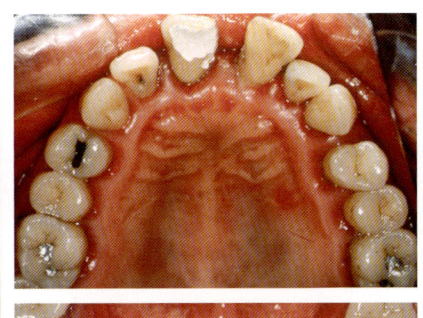

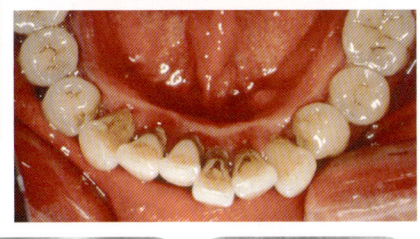

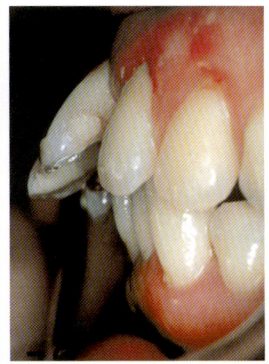

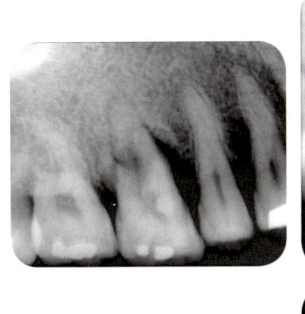

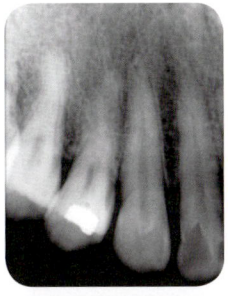

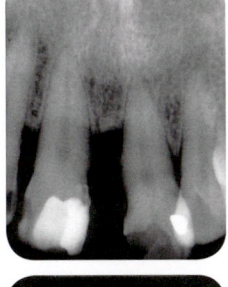

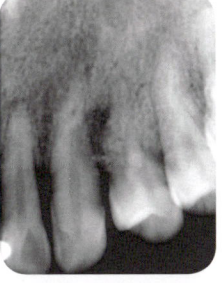

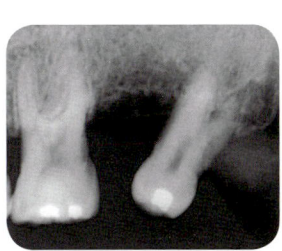

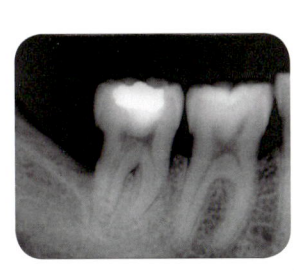

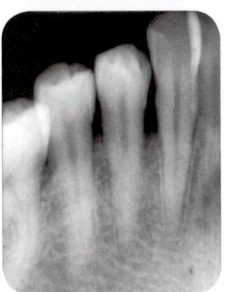

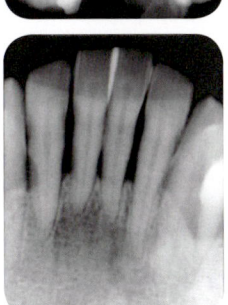

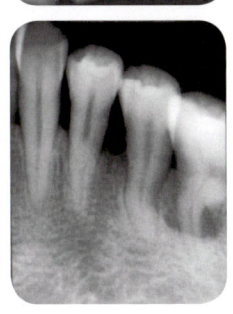

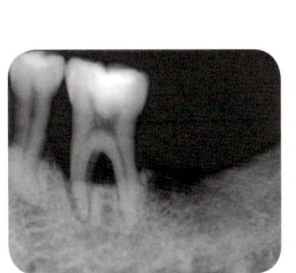

図2-3　重度な歯周炎患者（39歳，男性）の初診時の状態
歯肉の炎症が強く，上顎前歯は前突し歯間離開（フレアアウト）している．口腔清掃不良，口唇閉鎖困難で口呼吸が強い（上顎口蓋側の堤状隆起が著明）．エックス線写真から骨吸収の進行が明確である（全身状態には問題なく，非喫煙者）．

5）患者の経済的負担能力・メインテナンスの可能性

重症例，とくに永久固定や矯正治療や補綴処置が必要な場合には，患者の経済力も考慮し，話し合う必要がある．長期間のメインテナンスのため，リコールに応じて来院可能かどうかも検討する．

3　第1次治療計画の立案（図2-3～11参照）

第1次治療計画は以下のように作成する．まず，最初の診査結果と前述の注意事項を考慮しながら，治療の基本原則に基づき応急処置を行う．次に，歯周基本治療の治療内容と順位を考え，さらに修正治療の内容と順位を考えて作成する．進行した歯周炎では，1歯ごとの予後と必要な治療内容を判定し，これをもとに歯列全体の治療計画をたてる（我が国では健康保険診療の制度上，1/3顎単位で診療を進めることが多い）．なお，「第1次治療計画」は再評価により修正するので，修正治療として行う部分は推定上の治療計画であり，予定でよい．

実際の症例を図2-3～11に提示したので参照されたい．

第1次治療計画

1. **歯周基本治療**
   (1) 応急処置：とくになし
   (2) 口腔清掃指導：モチベーション，テクニック指導
   (3) 咬合調整：強い早期接触部 $\frac{6\ \ \ \ 1|1}{6\ \ 21|12}$
   (4) スケーリング，ルートプレーニング（全顎）
   (5) 知覚過敏処置
2. **再評価，治療計画の修正**
3. **修正治療**
   (1) 歯周外科手術：① $\frac{8\ \ \ \ 6}{7\ \ \ \ 6}$ キュレッタージ（歯周掻爬術），② $1|1$ 小帯切除術，③ $|34$ フラップ手術，④ $7|$ 遠心フラップ手術（distal wedge）
   (2) 矯正治療（MTM）：① $21|12$ 舌側移動（前歯前突と歯間離開修正），② $\frac{4}{4}|$ 交叉咬合の矯正
   (3) 咬合調整，歯冠形態修正（とくに $21|12$，$|6$）
   (4) 根分岐部病変の治療：① $6|$ ヘミセクションまたはルートアンプテーション，② $|6$ 根分割保存療法
   (5) 永久固定：$21|12$，$21|12$
4. **メインテナンス治療**

図2-4　最初の（第1次）治療計画の立案

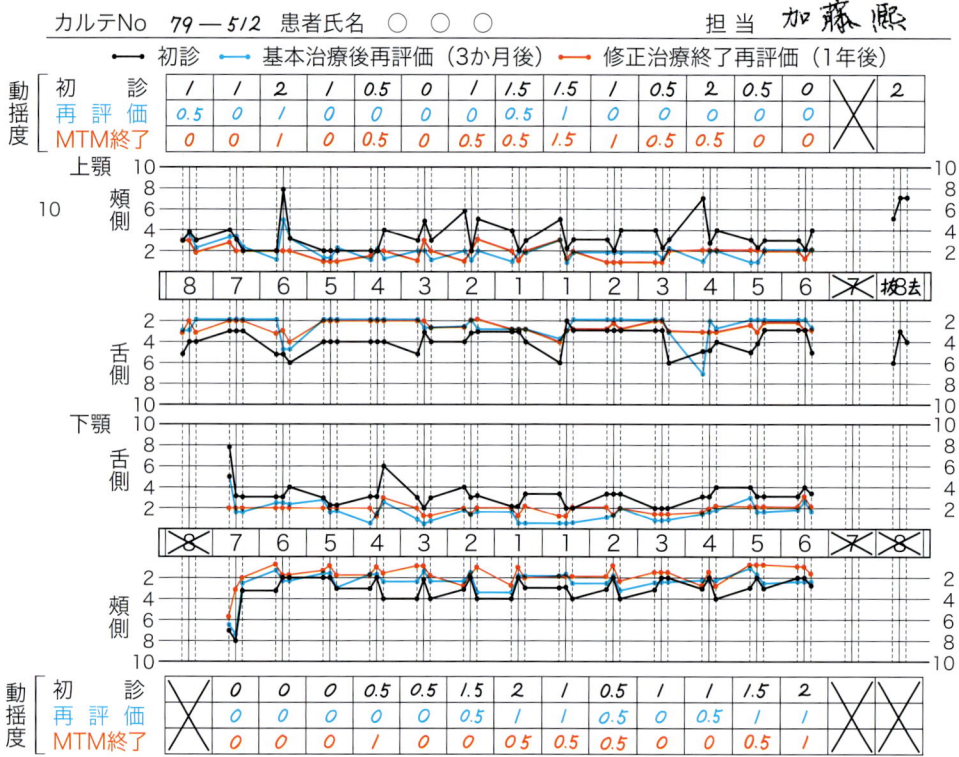

図2-5　歯周病カルテ，診療記録：歯周ポケットと歯の動揺度の治療による変化

1）応急処置および基本治療で行う治療内容と順位の決定

(1) 応急処置

応急処置の必要な歯と処置内容の決定．同時に歯周治療の説明とモチベーションを開始する．

(2) 口腔清掃指導

すべての症例に行う．とくに最初の時期にしっかり行うことが大切である．

(3) スケーリング，ルートプレーニング

ほとんどすべての症例で必要とする．

II 歯周基本治療の徹底と再評価

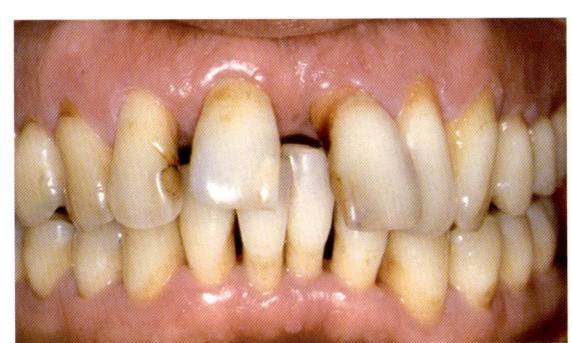

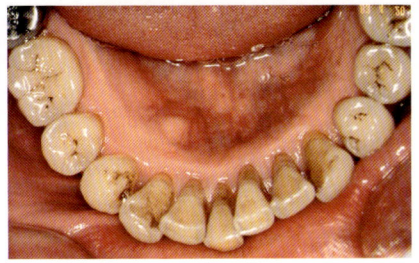

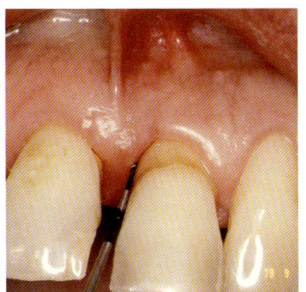

基本治療終了

再評価

III 治療計画修正と修正治療①

歯周基本治療終了後の治療計画修正（第2次治療計画）
1. 矯正治療（MTM）の優先：審美性と口呼吸の改善をねらって早期にスタートする
2. 咬合調整，歯冠形態修正を MTM と並行して行う
3. 根分岐部病変のヘミセクションは行わず，根分岐部を歯間ブラシで清掃し保存することとする
（歯周基本治療による改善が著しく，患者の希望を入れる）
4. 永久固定は行わない（上顎は夜間のみ床保定装置使用，下顎は固定の必要ないと判断）

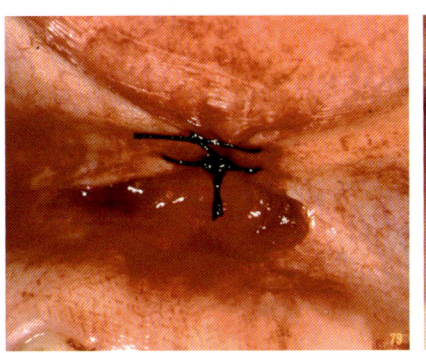

歯周外科治療として小帯切除術を行う

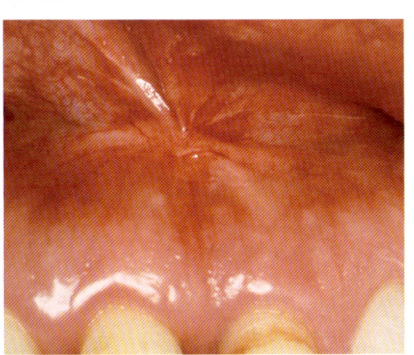

図 2-6 基本治療終了後の状態：再評価と治療計画の修正を行い，修正治療を開始する
歯周基本治療を徹底して行った後，再評価して治療計画を修正し，修正治療を開始する．歯周ポケットと歯の動揺の変化・改善は図 2-5 参照．1|1 の辺縁に小帯が接近し，ブラッシング操作を障害し，炎症が残っている．

(4) 不良補綴物の修正
不良なマージンのみ削合修正するなど，修正の方法と時期を考慮する．

(5) 咬合調整と悪習癖（ブラキシズム，舌習癖など）の治療
高度な炎症（深いポケット）と合併する早期接触は，早期に咬合調整し，とりあえず炎症と外傷の合併を避ける（炎症が改善した後，精密な咬合調整を再度行う）．

(6) 暫間固定
炎症と合併する 2 次性咬合性外傷（高度の動揺）がある場合に行う．

(7) 暫間的補綴，治療用装置の製作
咬合機能や審美性の低下の場合に行う．健全歯を削る処置はできるだけ控える．清掃性を考慮し，可撤式装置を用いるのもよい．

(8) 齲蝕の処置（保存修復処置）
齲蝕の進行を抑える．

(9) 歯内療法
口腔全体の治療上，早期に処置が必要なものから順に行う．

(10) 知覚過敏処置
口腔清掃を障害する知覚過敏歯の処置を，治療計画に組み込む．

(11) 明らかに保存不可能な歯の抜去
保存か抜去か境界線上にある歯は抜去せず，骨吸収が根尖に達するなど明らかに保存不可能な歯のみ抜去する．

2）修正治療の内容と順位の決定
修正治療として行う必要があると思われる治療内容と部位，治療順序を推定する．なお，この段階での治療計画は，歯周基本治療後の再評価によって修正するので，今後の治療による改善状態により治療計画に変更が生じることを患者に話しておくとよい．

Ⅳ 修正治療②（歯周矯正治療を実施）

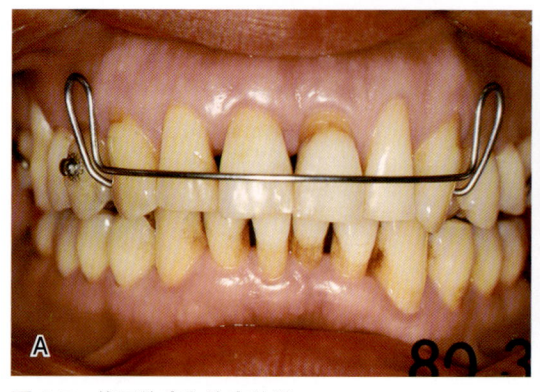

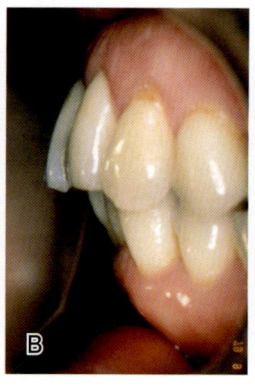

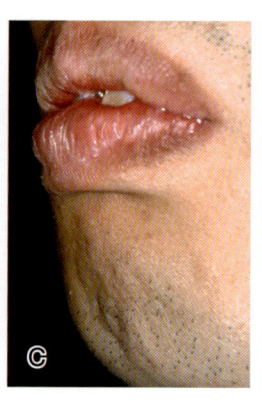

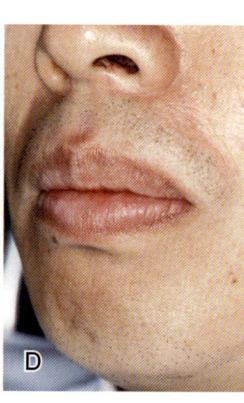

図2-7 修正治療と治療効果
歯周矯正治療として前歯の歯間離開と前突（フレアアウト）を改善する．
A：上顎前歯は床矯正装置を用いて矯正治療を行う．床矯正装置は清掃性に優れており，歯周矯正治療に適する．
B：矯正治療により前歯歯軸は改善した．（図2-3と比較）
C：初診時．口唇閉鎖困難．口唇を閉じるとオトガイ筋など口腔周囲筋が緊張し，クレンチングも生じる．
D：矯正治療終了時．MTMによる歯軸の改善により口唇閉鎖が容易になり，筋の緊張も減少した．

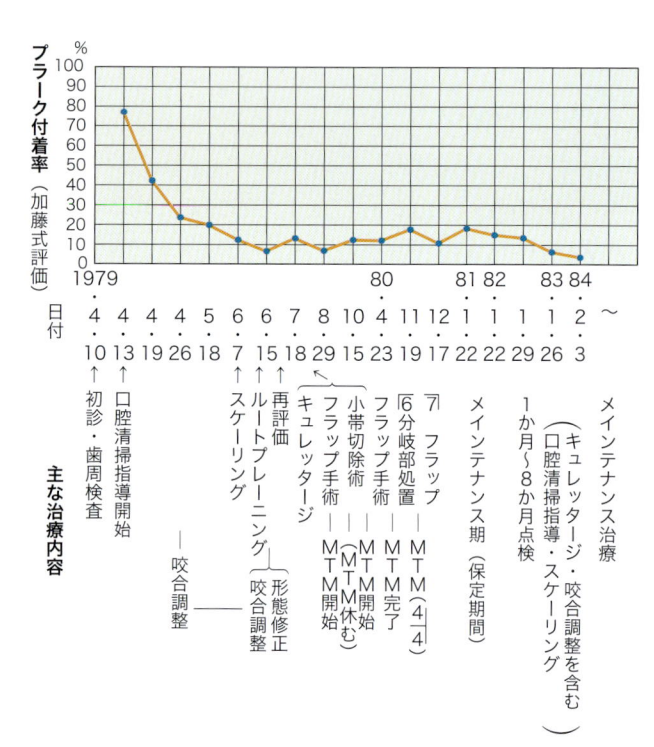

図2-8 プラーク付着率（加藤式チャート）と歯周治療内容

(1) 歯周外科治療（4章参照）

歯周外科治療を必要とする部位と手術の種類を推測する．垂直性骨欠損を伴う深いポケットのある部位に対するフラップ手術，骨移植術，GTR法，エムドゲインを用いた歯周組織再生法や，小帯異常のある部位に対する小帯切除術などである．例えば，再評価後も6mm以上の深いポケットが残ると思われる部分はフラップ手術，4mm程度はキュレッタージの計画とするなどである．

(2) 根分岐部病変の治療（6章1参照）

根分岐部病変部は最も治療が困難な部位の1つであり，各症例に適した治療法を選んで計画を立てる．

(3) 矯正治療（MTM），悪習癖の治療（5章5，6参照）

これらの処置の必要性（効果）と治療の難易度を考えて，計画に組み込む．

(4) 咬合治療（外傷性咬合の除去，咬合性外傷の改善）（5章1参照）

精密な咬合調整，形態修正，ブラキシズム対策，永久固定などの処置の必要性を検討する．

(5) 口腔機能回復治療（歯冠修復と欠損補綴，歯周補綴）

長期に使用できる歯冠修復，欠損補綴物を設計する．しかし，この時期での計画では最終的な決定は困難であり，2～3通りの治療法を計画しておくのもよい．

(6) 治療不可能と診断した歯の抜去

修正治療を行っても病変が進行し，保存不可能となったり，保存する意義がなくなった歯は抜去する．

(7) インプラント治療

欠損部の機能回復，残在歯の2次性咬合性外傷の改善，審美性の回復のため，インプラント治療が適応できるかを調べ，患者の希望も含めて適応症と判定できれば治療計画に組み入れる．しかしこの時期には確定しないことが大切である．

3）メインテナンス治療の方法

患者を定期的（通常最初は1～3か月ごと，さらに6か月ごと）にリコールし，問題のあった部位を中心にメインテナンス治療がどの程度必要であるかを推定する．患者がそれに応じて来院可能かどうかを検討し，治療計画を決める．

V メインテナンス治療

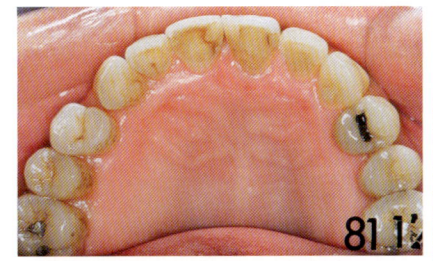

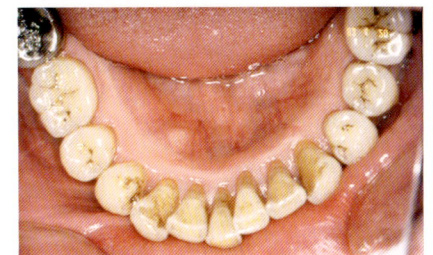

2年半後

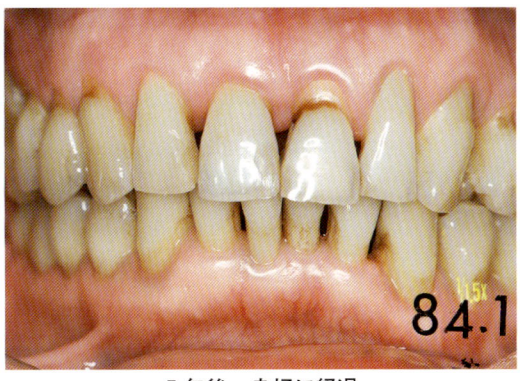

5年後, 良好に経過

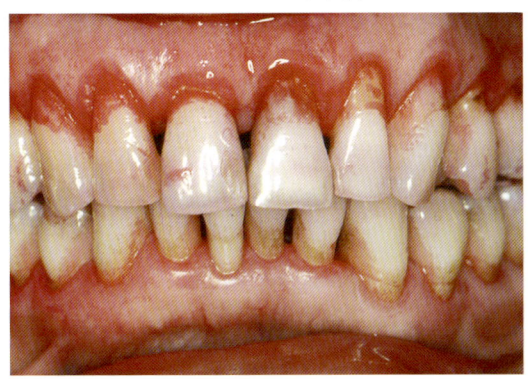

7年後

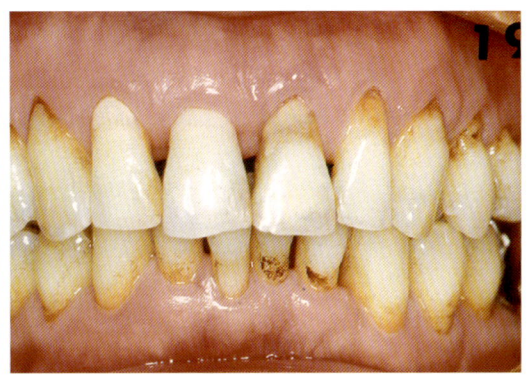

10年後

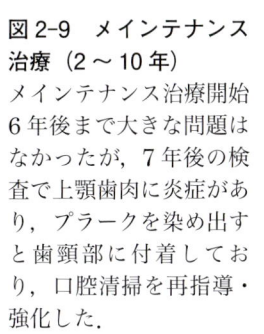

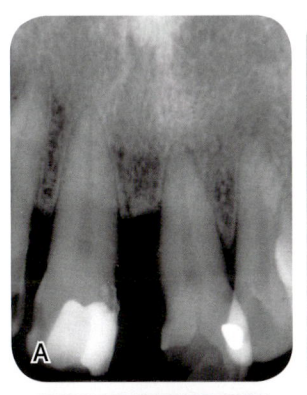

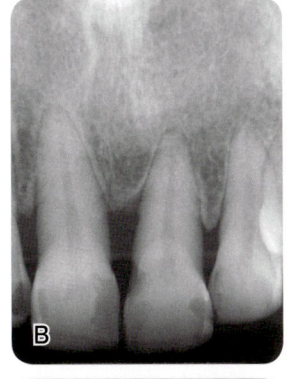

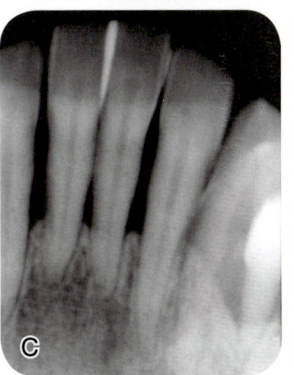

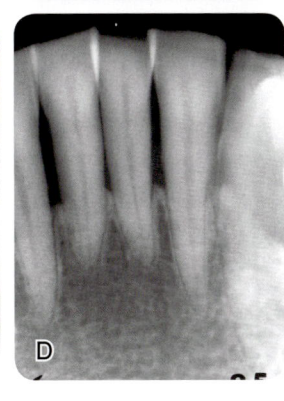

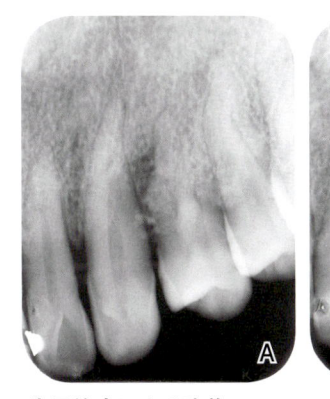

図2-9 メインテナンス治療（2〜10年）
メインテナンス治療開始6年後まで大きな問題はなかったが, 7年後の検査で上顎歯肉に炎症があり, プラークを染め出すと歯頸部に付着しており, 口腔清掃を再指導・強化した.

図2-11 歯周治療による改善
A：初診. 4̲ 近心に骨吸収が見られ, 動揺は2度, 歯周ポケットは7mmである.
B：6年後. 4̲ 骨再生, 動揺は0.5度, ポケットは3mmに改善した.

図2-10 エックス線写真による治療効果の評価（前歯部）
A：初診時：骨吸収著しい. 1̲ の動揺は2度, 歯周ポケット6mm.
B：6年後：骨の再生が見られる. 1̲ の動揺は0.5度（Lasterらの評価法 p.92参照), ポケットは3mmに改善した.
C：初診時：骨吸収著しい. 1̄ の動揺は2度, 歯周ポケット4mm.
D：6年後：骨の再生と骨頂部を中心に歯槽硬線が明確になり, 動揺は0.5度で固定の必要がなくなった.

3・歯周病の検査と診断の基本

1 歯周病の検査の基本的考え方（検査の目的と意義）

　歯周病の検査は，正しい診断と治療計画を立てるための基礎となる情報を得る目的で行うもので，適切な検査を系統的に行い，正確なデータを得る必要がある．

　従来，歯周病の検査は，歯周炎が種々の症状を示すことから症状の検査が主体となり，さらに原因の検査が入り乱れて数多くの項目が列挙されてきた．そのため検査項目が多く，しかも意義が明確でなく，検査に時間がかかり，検査結果を治療計画に生かすのが容易でなかった．そこで著者は検査項目を次の3つに大きく整理し，各検査の意義を明確に把握して実施するシステムをとっている．3つの大項目は，①主訴と一般検査（主訴や全身状態についての問診と視診，顔面と歯の検査），②歯周組織の破壊の程度の検査（歯周病変の進行程度の検査），③歯周病の原因の検査である．これらの検査結果と患者の希望，経済状態を考慮して治療計画を決める．

　検査結果を歯周病用カルテやチャートに記録し，再評価して治療後の変化を比較検討できるようにしておくことは，治療計画を修正したり治療効果を判定する上できわめて重要である．さらに，この記録をもとに治療経過を観察することは，自分の知識や技術を高めるためにきわめて大切である．

2 医療面接と一般検査

1）主訴
　患者が来院した主な理由，とくに最初に治療してもらいたい事項を聞く．これは患者とのコミュニケーションを図り，治療計画を立てる上で大切である．

2）全身既往歴と現在の健康状態（医科既往歴），および生活習慣
(1) 歯科治療を行う上で配慮する必要がある全身状態
(2) 歯周病と関連がある全身疾患（p.61～65参照）
　医療面接において心疾患，肝疾患，腎疾患，糖尿病，血液疾患，高血圧，骨粗鬆症，メタボリックシンドローム，アレルギー，局所麻酔の経験，妊娠，常用薬物，皮膚疾患などを中心に問診や視診を行い，患者の全身の健康状態を把握する（表2-1）．これは問診票を使って単純化できるが，その内容について面接し話し合うことが大切である．なお不明な点（問題）がある場合は，その治療を担当している医師に問い合わせをしたり，精密な検査を依頼する．
(3) 生活習慣
　喫煙，ストレス，食生活の状態などについて聞く．喫煙は重要なリスクファクターであり，間接（受動）喫煙も含めて聞いておく．

3）口腔内既往歴（歯科疾患の既往歴）
　口腔（歯科）疾患の既往歴を歯周病とそれ以外とに分けて聞き，整理する．まず主訴と齲蝕に関する既往歴を聞き，次に歯周治療の有無・内容・時期について聞く．欠損のある場合は，抜歯の原因と時期について，とくに歯周病が原因であったかをたずねる．さらに，補綴物の装着時期や矯正治療の有無，顎関節症の症状についても聞く（表2-2）．

4）顔面と歯の現症（歯周病以外の現症）
　歯周病以外の口腔内の状態（現症）を調べる．すなわち，顔面や口唇の異常，齲蝕・修復処置，欠損，補綴物，歯列不正などの現状を調べ記録する．全顎のエックス線写真を参照しながら行うと，より正確に行える．

3 歯周病の病状の把握と原因の把握

1）歯周組織の破壊の程度の検査（病状の把握）
　まず歯周病の病変の進行程度を調べる．この検査は原因の把握，治療計画（治療内容）に大きく影響する重要な検査である．p.84～93で詳細に述べる．

2）歯周病の原因の検査（病変を引き起こした原因の把握）
　歯周病変を引き起こした初発因子と修飾因子を調べる．歯列全体および各歯の歯周組織の破壊を引き起こした原因を取り除いていく治療を行う上できわめて重要であり，本書では①炎症性因子の検査と②咬合性因子の検査に分け，治療法と関連しやすくし，p.94～105で詳細に述べる．

表2-1 医科既往歴検査票

秘密厳守いたします（歯科医師に守秘義務がある）

次のことを過去または現在に経験していますか　はい　いいえ
- ストレス，作業時の胸の痛み（狭心症）　☐　☐
- 心臓発作　☐　☐
- 心臓弁の異常（人工弁の使用）　☐　☐
- 高血圧　☐　☐

- 出血傾向　☐　☐
- 脳卒中　☐　☐
- てんかん　☐　☐
- 気管支喘息　☐　☐

- 肺疾患，慢性的な咳　☐　☐
- アレルギー反応（薬物，その他）　☐　☐
- 糖尿病　☐　☐
    - インスリンを使っていますか　☐　☐

- 甲状腺疾患　☐　☐
- 肝疾患　☐　☐
- 腎疾患　☐　☐
- 感染症（肝炎，HIV陽性）　☐　☐
- 悪性疾患（癌，白血病）　☐　☐

追加質問
- 喫煙していますか（1日何本吸いますか）　☐　☐

表2-2 歯周病の臨床症状

Ⅰ 歯肉炎の症状
1. 歯肉の炎症
   - ○発赤，腫脹，出血
   - ○歯肉ポケット（仮性ポケット）形成
   - ○アタッチメントロスは生じていない
   - ○滲出液の増加
2. 歯根膜，歯槽骨の症状なし

Ⅱ 歯周炎の症状
1. 歯肉に関する症状
   - ○歯肉の炎症：発赤，腫脹，出血
   - ○歯肉の退縮（歯根露出）
   - ○歯周ポケット（真性ポケット）の形成
   - ○アタッチメントロスの発生
   - ○滲出液の増加
   - ○排膿
2. 歯根膜，歯槽骨に関する症状
   - ○歯の動揺の増加
   - ○歯の移動（病的移動）
   - ○根分岐部病変
   - ○歯槽骨の吸収：水平性，垂直性（1，2，3壁性）
   - ○歯根膜腔の拡大（エックス線検査による）
3. その他の症状
   - ○口臭
   - ○知覚過敏

Ⅲ 急性期歯周病の症状
   - ○歯肉の強い炎症：自然出血，疼痛
   - ○歯周膿瘍の形成：
       歯肉の腫脹，瘻孔
       自発痛
   - ○歯の動揺の著しい増加
   - ○深い歯周ポケットと排膿

4・歯周組織の破壊状態（病態）の検査（歯周病進行程度の検査）

歯周病の検査で大切なのは，まず歯周組織がどの程度破壊されているかを知り，次にその原因（修飾因子）を調べて，治療内容を決める資料を得ることである．歯肉，歯槽骨，歯根膜，セメント質を調べるが，肉眼的に直視できない歯周ポケットはプロービングで，歯槽骨や歯根膜はエックス線写真や歯の動揺度などから調べる．

口腔内写真撮影は，歯肉や歯列の状態を記録し，その変化を調べる上できわめて有効である．さらに，患者への病態の説明，治療法の説明を行う上で欠かせない大きな役割をする（p.107 参照）．

1 歯肉の検査

歯肉の炎症状態を中心に検査するが，健康な歯肉と病的な歯肉を区別できる診断力をつけておく必要がある（図 2-12）．

1）色の変化

歯周病として最初に現れる症状の1つである．健康歯肉はピンク色であるが，これが赤色を増し（発赤），さらに慢性化すると暗赤色から赤紫色になる．部位は，初期には歯間乳頭と辺縁歯肉に変化が生じ，やがて付着歯肉へと拡大する．なお，健康な歯肉でもメラニン色素が沈着すると，部分的に褐色から黒色を示すことがある．

2）形態，硬さの変化，歯肉辺縁の位置

健康な歯肉は引き締まって硬いが，炎症が生じると腫脹し，軟らかくなる（浮腫）．また，抗てんかん薬であるフェニトイン（ダイランチン）を服用している場合は，増殖がとくに著しい（フェニトイン性歯肉炎，p.18 参照）．歯周炎が進行し歯槽骨が吸収されると，歯肉が退縮することが多くなる．歯肉が退縮しても炎症やポケットがなければ，歯肉は健康であるといえる．

3）スティップリングの消失

健康な付着歯肉には，スティップリング（みかんの表面のような細かい凹凸で，歯肉線維束の発達と関連している，図 1-3 参照）が見られるが，炎症が波及すると消失してしまうことが多い．しかし，健康歯肉でもスティップリングがなかったり，逆にポケットが深く病的な場合でも存在することがあり，注意が必要である．

4）出血，BOP，排膿

正常な場合，歯肉から出血することはない．炎症があると，ブラッシングやプロービングなどの軽い刺激で出血する（出血傾向）．さらに進行すると，自然に出血するようになる（自然出血）．

排膿は炎症が活動性の場合に多く見られ，歯肉ポケットから自然に排膿する場合と，歯肉を圧迫して排膿する場合がある．

BOP (bleeding on probing, プロービング時の出血) は，ポケットプローブ pocket probe を歯肉溝やポケット内へ軽く（15〜20gの力で）挿入し，引き抜いた後（20〜30秒後）の出血の有無を調べる．歯肉溝やポケット内に炎症があり上皮が破壊されやすい状態，とくに潰瘍状態になっていると出血する．歯肉溝やポケット内の初期炎症の存在を示す指数として用いられる．なお，歯肉に炎症のある初診時はBOPが＋（プラス）に出るのは当然で，あまり診断に役立たない．一方，治療が進行し，再評価の段階やリコール時の評価には有効で，治療が不十分であったり，再発していることを示す．

5）歯肉の炎症程度を示す指数

歯肉の炎症を段階的に数字で評価して記録する方法がある（指数化）．これは本来，疫学的研究や臨床実験のために発表されたものであるが，日常の診断や治療効果の判定，モチベーションなどに応用されている．歯肉の炎症状態は，口腔清掃によって大きく変化するので，口腔清掃指導時に指導効果を判定するのにも有効である（p.67 参照）．

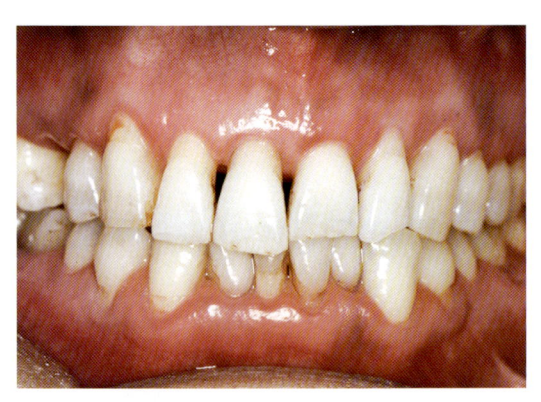

図 2-12　歯肉の炎症の検査
歯肉の色，形態，硬さ，歯肉辺縁の位置，スティップリングに注意し，さらに出血や排膿の有無を見る．

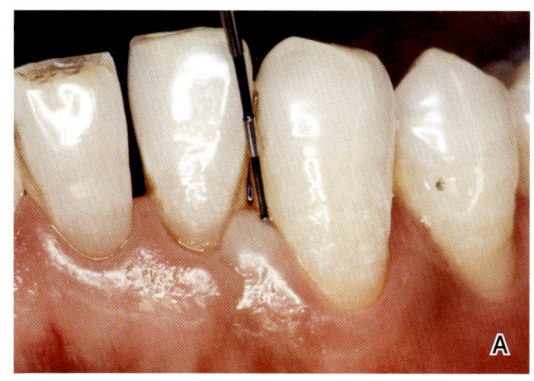

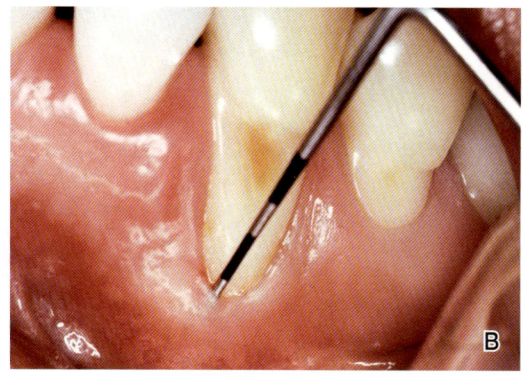

第2章　歯周治療の基本的考え方と治療計画の立て方および検査と診断　　85

図2-13　プロービング
A：歯根に沿って挿入する．
B：大切な歯や問題が生じている歯は，周囲をくまなく歩くように測定する「walking probing」を行う．

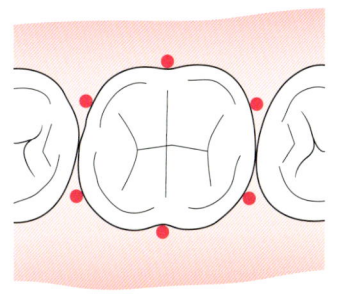

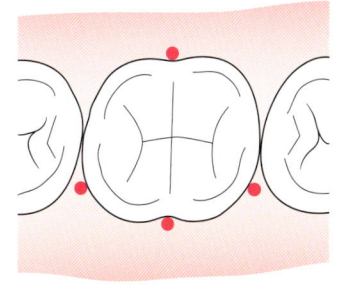

図2-14　6点計測と4点計測の測定部位
6点計測は4点計測より正確な情報を得ることができる．とくに上顎の口蓋側の隣接面の測定は，根分岐部病変の診断と関連し，きわめて大切である．

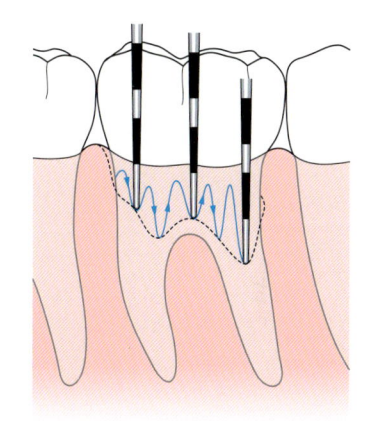

図2-15　walking probing
エックス線写真で不規則な骨吸収など問題のある歯は，根面全体を歩くように細かくプロービングする．

a．歯肉炎指数 gingival index（GI）（Löe と Silness，1963）
b．PMA指数（PMA index：Schour と Massler，1948）
c．歯肉出血指数 sulcus bleeding index（SBI）（Mühlemann と Son，1971）

2　歯肉・歯周ポケットの検査（プロービング）とアタッチメントレベルの検査

　歯肉・歯周ポケットの検査は，歯周治療上不可欠できわめて重要である．歯周ポケットは歯周組織の破壊状態を示す他，局所修飾因子としてもきわめて重要で，後述する原因の検査としても重要である．検査にはポケットプローブ（ポケット探針）を用い，「ポケットの深さの測定」，「ポケット底部の位置（アタッチメントレベル）」，「根面の形態」や「歯肉縁下プラーク・歯石」などを調べる（図2-13）．
　アタッチメントレベルは通常，セメント-エナメル境からポケット底までの距離を測定して示し，歯周病の進行および改善状態を示す指標の1つとして用いられる．

1）ポケットの深さ（プロービングポケットデプス）の測定

　ポケットの深さ（プロービングポケットデプス）は通常6点計測，すなわち歯の周囲6か所（頰側の近心，中央，遠心，舌側の近心，中央，遠心）を測定し，記録する（図2-14）．しかし，診断上問題となる歯は，さらに測定点を増やし歯の周囲をくまなく歩くように測定する必要があり，これを「walking probing」という，図2-15）．ポケットは同一歯でも部位により大きく異なっていることがあり，深いポケットを見落さないことが大切である．
　健康な歯肉の歯肉溝は，唇舌側は1～2mm，隣接面は1～3mmである．同じ深さのポケットでも，仮性ポケットか真性ポケットか，さらに根の長さやポケット底部の位置および周囲の骨の状態により，歯周病の進行度は異なるので，エックス線写真を参照して判断する必要がある．一般にポケット底が根尖に近づくほど重症であり，治療方針もそれにより大きく異なってくる．
　歯周ポケットと歯槽骨と歯根との位置関係をより明確に

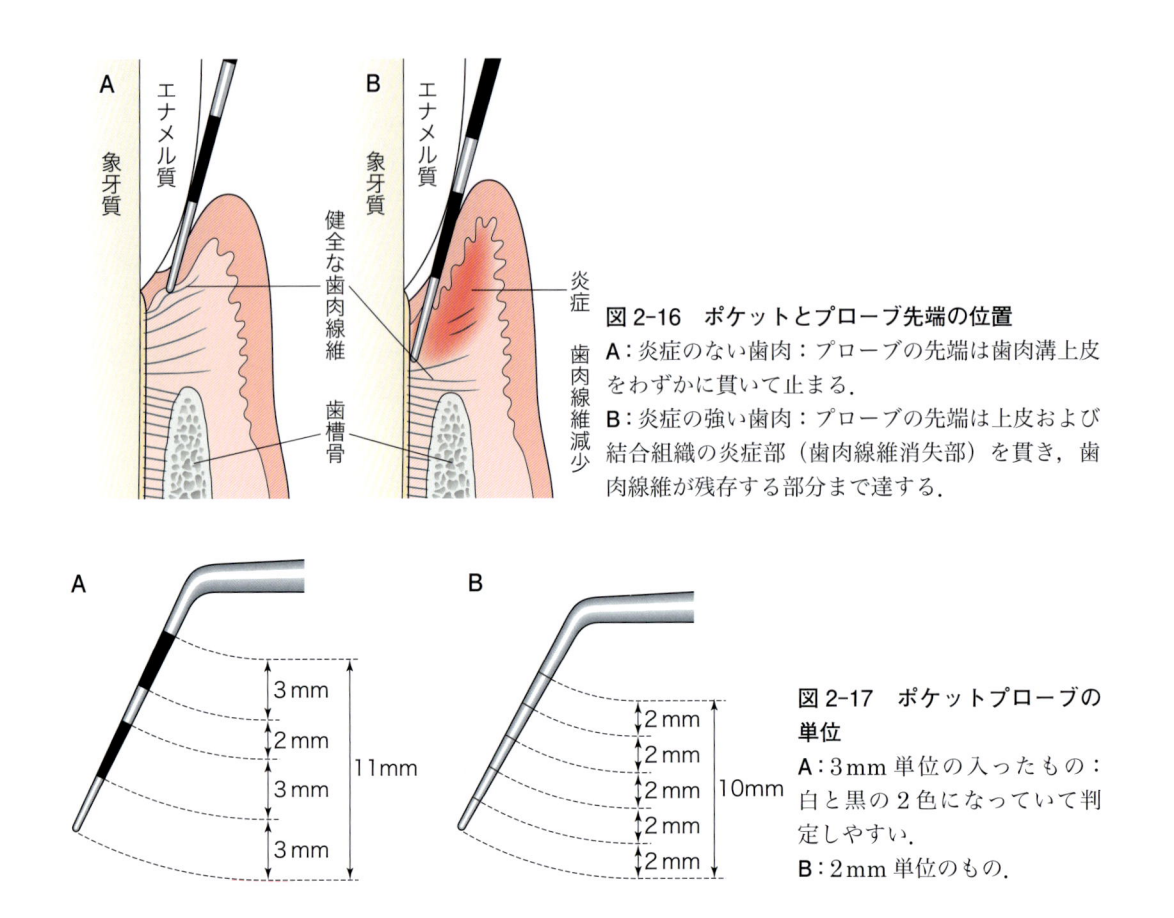

図2-16 ポケットとプローブ先端の位置
A：炎症のない歯肉：プローブの先端は歯肉溝上皮をわずかに貫いて止まる．
B：炎症の強い歯肉：プローブの先端は上皮および結合組織の炎症部（歯肉線維消失部）を貫き，歯肉線維が残存する部分まで達する．

図2-17 ポケットプローブの単位
A：3mm単位の入ったもの：白と黒の2色になっていて判定しやすい．
B：2mm単位のもの．

するには，ポケット内にエックス線診断用プローブやガッタパーチャポイントを挿入し，エックス線撮影を行って調べる方法がよい（図2-24参照）．

2）プロービングに対する最近の考え方

ポケットを測定しようとしてプローブをポケット内に挿入すると，通常プローブはポケットの底部で止まらずに，ポケットを形成する上皮を貫き結合組織中に達していることが多いことが明らかになっている．とくに，歯肉に炎症があると，この傾向が強い．すなわち，ポケットに面する上皮やその下の結合組織に炎症があると，上皮細胞の細胞間結合が弱く（時には潰瘍状態で上皮が断裂している），プローブは上皮を貫く．さらに，結合組織も炎症性細胞（リンパ球やプラズマ細胞）が増加し歯肉線維が減少していると，プローブはさらに結合組織に深く入ってしまう（図2-16）．すなわち，炎症の強い場合とくに急性炎症時には，実際のポケット底部より数mmも深く測定される傾向があり，治療方針を立てるにあたって十分注意する必要がある．しかし，炎症が軽度の場合はその深さは0.3mm程度であり，臨床的にそれほど大きな問題ではない．

一方，歯周治療により歯肉の炎症が改善されると歯肉線維が再生発達し，上皮細胞の結合も良くなり，プローブが上皮や結合組織を貫かなくなり，測定値は浅くなる．

このように，ポケットプローブを用いてポケットの深さを測定した場合，ポケットの真の深さ（組織学的ポケット深さ）を正確に表していないと考えられるので，ポケット測定のことを"プロービング"，測定値を"プロービングポケットデプス"あるいは"臨床的ポケットの深さ"と呼んでいる．

3）ポケットプローブと検査表

ポケットプローブには種々のタイプがあるが，目盛の単位は2mm単位（2・2・2・2・2mm）か3mm単位（3・3・2・3mm）で，目盛が見やすく，白と黒の2色に色分けされたものが良い（図2-17）．形態は円形と平形があるが，円形の方がどの部位にも挿入しやすく，目盛も見やすく優れている．

ポケット測定結果は，部位別に検査表に記入する．検査者は測定した値を順番に報告し，介助者が記入する．検査表はグラフ式と数字を直接記入するタイプがあるが，見やすく，しかも術前と術後が比較しやすいものが良い（図2-5参照）．最近はコンピュータに記録印刷する方法，音声で入力する方法も開発されている．

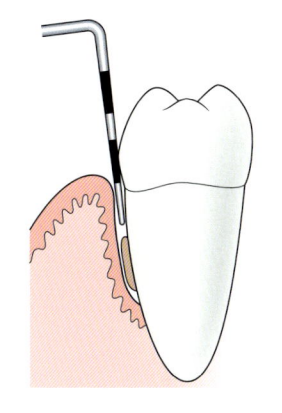

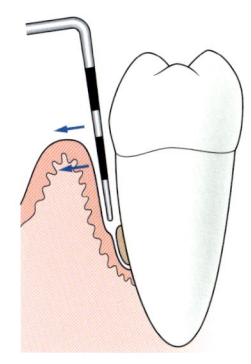

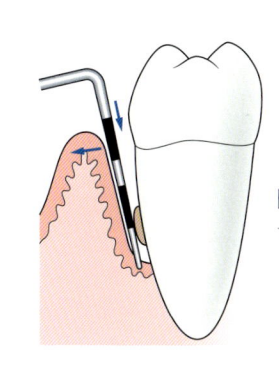

図 2-18 歯周ポケット測定時の注意
歯石に障害されてポケットの底部に達しない場合には、プローブで歯肉を根面から離すようにして、歯石を避けてポケット底部まで挿入する.

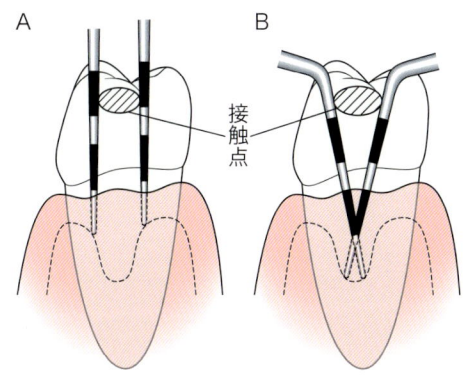

図 2-19 隣接面中央の接触点下に骨吸収があると思われる場合の測定
A：原則的な方法で歯軸方向にプローブを挿入すると、歯間部中央は測定できない.
B：接触点を避けて斜めに挿入するとよい（測定値は斜めの分を考慮すること）.

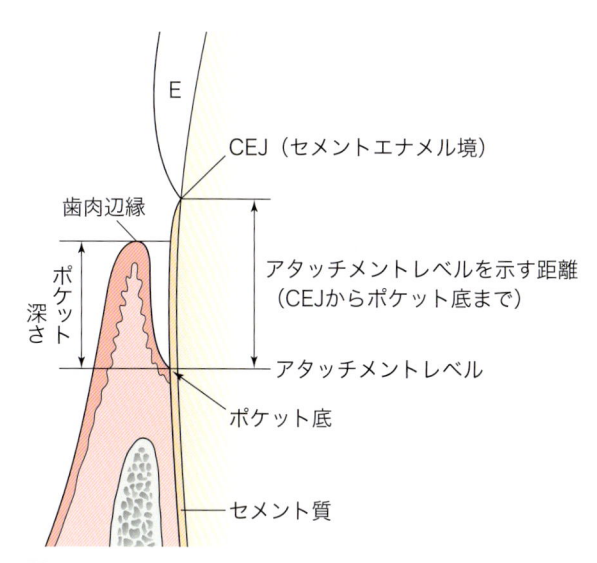

図 2-20 アタッチメントレベル
歯肉が歯に付着する位置（高さ）をいう. 通常セメント－エナメル境（CEJ）からポケット底までの距離で示す.
E：エナメル質

4）測定時の注意点（図 2-18）

プロービングにあたっては、まず深いポケットの存在を見落とさないことと、できるだけ正確な測定値を得ることが大切である. このためには次の点に注意することが必要である.

①プローブの挿入方向に注意する. ポケットプローブを、ポケット入口から根尖方向に根面に沿って歯軸方向に25g程度の力で挿入する. とくに、プローブの先端を根面に沿って挿入するように注意する.
②プローブ挿入時の力の強さに注意する. 20～25g程度の力で測定するが、力が弱すぎたり、強すぎたりしないことが大切である. 力が弱いと実際より浅くなるし、強いとポケット底部を大幅に突き破ってしまう.
③歯面に大きな歯石、不良修復物、齲蝕などがありプローブの挿入が難しい場合には、プローブで歯肉を根面から少し押し離すようにして挿入する（図 2-18）.
④エックス線写真を参照し、歯根の方向や骨の吸収状態を考慮しながら測定する. なお、隣接面、とくに接触点下に高度の骨吸収があると考えられる場合は、接触点を避け、プローブを傾けて挿入して調べる必要があり、その結果を記録する（図 2-19）.
⑤根分岐のある部位のポケットが深い場合は、根分岐部病変が進行している可能性が高いので、ファーケーションプローブを用いての根分岐部病変の検査が必要となる（図 2-27 参照）.
⑥検査表に記入する場合、測定部位と記入部位を誤らないように注意し、測定者と記録者は数回に1度測定部位を確認しあう必要がある.

5）アタッチメントレベルの検査

アタッチメントレベル attachment level は、歯肉が歯に付着している最も歯冠側の位置、すなわち歯周ポケット底部の位置を示すものである. 通常はセメント－エナメル境（CEJ）を基準点として、セメント－エナメル境からポケット底部までの距離をポケットプローブで測定し、その数字を「臨床的（クリニカル）アタッチメントレベル」と

呼んでいる（図2-20）．これはプローブが接合上皮を貫くため，組織学的に正確に上皮の付着位置を調べた「組織学的アタッチメントレベル」と区別するためである．

参考1：アタッチメントロスとアタッチメントゲイン

●アタッチメントロス attachment loss
　歯に付着していた歯肉（歯周組織）の最歯冠側の位置（アタッチメントレベル）が根尖方向に移動した場合をいい，歯に付着する歯肉組織の喪失を意味する．通常アタッチメントロスは炎症により歯肉線維が失われ，接合（付着）上皮が根尖方向に移動し（伸び出し），接合（付着）上皮の歯冠側の部分が根面から剝離することによって生じるが，不注意な歯周治療によっても生じる．
●アタッチメントゲイン attachment gain
　一度失われたアタッチメントが歯周治療などにより再び得られ，ポケット底部が歯冠方向に移動した場合，すなわち一度ポケット内や口腔内に露出した根面に，歯周組織が再び付着し，付着量が増加することをいう．

参考2：歯肉溝（ポケット）滲出液（GCF）量の測定法

　ペーパーストリップスを一定時間歯肉溝やポケットの中へ入れるか，入口に置き，滲出液を採取して測定する．他に，ガラスやプラスチック製の毛細管をポケットに挿入して採取する方法（マイクロピペット法）もある．
　ペーパーストリップスの滲出液量の測定には次の方法がある．
①電気的 GCF 測定器（ペリオトロン Periotoron）を用いて測定する．
②0.2％のニンヒドリンでストリップスを染色して，着色した部分の面積を測定する．
③顕微鏡下で，滲出液でぬれた部分の面積を測定する．
●滲出液の生化学的，細菌学的検査：滲出液中のコラゲナーゼやリソソーム酵素，LPS（リポ多糖類，内毒素），プロスタグランジン E_2，インターロイキン1，細菌の産生する酵素，白血球の機能などを調べる方法が開発されつつあり，歯周組織の破壊の程度や病変の活性度を知るのに役立つ可能性がある．しかし，まだ不明の点が多く，臨床的な意義はこれからの研究の進行による．

6）歯肉溝滲出液の検査

　歯肉溝滲出液 gingival crevicular fluid（GCF）は，歯肉の血管から体液（組織液）が漏出し，歯肉溝やポケット内に流出した液体である．この量は歯肉の血管の透過性の亢進や刺激の有無に関係し，歯肉の炎症の増悪とともに増加する．滲出液量の測定は，実際の臨床よりも研究面で歯肉の炎症の程度や治療に対する反応（治療効果）を判定するのに用いられている．

3 歯槽骨，歯根膜の検査

　歯槽骨や歯根膜の状態は，主にデンタルエックス線写真により診断する．オルソパントモグラフは顎骨全体の大まかな診断は可能であるが，歯槽骨の正確な細かい診断は難しい．なお，近年3次元 CT による検査も可能になり，根分岐部病変などの診断に有効であるが，被曝量が多く費用も高いといった欠点がある．
　その他，局所麻酔のもとに探針を歯肉に刺して歯槽骨の有無や形態を調べる方法「サウンディング」がある．
　エックス線写真は適切に撮影されている必要がある．とくにフィルムの位置や撮影角度，黒化度に注意する．被写体（歯）とフィルムが水平で，エックス線の中心線が両者に垂直であることが理想である．臨床的には咬頭頂と根尖が写っていて，咬合平面が画像上に見えない場合を良い撮影と判定している．咬合面が写っている場合は，歯軸の方向とフィルムが水平でないか，中心線が歯軸やフィルムと垂直でなかったことを示しており，これらを考慮して診断する必要がある．一般に，上顎臼歯は下顎臼歯に比べて歯軸や歯根の傾斜によりエックス線撮影が難しく，診断も困難となる．
　隣接面（歯間部）の歯槽骨は，適正に撮影されたエックス線写真により正確に評価できる．しかし，頰側と舌側の骨は歯根と重なって判定が困難な場合が多く，上顎臼歯は下顎に比べて診断が難しい．

参考3：エックス線規格撮影法

　治療効果を正確に判定する方法として，同一規格のエックス線写真を長期にわたり継続して撮影する方法が行われている．代表的な測定用装置として川崎式がある．これは口腔内にアタッチメントをつけて，同一部位にフィルムを置き，さらに撮影ヘッドを連結して同一方向から撮影する方法である（川崎仁，1967）．

1）歯槽骨の検査

(1) 歯槽骨の吸収程度
　歯槽骨破壊が始まると骨頂部の歯槽硬線（白線）が消失し，骨頂は不明瞭になる．さらに破壊が進むと，骨頂が吸収され根尖方向に位置するようになる．骨吸収程度は，従来歯根長と骨の吸収された部分の長さとの比で1〜4度に表示されている（図2-21）．しかし臨床的には，残存する支持歯槽骨（歯根を取り囲み支持している骨）の量が問題である．根が長くて太い歯の方が有利であり，骨吸収度のみでの診断は危険である．

(2) 歯槽骨吸収の型と分類
　歯槽骨吸収は，骨吸収の状態により水平性と垂直性の2つに大きく分けられる．

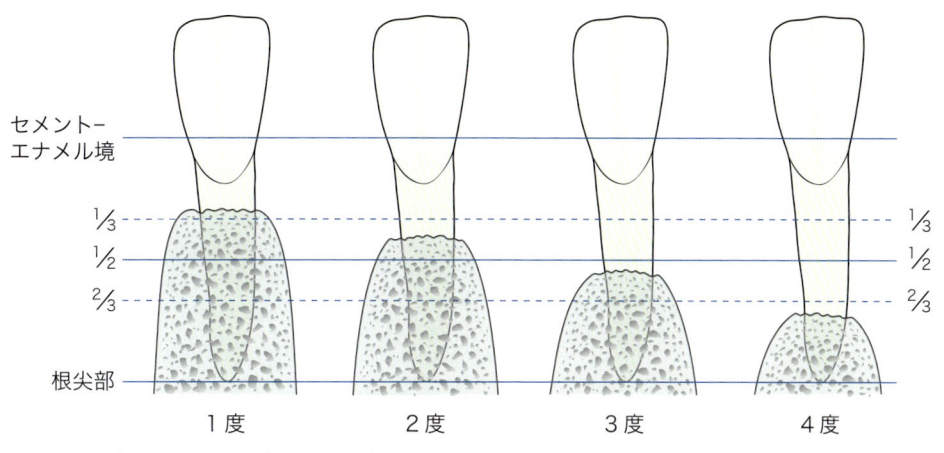

図 2-21 歯槽骨の吸収度（エックス線写真による評価）
歯根の長さと骨の吸収された部分の長さを比較し、1〜4度に区分する．なお治療方針を立てるには，根の長さ，太さ，近遠心側と頰舌側による骨吸収の差を考慮する必要がある．
1度：歯槽骨の吸収が歯根の長さ 1/3 以下のもの
2度：歯槽骨の吸収が歯根の長さの 1/3〜1/2 程度
3度：歯槽骨の吸収が歯根の長さの 1/2〜2/3 程度
4度：歯槽骨の吸収が歯根の長さの 2/3 以上のもの

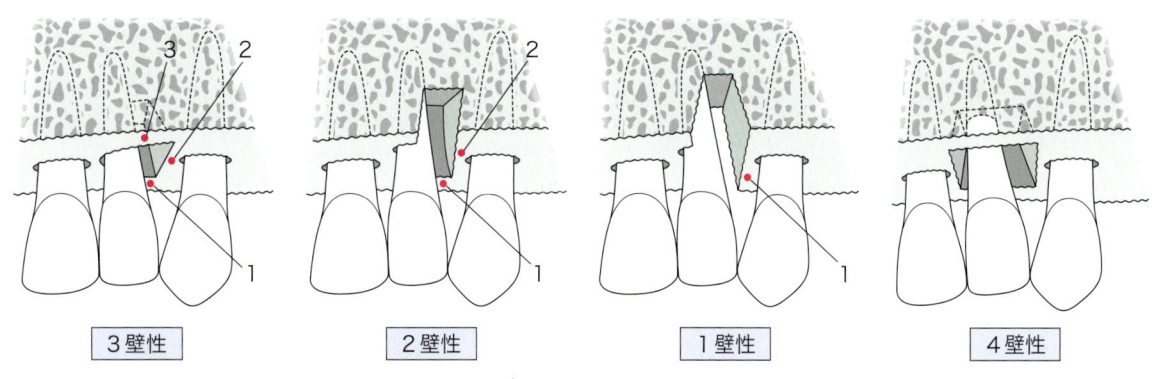

図 2-22 Glickman の垂直性骨欠損の分類

表 2-3 Glickman の垂直性骨欠損の分類

骨欠損を囲む骨壁の数によって分類する．しかし骨壁数はエックス線写真のみで判定するのは困難で，歯肉を剝離して明らかになる場合も多い ①3壁性：骨欠損が3つの骨壁に囲まれているもの．垂直性骨欠損の底部に多い．治療により骨再生が生じる可能性が高い	②2壁性：骨欠損が2つの骨壁に囲まれている．骨再生の可能性がある（50％程度） ③1壁性：骨欠損に骨壁が1つしかないもの．骨の再生が生じにくい（ヘミセプターとも呼ばれる） ④4壁性：歯根を骨欠損がぐるりと取り囲むもの 実際には種々のタイプが組み合わさって出現し，骨欠損の歯冠側は1壁性，底部は2，3壁性のことも多い．

a．水平性骨吸収

歯槽骨頂部がほぼ均等に水平に吸収されたもの．通常，プラークによる炎症がほぼ均等に深部に波及し，水平性骨吸収が生じる．

b．垂直性骨吸収

骨吸収が特定の部位に限局して進行し，骨が垂直（楔状）に吸収したもの．炎症の他に咬合性外傷や食片圧入が関与している場合が多い．垂直性骨吸収は，さらに残存する骨の状態（骨の壁面の数）により分類されており，Glickmanの分類が有名である（図 2-22，表 2-3）．なお垂直性骨吸収は，歯槽骨の幅が広い部位で生じやすく，幅の狭い部位では垂直性にならず水平性になる（図 2-23）．

（3）エックス線診断用プローブによるポケット底部の検査

エックス線写真ではポケット底部がどこに位置するか，すなわちアタッチメントロスがどこまで進行しているかを診断することはできない．そこで，エックス線診断用プローブ（加藤煕考案，図 2-24）を歯周ポケット底部まで挿入してエックス線写真を撮影すると，ポケット底部と骨吸収との関係を明確に知ることができる．なお，銀ポイントやガッタパーチャポイントを代用することも可能である．

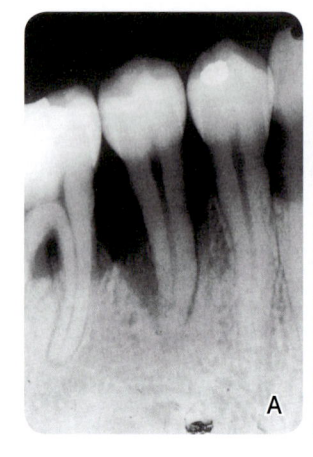

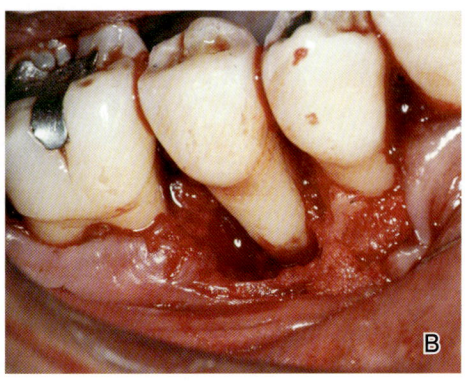

図2-23 垂直性骨吸収の複雑性
A：5̲の骨吸収状態（分類）はエックス線写真のみでは明確でない．
B：歯周外科手術（フラップ手術）時に歯肉弁を剝離すると，5̲遠心の根尖寄りは3壁性，中央は2壁性，歯冠側は1壁性であることが明確になった．

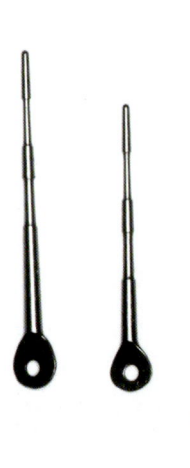

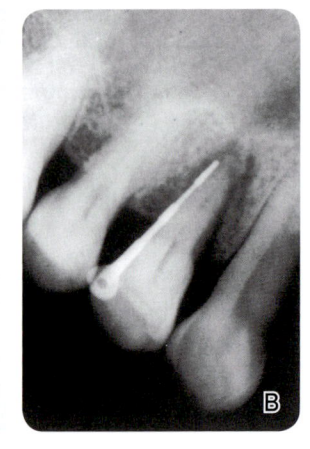

図2-24 エックス線診断用プローブによるポケット底部の検査
エックス線写真では歯肉の付着部位，すなわちポケット底部は診断できず，エックス線診断用プローブやガッタパーチャポイントなどをポケット内に挿入して診断する．
A：エックス線診断用プローブ（著者考案）：長短2つあるが両者とも先端より3，3，2，3mmの所で太さが異なっており，垂直性骨吸収の深さも判定できる．
B：測定例：歯周ポケットは根尖部まで達している．

(4) サウンディング sounding

エックス線写真では診断が不十分な場合に，局所麻酔下で先端のとがった探針や浸潤麻酔針を歯肉表面やポケット底から骨面に向かって突き刺して，骨の位置や形態を診断する方法である．この検査法は歯肉に刺傷を作るので，口腔清掃状態の悪い初診時に行う場合は注意が必要であり，基本治療終了後の再評価時に多く用いる．

(5) 歯槽硬線（白線）の消失

正常な歯槽骨では，骨頂部および歯根膜に面して緻密骨が存在し，エックス線透過性が低いため白い線状に見えるので，「歯槽硬線」あるいは「白線」と呼ばれている．炎症が進行し骨吸収が生じると，骨頂部の歯槽硬線は不明確となり消失する．一方，咬合性外傷が生じると歯根膜に面する歯槽硬線が消失する．

2）歯根膜の検査

(1) 歯根膜（腔）の拡大と狭小（図2-25）

歯根膜は，歯の周囲のエックス線透過性の高い黒い線となって見える．歯根膜が拡大した場合，この黒い線が幅広く著明になってくる．歯根膜は咬合機能と密接な関係にある．早期接触などの外傷性咬合によって咬合性外傷が生じた場合に歯槽窩の骨吸収が生じ，歯根膜拡大が生じることが多い．逆に，対合歯を失って咬合機能が低下すると，歯根膜腔は薄く狭い状態となる．

(2) 歯根膜と歯槽硬線の診断の注意事項

エックス線写真上の歯根膜の黒い線や歯槽硬線（白線）は，歯根の形態と彎曲度および歯槽骨の厚さとエックス線の方向により変化する（図2-25）．例えば，歯根が近遠心的に扁平な根の場合と円形根の場合では，前者の方が歯根膜が拡大していなくても歯根膜部のエックス線透過量は多く，黒化度は強くなり拡大しているような所見を示す．さらに咬合性外傷以外でも歯根膜拡大の所見を示すことがある（例えば歯内・歯周病変の合併時や根尖性歯周炎の排膿路となっている場合など）ので，注意する．

3）3次元CTによる診断

近年，歯科用3次元CT（computed tomography）撮影装置が開発され，3次元的に根と骨吸収状態を観察することが可能である．しかし被曝量が多く，費用も高いなどの欠点もある．本装置，撮影法については専門書を参照されたい．

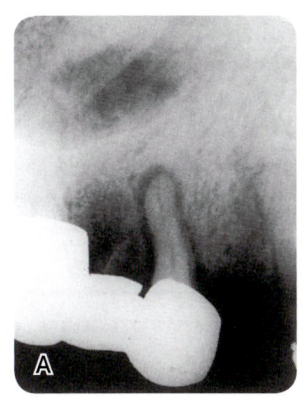

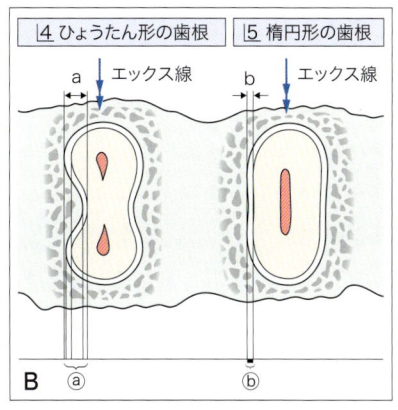

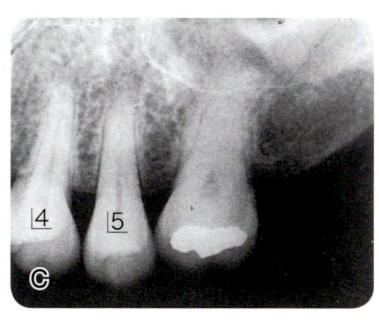

第2章 歯周治療の基本的考え方と治療計画の立て方および検査と診断

図 2-25 エックス線写真による歯根膜の診断と注意事項
A：歯根膜の著しい拡大．
B：4̲ ひょうたん形の歯根（左）では，歯根膜は明確に見えず，ⓐの範囲に何本かの線に見える．
5̲ 楕円形の歯根（図の右）では，歯根膜のb部分を通るエックス線は，ⓑ部は歯槽骨が著しく少ないため透過量が多く，黒色に見え，歯根膜が拡大しているように見える（図Cの5̲）．
C：歯根の形態により，5̲ のように歯根膜が拡大して見えたり，4̲ のように明確に見えなかったりする．

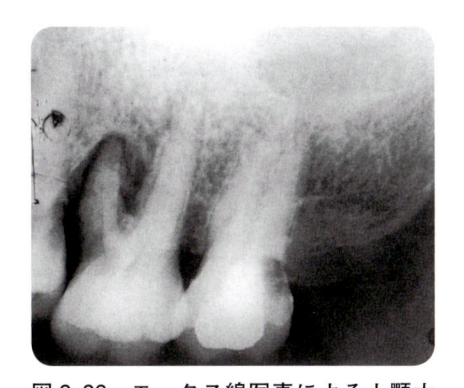

図 2-26 エックス線写真による上顎大臼歯の根分岐部病変の診断（難しい）
上顎の根分岐部病変はエックス線写真での診断が難しい（6̲ の頰側遠心根は不明）．

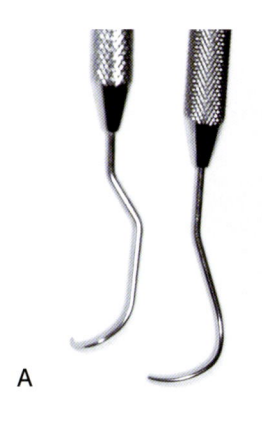

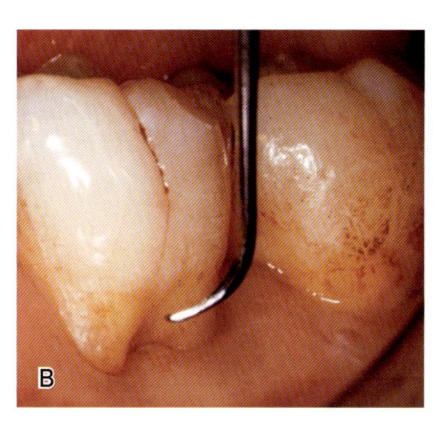

図 2-27 根分岐部診断用のファーケーションプローブ
根分岐部に挿入しやすいよう彎曲している．

表 2-4 根分岐部病変の分類（各研究者の分類）

根分岐部病変の進行度		Lindhe	Ramfjörd	Glickman	
初期	1度	歯冠幅の1/3以内まで入る（旧：3mmまで）	2mmまで	I級	根分岐部入口までで，水平に入らない
中程度	2度	歯冠幅の1/3以上で貫通しない	2mm以上で貫通しない	II級	水平に入るが，貫通しない
				III級	貫通するが，根分岐部露出してない
重度	3度	完全に貫通する	完全に貫通する	IV級	完全に貫通し，露出している

4 根分岐部病変の検査

歯周組織破壊が多根歯（大臼歯や上顎小臼歯）の根分岐部に進行し，根分岐部に真性ポケットが形成されている場合を**根分岐部病変**と呼ぶ．これは，根分岐部に垂直と水平方向のポケットが形成されたと考えることができる．根分岐部病変は治療が難しく，治療計画に大きく影響するので重要な検査の1つである．検査はエックス線写真を参考にし（ただし上顎大臼歯はエックス線写真での診断が困難な場合がある，図 2-26），ファーケーションプローブ furcation probe を根分岐部に挿入し，挿入程度で判定する（図 2-27）．なお，根分岐部が露出していなくても病変が生じている場合もあり，とくに根分岐のある部位（下顎大臼歯の頰・舌側の中央や上顎大臼歯の口蓋側の近・遠心面など）のポケットが深い場合は，根分岐部病変が生じている率が高く，十分注意する必要がある．

検査結果はチャート上に記入する．病変の程度は，歯周組織の水平方向の破壊の程度（水平方向ポケット）により

分類した「Lindhe の分類」が多く用いられている．この他に，Ramfjörd の分類および Glickman の分類（Ⅰ～Ⅳ級，Ⅳ級は根分岐部が外界に露出したもの），さらには Tarnow の分類（根分岐部歯槽骨の垂直的な破壊程度による）も用いられる（表 2-4，図 6-5，第 6 章 p.258 参照）．

　根分岐部の治療方針を決めるには，この他に①周囲の骨欠損状態，②根分岐部の位置（歯冠側寄りか根尖寄りか），③分岐の仕方，④ポケットの深さ，⑤歯髄疾患の状態など，多くの因子を調べて総合的に判定する必要がある．

5 歯の動揺度の検査

　歯は，正常な場合でも力を加えるとわずかに動揺する．これを「生理的動揺度」という（表 2-5）．歯の動揺度は，歯を支えている歯周組織の量と質とによって変化する．例えば，歯周病により真性ポケットの形成や歯槽骨の吸収が生じて歯を支持する歯根膜の量が減少すると，歯の動揺は増加する．一方，咬合性外傷や炎症により歯根膜や歯肉の線維が変性し，質的に低下しても歯の動揺は増加する．とくに，早期接触などにより咬合性外傷が生じると，歯根膜が影響を受けるので動揺の増加は著しい．

1）動揺度の測定方法
(1) 臨床的動揺度の測定法（Miller 1946）（Laster 1975）
　歯の動揺度の測定は，臨床的にはピンセットを用い，前歯は切縁を挟み，臼歯は咬合面の小窩に先端を押し当てて動かし，その時の力の強さと歯の動き具合で判定する（図 2-28）．判定基準は Miller の分類が基準になっている（表 2-6，7）．編著者は Laster らの評価法（表 2-7）を用いている．
(2) 機能的動揺度検査法
　「機能的検査法」として，指先を歯の唇面に軽く当てがい咬合（咬頭嵌合位）させ，その時に上下の歯が接触して動揺する状態を触診する方法がある．この方法は，早期接触など咬合の検査法として用いられる．

表 2-5　正常な歯の生理的動揺度

測定条件	測定者	歯種	測定値
唇舌方向へ 500g 荷重時の変位量	Mühlemann	切歯 犬歯 小臼歯 大臼歯	100～120 μm 50～ 90 μm 80～100 μm 40～ 80 μm
垂直方向へ 500g 重時の変位量	Picton	上顎中切歯	25 μm
共振振動数	加藤	中切歯 側切歯	410～460 h/sec 430～470 h/sec
弾性定数	三嶋	中切歯	$2.99～3.50×10^8$ dyn/cm
粘性抵抗		中切歯	$3.38～3.98×0+9^{-4}$ dyn・sec/m

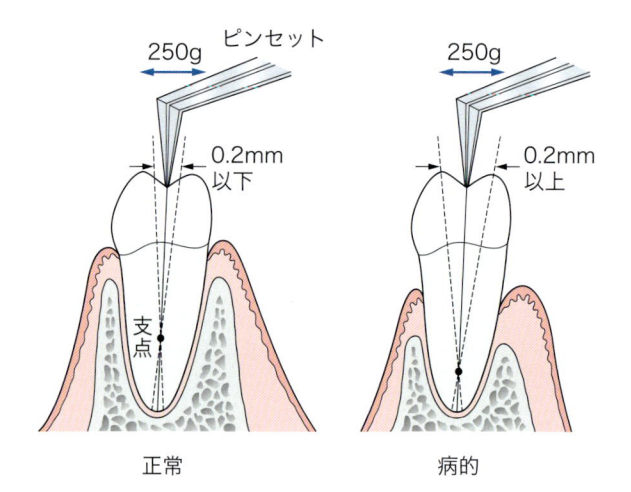

図 2-28　歯の動揺度の臨床的測定法
ピンセットで約 250 g の力を加え歯を動かして判定する．動揺の増加は，歯周組織の量の減少（骨や歯根膜の減少）と質の低下（炎症と外傷によるコラーゲン線維の変性・消失など）による．

表 2-6　動揺度の臨床基準，Miller の分類（1946）改変

> 0 度（生理的動揺）：ほとんど動くと感じない，0.2mm 以下，下顎前歯はやや大きい
> 1 度（軽度の動揺）：唇舌方向にわずかに動く．正常な動揺より大きいと初めて感じる程度，約 0.5mm 動く（0.2～1.0mm の範囲）
> 2 度（中等度の動揺）：近遠心方向にも動く．唇舌的に約 1mm 以上動く（1.0～2.0mm の範囲）
> 3 度（高度の動揺）：唇舌的に 2.0mm 以上で，垂直方向（歯軸方向）にも動く

表 2-7　Laster らによる動揺度の評価法（1975）

> 　Miller の動揺度の分類は区分が大まかで，治療による動揺の変化が明示されにくい．Laster らは，Miller の分類をより細かな 0.5 単位に区分し，0，0.5，1，1.5，2，2.5，3 度の 7 段階に評価する方法を提案している．編著者は日常の臨床でこの分類を使用している．

(3) 研究的動揺度測定法

研究面では，①静的測定法：歯の荷重量と変位量を測定する方法（ダイヤルゲージやストレンゲージ，差動トランスなど使用），②動的測定法：歯に振動力を加えて振動の様相から判定する方法（振動計や加速度計使用）がある．

2）歯の動揺度に影響を与える因子

(1) 歯を支える歯周組織の量的因子

歯根膜の付着する歯根の表面積の大きさで，前歯は表面積が小さく生理的動揺度は大きい．

(2) 歯周組織の質的変化

「炎症」と「咬合性外傷」による歯周組織の質的変化も大きく影響する．これは主に歯肉と歯根膜のコラーゲン線維の減少や消失による機能低下が原因である．この他に次の因子の影響がある．

a. 咬合機能

対合歯との咬合接触がないと歯はわずかながら挺出し，動揺度は増加する．睡眠中は咬合接触が大幅に減少するため，1日のなかでは朝食前の歯の動揺度が最も大きく，夕方になるにつれ減少する．

b. 年齢

若年者は生理的動揺度が大きい．萌出中の歯や歯根が未完成の場合は当然であるが，完成した歯でも歯根膜や歯槽骨が弾性に富み，力を加えた場合に動きやすく，力を取り除いた時はもとへ戻りやすい．18歳頃になるとほぼ成人と同じになる．

c. 性，妊娠，月経

性差はほとんど認められないが，女性は妊娠時に動揺が増加する．Rateitschakの報告では，正常な歯周組織をもつ妊婦では妊娠中に動揺が増加し，分娩後減少し，両者間に有意差が認められた．動揺度が最も大きくなる妊娠9〜10か月の時期に，歯周組織が正常な者でその差は500g荷重で0.02mm程度である．一方，歯周病に罹患し最初から動揺度が大きい場合は，妊娠中の動揺の増加が大きく，0.2mmも増加する．

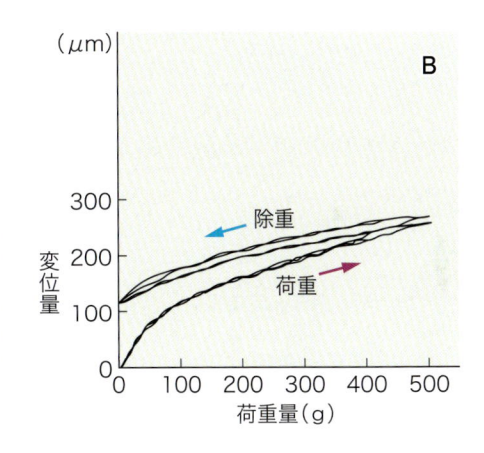

図2-29 歯の動揺の測定，荷重と歯の変位量との関係
A：大臼歯の荷重変位曲線（サル）：初期動揺：荷重0〜100gまで，変位量が急増する（歯根膜が圧迫され歯が変位する）．第2期動揺：100〜500gまで，変位の増加率は低い（歯槽骨が変形して歯が変位する）．
B：歯周病罹患歯（第一大臼歯）の荷重変位曲線：差動トランスと小型モータで自動記録．歯周組織の粘性のため，除重して荷重が0になっても変位量はすぐに0に戻らず，100μmの変位が残る（3回繰り返し測定）．（加藤熙，石田哲彦，1978，1980）

参考4：歯の動揺度の研究と測定方法（静的測定法と動的測定法）

"歯の動揺度" tooth mobility は，"歯の動きやすさ"の程度を現すもので，歯に一定の力を加えた時の歯冠の変位量（移動距離）を測定する方法，すなわち"静的測定法"がMühelemannらの研究を中心に行われてきた．歯は力が加わり始めると変位を始め，100gまではかなり急速に変位量が増加する．ところが，100gを超えると（力の増加に対する）変位量の増加率は大幅に低下する．100g以下の荷重時の歯の動揺は主に歯根膜の変形によるものであり，歯槽骨はごくわずか関与しているにすぎない（図2-29）．一方，荷重が100gを超えると，歯根膜はすでに圧縮されているので歯槽骨が変形するようになり，その変形により変位量（動揺度）はごくわずかずつ増加する．測定にはダイヤルゲージやストレンゲージ，差動トランスなどが用いられている．

近年になり，歯周組織が粘弾性体であることから歯に振動力を与え，その時の歯の振動の様相から歯の動揺度を判定する「動的測定法」が研究され，著者である加藤の歯の共振振動数の測定，八島，三嶋の弾性定数や粘性抵抗の測定が発表されている．さらに著者らは歯を打診して判定する方法も研究している．<u>シーメンス社（ドイツ）の「ペリオテスト」は，同じく歯を打診して診断する方法で打診子を0.25秒の間隔で16回打診し，打診子が歯面に接触している接触時間を測定し（msec単位），その平均値で歯の動揺度を知る方法をとっている</u>．

5・歯周病の原因の検査 ― ①炎症性因子の検査

まず歯周病の原因の中で，組織に炎症を引き起こしたりこれを増悪する因子を調べる．

1 プラーク付着状態（口腔清掃状態）の検査

歯周病の初発因子で，しかも病変の進行に最も重要な働きをするプラークは，まず歯肉縁上プラークについて①視診と②触診（探針で歯面をこする）により付着部位と付着量を調べ，歯周組織の破壊状態との関係を考察する．さらに，近年歯肉縁下プラークの検査，とくに細菌学的検査（プラーク構成細菌の検査）が行われるようになってきている．通常，検査結果はプラークチャートに記入し，プラーク付着率（スコア）を求める．種々のタイプのチャートが発表されており，おのおの特徴をもっている．

1）視診

各歯面を直接観察し，大まかな付着状態を判定する．しかし，プラークは白色で見にくいため染色剤で染め出して調べ（図2-30），さらに付着部位を記述する（チャート使用）．

染色剤には液剤と錠剤があり，液剤は小綿球で軽くたたくように歯面に塗布し，水で洗浄するかうがいをさせて余分な染色剤を除く．なお，後天性薄膜 acquired pellicle も薄く染色されるので区別することと，食物残渣や白質 materia alba，粘着性の強い唾液の膜などが多量についていると，プラークが染色されにくい．このような場合には，先に水で十分うがいをさせるとよい．

2）プラーク染色剤

(1) エリスロシン erythrosine

食用添加物として厚生省から認められている食用赤色3号で，3%の溶液が市販されている．

(2) 中性紅

2%前後の水溶液として使用する．

(3) プラークライトシステム（図2-31）

蛍光色素を用い，2色性フィルターのついた光源を照射し，プラークを顕示させる．肉眼では目立たないので，口唇や粘膜が赤く染まることはない．ただし，なるべく嚥下させないように注意する必要がある．

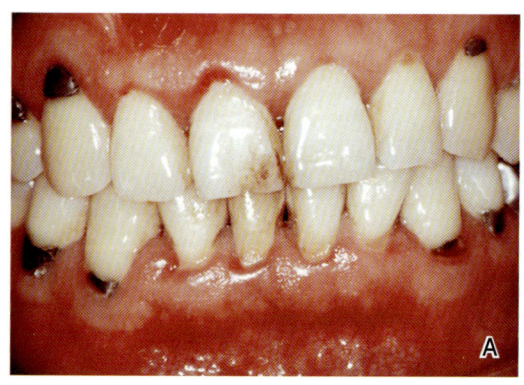

図2-30 プラークの染色
A：プラーク染め出し前．B：プラーク染め出し後．

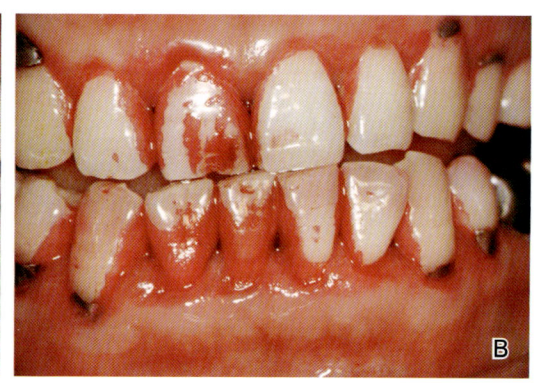

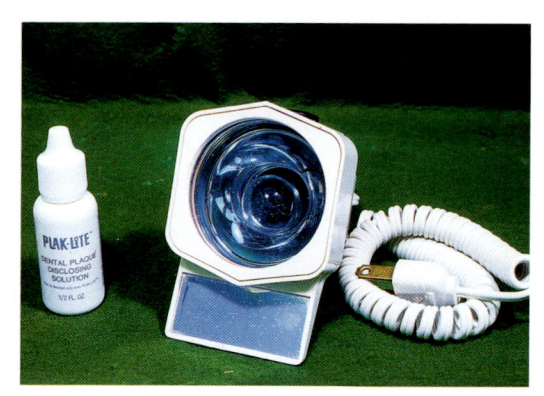

図2-31 プラークライトシステム

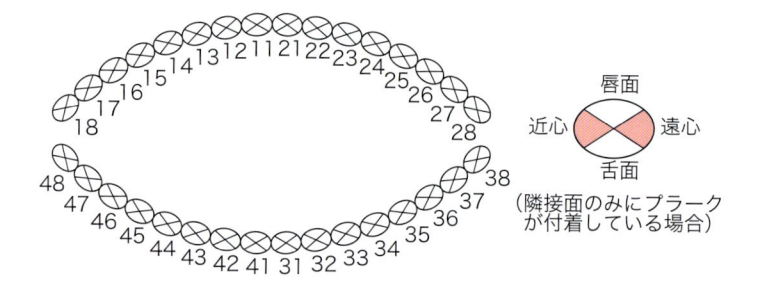

図2-32 O'Leary のプラーク付着率スコア
1歯を4区画（唇，舌，近心，遠心）に分け，歯頸部（歯肉辺縁部）にプラークが付着しているかを判定して記入する．

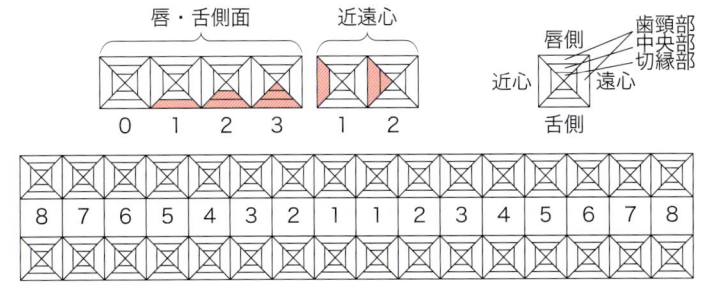

図2-33　加藤式チャート（川崎式の改変）
隣接面を2区画にし，1歯を10区画にする．これは隣接面を3区画にして評価するのが困難な場合が多いため，評価法を簡単にしたもので，同時に計算も容易である．

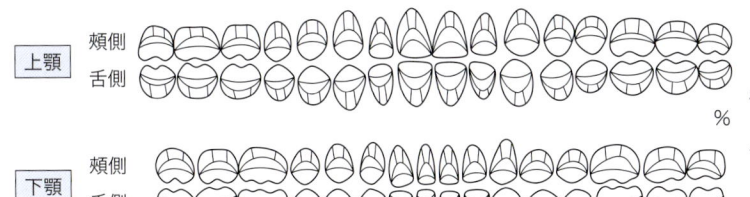

$$プラーク付着率 = \frac{プラーク付着区画数（\quad）}{10区画数 \times 被検歯数} \times 100$$

図2-34　歯の図を用いた北大式チャート（Navy plaque indexの改変）
歯肉の炎症と直結する歯頸部のプラーク付着を重視し，歯冠を3等分した後，歯頸部を重視してさらに3等分し，唇側と舌側をおのおの5区画，計10区画にして評価する．

3）プラークチャートとプラーク付着率（スコア）

プラークチャートはプラークの付着状態（部位）を記録するもので種々のタイプが考案されており，計算式でプラーク付着率（スコア）を求める．患者へのモチベーションや指導効果の判定にも用いる．

(1) O'Learyのチャート（プラークコントロールレコード，1972，図2-32）

1歯を4区画（唇，舌，近心，遠心）に分け，歯頸部（歯肉辺縁部）へのプラークの付着の有無を判定し，次式でプラーク付着率を計算する．なお，このプラーク付着率はオレリー（O'Leary）のプラークスコアとも呼ばれる．

$$プラーク付着率（\%）= \frac{プラーク付着区画数}{総区画数（4 \times 被験歯数）} \times 100\%$$

(2) 川崎式チャート，加藤式チャート（oral hygiene indexの改良型，図2-33）

(3) 歯の図を用いた北大式チャート（Navy plaque indexの改変，図2-34）

4）触診

プラーク染め出しを行わずに，探針で歯面をこすってプラークの付着を判定する．染色液で歯肉が赤や青に染まらないため，歯肉の状態とプラーク付着状態との関係を患者に直接見せることができる利点がある．口腔清掃指導時の患者への説明にきわめて有効である．なお疫学的研究分野では，SilnessとLöeのplaque indexがこの方法の代表的なものである（p.66参照）．

2　ポケット内の細菌検査

歯周炎の重要な原因である歯周病原（性）細菌の存在，種類と量（割合）を調べる検査で，生物学の進歩に伴い検査法は発展してきている（p.43, 44参照）．しかし，これらの検査法は時間も費用も高いものが多く，軽度の慢性歯周炎に適用する必要はなく，診断（分類）や治療が困難な場合に行われる．すなわち侵襲性歯周炎，重度の慢性歯周炎，全身性因子の関連が強い歯周炎などが適用となる．臨床的には①機械的な清掃治療（スケーリング・ルートプレーニング）に抗菌薬を補助療法として使用するかどうかの判定および治療効果の判定などに用いられる．しかし，検査時の状態や治療効果は判定できるが，予後の推測ができるまでにはなっていない．

1）検査試料（プラーク）の採取方法

ポケットの中へ中程度の硬さのペーパーポイントを入れる（ポケットが最も深い部位，またはポケットが深い数か所から採取しプールして使用）．注意事項は，①歯肉縁上プラークを十分除去する，②十分乾燥する，③ペーパーポイントを10秒間挿入，④取り出す時に歯肉縁上の物（唾液など）に接触しないこと．

キュレットスケーラーをポケット内に挿入して採取する方法もある．

2）細菌検査法

(1) 顕微鏡による検査法

暗視野，または位相差顕微鏡を使用し，細菌の形態と運動性を見分ける．

- 球菌と非運動性桿菌が多い
  → 非活動性（進行が止まった）ポケット
- 運動性桿菌やスピロヘータが多い
  → 活動性（進行性，進行しつつある）ポケット

(2) 細菌培養法

最も古典的な方法であり，基本的検査法（ゴールドスタンダード）である．しかし嫌気性菌の培養設備が必要で，さらに時間，知識，技術，費用を要する．特徴としては，コロニーの形態と代謝により分類でき，抗生物質に対する耐性を判定できる．

(3) 免疫学的検査法—特異抗体法

抗原抗体反応を利用する方法で，蛍光抗体法，酵素免疫測定法（EIA／ELISA法）などがあり，検査目標とする菌に特異的に存在する抗原を，特異的抗体を用いて検出する．海外でチェアサイドで行えるキットが市販されていたが，現在では販売中止となっている．

(4) 遺伝子を用いる方法

a. DNAプローブ法

検査目標細菌に特異的に存在するDNAを，相同性がある種特異性（放射性活性）物質で標識したDNAとの結合（ハイブリダイゼーションテクニック）により検出する．疫学的研究などに用いられている．

b. 特異的DNA増幅法（PCR法）

検査細菌の遺伝子の特定の部分（領域）を特異的な伸長用プライマーと耐熱性のDNAポリメラーゼ（合成酵素）により数十万倍に増幅させ，それを検出する方法である．感度は高く，とくに「リアルタイムPCR（polymerase chain reaction）法」は，従来のPCR法の特異的DNA増幅過程をリアルタイムにモニタリングすることにより，定量測定を可能にしている．サマーサイクラーが必要なため，外注となる．臨床の場でペーパーポイントを用いて歯肉縁下プラーク細菌を採取し，輸送装置に入れて検査機関に郵送すると，検査結果が送られてくる．

(5) 酵素活性測定法

歯周病原(性)菌レッドコンプレックス（*Tf*, *Pg*, *Td*）は，トリプシン様酵素ペプチダーゼを産生し，BANAを分解する．分解してできるβ-ナフチルアミドは，呈色反応により検出できる．これを利用して＃，＋，−の3段階に判定する．欠点は *A.a.* が同定できない（ペプチダーゼ産生しない）ことと，病原性の弱い他の菌でも＋になる可能性があることである．安価で時間がかからない利点があり，ペリオチェック®（サンスター），バナペリオ（白水貿易）などのキットが市販されている．

> **参考1：歯周病原(性)菌に対する抗体価検査法**
>
> これは血清中の病原細菌のIgG抗体価を測定する検査で，肘正中静脈より血液を採取し，血清を遠心分離し，病原細菌抗原を用いて酵素免疫測定（ELISA）法で測定する．なお，指先を穿刺し血液を採取する方法（指尖血検査法）も行われるようになっている．
> 血清抗体価が高いことは，過去にその細菌に感染していた，あるいは現在も感染していることを示している．なお，歯周治療に伴いIgG抗体価は減少する．

3 歯石の検査

歯石は歯肉縁上歯石と縁下歯石を区分して検査し，チャートに記録する．「縁上歯石」は視診が容易である（図2-35）．「縁下歯石」は直接見ることができないので，エアをポケット入口に吹きつけて視診する方法と，歯周用（有鉤型）探針やポケットプローブを用いて根面を触診する方法をとる（図2-36）．エックス線写真では，隣接面の大きな歯石は判定できるが，細かい歯石や石灰化の弱い歯石，唇舌側面の歯石は判定できない．なお，スケーリング時には，キュレットスケーラーをポケット底部まで挿入し，軽い力で根面をストロークして歯石を探知する．

歯周炎が進行し歯肉が退縮すると，最初歯肉縁下に形成された歯石が歯肉縁上に露出して縁上歯石となる．色や硬さも縁下歯石と同じで硬く，取り除きにくい（図2-35B）．

4 炎症性修飾因子（プラーク増加因子）の検査

歯石以外のプラーク増加因子について検査する．これらは特定の部位にプラークを増加させ，局所的に炎症を増悪させる因子で，前述した歯周組織の破壊状態を考慮に入れて，各因子の存在，重要性を考慮する必要がある．

1) 口呼吸の検査

口呼吸の臨床症状と口呼吸を引き起こす原因とを検査して，両者ともプラスであれば口呼吸ありと判断する．

(1) 口呼吸の臨床症状の検査

次の①～⑥に示す口呼吸の症状を中心に検査する．
① 口唇乾燥（図2-37）：口唇のひび割れなど，問診も併用する．
② 口呼吸線（図2-38）：口呼吸時に外界に露出する前歯の唇側歯肉の発赤，腫脹を調べる．
③ 堤状隆起（図2-39）：上顎口蓋側歯肉の堤の腫脹．テンションリッジともいい，最も重要な症状の1つである（口呼吸時の空気は口蓋に沿って流れるため，口蓋歯肉辺縁が乾燥するのが原因）．
④ 強い口臭：他の原因でも生じるので注意．
⑤ 起床時の口腔内乾燥感：問診する．
⑥ プラークの付着が口蓋側に多い．

(2) 口呼吸の原因の検査

a．鼻疾患による鼻呼吸困難（鼻性口呼吸）

まず鼻疾患の有無を問診する．必要ならば耳鼻科専門医に診断を依頼する．

b．口唇閉鎖困難（歯性口呼吸）

前歯が前突していて口唇が閉じにくいと，睡眠時には口唇が開いて口呼吸しやすい．検査は，安静位をとらせた時に口唇が開いてしまうか，口唇を閉じさせた時にオトガイ部に梅干状のシワができるかどうか（口輪筋の緊張状態，図2-40）を調べる．

c．習慣性口呼吸

鼻疾患や口唇閉鎖困難がなく，単に習慣的に口で呼吸するものである．幼少時の鼻疾患が既に治っているのに口で呼吸する癖が残っている場合や，口唇の緊張不全などがある．安静位をとらせて数分間観察し，口唇の開き具合を調べる．

参考2：鼻疾患による鼻呼吸困難（鼻性口呼吸）の原因と分類

① 鼻甲介の充血や腫脹をもたらす鼻疾患：アレルギー（アレルギー性鼻炎），慢性鼻炎，慢性副鼻腔炎，鼻中隔彎曲，鼻のポリープ，萎縮性鼻炎．
② 咽頭を閉じる咽頭疾患：咽頭扁桃の腫脹（病的アデノイド），口蓋扁桃肥大，アデノイド肥大，先天的後鼻孔閉．
③ 鼻閉を引き起こす素因：解剖学的に鼻道が狭い，すなわち鼻腔が細く狭窄していると，わずかの鼻疾患でも閉鎖されやすい．

---

2) 食片圧入の検査

食片圧入は歯間部の歯周組織を高度に破壊する原因の1つであり，次の順序で調査し判定する．

(1) 自覚症状と多覚症状の検査

食物がはさまりやすい部位や程度を問診し，実際に歯間部に圧入されている食物の有無を調べる（図2-41）．とくにエックス線写真で隣接面に垂直性骨吸収のある部位は注意し，次の原因の検査を行う．

(2) 食片圧入の原因の検査

食片圧入を起こす原因として，①歯間離開度（接触点の強さ）の不良，②辺縁隆線の消失や高さの不揃い，③プラガーカスプ（対合歯の咬頭が楔状に接触部に咬み込んでいる），④早期接触，⑤歯の動揺などがあり，①～⑤の診査をする．中でも歯間離開度は最も大切である．

(3) 歯間離開度の検査

歯間離開度は正常な場合，臼歯の平均値は下顎 70 μm，上顎 90 μm であり（50～110 μm に分布），食片圧入は 110 μm を超えると危険性が生じ，150 μm 以上では高率に発生する（草刈，1965）．従来はデンタルフロスを接触部歯間部に通して調べていたが，現在ではコンタクトゲージが市販されており，厚さの異なる色分けされた3種スチール板〔青（緑）50 μm，黄 110 μm，赤 150 μm〕を接触点に挿入して調べる（表2-8，図2-42）．

3) 歯列不正の検査（図2-43）

自浄作用やブラッシングを障害し，プラークの除去を困難にする歯の叢生，歯軸傾斜，転位などの歯列不正の有無と程度を調べる．

4) 不良歯冠修復物・補綴物の検査（図2-44）

歯冠修復物の歯肉側辺縁（マージン）の適合状態，および歯冠豊隆や歯間空隙の形態が清掃しやすくできているかどうかを，視診，探針による触診，エックス線写真で検査する．とくに，修復物の辺縁が歯肉縁下に入っている場合は注意が必要である．固定装置やブリッジなどを連結した修復物は，連結部の歯間空隙とポンティックの形態に注意して調べる．

5・歯周病の原因の検査—①炎症性因子の検査

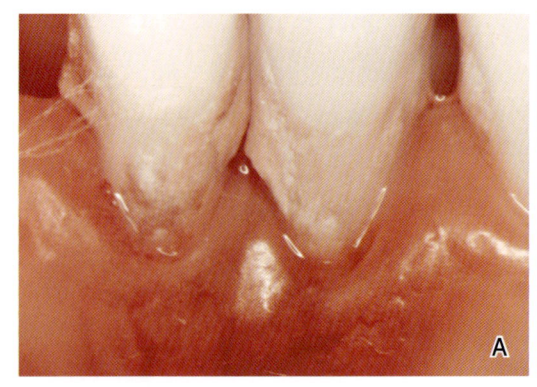

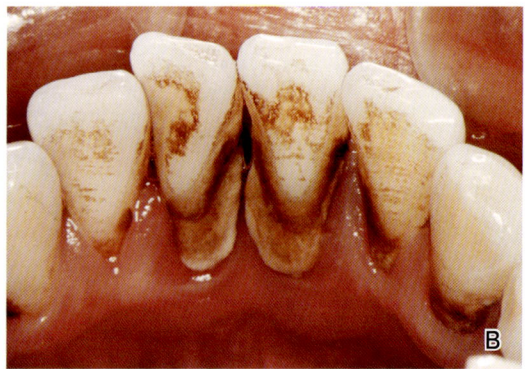

図 2-35 歯肉縁上歯石
A：歯肉縁上歯石は視診で調べる．
B：古い縁下歯石が歯肉縁上に露出し，その上に縁上歯石が形成されている．

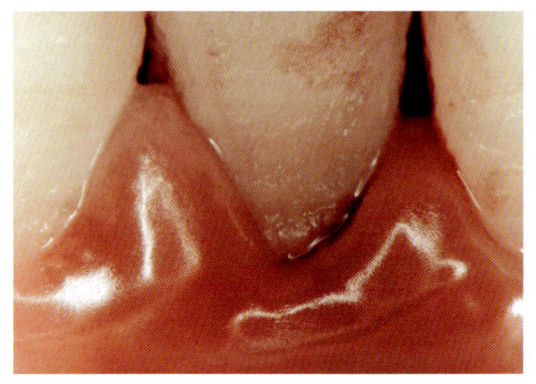

図 2-36 歯肉縁下歯石
歯肉辺縁ポケット部にエアを吹きつけて視診する．
歯肉縁下で形成されてから縁上に露出したものもある．

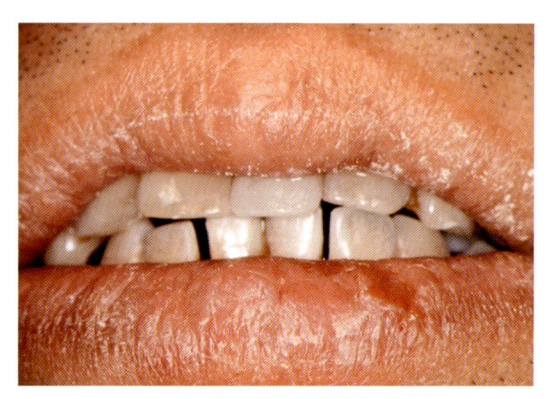

図 2-37 口呼吸患者に見られる口唇乾燥

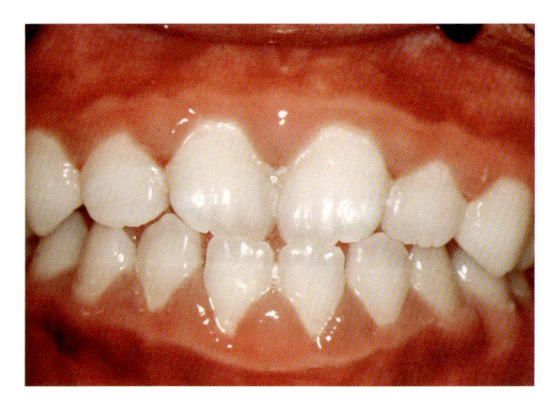

図 2-38 口呼吸線

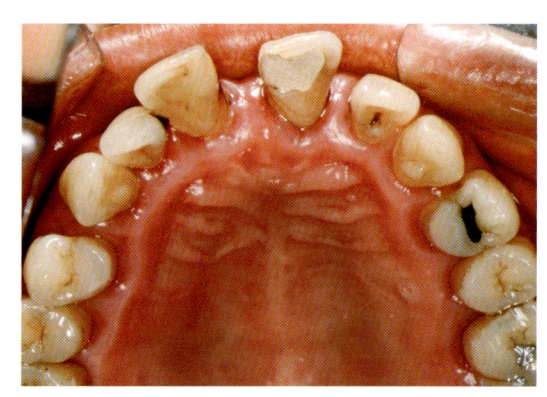

図 2-39 堤状隆起

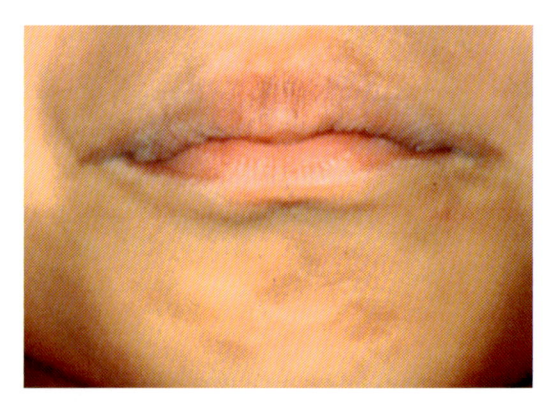

図 2-40 口唇の閉鎖困難
口唇を閉じさせた時の口輪筋の緊張，オトガイ部の梅干状のシワ．

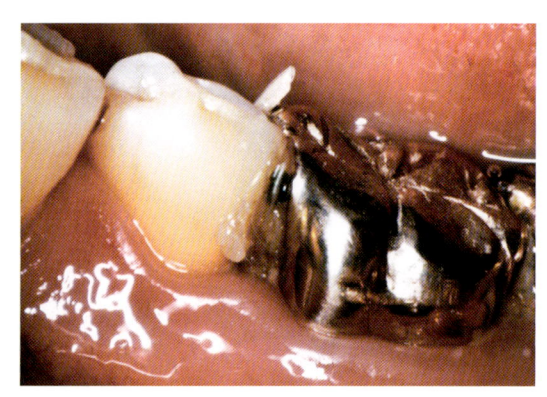

図 2-41 食片圧入（視診）

表2-8 コンタクトゲージによる診断

種類	接触点	接触点の状態	食片圧入
青(緑)ゲージ (50μm)	入らない	きつめである	ない
	入る	正常範囲	ほとんどない
黄ゲージ (110μm)	入らない		
	入る	ややゆるい	危険がある
赤ゲージ (150μm)	入らない		
	入る	ゆるい	危険が高い

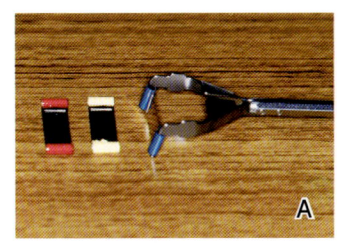

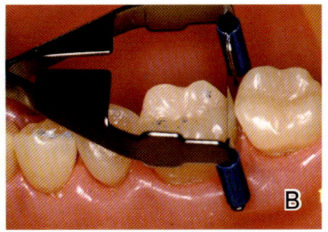

図2-42 コンタクトゲージ
ゲージを柄につけて測定するタイプで，臼歯部の測定が容易である．

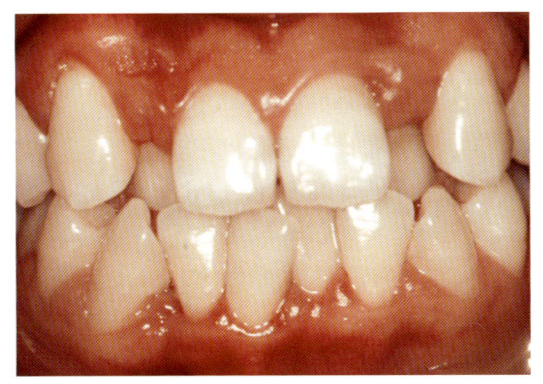

図2-43 歯列不正
歯列不正部の清掃が困難で，歯肉の炎症が著しい．

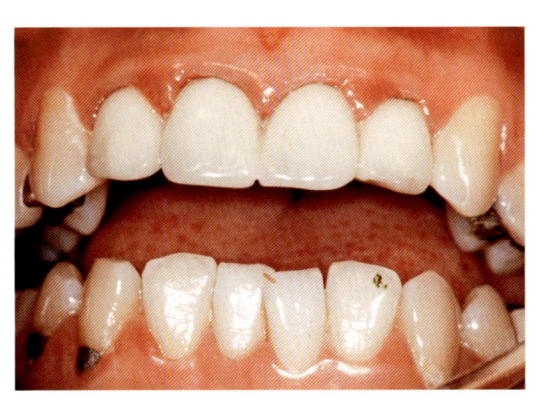

図2-44 不良補綴物
2̱1̱|1̱2̱のポーセレンジャケット冠の歯肉縁下マージンが不適合，歯肉炎が生じている．

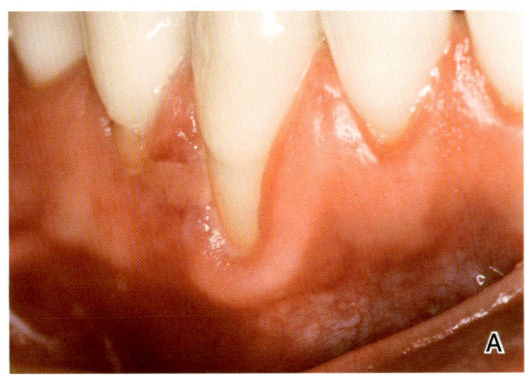

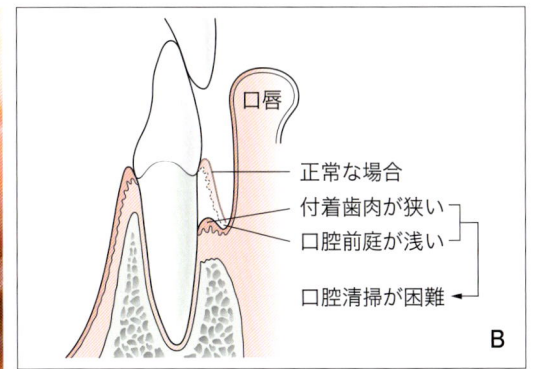

図2-45 付着歯肉の狭小と口腔前庭の狭小
A：3̱ 歯肉の退縮部は付着歯肉の幅が狭く，口腔前庭も浅く，ブラッシングにより歯肉が傷つきやすく清掃が困難（歯肉辺縁はロール状に腫脹）．
B：Aの状態を図で示したもの．

5) 付着歯肉と角化歯肉幅の狭小の検査（図2-45）

歯肉退縮や小帯の発達により付着歯肉の幅が1mm以下になると清掃が難しくなり，健康を保つのに不利になる．付着歯肉の幅が1mm以下の狭い部分をチェックする．ただし1mm以下の場合でも口腔清掃の方法を工夫すれば健康を維持できるので，必ずしも外科手術により1mm以上にする必要はないことに注意すべきである．

なお，付着歯肉の幅は正常な場合でも部位によって大きく異なり，上顎の切歯，とくに側切歯は最も広く（3〜5mm），下顎の犬歯や第二大臼歯は狭い（1〜2mm）．

(1) 付着歯肉の幅の検査

付着歯肉の幅とは，角化歯肉の幅（歯肉辺縁から歯肉粘膜境までの距離）から歯周ポケット（または歯肉溝）の深さを引いた値のことである．

(2) 歯肉粘膜境の判定

①肉眼的観察：歯肉は表面が角化し薄いピンク色であるのに対し，歯槽粘膜は角化していないため血管が透けて見え，赤色をしている．しかし，歯肉に炎症があると判定が難しくなる．

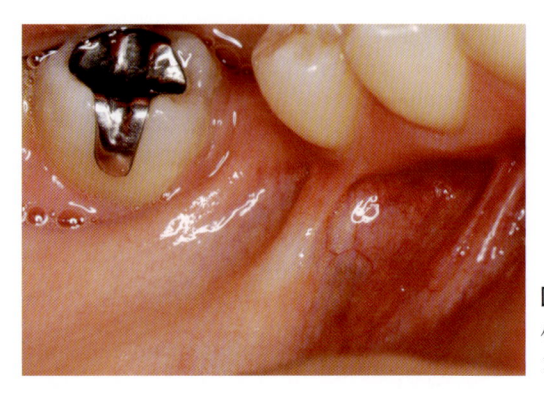

図2-46 小帯の異常と口腔前庭の狭小
小帯が歯肉辺縁に付着し，口腔前庭も狭小で，ブラッシングを障害している．

②引っ張り試験：口唇や頬を指で引っ張ると，粘膜は可動性があるため引っ張られて動くが，付着歯肉は動かないので区別できる．
③ヨードグリセリン塗布：粘膜は茶褐色に染まる（炎症があると付着歯肉も染まり，判定困難）．

6）小帯異常の検査（図2-46）

　小帯が歯肉辺縁に接近し，ブラッシング操作を障害している部分をチェックする．小帯の異常には先天的な解剖学的異常（一次性小帯異常）と，本来正常だったものが歯周病などのため歯肉が退縮し歯肉辺縁に付着するようになったもの（二次性小帯異常）がある．小帯付近のプラークの付着状態とブラッシングについての問診から小帯異常の程度を判定する．さらに歯肉粘膜境の判定法として述べた「引っ張り試験」を行う．これは，口唇や頬を指で引っ張った時に小帯と歯肉辺縁が一緒に動くかどうかを判定する診査法で，その部位の歯周ポケットを再付着させたい場合に重要な検査となる．

7）口腔前庭の狭小の検査（図2-45, 46）

　口腔前庭の狭小も口腔清掃を障害するが，その程度は部位や周囲の状態によっても異なり，適切な口腔清掃指導により問題がなくなる場合も多い．したがって，初診時にはとくに著しく狭い場合のみをチェックし，再評価時に再度判定する．

8）歯肉および骨の形態異常の検査

　歯肉が棚状に増殖していると，歯肉の辺縁部とくに歯肉溝（ポケット）入口部の清掃が困難になりやすい．この中には，歯槽骨の形態はあまり問題がなく歯肉のみ増殖している場合と，歯槽骨が棚状の形態をしているため歯肉も棚状をしている場合がある．それぞれ治療法が異なってくるので，区別する必要がある．エックス線写真およびサウンディングにより判定する．隣接面の歯肉のクレーター状の凹面も清掃を障害する．

9）歯周ポケットの検査（図2-13～20）

　歯周ポケットは歯周炎により歯周組織が破壊されて形成され，その深さは歯周組織の破壊の程度を示すものであるが，内部にプラークを増加させるため，炎症性修飾因子（プラーク増加因子）としてもきわめて重要な因子である．検査法はすでにp.85～88に記載してあるので参照されたい．

6・歯周病の原因の検査 ― ②咬合性因子の検査

歯周組織に咬合性外傷を引き起こす因子（原因）である外傷性咬合を検査する．これにはまず①咬合性外傷の症状を検査し，次に②症状のある患者に対しその原因となる外傷性咬合の検査を行い，総合的に診断する．

咬合性外傷（症状）の検査は，咀嚼筋，顎関節，歯周組織などに生じる咬合性外傷の自覚症状（表2-9）と，他覚症状（表2-10）を問診および視診，触診（図2-47），エックス線写真などにより検査する．

外傷性咬合の検査は，外傷性咬合となる因子（表2-11）すなわち咬合性外傷を引き起こす原因の有無を咬合の形態的検査と機能的検査の両者を行って総合的に判定する．

①咬合の形態的検査：スタディモデルと口腔内の視診およびエックス線写真で，歯軸や歯根の長さなどを調べる．
②咬合の機能的検査：実際に顎運動をさせて，歯の接触状態や下顎・舌・口唇の動きを観察する．この機能的検査は，外傷性咬合の中でもとくに大切な早期接触やブラキシズム，舌や口唇の悪習癖を調べる上で，欠かすことができない臨床上きわめて重要な検査である．

表2-9　顎，顔面あるいは全身に生じる咬合性外傷の症状（自覚症状）

1．咀嚼や顎関節部の疼痛，咬合時不快感
2．開閉運動時のクリッキング音，疼痛
3．起床時の顎のだるさ，疲労感
4．頭痛（偏頭痛），耳の痛み，顔面や頸部の痛み，肩や背中の痛み
5．グラインディング（歯ぎしり），クレンチング（くいしばり）の自覚

表2-10　歯周組織と歯の咬合性外傷の症状

1．歯周組織と口腔粘膜に生じる症状
　1）歯の動揺の増加
　2）歯の病的移動，傾斜，挺出
　3）深い骨縁下ポケットの形成
　4）打診痛や咀嚼痛
　5）高度の歯周炎（歯周膿瘍の形成）
　6）頬，唇，舌の歯列圧痕
2．歯や歯髄に生じる症状
　1）高度の咬耗，局所的な異常咬耗
　2）歯髄の変性，知覚過敏症の発生
3．エックス線写真に生じる症状
　1）垂直性骨吸収
　2）歯根膜の拡大（歯頸部または歯根全周）
　3）歯槽硬線の消失
　4）根分岐部病変
　5）歯根の吸収

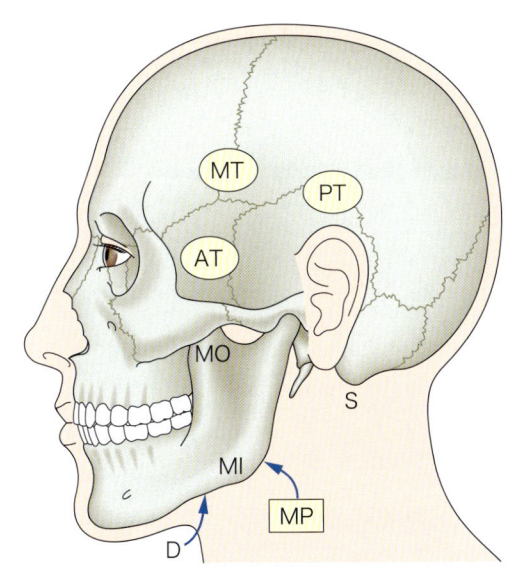

図2-47　筋の触診部位
AT：側頭筋前部　MT：側頭筋中部　PT：側頭筋後部
MO：咬筋起始部　MI：咬筋停止部　MP：内側翼突筋
S：胸鎖乳突筋　D：顎二腹筋前腹

表2-11　外傷性咬合となる因子

1．1次性外傷を引き起こす因子（口腔内）…最も重要
　1）早期接触（中心咬合位，側方位，前方位）
　2）ブラキシズム（グラインディング，クレンチング，タッピング）
　3）側方圧（矯正力を含む）
　4）食片圧入（歯周組織の炎症を合併する）
　5）舌，口唇の悪習癖
2．2次性外傷を引き起こす因子（口腔内）
　1）歯周組織の支持量の減少
　2）残存歯の著しい減少や孤立歯
　3）歯冠長と歯根長の比率の悪化
　4）咬合面の平坦広大化
3．全身性の因子（口腔外）
　1）精神的緊張（職業上や家庭生活上）
　2）肉体的緊張（職業，スポーツなど）　｝ブラキシズムの原因となる
　3）整形外科の懸垂療法

1 咬合の形態的検査

スタディモデル（顎模型）を参考に，次の事項について口腔内視診を行って判定する．

1) 大きな不正咬合と歯の欠損の検査
(1) Angle の分類（Ⅰ級，Ⅱ級1類，Ⅱ級2類，Ⅲ級）

上下の歯を咬頭嵌合位（中心咬合位）でかませた状態で判定するもので，上顎第一大臼歯に対して下顎第一大臼歯が前後的にどのような位置にあるかによって判定する．

(2) 交叉咬合，開咬
(3) 歯の欠損

対合歯の挺出状態，欠損歯の近遠心側の歯の歯軸傾斜を調べる．欠損部の顎堤の状態にも注意する．

2) 咬合彎曲の検査
(1) 咬合彎曲 occlusal curve

臼歯の咬頭頂から前歯の切縁を連ねた曲線で，標準型，急彎型，平坦型，逆彎型，2段階型に分類される．上下顎の彎曲は，最後方臼歯から第一小臼歯までは同じであるが，前歯は被蓋の程度により異なる．

(2) Spee（スピー）の彎曲

大臼歯から小臼歯までの咬頭頂を連ねた曲線である．

(3) Wilson（ウィルソン）の彎曲

左右臼歯の咬頭頂を連ねた頬舌的な彎曲である．

3) 前歯の咬合の検査
①切端咬合，反対咬合，開咬
②オーバーバイト（正常 0.5～2.0mm）とオーバージェット（正常 0.5～2.0mm）の異常
③正中線の異常，歯間離開，歯軸の傾斜，叢生

4) 臼歯の咬合の検査
①大臼歯と小臼歯の頬舌的および垂直的位置関係，対合歯との咬合接触
②歯間離開，辺縁隆線の異常，接触点の位置異常

2 早期接触の検査（咬合の機能的検査）

早期接触の検査は，咬合の機能的検査としてきわめて大切であり，指先による「咬合触診法」と，咬合紙やオクルーザルインジケーターを用いる「印記法」を組み合わせて行う（p.218 参照）．

検査順序は，咬頭嵌合位，側方運動，前方運動の順で調

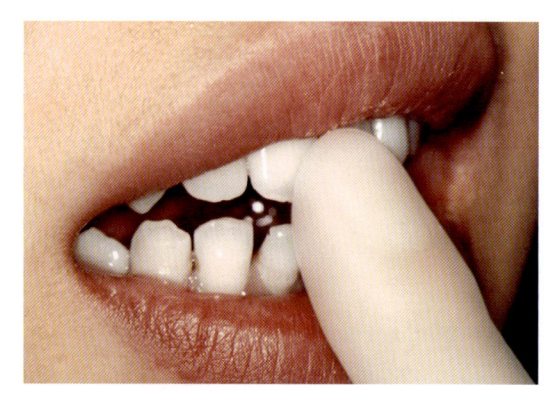

図 2-48 早期接触の検査（咬合触診法）
指先を歯の頬面に軽く当てがって咬合運動させ，歯の振動状態を調べ，早期接触歯を見つける．

べる．さらにブラキシズムや顎関節症の症状のある場合は，後方位も調べる．前述したスタディモデル上での形態的検査は参考程度にし，実際に顎運動をさせて口腔内で機能的検査を行うこと，さらに2～3回繰り返して検査し確認することが大切である．

1) 咬頭嵌合位の機能的安定性の検査

ミラーや指で口唇を軽く開き，上下前歯を直視できるようにして軽く開口させ（2mm 以内），次にゆっくりと閉口させる．この時，下顎が上顎の歯と接触する直前や直後に，側方あるいは前方へ急に偏位したり接触直後に滑走運動するかどうか，常に安定した一定の位置をとるかどうかを観察する．さらに上下顎のスタディモデルを最大嵌合状態にし，口腔内の咬合接触状態と一致するかどうかを調べて，接触部位を確認する．

2) 咬頭嵌合位の早期接触の検査
(1) 視診

開閉運動を行わせ，上下の歯の咬合接触時の歯の動揺（振動）を観察する．高度の早期接触歯は，歯槽窩へ押し込まれたり，頬・舌側あるいは近遠心方向へ移動（動揺）するのが認められる．

(2) 触診（咬合触診法）

上顎の歯の頬側面に示指（第2指）の先を軽くあてがって咬合させ，その時の歯の動揺（振動）を指先で調べる（図2-48）．早期接触歯は咬合時，他の歯よりも強く動揺（振動）するので，早期接触歯を知ることができる．指は必ず隣接する2歯に当てがって，動揺（振動）を比較することが大切である．なお下顎の歯の動揺が大きく，上顎の咬合歯の動揺が小さい時は，下顎の歯に指を当てがって咬合させて調べる．

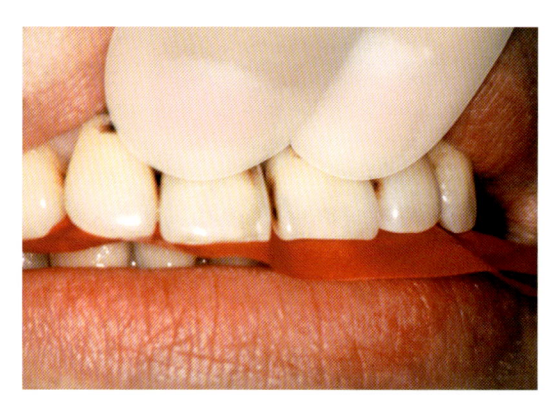

図2-49 咬合紙による検査
歯の動揺が増加している時は，必ず指先を被験歯の頰側面に当てがい，動揺を抑えて咬合させる．

表2-12 ブラキシズムの臨床症状の検査

1. 問診
   1) 起床時の顎のだるさ（筋の疲労感）
   2) 歯ぎしりの自覚，歯ぎしり音があると言われているか
   3) 肩こり，偏頭痛，頸部（首すじ）のこり
2. 視診
   1) 高度の咬耗（象牙質の高度の露出，年齢を考慮）
   2) 咬合機能面から離れた部位の咬耗
   3) 頰粘膜の歯列圧痕（図2-50）
3. 触診
   1) 歯の動揺の増加
   2) 咀嚼筋群の肥大（咬筋が発達し，エラの張った感じ）
   3) 顎関節部の圧痛
4. 歯周組織の症状
   1) 重度の歯周炎，とくに炎症が比較的軽度であるのに高度の骨破壊（垂直性骨吸収）を伴う
   2) 臼歯の歯周炎，根分岐部病変の進行

(3) 咬合紙，ワックスによる検査

歯周病罹患歯で早期接触の歯は，歯の動揺が増加しており，単に咬合紙をかませても印記されず，動揺のない正常な歯に咬合接触の印記がされ，早期接触の診断はできない．ワックスを用いても同様である．したがって，まず最初は前述した視診や咬合触診法を用いて，早期接触歯を調べるのがよい．

しかし，触診法では早期接触歯のどの咬頭や斜面が接触しているのか明瞭にできない．そこで上下の歯の間に咬合紙を入れ，咬合時に歯が動揺しないように歯の頰側面に指先をあてがい，動揺を抑えて咬合させ，咬合接触部を印記する（図2-49）．

なお，動揺のない歯（健全歯や固定した歯）の早期接触を検査する場合は，早期接触部は咬合紙により周囲の歯より明確に着色するか，接触部の中央は咬合紙が穿孔してしまい，着色せずその周囲がリング状に着色するので判定できる（第5章参照）．

3) 側方運動と前方運動の検査

患者に側方運動を行わせ，咬頭嵌合位と同様に視診と触診法で早期接触歯を調べる．次に前方運動を行わせて同様に調べる．なお，接触部位は，赤と青の2色の咬合紙を用い，咬頭嵌合位での接触部と側方・前方運動時の接触部位を区別する（細かい注意事項は第5章参照）．

4) 後方位の検査

ブラキシズム習癖や顎関節症の症状がある患者に行う．これらの患者では，後方位の早期接触が原因で筋の異常緊張が生じることがしばしば見られる．

術式は，①患者をリラックスさせる，②下顎を後方位へ誘導する方法を練習する，③オクルーザルインジケーターワックスを，上顎左右の臼歯部咬合面に貼り付ける，④後方位に誘導して軽く2～3回タッピングさせ，後方接触位をとる（この時深くかみ込ませないことが大切である），⑤開口させ，ワックスの穿孔部を点検する．穿孔部が左右側に均等に存在すれば異常はなく，片側のみに見られる場合は早期接触と判定する（必ず2～3回繰り返して行って確認し，咬頭嵌合位での接触部と区別する）．

3 側方力の検査

歯軸の方向と対合歯からの咬合力の方向とを調べ，側方力が強く加わるかどうか調べる．通常，咬合力は近心方向の分力が働くので，近心傾斜歯はさらに近心方向の側方力が加わりやすい．咬耗が高度で臼磨運動が著明な場合や，側方運動や前方運動を誘導する歯にも強い側方力が働く．

4 ブラキシズムの検査

ブラキシズムの診断法は，ブラキシズムの本態がまだ十分解明されていないため十分には確立されていない．臨床的にはまず表2-12に示したブラキシズムの臨床症状を調べ，さらにブラキシズムの原因となる可能性のある因子（表2-13）を調べて判定する（第5章5節参照）．

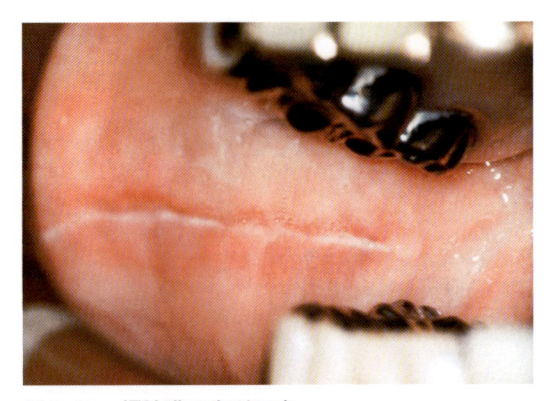

図2-50 頰粘膜の歯列圧痕
クレンチング時に筋が緊張し，頰粘膜を歯列に強く押しつけるために形成される可能性が高い．自覚症状はないことが多い．

表2-13 ブラキシズムの原因となる可能性のある因子の検査

1. 問診（全身状態）
   職業上と家庭生活上の精神的ストレス，肉体的ストレスの程度
2. 視診・触診（咬合状態）
   1) 咬合嵌合位の早期接触と側方位・前方位の早期接触
   2) 後方接触位の早期接触（左右側の臼歯が同時に接触するか）
   3) 側方運動と前方運動を障害する咬頭干渉
3. 食いしばり癖の観察
   安静時に上下の歯を高頻度に接触させている癖．日常生活時（とくに作業時など）に上下の歯を接触，食いしばっている癖（患者に自己観察させるとよい）

1) 臨床症状の検査

表2-12の臨床症状を調べる．しかし，これらの症状はブラキシズムによって生じる頻度は高いが，他の原因によっても生じる可能性があるので，十分な注意が必要である．例えば肩こりや偏頭痛は，鼻疾患や他の疾患によっても生じてくる．また，咬耗はグラインディングと密接な関係があるが，過去に行っていたグラインディングの後遺症として存在するだけで，現在はグラインディングしていない場合もある．したがって，表記の症状がいくつか重複して現れているかどうかに注意し，重複している場合は危険性が高いと判定する．頰粘膜の歯列圧痕はクレンチングと関連が深い（図2-50）．

2) 原因因子の検査

次に表2-13に示したブラキシズムを引き起こす原因となる可能性のある因子の有無を調べる．この検査と前述したブラキシズムの臨床症状との関連性が認められれば，臨床的にブラキシズム習癖者と判定する．

なお，ブラキシズムとくにクレンチングは，習癖を自覚している者が少なく，問診を行っても習癖を否定しやすいので注意が必要である（図2-50）．患者との会話時や待たせている時の上下の歯の接触，食いしばり状態を観察する．さらに患者自身に安静時や作業時など日常生活時に，上下の歯を接触させているかどうかをチェックしてもらい，その頻度で評価する方法を用いるとよい（川崎仁が提唱）．学術的には筋電図を用いる電気生理学的検査法が行われ，これを小型化して臨床に応用することが研究されている（参考1）．

これとは別に臨床で用いられている検査法として，池田らはオクルーザルスプリントを用いる方法を行い，その有効性を示している（参考2）．

参考1：ブラキシズムの電気生理学的検査法

ブラキシズムをより客観的に判定する方法として行われている．これには次のようなものがある．
①夜間の歯ぎしり音をテープレコーダーに記録する方法（ただし，この方法は歯ぎしり音が発生しないクレンチングの場合には，診断が困難である）
②夜間睡眠中の咬筋や側頭筋の筋活動と歯の接触振動（音）を，テレメーターを用いたり，直接小型筋電計に記録する方法（著者，坂上らは夜間自宅で記録する装置を開発，p.233参照）
③夜間の顎運動をビデオやフォトメーターで記録する方法
ブラキシズム検査筋電計：近年は主に，②の方法が臨床応用に向けて研究されており，筋活動の記録をコンピューター処理したり，フィードバックしてブラキシズムを止める治療装置も開発されてきている．

参考2：オクルーザルスプリント（ナイトガード）を用いたブラキシズムの臨床的評価法（池田雅彦）

これはチェアサイド（臨床）で応用できる方法として池田雅彦らが研究提唱しているオクルーザルスプリント（ナイトガード）のレジン表面の削れ方で評価する方法である．この方法はスプリントという異物を装着するため，咬合が少し高くなるなどの問題点はあるが，装置の製作と調整法を注意するなどにより，ブラキシズムの為害性を軽減しながら客観的に診断できる優れた方法である．レジンの削れ方は，表面を検査用黒色色素で染めておいて評価しやすくし，ブラキシズムの程度を3段階に評価する．

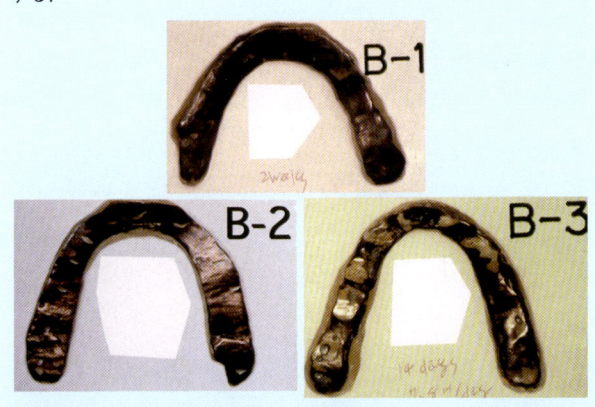

B-1：インクが軽度にはげている状態からファセットが光っている状態まで
B-2：ファセットが削れている
B-3：ファセットが深くえぐれている

5 舌や口唇の悪習癖の検査

「舌の悪習癖」は、嚥下の際に舌を前歯の舌側面へ強く押しつける習癖で、舌突出癖 tongue-thrusting habit とも呼ばれ、前歯が歯間離開したり前突（フレアアウト）している症例のほとんどに見られる。この習癖は、前歯に唇側方向の強い側方圧を加えるため、前歯の支持力が低下している場合は前歯が唇側に傾斜移動し、いわゆる歯間離開を伴う前突状態（フレアアウト）となる（図2-51）。

前歯が唇側移動し口唇閉鎖困難や歯間離開が生じると、嚥下時にその空隙を閉じようとして舌を前歯に押しつけ、習癖はさらに強くなる（図2-52）。

「口唇の悪習癖」は上顎前歯と下顎前歯の間に口唇をくわえこむ習癖で、これも上顎前歯を唇側移動させる。

1）悪習癖の症状と原因の検査（図2-51, 52）

舌習癖によって生じたと思われる症状と、習癖の原因となる可能性のある因子を調べる。これらの症状と原因は、前述したように関連している場合が多く、代表例として前歯の唇側傾斜、唇側転位、歯間離開、開口などがある。さらに、不良な補綴物や歯の尖鋭部が原因となる場合もある。

2）舌の悪習癖の実態観察と診断

①患者との会話時に、舌の動きと口唇の動きに注意する（舌が前歯部を頻繁に押しているか、発音はどうか）。
②唾液を嚥下させ、舌の動きについて問診する。嚥下する時、舌がどの位置を押しているかを患者に注意するように話しておき、実際に唾液を2, 3回繰り返し嚥下させ、患者自身に舌の位置を確認させる。この時、「歯を押しているか」それとも「口蓋（歯肉）を押しているか」、問診する（図2-51）。さらに押している部位を指で示させる。
③嚥下直後に舌の動きを止めるように指示し、術者が口唇を軽くめくり、舌が前歯群を押しているかどうか直接観察する。必ず2〜3回繰り返し観察する（図2-52, 5章参照）。

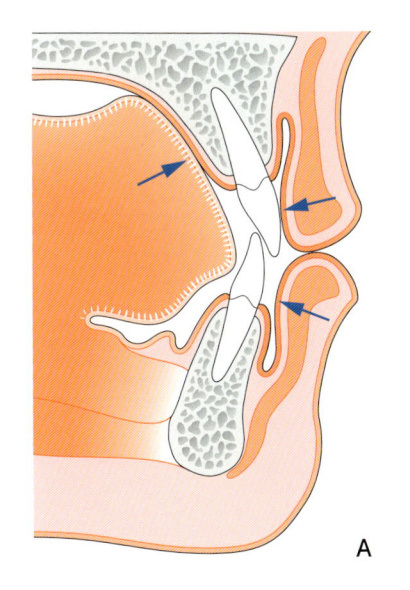

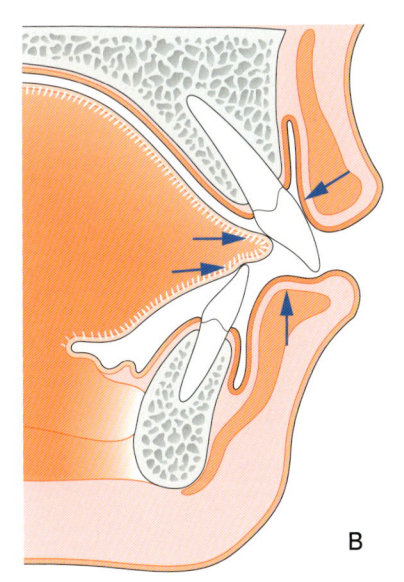

図2-51 舌習癖
歯の病的移動の原因として重要な働きをする舌・口唇の力（矢印）。正常者（A）に比べ、前歯に歯間離開や前突があると、舌を離開部に押しつける習癖が生じやすい（B）。

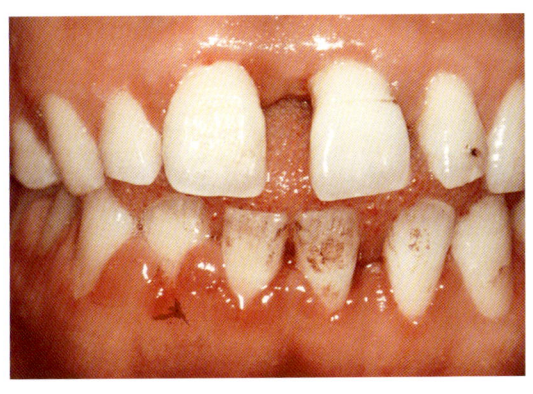

図2-52 舌習癖と歯間離開
前歯の歯間離開と唇側転位（前突）を伴う舌の悪習癖。

7・エックス線写真・口腔内写真・スタディモデルによる検査と記録

1 エックス線写真による検査と記録

　エックス線検査は歯周病の検査上きわめて重要であり，歯周組織の破壊の程度や原因を調べる上で欠かすことはできない．さらに，治療による変化を知る上できわめて大切である．エックス線検査については歯槽骨・歯根膜の検査の項でも述べたが（p.88〜91 参照），ここでは検査上の要点・注意点を整理しておく．

　まず第 1 に，エックス線写真が正しく適切に撮影されている必要がある（表 2-14）．歯周検査の場合，オルソパントモ撮影では歯槽骨や歯根膜が不明瞭になりやすいので，デンタル撮影を行う（歯科放射線学専門書参照）．

1）検査事項と注意点

　エックス線写真による検査事項で，歯周病の検査上注意すべき点は次の通りである．中でも，①〜④はとくに重要である．

①歯槽骨の吸収程度と吸収の型（水平性か垂直性か，垂直性なら 1 壁性か 2 壁性か 3 壁性か）

　骨欠損の程度は，撮影角度の影響などで実際の骨吸収よりエックス線写真のほうが軽度に評価されやすい．フラップ手術などで直接観察して驚くことがしばしばある．

②歯根膜の拡大の有無
③歯槽硬線の有無（明瞭かどうか）
④歯根の長さ，太さ（歯槽骨内に支持されている歯根の長さと歯冠の長さ）
⑤根管治療の状態，根尖病巣の有無
⑥骨梁の発達状態
⑦根分岐部の骨吸収の有無
⑧歯冠の状態（歯冠修復，隣接面齲蝕，接触点の状態）
⑨歯石の沈着（隣接面のみ）

2）診断できない事項

　エックス線写真のみで診断ができないか，または困難なものは，次の通りである．

①歯周ポケット，歯肉，歯槽粘膜など軟組織の病変
②上皮付着（アタッチメント）の位置
③ごく初期の骨吸収，初期の根分岐部病変
④上顎大臼歯，小臼歯の根分岐部病変
⑤歯髄の病理変化

　歯周ポケットやアタッチメントの位置，根分岐部病変の診断を可能にするためには，ポケットの中にエックス線診断用のプローブ（図 2-24 参照）あるいはガッタパーチャポイントを挿入して撮影する方法が有効である．

表 2-14　歯周病の検査に用いられるエックス線撮影法と特徴

名称	撮影方法	特徴
2 等分（面）法（狭義の等長法）	歯軸とフィルムのなす角度の 2 等分線上の面に直角に主線を入れる	最も一般的に用いられ，根尖部は正確．歯頸部の骨形態には歪みが生じやすい（とくに上顎大臼歯は口蓋側は伸長し，頬側根は短縮して写る）
平行（投影）法（ロングコーンテクニック）	歯軸とフィルム面を平行にしてその面に主線を直角に，できるだけ遠方より投影する	像の歪み，拡大などは少なく，歯周組織の診断に適する．ただし，口蓋の浅い日本人では上顎の撮影困難
歯頸部投影法	2 等分法と同様にフィルムを置き，主線を歯軸に直角に入れる	歯頸部の歯槽骨をよく見るための方法．根尖部は不正確となる
咬翼法	フィルムに翼をつけ，これを咬合させて保持し，主線は上方から咬合平面に 8〜10°の角度で入れる	臼歯に適用し，歯頸部，歯冠部の診断に用いる
偏心投影法	主線を近心あるいは遠心から投影する	正放線投影で読影しにくい部位に用いる．例えば下顎大臼歯近心根の頬側根と舌側根の重複を避け，分離して見たい時に用いる

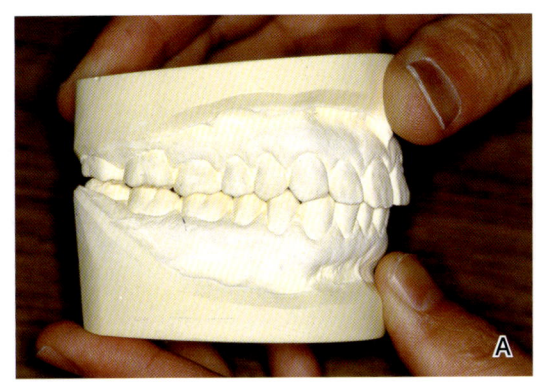

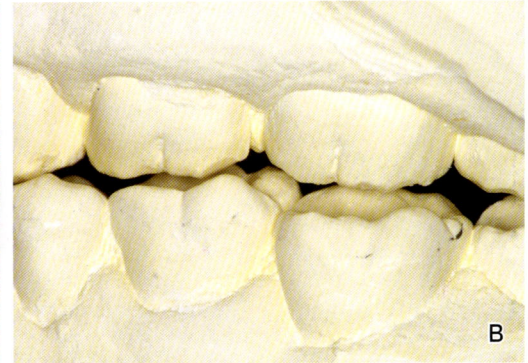

図 2-53　スタディモデルの利用
A：顎運動を行ってみる．　B：舌側面から咬合接触状態が観察できる．

2　口腔内写真による検査と記録

口腔内写真は，患者の口腔内の状態（とくに歯肉や咬合の状態など）を正確に記録でき，治療前と治療後の状態を比較することにより治療効果の評価，長期メインテナンス時の変化の観察などを行うことができる．これは，患者教育やモチベーションにきわめて有効である．さらに写真を拡大して細部にわたる観察が容易であり，診断に有効なばかりでなく，歯科医師や歯科衛生士の相互の研修に役立つ．

最近はデジタルカメラ，コンピューターの発達により，撮影コストは低下し，より利用しやすくなっている．通常正面，左右側面，口蓋側面，舌側面の5枚撮影するが，必要に応じ特徴のある部位の撮影を行う．とくに初診時の撮影記録が大切となる．

3　スタディモデルによる検査と記録

スタディモデル（スタディキャスト，研究用模型）は，歯列，咬合状態，歯肉や粘膜の形態の検査上，大切な資料となるもので，とくに口腔内で検査しにくい部位や咬合の検査，矯正治療（MTM）や歯周補綴の治療方針を決める上で欠かすことができない（図2-53，表2-15）．さらに，患者教育やモチベーションにも利用価値が高く，口腔清掃指導や治療方針の説明にも使用する．なお，治療効果の判定にも有効で，初診時のスタディモデルと現在の状態を比較する．

表 2-15　スタディモデルでの検査項目

①歯列（全体）の状態：歯列弓の形，歯の欠損・萌出，補綴状態など
②咬合面の形態：咬耗，咬頭，辺縁隆線など
③咬合状態：咬合接触状態，被蓋状態など
④各歯の形態と位置の異常：隣接歯との関係や歯軸の傾斜，歯冠豊隆，歯根露出など
⑤歯肉の形態：歯肉辺縁の位置，腫脹，退縮
⑥小帯・口腔前庭の状態：小帯の異常，前庭の狭小など

8・全身性（修飾）因子の検査

1 歯周病と関連がある全身疾患の検査

　口腔内の検査が終わったら，再び患者面談し，歯周組織の抵抗力を弱め，歯周病の進行を促進するような全身性因子，とくにプラーク細菌に対する感染防御力を低下させる因子について確認する（表2-16）．同時に，歯周治療を進める上で考慮しなければならない全身（医科的）疾患，とくに外科的治療が大きなストレスとなる状態などをチェックする．さらに，全身疾患の口腔内症状として歯肉や粘膜に症状が生じる疾患（扁平苔癬など）に注意する．

　まず患者本人や同居する家族から医科病歴（治療経過と現在の状態）を十分に聞き出す．必要ならば医師に相談し，精密検査を行う．これらには，血液一般検査（出血時間，凝固時間，赤血球数，白血球数など），血液生化学検査，尿検査，細菌検査，生検 biopsy などがある．

　さらに，歯周病が発症・進行に関連するとされる糖尿病，心臓血管疾患，妊娠（早期低体重児出産），誤嚥性肺炎などについて医療面接で十分に注意を払う．

表2-16　歯周病と関連があり医療面接や検査で注意が必要な全身状態と全身疾患

1. 歯周病の発症と進行に関連し，歯周病のリスクファクターとなる可能性がある全身状態，全身性修飾因子
   1) 不可変なリスクファクター
      遺伝疾患―遺伝子欠損
      Papillon-Lefèvre（パピヨン-ルフェーブル）症候群，
      ダウン症，Chédiak-Higashi 症候群，周期性好中球減少症
   2) 可変的リスクファクター
      全身疾患
      糖尿病，血液疾患，ホルモンバランスの崩れ，骨粗鬆症など
      薬物（副作用），栄養不良，喫煙（タール，ニコチン），
      ストレス（過度の仕事，社会的・精神的境遇）
2. 歯周病がリスクファクターとなる可能性がある全身疾患と全身状態
   糖尿病，心臓血管疾患，脳血管疾患，誤嚥性肺炎，早期低体重児出産，骨粗鬆症，掌蹠膿疱症，バーシャー病，メタボリックシンドローム（動脈硬化性疾患の危険性を高める複合型リスク症候群で，内臓脂肪蓄積と高血圧，高脂血症，高血糖などを合併）

2 全身的な宿主反応の検査

　宿主反応は歯周病の発症・進行に重要なかかわりを持つが，その検査方法はまだ確立されていない．宿主反応の検査として，①多形核白血球（好中球，PMN）の検査，②歯周病原（性）菌に対する抗体価，③歯肉溝滲出液中のアスパラギン酸アミノトランスフェラーゼ（AST）などが歯周病の進行と関係があるとされ，研究されている．

3 遺伝子診断―遺伝子多型の検査

　歯周病のハイリスク患者を検査（選別）する目的で遺伝子多型の検査，遺伝子レベルの診断が研究され，臨床応用が試みられている．

1）インターロイキン（IL-1）の検査

　IL-1はサイトカインの中でも最も重要なものの1つで，インターロイキン（IL-1）の遺伝子型（多型性）の検査が歯周炎検査として研究されている．IL-1遺伝子多型（陽性）であると，歯周組織の炎症に対する感受性が高まっており，他のリスク因子（喫煙，口腔清掃不良など）と重なると重症化すると考えられている．すなわち IL-1陽性遺伝子型であっても，それだけで歯周炎が重度になるわけではない．

2）白血球の FC レセプターの検査

　白血球表面に存在し抗体を受け入れるレセプターである FC レセプターの遺伝子多型が，歯周炎と関連するとして検査されている．

3）その他の検査

　ビタミンDレセプター，ヒト白血球抗原などがある．

参考1：唾液を検体とする歯周病の検査

　唾液は採取が容易であり，健常者を含めて多くの人を対象に検査できる利点があり，歯周病の早期発見，リスクの高さ，メインテナンスの方法を知る方法の1つとして研究されている．しかし，採取法による誤差，口腔内歯列のどこに問題があるのか明確にできない欠点がある．
(1) 細菌検査
　唾液中の歯周病原菌を PCR 法などで検出する．
(2) 生化学検査
　遊離ヘモグロビン（潜血反応），ALP（アルカリホスファターゼ）などが，出血やポケット深さと関係があるとされている．
(3) 遺伝子多型の検査
　唾液（中の細胞），口腔粘膜の擦過物を業者に送り，遺伝子多型を検査する．Fc レセプター，ビタミンDレセプター，インターロイキン1（IL-1）などが重視されている．

3

歯周基本治療
イニシャルプレパレーション
口腔清掃確立期

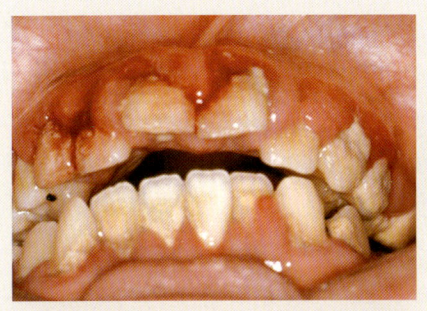

初診：
歯肉の炎症が
強い
（20歳，女性）

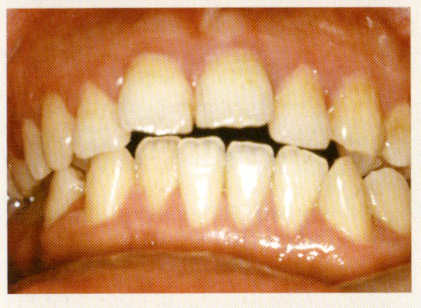

歯周基本治療：
歯列も改善
（1年後）

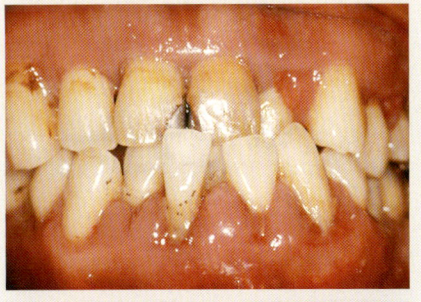

初診
（41歳，男性）

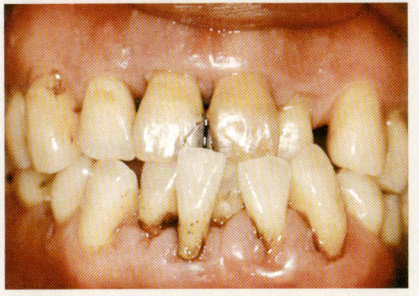

歯周基本治療：
口腔清掃指導のみ
1か月による改善
（スケーリングはま
だ行っていない）

　本章では，第2章で学んだ歯周治療の基本的考えに基づき，歯周病の原因の除去を主体とした「歯周基本治療（イニシャルプレパレーション）」について学ぶ．「歯周基本治療」は「initial preparation」を理解しやすい日本語にしたものである．以前は「初期治療」と訳されていたが，初期（軽度）の歯周病の治療と誤解されやすく，重症例を含め全症例に行う歯周病の基本治療であることから，著者（加藤）の提案（1994年）により「歯周基本治療」と呼ぶようになった．

　その内容は，患者に歯周治療を理解させる患者教育，口腔清掃指導，スケーリングとルートプレーニングを中心とし，歯周病の最大の原因であるプラークを取り除き，炎症の改善を図ることを第一としている．さらに，咬合性外傷や口腔機能の改善を目的とした咬合調整，暫間固定，暫間補綴，患者のマネジメント上必要な応急処置，再評価が含まれ，その成否は，歯周治療の成績を大きく左右する．すなわち，本章で学ぶ内容とくに口腔清掃指導，スケーリングとルートプレーニングは，最も重要な歯周治療であり，次に学ぶ修正治療（歯周外科など）を成功させるためにも，しっかりと身につける必要がある．

（加藤　熙）

1・歯周基本治療とは

歯周基本治療（initial preparation）は，歯周病の治療を進めるにあたって，手術や永久固定などの複雑な処置を行う前に必ず行う基本的な治療である．以前は初期治療とも訳されていたが，歯周病の初期のもの（軽度の歯周病）に行う治療という意味ではなく，重度の歯周病や中程度の症例に対しても，まず治療の第一段階として必ず行う「基本治療」であり，原因の除去を主体とし，まず歯周病の進行を停止，さらに改善をさせる治療である（図2-1参照）．歯周基本治療は種々の治療内容を含むが，まず最初に患者の口腔内から歯周病の最大の原因であるプラークを取り除き，清潔な口腔にすること，すなわち口腔清掃状態の改善を第1の目的としている．したがって，この歯周基本治療を行う時期を"口腔清掃期 hygienic phase"とも呼ぶ（p.113 参考1）．

歯周基本治療には，口腔清掃指導の他に，プラークを付着しやすくしたり除去しにくくする因子（プラーク増加因子）を取り除く処置として，スケーリングとルートプレーニング，不良補綴物の除去や改善などが含まれる．この他，強い咬合性外傷を引き起こす早期接触部を削合する咬合調整，疼痛を訴える患者への応急処置（抜髄や根管の開放）や知覚過敏の処置，欠損歯が多くて咀嚼が困難な場合の応急処置として暫間義歯の製作，強い動揺歯を暫間的に固定する暫間固定，保存の不可能な歯の抜去などが含まれる（表3-1）．

歯周基本治療が一応完了し歯周組織が改善したと思われたら，再び歯周組織の検査を行い，歯周基本治療の効果と治癒の不十分な所を明確にする．これを「再評価」と呼んでいる．そして，この再評価の結果をもとにその後の治療計画を修正する．

なお，表3-1の「A．歯周病の原因除去を目的とした治療」と「B．患者をマネジメントする上で必要な治療」は両者を並行して処置を進めるのがよく，一方だけを優先させずに，各症例の必要度に応じて両者をうまく組み合わせて治療していくことが必要である．なお，Aの処置が一応終了したら，Bの処置は途中でもCの再評価へと移り，その後Bの処置を継続してもよい．

歯周基本治療の治療効果は大きく，歯肉炎は無論のこと，軽度の歯周炎もほとんど治癒する．さらに，重度の歯周炎でも治療の成否に大きく影響する（図3-1，2）．

表3-1 歯周基本治療の内容

A. 歯周病の原因除去を目的とした治療	B. 患者をマネジメントする上で必要な治療
（歯周基本治療の主体である） ①患者教育（患者との信頼感の確立） ②口腔清掃指導（最も重要であり，繰り返し行う） ③スケーリングとルートプレーニング（重要な治療である） ④咬合性外傷に対する治療 　・咬合調整（まず強い早期接触を取り除く） 　・暫間固定（動揺が強く，2次性咬合性外傷が生じている場合） 　・暫間補綴（欠損歯が多い場合，審美的問題のある場合） 　・悪習癖の改善（ブラキシズム，舌習癖など） ⑤プラーク増加因子（プラークリテンションファクター）の改善 　・不適合（不良）補綴物，修復物の改善 　・口呼吸の改善など ⑥抗菌療法によるプラークコントロール（全身疾患のある場合，重度歯周炎の場合などに補助的療法として行われる）	①応急処置（歯と歯周組織の痛みと，病変が進行する危険がある齲蝕の処置） ②喪失歯の暫間補綴（欠損歯が多く咀嚼機能が障害されたり，前歯部が欠損し審美性が悪い場合） ③暫間固定（動揺が高度で咀嚼障害のある場合） ④歯肉療法，歯内療法，知覚過敏の処置 ⑤明らかに保存不可能な歯の抜去（ただし，保存可能かどうか判定が困難な歯は再評価後に判定する） C. 再評価 　治療効果の評価と治療計画の修正

注意事項：MTM（minor tooth movement）などの矯正治療を原因除去として歯周基本治療に含む考えもあるが，著者は矯正力により炎症と咬合性外傷が併発する危険性があるため，再評価後に修正治療として行うことを強調し，現在この考えが一般的となっている．

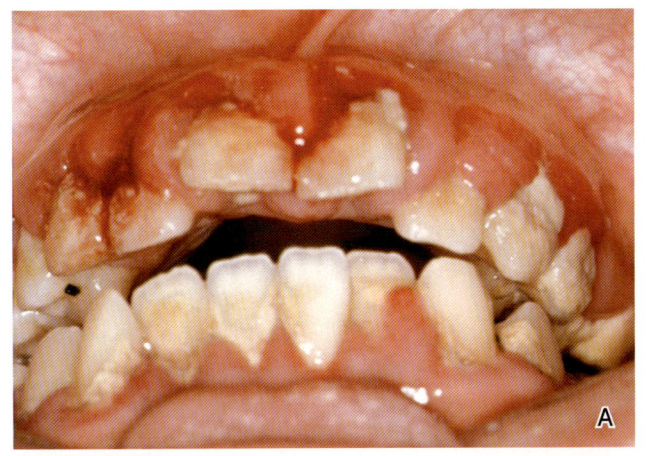

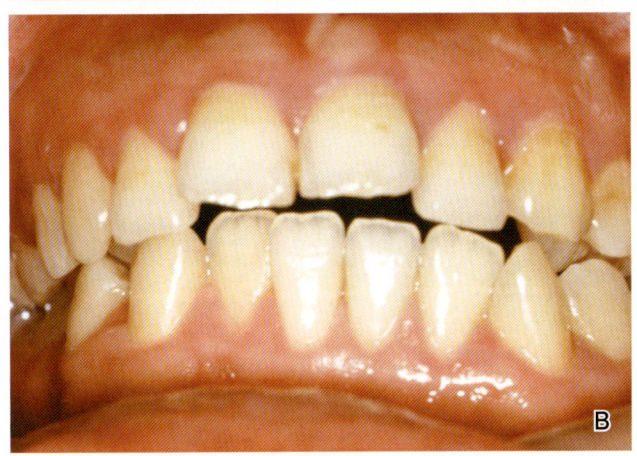

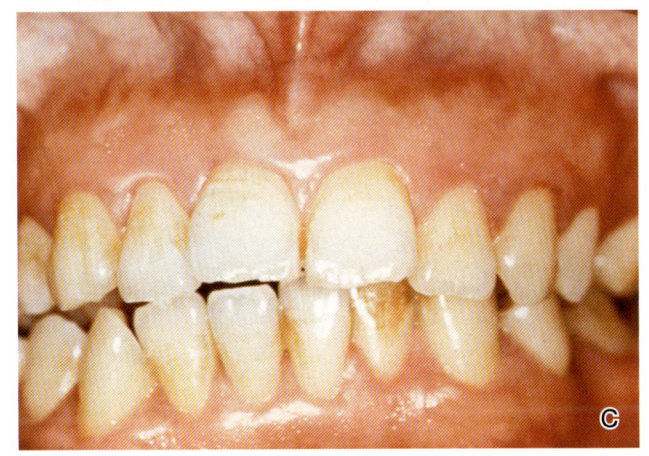

図 3-1 歯周基本治療の治療効果（20歳，女性）
A：初診時．清掃不良のため歯肉の炎症が強く，自然出血（精神遅滞のため自分でブラッシングが十分できない）．
B：1年後．口腔清掃指導を中心とした歯周基本治療により著しく改善する（最初の6か月は1日1時間ブラッシングを行い，6か月後にスケーリング・ルートプレーニングを行う）．
C：3年後．良好に経過．歯周組織の炎症の改善により歯列も改善する．

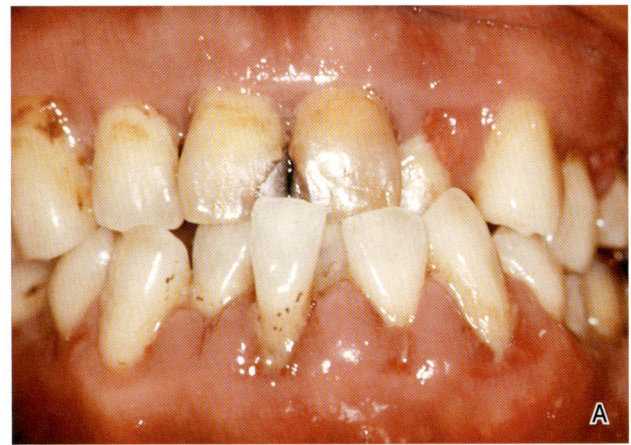

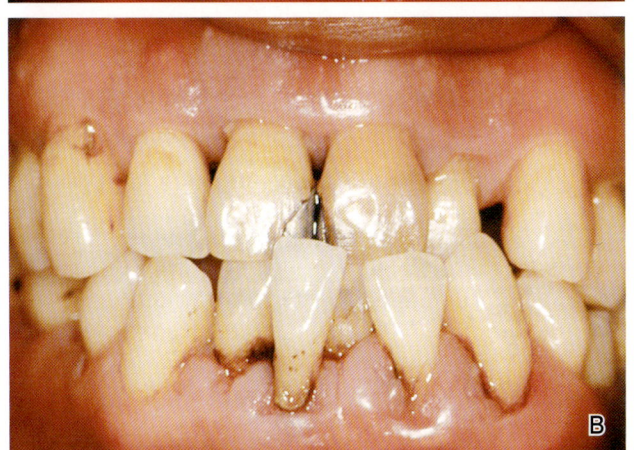

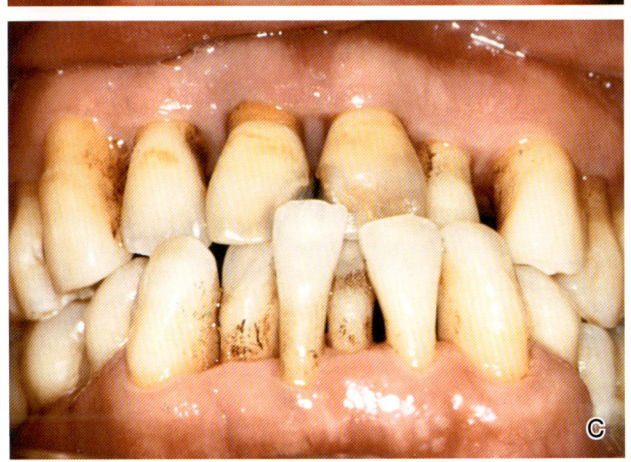

図 3-2 歯周基本治療の効果（41歳，男性）
A：初診時．歯列不正を伴う重度な歯周炎．歯肉の炎症が強い．
B：1か月後．口腔清掃指導のみである．歯肉縁下歯石が多量に露出する．
C：1年後．スケーリングとルートプレーニングも行う（歯周外科治療は行ってない）．歯周組織の改善が著しい．歯周ポケットも浅くなっている．

2・応急処置（急性症状に対する治療）と全身状態への配慮

1 応急処置

　歯科治療の基本である患者との信頼関係を深くするためには，患者が疼痛など急性症状を訴える場合，まず最初にこれをすみやかに取り除くことが大切である．疼痛や急性症状が軽減してから口腔全体の歯周治療へと入っていく．
　疼痛を伴う急性症状には歯髄疾患由来の病変と歯周病由来のものがあり，両者を鑑別して適切に処置する．

1）歯髄炎，急性根尖性歯周炎，急性歯槽膿瘍

　疼痛の原因は歯髄由来の病変が最も多く，その代表は歯髄炎，急性根尖性歯周炎，急性歯槽膿瘍である．処置を行うにあたっては，まず歯周病変で痛みを伴うことの多い急性歯周膿瘍と鑑別する．歯周組織に対するポケットの検査とエックス線写真による骨吸収状態，および歯髄の生死，齲蝕，根尖病巣の有無などにより判定するが，時に両者が合併していることもあるので注意する（p.270〜273参照）．
　歯髄炎に対しては抜髄，あるいは一時的に鎮静療法を行う．急性根尖性歯周炎や急性歯槽膿瘍は根管を開放して排膿をはかり，抗菌薬を投与する．

2）急性歯肉膿瘍と急性歯周膿瘍

　「膿瘍」は細菌感染による化膿性の炎症であり，「急性の歯肉膿瘍と歯周膿瘍」は細菌が歯肉や深部歯周組織に侵入し，増殖したものである．

（1）病因

　ポケット内細菌がポケット上皮の損傷した所から侵入し，組織の防御機構を破って増殖して生じる．発病しやすいのは①深いポケット，とくに骨縁下ポケットや根分岐部病変のある歯へ咬合性外傷が加わったり，ポケット内へ食物や異物が入り込んだ場合，②風邪や糖尿病などによって防御機構が低下した場合，③深いポケットがある歯に矯正力を加えた場合，④根分岐部病変のある歯に補綴物を装着して強い咬合力が加わった場合．この他，⑤深いポケットが存在し，ポケット浅部の歯石やプラークを取り除いたためポケット入口付近の歯肉は改善し根面と密着したのに，ポケットの深部にプラーク細菌や歯石を多く取り残した場合，⑥根が破折（垂直破折）している場合などである．
　さらに急性歯周膿瘍は組織破壊が急速に進行する危険性が高いことを認識しておく必要がある．
　一方，根尖性歯周炎が原因で根尖周囲にできた膿瘍（歯槽膿瘍）から，根面に沿って歯根膜の中に排膿路ができ，深いポケットと類似した状態となり歯周膿瘍と誤診することがあるので，必ず歯髄や根管を検査する．

（2）検査と診断

　自発痛や咬合痛があり，膿瘍は急性に出現し，時に発熱や不快感を伴う．ポケットが深く，6〜10mm以上あることが多い．歯髄診断は必ず必要であり，生活歯の場合は歯周膿瘍の可能性が高く，失活歯の場合は歯槽膿瘍と歯周膿瘍の両方の可能性がある（p.270〜273参照）．

（3）治療

　基本的には，まず排膿させて，抗菌薬を投与して細菌の増殖を抑える．排膿は切開とポケットからの2つのルートがあり，膿瘍部に波動が明確な場合は切開する（通常同時にポケットからの排膿も行うので，ドレーン*はほとんど必要ない）．ポケットからの排膿はプローブでポケットの存在を確認したのち，先端の平坦な成形充塡器などでポケット入口を開き，排膿させ，洗浄する．さらに，キュレットスケーラーを用いてポケット内の食片などの異物やプラークと歯石を取り除く（スケーリングは大まかでよく，急性症状が改善してからもう一度丁寧に行う）．
　抗菌薬は全身投与と局所貼薬があり，後者はシリンジで抗菌薬入りの軟膏などをポケット内に挿入する．現在市販されているものにペリオクリン（塩酸ミノサイクリン10mg含有）などがある．なお，両者を併用してもよい（p.274〜278参照）．

（4）注意事項

　急性期には歯周外科は行ってはならない．どうしても早期に外科処置が必要ならば急性症状が消退し，口腔清掃指導により歯肉の炎症が改善してから行う．
　急性膿瘍により急激に形成された歯周ポケットや骨吸収は，根面深部への汚染が少ないので適切な治療で治癒しやすく，2か月ぐらいで膿瘍形成前の状態に戻ることが多い．したがって，<u>急性期のポケットの深さやエックス線写真の骨吸収像から，歯の保存が可能か抜歯かを判断するのは危険である</u>．
　なお，急性膿瘍形成時には，徹底したルートプレーニングを行わず，歯肉縁下スケーリングすなわち歯石を取り除く程度にする方が良い．これは急性期には歯周組織の炎症が強く，プローブやキュレットが上皮を貫いて結合組織が

---

*ドレーン：膿瘍切開後，膿瘍腔内にガーゼ，ゴム管，ビニール管などを挿入して，持続的に排膿を誘導する方法．

付着している部分にまで入り込んでしまい，ルートプレーニングにより汚染されていない健全なセメント質をも取り除いてしまう危険性が高いからである．

3）咬合性外傷による疼痛

早期接触，咬合力負担の大きい補綴物，矯正装置，食片圧入などによって強い咬合性外傷が生じた場合も，疼痛を訴えることがある．さらに，前述の急性歯周膿瘍では，咬合性外傷を合併していることが多く，これら外傷を起こす原因である早期接触など外傷性咬合を取り除き，安静を得ることが大切である．

治療内容は咬合調整，形態修正，暫間固定，補綴物の調整，ナイトガードや暫間義歯の製作などがある．なお，疼痛の原因として，支持力の低下した歯で硬い食物をかんだ場合，および歯根破折の場合もあるので注意する．

2　全身状態，全身疾患に対する配慮

高齢者社会を迎え，全身疾患をもった歯周病患者が来院する場合が多くなっている．歯周治療を開始する前に，患者面談により全身疾患の病歴，現在の全身状態を確認することが大切である．配慮すべき疾患や事項を以下に示す．

(1) 伝染性疾患

HB・HC肝炎，性病，AIDSなどである．応急処置と口腔清掃を中心とした基本治療を行う．他の患者，術者，補助者への感染に十分注意し，外科処置はなるべく避ける．

(2) 歯周治療に不利に働く全身疾患

血液疾患，糖尿病，心疾患，肝疾患，腎疾患，薬物アレルギー，高血圧，妊娠，臓器移植などである．患者には全身疾患の治療やコントロールに力を入れてもらうとともに，全身状態，疾患の進行状態を考慮に入れた治療計画を立てる．まず口腔清掃指導を中心とした歯周基本治療を重視する．深いポケットの除去など複雑な処置は，全身状態や平均余命などを考慮して決定する．糖尿病は血糖値などがコントロールできれば，歯周治療は十分可能である．

ビタミンや他の栄養を多く与えて歯周病を治そうとする試みは以前多く行われたが，すべて失敗に終わっている．バランスがとれた食物をとることは健康上大切である．しかし患者の1〜2週間の食物摂取記録を分析し，それが正常範囲を多少外れていても，歯周治療への影響は少ない．ただし明らかな異常，栄養欠乏症の場合は，医師と相談して改善する必要がある．

参考1：イニシャルプレパレーションと歯周基本治療の定義とその歴史

イニシャルプレパレーションという言葉は，1940年代の終わりごろにGoldmanが提唱したものである．彼は歯面の付着物の除去，口腔清掃の確立，暫間固定などの処置を中心とし，手術を行う前に歯肉の炎症を軽減させるための処置という意味に用いた．

当時は，歯周炎に罹患し歯肉の増殖や動揺歯があれば，ブラッシング指導やスケーリングなどを行わずにただちに歯肉切除術などの外科手術や永久固定を行い，手術中にスケーリングをすれば十分であり，口腔清掃指導などは家庭療法や後療法と呼んで，手術後に指導を行えばよいという考えが一部の人を除いて一般的であった．

Goldmanはこれに対して「イニシャルプレパレーション」という概念を打ち出し，手術などの外科処置を行う前に，局所の原因をできるだけ除去する処置や応急処置を行って一定期間待ち，その治療効果を判定する．すなわち，再度検査診断（再評価）をして，本当に必要な所に外科処置や補綴処置を行うべきであるとした．この考え方は，その後の歯周病学の研究結果や歯周病の原因論ともよく一致し，実際の臨床でも合理的な治療法として，1960年代には米国では広く受け入れられるようになった．しかし，我が国でこの言葉が使われるようになったのは，1970年代後半からである．Goldmanがイニシャルプレパレーションとして行うべきであるとしている処置は，次の通りである．

①スケーリングとルートプレーニング
②口腔清掃指導
③齲蝕治療，歯内療法，抜歯，歯の分割，歯根切断
④歯の小矯正
⑤暫間固定
⑥咬合調整
⑦再評価

一方Schlugerは，同じような考えの処置に対して「イニシャルセラピー initial therapy」という言葉を用い，Goldmanのいう処置にキュレッタージを加え，暫間固定と咬合調整を除いている．これに対しRamfjördとAshは，「口腔清掃期 hygienic phase」という言葉を使い，実際の内容をさらに詳しく記載している．

①患者教育
②オーラルハイジーン指導
③予備的な，大まかなスケーリング
④深い齲窩の処置，暫間修復処置，歯内療法
⑤保存不可能な歯の抜去
⑥暫間固定，喪失歯の仮補綴
⑦精密なスケーリングとルートプレーニング
⑧予備的な咬合調整
⑨象牙質知覚過敏の処置
⑩口腔清掃と歯周組織の改善状態の評価
⑪治療計画全体の再評価

このように，学者により処置内容が多少異なるが，その主体は最も重要な原因であるプラークの除去，すなわち口腔清掃指導を主体とし，その上で悪化している口腔内の環境を整備して再評価し，より正しい診断を下し，次に行う外科治療や補綴処置の効果を高めようとするものである．

日本ではイニシャルプレパレーションは最初「初期治療」と直訳されて用いられていたが，患者に初期（軽度）の歯周病の治療と誤解されることから，著者 加藤 熙はその内容から「基本治療」と呼ぶことを提唱し，本書の初版（1994年）から使用している．1996年，日本歯科医師会が日本歯周病学会の協力のもとに作成した「歯周病の診断と治療のガイドライン」で正式に「歯周基本治療」となり，現在広く用いられている．さらに2007年日本歯周病学会編の「歯周病の診断と治療の指針」でも正式用語とされている．

3・口腔清掃指導─プラークコントロールと歯肉マッサージ

口腔清掃は，歯周病の最大の原因であるプラークを取り除く治療であって，患者に適切な口腔清掃法を指導し実行させることは，歯周治療において最も大切である．

「口腔清掃指導」は，単に口腔清掃の仕方，歯の磨き方（テクニック）を教えるのではなく，患者に口腔の健康を獲得して維持していくことの重要性を認識させ，それに必要な口腔清掃をきちんと実行させることである．

「プラークコントロール」は口腔清掃指導と同様の意味に使われているが，プラークの完全な除去は困難なので，歯周病が生じない程度にプラークの付着を抑制しようという意味が強い．しかし，歯ブラシによる物理的な清掃には，最も大切なプラーク除去のほかに歯肉マッサージによる治癒力・抵抗力の向上があり，「ブラッシング指導」とも呼ばれる．

一般に，口腔清掃指導あるいはブラッシング指導というと，どのような歯ブラシを用いて，どのような磨き方をするのかを指導することであると誤解しがちである．無論，テクニックの指導も大切であるが，最も大切なことは患者に口腔清掃の重要性を認識させ，実際にこれを実行しようという気持ちを持たせること，すなわち「モチベーション」である．

したがって，口腔清掃指導は具体的に次の2つに分けられる．
①モチベーション motivation（動機づけ）
②ブラッシングのテクニックの指導（技術指導）

1 モチベーション

「モチベーション（動機づけ）」という言葉は，本来は心理学で用いる言葉で，「その時々にある個人に働きかけ，意志に影響を与え，行動を生じさせる」ことを意味する．口腔清掃指導においては，患者が口腔清掃の重要性を認識し，毎日実際に口腔清掃を実行することを意味する．

1）モチベーションとその重要性

口腔清掃指導にあたって，患者に最初に歯ブラシを手渡し模型上で正しい磨き方をして見せ，「毎食後にこのように磨きなさい」と指導しても，実際に患者がブラッシングを毎日きちんと行うことはきわめて少ない．この程度の指導ではほとんどの患者は実行しない．とくに歯周病が進行した患者では歯根が露出し，ブラッシングが難しくなっており，確実にプラークコントロールするためには，時間をかけて丁寧なブラッシングを行う必要がある．さらに，歯ブラシ以外の種々な補助用具を使用するなどかなり面倒な毎日の作業となるため，長続きしない．

患者に毎日口腔清掃指導をきちんと行わせるには，患者が口腔清掃はきわめて重要であり，自分自身の健康にとってきわめて価値のあるものであるという認識をもたせること，すなわち「動機づけ＝モチベーション」が必要となる．最初から歯ブラシを手渡すのではなく，ブラッシングを実行する「動機づけ」をしてから次の"テクニックの指導"に入るのである．

このモチベーションはきわめて大切である．これが成功すれば，口腔清掃指導の大半は成功したといえるほどである．しかし，患者が長い間親しんだ考え方や習慣を修正することはかなり難しいことであり，強力な動機づけが必要である．また，一度動機づけられたとしても時間が経過すると薄れていく場合が多いので，繰り返し動機づけを行い，さらに強力なものにしていくことが必要である．

2）モチベーションに影響を与える因子（表3-2）

モチベーションは，モチベーション（動機づけ）した相手が，他人からの要求によるのではなく，自分のなかから意識が生じて行動するようになって初めて成功である．患者は歯周病を含むすべての口腔疾患に対し，自分自身が治療や予防に参加することの重要性を認識し，自分の口腔内の健康を守ろうとする意識をもち，そのために"口腔清掃を行う"ということを理解させる必要がある．

モチベーションでは，術者の働きかけに対して患者がどのような反応を起こすか，どのような意識をもつかがきわめて重要であり，それには患者側の要因をよく理解することがその成否に大きな影響を与える．すなわち，各患者の知識，社会環境，口腔内の状態などが大きな影響力をもっているので，患者のこれらの因子，さらに心理状態を十分考慮して，おのおのの患者に適した"動機づけ"を行う必

表3-2 モチベーションに影響を与える因子

1．患者の知識（知的レベル，デンタルIQ など）
2．患者の経験（歯科に関するものを含む）
3．患者の年齢，社会的環境や地位，性別
4．患者の口腔疾患の程度（疼痛，不快感，恐怖，不安感など）
5．患者の歯科医や歯科衛生士に対する信頼感（ラポール）
6．歯科医や歯科衛生士の動機づけに関する知識とその方法

表3-3　モチベーション成功の要点

1. 口腔清掃指導は他人のためではなく，患者自身のために行うことを印象づける
    そのためには"患者指導を個人化"する．他人の口腔内ではなく患者自身の口腔内の症状を示す．手鏡など自己診断用のミラーを使用するとよい．テキストやスライドを使って説明する方法はある程度の効果はあるが，それだけでは十分ではない．これらはプラークや歯周病の知識を与えるには有効であるが，患者は"それは自分のことではない"という印象をもちやすい
2. 口腔清掃の徹底によって得られる患者自身の利益を強調する
    人間は，自分に得になるとわかると行動を起こす場合が多いので，ブラッシングによる肉体的，精神的，金銭的利益を強調する．例えば，歯科治療費や時間の浪費が少なくてすむ，美しい歯，健康な歯が得られる，人の前でも気持ちよく口を開けられ，口臭が減少し，食物がよくかめるなどがあり，その患者に適した事情を強調する
3. 積極的に繰り返しモチベーションに努める
    モチベーションは1回で達成するわけではなく，数回の来院によりはじめて成功するもので，来院するたびに繰り返し行うことが大切である．また，テクニックの指導と組み合わせて行い，術者の熱意が伝わり，患者の心にしみ込むようにする．

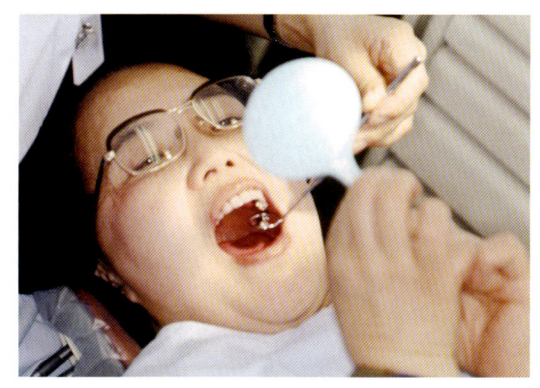

図3-3　モチベーションが重要である「手鏡作戦」
手鏡を用いて患者に自分の口腔の現状を見せながら説明する．著者は「手鏡作戦」と呼んでいる．さらに問題のある部位の写真を撮って説明するのもよい．

要がある．

3）モチベーションの方法，成功の要点

モチベーションの方法は決まった1つの方法しかないというわけではなく，種々の方法をとることができる．ここでは，大切と考えられる重要事項を整理し，モチベーションの方法の大筋（成功の要点）を表3-3に示す．

4）現在の病状を示し，口腔の健康・歯周治療の重要性を認識させる

(1) 患者との対話を十分に行う（患者の話をまず聞く）
(2) 患者に自分の口腔内の現状を知らせる．プラークを赤く染め出す前に歯，歯肉，ポケットなどを手鏡で見せながら説明する（図3-3）．口腔内写真をモニターに写してもよい．
　・臨床的に正常な歯肉を見せる．次に病的な歯肉を見せて，比較させる．
　・歯肉からの出血，排膿があれば見せる．
　・歯周病の説明をする（わかりやすく，図入りで）．
　・ポケット探針を用いて浅いポケットと深いポケットを示したり，エックス線写真での骨吸収状態を見せる．
　・人工物（補綴物）と歯周病との関係，および人工物と齲蝕や二次齲蝕との関係を示す．
(3) これらの疾患を放置するとどうなるかを説明する
(4) まだ入れ歯になってない人には，入れ歯になった場合，咀嚼力が低下すること，入れ歯は口腔内の変化により再製作が必要であること，鉤歯の負担，抜歯後の顎堤骨の吸収などを説明する
(5) 歯周病が糖尿病，心疾患，脳疾患と関係があることを説明し，より良い人生，楽しい食生活を送るには口腔の健康が重要なことを認識させる

5）口腔清掃（ブラッシング）の重要性を認識させる

歯周病を治し口腔の健康を得るには自分で丁寧に口腔清掃（ブラッシング）を行う必要があることを自覚させる．
(1) プラークの説明をする
　・手鏡でまず患者の歯面に付着しているプラーク（白い塊）を探針でこすり取るところを見せ，それが細菌の集まりであることを説明する．
　・プラークと歯周炎，齲蝕との関係，プラークが最も重要な原因であることを説明する．
　・以上のことから，口腔の健康を破壊する原因は「プラーク」であることを強調する．
(2) プラークを染め出して見せる
　・プラーク染め出し液を使用し（図2-30参照），プラークの付着部や付着状態（程度）と病変との位置関係を見せて説明する．
　　歯頸部や歯肉辺縁部のプラーク付着→歯肉の炎症
　　隣接面や充填物の周囲のプラーク付着→齲蝕
(3) 「プラークを除去するにはどうすればよいか」を説明する
　・ブラッシングによりプラークを毎日取り除くことが最良の方法であり，現在それ以外によい方法がないことを説明する．食物をかむことにより自浄作用が生じるが，現在の食物では清掃が不十分であることを話す．
　・実際にブラッシングをさせ，プラークが除去できるの

を見せる．
・テクニック指導へと進む．
(4) ブラッシングによる歯肉マッサージ効果も説明する
・歯肉表面が角化して細菌が侵入しにくくなること，血液循環が良くなり炎症が早期に改善すること，歯肉が引き締まり歯周ポケットも浅くなることを説明する．

6) ブラッシングの効果を自覚させる

(1) 最初の状態（初診）の記録をとっておく
・プラークチャート（プラーク付着率 p.95 参照），口腔内写真，歯肉の炎症指数（GI），歯周ポケットの深さ，などを記録しておく．
(2) 最初はブラッシング指導だけを行い，スケーリングなど他の治療を行わない．これは，ブラッシングによる治療効果を自覚させるのに有効である
(3) ブラッシング指導前と指導後（現状）を比較させる
・歯肉出血や不快感の程度を問診して，その減少を確認させる．
・口腔内，とくに歯肉の炎症が改善した状態を手鏡を用いてよく見せる．
・プラークチャート（プラーク付着率）の改善や，口腔内カラー写真を見せる．
・歯ブラシがうまく当たらず改善が不十分な部分と，改善した部分を比較させる．
・ポケットの深さや動揺度の変化を見せ，ブラッシングの効果を強調する．

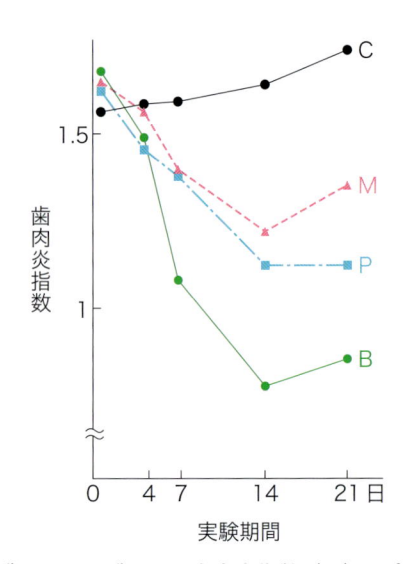

図 3-4　ブラッシングによる歯肉炎指数（GI）の変化（内山）
C：コントロール（無処置）群
M：歯肉マッサージのみ群
P：プラーク除去のみ群
B（M＋P）：歯肉マッサージ＋プラーク除去群

参考 1：ブラッシングによる歯肉マッサージの効果（図 3-4～6）

　小森，内山らは，ブラッシングによる歯肉マッサージの効果を示す実験を行っている．まず，サルにソフトフードを与えて歯肉炎を引き起こし，口腔内を M：歯肉マッサージのみ，P：プラーク除去のみ，B：両者併用，C：無処置の4群に分け比較した．その結果，歯肉マッサージのみの群でも炎症とポケット深さが改善し，病理学的にも炎症細胞の減少，コラーゲン線維の増加が見られ，とくに炎症性歯肉辺縁の退縮，外縁上皮の角化が著しかった．これらの結果は，<u>歯周治療におけるブラッシングの効果は，単にプラーク除去のみでなく，歯肉マッサージとプラーク除去が相乗的に働いて，大きな効果を上げる</u>ことを明らかにしている．

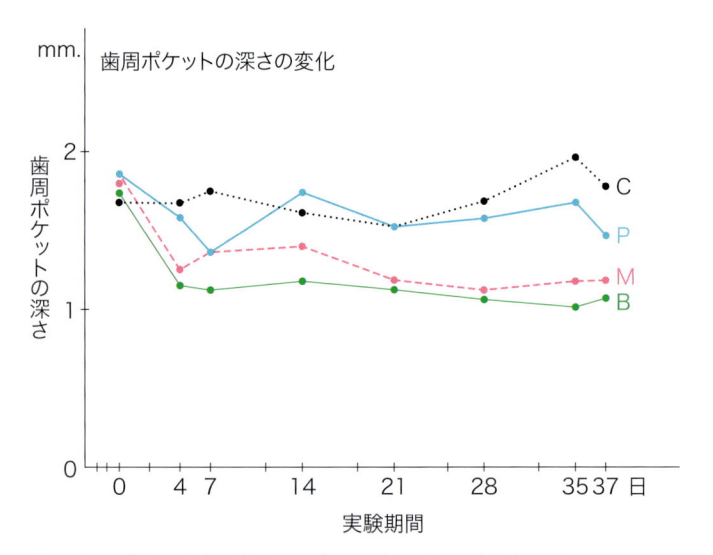

図 3-5　ブラッシングによる歯周ポケットの深さの変化
C：コントロール（無処置）群，M：歯肉マッサージのみ群
P：プラーク除去のみ群，B：歯肉マッサージ＋プラーク除去群
M 群（歯肉マッサージ）の改善が著しい

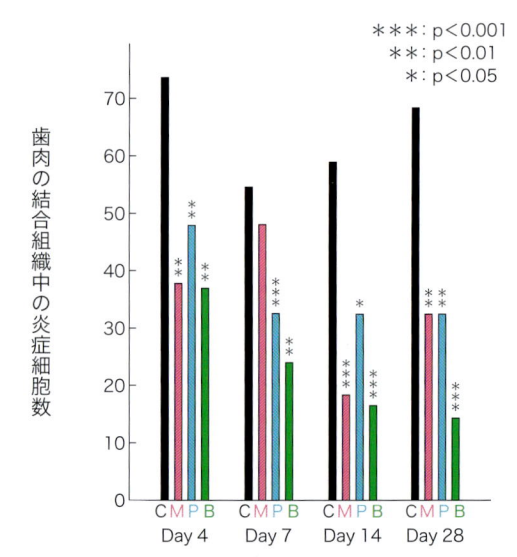

図 3-6　歯肉の結合組織中の炎症性細胞数（内山）
CMPB は図 3-4, 5 と同じ実験群である．B 群（歯肉マッサージ＋プラーク除去群）が最も改善している．

8）モチベーションの補強

「動機づけ」は時間とともに薄れていくので，ブラッシングのテクニック指導を開始した後も，たえず「動機づけ」を行って補強に努める必要があり，「テクニック指導」と「動機づけ」を組み合わせて行うとよい．齲蝕の治療を行っている場合も，治療効果を上げるためにはブラッシングがきわめて重要なことを強調し，"動機づけ"に利用する．

さらに，メインテナンス治療時にはブラッシングの良否が予後に大きく影響することを強調し，健康が維持されているのはブラッシングのためであることを話す．もし，歯肉炎が再発していれば歯肉の発赤を鏡でよく見せ，その部位のプラークの付着状態を示し（染色する），ブラッシングが不十分だと歯肉炎再発の原因になることを強く認識させる（図2-30参照）．

2 ブラッシングのテクニック指導

ブラッシングのテクニック指導はモチベーションに引き続いて行うが，両者には密接な関係がある．モチベーションが徹底すればテクニック指導の効果も高くなるので，テクニックを指導しながら，さらに強く動機づけができるよう注意を払う必要がある．

テクニック指導では，おのおのの患者に適した磨き方を指導することが重要である．どの患者に対しても同じ磨き方のみを指導していたのでは，よい結果は得られない．まず，患者の口腔内の状態（歯列の大きさ，歯肉の状態）に応じて適切な歯ブラシを選ぶことが大切である．さらに，口腔内の環境状態の変化に応じて歯ブラシを変える．

次にブラッシングの方法である．これは指導開始時と指導や治療が進んだ時期とでは当然変わってくるし，同一患者でも唇側と舌側，前歯と臼歯，歯列不正部や補綴物のある部位，歯周病の進行状態，とくに歯肉の形態によって，変えた方がよい場合が多い．

患者に適したブラッシング法を指導するには，まず術者が各種のテクニックを十分マスターし，その特徴，利点，欠点を理解しておくことが大切である．

1）テクニックの指導順序

①患者の口腔内の状態・問題点を鏡・写真を用いて見せる．
②患者の病状を考慮し適切な歯ブラシを選択する．
③実際にブラッシングをしてもらい欠点を指摘する．
④より適切な磨き方を指導する．
⑤指導した方法を反復練習させる．
⑥歯ブラシだけでは取り除けない部位があるのを見せ，補助清掃用具の使用を指導する．
⑦ブラッシングには時間のかかることを自覚させる（ブラッシングの時間の指導）．
⑧家庭で磨く場合の注意を与える（最初は歯磨剤を使用しないこと）．
⑨ブラッシングを障害する因子（知覚過敏など）を取り除く．

これらの処置は1回の来院ですべて完了するわけではなく，数回に分けて行い，重要な箇所は繰り返し指導する．例えば，1回目は①・②・③・④・⑤，次は①・④・⑤・⑥…，などと組み合わせを変えて指導するとよい．

2）各種ブラッシングの方法

ブラッシングの方法は十数種が考案，発表されているが，おのおのその利点と欠点をもっており，これらを理解し，患者の口腔内の状態に適した磨き方を選んで指導する．

現在行われているブラッシング法は，大きく次の2つのタイプに分けられる．①歯ブラシの毛先を使う方法と，②毛束の横腹を使う方法である．

①は毛先を使うためプラークの除去効果が高く，②は脇腹で歯肉をこすり，マッサージ効果が高いのが特徴である．以前は②の方法が推奨されていたが，現在では①の方法が多く用いられるようになっている．著者は，毛先を用いて歯間部と歯頸部のプラークを取り除き，同時に，毛先または横腹で歯肉表面にも毛先を接触させ，適度のマッサージをする方法がよいと考えている．

(1) 毛先を使う方法（表3-4）

昔から行われている「横磨き」，「縦磨き」はこの代表である．横磨き法は，歯頸部の歯質の摩耗を引き起こし，楔状欠損を生じさせる危険性があるので適切とはいえないが，歯磨剤をつけず，ストローク（歯ブラシを横に動かす距離）を小さくすれば危険性は少なくなる．ストロークを小さくし横磨きと縦磨きを混ぜた方法は，「スクラッビング法」と呼ばれている（図3-7〜9）．

使用する歯ブラシの硬さは，軟〜中程度の硬さである．毛先が歯面に直角に当たるほど，プラークの除去能率は高くなる．歯面の凸面ばかりでなく，凹面，すなわち歯間隣接面や歯肉溝およびその周辺部（歯頸部）に毛先がよく当たるようにすることが大切である．

現在では，「**スクラッビング法**」（図3-7〜9）および「**バス（Bass）法**」（図3-10〜12）が多く用いられている．「バス法」は，歯頸部，とくに歯肉溝部の清掃に優れ，歯周病患者に適している．さらに，「**1歯ごとの縦磨き法（1歯ずつの垂直法）**」（図3-13, 14）は，歯肉が退縮して歯間空隙が大きくなった患者や歯列不正部に対して効果が高

表3-4 ブラッシング法　Ⅰ 歯ブラシの毛先を使う方法
中等度〜軟らかい歯ブラシ使用➡プラーク除去効果は大きい，歯肉マッサージ効果はやや低い

種類	1. 水平スクラッビング法 horizontal scrub method	2. 垂直スクラッビング法 vertical scrub method	3. バス法 Bass methodとその変法 (改良法, modified Bass method)	4. 1歯ずつの垂直法 individual vertical method, 1歯ごとの縦磨き法	5. フォーンズ法 Fones method
開発と特徴	昔から広く行われている水平法を改良した方法である．特徴として①力を入れ過ぎてしまいがちなこと，②水平方向に動かす距離が大き過ぎると隣接面など凹面の清掃効果が低いという欠点がある．そこで歯ブラシを動かす距離（ストローク）を小さくし，これらの欠点を補っている．	これは，従来から行われている垂直法（縦磨き）のストロークを小さくしたものである．	Bassが1948年に考案した方法である．彼はプラーク（bacterial film）という概念をはっきり把握し，歯周病は歯肉溝の付近やその内部のプラーク，歯石によって引き起こされると考えた．したがって歯周病の予防と治療には，歯肉溝のプラークの除去が必要であるという考えに基づいている．	1歯ごとの縦磨き法とも呼ばれる．石川純らの考案した方法で，歯間部の清掃効果は最も高く，歯周病で歯肉退縮した部位や歯列叢生部などにきわめて有効である．	Fonesによって考案されたもので，ブラシの軸は回転させず，毛先で歯面を圧迫しながら円を描くようにする方法で，スクラッビング法の1つである．
方法	中程度〜軟毛の歯ブラシの毛先を歯面に垂直に当て，前後水平方向に小刻みに動かす（1か所を4〜5回以上）．	毛先を歯面に直角に当て，根尖側から歯冠側へ，次にその逆方向へと垂直方向に動かす．咬合したまま上下顎の歯を同時に磨くことも可能であるが，原則として片顎ずつ丁寧に磨く．	軟毛を用い，毛束を歯の長軸に対し45°に当て，毛先が歯肉溝や歯間部に入るようにして，近遠心方向に小刻みの振動圧迫を加える．改良法では歯頸部での振動後，歯冠側へ回転刷掃する．	中程度の硬さの歯ブラシを用い，1歯ごとに歯軸の方向に当てがい，毛先を立てて垂直方向に動かす．1歯に対して4〜5回以上ストロークしたのち，隣接歯へと移る．	上下の歯を切端咬合の状態に咬み合わせ，毛先を歯面に直角に当て，大きな円や楕円を描くように上下の歯を同時に磨く．舌側の清掃は不可能で，上下別々にかき出すように磨く方法（1歯ずつの垂直法に類似）を用いている．
利点	操作は最も容易で，ストローク（歯ブラシを動かす距離）を小さくすれば，プラーク除去効果も高い．咬合面や舌側面の清掃にも適している．	唇側は能率よく歯面のプラーク除去ができ，方法も単純で，誰でも行うことができる．通常，歯肉の辺縁部もマッサージ可能である．	歯頸部，さらに歯肉溝と浅い歯周ポケット内のプラーク除去効果が大きい．適切に行えば，毛先は歯肉溝内2〜3mmまで入る．臼歯の舌側の歯頸部清掃も容易で，優れている．	隣接面や歯列不正（叢生）歯の清掃とその部の歯肉マッサージに，きわめて優れている．とくに歯根が露出し歯間乳頭が退縮し歯間空隙があいている歯，叢生や転位歯，歯間乳頭の増殖した歯および舌側面（とくに前方歯）では，きわめて有効である．	磨き方は単純，容易で，唇面はかなり能率よくプラーク除去でき，小児も行いやすい．
欠点と対策	欠点として歯肉マッサージ効果が少ないことがあるが，意識的に歯肉辺縁をこするようにすれば，この欠点を補える．一方，歯間部の清掃効果はやや低く，歯磨剤をつけて行うと，楔状欠損など歯の摩耗症を引き起こしやすい．これらの欠点は，ストロークを小さくすることによりカバーする．	歯肉辺縁部の清掃がやや難しく，劣っている．舌側や咬合面の清掃は不可能で，別の方法を併用する必要がある．力を入れて強く行うと，歯肉を傷つけたり退縮を引き起こす．この欠点を補うため，スティルマン法を組み合わせる改良法もある．	歯冠寄りの部分の清掃効果が悪い．テクニックがやや難しい．	1歯ごとに磨くので時間がかかること，後方臼歯が磨きにくいことなどがある．全部の歯ではなく，歯列不正部や歯肉退縮した歯間部など，他の方法では清掃の難しい部位に対して行わせるとよい．他の方法でブラッシングした後，「仕上げ」として歯間部をねらって行うと清掃効果がきわめて高くなる．	歯間部の清掃が困難なため，歯列不正や歯間乳頭が退縮した成人や歯周病患者には適さない．一般に，小児やハンディキャップのある人など，高度な磨き方を行うのが困難な人に適している．

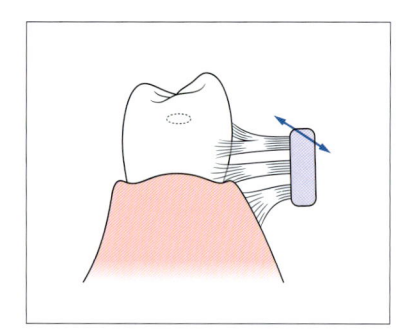

図3-7　水平スクラッビング法
毛先を歯軸に垂直に当て，水平方向（近遠心方向）へ動かす．この時，歯ブラシを動かす距離（ストローク）を小さくする．歯頸部，隣接面に毛先が十分接することが大切である．舌側に有効である．

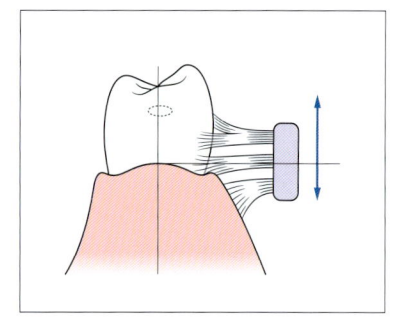

図3-8　垂直スクラッビング法
毛先を歯軸に垂直に当て，垂直方向（上下方向）に動かす．歯ブラシを動かす距離（ストローク）を小さくし，歯頸部，隣接面に毛先が十分接するように注意する．

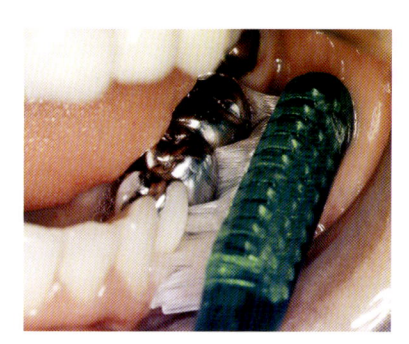

図3-9　スクラッビング法
水平・垂直法とも毛先が歯間隣接面に十分に入るように注意する．

第3章 歯周基本治療　*119*

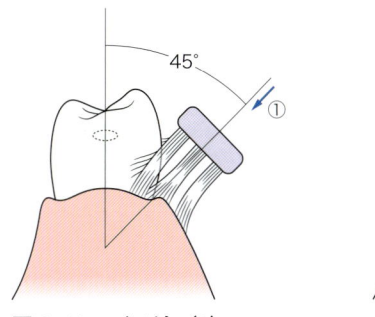

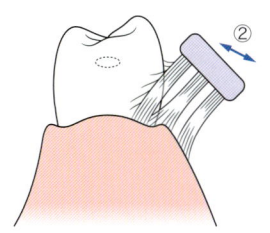

図3-10　バス法（1）
①毛束を歯軸に対し45°に当てがい，②軽く圧迫しながら近遠心方向に動かす．毛先が歯肉溝や歯間隣接面に入るようにする．

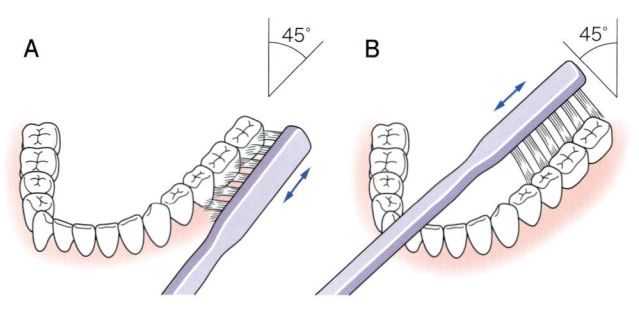

図3-11　バス法（2）
A：歯列の最遠心部からブラッシングを開始し，少しずつ前方へずらしていく．
B：臼歯の舌側や口蓋側の清掃に優れている．

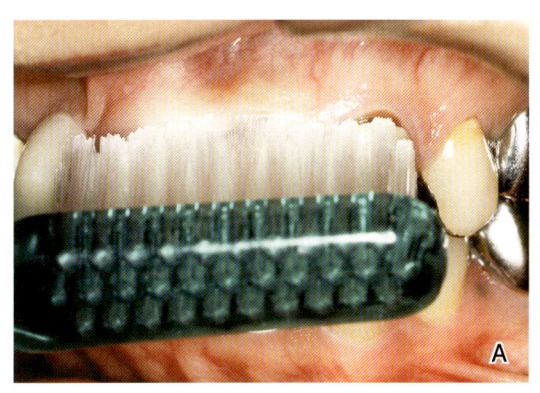

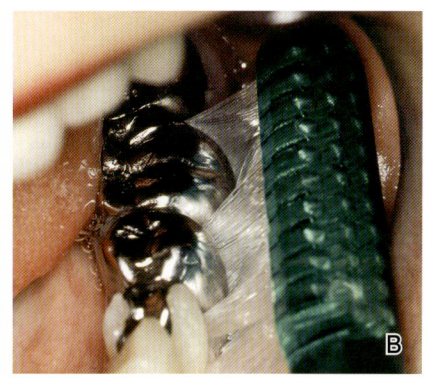

図3-12　バス法（3）
歯肉辺縁の清掃，とくに歯肉溝のなかへ毛先が入るのが特徴．

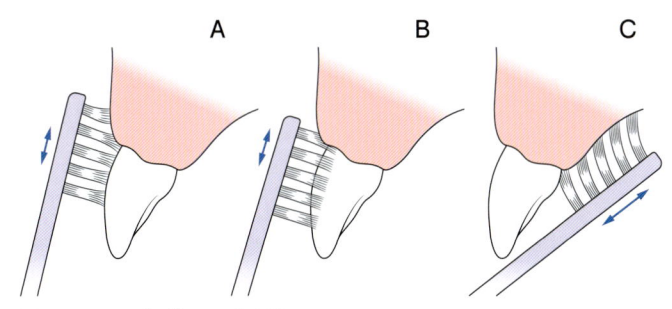

図3-13　1歯ずつの垂直法
A：歯ブラシを歯軸方向に当て，1歯ずつ垂直に磨く．とくに歯間部や叢生歯に有効である．ストロークは小さくする．
B：唇側の歯間隣接面は，歯ブラシの先端部を利用すると効果が高い．舌側からも同じように行う．
C：口蓋側，舌側は歯ブラシの最後端（トウ）を利用して，歯間部や歯頸部を清掃する．

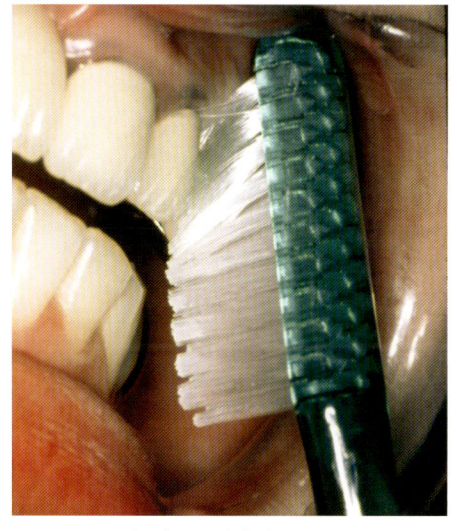

図3-14　1歯ごとの垂直法
歯間隣接面の清掃，舌側の清掃に優れている．

く，患者がブラッシングにある程度理解を示したならばこの方法を指導するとよい．

　毛先を使う方法では，むやみに強い力を加えたり，歯面の凸面だけをこすって凹面になっている隣接面や歯頸部，歯肉辺縁をこすらないという誤った磨き方をする患者が多い．このような患者には，歯肉に対する適切なマッサージは炎症の改善に有効であり，力を弱くして適度な強さで歯面と同時に歯肉をこするようにすると，毛先が歯頸部や歯肉溝部によく当たり，歯頸部のプラークが除去しやすくなることを説明し実習させる．ただし，強い力で磨きすぎると歯肉退縮が生じるので，注意を要する．

表3-5 ブラッシング法 II 歯ブラシの毛束の横腹を使う方法
硬めの歯ブラシ使用➡歯肉マッサージ効果大，プラーク除去効果やや劣る

種類	1．スティルマン法 Stillman method，原法と改良法	2．チャーターズ法 Charters method と改良法	3．ローリング法 rolling method	4．ゴットリーブの垂直法 Gottlieb vertical method
開発と特徴	Stillman が1932年頃に発表したものである．彼は歯を清潔にするばかりでなく，歯肉に生理的な作用を与えることを目的としている．	Charters が1932年に発表したものである．清潔な歯面と適切な刺激を受けた歯肉は，齲蝕や歯周病にならないという考えに基づいている．	欧米で広く一般の人々が行っている方法の1つである．1931年，アメリカ歯科医師会で推薦されている．	gottlieb が発表したもので，歯間空隙が歯間乳頭の退縮により大きくあいている患者に指導する方法．現在は歯間ブラシを使用することが多い．
方法	原法は，硬毛の2列7毛束の歯ブラシを用い，毛先を根尖側に向け横腹を歯肉に当てがい，少し回転させ，歯頸部の所で圧迫・振動を加えて終わる．軟らかいブラシでは効果が少ない．改良法は，歯頸部で圧迫・振動後，歯冠側へ回転し，歯面を刷掃する．以上を数回繰り返す．	硬毛を用い，スティルマン法とは逆に，歯ブラシの毛先を切縁に向けて脇腹を歯面に当てがい，歯肉方向へ回転移動し，毛先が歯間部に入り歯肉辺縁に接した所で圧迫・振動を加えて終わる．改良法は，振動後，歯ブラシを歯肉側へ回転し終了する．以上を数回繰り返す．	軟毛または硬毛の脇腹を毛先が根尖に向くように付着歯肉に押し当て，次に歯冠側方向へ回転移動する．付着歯肉には圧迫力を加えるとよい．	歯間空隙に毛先を歯軸に垂直に向けて歯間部に挿入し，上下に小さく動かす（振動）．
利点	硬い歯ブラシによる歯肉マッサージを主体に考えた方法で，マッサージ効果（歯肉の腫脹・発赤の改善）はきわめて高い．	歯間部の清掃と歯肉マッサージの効果は大きく，歯肉増殖や歯肉形態の悪い歯周病患者に適している．	硬いブラシを用いれば歯肉マッサージ効果があり，操作は容易で覚えやすい．軟毛を用いると歯肉への刺激は最も少ない．歯肉切除後や急性壊死性潰瘍性歯肉炎に適する．	主に歯間乳頭の退縮した歯の隣接面の清掃に効果がある．
欠点と対策	プラーク除去能率はやや低く，とくに歯肉に腫脹などがあると，歯頸部や隣接部に取り残しが生じやすい．さらに，舌側面と後方臼歯部は操作しにくい．毛先を使う方法を併用するとよい．	操作が難しいことが第1の欠点である．また，硬いブラシのため，炎症の強い歯肉は傷つきやすい．舌側面はとくに困難で，時間がかかる割にプラークの除去効果はやや低い．毛先を使う方法を併用するとよい．	歯頸部のプラーク除去効果が低く，歯周病患者に指導する方法としては適さない．とくに歯肉腫脹や歯列不正がある場合，また，齲蝕予防のためのプラーク除去を主体とする小児にも適さない．手術後2～3週間の，まだ強くブラッシングができない時に軟毛を用いて行わせる．	正常者や歯肉退縮の少ないものには適さない．歯間ブラシを用いる方が容易である．

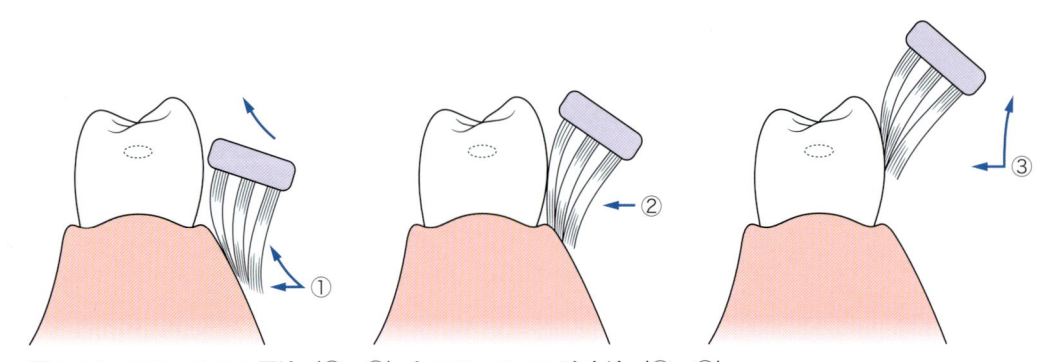

図3-15 スティルマン原法（①，②）とスティルマン改良法（①～③）
①：毛先を根尖に向けて脇腹を歯肉に押し当て，歯冠方向へ圧迫・回転する．
②：毛先が歯頸部に達したら圧迫・振動を加える．
③：さらに咬頭（切縁）方向に圧迫・回転する．

(2) 横腹を用いる方法（表3-5）

毛束の脇腹（横腹）を使って歯面と歯肉を刷掃し，マッサージ効果を高める方法である．横腹を使うため硬毛を使う方が効果が高く，軟毛では効果が低い．しかし，手術直後や急性潰瘍性歯肉炎などでは軟毛を用いる（表3-5）．

硬毛を使って圧迫・振動する「スティルマン（Stillman）法」（図3-15，16）や「チャーターズ（Charters）法」（図3-17，18）は，歯肉マッサージ効果が高くプラークの除去効果もかなり高いが，正確にこの方法を行うのはなかなか難しく，一般には容易な「ローリング法」を行うようになりやすい．また，硬毛を使用して磨き方を誤ると，歯肉を傷つけやすいなどの欠点がある．

しかし軟毛を用いた「ローリング法」は，プラーク除去効果もマッサージ効果も低く，推奨できない．

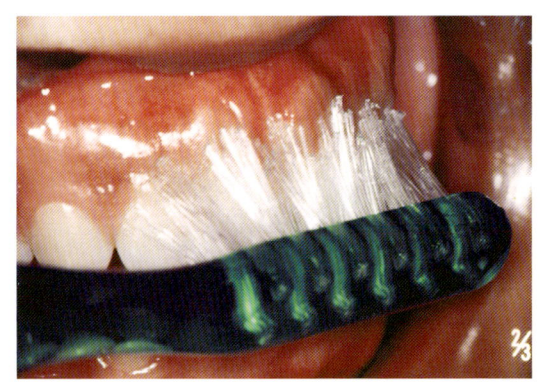

図3-16 スティルマン法
硬めの歯ブラシを使用．歯肉マッサージ効果大．

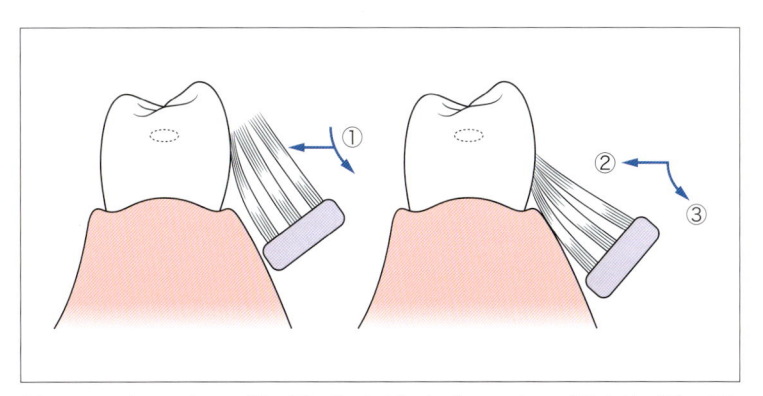

図3-17 チャーターズ法（①，②のみ）とチャーターズ改良法（①～③）
①：毛先を咬頭（切縁）に向けて脇腹を歯面に当てる．軽く圧迫し，歯肉方向へ回転する．
②：毛先が歯頸部，歯間部に入ったところで圧迫・振動する．
③：さらに歯肉側へ圧迫・回転する．

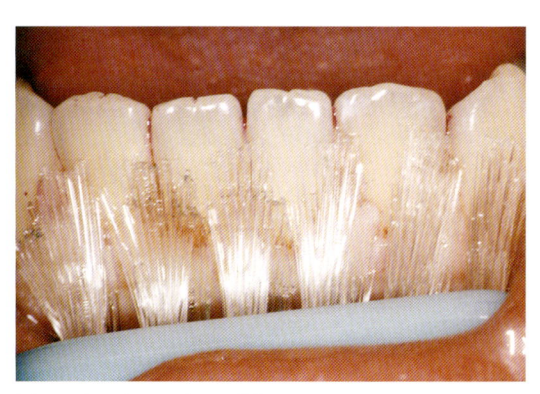

図3-18 チャーターズ法
硬めの歯ブラシを使用．歯肉辺縁のマッサージと清掃効果が高い．

3）適切なブラッシング法の選択と指導

患者の口腔内の状態に応じて適切な磨き方を選び，指導する．最初は比較的テクニックの易しい磨き方で，しかも鏡で見やすい前歯の唇面から指導を開始する．なお，模型上のデモンストレーションだけでは不十分であり，患者の口腔内で実際にブラッシングさせて指導する必要がある．

(1) 歯ブラシの持ち方の指導

しっかりと安定し，しかも細かいコントロールができる握り方がよい．なお，唇側と舌側で持ち方を変えた方がよい場合が多い．

(2) 口腔内でのデモンストレーション

左手に鏡を持たせ，術者が歯ブラシを持ち，患者の口腔内で正しい磨き方を数回実演して見せる．この時，歯ブラシの毛先の動きや歯面への接触状態をよく見せ，プラークが取れるのを確認させ，適切な磨き方をすれば確実にプラークが取れることを強調し，正しい磨き方の重要性を認識させる．

(3) 患者自身によるブラッシング訓練

患者に実際にブラッシングさせる．術者は患者のブラッシングを注意して観察し，不十分な所を指導する．患者の手の上に術者が手を添えて一緒に正しい磨き方を行い，歯ブラシを歯や歯肉に当てがう位置や角度，加える力の程度（強さ），動かし方を体験的に感じとらせる．

(4) 患者のレベルに応じた指導とレベルアップ

隣の部位に移って，同じ磨き方でブラッシングさせる．患者のブラッシングのレベルと治療予定時間に応じて，その日にどの程度まで練習するかを決める．初回は難しい部位は避け，次回に回す方がよい．余裕があれば，部位や歯列状態に応じてさらに高いレベルのブラッシング法，例えばバス法や最後方歯の磨き方（図3-19）などを指導する．

(5) 歯磨剤の使用禁止

ブラッシングが上達するまで歯磨剤の使用を禁止する．歯磨剤は発泡するため，ブラシの毛の動きや口腔内の大切な部位が見えなくなること，プラークが取り除かれなくてもきれいになったと誤解しやすいなど，清掃を障害する．

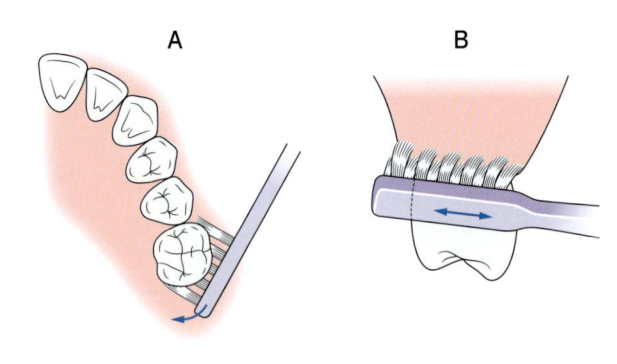

図3-19 最後方歯の遠心のブラッシング
毛の長さの短い小型の歯ブラシを使用するとよい．隣接歯が欠損している歯も同じ方法を応用する．
A：遠心面を唇側から舌側へこする．
B：歯軸に対し45～90°ぐらいで，歯頸部をねらってこする．

(6) 指導したブラッシング法の反復練習

ある程度指導したら患者に自分で反復練習させ，頭と手指に十分記憶させる．家庭でも最初は鏡の前で行ってもらうとよい．次の来院時には必ず歯ブラシを持参させ，不十分な所を鏡を用いてよく観察させてから練習させる．不十分な所への歯ブラシの当て方は，鏡で見せ，さらに術者が手を添えて一緒にブラッシングし，正しい磨き方を頭だけでなく体で覚えてもらうことが大切である．

なお，患者が熱心に練習してきたと思われる場合は，プラークの取り残しがあっても必ずその努力をほめ，さらにもう一歩進むように励ますことが大切である．

(7) 補助的清掃用具の使い方の指導

歯ブラシの使用法を理解したら，歯ブラシだけでは取り除けない所があることを観察させ，「補助的清掃用具」の使用へと導入する．まず歯ブラシでブラッシングした後，歯間隣接面にプラークが残っていることを鏡で見せ，「歯間ブラシ」などの歯間部清掃用具を用いるとプラークは確実に取れることをデモンストレーションし，実際に使用法を練習してもらう（表3-6参照）．

(8) ブラッシングを行う時間の指導

ブラッシングに時間のかかることを自覚させる．進行した歯周病患者がブラッシングを十分行うには，かなりの時間を必要とする．実際に時計で測定し，染め出したプラークを完全に取るのにかなりの時間がかかることを認識させる．1日に数回ブラッシングをしても，短時間の不完全なブラッシングでは歯間部や歯頸部など，いつも磨き残す所はプラークが残ってしまう．1日1回は時間に余裕のある時に十分に時間をとり，丁寧にブラッシングするのが効果的である．とくに，「補助清掃用具」を使う必要のある患者は時間を30分近く要するので，生活の中にブラッシングの時間をうまく取り入れることが大切である．

なお，10分ブラッシングしたら休憩をとり，うがいをして歯ブラシを洗い，さらに10分行って休憩し，10分行うようにする．途中でのうがいと歯ブラシの洗浄は大切で，プラークの除去効果を高める．

4）歯磨剤の使用について

前述したように，歯磨剤はテクニック指導の初期には使用させない．その理由は次の通りである．

①歯磨剤に含まれている香料により，プラークが十分取れなくてもさわやかな感じが得られ清掃できたと誤解しやすい．まず，ブラッシングだけでさわやかさを感じることが大切である．

②歯磨剤自体にはプラークを取り除く効果は少なく，常時使用すると含有される研磨剤のために歯質が摩耗し，楔状欠損などが生じる危険性が高まる．

③歯磨剤の中に発泡剤が含まれており，唾液と混ざって口中に泡立ち，すぐにうがいをしたくなり，清掃不十分なまま終了しやすい．長時間丁寧にブラッシングするには，歯磨剤を使用しない方がよい．

ブラッシングが上達したら，ブラッシング終了後に歯磨剤を少量つけて前歯の唇面を中心にブラッシングさせる．これは，歯磨剤中の研磨剤で歯の表面に沈着した色素（お茶やコーヒーなど食物や嗜好品の色素の沈着）を取り除くためである．色素は薄い有機質の膜である後天性薄膜（ペリクル）にしみ込んでいる．後天性薄膜は歯ブラシでこするだけでは取れず，研磨剤をつけてこする必要がある．審美性を気にする患者には，1日1回歯磨剤をつけてブラッシングすれば後天性薄膜が取れて白い歯となること，1日3回使用しなくてよいことを話しておく．なお高度の色素沈着は，治療室でブラシコーンに研磨剤をつけて清掃する．

5）歯ブラシの損耗と交換

適切な力でブラッシングしていれば，歯ブラシはかなり長時間使用が可能である．しかしある程度使用すると毛の弾性が減少し，毛先が曲がってプラーク除去効果は低下する．すなわち，歯間部や歯肉溝へ毛先がうまく入り込まなくなり，歯肉や粘膜を傷つける危険性も高まる．このような場合は，新しい歯ブラシと交換する（1本の歯ブラシを1日数回使用するよりは，2～3本を交替で使用する方が長期間使用できる）．

表3-6 補助的清掃用具と使用方法

種類	1. デンタルフロス dental floss とデンタルテープ dental tape	2. 歯間ブラシ interdental brush	3. ラバーチップ rubber tip	4. ツースピック（木製またはプラスチック製チップ）	5. タフトブラシ
特徴	デンタルフロスはナイロン製の糸で、隣接面の清掃に用いる。ワックスがついたものと、ついてないものがある。後者は清掃効果が高く、前者は接触点を通しやすい利点がある。デンタルテープはフロスよりも幅が広く、テープ状で、隣接面の歯根露出の大きいものに有効である。	歯間隣接面の空隙が大きく、歯ブラシでは十分清掃できない場合に使用する。デンタルフロスでは清掃できない根面の凹部の清掃が可能で、歯肉マッサージ効果もあり、清掃能率がよい。各種のタイプが市販されており、連結補綴物の歯間部や根分岐部病変部の清掃にも有効である。	歯間部の歯周組織の損失によりクレーター状になっている場合に、歯肉をマッサージして歯肉の形態を修正し、清掃しやすい形に改善するのに用いる。主に歯肉の圧迫マッサージを目的とし、プラーク除去の効果はほとんどない。	我が国の楊子と類似した形から異なるものまで数種類あるが、代表的なものはバルサの木で作り、断面は三角形で、歯間部に挿入して隣接面をこすりプラークを除去する。プラスチック製のものも市販されている。	歯頸部、歯肉辺縁部（歯肉溝、歯周ポケット入口部）の清掃に用いるため、ラバーチップ先端のラバー部分を歯ブラシの毛に置き変えたきわめて小型の歯ブラシである。局所的な歯肉辺縁の清掃、マッサージに有効であり、現在使用頻度が高まっている。
使用法	約30cmの長さに切り輪を作って使用する方法と、約50cmに切り両端を左右の中指に巻きつける方法がある。両方とも親指と人差し指でデンタルフロスを支え、頰舌的に動かしながら接触点を通過させ、歯肉溝に達した後、歯面に沿って咬合面に近づけプラーク除去する。接触点を通過させる際に力を入れすぎると軟組織を傷つけることがある。	歯間空隙の大きさに適した太さ（通過時にすこし抵抗感のあるもの）を選んで、空隙に挿入し、数回ピストン運動をする。ブラシがゆるい場合は歯根の近心と遠心の辺縁部に押しつけながらピストン運動する。	咬合面に向けて約45°の角度で脇腹を歯間部歯肉に当てるように挿入し、圧迫マッサージを行う。根尖方向に向けて挿入すると、かえって歯間中央部がくぼんでしまうので注意。	三角形の底面を歯肉側に当てて歯間部に挿入し、頰舌方向に動かして根面をこする。	歯肉溝、歯肉辺縁部の根面に毛の先端を当てて、軽くこすりつけながら数回移動させる。
利点	歯周病が軽度で歯肉の退縮がなく、歯間空隙が開いていない場合も使用できる。齲蝕予防および、歯間部の食片圧入物を取り除くのに有効である。	歯間部の浅いクレーターや根面の凹面も清掃可能、連結修復物でも清掃容易。歯間部の清掃効果および歯肉マッサージ効果はきわめて高く、広く用いられている。	歯間部の歯肉マッサージ効果は高く、歯間部歯肉の形態を改善するのに有効。	歯間部のプラークの除去、歯肉のマッサージができる。	歯肉辺縁、歯頸部の清掃レベルが著しく高まる。後方歯でも清掃しやすい。
欠点と対策	隣接面に凹面があると、凹面は清掃できない。歯肉のマッサージ効果がない。後方歯は使用操作が難しく、連結修復物や補綴物が装着されている部分での使用が難しい。	歯間空隙が狭いと使用不可能である。また、ブラシの毛や柄の付け根が破損しやすいので、丈夫なものを選ぶ必要がある。	プラーク除去効果は低いので、他の清掃用具を併用する必要がある。現在使用頻度は少なくなっている。	歯間ブラシに比べて、清掃能率と治療効果が低い。現在は使用頻度は少なくなっている。	1歯単位に丁寧に行う必要がある。

短期間で歯ブラシが開いてしまう（毛先が曲がる）のはブラッシング時の圧力のかけ方に問題がある場合が多く、再指導が必要である。歯ブラシ圧が強すぎると歯面の凸部に不必要に強い力（500g以上）が加わり、歯ブラシが早く開き、歯間部や歯肉辺縁部など凹部の清掃が不良になる。

歯ブラシの交換の時期は、毛先の曲がり具合と毛の弾性の減少を基準にする。"歯ブラシの背中から毛が見えたら交換"ともいわれているが、こだわる必要はない。適切に用いれば（圧力300g程度）、数か月間使用可能である。

3 補助的清掃用具とその指導法

歯ブラシ以外の口腔清掃用具を、「補助的清掃用具」と呼んでいる。歯周病により歯間乳頭が退縮して歯間部に大きな空隙ができたり、歯が欠損して補綴物を装着するようになると、歯ブラシだけでは清掃が不十分な部位が生じてくる。清掃が不十分になりやすいのは、歯間隣接面で、その他、孤立歯や後方臼歯の隣接面とくに遠心面、ブリッジのポンティックの部分、義歯の鉤歯（クラスプのかかる歯）などがある。このような部位は、歯ブラシの当て方を注意するほかに、特別に工夫、開発された補助的清掃用具を持たせ、毎日1回以上使用させる必要がある。

<u>これらの清掃用具は補助用具という名はついているが、歯ブラシに劣らずきわめて重要である。指導にあたっては、患者が正しいブラッシング法をある程度マスターできてから、補助用具の使用を導入する。</u>

各患者に適した補助用具の選択と使用法の指導はある程度以上進行した歯周病患者や補綴物装着者には欠かせないものである。補助的清掃用具はいろいろ開発されているが、代表的なものは次の5つであり、その特徴と使用法は表3-6にまとめてある。

①デンタルフロス、デンタルテープ（糸楊枝、図3-20, 21）
②歯間ブラシ（インターデンタルブラシ、図3-22, 23）
③ラバーチップ（歯間部ラバー刺激子、図3-24）
④トゥースピック（歯間部用改良楊枝、図3-25）
⑤タフトブラシ（図3-26）

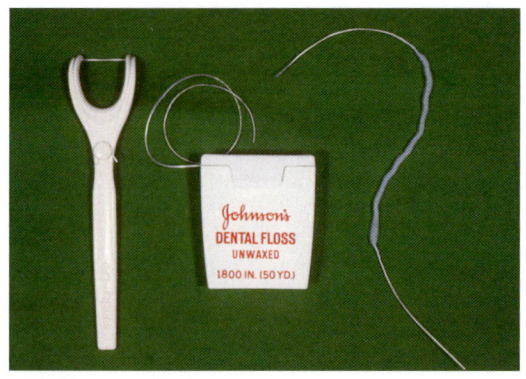

図3-20 デンタルフロス
左から，フロスホルダー，デンタルフロス，スーパーフロス

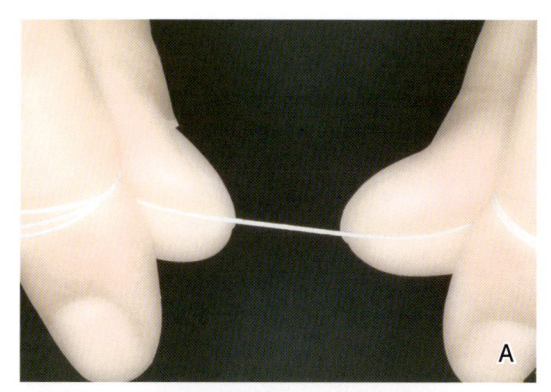

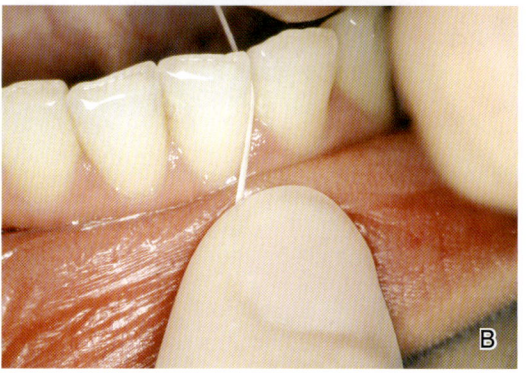

図3-21 フロスの使い方
親指と人差し指で支えて歯間部を通す．親指と人差し指の間は短く，2cm程度にする．なお最近はY字型ホルダーにフロスを組み込んだものが市販され便利である．（図3-20参照）

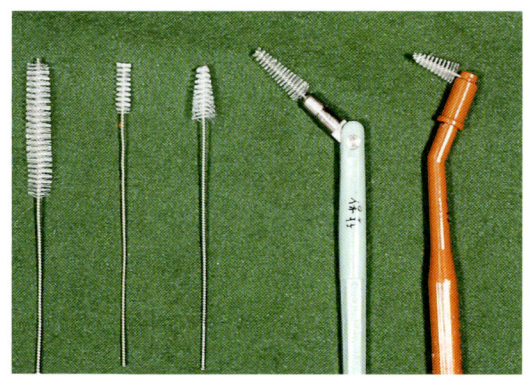

図3-22 歯間清掃用ブラシ
歯間部のスペースの大きさにより適切な太さのものを選ぶ．

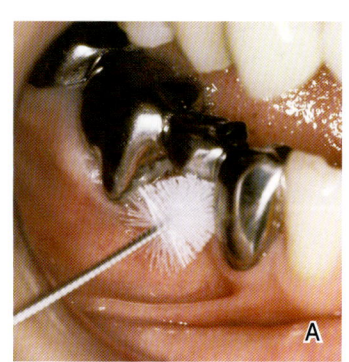

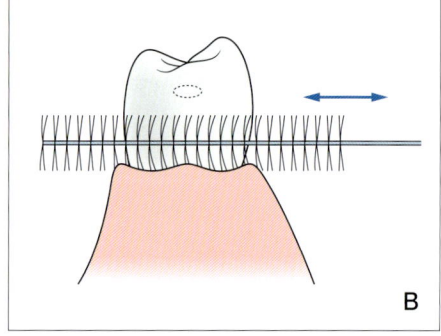

図3-23 歯間ブラシの使い方
歯間ブラシは歯間部の歯肉陥凹部（クレーター）も清掃できる．なお歯間ブラシにはプラークが吸い取られ汚染状態になるので，使用中時々水洗し，きれいにしながら用いると清掃効果が高まる．

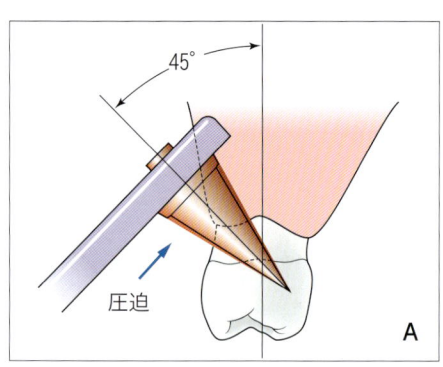

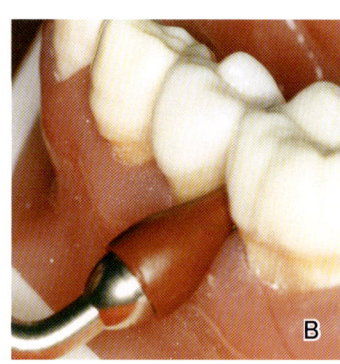

図3-24 ラバーチップ
歯肉の形態修正を目的とする．歯軸に対し45°ぐらいに挿入するのが適切である．プラーク除去効果は低い．

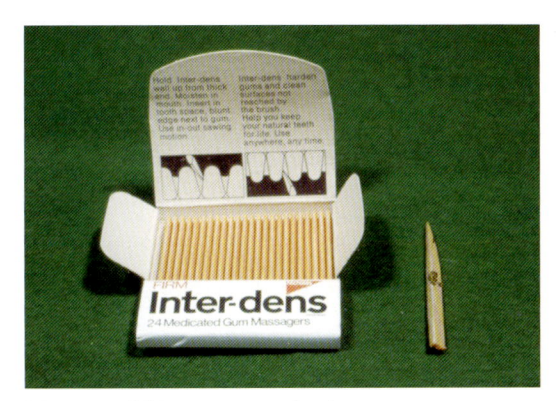

図 3-25　木製のトゥースピック

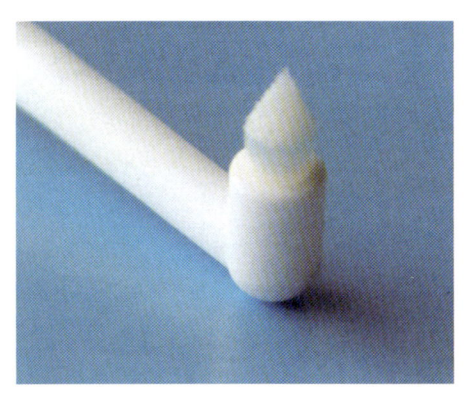

図 3-26　タフトブラシ

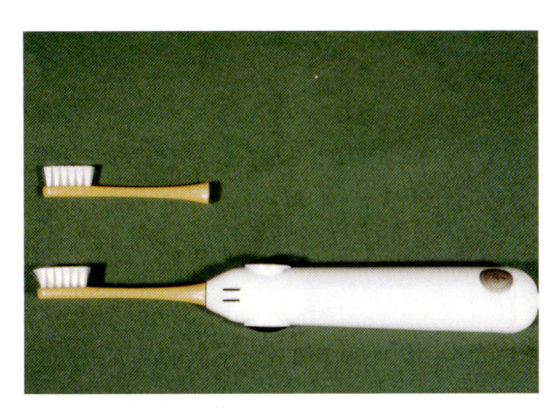

図 3-27　電動歯ブラシ

4　電動式の口腔清掃用具

1）電動歯ブラシ（図 3-27）

　電気を動力源とし，歯ブラシのヘッドが毎分 2,500〜7,500 回振動や半回転運動をして歯面を清掃するもので，清掃能率は高い．しかし，使用開始初期にはめずらしさもあって熱心に使用するが，長期経過すると使用しなくなる可能性がある．したがって，モチベーションとテクニックの再指導がきわめて重要である．

　指導にあたっては，最初は手用歯ブラシを使用し，十分にモチベーションとテクニック指導を行い，口腔清掃の基本をマスターしてから電動歯ブラシを使用させるとよい．清掃能率がよいので，忙しくてブラッシングの時間が十分とれない人にきわめて有効である．しかし，電動歯ブラシのみでは十分でなく，手用歯ブラシ，さらに症例により歯間部清掃用具を併用する必要がある．なお，自分でブラッシングが十分にできない身体障害者や高齢者には，とくに有効である．

2）音波歯ブラシと超音波歯ブラシ

　電動歯ブラシと類似したものに「音波歯ブラシ」と「超音波歯ブラシ」がある．「音波歯ブラシ」はリニアモーターの技術を利用して 1 分間に約 3 万回振動させて音波（周波数 20〜20,000 Hz）を生じさせ，この微振動でプラークを除去しようとするものである．

　一方「超音波歯ブラシ」は超音波（約 1.6 MHz 以上）でプラーク細菌の連結部を破壊して清掃しようとするものである．しかしその効果には限界があり補助的なものと考え，手用ブラシと同様に手でブラシを動かす必要がある．

3）水流式清掃用具

　強い水流で口腔内を清掃する目的で製造されている．しかしプラークは水流では除去されないので，この清掃用具のみでは清掃効果は低い．歯ブラシによる清掃の補助として，歯間部やポケット内の非付着性プラークの清掃除去を目的として使用する．

5 化学的プラークコントロール

薬物（抗菌薬，消毒薬，酵素剤）を用いて，化学的にプラークを除去したり，プラーク形成を抑制する方法である．化学的プラークコントロールは口腔内の細菌を減少させるが，すでに付着しているプラークを取り除く効果は少なく，歯ブラシを用いる機械的（物理的）なプラークコントロールの補助として用いられる．欠点として，①プラーク細菌はバイオフィルムを形成し薬物の作用を低下させている，②連用すると耐性菌の出現が考えられる，③根面に付着した細菌の産生物（有害物質）の除去は困難である，④歯肉マッサージ効果がない，などがあるためである．すなわち薬物の殺菌作用はごく表面にのみ働き，深部には効果が少ない，あくまでも補助的方法であり，歯周外科手術直後など歯ブラシが使用できない時に使用する．

これまでの報告で最も有効な薬剤は，クロルヘキシジン（CHX）0.2％であるが，副作用として歯面の着色，アレルギー反応（高濃度使用時）がある．

(1) 抗菌薬：洗口，洗浄剤として用いる
①クロルヘキシジン（0.2〜0.5％）
②ポビドンヨード（10％のものを15〜30倍希釈）
③フェノール化合物（リステリン®）

(2) 酵素剤：歯磨剤に配合されている
デキストラナーゼ，ヒアルロニダーゼなど糖やタンパク質の分解酵素

(3) クロルヘキシジン：最も代表的な化学的プラークコントロール剤

前述したようにクロルヘキシジン0.2％液がプラーク付着抑制剤として効果があることが認められており，手術後などのブラッシングが十分できない場合に用いると有効である．しかし，長期間用いると黒舌症や味覚の変化など，副作用が生じやすい．わが国では，産婦人科で生じた副作用のため1985年から粘膜の消毒剤としての使用が禁止されており，口腔内に使用できない．現在はきわめて低濃度（0.005％）洗口液や歯磨剤が市販されている．

6 口腔清掃指導の効果判定と失敗の対策

1）口腔清掃指導の効果判定

指導効果の判定は，主に，①プラークの付着状態，②歯肉の炎症状態，③患者のブラッシングに対する認識度，で評価する．

(1) プラークの付着状態

プラークの付着をゼロにすることは，実際にはきわめて困難である．プラークチャートのプラーク付着率（プラークスコア）20％以下，あるいは15％以下を一応合格基準にする．ただし，合格基準は患者の年齢，歯列の状態，心身障害の有無などにより変える必要がある．指導時には目標を患者に伝えるのが有効であり，達成後は目標値を長期間維持するよう努力させる．

(2) 歯肉の炎症状態

適切なブラッシングを行っていれば，歯肉の炎症は必ず改善する（慢性剝離性歯肉炎を除く）．歯肉の炎症が改善しない場合は，ブラッシングが不十分であると考えてよい．深い歯周ポケットや歯肉縁下歯石が存在する場合には炎症が完全には消退しないが，発赤と腫脹はかなり改善する．歯肉縁下に隠れていた歯石が露出してくることもしばしばある（図3-2参照）．

(3) 患者のブラッシングに対する認識度

ブラッシングについて会話し，"ブラッシングに対する正しい知識（ブラッシングの意義と重要性の認識）"と"ブラッシングに対する熱意と実行状態"を判定する．例えば，ブラッシングに対する感想を聞き，その答えから重要性の認識度を判定する．しかし，口では理解したように言っても実際に行っていない人，すなわち真にその重要性を認識していない人がいるので，注意が必要である．

2）指導の失敗とその対策

指導が失敗している場合は，まずその原因が何であるかを調べ適切な処置を行う．

(1) モチベーションが不十分な場合

指導後数日間は熱心にブラッシングを行ったが，長期間継続して行わず，来院する直前にのみブラッシングを行ってくるなどの場合である．

対策は，モチベーションに再度力を入れる．一度動機づけられても時間とともに薄らぐので，繰り返し動機づけを行うことが大切である．例えば，ブラッシングが不十分なため再び歯肉炎が悪化した状態を鏡でよく見せて，ブラッシングの重要性を再認識させる．さらに，ブラッシングによって得られる患者の利益を強調し，ブラッシングに対する意欲をかきたてる．

(2) テクニック指導が不十分な場合

熱心にブラッシングはしているが十分に磨けない，すなわち磨き残しが多い場合や，歯肉に傷をつけたり，ブラシがすぐにだめになってしまう場合などである．

対策は次の①〜④が考えられる．

①指導したテクニックの良否を検討する．プラークが十分に取れなかったり，指導したようにブラシを動かせない場合は，その方法をさらに訓練すべきか，別のテクニックへ切り変えるべきかを診断する．
②使用している歯ブラシの適否を検討する．
③ブラッシングの時間が短い場合が多いので，1日1回は十分に時間をかけ，丁寧に磨くように指導する（歯根が露出していたり，重度の歯周炎は20～30分，軽度は10分）．
④歯ブラシの圧を検討する．患者の手の上に術者の手を添えて，適切な圧がどの程度かを認識させる．

3) ブラッシングを障害する局所因子（疼痛など）の存在と除去

ブラッシング時に痛みを感じると，通常ブラッシングを控えめに行うので，原因を調べて痛みを取り除く必要がある．疼痛の原因には，誤ったブラッシングによる歯肉の外傷，知覚過敏，歯髄炎（齲蝕によるもの，逆行性歯髄炎）などがある．これらの原因を除去する方法を以下に示す．

(1) 誤ったブラッシングによる歯肉の外傷

①歯肉の炎症が強い場合は上皮が角化していないため，通常のブラッシングでは傷つきやすい．最初は軟毛で弱い力で丁寧にブラッシングさせると角化が進み，痛みはなくなる．その後は普通毛の歯ブラシを使用する．ただし，慢性剥離性歯肉炎では上皮が剥離しやすいので，常時軟毛で歯面の清掃を主体に磨かせることが必要である．
②歯肉の炎症が弱い場合でも，指導開始直後はテクニックが下手なため，歯肉を傷つけることがある．この場合は再指導が必要である．
③付着歯肉が狭く，歯頸部に歯槽粘膜や小帯が接近している場合は，軟毛でのバス法を指導する．さらに，遊離歯肉移植術や小帯切除術を行って，付着歯肉の増加を図る．

(2) 知覚過敏症

象牙質が外界に露出すると象牙細管を通して歯髄は刺激を受け，知覚過敏症（歯髄の過敏状態），さらには歯髄炎を起こすことがある．スケーリング後や手術後，あるいはブラッシングで歯肉の腫脹が改善し歯根が露出した時にも生じやすく，ブラッシングを障害する．

知覚過敏症の完全な治療法は確立されていないが，根面に過敏部が存在し，そこは象牙細管の局所的な石灰化不良の場合が多いので，細管をカルシウム（石灰化）や他の物質（塩化ストロンチウムなど）で閉鎖すると改善しやすい．

まず歯根面のプラークを完全に除去し，フッ素溶液（2～4%のフッ化ナトリウムなど）を塗布し，5～10分放置する．その後は毎日ブラッシングを徹底させ，プラーク

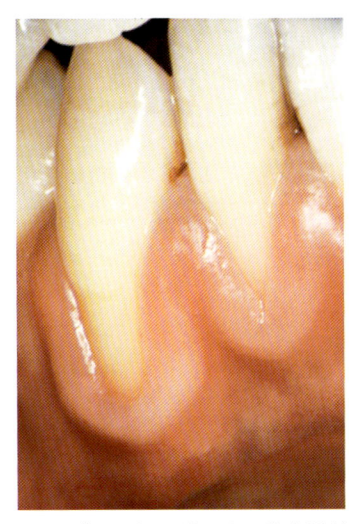

図3-28 誤ったブラッシングによる歯肉退縮（3と2）

が付着しないように管理すると，唾液中のカルシウムによる石灰化が進み，知覚過敏症は改善に向かう．1回で治らない時は2～3回繰り返し塗布する．なお，処置後，清掃が悪くプラークが付着すると象牙細管の入口部が脱灰して細管が開いてしまい，知覚過敏症が再発する．

> **参考2：知覚過敏症への接着性レジンの応用**
>
> 露出した根面象牙質を被覆（コーティング）して治す方法として，接着性レジンのボンディング材を象牙質に浸透硬化させる方法が用いられている．さらに，プライマーで象牙細管内容液のタンパク質成分を変性凝固させる方法もある．この場合は低粘度のボンディングレジンで被覆して効果の持続を図る．

(3) 磨き過ぎの問題－歯肉退縮と歯面の摩耗

歯ブラシに強い力を加えて長時間磨いていると，歯肉の退縮（図3-28）や歯面の摩耗を引き起こすことがある．ブラッシングは，プラークが取り除かれ，歯肉に適切な圧力と摩擦力が加わればよいのであって，不必要に強い力を1日に何回も加えるのはよくない．

炎症性に腫脹したりポケットを形成する歯肉がブラッシングによりある程度退縮するのは，治癒の過程として当然であるが，炎症のほとんどない健康な歯肉が退縮を示すのは異常であり，ブラッシングのテクニックが悪い場合が多い．この場合，治療室で日常行っている通りにブラッシングを行わせ，歯ブラシの動かし方や圧力のかけ方を観察して，異常な点を見つけだし，注意を与える．

一般に，ブラッシングのストロークが大きく，圧が強すぎる上に神経質に長時間磨いている場合が多い．すでに歯肉が健康になっている患者は健康を維持する程度の磨き方で十分であり，過剰なブラッシングは副作用的な障害が生じることを説明し，適切なブラッシング法に変更させる．

4・スケーリングとルートプレーニング

1 スケーリングとルートプレーニングの定義(基本的考え方)

　スケーリング scaling は，歯面から歯石やプラークなどの付着物を取り除くことである．ルートプレーニング root planing は，プラーク細菌により汚染された表層のセメント質や象牙質を除去し，硬く滑沢な歯面を露出させる処置である．

　スケーリングとルートプレーニングは，口腔清掃指導とともに歯周治療の基本的処置であり，歯周基本治療として必ず行われる．さらに手術時にも根面の処置として行われ，メインテナンス期にも重要な処置として行われる（図3-29, 30）．この他に，歯周病の予防処置としても広く行われ，「予防的スケーリング」と呼ばれる．なお日本では「**スケーリングとルートプレーニング**」を合わせて「**SRP**」という略語が用いられている．

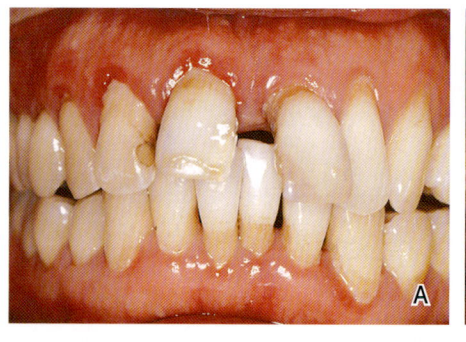

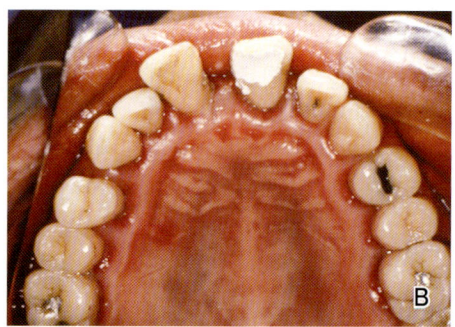

図3-29　歯周基本治療として重要な口腔清掃指導，スケーリング，ルートプレーニングの治療効果

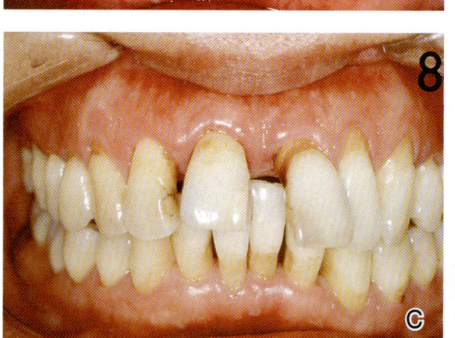

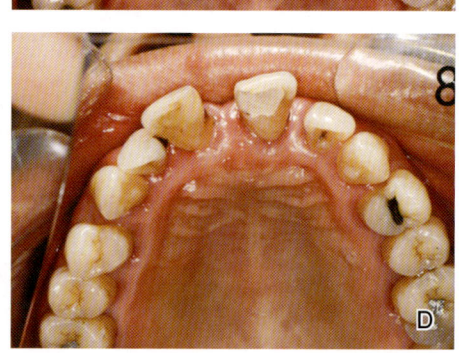

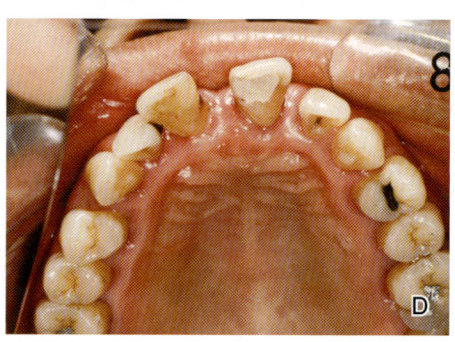

A，B：初診時（39歳，男性）．
歯肉の炎症が強い．歯列不正と口呼吸を伴い，口蓋側の堤状隆起が著明．まず口腔清掃指導の徹底を図る．

C，D：8週後．
最初は口腔清掃指導に重点を置く．この症例はとくに8週間清掃指導のみ行った．清掃レベルは高くなりプラーク付着率20％以下となる．1̄に歯肉縁下歯石が露出し，口腔清掃の重要性を認識したこの段階でスケーリングを開始する．

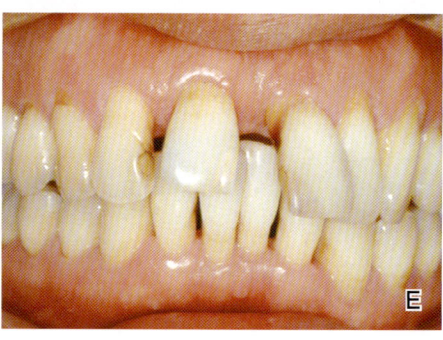

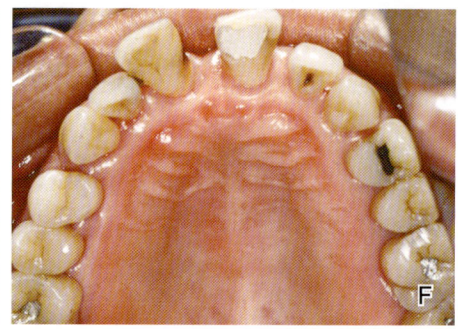

E，F：10週後．
口腔清掃指導とスケーリング，ルートプレーニングの効果が重なって著明に改善している．

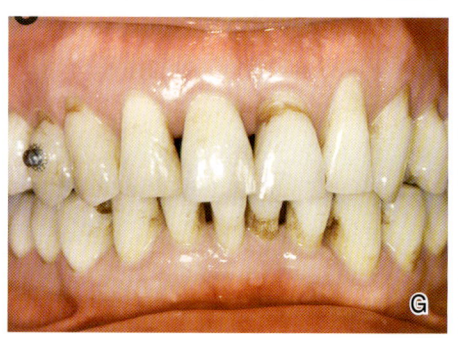

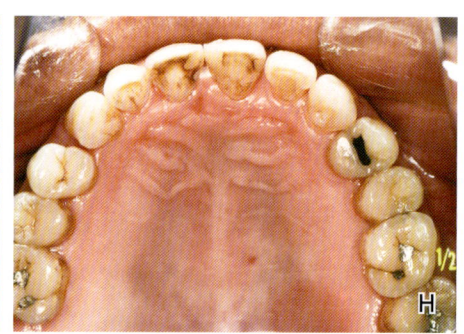

G，H：1年2か月〜5年後．
修正治療（歯周外科，MTMなど）期およびメインテナンス期にも再評価を行い，必要に応じて口腔清掃の再指導，スケーリングとルートプレーニングを行い，良好に経過している．

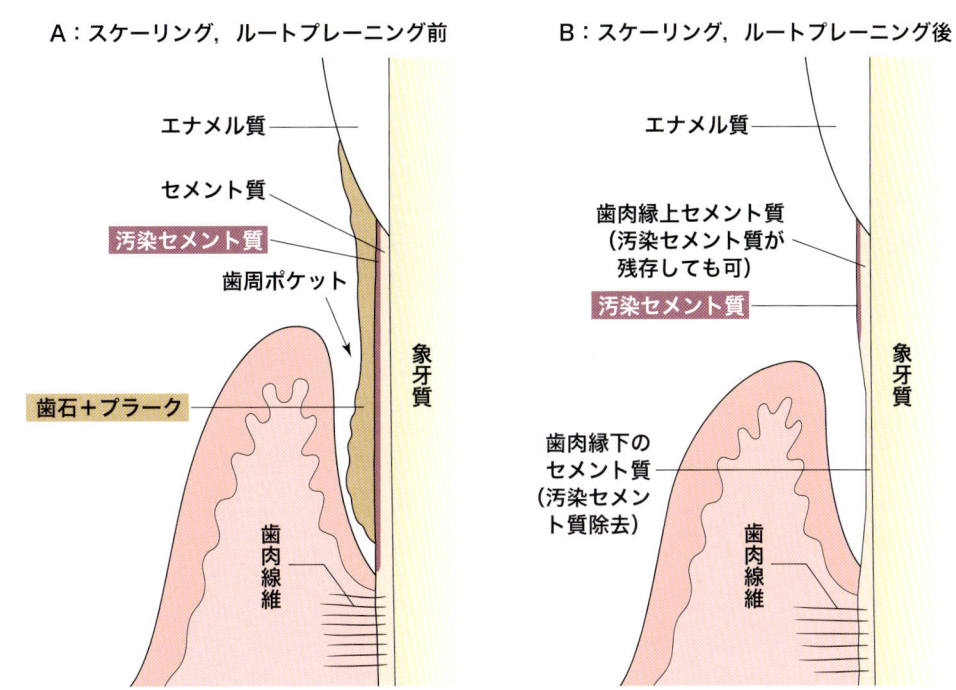

図3-30 歯肉縁上と歯肉縁下のスケーリング，ルートプレーニング
歯肉縁上と縁下のスケーリング，ルートプレーニングに差をつける．
①歯肉縁上は根面が歯肉に直接接触しないので，歯石のみ除去しセメント質（汚染セメント質を含む）をできるだけ残す．表面は滑沢にしプラーク付着を少なく，除去しやすくする．
②歯肉縁下は歯石と汚染セメント質を取り除く．すなわちプラーク細菌やエンドトキシン（内毒素）など汚染物質のないきれいなセメント質を露出させ，表面を滑沢にする．

1）スケーリングの意義と目的

(1) 歯肉縁上歯石を取り除くことにより，プラークの付着を減少させ，さらに患者がプラークを除去しやすくする

これは，広い意味でプラークコントロールである．"歯石"は歯面に付着したプラークが石灰化したもので，表面は粗糙（ざらざらしていること）でプラークが付着しやすく，しかも取り除きにくい状態となっており，最も代表的なプラーク増加因子の1つである．スケーリングの第1の目的は，この歯石を取り除いてプラークの付着を減少させるとともに，患者がプラークを取り除きやすくすることである．

(2) 重要なのは，歯肉縁下の歯石やプラークを取り除くことにより，歯肉の炎症を改善することであり，その結果として歯周ポケットを浅くすることである

歯周ポケット内の歯石（歯肉縁下歯石）は表面が常にプラークで覆われており，歯肉に強い炎症を引き起こす．さらに，歯石はプラーク由来の内毒素など有害物質を含んでいるため，歯石自体も歯肉に炎症を引き起こしたり，歯周ポケットの形成を促す為害作用があると考えられる．歯肉縁下歯石やプラークはブラッシングでは取り除けないため，スケーリングを行って歯石を除去し，歯肉縁下プラークを減少させ，歯肉の炎症を改善する．

炎症性細胞が減少し歯肉線維が回復すると，歯周ポケット（プロービングデプス）は浅くなる．さらに，炎症性腫脹の改善は歯肉の形態を改善し，歯頸部の口腔清掃を容易にし治療効果を高める．

2）ルートプレーニングの意義と目的

(1) ポケット内に露出した根面の汚染セメント質を除去し，歯周組織に対し生物学的に為害性のない根面にする

正常なセメント質は歯肉や歯根膜から栄養の供給を受けているが，ポケットが形成されると栄養が供給されなくなり壊死する．セメント質の表面にはプラークが付着し，細菌はセメント質表層の凹部，裂溝，シャーピー線維の残存部などへ侵入する．セメント質中へ侵入した細菌は石灰化し歯石となり，セメント質との境界は不明瞭となる．すなわち，歯石はセメント質の中へ入り込んでいる．このため，単にスケーリングで根表面の歯石を取り除いても，歯石の一部はセメント質内に残留する危険性が高い．一方，露出セメント質中にグラム陰性菌由来の内毒素（エンドトキシン）が侵入していることが明らかとなっており，とくに表層 $30\,\mu\mathrm{m}$ に高濃度に存在することが報告されている．

セメント質中に残留した細菌や内毒素は，歯肉の炎症を誘発したり，歯肉が歯根面へ付着するのを障害する．したがって，これら汚染されたセメント質を取り除き，上皮や結合組織が付着しやすい根面，すなわち生物学的に為害性のない根面にすることは歯周治療上きわめて重要である．とくに歯周ポケット搔爬術やフラップ手術など，ポケットを形成する歯肉を再び根面に付着させようとする歯周外科治療時の重要な処置の1つである（第4章参照）．

(2) 露出した粗糙な根面を滑沢にしてプラークの付着を少なくするとともに，プラークの除去を容易にする（図3-30）

根面が粗糙な場合はプラークが付着しやすい．エナメル質は硬く滑沢なので，歯石を取り除いただけでも滑沢になる．しかし，セメント質は外界に露出するとセメント質内に入り込んでいたシャーピー（Sharpey）線維が切断されて露出し，きわめて粗糙な面となる．したがって，スケーリングしただけではセメント質表面はかなり粗糙である．

プラーク細菌は，このような粗糙面，とくに小さな凹面や裂溝に付着増殖し，入り込み，取り除きにくくなる．根面の滑沢化はプラークを付着しにくくする他，付着した場合でも取り除きやすい状態にする．

参考1：スケーリング，プレーニング，デブライドメントの歴史

「スケーリング scaling」という言葉は，本来"うろこ"を落とす，あるいは皮や殻をはぐという意味であり，「プレーニング planing」は平らに（滑らかに）する，かんなで削るというような意味である．スケーリングは古くから行われている処置で，すでに約1,000年も前に Albucasis が器具を工夫し，歯石を取ることの重要性を強調している．その後，多くの人々が，スケーリングは歯肉の健康を保つ上で重要であり，歯周病の治療上きわめて意義が大きいことを報告している．

「デブライドメント debridement」は本来挫滅した壊死組織の除去という意味をもつが，歯周病学ではポケット内の汚染物質（プラーク，壊死組織，歯石など）の除去という意味で用いられている．すなわち，歯石の除去ばかりでなくプラークや他の汚染物の除去を強調した言葉である．

2　手用スケーラーとその特徴

スケーリングとルートプレーニングには種々の器具や装置が使用されており，これらは大きく，①手用スケーラー，②超音波スケーラー，③その他のスケーラー，に区別される．

手用スケーラーは，シックル（鎌）型 sickle type，キュレット（鋭匙）型 curette type，鍬型 hoe type，ヤスリ型 file type，ノミ型 chisel type に分類される．構造上は，刃部，頸部，把柄部に分けられる（図3-31）．

1）シックル（鎌）型スケーラー

全体は鎌の形に類似し，刃部の断面は三角形で内面の両側に刃がついている両刃タイプである．刃を歯面に85～95°に当てて，引く力 pull stroke で歯石を根面から剝離する（図3-32）．

主に歯肉縁上歯石と浅い縁下歯石の除去に用い，とくに隣接面のスケーリングに適している．刃部が大きく先端が鋭くとがっているのでポケット底部への挿入が難しく，深いポケットには適さない．

刃と頸部が柄と直線的にまっすぐな前歯用と，頸部に角度がついた臼歯用がある．ストロークの方向は主に歯軸（垂直）方向への pull stroke である．

2）キュレット（鋭匙）型スケーラー

スケーリングとルートプレーニングの両方に最も広く用いられ，とくに歯肉縁下の歯石の除去やプレーニングに適している．

形態はスプーンエキスカベーターの形に類似しており，先端は丸みを帯びている（図3-33）．断面はほぼ半円状で，刃部が小さく歯根の曲面に適合しやすく作られており，深くて狭い歯周ポケットの底部にも到達しやすい．

刃部は両刃と片刃のものがある．内面 face は平坦で，スケーラーの主軸に対して直角のもの（ユニバーサル型）と右または左へ約70°傾斜して作られたもの（グレーシー型とKK型）がある（図3-33）．

(1) ユニバーサル型キュレット（両刃式，図3-33B）

両刃式で，刃部の内面（face）がスケーラーの主軸に直角になっている．キュレット型スケーラーの原型であるが，大臼歯の遠心面に85～95°の適切な角度で刃を接するのが難しい欠点があり，現在は大まかなスケーリングに用いられている．

(2) グレーシー型キュレット（片刃式，図3-33C）

1930年代に C.H.Gracey と Hu-Friedy 社が協力し，非外科的に各根面の歯肉縁下スケーリング・ルートプレーニングを行いやすく考案したものである．片刃式で両頭7本セットからなり，部位によって使い分けることにより，刃部を各根面に適切な角度（約85°）で接触し操作できる．刃は内側面のみにあり外側面にはないので使用部位に注意が必要である（図3-33C 参照）．例えば大臼歯は，近心面を#11/12，遠心面は#13/14，頰・舌面は#7/8の3本を使い分ける必要がある．#11/12と#13/14は，頸部の彎曲が2段になっているため，刃が付いている側を間違えやすい（第2彎曲部を床に垂直にして観察し内側に刃がある）．なお，最近は特殊な症例に対応するため，

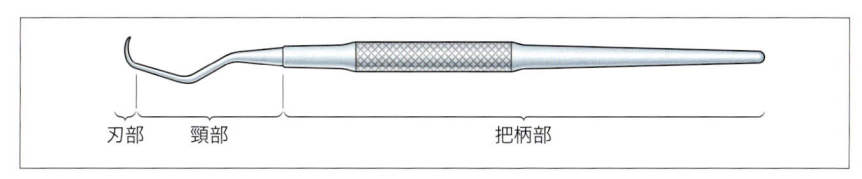

図 3-31　手用スケーラーの構造上の名称

刃部　頸部　把柄部

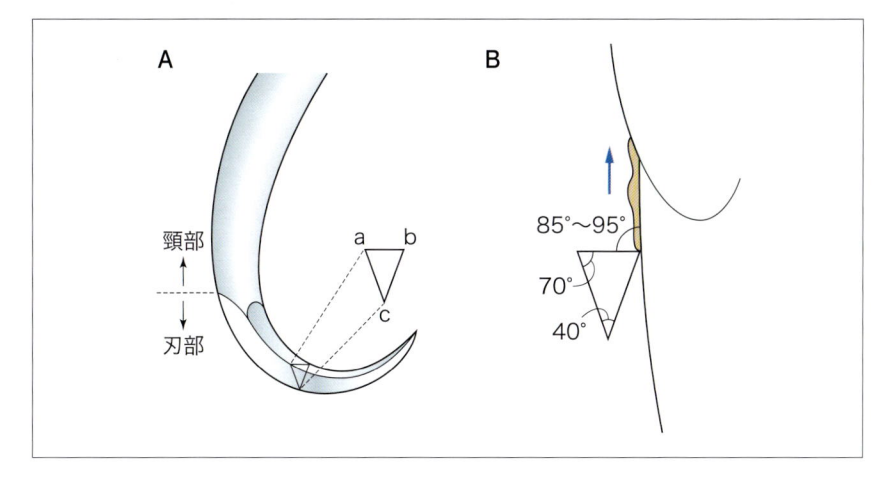

図 3-32　シックル（鎌）型スケーラー
A：鎌の形をし，断面は三角形でaとbの両側に刃がついている両刃式である．
B：根面と 85～95°で接するようにすると，歯石の除去効果が高い．歯肉縁上と浅い歯肉縁下のスケーリングに適する．

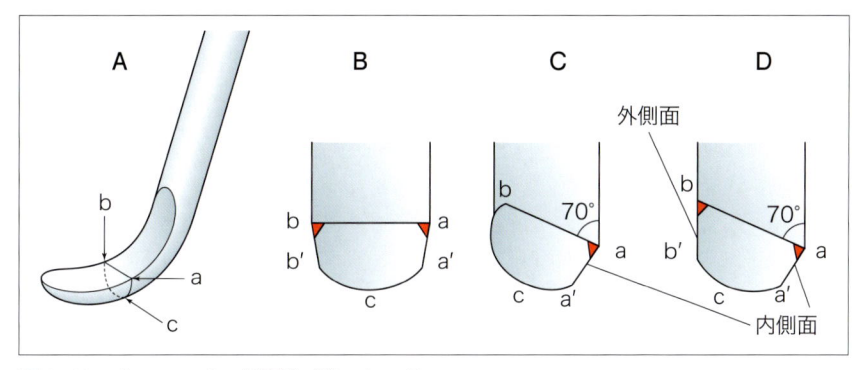

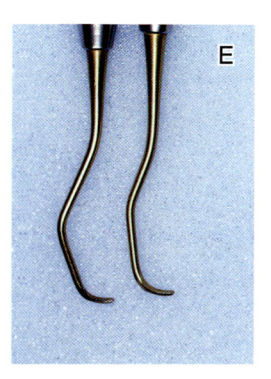

図 3-33　キュレット（鋭匙）型スケーラー
A：a-b 面は内面（face），c 面は背面（back）と呼ぶ．両刃式はａとｂに，片刃式はａのみに刃がある．
B：ユニバーサル型キュレットの断面：両刃式で内面（face, a-b 面）はスケーラーの主軸に直角になっており，a, b の両側に刃がついている（赤色部）．
C：グレーシー型キュレットの断面：片刃式で，内面（a-b 面）はスケーラーの主軸に斜め 70°になっており，内側面（低い側，a-a′）にのみ刃がついており（赤色部），外側面（高い側，b-b′）には刃がなく丸みを帯びている．
D：HK スケーラー，KK キュレットの断面：両刃式で，内面はスケーラーの主軸に斜め 70°になっており，内側面（a-a′面）と外側面（b-b′面）の両方に刃がついている（赤色部）．
E：左は臼歯用，右は前歯用：スケーラーの頸部の彎曲が臼歯は大きく，前歯は小さい．

さらに工夫を加えたものも発売されている．しかし使用すると問題点があり以下に示す．
①手や歯が大きい欧米人向けに開発され，日本人には頸部が長すぎてレストが取りにくい．
②片刃式で刃幅は狭く，歯周外科手術時の肉芽組織の除去に適さない．
③片刃式のため使用スケーラーの本数が多くなる．

(3) KK 型キュレット（図 3-33D, 34）
　これは著者（加藤）が川崎仁先生と共同で YDM 社の協力を得て 2009 年に開発した両刃式 4 本セットのキュレットである．著者が 1978 年に開発した「HK キュレット」の特徴を引き継ぎ，ユニバーサルとグレーシータイプの欠点を補い，耐摩耗性も良くスケーリング・ルートプレーニングは無論のこと，歯周外科手術時の肉芽組織の除去に有効である．特徴を以下に示す．
①スケーラー頸部が短く，手の小さな人（東洋人）でもレストがとりやすい．
②両刃式で，刃部の内面がスケーラー軸に 70°傾斜しており，大臼歯では「内側刃」を近心・頰・舌面に，「外側刃」を遠心面に用いると，各根面に適切な角度（約 85°）に接

参考 2：日本におけるキュレット型スケーラーの開発

日本では 1960 年までキュレット型スケーラーは使用されていなかった．1961 年東京医歯大歯周病学講座により日本で初めてキュレットが開発され（医歯大型），使用が開始された．1970 年川崎仁が改良を加え「川崎式セット」を，1978 年加藤（著者）がデンテック社の協力を得て「HK キュレット」を開発している．「HK キュレット」はユニバーサルとグレーシータイプの欠点を補うことを目的に，①両刃式で，刃部の内面がスケーラー主軸に 70°傾斜（ユニバーサルタイプは 90°，図 3-33 参照）し，大臼歯の遠心面にも使用できる，②頸部と刃幅が太くスケーリング時に力が加わってもひずまず，硬い歯石の除去が行いやすい，③両刃式で刃幅が広く歯周外科時の炎症性肉芽除去が行いやすいなどの特徴がある．これらの特徴は 2009 年加藤熙と川崎仁が開発した KK キュレットに引き継がれている．

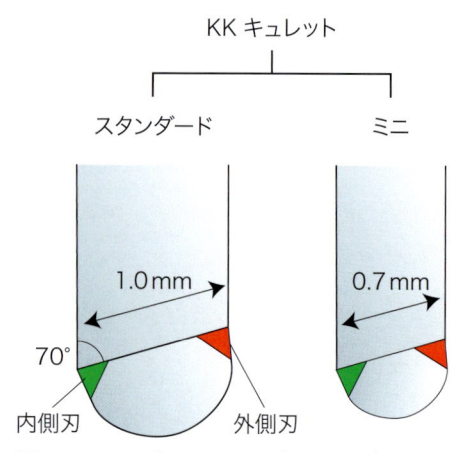

図 3-34 KK キュレット（スタンダードとミニタイプ）
両刃式で刃部の内面はスケーラー軸に 70°傾斜しており，前歯は無論のこと大臼歯も近心・頰・舌面は内側刃，遠心面は外側刃を用いると，刃が根面に適切（約 90°）に接触しスケーリング・ルートプレーニングできる．（著者（加藤）と川崎仁が開発）

触させてスケーリングすることができ，スケーラーを変えずに 1 本で能率よく広範囲の治療ができる．
③スケーラーの頸部は太め（リジッド）で，硬い歯石を除去する時にスケーラーがしなるのを防いでいる．
④スタンダードタイプは刃幅が広く（1 mm）両刃式で，歯周外科時の肉芽組織除去が行いやすい（根面の処置と上皮と炎症性肉芽の搔爬を同時に行える），⑤研磨により刃幅が減少してもミニタイプとして使用でき経済的である．
⑥ミニタイプ 2 本（前歯用，臼歯用）は，局所的な幅狭いポケットおよび歯肉を傷つけたくないメインテナンス治療時に適している．

(4) キュレット型スケーラーの使用法

基本的には，スケーラーの刃が根面と接する角度を約 90°に保ち（図 3-35 A），pull stroke で行う．スケーラーを引く方向は主に歯軸方向（垂直）であるが，水平方向や斜め方向にも行える．両刃式のユニバーサルタイプは大臼歯の遠心面に 90°に当てるのが困難であるが（図 3-36 A），KK キュレットは外側刃（図 3-33 D，34）を用いると 90°に当てることができる（図 3-35 C）．一方，片刃式のグレーシータイプは No.13 と 14 が大臼歯の遠心面専用に設計されている（図 3-36 B）．

a．垂直方向への pull stroke（図 3-35 A）

これはキュレットをポケットの底部に挿入した後，歯冠側に引いて歯石を取り除く方法である．歯石は歯周ポケット外へ引き出され，ポケット底部へ押し込むことが少ない．

b．水平方向への pull stroke（図 3-35 B）

根面に沿って水平方向にストロークする．ポケットの底部に有効で，垂直方向と組み合わせて用いる．

3）その他の手用スケーラー

上記の他に 3 種のスケーラーがあるが，これらは現在臨床でほとんど使用されていない（図 3-37）．

(1) 鍬（くわ）型スケーラー（図 3-37 A）

鍬の形をしたスケーラーで，歯石の底部に刃先を当てがい，pull stroke で歯石を取り除く．歯肉縁下の歯石除去に用いられたが，能率が悪く，歯面に傷を作りやすい欠点がある．

(2) ヤスリ型スケーラー（図 3-37 B）

ヤスリと呼ばれるが，基本的には小型の鍬が連続して多数並んだものである．歯面に傷が残りやすく，根面が滑沢かどうかの触覚も悪いのでルートプレーニングには適さず，研ぐのも困難である．

(3) ノミ型スケーラー（図 3-37 C）

ノミ（チゼル）の形をしたスケーラーで，押す力 push stroke で歯石と歯面との間に楔を入れて歯石を取る．歯間空隙の狭い下顎前歯部隣接面に適しているが，臼歯部では使えず，歯面に溝を作りやすい欠点がある．

3 スケーリングとルートプレーニングの進め方と術式

1）歯肉縁上のスケーリング

縁上スケーリングで大切なことは，歯石のみ除去し，セメント質など歯質をできるだけ除去しないことである．これは歯肉縁上歯質が歯肉に接触せず，その部の汚染セメント質は歯肉に炎症を引き起こすことがないためである．不必要なのにスケーリングで歯質を除去すると，知覚過敏や根面齲蝕の原因になるので注意が必要である（図 3-38）．

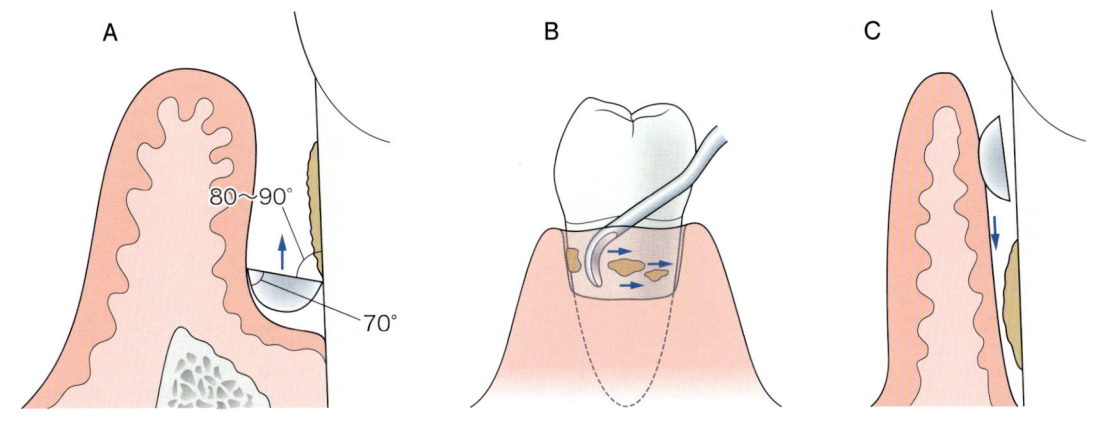

図3-35 キュレット型スケーラーと使用法
A：引く垂直ストローク：スケーラーをポケット底部にまで挿入し，根面との角度を80〜90°に保って，垂直方向に引く力でスケーリングする．
B：引く水平ストローク：根面に沿って水平方向にストロークする．
C：深いポケット内への挿入方法．刃部内面を根面に向けると厚さが薄くなり，挿入しやすい．ポケットの底部に到達したら刃が根面に約90°になるよう回転し向きを変える．

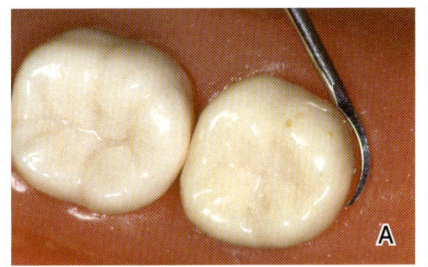

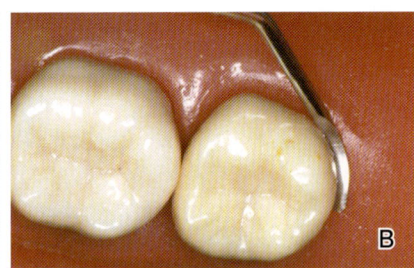

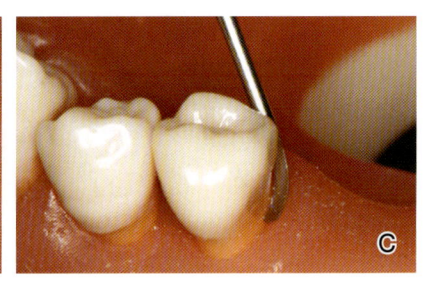

図3-36 臼歯の遠心面のスケーラー操作：刃部と根面との接触角度に注意
スケーラーの刃部と根面との接触角度が大切である．刃を約90°で当てて，ストロークを行うのが基本（歯石除去しやすい）．
A：ユニバーサル型キュレットは大臼歯の遠心面では刃の接触角度を約90°にすることが不可能で，硬い歯石は取れない．
B：グレーシー型キュレットNo.13, 14は，刃が大臼歯遠心に約90°の角度で接しやすいようにできている．
C：KKキュレットは，スケーラーの外側刃を用いると約90°に接することができる．

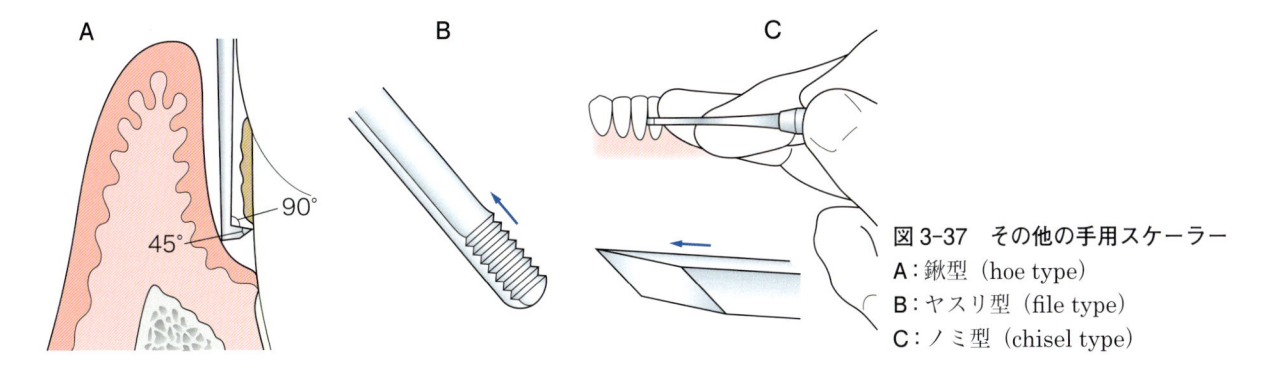

図3-37 その他の手用スケーラー
A：鍬型（hoe type）
B：ヤスリ型（file type）
C：ノミ型（chisel type）

（1）歯肉と口腔清掃状態の点検と口腔清掃再指導

前述したように，スケーリング前に口腔清掃指導を行っておくことはきわめて大切である．スケーリング当日も再指導を行い，さらなるレベルアップを図る．

（2）超音波スケーラーやエアスケーラーによる歯石除去

縁上歯石は直視でき，超音波またはエアスケーラーによる除去が容易で能率がよい．

（3）鎌型スケーラー，キュレット型スケーラーによる仕上げ

超音波またはエアスケーラーによる除去が不十分な部位，除去しにくい部位は，鎌型，キュレット型スケーラーの刃を90°に当てて除去する．

（4）歯面研磨と口腔清掃再指導

歯石除去後は必要なら歯面を研磨し，プラークが付着しにくく除去しやすくする．さらに口腔清掃再指導を行う．根面へのフッ化物塗布を行うのも有効である．

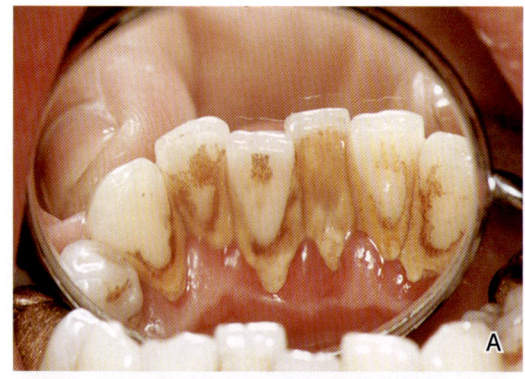

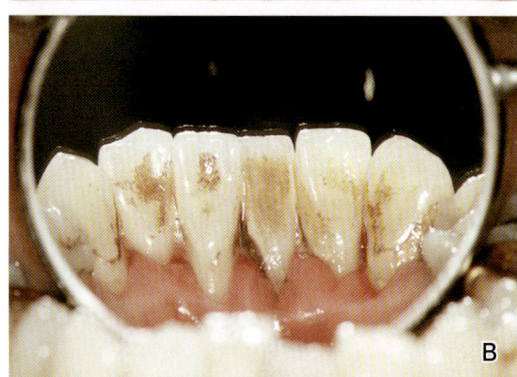

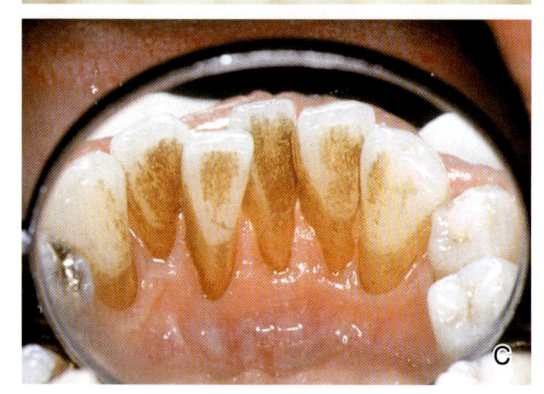

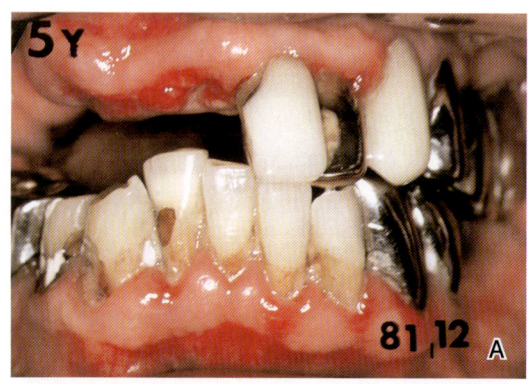

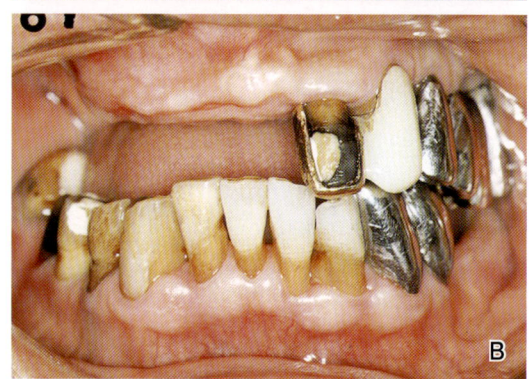

図 3-38 歯肉縁上スケーリングと歯肉縁下スケーリング・ルートプレーニングの効果（49 年前の治療例）
A：初診時，43 歳，男性．（1965 年）
B：スケーリング・ルートプレーニング直後，歯肉縁上は歯石のみ除去し，セメント質など歯質は除去しない．
C：1 年後，口腔清掃のレベルも高まって治療効果は著しくなる．

2）歯肉縁下のスケーリング・ルートプレーニング

歯肉縁下のスケーリング・ルートプレーニング（SRP）は，キュレット型スケーラーを主体に，超音波またはエアスケーラーを補助として併用し，歯石と汚染セメント質を除去する（図 3-39）．

(1) 治療部位の準備

a. 歯肉と口腔清掃状態の点検と口腔清掃再指導

口腔清掃レベルアップのため SRP の当日も指導を行う．SRP 時には菌血症が生じるので，とくに全身疾患がある患者では術前にプラーク細菌を少なくすることは大切で，実際にブラッシングしてもらって指導と清掃を兼ねる．

図 3-39 歯肉縁下スケーリング・ルートプレーニングの効果
A：初診，76 歳，男性．（1981 年）
B：10 か月後，歯肉縁下スケーリング・ルートプレーニングと口腔清掃指導の効果により，76 歳であるが健康な歯肉となる．

b. 歯周ポケットの深さの確認

ポケット底部付近まで歯石や汚染セメント質が付着している場合が多く，SRP 前に歯周ポケットの深さを頭に入れておくことが大切である．歯周病カルテ（チャート）の記載を確認し，とくに深い部位や炎症の強い部位は術前に再度プロービングする．

c. 局所麻酔

炎症が軽度でポケットも浅い部位は麻酔なしでよいが，ポケットが深く炎症がある部位は術前に麻酔を行う．

(2) 適切なスケーラーの選択・準備

SRP を行う部位と歯肉，ポケットの形態・深さを考慮して適切なスケーラーを選択し，切れ味を点検する．必要なら研磨する（図 3-40）．

(3) 超音波スケーラー，エアスケーラーでスケーリング

ポケット底まで挿入しやすい超音波またはエアスケーラーのチップを選び，歯石を除去する．歯石が硬い時はスケーラーのパワーを強くして除去する（図 3-47, 48 参照）．

(4) キュレット型スケーラーをポケット内へ挿入

支持点をできるだけ治療する刃の近くにとり，キュレットをポケット底部まで挿入する．歯肉がタイトな時は刃部の内面を根面に向けて挿入すると挿入しやすい（図 3-35C 参照）．

A：グレーシータイプは3本必要

近心面　■：#11・12使用
遠心面　■：#13・14使用
頬・舌面　■：#7・8と#9・10使用
　　　　　　　　　　　　　　　　　　3本または4本必要とする

B：KKタイプは1本で行える

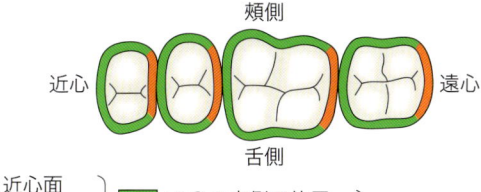

近心面
頬・舌面　■：#2の内側刃使用
遠心面　■：#2の外側刃使用
　　　　　　　　　　　　　　　1本のスケーラーで行える

図3-40　臼歯に適したスケーラーの選択と使用法
A：グレーシータイプは＃7・8，＃11・12，＃13・14の3本使用する．
B：KKタイプは＃2 1本のみで行える．なお＃4も用意しポケットの幅が狭いなど状態に応じて使用するとよい．

(5) キュレットを用いてスケーリング・ルートプレーニング（とくに重要）（図3-35, 36 参照）

a. 刃部をポケット底部に挿入し，刃を根面に約90°に接触させ，ストロークを小さく，プルストロークする

　ポケット底部で刃が根面に80～90°に接するように向きを変える．支持点を安定させ，その角度でしっかり力を入れてプルストロークし，歯石と汚染セメント質を除去する．深いポケットでは，ストローク（移動距離）を小さくするため，ポケット内を2～3部位に分け，各部位ごとに繰り返しストロークする．

b. 刃と根面の接触状態を指先で感知しながら操作する

　根面を直視できないので，刃が根面に接触する状態を指先で感知し，歯石や軟化したセメント質の存在をさぐりながら操作する．ストロークごとに刃部をポケットから取り出すと，この感覚が鈍る上にポケットに入れる操作が頻繁になり能率が悪いので，数回ストロークしたらポケットから刃部を取り出し，除去される物質をよく観察する．これらに歯石や汚染セメント質と思われる物質がなくなり，根面が硬くなれば，根面がきれいになったことを示している．なお，出血やポケット内から除去した物質は，補助者が外科用の先端の細いバキュームチップで吸い取る．

c. 隣接面は頬側と舌側，頬・舌側は近心と遠心の両方から操作しポケット全面を処置する

　ストロークは歯冠方向への垂直プルストロークを基本と

し，さらに水平方向のストロークも行う（図3-35 A,B）．これらの操作で歯石・汚染セメント質のほかポケット上皮と炎症性肉芽組織が除去されるが，歯周掻爬や歯周外科手術では除去する組織であり，とくに問題ない．

(6) ポケット内の洗浄

　ポケット内を超音波またはエアスケーラーで軽くスケーリングしながら洗浄し，ポケット内に残存する汚染物質を洗い出し，仕上げのルートプレーニングをする．

(7) 仕上げとルートプレーニング完了の判定

　ポケット内は直視できないので，キュレットの刃が根に接触する感覚（硬さ，擦過音，滑沢度）と刃部により除去される物質に歯石や軟化したセメント質がないことから，ルートプレーニング完了を判定する．不十分な部位は再度処置し，仕上げに軽い力で表面をプレーニング（滑沢化）する．

(8) ポケット内の再洗浄と術後の注意

　再度ポケット内を超音波またはエアスケーラーで洗浄し，ブラッシングを徹底するよう注意する．注意点として，術後に知覚過敏症が生じる可能性があるが，冷水を避けブラッシングを徹底することにより，通常は改善することを話しておく（p.127参照）．

4　手用スケーラー使用時の注意事項

1）スケーリングとルートプレーニングの前に口腔清掃を徹底させる

　歯周基本治療の目的は口腔清掃の徹底を図り，歯肉の炎症を軽減しようとするものである．その効果を上げるには，スケーリングの前にブラッシング指導を十分に行っておくことが大切である．

　これは，①患者が自分自身で行うブラッシングの効果を認識しやすい，②歯肉の炎症が軽減してからスケーリングするので，出血や疼痛が少なく，歯石が見えやすく，スケーリングしやすくなる，③口腔内の細菌が減少し，スケーリング・ルートプレーニング時に歯肉が傷ついても血管に入る細菌は少なく，菌血症が少なくなるからである．

　このような理由で，口腔清掃指導をきちんと行ってからスケーリングするのが原則である．なお，スケーリング後にも必ず口腔清掃指導を行い，そのレベルアップを図る必要がある（図3-29, 38, 39）．

2）切れるスケーラーを使用する

　スケーラーは硬い歯石や歯面を対象とするので，すぐに切れなくなる．したがって，たえず切れるかどうか確かめ

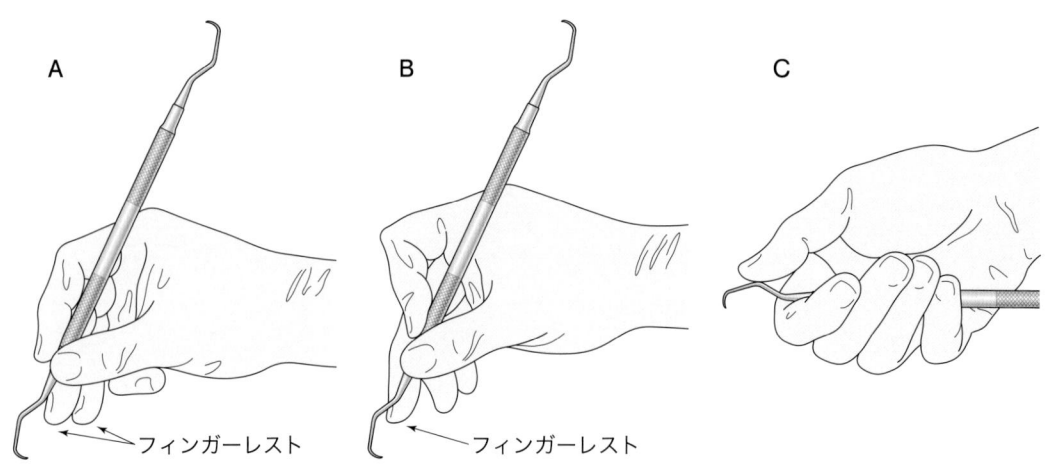

図3-41 スケーラーの持ち方とフィンガーレスト
A：執筆法（pen grasp），　B：執筆法の変法（modified pen grasp），　C：掌握法（palm grasp）．

る必要がある（p.138参照）．

　刃が鈍になったスケーラーを用いると歯石除去が困難となり，歯石除去能率は低下し，術者と患者の疲労が増加する．さらに，歯石除去したつもりでも取り残してしまう率が高くなる．すなわち，鈍なスケーラーでは歯石を剝離できず，単に歯石の表面をスケーラーでこすっている状態，すなわち，バーニッシュしているだけで終わってしまう危険性が高い．また，強い力を加えて歯石を取ろうとするので，誤って軟組織を傷つけることも多くなる．

　スケーラー用砥石を身近に置いて，切れない場合はすぐに研磨するか，切れるスケーラーと交換して行う必要がある．

3）スケーラーを正しくしっかりと把持する（スケーラーの把持法）

　スケーラーは刃が鋭利で，かなり強い力を用いるので，安定した持ち方をしないと歯石が取れないばかりでなく，歯肉や粘膜や歯面を不必要に傷つける危険性がある．

　スケーラーの持ち方には執筆法と掌握法（図3-41）とがあるが，執筆法の方が細かい動きが可能で，根面の状態を感知して彎曲した根面にも十分適用できる．

(1) 執筆法 pen grasp（図3-41A）

　ペンで字を書くときの持ち方とほぼ同じで，第1指と第2指の指先と第3指の指先の脇腹とで，スケーラーの頸部と把柄部との接合部を持ち，第4指の先端はレスト（支持）に用いる．なお，第3指もレストに使い，より安定させることもできる．

(2) 執筆法の変法 modified pen grasp（図3-41B）

　執筆法を少し変えたもので，第2指を第2関節で曲げて指頭を把柄につけて三角形を作る．第3指の側面あるいは内側を，スケーラーの頸部と把柄の接合部付近につける．第1指は第2指，第3指の中間点に置く．このように3本の指がそれぞれ把柄の違った点を支えているため，安定感が増してスケーラーのコントロールが確実となる．

(3) 掌握法 palm grasp（図3-41C）

　食事の時ナイフを持つように，スケーラーの把柄部を手のひら全体で包んで握る．立位診療では力を入れることができるので，強固に付着した歯石の除去に用いられたが，繊細な動きができない欠点があり，坐位診療ではほとんど用いられない．

4）術者と患者の位置を適切にし，フィンガーレストを確実にする

　スケーラーを十分にコントロールするには，フィンガーレスト finger rest（支持点）を確実にすることが大切で，フリーハンドで行うのはきわめて危険である．そのためにはまず術者と患者の位置関係を適切に保つことが大切であり，スケーリングを行う部位により十分な視野とフィンガーレストが得られ，操作が能率よく行えるように患者の頭の傾斜と術者の位置を適切な所に移して行う．

(1) フィンガーレストの位置は，スケーリングを行う歯にできるだけ近く，しっかりと動かないものに求める

　スケーリングを行う歯自体に求めることもできる．しかし，後方臼歯など部位によって間隔が離れざるをえない場合もあり，できるだけ安定してスケーリングできるレストの位置を求める．同一歯でもスケーリングする歯面によりレストの位置を変化させる．安定したレストが得られれば

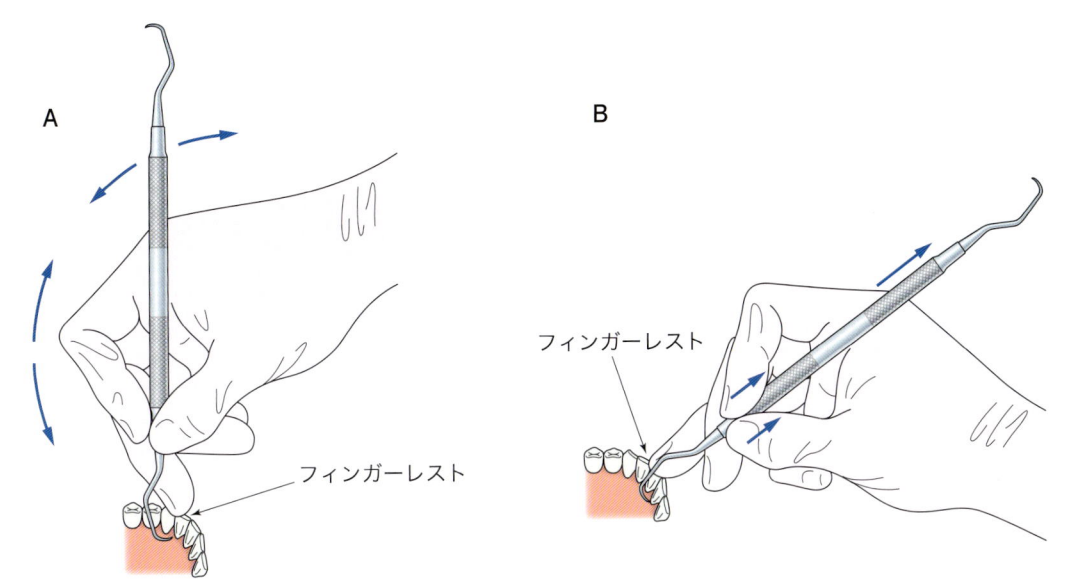

図3-42 フィンガーレストの確保とスケーラーの使用法
A：第3指レストとロッキングモーション（手首を使って矢印の方向に円弧を描くように動かす）
B：第4指レストとフィンガーストローク（スケーラーを把持する指すなわち第1, 2, 3指を使って矢印の方向に動かす）

スケーリングは容易になる．
(2) フィンガーレストに使う指は通常第4指である
　第3指を用いると力は加わりやすいが操作に制限が生じ，指に感じる触覚も低下する．第3指と第4指を同時に用いるとより安定する（図3-41 A, B）．
(3) 補助レストを求める
　歯の欠損などにより十分なレストが得られない場合は，第5指，さらには手掌部や左手を動員してしっかりした動かない部分に補助レストとして右手を支え，安定したレストを得るように努める．

5）スケーラーの操作を適切にする
(1) 歯面に対してスケーラーの刃の角度を適切（約90°）に保つ
　これはきわめて大切で，通常の pull stroke では，歯面に対し約90°くらいになるようにする（図3-34, 35参照）．角度が悪いと歯石は除去しにくく，スケーリングしたつもりでも取れていない．
(2) スケーラーを動かす距離（ストローク）を短くする（約1.0〜2.0mm程度）
　ストロークが長いと，①スケーラーの支持が不安定となり，安定した適切な力が加わりにくい，②根面と刃の角度を正しく（約90°）保つのが困難となる，③根表面の粗さ（凹凸）を触知しにくく歯石の取り残しを生じやすい．

(3) 強固な歯石には，手首と前腕を用いた「ロッキングモーション」を用いる（図3-42 A）
　この方法は，フィンガーレストに使った第4指や第3指をテコの支点として，手首と前腕の筋肉を使って円弧を描いて振るように引き上げる（pull stroke）．指はスケーラーをしっかりと持つことだけに用い，腕の力を用いるので指の疲労は少ない．しかし，根面の状態を指に感じる触覚が低い欠点がある．すなわち，この方法は硬い歯石を大まかに取るのに適しており，現在では超音波スケーラーやエアスケーラーを用いて行うことが多い．
(4) 歯肉縁下の細かい歯石の除去や複雑な形態の根面には，指の筋肉を用いた「フィンガーストローク」を用いる（図3-42 B）
　この方法は第4指や第3指または両者をレストにし，スケーラーをもつ第1・2・3指を伸び縮みさせるか，あるいは第3指の脇腹の上をこすりながらプル（引く）ストロークする．ストロークの長さを短くすれば疲労も少なく，根面の状態を敏感に触知しながらスケーリングできる特徴がある．歯肉縁下の歯石の除去やキュレッタージに有効である．ただし，強固な歯石には強い力が必要なため，指が疲労する欠点がある．
　超音波スケーラーで大まかなスケーリングを行った後，この方法で仕上げを行うのが良い．

6）歯石の取り残しと過剰な根面削除を防止する
(1) スケーリング途中に洗浄・点検を行う
　スケーリング中は出血，取り除いた歯石片，セメント質

片，肉芽組織などにより手術部位の視野が悪くなるので，手術用のバキュームで吸引洗浄し，根面の状態を点検しながら行う．

(2) ポケットの底部まで確実にスケーリングする

刃部をポケット底部まで挿入し，底部の歯石除去とルートプレーニングを確実に行うことが大切である．深い歯肉縁下歯石は直接目に見えないので，スケーラーの刃部による根面の触覚を鋭敏にして取り残しや粗糙面を判定する．しかし，ポケットが6mm以上深くなり，根面の彎曲があると，ポケット底部のスケーリングは困難となるので，繰り返し行い徹底を図る．

(3) 過剰な根面の削除を避ける

①歯肉縁上は，歯石のみ取り除き，セメント質（歯質）はできるだけ削除しない．②歯肉縁下は，歯石除去後ルートプレーニングを行って，軟化した汚染セメント質も取り除く．露出セメント質の表層約30μmが高度に汚染されており，深部は汚染度が低いので，硬い健全なセメント質は削らない．これは，知覚過敏や根面齲蝕の発生防止のためにも大切である．

7）軟組織を不必要に傷つけない

歯肉縁下歯石，とくに深いポケットの場合は，歯肉の内縁上皮や炎症性結合組織がある程度傷ついて出血するのは当然であって，これを無理に避ける必要はない．さらに，キュレッタージ（歯肉搔爬術）の場合は，積極的にポケット上皮と炎症性肉芽組織を取り除く．しかし，不必要に歯肉や粘膜に裂傷を作るのは好ましくない．そのためには前記した基本事項，とくにスケーラーの持ち方，フィンガーレスト，操作（ストロークの仕方）に注意し，切れるスケーラーを用いて適切な力で行うことが大切である．

5 スケーラーの研磨

スケーラーは硬い歯石や汚染セメント質を削るため，切れなくなる．したがって，スケーリング前や外科手術前にはスケーラーの鋭利さを点検し，研磨しておく．さらに使用中も砥石を用意しておき，スケーラーの切れ味が低下したら随時研磨する．

1）スケーラーの切れ味の点検

大きな刃こぼれや破折がないことを確かめ，切れ味を調べる．切れ味の検査法は，①光を刃部に当てて反射光を調べる方法がある．刃が鈍な場合は刃部が面になっており，光は反射される．鋭利な場合は，反射光は弱く，1本の細い線に見える．

②指の爪やプラスチック棒（テスター）を削ってみて判定する方法がある．スケーラーの刃をプラスチック棒に90°に当てがい，軽い力でpull strokeを行う．切れ味がよければ，表面が1層削れる．削れない場合は刃が鈍化していると判定し，研磨を行う．

2）スケーラー用砥石

(1) 天然石と人工石

天然石には，アーカンソー・ストーン Arkansas stoneとインディアナ・ストーン Indiana stoneがある．前者は砥石の目が細かく仕上げ用で，後者はやや粗く，刃がか

参考3：ルートプレーニング時にセメント質を除去する範囲について

①歯肉縁上はセメント質を除去しない．②歯肉縁下は細菌やエンドトキシンの侵入したセメント質を除去する．ポケット内露出根面に歯肉を付着させたい場合（歯周外科）はとくに重要であるが，除去できたかの判定は難しい．

研究結果では，エンドトキシンは表層30μmに多いとされ，佃が抜去歯と培養歯肉細胞を用いた研究では，スケーリングのみでは細胞付着が少なく，セメント質20μm除去群と全部除去群は細胞付着が多かった（右図）．

セメント質の厚さは歯頸部寄りで20～50μmあり，少なくとも20μm以上の除去が必要と考えられる．しかし，20μmといっても臨床的には明確でなく，スケーラー操作時の硬さ，擦過音，滑沢度で判定する．なお，ルートプレーニング後にEDTA，クエン酸，テトラサイクリングなどで根面処理すると，細胞が付着しやすくなることが報告されている．

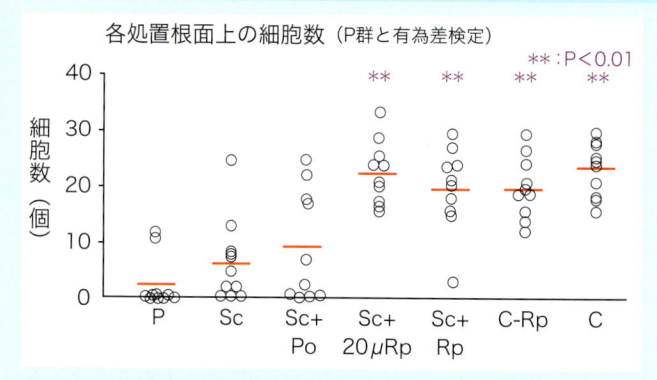

各処置根面上の細胞数（P群と有為差検定）
**：P<0.01

図 SRP後の根面への歯肉細胞の付着（佃 宣和，1989）
P群：歯周病露出根面無処置
Sc群：スケーリングのみ，Sc＋Po：スケーリング後研磨
Sc＋20μ群：スケーリング後20μセメント質除去
Sc＋Rp群：スケーリング後セメント質全部除去
C-RP群：健全歯根をプレーニング
C群：健全歯根面

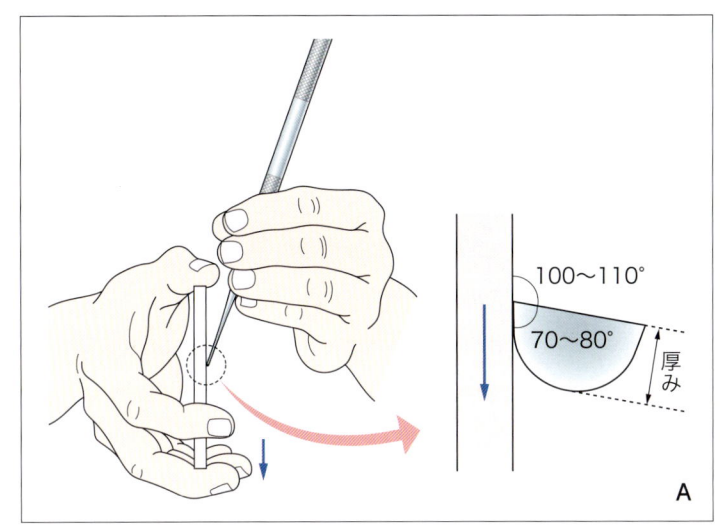

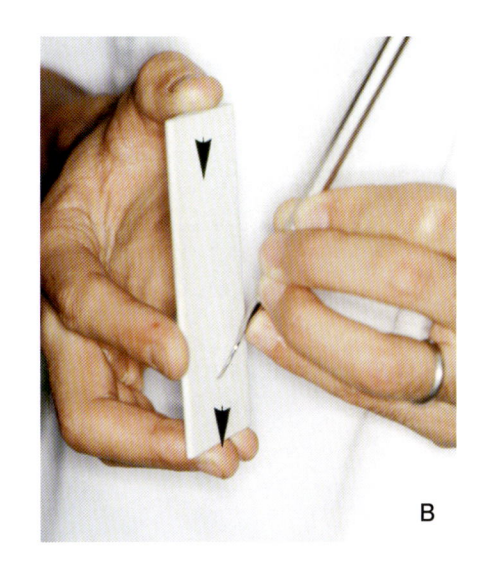

図3-43 スケーラーの側面を研ぐ方法
A：左手にスケーラー，右手に砥石を持つ．スケーラーの同じ面を安定して研げるように左手は肘を横腹につけてスケーラーが動かないよう固定し，スケーラーの側面（研ぐ面）を床と垂直に保持し，砥石をその側面に当てがい垂直にダウンストロークする（2〜3回で研げるので研ぎすぎないこと）．
B：スケーラーの内面を床と水平に保って，砥石を斜めにふりおろす方法もある．

なり鈍い場合に能率よく研磨できる．

人工石は石の粉末を人工的に固めたもので安価であるが，目が粗すぎたり軟らかくて研磨効果が低いものもある．

(2) 手用砥石と電動砥石

手用砥石は平面型と円柱型の2つがある．平面型はスケーラーの側面を研ぐのに適し，円柱型は内面 face を研ぐのに用いられる．現在では，平面型砥石を用いて側面を研ぐ方法が，合理的でしかも安定して研げるので，多く用いられている．

電動用砥石には回転式のものと水平運動式のものがある．ハンドピースに円柱状の砥石を装着して回転させて研ぐ方式もある．

3) スケーラーの研ぎ方

スケーラーの研ぎ方には，①刃部の側面 lateral surface を研ぐ方法と，②内面 face を研ぐ方法とがある．

(1) 側面を研ぐ方法（図3-43）

スケーラーの刃の側面を研ぐ方法で，平面型の砥石あるいは水平電動式砥石を用い，キュレット型スケーラー（とくに片刃式）を研ぐのに適している．

スケーラーを固定して砥石を動かして研ぐ方法と，砥石を固定してスケーラーを動かして研ぐ方法があり，前者の方が同じ面を安定して研げる．

スケーラーを固定し砥石を動かす研ぎ方は（右利きの場合），①まず左手にスケーラーを持ち，研磨する刃の側面を右側に向け，腕の脇をしめ（肘を横腹につけて腕を固定）スケーラーが動かないようにする．なお，左手でスケーラーを机の端に固定して安定させる方法もある．

②次に，右手に砥石を持ち，ダウンストローク（下方へのストローク）を行う．この時，刃部の内面と側面とが作っている角度が本来の角度（そのスケーラー作製時に付与された角度で通常70〜80°）と変わらないようにすることが大切である．すなわち，刃部の内面と側面が70〜80°の適切な角度を保つよう，常に一定の決まった側面をこする．このストロークを2〜3回繰り返し，切れるようになったのを確かめて終わる．

この側面を研ぐ方法は，キュレットタイプスケーラーの「刃部の厚み」が減少せず（図3-43A），スケーリング時に刃部がしなって歯石除去効果が低下することが少ない利点を持っており，キュレットタイプスケーラーの研磨に適する．ただし，不注意に研ぐと原型が失われ，先端がとがりやすいので注意が必要である（図3-44）．

(2) 内面を研ぐ方法（図3-45）

主に刃に厚みのある鎌型スケーラーの研磨に用いられ，ハンドピースに回転式の電動砥石をつけて能率よく研ぐことができる（両刃式は同時に両刃が研げる）．

キュレットスケーラーは刃の厚みが薄いので，この方法を用いると刃の厚みが減少し，スケーリング時に刃部がしなるようになり，歯石除去が困難になるので，原則として前述の側面を研ぐ方法を用いる．しかし，研磨を繰り返し「刃の幅」が狭くなったら，内面を研ぐ方法を用いる．

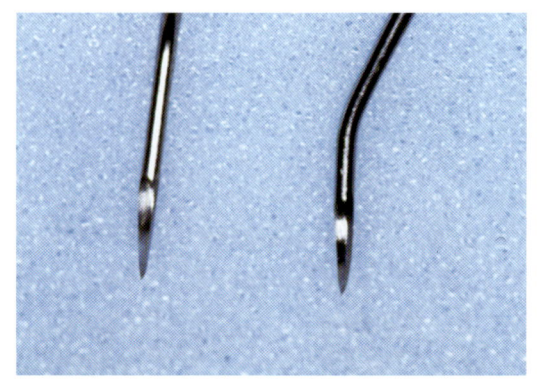

図 3-44 キュレットスケーラーの研ぎ方不良例
不注意に研ぐとキュレットの原形が失われる．先端がとがって，キュレットの特徴が失われやすい．

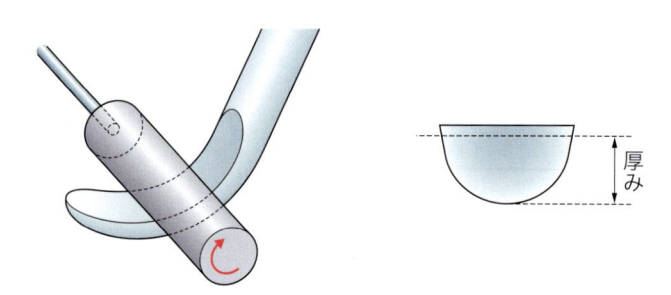

図 3-45 回転式砥石を用いたスケーラーの研磨
内面を研ぐ．刃部の厚みが減少し，しなるようになる欠点がある．

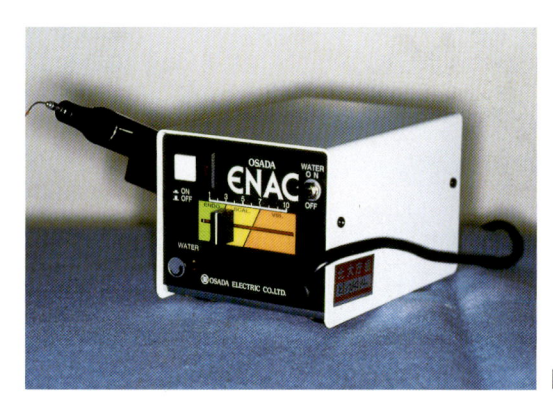

図 3-46 超音波スケーラー

6　超音波スケーラーとエアスケーラー

1）超音波スケーラー

　これは超音波の振動で歯石を粉砕し除去しようとする装置で，超音波発生機，フットスイッチ，ハンドピース，インサートチップから構成されている（図 3-46）．

　このスケーラーのメカニズムは，超音波発生機で発生させた超音波の出力電流をハンドピースの中で機械的振動に変え，インサートチップが毎秒 25,000～30,000 サイクルの微振動（振幅 1/40 mm 以下）をするようになっている．この振動により熱が生じるので，注水を行ってハンドピースとチップを冷却する．冷却水はチップ先端で霧状に噴出され，手術野を洗浄する効果も持っている．従来，この装置の歯石除去効果は，水中でチップが振動すると局所的に圧力の減少が生じて空洞状態になり，この空洞形成 cavitation によって歯石が除去されると考えられていた．しかし現在では，この cavitation の歯石除去効果はほとんどなく，振動するチップが歯石に接触し，チップの振動が伝わって歯石が破砕される機械的な作用，すなわちハンマー作用（追打，破砕）とスクラッチ作用（掻き取り）であると考えられている．

　チップには種々の形態のものがあるが，鎌型とキュレット型が多い．刃に相当する部分は"鈍"になっておりこれは歯面を傷つけないためである．なお，新しい型のチップや装置の開発が試みられている．

(1) 利点

①本装置は使用法が簡単で，歯肉縁上歯石と浅い縁下歯石の除去は，能率的に短時間で容易に行える．一方，深いポケットは，チップの挿入が困難なことと，ポケット壁を作る歯肉の抵抗により振動力が低下し，歯石の除去効果が低かった．しかし，現在改良されてきている（次頁参照）．
②冷却用の噴霧注水により，手術野の血液や除去した歯石片を洗浄しながら処置できる．
③歯面に軽く当てればよいので，歯に強い力が加わらず，動揺の強い歯も損傷を少なくスケーリングできる．
④術者と患者の疲労が少ない．

(2) 欠点

①歯肉縁下の微小な歯石の除去は困難である．チップが振動しているために，ポケット内の根面の細かな変化を感知できず，微小な歯石の除去は困難である．したがって，必ず手用スケーラーで仕上げを行う．

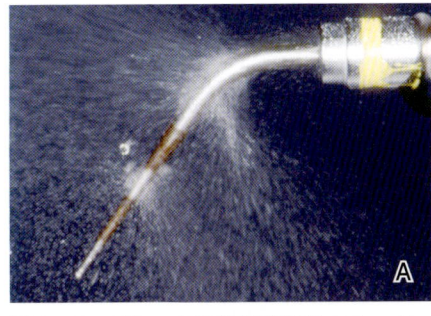

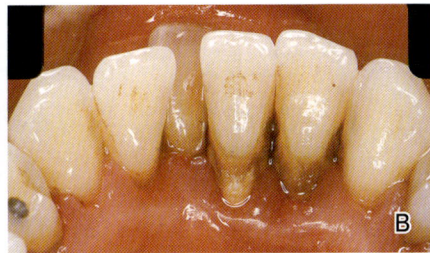

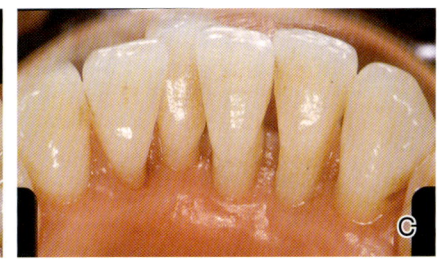

図3-47 ポケット探針型超音波スケーラーチップ（北大型）
A：超音波振動しているポケット探針型チップ（注水中）．歯肉縁下のスケーリングが行いやすい．チップ先端に小球がついており振動力が加わりやすくなっている．
B：スケーリング前（初診）．
C：口腔清掃指導とポケット探針型チップによるスケーリング後．（菅谷勉，1987）

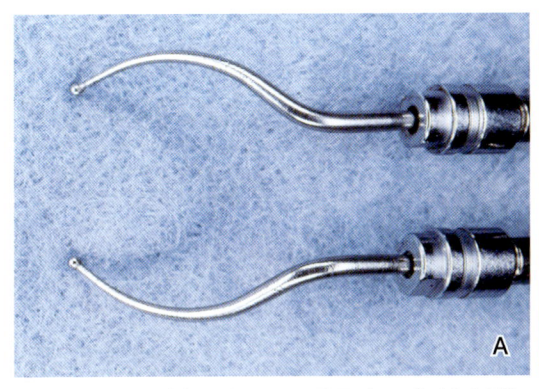

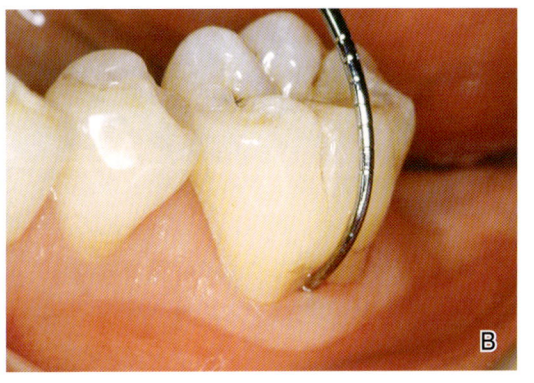

図3-48 根分岐部スケーリング用チップ（北大型）
A：下顎の根分岐部用チップ．先端に小球がついており，強い振動力が加わる．
B：根分岐部のスケーリングに用いているところ．（菅谷勉，1988）

②本装置のみでルートプレーニングを行うのは困難である．微小な歯石の除去に適さないのと同じく壊死セメント質の除去にも適さない．無理にチップを1か所に当てたまま長く振動させると歯質が大幅に削られるなど，歯面に傷を作る危険性がある．
③バキュームで吸水する必要がある．

(3) 超音波スケーラーの発達

超音波スケーラーの振動子には磁歪現象を利用したフェライト振動子（磁歪式）が多く用いられていたが，水晶やセラミックスなどの圧電気現象を利用したピエゾ振動子（圧電歪式）が多く用いられるようになり，安定した効率のよい超音波振動が得られるようになった．さらにオートチューニング機構がつけられている．

チップも改良され，深いポケット底部へ挿入しやすい「ポケット探針型」が北大で開発されて以来，各メーカーとも細い縁下用チップを市販している（図3-47）．さらに「根分岐部用のチップ」も開発されている（図3-48）．

2）エアスケーラー

超音波スケーラーに類似し，sonic scaler（音波スケーラー）とも呼ばれる．エアタービンに接続してその圧搾空気を利用して3～16kHzの振動を得る．エアスケーラーは振動数が低いので，振幅を増幅することによりハンマー効果を生み出している．超音波スケーラーに比べて安価であり，チップ形態も種々なものが開発され，出力も調整可能で，状態に応じてチップと出力を選んで用いる．

5・咬合性外傷に対する治療

咬合性外傷の治療は，歯周基本治療として重要である．とくに，ブラキシズム習癖の強い患者に深い歯周ポケットがあり炎症と咬合性外傷とが合併している場合は，急速に破壊が進行する危険性があるので，早期に対策が必要である（p.53〜60参照）．さらに，欠損歯が多くて咀嚼機能が低下している場合や審美性の改善が必要な場合も，咬合性外傷が生じないように暫間的に回復する治療（暫間補綴）を行う．なお，咬合性外傷に対する治療法の詳細は，5章（p.210, 211）を参照されたい．

1 咬合調整と歯冠形態修正

咬合検査の結果，著しい咬合不調和があったり，歯周組織に強い咬合性外傷を引き起こしている高度な早期接触がある場合には，炎症と咬合性外傷の合併を避けるために早期に取り除いておくことが大切である．この時期には，炎症により歯が挺出して早期接触している場合があり，炎症の改善により改善する可能性がある．したがって，軽度の早期接触は処置せず，高度な早期接触の除去を中心に咬合調整を行い，歯周基本治療が進んで炎症が改善してから精密な咬合調整を行う．なお，歯の支持力が低下し二次性外傷が強い場合は，歯冠形態修正と咬合調整を行う．咬合調整・形態修正の方法は，5章（p.216〜223）に詳細に記載した．

2 暫間固定と喪失歯の暫間補綴

この時期の暫間固定は，歯槽骨の吸収が進み，動揺が高度で生理的な咬合力が咬合性外傷を起こすいわゆる二次性外傷を起こしている歯に行う．暫間固定の目的は，①炎症と外傷が合併するのを防ぐこと．②機能と審美性の暫間的回復，暫間固定により動揺が止まっても，歯周炎が治癒したわけではないことを認識しておくことが大切である．③この他診断の目的，すなわち歯の保存の可能性や将来行う永久固定の効果の判定を目的として行う場合がある．④さらに歯の動揺を軽減し，スケーリング，咬合調整，歯周外科手術を行いやすくする目的で行うこともある．なお，患者さんは動揺がなくなるため治癒したように誤解するので，十分説明しておく必要がある（図3-49）．暫間固定の方法などは，5章（p.224〜229）に詳細に記載した．

修正治療期には暫間固定を除去するか永久固定に切り替える必要があるが，接着性レジンの発達により，歯を削らずに長期間の固定が可能になった．とくに下顎前歯では，そのまま永久固定の機能をさせることができる．

喪失歯の暫間補綴（暫間義歯や暫間ブリッジの製作，義歯修理）は，歯周治療を進めていく間，審美性や機能を一応維持していくのに用いる．即時重合レジンを用いて，暫間的なコーヌスデンチャーやオーバーデンチャーを作り，歯周治療の進行に応じて修正し，再評価して条件が整ったところで長期使用に耐えうる補綴物を作製する．

暫間固定や暫間補綴を行う場合，とくに大切なことは，これらが口腔の清掃性（清掃のしやすさ）を低下させないことである（図3-49）．清掃性が悪いと炎症は改善せず治療効果は上がらず，かえって障害となってしまう．

なお，暫間補綴物は日本の歯科保険治療では「歯周治療用装置」と呼ばれている．

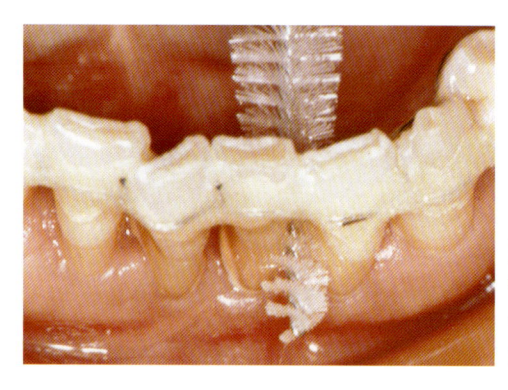

図3-49　暫間固定後の口腔清掃
暫間固定（バルカン固定など）を行う場合，口腔清掃を行いやすくすることが大切である．例えば，歯間空隙を確保するため連結部は歯冠寄りにする．仮補綴の場合も同様である．

3 ブラキシズムや舌の悪習癖の改善

ブラキシズムおよび舌や口唇の悪習癖は，できるだけ早期に治療を開始する．まず患者に悪習癖が存在することを自覚させ，その為害性を説明して改善の努力をすることから始める．

①ブラキシズム対策はブラキシズムを減少させる治療としてまず患者にブラキシズムの為害性を説明し，症状を示してブラキシズム習癖が強いことを自覚させ，ブラキシズム（グラインディングとクレンチング）を改善するよう努力させる．とくにクレンチング習癖は tooth contact habit とも言われ，自覚していない場合が多く，患者に自覚させて改善してもらうことが大切である．

なお，ブラキシズムはなくすこと，さらには改善することがかなり難しいので，同時にナイトガードを製作して歯に加わる強い力を減少させる．

ブラキシズムの診断と治療法の詳細に関しては，第2章（p.104）と5章（p.230～234）に記載したので，参照されたい．

②舌の悪習癖は唾液を嚥下させ，嚥下時に舌がどこを押しているか（舌の位置）を質問する．さらに嚥下後舌を動かさないよう指示し口唇をめくり，手鏡を用いて嚥下時に舌が前歯の舌側を強く押しているのを見せて悪習癖があることを自覚させる．次に正しい嚥下の仕方，すなわち舌を口蓋部に押しつけて嚥下する方法を繰り返し練習させる．

前歯が前突し離開している場合は，舌習癖を治療するには歯間離開を矯正することが必要である．しかし，矯正治療は歯周基本治療を行った後に再評価して，炎症やポケットが改善したのを確認してから行うのが原則である．この時期（基本治療期）にはモチベーションによって悪習癖を自覚してもらい，改善の努力をさせることからスタートする．習癖の改善には時間がかかるので，口腔清掃指導と同様，繰り返しモチベーションを行うことが必要である．舌の悪習癖の検査法については，第2章（p.104, 105）に詳細を記載したので参照されたい．

6・歯周基本治療として行うその他の治療

1 保存可能か不可能かの判定および明らかに保存不可能な歯の抜去（参考1）

初診時の歯周病検査で、保存可能か不可能か判定に迷う歯は、すぐには抜去せず、歯周基本治療が終了し、「再評価」した結果をもとに、総合的に判定・決定することが大切である。

急性炎症のある場合は、歯の動揺が高度になったりポケットプローブが結合組織を貫いて深く入るなど誤診しやすいので、急性症状を取り除いてから診断する。

保存が明らかに不可能と診断された重度歯周炎や残根状態で歯根が短い歯は、抜去する。しかし残存歯が少なく、その歯が咬合関係を維持している場合は、すぐに抜去せずに咬合を負担させ、他の部位の治療を行い、咬合関係が維持できるようになってから抜去する。

保存可能と不可能を判定する明確な基準はない。一応の抜歯の基準として、骨の支持が根尖まで消失し再生療法が困難な場合、多根歯で重度な根分岐部病変がありヘミセクションが行えない場合などがある。さらに、保存したために隣在歯の歯周治療を困難にしたり、清掃を困難にして破壊を進める場合がある（参考1）。

しかし、患者は可能な限り保存することを望む場合が多く、もし保存できれば機能的にもよりよい状態を維持できることが多い。診断の困難な歯の歯周治療を試みる場合、あるいは抜去予定であるが、他の歯の治療がある程度進行するまで保存したい場合には、前もって患者にそのことを説明しておく必要がある。さもないと、抜去する時に患者の信頼を失ってしまう可能性がある。

2 齲蝕の治療・歯髄疾患の治療（歯内療法）

歯周基本治療の主体をなす口腔清掃指導は1〜2回では十分ではなく、通常数週間から数か月にわたって繰り返し行う必要がある。この間、清掃指導とともに、進行の早い齲蝕の治療や歯髄疾患の治療をスタートさせる。歯内療法もブラッシング指導やスケーリングと並行して行い、時間的に能率よく治療を進める。

ただし、歯冠修復物のマージンが歯肉縁下に及ぶ場合は、まず齲蝕の進行を止める処置のみにし、歯周治療により歯肉の炎症を改善してから永久的修復を行う。

3 不適合修復物・補綴物の修正や除去

歯肉辺縁部の清掃を困難にしてプラークを増加させる不適合修復物や補綴物は、プラーク増加因子であり、口腔内で修正可能なものはできる限り早期に修正し、修正不可能なものは後日除去して再製作する。

歯肉縁下マージンがオーバーハングしている歯冠修復物は、歯肉縁下マージン部を削り落として歯肉縁上マージンとし、清掃しやすくする方法がある。クラウンやブリッジを撤去する場合は、歯肉の炎症やポケットが改善するまで仮の補綴物を製作し機能や審美性を回復しておく必要があるので、治療計画に組み込んでおく。なお、不適合補綴物であるといって無計画に除去すると、仮の補綴物の製作が困難な場合や、機能的にも審美的にも困る場合があるので、治療順序を考慮し、準備を整えてから除去する。

4 知覚過敏症の治療

知覚過敏症は、ブラッシングによる口腔清掃を障害する場合が多く、早期に適切な治療が必要である。治療は、スケーリングなどの歯周治療により急性に生じた過敏症（急性知覚過敏症）と、歯周治療を行う前（初診時）から長期

参考1：抜歯の判定基準

抜歯の判定基準は歯科医学の進歩により変化し、保存可能な範囲は広がっている。一般に歯の動揺度を抜歯基準にしていることが多いが、これは誤りである。動揺度は治療により変化することを考慮し、判定資料の1つと考え、残存する歯周組織の支持量、治療による改善の可能性、機能状態などを総合的に判定すべきである。

判定基準として考慮すべき事項は、次の通りである。
① 残存する歯槽骨の量：歯槽骨に支持されている歯根の表面積（歯根膜面積）が問題となる。これがきわめて少ないと、保存は困難となる。この場合、動揺はきわめて高度となる。
② ポケット底部の位置と根分岐など歯根の形態：ポケットが根尖に達しているかどうかが1つの目安となる。根尖を巻き込んでいる場合は、治癒が困難であることが多い。根分岐や根面の裂溝の位置や程度も考慮する。
③ 口腔機能上の重要性と口腔清掃の困難性：口腔の機能上重要な役割をする歯は保存に努めるが、機能上あまり意義がなく、しかも清掃が困難な歯は抜歯の適応となる。しかし、機能の問題は長期的展望のもとに判定すべきであり、短期的判定で抜歯するのは危険である。
④ 周囲の歯への影響：その歯を抜歯することあるいは保存することが、周囲の歯や対合歯に与える影響を考慮する。
⑤ 固定の可能性、矯正治療の可能性：これらの処置が可能で、咬合性外傷を改善できれば、保存が可能となることも多い。
⑥ 患者の心理状態：患者の抜歯に対する考え、歯を保存したいという熱意などを考慮に入れる。

間症状を訴えている過敏症（慢性知覚過敏症）とに区分して対処する．前者はほとんどが抜髄せずに改善が可能であり，後者もその多くは保存治療が可能であり，治療経過を観察し，最終的に歯髄の炎症が不可逆的なほど重度と判定された歯のみ抜髄する．しかし，前者（急性知覚過敏症）も適切な処置を行わないと真の歯髄炎へと進行する可能性があり，患者の歯周治療への不信感を増加させたり，ブラッシングを障害する．抜髄を行うと歯質の変色が生じ，前歯では審美性が低下する．さらに，象牙細管内に組織液が存在しなくなり，象牙質齲蝕，根面齲蝕が発生・進行しやすくなる（象牙細管内に細菌が進入しやすい）．

1）原因

知覚過敏症の原因はまだ十分解明されていないが，象牙質の知覚についての Brönnström の hydrodynamic theory に基づく考え方が主力をなしている．すなわち，象牙質表面への刺激が，象牙細管内の組織液の一方向への移動（外表面または歯髄側面への移動）を誘発し，これが歯髄内圧の変化や象牙芽細胞の移動（核の移動や形態の変化）を引き起こす．この移動は，象牙芽細胞に接近して存在する歯髄の神経終末を刺激し，中枢に伝わる．したがって，象牙細管の中を組織液が流れやすい状態，すなわち細管の石灰化が悪く太く開いている場合に外来刺激が痛みとして伝わりやすく，逆に象牙細管が一部でも閉鎖していて組織液の流れが悪い場合には，外来刺激を与えても痛みとして現れないとする考えである．

2）治療の原則

知覚過敏症の治療の基本は，まず検査により過敏歯と過敏部位を明確にし，次に過敏を引き起こしている原因を把握する．とくにその歯の歯髄の病変がどの程度進行しているか，不可逆性歯髄炎に進行しているかどうかの判定が大切である．

スケーリング直後には知覚過敏症が生じやすいが，数日後には自然に改善される率も高い．これは，スケーリングによって露出した象牙細管の表層が唾液中のカルシウムによって石灰化が進み，細管が閉鎖されるためと考えられる（図3-50 A）．

これに対し，長期間にわたり根面の知覚過敏を訴える場合は，象牙細管の石灰化が悪く細管が太く開いており，何らかの理由で唾液による石灰化がうまく生じないため，細管内の組織の流れが容易に起こりやすい状態が続いていると思われる（図3-50 B, 51）．したがって，石灰化を促進し象牙細管を閉鎖し，外来刺激による組織液の流れを起こりにくくするのが根面齲蝕の予防にもなり，最もよい治療法である．

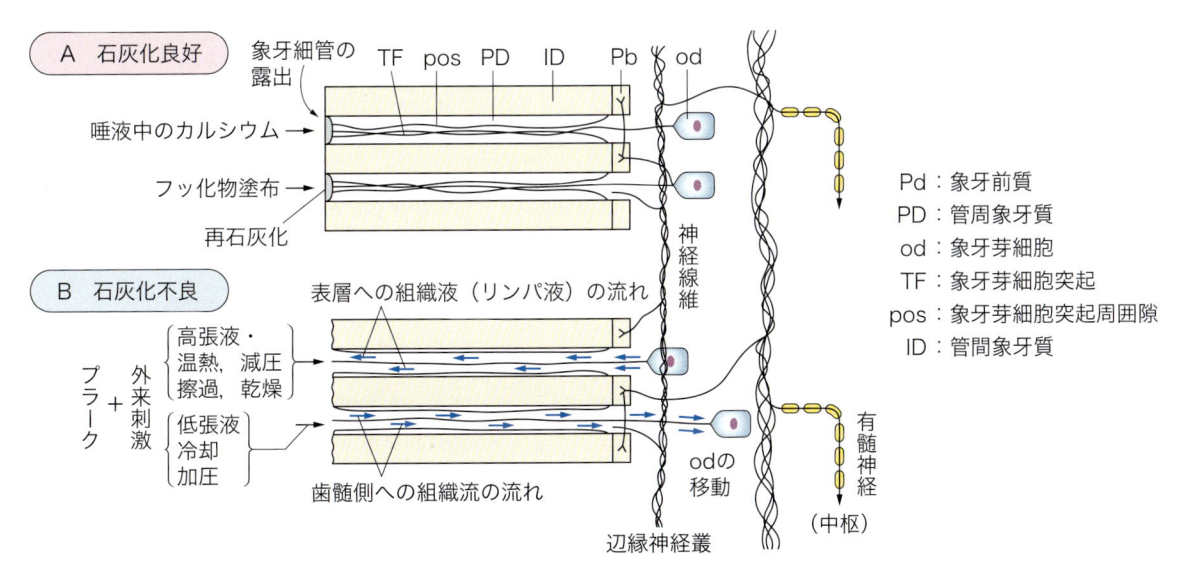

図3-50 スケーリング，ルートプレーニング後の象牙質と知覚過敏症の発生および改善
A：知覚過敏症が発生しない状態．唾液中のカルシウムとフッ素が細管表層部を再石灰化させ知覚過敏を改善する．
B：知覚過敏症の発生．象牙細管の石灰化が悪く，外来刺激により細管内を組織液が流れ，象牙細胞の移動や形態の変化が生じる．

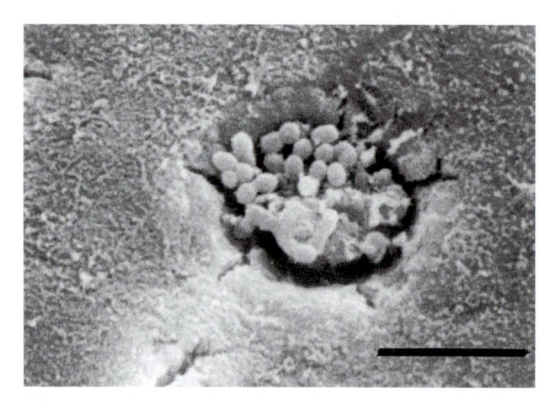

図 3-51 露出した根面象牙質の細管開口部に付着した細菌
ブラッシングを行っていても，象牙細管が大きく開口していると細菌が付着する場合があり，知覚過敏や根面齲蝕の原因となる．スケールは4μm．
（藤保芳博）

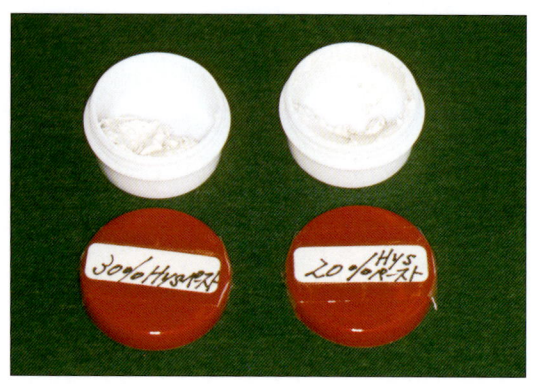

図 3-52 30% NaF ペーストと 20% NaF ペースト
露出象牙質の知覚過敏の予防と治療には，根面のプラークコントロールとフッ化物の塗布が有効である．

3）歯周治療（スケーリング，ルートプレーニング）後に生じる知覚過敏症の予防と治療

(1) スケーリング，ルートプレーニングを行う前に，口腔清掃指導を十分行っておく

これはスケーリングにより露出する根面にプラークが付着するのを，スケーリング直後から防ぐことを目的としている．スケーリング後に象牙細管表面に付着したプラークは石灰化を妨げ，細管中の組織液の流れを容易にして知覚過敏の原因となる．したがって，スケーリング前に口腔清掃法を十分に指導し，スケーリング時には歯根部のブラッシングが熱心に，しかもテクニックも上手に行えるようになっていることが必要である．

(2) スケーリングとルートプレーニング時に不必要に歯質を削らない

歯肉と直接接触しない歯肉縁上部は，歯石だけを取り除き，セメント質はできるだけ除去しない（ルートプレーニングは行わない）．一方，歯肉と接触する歯肉縁下はルートプレーニングを行い，汚染された歯質を取り除く．とくに歯周組織の再付着や再生を目的とした歯周外科時には徹底して行う．

(3) スケーリング直後や歯周外科直後にフッ素溶液を根面に塗布する

できるだけ早期に石灰化するのをねらって，2～4%のフッ素溶液（図3-52，フローデンAなど）を塗布する．

(4) 術後のプラークコントロールの徹底とフッ素溶液の再塗布

術後，知覚過敏が生じるとブラッシングを差し控えやすいので，痛みの原因は冷水でのうがいによることが多いことを話し，温水でうがいさせる．さらに，プラークの付着と知覚過敏との関係を説明し，ブラッシングの再指導を行う．最後にブラッシングしてプラークを取り除いた根面に，フッ化物を塗布する．これを数回繰り返す．

(5) 冷水など過敏症状を誘発する強い刺激は回避させ，8週間は経過を観察する

強い刺激は歯髄の充血や炎症を誘発するので避けさせ，石灰化を待ち，8週間程度は経過を観察する．通常は改善傾向を示すが，改善せず症状が強い場合は歯髄病変が強いと判定して抜髄する．

4）歯周治療前（初診時など）から生じている知覚過敏症の治療

この場合も治療法の第1はプラークコントロールであり，軽度の過敏症はこれによって改善する．重度の症状を示す場合は，特定部位の象牙細管や副根管の石灰化不良が原因となっていることが多く，その部分を探り出して，プラーク除去とフッ化物塗布など薬物を応用する．

さらに露出した歯根の象牙質を接着性レジンのボンディング材で被覆（浸透硬化）する方法，スーパーボンドのプライマー（グルタルアルデヒドを含むもの）でタンパク質（象牙細管内）を変性凝固させる方法なども行われる．

これらの処置によっても改善しない場合は，すでに歯髄炎や歯髄変性が進行していると判定し，抜髄する．なお，症状が改善し日常生活に障害を与えなければ抜髄せず，経過観察し長期間管理する．

5）知覚過敏症に用いる薬物（表3-7）

知覚過敏症の治療薬は，多数発表されているが，特効薬的に有効な薬はない．これは，過敏症の発現のメカニズムが完全に解明されていないことも原因の1つである．

根面を暫定的に被覆するタイプ（歯周パック，セメント類，接着性レジン類）は，清掃性を障害する可能性があるので注意する．硝酸銀やFCなど，タンパク凝固作用によるものは効果が早いが後戻りが生じる．細管の石灰化を促進するもの（NaF，SnF_2 など）が合理的と思われる．フッ化ジアンミン銀（サホライド）は，着色作用があるので前歯には使用しないが，臼歯には有効である．なお，塩化ストロンチウム（SrC_{12}）も両者の作用をねらったものである．

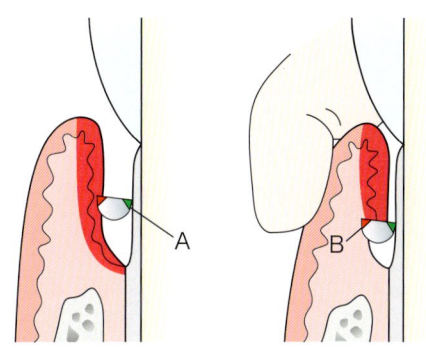

図3-53 歯周ポケット掻爬（KKスケーラーなど両刃式スケーラーが有効）
A：スケーリング・ルートプレーニング．
B：歯肉の掻爬：指を歯肉に当てがってポケット壁を掻爬する．

5 歯周ポケット掻爬（キュレッタージ curettage）

従来キュレッタージは，歯周外科の1つに分類され，歯周ポケットに露出した根面をスケーリング・ルートプレーニングするとともに，ポケットに面する上皮と炎症が強い結合組織を掻爬して取り除き，歯肉を根面に密着させて再び付着（ほとんど上皮性の付着）させポケットを浅くすることを目標に行われてきた．しかし，我が国では，キュレッタージが患者に与える侵襲が少なく医療保険制度上，歯周基本治療としても行われている．すなわち，我が国ではキュレッタージを内容に応じて2種類に分けている．

1つは歯周外科に分類されるもので，歯周基本治療後の再評価で残存する比較的浅い（6mm以下）ポケットを対象に，術後に縫合するなどして根面に歯肉を再び付着させることをねらって行うもので，「歯周ポケット掻爬術」と呼ばれる（p.160〜163参照）．

もう1つは歯周基本治療として行うもので，歯周外科手術前にポケットを形成する歯肉の炎症をできるだけ取り除く目的で行われ，「歯周ポケット掻爬」と呼ばれる．ポケットが深い場合に，まずキュレット型スケーラーを用いてスケーリング・ルートプレーニングを行って根面をできるだけきれいにする．次に，ポケットを形成する歯肉壁の炎症部分をキュレット型スケーラーで掻爬して取り除く．

歯周ポケット掻爬（キュレッタージ）を行うには，KKスケーラーなど両刃式のキュレット型スケーラーが有効である（図3-33, 34参照）．この処置は炎症の軽減を目的とし，ポケットが深い場合にこの処置だけでポケットが十分浅くなることは期待しない．しかし，ポケットが浅い場合は，これらの基本治療で治癒してしまう場合もある（図3-53）．

表3-7 象牙質の知覚過敏症の治療に用いる薬物

分類	薬剤名
A．象牙質を被覆して外来刺激が象牙細管に伝わるのを防ぎ，二次象牙質の形成を待つもの	接着性レジン，ボンディング剤，グラスアイオノマーセメント，歯周パックなど
B．象牙質表面に塗布して表面の石灰化を促進し，細管を閉鎖して細管中の組織液の流れが生じないようにするもの	NaF（1〜4％溶液，20〜30％ペースト，5％バーニッシュ），SnF_2（0.4％ペースト）などの塗布やイオン導入
C．象牙質表面に塗布したりイオン導入して，象牙芽細胞の突起または細胞全体を変性凝固させ，刺激が伝わらないようにするもの	Cl_2，ホルマリン（FC），パラホルム（ハイパーバンド），塩化ストロンチウム，硝酸銀など
D．上記のA，B，Cの二者または三者の複合作用をねらったもの	フッ化ジアンミン銀（サホライド），HY剤セメント（タンニン・フッ化物），シュウ酸（MSコート）

7・歯周基本治療後の再評価と治療計画の修正

1 再評価とは（図3-54）

　検査・診断に基づいて治療処置を行った後，その効果や影響を評価し不十分な所を明確にし，次に必要とする治療処置を決定するために行う検査・診断を「再評価」という．再評価は各治療が一段落した時に行うが，歯周治療においては，歯周基本治療後に行う再評価がきわめて重要である．すなわち，これをもとに治療計画の修正を行い，その後の治療（修正治療など）を決定するので，きわめて大切である．ここではこの再評価を中心に述べることとする．しかし，前述したように再評価は各治療（例えば歯周外科）終了ごとに必要であり，繰り返し行うことになる（図3-54）．再評価の結果はカルテ，チャート類に正確に記録し，比較検討できるようにすることが大切である．

2 再評価の目的と時期

　再評価の目的は，①各歯周治療（ここでは歯周基本治療）によって生じた口腔内の変化，組織反応を調べ，治療効果を評価し，歯周治療に対する患者と術者の励ましにすること，②改善した所と不十分な所を明確にして，最初に立てた治療計画を修正することである．

　最初の再評価は，歯周基本治療終了時，すなわち患者が口腔清掃をマスターし〔プラーク付着率（スコア）20％程度に維持〕，さらにスケーリングとルートプレーニングなどの歯周基本治療が終了して，炎症が大部分改善してから行う．ポケット底部をキュレッタージした時は，組織の反応（術後の治癒に必要な時間）を考慮して，処置後約2週間以上経過してから行う．

　前述したように歯周外科，固定，矯正処置，補綴処置などの後にも再評価を行って治療方針を修正し，メインテナンス期にも定期的に行う．

3 再評価として行う検査内容

(1) 口腔清掃状態
　初発因子であるプラークの残存状態を調べる．問診や会話の内容から患者の口腔清掃に対する認識度の変化（モチベーションの効果）も調べる．

(2) 歯肉の炎症状態
　歯肉表面は肉眼で評価する．歯肉の炎症（発赤，腫脹）は口腔清掃不十分であることを示すことが多い．なお，ポケット内部はプロービング時の出血（BI）で評価する．

(3) 歯周ポケットの深さ
　歯肉の炎症が改善されると，炎症性腫脹は減少する（歯肉退縮）．さらにポケット底部のコラーゲン線維が再生増加してポケットプローブが付着部を貫かなくなるため，残存する真の歯周ポケットの深さが評価できる．この評価は今後の歯周外科治療をはじめ，他の治療計画に大きな影響を与え重要である．

(4) 歯の動揺度
　初診時に動揺が見られた歯を再チェックする．炎症と咬合性外傷の改善により動揺度は改善することが多いので，その後の固定法や補綴治療を中心に治療計画を修正する．

(5) 修飾因子の除去状態
　歯肉縁下歯石などのプラーク増加因子（炎症性因子）と，早期接触などの外傷性因子の除去や改善状態をチェックする．

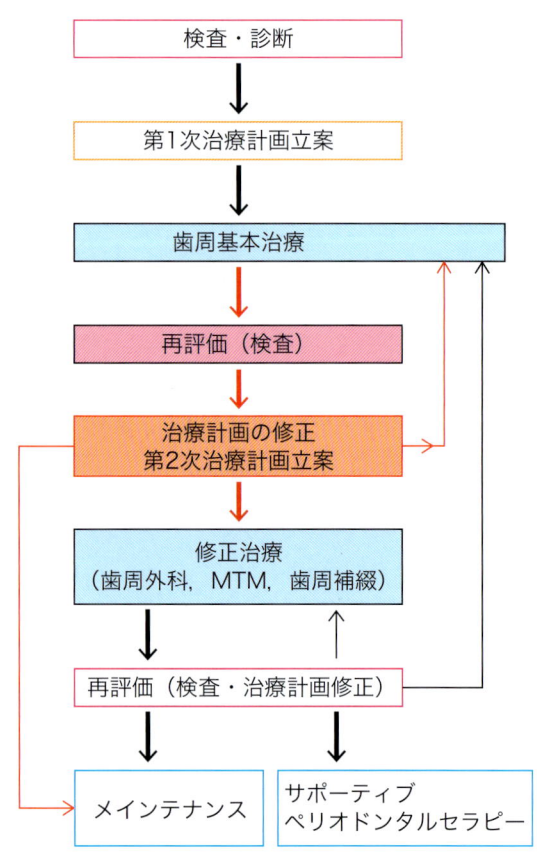

図3-54　歯周治療の進め方—
　　　　歯周基本治療後の再評価と治療計画修正

4 治療計画の修正（第2次治療計画の立案）

初診時の検査結果と再評価時の検査結果を比較検討して，今までの治療効果を評価し，治療計画を修正し，第2次治療計画を立案する．すなわち，再度歯周基本治療を行う必要があるかどうか，あるとすればどの部位か，その内容，さらに必要とする修正治療の内容と順序，治癒した場合はメインテナンスの方法を決定する．代表例を次に示す．

(1) 口腔清掃が不十分で歯肉に発赤など炎症がある部位

再基本治療を行う．清掃が不十分になる原因を検討し，再ブラッシング指導（モチベーションの強化を含む），再スケーリング・ルートプレーニングを行う．歯列不正や付着歯肉の狭小などの修飾因子が原因の場合は，それらに対する改善処置を計画する．

(2) 肉眼上歯肉の炎症がほとんどなくポケットが4mm以上の部位

エックス線写真による歯槽骨の吸収状態を評価し，考慮に入れて歯周外科の必要性を検討する．できるだけ歯周組織の再生（アタッチメントゲイン）をねらう．

(3) 根分岐部病変の再評価

根分岐部の位置が歯冠側寄りか，口腔へ露出しているか，歯肉で覆われているかを判断する．さらに，水平方向と垂直方向（根尖方向）のプロービング深さ，根分岐部の骨破壊の程度などから，次に行う処置方針を決定する．

(4) 歯の動揺が改善されない部位

歯の動揺を大きくしている原因，改善されない原因を検討し，固定の必要性を決める．

(5) 欠損部の補綴治療

支台歯となる歯の歯周組織の改善状態，患者の歯科治療に対する考え方の変化などを参考に，補綴治療の計画を修正する．

(6) 保存か抜歯か判定困難な歯の評価

すでに述べたように，最初（初診）の検査で保存か抜歯か判定に迷った歯，保存の可能性がある歯は，抜歯せずに基本治療をしっかりと行って再評価して決定する．さらに，この再評価でも判定に迷う場合，すなわち保存できる可能性があり，機能上や審美上大切な歯および患者が保存を熱望する歯は，さらに再基本治療や修正治療（歯周外科など）を行い，再評価して判定する．

歯周外科

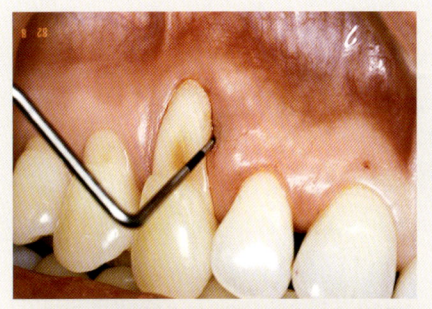

歯周基本治療終了

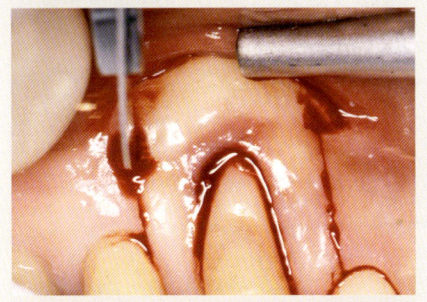

遊離歯肉移植し，歯冠側移動する

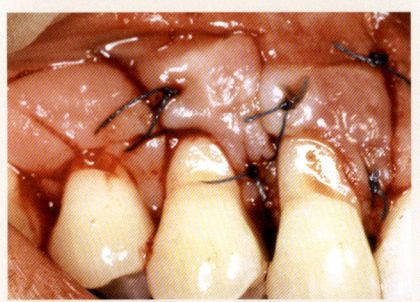

歯肉弁歯冠側移動術

術後9か月

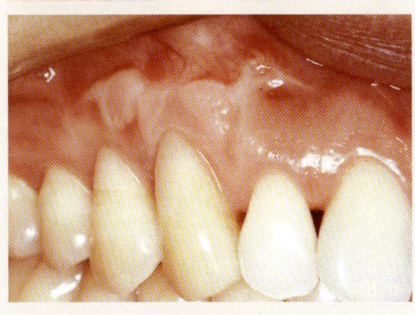

(p.204 参照)

　歯周病が進行して歯槽骨が破壊され，歯周ポケットが深くなると，歯周病の基本的治療（イニシャルプレパレーション）のみでは十分な改善が得られず，歯周外科治療を必要とする症例が多くなる．

　歯周外科の目的は，患者が自分で口腔清掃できない深いポケットや形態異常を外科的に改善して，歯周組織破壊の進行を止め，健康を維持することと，既に破壊された歯周組織をできるだけ再生させて健康を回復し，維持しようとすることにある．これらの目的を達成するために種々の手術法が開発，研究されてきており，歯周病学の発達とともに歯周外科の手術法も進歩，発展してきている．現在行われている各手術法にはそれぞれの目的と特徴があるので，各手術の術式を学ぶとともにその特徴を十分理解し，各患者の全身状態や口腔内の病状および希望に合わせて最も適した手術を行えるようにする必要がある．

　本章では歯周外科を成功させる上で必要な基本事項を学ぶとともに，最近発達してきたGTR（guided tissue regeneration；組織誘導再生）法，エムドゲインを用いる方法など再生療法を含めて，各手術法の特徴・術式について勉強する．　　（加藤　熙）

1・歯周外科の目的と基本原則

1 歯周外科の目的，分類，適応症，禁忌症

1）目的

歯周外科の主な目的は，歯周治療の基本的考えに沿って患者が自分で，「口腔清掃（プラークコントロール）が十分行えない所を行えるようにし，歯周組織がさらに破壊されるのを防ぐ」ことと，「失われた歯周組織の再生」である．最近はGTR（guided tissue regeneration；組織誘導再生）法，エムドゲインを用いる方法などの発展により後者を目的とした手術も多くなり，さらに「審美性の改善」を目的とした手術も行われるようになっている．

「歯周外科の目的」をまとめると，次のようになる．
①歯周基本治療で改善しなかった清掃困難な深い歯周ポケットの除去（改善）
②口腔清掃を困難にする歯肉，歯槽骨，小帯，口腔粘膜の形態異常の改善
③失われた歯周組織（歯槽骨，歯根膜，セメント質，歯肉）の再生
④前歯部の歯肉の肥大や退縮による審美性不良の改善
⑤適切な保存修復や補綴処置を行うための歯周組織の形態修正（前準備）

すなわち歯周外科は，歯周基本治療を行っても，深い歯周ポケットが残存したり，歯肉や口腔粘膜の形態が悪く，患者が自分自身で歯周病の最大の原因であるプラークを取り除けない状態にあり，そのままでは歯周組織の破壊がさらに進行する危険性が強い場合に，これを改善しようとするものであり，同時に破壊吸収された歯槽骨や失われた歯と歯周組織の付着をできるだけ再生しようとするものである．

なお，前歯部ではさらに露出した歯根に歯肉を付着させ，審美性をも改善しようとする目的が加わる場合がある．

2）種類・分類

これまで多くの臨床家，研究者から種々な歯周外科手術が発表されてきている．これらの手術を目的により分類すると次の4つになる．

(1) 歯周組織（再）付着療法

ポケットを形成していた歯周組織（主に歯肉）をポケット内に露出していた根面に再び付着させ，ポケットを浅くする手術（歯周組織の再生も一部生じる）．

- 歯周ポケット掻爬術（キュレッタージ）
- 新付着手術（ENAP）
- フラップ手術（歯肉剝離掻爬術，FOP）

(2) 切除療法

ポケットを形成していた歯周組織（歯肉や骨）を切除して，ポケットを浅くする手術（生理的形態にするのを目標とする）．

- 歯肉切除術，歯肉整形術
- 骨切除術，骨整形術
- 歯肉弁根尖側移動術　など

(3) 再生療法

歯周病で失われた歯周組織（骨，歯根膜，セメント質）を再生させようとする手術（現在研究中の方法もある）．

- GTR法
- エナメルマトリックスタンパク質（エムドゲイン）を用いる方法
- 骨移植術
- 多血小板血漿を用いる方法　など

(4) 歯周形成手術（歯肉歯槽粘膜手術，MGS）

口腔清掃を傷害したり，審美性を悪くしている歯周組織（歯肉），歯槽粘膜，小帯などの形態異常を修正し，口腔清掃性や審美性を良くする手術．

- 小帯切除（切断）術
- 歯肉移植術
- 歯肉弁移動術（側方，根尖側，歯冠側移動）　など

3）適応症と成功の条件

歯周外科の適応症は，前記の歯周外科の目的に合った症例で，手術が患者の健康を害するおそれのない場合である．歯周外科の基本は，手術時の歯周組織の損傷をできるだけ少なく，手術の目的を十分に達成することである．

歯周外科は患者に外科的な侵襲を与えるので，不注意に行うとかえって患者の健康を害したり，歯周組織を破壊してしまう危険性がある．したがって，適応症を選び，十分準備を行って条件を整えて実施する必要がある．

適応症の選択は，まず手術によって健康を害する可能性の強い全身性疾患患者を除き，歯周基本治療をしっかり行った後，再評価を行って歯周外科の必要性を検討し，決定する．このためには各手術法の特徴・利点・欠点を十分に理解しておき，長期的視野，すなわち手術後の長期にわたる予後を考慮して決定する必要がある．

歯周外科を成功させる条件は，次の通りである．

(1) 各症例ごとに手術の目的を明確にし，適応症を選ぶ

再評価と手術直前診査をしっかり行い，その症例に最も適した手術法や切開法を選ぶ．このためには各術式の内容・利点・欠点など，その特徴をよく知っておく必要がある．

(2) 前準備を十分に行う

まず歯周外科を行う時期を選ぶ．徹底した歯周基本治療およびインフォームドコンセント（患者への手術の説明）を行い，患者に対し心身両面の前準備を十分行う．

手術器具・材料を準備し，感染に対する適切な予防策を講じる．なお，アシスタントの訓練を十分に行っておく．

(3) 手術の基本原則を守り，患者に与える侵襲（機械的，細菌性，化学的侵襲）を最小限に抑える

手術による侵襲，とくに骨の消失・支持力の消失がないようにする．さらに併発症の防止に努め（必要であれば術前に抗菌薬の投与，固定による咬合性外傷の防止など），救急状態に対応できる準備を行っておく．

(4) 術後の注意，および長期にわたるメインテナンスをしっかりと行う

術後の口腔清掃は，手術の予後を大きく左右する．手術により歯肉形態が変わっているので清掃法を再指導するとともに，隣接面のクレーターなど清掃不十分な所を術者が清掃する．

4）歯周外科手術の禁忌症

原則として，歯周外科手術が患者の健康を害するおそれのある全身性疾患に罹患している場合と，口腔清掃不良など歯周基本治療の不徹底や前準備不足の症例である．

(1) **出血性疾患**
・血小板減少症・血友病
・血液抗凝固薬の服用者
・月経の最初の2日間（血液凝固メカニズムの変化）

(2) **感染に対する抵抗力の低下**
・好中球減少症
・白血病（急性単核球性，骨髄性）
・コントロールされていない糖尿病患者
・全身状態の良くない高齢者

(3) **その他の全身性疾患，全身状態不良**
・悪性腫瘍などの重度な全身疾患
・重症の心疾患がある場合
・強い精神的ストレスがある場合
・妊娠とくに2～3か月と10か月

(4) **口腔清掃不良**

歯周基本治療が十分行われていない患者，指導しても口腔清掃の重要性を認識しない患者，手術部位の清掃ができない患者は禁忌である．しかし，リコールに十分応じ口腔清掃の向上が期待できる患者なら適用できる．

5）歯周外科を行う時期と実施の決定

歯周外科は歯周基本治療が終了した後，「**再評価**」を行って適用すべきかどうかを診断・判定し，実施する．これは次のような理由から大切なことである．

(1) 不必要な手術を避ける

歯周基本治療により十分改善してしまう病変や，歯周外科を行っても改善が不可能な症例を見きわめ，歯周外科の適用から除く．

(2) 手術を容易にし成功率を高める

手術前にできるだけプラークや歯石を取り除いて歯周組織の炎症性病変を軽減しておき，さらに咬合調整や固定などにより強い咬合性外傷が存在しない状態にしておけば，手術時の出血や動揺は少なく，手術操作は容易である．さらに歯肉に炎症性細胞が少なくなりコラーゲン線維が再生してきていると，手術後これらの線維が歯根面を取り巻き，再付着が生じやすくなる．さらに上皮（性）付着はこれらの線維に支えられ，ポケットの再発を防ぎ成功率は高まる．

(3) 手術後の経過を良好に維持する

患者は手術前に口腔清掃法をマスターしているので，再指導すれば術後早期にプラークコントロールが十分行え，治癒が早く，予後を良好に保ちやすくなる．

2 歯周外科に必要な前準備

外科処置を成功させるには，前述したように患者に対する心身両面の準備がきわめて大切である．術前準備の内容は，次の通りである．

1）患者に対する準備

(1) 患者の口腔清掃に対する認識を高め，実際に毎日十分実行させておく

プラークコントロールが悪い状態で行えば，手術は必ず失敗する．

(2) 歯周ポケットは存在していても，歯肉の炎症をできるだけ軽度にしておく

プラークコントロールの他にスケーリング，ルートプレーニング，歯周ポケット掻爬（予備的キュレッタージ）を行い，歯肉縁上・縁下のプラークと歯石をできるだけ取り除いて，歯肉の炎症を軽減しておく．これは前述したように，手術の操作を容易にし，歯肉弁を歯根面へ適合密着しやすくする．歯肉のコラーゲン線維がよく発達すると歯

根面を取り囲み，新しく生じた上皮（性）付着部が再び剝離しないようにする効果がある．逆に，歯周組織の炎症が強いと，手術中の出血は多く，歯肉弁には断裂が生じやすく，縫合操作も難しくなる．さらに根面への再付着も困難であり，ポケットが再発する．

(3) 咬合性外傷を軽減しておく

手術後の安静の確保は，手術を成功させる上で大切である．強い早期接触は咬合調整を行い，支持力低下による二次性咬合性外傷が強い歯は暫間固定を行って，咬合性外傷を改善するとともに術後の安静を得やすくしておく．

(4) 患者の精神的準備をする

患者は手術と聞くと不安を持つので，手術の目的・内容をやさしく説明し理解させ，安心させる．さらに歯周外科は最終処置ではなく，歯周治療の一部であることを説明し，術後のメインテナンスの重要性も話しておく．なお，不安の強い人は鎮静剤を投与する．

(5) 術中・術後のトラブル防止処置をしておく

全身状態に注意し，問題のある場合は血圧などを手術中にも測定し，トラブルの発生を防止する．歯槽骨を削るなど侵襲が大きい場合，心疾患など抵抗力が低下している場合は，術前に抗生物質を投与し，菌血症や感染症を防ぐ．

2）歯周外科に用いる器具と準備

手術に使用する基本的器具は基本セットとしてまとめ，前もって消毒しておく．なお，スケーラーは消毒前によく研磨しておく（メスはディスポーザブルのものを使用）．次に，基本セット以外で必要に応じて使用する器具は個々に消毒して用意しておく．これは手術中でも追加選択が可能である．基本セットは最小限の数に抑えておき，術式により必要に応じて個々に消毒した器具を追加する．

(1) 歯周外科用基本セット

トレー，ピンセット，ミラー，探針，ポケット探針，スケーラー（キュレットタイプなど），骨膜剝離子，歯肉バサミ，抜糸バサミ，鋭匙，持針器（中型），止血鉗子，ティシュリトラクター，Bard Parker メス用柄と刃（No.11 と No.12），バキュームチップ（外科用，先端の細いもの），スケーラー用砥石

(2) 個々に消毒し包装しておき，必要に応じて使用する器具（ディスポーザブルのものを含む）

① Bard Parker のメス刃 No.11 と No.12（予備用），No.15C
② 針と縫合糸（3/0，4/0，5/0），糸付き縫合針が便利，針は彎曲針，リーバスカットまたは普通のカット，13 mm か 18 mm

---

参考1：歯周パック（サージカルパック）

• パックの目的
① 手術部位の安静を保ち，プラークや食物残渣の刺激を防ぐことにより治癒を容易にする．
② 術後出血を防ぐ．
③ 術後感染を減少する．
④ 動揺歯の場合は一応固定効果も期待できる．

• 材質
① ユージノール系：ユージノールには消毒性があり細菌の増殖を抑えるが，細胞毒性もある．とくにユージノール過敏症の人がいる（アスベストの入ったものは認められない）．
② 非ユージノール系：他の殺菌剤や抗菌薬が入っている．現在ではペースト状の COE-pack® が多く使われている．他に Peripack がある．過敏症の発現は少ない．

---

③ ラウンドバーとハンドピース（骨外科に使用，No.6, 8, 10 のバー）
④ 超音波スケーラーまたはエアースケーラーのヘッドとチップ
⑤ エレベーター（細身）（根分割除去に使用）
⑥ 破骨鉗子（骨外科に使用）
⑦ タービンバー（細身）（根分割に使用）
⑧ カークランド（Kirkland）のメス（左右対，歯肉切除に使用），オルバン（Orban）のメス
⑨ 石川式メス（舌側用）（歯肉切除に使用）
⑩ パーケット（Pacqutte）のメス（歯肉移植に使用）
⑪ 生理的食塩水と容器，シリンジ
⑫ 歯周パック（COE-pack®），練板，スパチュラ

3 歯周外科治療後の治癒形態 ——とくに再付着と新付着

歯周外科の目的の1つに，ポケットを形成する歯肉を根面に再び付着させてポケットを浅くすることが含まれている（図4-1）．従来から，歯周外科治療後の治癒形態とくに根面と歯肉の付着形態について，多くの研究が行われている．ここでは，歯周外科治療後の治癒形態とそれに使用される用語，再付着 reattachment と新付着 new attachment，修復 repair と再生 regeneration についても整理することにする．

1）歯周外科治療後の治癒形態

歯周病学の黎明期には歯肉を切り取る歯肉切除術が中心に行われ，ポケットを形成している歯肉を根面に再び付着させてポケットを浅くする治療法は考えられていなかった．1931年に Kirkland は，reattachment（再付着）すなわちポケット形成歯肉をポケット内露出根面に再び付着

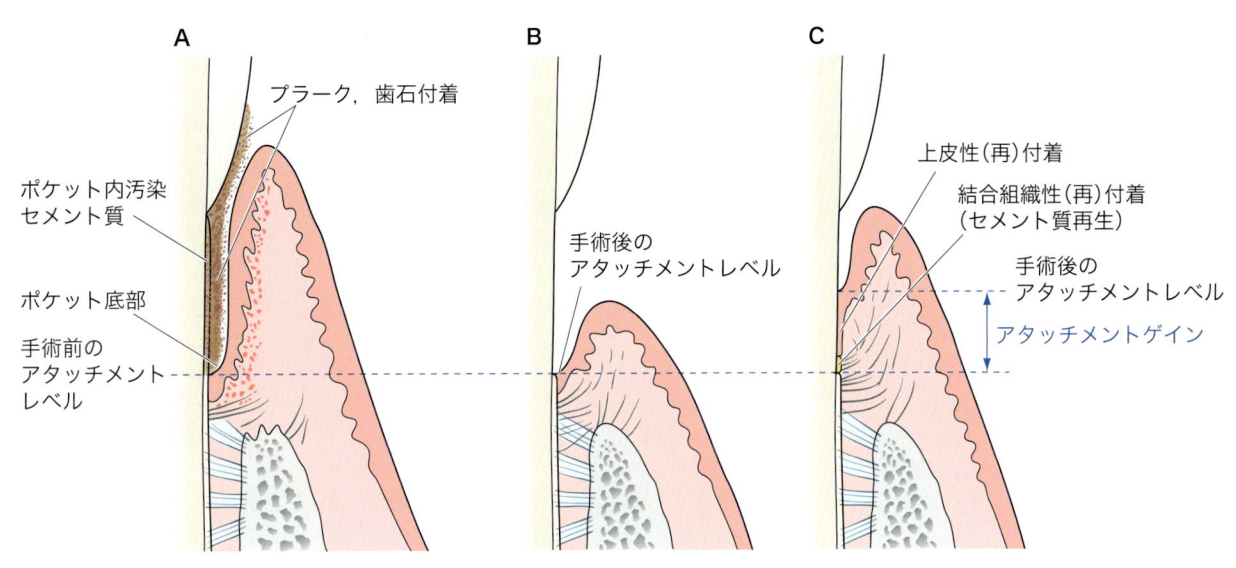

図 4-1 歯周外科治療によるポケット除去後の治癒形態，水平性骨吸収の場合
A：術前：深い歯周ポケットと水平性骨吸収を伴う歯周炎．ポケット内露出根面（セメント質）は汚染している．
B：歯周外科後の治癒形態①（歯肉切除術など切除療法）：ポケット内根面再付着なし（付着の位置の変更なし）．術前ポケット底部の上皮付着部が術後も歯肉溝底部の上皮付着部になる．アタッチメントゲインなし．
C：歯周外科後の治癒形態②（フラップ手術など付着療法）：ポケット内根面再付着あり（付着の位置が歯冠側へ移動）．術前ポケット内に露出していた根面に歯周組織が再び付着（再付着）している（大部分は上皮でセメント質の再生を伴う結合組織はわずかである）．アタッチメントゲインがある．

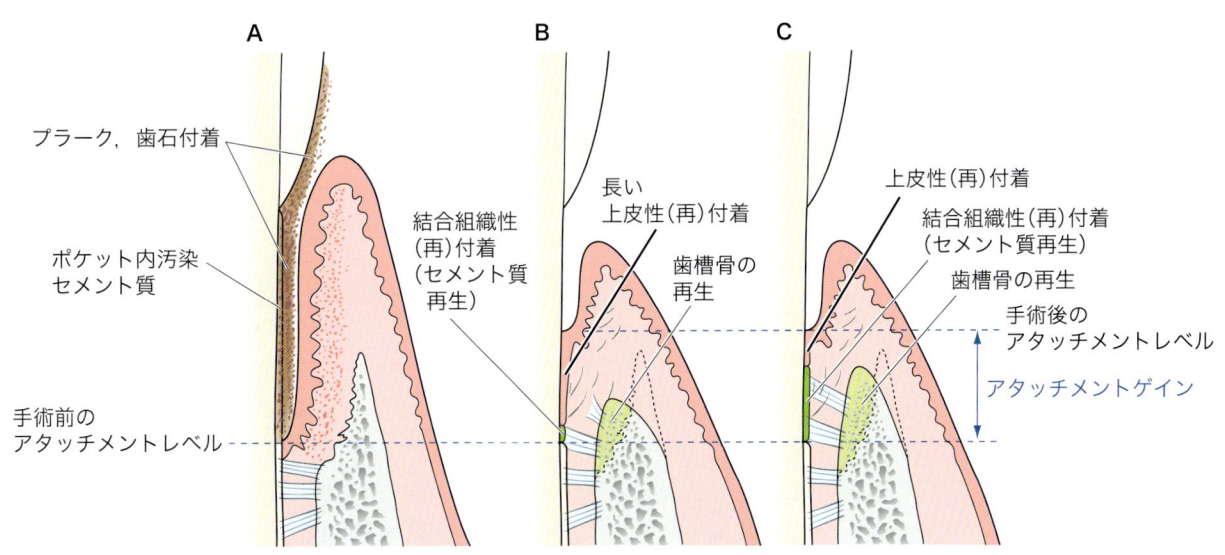

図 4-2 垂直性骨欠損部の歯周外科治療後の治癒形態（再付着を目的とした場合）
A：術前：垂直性骨吸収を伴う歯周炎．
B：治癒形態①（通常のフラップ手術）：骨再生（黄緑色）が生じるが，セメント質（黄緑色）の再生を伴う結合組織性付着は歯根膜よりにわずかで，長い上皮性付着が生じる．骨再生部も上皮性付着となる可能性がある．
C：治癒形態②（GTR 法などの再生療法）：骨再生（黄緑色）とともにセメント質（黄緑色）の再生を伴う結合組織性付着が広範囲に生じ，歯根膜の再生が著しい．

させることを目的としたフラップ手術を発表した．その後，1957 年に Prichard が骨縁下ポケットの治療後に reattachment（再付着）が生じる率が高いこと，Glickman, Carranza が垂直性骨欠損部の軟組織の除去が reattachment（再付着）を起こす上で重要なことを発表し，さらに注目されるようになった．この時代にはフラップ手術後に結合組織性付着が生じると考えられていた．

歯肉がポケット内に露出した根面に再び付着する形態には，上皮性付着と結合組織性付着がある（図 4-1, 2）．しかし，Caton, Zander の研究発表（1976）以来多くの研究がなされ，一度ポケット形成などにより口腔内に露出した根面へ歯周組織が再び付着する場合，ほとんどは上皮性

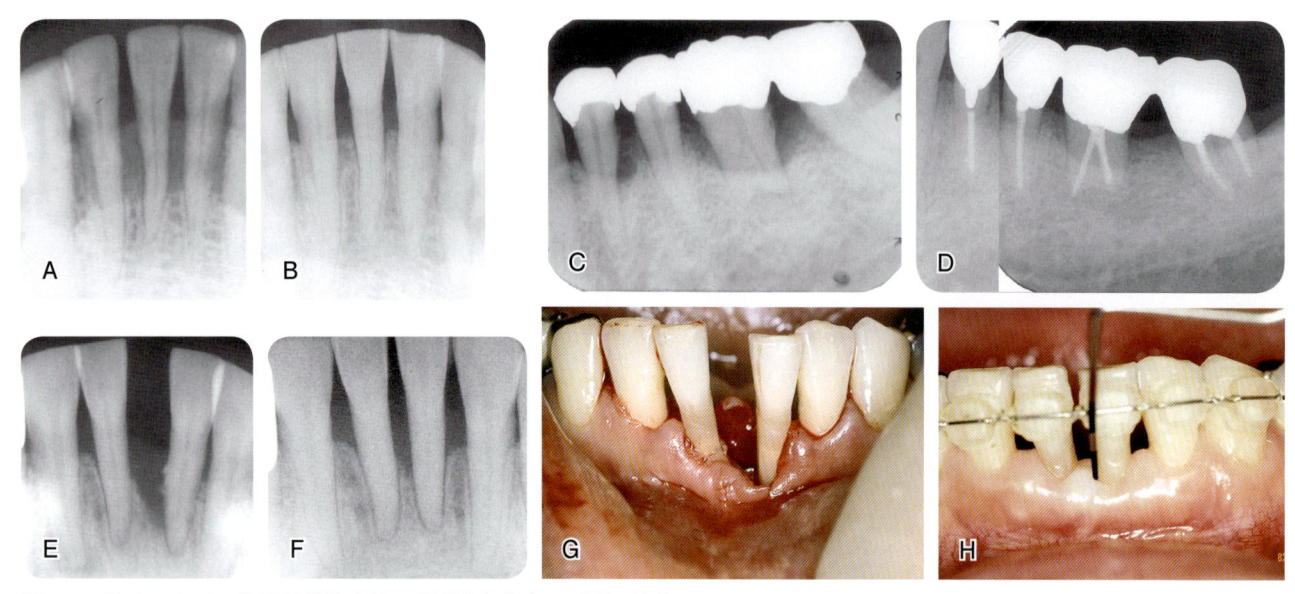

図4-3 臨床における歯周外科治療後の骨再生と歯肉の（再）付着
臨床では，歯周外科治療後の骨再生はエックス線写真で評価できる．プロービングでポケット内露出根面に（再）付着が生じている（ポケットの改善）ことは評価できるが，付着が「上皮性」か「結合組織性」かは病理標本を作って観察しない限り判定できない．　A：初診．39歳，女性．骨吸収が著明，動揺は2度．　B：治療後20年（59歳）．骨再生が著しく，歯の動揺と歯列も改善．　C：初診時．骨吸収が進行している．　D：歯周外科を含む治療後3年．骨再生が著明．　E：初診．43歳，女性．　F：6年後．骨再生が明瞭，歯根膜腔も見られる．　G：歯周外科手術．　H：1年後，局所矯正治療も行う．

付着であり，結合組織性付着は生じにくく歯根膜よりにわずかに生じることが動物実験で観察されている．

プラークが付着し汚染した根面は，スケーリング，ルートプレーニングして生物学的に汚染されていない状態にした場合に，歯周組織が再び付着する可能性をもっている．しかし，ポケット内に露出した根面はすでにセメント質は壊死し，生きた線維の付着がないため，歯肉弁を戻し結合組織を根面に密着させても，セメント質の再生は生じにくく歯根表面に線維が埋入された結合組織性付着はごくわずか生じるのみで，通常は歯肉上皮が根面に沿って増殖し，長い上皮性付着が形成される（図4-1C, 2B）．

歯周外科後の歯周組織の付着形態を考える場合，根面に付着している線維が残っている場合と，付着している線維がない場合とを明確に区別する必要がある．前者は結合組織性付着が容易に生じるが，後者は生じにくい．これは後者の場合，再び根面に新しいセメント質が形成され線維が埋め込まれる必要があるからである．

セメント質が失われた根面にセメント質を再生（新生）することに関しては，Melcherの仮説（1976）に基づいて多くの研究が行われ，Lindhe, Nymanグループは，セメント質の新生能力は歯肉の上皮や結合組織にはなく，歯根膜の細胞のみが持っていることを明らかにしている．したがって，通常のフラップ手術では，歯根膜に近いポケット底部で歯根膜細胞が増殖した部分にのみ新生セメント質が形成され，結合組織性付着が生じる（図4-1C, 3）．

上記したように，「再付着 reattachment」という言葉は Glickman や Ramfjörd らの教科書などに広く使われ日本にも定着していた．その後，「新付着 new attachment」という言葉が結合組織性再付着の意味で用いられるようになり混同してきた．そこで Egelberg らは両者を区別するよう提案し，1986年に米国歯周病学会が定義を発表している．しかし，臨床的に両者の区別は難しくこれらの用語に対して種々の意見が発表され，現在でも研究者によりやや異なった意味に使われている．このように混乱が生じるため，最近は「新付着」という言葉はあまり用いられない．

2）再付着，新付着，再生，修復の定義
(1) 再付着 reattachment

本書では再付着を我が国の従来からの使用法を考慮して，「歯周病（ポケットの形成や歯肉の退縮）により，口腔内（ポケット内を含む）に露出した根面に歯周組織が再び付着すること」と定義して用いている．「再付着」には「上皮性再付着」と「結合組織性再付着」の両方が含まれる．すなわち，単に「再付着」と言った場合は両者を含み，ポケット（口腔内）に露出していた根面に歯周組織が再び付着しアタッチメントゲインした場合をいう．

臨床では，手術後生じた付着が上皮性か結合組織性か判定することは，組織学的に評価しない限り不可能である．すなわち後述する「新付着」が生じたと判定するのは不可

能であり，ポケット内露出根面に再び付着したと判定できるのみである．このように上皮性か結合組織性か評価が困難な場合に，ポケットを形成していた歯周組織（主に歯肉）が露出根面に，再び付着するという意味で「再付着」という用語を用いる．これは治療によるアタッチメントゲインを意味する．

なお日本歯周病学会の用語集では，米国歯周病学会に従い「再付着」を「切開または外傷によって健全な歯根面から離断された歯肉結合組織が，再び歯根面に付着すること」としている．これは根に付着している歯肉を手術中に根面から剝離し再び戻した時に生じる付着であり，必ず生じるもので治療効果と関係ない．すなわち，歯周治療により歯周組織の付着量が増すアタッチメントゲインを意味しないので注意が必要である．

(2) **新付着** new attachment

本書では新付着は「口腔内（ポケット内を含む）に露出して汚染された根面にセメント質が新生し結合組織性付着が生じること」と定義する．この定義は，Kalkwarf (1974)，Lindhe，米国歯周病学会，日本歯周病学会の定義とほぼ同じである．これは「歯根膜線維が存在しない（付着が失われた）根面にセメント質の新生を伴う結合組織性再付着が生じることをいい，上皮性再付着は新付着といわない．新付着は支持力を増加するので意義が大きく，再生療法（p.183〜192参照）では目標としている．

(3) **再生** regeneration

これは，失われた体の部分が元の形に回復し治癒することをいう．例えばトカゲの尾が切断後元に戻る場合で，ヒトでは起こりにくく，通常は修復 repair が生じる．歯周組織では，失われた骨，セメント質，歯根膜が元の形に回復し，機能する場合をいう．完全な再生は困難であるが，部分的な再生は可能である．

(4) **修復** repair

これは，損傷部が形態や機能を完全に元の状態に回復せずに治癒することをいう．歯周病により失われた歯周組織が，元の形態を回復しない状態，すなわち骨が吸収したまま歯肉が退縮したり，長い上皮性付着の状態で治癒した状態をいう．

4 歯周外科治療後のメインテナンスが重要

歯周外科の成績は，術後の管理の良否が大きく影響する．とくに，プラークコントロールの徹底と咬合性外傷の除去が大切である（図4-3）．

1）手術直後の注意事項

手術終了後，術後に予想される症状やトラブル（疼痛，腫脹，出血，歯周パックの脱落など）について，患者に前もって説明し，注意を与える．縫合や歯周パックをつけた部位は，ブラッシングを避けさせる．パックは1週間後に除去し，清掃，抜糸する．さらに手術部の安静が必要であるなら，もう1週間パックを装着する．手術を行わない部位は，手術後すぐブラッシングを十分行わせる．

手術後に動揺が増加している時は，咬合をチェックし，必要に応じて咬合調整や暫間固定を行う．

2）術後の長期メインテナンス

通常1週間後に歯周パックの除去や抜糸をしたら，軟らかい歯ブラシでブラッシングを開始させる．手術により歯肉の形態が変化するので必ず再指導を行い，術後の口腔清掃の良否が手術の成否を左右する重要事項であることを認識させる．なお，GTR法など再生療法では，より長期間（2週間程度）縫合しておくなど手術法により管理処置が多少異なるので，注意する（p.183〜192参照）．さらに根面の露出部はフッ素溶液を塗布し，知覚過敏症や根面齲蝕の予防に努める．3〜4週間後には普通の硬さの歯ブラシに戻し，歯間ブラシの使用など歯間部の清掃も再指導する．その後は通常のメインテナンス処置に入る（第10章参照）．

プロービングは付着を目的とした手術の場合，術後4週程度は行わない方がよい．

2・歯周外科における縫合と歯周パック

1 縫合

1）目的
　縫合は，歯周病の外科的処置に際して，歯肉弁（遊離歯肉弁を含む）を目的とする位置へ安定維持させ，歯根面への付着を容易にするためと，骨面を覆って保護し骨吸収を防ぐため，さらに骨の再生を促すために行う．

2）使用する器具と材料
①持針器：針の太さに適したものを用いる（細い針には細い持針器使用）．歯周外科では先端部の細いものが良い．
②抜糸ハサミ：先端部が細いものを使用する．
③縫合針と糸：現在は糸付き針が多く使用される．

3）縫合針と縫合糸
(1) 縫合針（図 4-4）
　針孔（針頭）には普通孔（裁縫針と同じ）と弾機孔（バネ式）がある．最近は針目のない糸付きの針（無傷針）が多く使われ，歯肉損傷が少なく操作も楽である．
a. 針の先端部（断面）
①丸針：軟かい組織（粘膜など）に使う．
②角針（三角型と逆三角型がある）：比較的硬い組織に用いる．逆三角型針は，歯肉弁の結紮時に歯肉を断裂させることが少ないため通常の歯周外科で多く用いられる．
③丸針で先端のみ角針のものがある．
b. 彎曲の程度
　針の彎曲は，円に対してどの程度であるかにより，数字で示されている．歯周外科で用いるのは，
①直針（0）：フラップ手術の乳頭部に用いる．
②弱彎針（3/8円）：平面・凸面の多い歯周外科で最も多く用いられる．
③強彎針（1/2円）：平面や陥凹部に用いる．
などがあり，弱彎針が適している場合が多い．
c. 縫合糸
①ナイロン糸：組織反応が少なく感染源にならない．しかし緩みやすい欠点がある．やや高価である．
②シリコーン処理絹糸：結びやすく締まりがよく使いやすい．しかし，ナイロン糸に比べプラークが付着しやすく感染しやすい欠点がある．
③吸収糸：感染の危険が高く，組織内縫合にのみ用いる．高価である．
④ゴアテックス縫合糸（ePTFE）：GTR法のゴアテックス膜の縫合用に作られた非吸収性膜．操作性が良く，プラーク付着が少なく，組織反応性も少ないが，高価である．

　縫合糸の太さは，番号で示されており，歯周外科では通常 4-0 が用いられる．さらに状態に応じて 5-0（細かく，繊細な手術に用いる）も用いられる（なお 4-0 は直径 0.150～0.199mm）．

> **参考1：歯周外科に多く用いる針付き縫合糸**
> ①フラップ手術などに多く用いられるのは，逆三角型の弱彎針で針長が 18mm，4-0 縫合糸付きである（C-6）．
> ②歯肉移植や骨膜縫合など繊細な縫合には，同じ逆三角型の弱彎針で針長 12mm，4-0 or 5-0 の縫合糸付きを用いることが多い．

4）縫合法
　大別して結節縫合，懸垂縫合，連続縫合がある．
(1) 結節縫合 interrupted suture（図 4-5）
　縫合の基本で1針ずつ縫っては結ぶ方法で，歯肉を目的の位置に正確に固定でき，補正も容易である．
a. 単純縫合（O字縫合）（図 4-5A）
　歯間部を，直針または弱彎曲針で頬側から舌側に挿入する．多く行われる．
b. 8字縫合（図 4-5B）
　彎曲針を用い歯肉を骨に押しつける方向に挿入し，8字型に結ぶ．一般的で容易である．
c. 垂直マットレス縫合（図 4-5C）
d. 水平マットレス縫合（図 4-5D）
　マットレス縫合は歯肉弁が薄くて弱く，歯肉が糸で切断されるのを防ぎたい場合や，歯間部に骨移植などして歯肉弁を密に閉鎖したい場合に用いる．

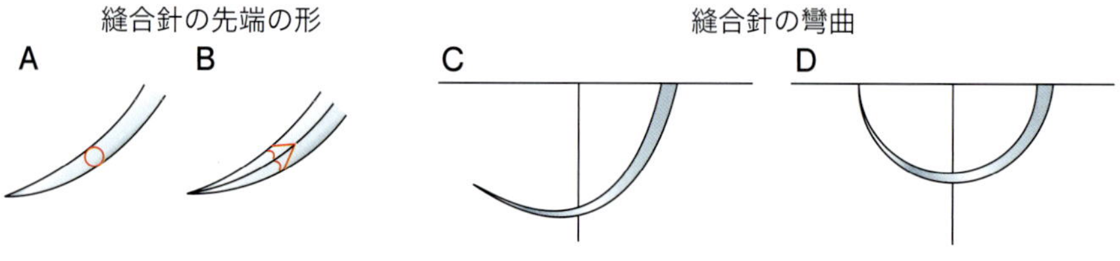

図 4-4 縫合針の先端の形
縫合針の先端の形．
A：丸針． B：角針（逆三角針）．
縫合針の彎曲．
C：弱彎針（3/8円）． D：強彎針（1/2円）．

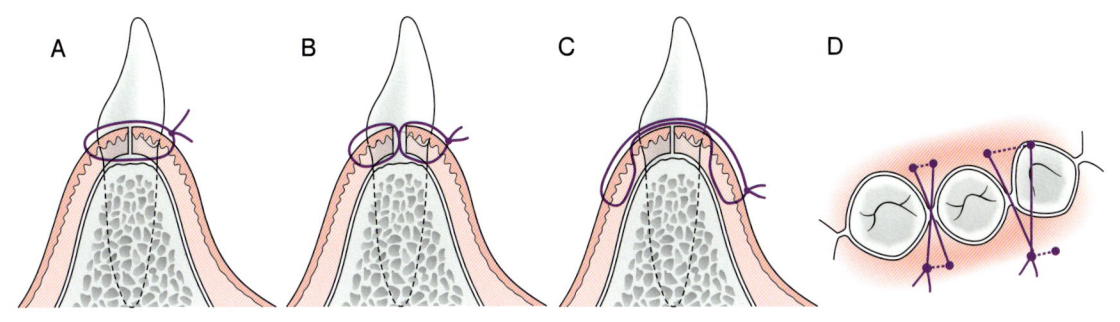

図4-5　結節縫合法
A：単純縫合．　B：8字縫合．　C：垂直マットレス縫合．歯肉が糸で切断されるのを防ぐ（次の水平マットレス法ともに歯肉が薄く切れやすい時に有効）．　D：水平マットレス縫合．歯間乳頭歯肉が薄い時保護できる（乳頭に針を通さず引っ張らない）．

図4-6　懸垂縫合法
A：単独懸垂縫合．頰側または舌側の片方の歯肉弁を通した糸を歯根に回して結紮（GTR法の膜を固定するのにも用いる）．
B：連続懸垂縫合．片側の歯肉弁のみ剝離した場合に用いる．

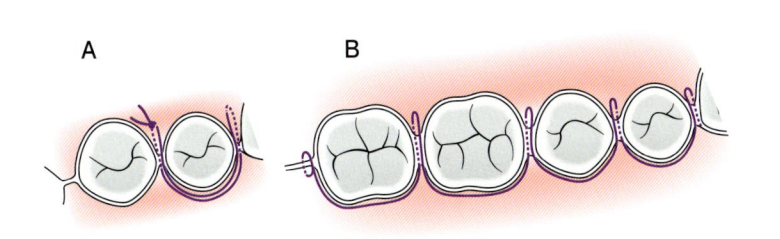

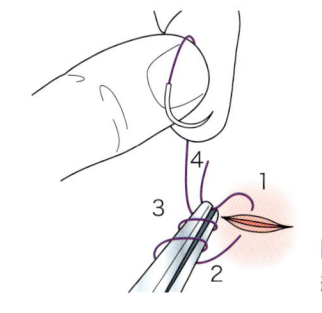

図4-7　持針器を用いた結紮方法

（2）懸垂縫合 suspended suture
a．単独懸垂縫合（図4-5E）
　頰側または舌側の一方のみ歯肉弁を剝離した場合などに用いる．
b．連続懸垂縫合（図4-5F）
　頰側と舌側の歯肉弁を連続的に懸垂縫合し，1回の結紮で多数歯を一度に縫合できる．しかし，糸が歯肉弁下に入ることや，1か所の緩みが全体に影響して歯肉弁を適切な位置に固定しにくくなるなどの欠点がある．

5）縫合時の注意事項
①縫合前に，歯肉弁を目的の位置に適合させて適合状態を調べ，よく適合するように調整する（歯肉弁を無理に引っ張って縫合しても予後は良くない．減張切開を入れる）．
②縫合針，縫合糸は，歯肉や粘膜の上皮だけでなく固有層（結合組織）を必ず通過させる．
③針および糸の刺入口，出口は創縁より離れている方が良い（創縁より遠い方が血行障害を起こしにくい）．
④縫合が緩やかであると，歯面と歯肉弁との間にプラークが入り込んだり，歯肉弁が移動して再付着が障害される．また強すぎても循環障害を起こす危険があるが，通常のフラップ手術の場合，臨床的にできるだけしっかりと縫合し，歯肉弁を根面へ密着させることが大切である．
⑤縫合糸は結紮後に緩まないように，外科的結紮法を行う．

2　歯周パック

1）目的
　歯周パックの目的は，①歯周外科（歯肉切除術，歯肉整形術，歯肉形成術など）によって生じた創面の保護，②フラップ手術や歯周搔爬術などで歯肉弁を骨面や歯面に適合密着させる（通常1週間装着），③小帯切除術や口腔前庭拡張術では，創面の癒着を防ぎ，前庭を広げるなどで用いられる（1週後に交換し，2週間装着）．なお，高度な動揺歯では暫間固定の役割もする．

2）材質
（1）ユージノール系（旧タイプ）
　弱い消毒性があるが，逆に刺激性があり，副作用として過敏症状を示す人がいる．現在ほとんど使用されない．
（2）非ユージノール系
　消毒力がないので，他の抗菌薬を入れているものが多い．COE-pack®（ペースト状），Perio-Care®，Peripackなどは柔軟性が残り，縫合した後に用いてもパック除去時に，縫合糸に加わる力が少なく，痛まずに除去できる．

3・歯周ポケット搔爬術（キュレッタージ，periodontal curettage）

歯周ポケット掻爬術は歯周病学におけるcurettage（キュレッタージ）の日本語訳である．医学一般では，curettage（掻爬術）は，体腔の表面を清掃したり，異物や病変部を取り除いたり，検査資料を採取する目的で，キュレット（鋭匙）を用いて体腔表面表層をこすり取ることと定義されている．

歯周病学では，①「狭義には」歯周ポケットを形成しているポケット上皮と接合上皮，および炎症性細胞浸潤が著しい結合組織をキュレット型スケーラーを用いて除去し，ポケットを改善することを意味する．しかしキュレッタージを成功させるには，ポケット内に露出した根面のスケーリング・プレーニングがきわめて大切であり，②「広義には」スケーリング・ルートプレーニングを含めて，キュレッタージと呼んでいる．すなわち，「歯周ポケット掻爬術」（キュレッタージ）とは，歯周ポケット内に露出した根面を十分にスケーリング，ルートプレーニングするとともに，歯周ポケット上皮と接合上皮およびその周囲の炎症性結合組織を除去し，歯周ポケットの改善を図る手術である．

1 目的と特徴

1）目的

歯周ポケット掻爬術の目的は，病態の進行状態や治療の進行状態に応じて異なってくる．主たる目的は次の（1）と（2）であるが，（3），（4）を目的としたものも基本治療の一部として行われる．

（1）ポケットを形成する歯肉を根面に再び付着させてポケットを浅くする

まずスケーリングとプレーニングを行って，根面から有害な刺激物質（細菌と歯石，汚染セメント質）を取り除く．次にポケットを形成する歯肉のポケット上皮と接合上皮と炎症性結合組織を取り除き，コラーゲン線維の発達した健全な結合組織をきれいになった根面に密着させ，再付着させてポケットを浅くしようとするものである．しかし，実際に再付着させるのは容易ではなく，とくに結合組織性付着（新付着）を得るのは困難であり，上皮性付着が大部分を占める．

（2）炎症組織を取り除き歯肉を退縮させポケットを浅くする

歯肉の炎症の強い部分を掻爬して取り除き，歯肉を退縮schrinkageさせてポケットを浅くする．ポケットが浅くなるとプラークコントロールは容易になり，長期的な炎症の改善につながる．

（3）他の歯周外科の前準備として行う（歯肉の炎症の軽減）

ポケットが深くて，フラップ手術など他の歯周外科を必要とする症例に対し，手術前に歯周組織の炎症をできるだけ取り除いておく目的で，deep scalingを兼ねてキュレッタージを行う．

（4）歯周炎の深部への進行を防ぐ

ポケットは深いがとりあえずポケット深部の炎症を軽減させ，病変がさらに根尖方向に進行するのを防ごうとするものである．深いポケット底部のプラークと歯石および炎症性組織を取り除き，健全な歯肉線維が早期に回復する状態にし，上皮の根尖側移動を防ぐ．これは，歯周外科を行った後に部分的に深いポケットが残存している症例に対しても行う．

参考1：歯周基本治療として行う「歯周ポケット掻爬」と歯周外科として行う「歯周ポケット掻爬術」

キュレッタージは本来歯周外科治療の1つに分類され，上記目的（1）のように，ポケットを形成していた歯肉組織が根面に（再）付着することにより，ポケットを除去することを期待するものであるが，実際には炎症の軽減による歯肉の退縮によりポケットが浅くなる比率が大きい．6mm以上の深いポケットでは最初から再付着を主目的とせず，歯周基本治療の処置として，上記した（3）（4）を目的に行う場合が多い．

現在我が国の社会保険歯科診療では，この解釈によりキュレッタージは基本治療にも含まれている．この場合は再付着を期待しないので術式の項目で述べるような縫合やパック装着は行わず，根面の処置（スケーリング，ルートプレーニング）に重点を置いて行い，「歯周ポケット掻爬」という名称を用いる．

一方，歯周外科として行う場合は「歯周ポケット掻爬術」という名称を用い，基本治療後に再評価して適応症を選んで行い，再付着を期待して縫合またはパックを用いる．

2）特徴

歯周ポケット掻爬術の特徴の第1は，付着している歯肉を歯根や歯槽骨から剝離しない，すなわち根面や歯槽骨を露出させないで根面とポケット内壁の処置を行うことである．第2に，ポケット内に露出した歯根面に歯肉を再び付着させることを期待していることである．これらのことは，歯周ポケット掻爬術の長所となるとともに短所にもなっている．

(1) 長所（利点）

①外科的侵襲が少ない．すなわち，手術中に歯槽骨を露出させないし，術後の傷面の露出もほとんどない．
②術後の歯肉の退縮，歯根の露出が比較的少ない．
③手術によりアタッチメントロスが生じることが少ない．
④長期的にみた場合，適応症を選びメインテナンスに注意すれば，術後のアタッチメントレベルはフラップ手術など，他の手術と差は少ない（図 4-20 p 170 参照）．

(2) 短所（欠点）

①ポケット内の根面と骨の状態を直接観察して診断し処置することはできない．すなわち，歯肉弁を剥離しないためポケット内根面を直視できず，根面の処置（汚染物質の除去）が不確実になる．
②ポケットが深い（6mm以上）とポケット底部まで根面処置および内縁上皮と炎症性肉芽の除去を確実に行うのは技術的に難しく，時間も必要とする．
③骨や歯根の形態修正は不可能である．

2 適応症と非適応症

歯周ポケット掻爬術は多くの歯周ポケットに適用できるが，ポケット底部へのキュレット型スケーラーの到達性と操作性によって，適応症かどうか決まってくる．通常，ポケットが深くなるにつれ，キュレットをポケット底部まで挿入して操作するのが難しくなる．とくに歯列の後方に位置する大臼歯や根分岐部病変部は，操作が困難となる．

1）適応症

適応症は，基本的にはキュレットの到達性が良く，操作しやすい症例である．
①歯周ポケットが6mmより浅い症例で，ポケットの歯肉壁が比較的厚い場合

前歯や小臼歯などで器具の到達性が良く，操作もしやすい場合が最適で，この場合は単純な浅い骨縁下ポケットにも適用できる．
②一度歯周外科を行った後の再評価で，根面の一部分のみにポケットが認められた場合
③全身性疾患や高齢などのため，フラップ手術などの強い外科的侵襲を加えたくない場合
④ポケットが深く（6mm以上），フラップ手術を行う必要があるが，手術前に歯周組織の炎症をできるだけ軽減させたい場合（基本治療として行うキュレッタージ）

この場合，キュレッタージでは治癒は不完全ではあるが，深部歯周組織の炎症を軽減させ，フラップ手術をより良い条件で行うことができる．
⑤炎症と咬合性外傷が合併している症例で，なるべく早期に深いポケット底部の炎症を軽減したい場合（基本治療として行うキュレッタージとして行う）

2次性咬合性外傷が生じているような症例では，なるべく早期に基本治療の時期にキュレッタージを行って，とりあえず深部の炎症を軽減し，咬合性外傷との合併を防ぐ．

2）歯周外科として行う場合の非適応症

キュレッタージの適応範囲はきわめて広い．ここでは再付着を期待して行う場合に推奨できない症例を挙げる．
①ポケット底部へのキュレットスケーラーの到達性や操作性が悪い症例

例えば，ポケットが6mm以上の深い根面，複雑な凹凸や裂溝が存在する根面，さらに骨吸収状態が複雑な垂直性骨吸収の症例，重度な根分岐部病変，彎曲したポケットが存在する症例などである．
②ポケットの歯肉壁がきわめて薄い症例

歯肉壁の掻爬が難しいので，スケーリング，ルートプレーニングのみにとどめる．
③深いポケットが広範囲に存在する大臼歯

キュレッタージでは労力が大きくなりすぎ，処置が困難である．フラップ手術を行う方が良い場合が多い．
④根分岐部病変が進行した症例や，インスツルメントが入らないほど根分岐部が狭い症例

しかしこれらの症例でも，基本治療として前述したように歯周外科の予備的な処置として行う場合や，病変の進行を防ぐ目的で行う場合には，適応症となる．

3 使用器具と術式

1）使用器具

キュレットタイプスケーラー，ポケット探針，ファーケーションプローブ超音波スケーラー，またはエアスケーラー．

2）術式（図 4-8）

(1) 手術部の消毒
(2) 歯周ポケットの確認

ポケットプローブを用いて手術部を詳しく調べ，ポケット底の位置を確認する．問題のある歯は6点計測の測定部位のみでなく，いわゆる walking probing（歩くように細かく連続的にプローブで測定）する．

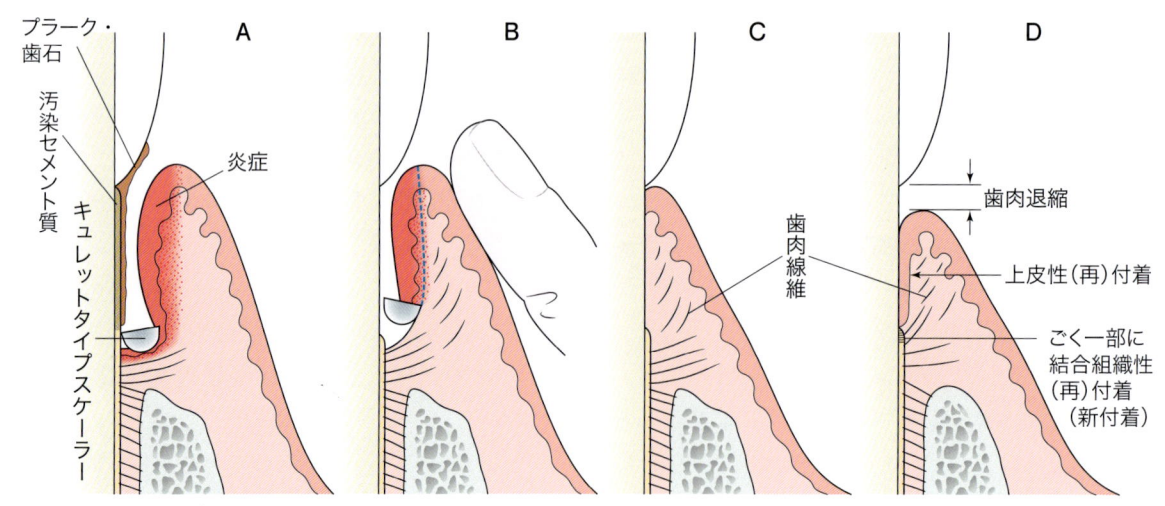

図 4-8 キュレッタージの術式と治癒形態
A：根面のスケーリングとルートプレーニング：キュレット型スケーラーをポケット底部まで挿入し丁寧に行う．
B：歯周ポケットの歯肉壁の掻爬：歯肉外側を指で押さえながら，ポケット内壁の上皮と炎症のある結合組織を除去する．
C：ポケット内を洗浄後，歯肉を根面に圧接し，縫合またはパックする．
D：術後のメインテナンスと治癒形態：術後口腔清掃を徹底させると，歯肉の上皮性再付着と歯肉退縮によりポケットは浅くなる．長期間上皮性付着を維持するには，口腔清掃を徹底させ，歯肉線維を十分発達させておくことが大切である．

（3）根面のスケーリングとルートプレーニング（図4-8A）

すでに歯周基本治療時にスケーリングを行っているが，まだ不十分の部位もあるので，各部位に適したキュレットを選び，スケーリングとルートプレーニングを確実に行う．

切れるスケーラーを用意し，ポケットの底部に挿入し，歯面に対するキュレットの内面faceの角度（80〜90°）に注意して，ポケット底部から根面をスケーリングとルートプレーニングをする．各ポケットごとに8〜12ストローク繰り返し行う．時々洗浄し，根面の硬さを調べ，健康根面が露出したことを確認する．ただし，スケーラーがポケット底部を突き破り，ポケット内に露出していない健全な根面までスケーリングしないように注意する．これは，キュレットの刃の背面の抵抗感で判定する（図4-8）．判定を誤らないためには，キュレッタージを行う以前，すなわち歯周基本治療時に炎症を軽減し，ポケット底部の歯肉線維の発達を促し，スケーラーがポケット底部を誤って貫かないようにしておくことが大切である．

ストロークは，ポケット底部から歯冠側へ向かっての垂直方向を主体とし，ポケットと根面の形態により斜め方向や水平方向のストロークも行う（第3章参照）．

（4）歯周ポケットの歯肉壁（接合上皮，ポケット上皮，炎症性結合組織）の掻爬（図4-8B）

ポケットの歯肉壁は，根面のスケーリング，ルートプレーニング時にある程度掻爬される．しかしこれだけでは不十分であるので，ポケットを形成する歯肉の外側を指で押さえながら，キュレットでポケット内壁を掻爬する．キュレットの刃面をポケット底部で軟組織壁に向け，軽い力で数回繰り返しストロークし，軟らかい歯肉壁の上皮，炎症性結合組織を取り除く．両刃式で刃幅の広いキュレット（KKタイプなど）を用いると能率よく根面処置と軟組織の掻爬を行うことができる．キュレッタージ中は，除去した歯石片や軟組織を尖端の細いバキュームで吸引する．

（5）ポケット内の洗浄，歯肉の圧接，縫合またはパック

処置が完了したら，残存する汚染物質を除くため，掻爬したポケット内の根面と歯肉壁を十分に洗浄する．次に，手指で歯肉を根面に圧接し密着させる．歯肉が根面に密着した時はそのままでよいが，密着しない時は歯周パックを装着するか，縫合を行い密着させる．縫合は歯間乳頭部に切開を入れて歯肉を頬側と舌側に切断し（ミニフラップ状），頬舌的に縫合する，必要ならさらにパックを装着する．

（6）術後のメインテナンス

口腔清掃を強化する．パック，縫合糸は1週後に除き，清掃し，口腔清掃の再指導を行う．術後2週間は軟毛ブラシでブラッシングし再評価は4週間以上経過後に行い，その後もメインテナンスに十分注意する．

4 キュレッタージ後の治癒形態と治療効果

1）治癒形態

1970年代の中頃までは，キュレッタージによりセメント質の新生を伴う結合組織性付着が生じるのではないかと考えられていたが，その後の研究により，結合組織性付着が生じる可能性はきわめて少なく，付着が生じてもほとんどは上皮性付着であることが明らかにされている．この治癒形態は，フラップ手術の場合もほぼ類似した形態をとり，長い上皮付着が生じる（図4-8）．

上皮性付着は，結合組織性付着に比べて剥離しやすく，とくに接合（付着）上皮を取り囲む結合組織に炎症性病変が生じ，歯肉線維（コラーゲン線維）が減少すると剥離しやすくなり，再びポケットが形成されやすい．しかし，炎症がなくコラーゲン線維がよく発達していれば，線維が上皮を根面に密着させ剥離しない．

2）治療効果を高める条件

キュレッタージの治療効果を高めるための条件をまとめると，次のようになる．

①術前にプラークコントロールや予備的スケーリングを十分行い，歯肉の炎症を軽減し，炎症性細胞が少なく，コラーゲン線維がよく発達した状態でキュレッタージを行う．
②キュレッタージ時にはルートプレーニングを十分に行って健全な根面を露出させ，上皮と炎症部を取り除いて露出した健全な歯肉結合組織を密着させる．
③術後は十分にプラークコントロールを行って炎症を抑え，歯肉結合組織のコラーゲン線維を発達させ，長い上皮付着を維持する．

3）失敗の原因

失敗の原因は次のようであり，歯周ポケットが再発する．
①根面のスケーリング，ルートプレーニングが十分行えず汚染物質が残っている場合
②歯肉に炎症が残りコラーゲン線維の発達が悪い場合
③手術後の根面と歯肉との密着が悪く，両者間に有害物質が入り込んでしまう場合
④メインテナンスが不十分で歯肉に再び炎症が生じた場合

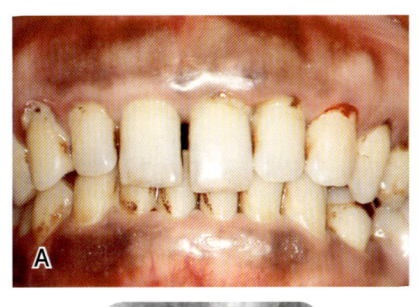

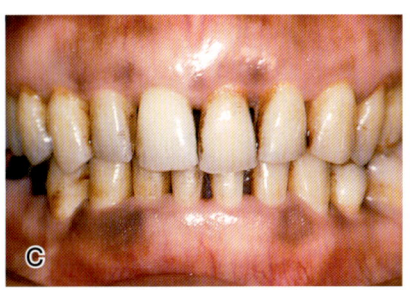

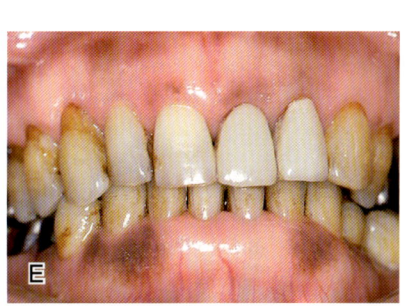

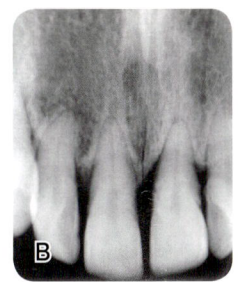

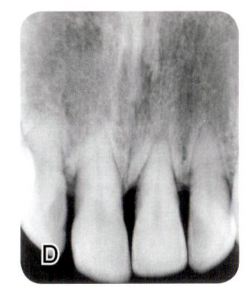

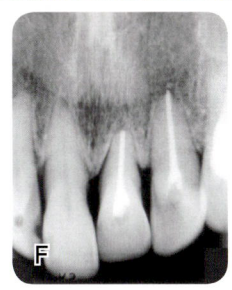

図4-9 中～重度歯周炎における歯周ポケット掻爬術（キュレッタージ）の効果（20年経過症例）
A, B：初診．41歳，女性．骨吸収は進行している．歯根も短く，動揺度は2度である． C, D：歯周基本治療後に歯周ポケット掻爬術（キュレッタージ）を行い，2年経過．エックス線写真でも改善傾向を示し，歯槽硬線が明瞭になる．動揺度は1度に改善した． E, F：初診より20年経過．初診より3年後に前歯を強打して，1|2 は失活した．歯周組織は良好であるが，歯の変色が強くなり，ラミネートベニアで審美性を修復した．

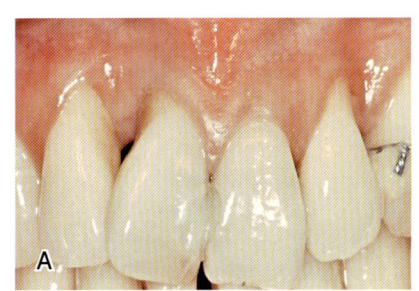

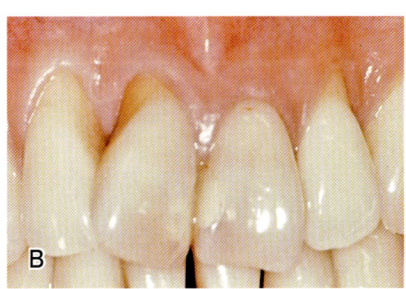

図4-10 歯周基本治療，歯周ポケット掻爬術（キュレッタージ），メインテナンス治療の組み合わせによる審美性改善
A：キュレッタージ直後．2|1 間の歯間乳頭歯肉が退縮し歯根露出した（3|4 は暫間固定）．
B：4年後．歯周ポケット掻爬術（キュレッタージ）は歯肉に対する侵襲少なく，2|1 間の乳頭歯肉が改善した．

4・新付着手術（ENAP）

　ENAPは米国海軍医学校の歯科で発表された手術法で，excisional new attachment procedureの頭文字をとったものであり，我が国では「新付着手術」と訳されている．この手術は，最初にポケット歯肉壁にメスによる切開を行う他は歯周ポケット掻爬術と類似しており，歯周ポケット掻爬術とほぼ同じ手術であるといえる．術名に「新付着」という名称が使われているが，これは新しい付着手術という意味であり，歯周ポケット掻爬術と同じく実際には新付着（結合組織性付着）はほとんど生じず，大部分は上皮性付着が生じるので誤解しないようにする．

1 目的と特徴

1）目的（考え方）
(1) ポケットを形成する歯肉を根面へ再び付着させポケットを浅くする

　歯周外科として行う歯周ポケット掻爬術〔p.160のキュレッタージの目的（1）〕とほぼ同じである．名称は「新付着手術」であるが，新付着はセメント質の再生を伴う結合組織性付着に対する名称であり，ENAP後に新付着が生じることは科学的に実証されておらず，付着が生じたとしても上皮（性）付着が大部分を占める．この名称は術式が付着をねらった新しい手術という意味で，新付着が生じる手術という意味ではない．

(2) 炎症組織を取り除き歯肉を退縮させポケットを浅くする

2）特徴
　キュレッタージはキュレットタイプスケーラーでポケットの歯肉壁を掻爬するが，ENAPは，メスを用いて歯肉に切開を入れポケット上皮や炎症性結合組織の除去を容易に確実に行おうとするものである．しかし，フラップ手術のように歯肉弁を剥離して根面や骨を露出させることはせず，根面の処置や歯肉壁の処置はキュレッタージと同じく，盲目（ブラインド）下で行う．このためキュレッタージと類似した長所と短所をもっている．

(1) 長所（利点）

　キュレッタージと同様に，外科的侵襲は少ない．メスとキュレットを併用することにより，ポケットの歯肉壁の上皮や炎症性結合組織の除去はキュレッタージより容易で確実である．術後必ず縫合するので，歯肉が根面に密着する．

(2) 短所（欠点）

　歯肉弁を剥離して明視野を得ないため，根面の汚染物質の除去が不完全になる可能性があり，とくに複雑な根面の処置，骨の処置は不可能である．

2 適応症と非適応症

1）適応症
　キュレッタージとほぼ同じであり，ポケットの深さが6mm程度までで，垂直性骨吸収など複雑な骨吸収や歯根形態をしていないものが適応症である．前歯は臼歯に比べて適用しやすい．

2）非適応症
　ポケットが6mm以上の深い症例，根分岐部病変の進行した症例，垂直性骨吸収や根面裂溝などがある症例，骨整形など骨の処置を行ったり，骨移植（人工骨を含む）を行いたい症例などは適応症ではなく，キュレッタージとほぼ同じである．

3 使用器具と術式

1）使用器具
①ポケット探針またはクレーン・カプラン（Crane-Kaplan）ピンセット
②メス：フラップ手術用の替刃式メス（No.15が多く用いられるが，No.11，12を用いてもよい）．
③キュレットタイプスケーラー：よく研磨して切れる状態にしておく．
④縫合用セット

2）術式（図4-11）
①手術野の消毒後局所麻酔を行い，ポケットの深さを測定し，ポケット底の位置を歯肉外側にマークする．
②メスで歯肉辺縁の頂部からポケット底部に向けて斜切開を入れる（このメスの方向を内斜切開と呼ぶ）．
③キュレットで切開したポケットの歯肉壁を除去し，さらに根面のスケーリング，ルートプレーニングを十分に行い，汚染のない根面にする．
④ポケット内を洗浄し，指で歯肉を根面に圧接して密着させ縫合する．さらに必要ならパックをつけて保護する．

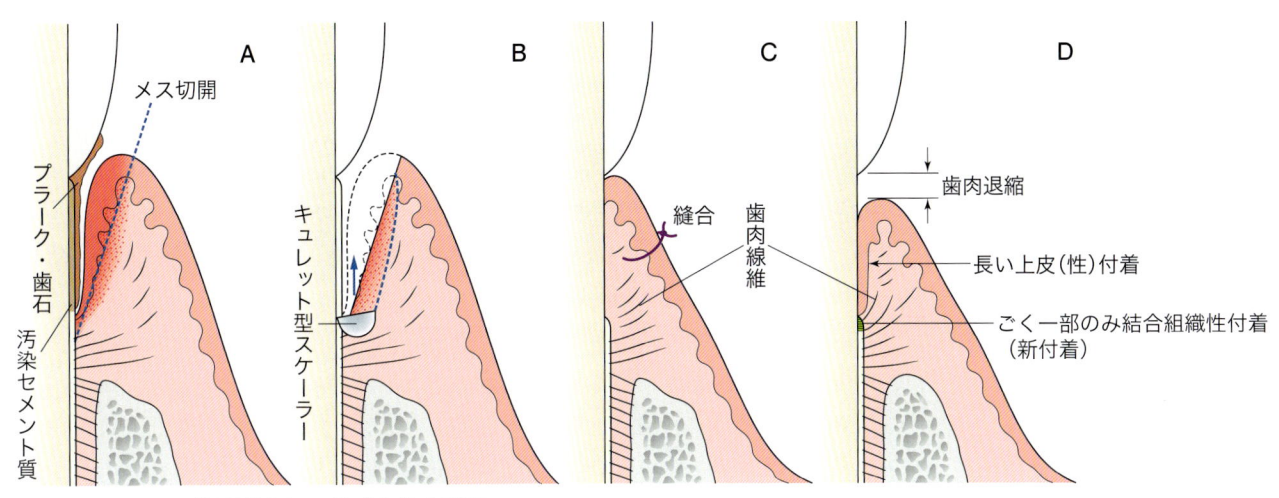

図 4-11 ENAP（新付着術）の術式と治癒形態
A：メス（替刃 No.11, 12）による切開：歯肉辺縁付近からポケット底部に向かって行う（内斜切開）．
B：ポケット内壁の歯肉組織の除去と根面処置：キュレット型スケーラーで，ポケット壁歯肉の炎症部分（炎症性肉芽組織）除去と根面のスケーリング・ルートプレーニングを行う．
C：ポケット内を洗浄後，歯肉を根面に圧接し，縫合する．
D：術後のメインテナンスと治癒形態（キュレッタージとほぼ同じ治癒形態）．

5・歯肉切除術と歯肉整形術 (gingivectomy と gingivoplasty)

炎症のある歯肉を外科的に切除する治療法は古くから行われていたが，1912年 Pickerill が，歯周ポケットの歯肉壁を外科的に切除する手術という意味で，歯肉切除術 gingivectomy という言葉を使った．Orban は 1930 年後半に，ある程度の歯肉の形態修正も含む近代的な歯肉切除術の概念を発表している．その後 1950 年代に Goldman は，できるだけ歯肉が正常な形態になるように，歯肉の形態を修正する外科手術として歯肉整形術 gingivoplasty を紹介した．

現在，「歯肉切除術」は歯周ポケットの歯肉壁をメスを用いて外科的に切り取り，ポケットを除去する手術であり，「歯肉整形術」は歯肉の形態を修正し，清掃性の良い生理的な形にする手術と定義されている．しかし，「歯肉切除術」には Orban が述べたように，ポケットを取り除くとともに清掃しやすく歯肉形態を修正する処置も含まれている．一方，「歯肉整形術」はポケットの除去を目的とせず，歯肉の形態修正のみを目的とする手術である．

1 目的と特徴

1) 目的
①歯周ポケットの歯肉壁を切除してポケットを除去し，生理的な歯肉溝を作る．
②歯肉の形態を修正し，口腔清掃を効果的に行えるようにする．
③審美性を悪くする歯肉肥厚を除去し，審美性を高める．
④歯肉縁下に齲蝕が存在する場合，歯肉を除去して齲蝕部を露出させ，歯冠修復処置や歯内療法を容易にする．

2) 特徴
ポケットの歯肉壁をすべて切り取ってしまい，歯肉の歯根面への再付着を期待しないことが特徴である．このことにより長所・短所が生じてくる．

(1) 長所
①ポケット壁の歯肉を完全に切り取ってしまうので，確実にポケットの除去ができる．
②術式は比較的簡単で，短時間で行うことができる．
③歯肉の形態修正ができる．

(2) 短所
①歯肉が退縮し歯根の露出が大きくなる．
②術後の開放創面が大きく，とくに骨面が露出すると侵襲が著しい．
③付着歯肉・角化歯肉が減少する．とくにポケットの底部が歯肉粘膜境を越える症例は，完全に付着歯肉がなくなってしまう．
④骨面を露出させると侵襲が大きいので，骨縁下ポケットの除去や骨の形態修正には適さない．

2 適応症と非適応症

「歯肉切除術」は，ポケットの除去と歯肉形態の修正が容易にできるので，過去においては代表的な歯周外科手術であった．しかし，①前述したような種々の欠点（とくに歯根の露出，開放創が大きい，骨面の処置ができない，付着歯肉の幅が減少する）があること，②歯周基本治療を十分に行うと歯肉の形態は著しく改善することと，③さらに歯肉の形態異常がある程度存在しても，口腔清掃の強化により改善したり健康を維持できることが明らかになったことなどから，歯肉の形態は以前ほど重視されなくなり，最近はあまり行われなくなっている．

1) 適応症
現在適応症と考えられるのは，次の通りである．
(1) 適応症の基本条件
①歯肉が線維性増殖して清掃性の面から形態が悪い（図4-13A, B 参照，通常の炎症性増殖は歯周基本治療で改善する）．
②骨吸収は少なく水平性である（骨形態の異常はない）．
③ポケットは仮性ポケットかそれに準じる骨縁上ポケットである．
④ポケット底は歯肉粘膜境を越えていない（付着歯肉が十分にある）．

このような症例は，増殖性の歯肉炎または初期歯周炎であり，形態修正の比重が大きい．
(2) 審美性に影響しない部位（舌側や後方臼歯部）に中程度（4～5mm）のポケットがあり，歯肉切除しても付着歯肉が残り，しかも骨処置を必要としない場合
(3) 歯肉縁下に及ぶ齲蝕を露出させ（根面の露出），歯内療法や歯冠修復処置を容易にしたい場合（齲蝕が骨に及ぶ場合を除く）

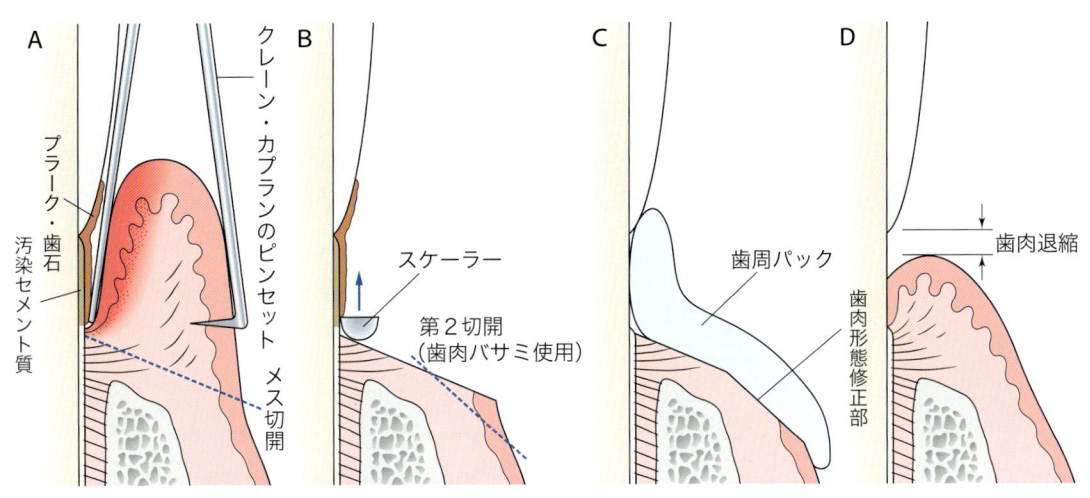

図 4-12 歯肉切除術の術式と治癒形態
A：ポケット底部の印記：クレーン・カプランのピンセットまたはポケットプローブを用いて，ポケット底部の位置を歯肉表面に出血点として印記する．
B：歯肉切開と根面の清掃：切開線は出血点より約2〜3mm根尖側の位置からポケット底部に向かって斜切開（30〜45°）を入れる．メスはカークランドのメス，替刃式メスNo.12，オルバンのメス，石川式メスなどを用いる．カークランドのメスは臼歯に使用しやすく，歯間乳頭部は刃幅の狭いナイフを用い，舌側の乳頭部は石川式メスが有効である．スケーラーで切開した歯肉片を除き，十分にスケーリング，ルートプレーニングを行う．
C：歯肉の形態修正と歯周パック装着：歯肉バサミで歯肉形態を修正し（図Bの第2切開），COE-pack®を装着する．
D：治癒形態．

2）非適応症

歯肉切除術の禁忌症には，次の場合がある．
①全身的な疾患のため外科処置が禁忌な場合
②付着歯肉が狭く，ポケット壁歯肉を切除すると付着歯肉がなくなる場合（ポケット底部が歯肉粘膜境を越えている場合で，フラップ手術や歯肉移植術など，他の手術を選ぶ）
③骨縁下ポケットがあったり，骨の形態修正（骨外科）を必要とする場合（フラップ手術などを行う）
④ポケットの底部の位置が，同一歯や隣在歯で部位により大幅に異なる場合（フラップ手術を行う）
⑤術後の創傷面がきわめて広範囲になる場合（フラップ手術は創面が小さい）
⑥前歯部で，術後の歯肉退縮による審美的な問題が大きくなる場合

3 使用器具と術式

1）使用器具と材料
①ポケットプローブまたはポケットマーカー（クレーン・カプランのピンセット）
②手用スケーラー（鎌型とキュレット型）超音波スケーラー，エアスケーラー
③歯肉切除用メス〔替刃式メスNo.12，カークランドメス，舌側用として石川型メス舌側用，オルバン（Orban）のメスNo.1, 2〕
④歯肉バサミ
⑤歯周パック（COE pack®など非ユージノール系）

2）術式（図4-12, 13）

(1) 準備

歯周基本治療が完了していることは当然である（図4-13B）．まず手術野の消毒を行い，さらに細菌叢を減少させ，局所麻酔を十分に行う．

(2) ポケット底部の印記

ポケットプローブで，歯の近遠心の隅角部を歯の長軸に平行に測定する．次に，プローブを歯肉表面にポケットの深さと同じ距離に当てがい，歯肉に突き刺して出血印をつける（図4-13C）．この操作は，ポケットマーカー（クレーン・カプランのピンセット）を用いると1回の操作ですむ．プローブがポケット底部を貫いて深く測定しすぎないことに注意する．このためには術前にできるだけ炎症を改善しておくこと，プローブの力を25g以上にしないことが大切である．

5・歯肉切除術と歯肉整形術

図4-13 歯肉切除術の症例と術式

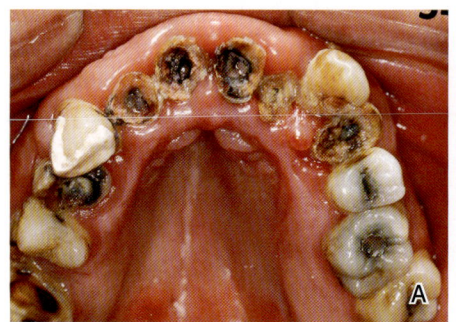

A：初診．歯肉の炎症と腫脹が著しい．

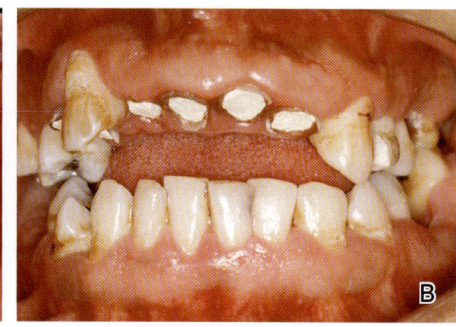

B：歯周基本治療終了．歯肉の炎症はかなり改善しているが，線維性腫脹が残在し，口腔清掃，歯内療法，歯冠修復の障害となっている．

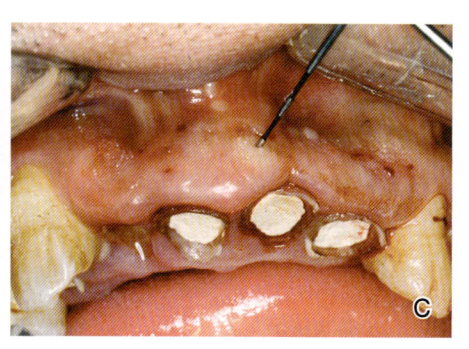

C：ポケット底部印記（ポケット探針使用）（クレーン・カプランのピンセットを使用しても可）

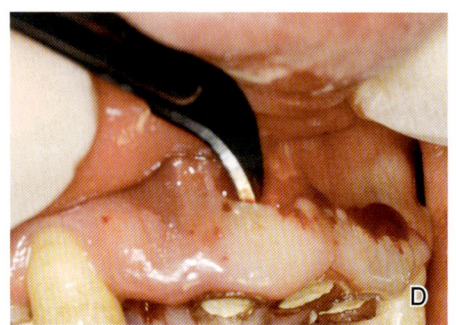

D：メスによる切開（唇側は替刃式No.12またはカークランドのメス使用）．

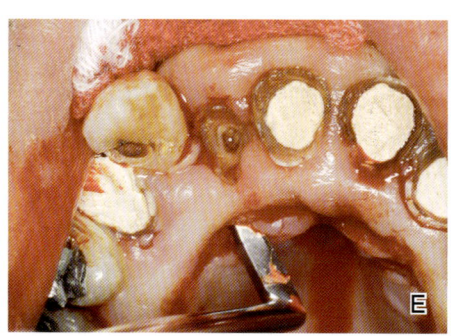

E：口蓋側は石川式メス使用．ポケット底部を示す出血点より1～2mm歯根側から，30～45°の角度でポケット底へ向けて切開する．

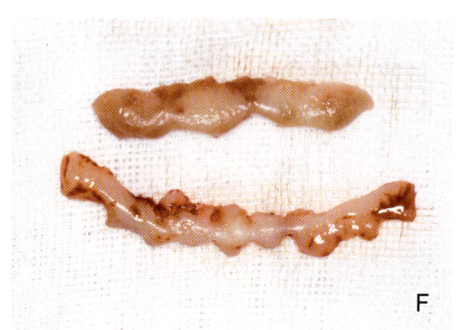

F：切除した歯肉片．

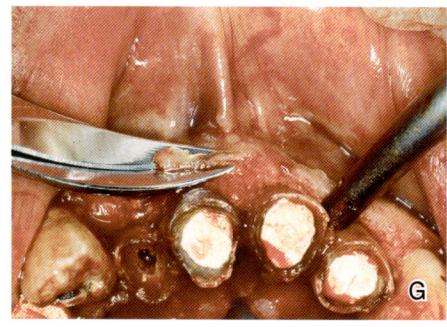

G：歯肉バサミで第2切開（形態修正）を行う．さらに小帯が歯肉辺縁に接近しているので小帯切除術も行う（p.195参照）．

H：術後1～2週間はパックを装着し，その後はブラッシングを再指導し徹底させる．

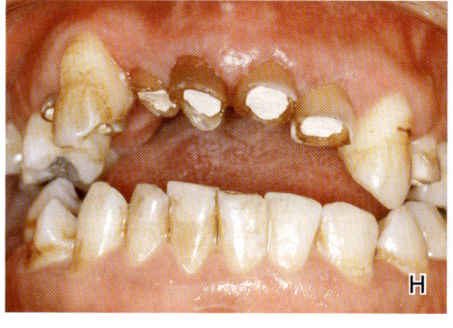

(3) 切開

頰側は替刃式メスNo.12を使用し，ポケット底のマーク部より1～2mm（歯肉の厚さによって変える．厚さが薄い場合は1mm，厚い場合は2mm）根尖側の位置から，歯根面に約30～45°の角度でポケット底部（印記部）に向かって斜切開を入れる（図4-13D）．メスは手術部の遠心側から近心へ向かって動かす（十分切断できるように少しずつ動かし，隣接面の歯冠乳頭にも十分入れる）．切開線はほぼ直線的な連続切開とする（従来の教科書にある1歯ごとの扇形切開や分割切開は適切とはいえない）．

舌側と口蓋側は，カークランドメスや石川式メス（図4-13E），オルバンメスNo.1，2を用いる．隣接面乳頭部は石川式メスが有効である．なお，口蓋が浅い場合はメスの角度を45°よりも浅くする．メスは最初は遠心から近心に向かって動かし，次にもう一度近心から遠心に動かして切断を確実にする．とくに歯間乳頭部を十分に切断する．

(4) 歯肉片の除去

切断した歯肉片を，遠心からキュレットあるいは太めの鎌型スケーラーで除去する．ポケットの残在を点検し，必要ならば再度メスを入れて切除する（図4-13F）．

(5) 歯肉形態修正
歯肉全体の形態に注意し，必ず歯肉バサミで形態修正を行い（図4-12B, 13G），清掃しやすい形態に仕上げる．

(6) 歯根面のスケーリング，ルートプレーニング
露出した根面を十分にスケーリング，ルートプレーニングし，滑沢な根面にする．

(7) パック装着と術後の注意
洗浄後にパックを装着し，1週間維持させる．手術部で硬い物をかまないように注意を与え，手術部以外は十分にブラッシングさせる．

(8) パックの除去と口腔清掃の再開
1週間後に来院させパックを除去し，洗浄点検する．創傷面が大きく治癒が遅い場合は，もう1週パックを装着する（図4-13H）．

4 歯肉切除術後の治癒とメインテナンス

①歯肉切除後2〜5日間，上皮は歯の方向に1日0.5mm程度ずつ伸び出す．
②5〜7日で結合組織が歯冠側へ増殖発育し，歯肉溝の形成が始まる．術後の歯肉辺縁の位置は，切除面よりも少し歯冠側に位置するようになる．
③2〜3週で，外縁上皮は正常な角化状態となる．
④4〜5週で，歯肉溝上皮，接合（付着）上皮ができ，ヘミデスモソームによる付着は8週でほぼ確立する（Listgarten）（図4-12, C, D）．

予後を良くするためには，術後の口腔清掃を良好に保つようメインテナンスを十分行い，炎症の再発を防ぎ，歯肉のコラーゲン線維をよく発達させることが大切である．

参考1：エレクトロサージェリー（電気メスによる歯肉切除術）

電気メスを用いた歯肉切除は，手術の範囲が小さい（創面が小さい）場合とくに歯肉整形術の場合に有効で，メスの角度を調整しやすく大臼歯遠心にも使える．さらに術後の出血が少なく，歯肉縁下の歯冠修復を行う場合にも有効である．ただし，メスが骨，歯根膜，セメント質に接触すると損傷が大きい（骨やセメント質の壊死）ので，骨に接近した部位に用いるのは危険性が高く避けなければならない．

・使用時の注意事項：
電流の強さは，十分整流された高周波電流で，抵抗を感じないで切れる最小の電流を使用する．切開時にはすばやくメスを動かして切る方が熱による組織損傷が少ないので，電流を流す前にメスを入れる方向を確認し，メスの動かし方を2〜3回練習しておく．なお手指のレストをしっかりさせ，常時バキュームを使用し，骨の位置を確かめて，骨面に触らないことが大切である．

参考2：ダイヤモンドストーンによる歯肉整形術

Foxが推奨した方法で（1955），タービンにダイヤモンドバーを装着し，高速・流水下で歯肉を切断し整形する．骨の整形にも用いられる．しかし，隣接面など歯根面にバーが触ると根面齲蝕の原因になる危険性があり，良い方法とはいえない．さらにメスや歯肉バサミを使う一般的な歯肉整形に比べて，創傷面が裂傷状態となる欠点がある．

6・フラップ手術（歯肉剝離搔爬術）(flap operation, FOP)

フラップ手術 flap operation は，広義には歯肉弁を剝離して行う手術すべてを含むが，歯周治療学では，歯肉弁を剝離してポケット内の汚染根面（罹患根面）と歯槽骨を露出させ，直視下でこれらに対する処置を行う手術をいう．

1 フラップ手術の術式と分類

フラップ手術には種々の術式が発表されているが，各術式の主目的により整理すると次の3つに大きく分類される．
分類①歯肉をポケット内露出根面に付着させることはねらわずに，ポケットの完全除去を目的とするフラップ手術
分類②歯周ポケットを形成する歯肉を罹患根面に（再）付着（上皮性付着と結合組織性付着）させること，および骨の再生を目的とするフラップ手術
分類③歯肉と歯槽粘膜の形態の修正（歯肉の不足部の修正を含む）を目的とするフラップ手術

この中で分類③は，後述の歯周形成手術（mucogingival surgery；歯肉歯槽粘膜手術．p.193～205 参照）へと発展しているので，ここでは分類①と②について述べる．

歴史的には，1910年代から1920年代にかけて，Neumann や Widman らが分類①に入る術式を発表し，その後改良が試みられ，Kirkland（1931）や Ramfjord（1974）により，分類②に入る術式が発表されている．最近では歯周病学の進歩により，単にポケットを除く分類①ではなく，分類②の一度歯周病により失われた歯周組織の付着（アタッチメントロス）を回復（再付着）することを目的とした手術法が主流を占めている．

しかし，分類①の手術法は確実にポケットを取り除き，ポケットの再発が少ない利点を有しているのに対し，分類②は付着が起こらない場合があること，さらに付着が生じても上皮（性）付着がほとんどでポケットの再発が起こる可能性がある，などの問題点が残っている．

この欠点を改善するための研究が行われ，フラップ手術を基本に再生療法として GTR（guided tissue regeneration；組織誘導再生）法（p.183～192 参照），エナメルマトリックスタンパク質（EMD エムドゲイン®）を応用した手術など，セメント質，歯根膜や骨の再生を目的とした手術法が開発され，臨床応用されている．

分類①と②，あるいは再生療法（GTR法，エムドゲイン®を用いる方法），さらに分類③の歯周形成手術のどの術式を選ぶかは，病変の進行状態，骨や根面の状態，審美性，術後の補綴治療の方法などを考慮して決定する．

2 フラップ手術の目的と特徴

1）目的
フラップ手術は，次のような目的のもとで行われる．

(1) 歯周ポケットを除去する（浅くする）
これは前述の分類①の術式では徹底して行われるが，分類②の術式でも，ポケット内壁の歯肉の除去によりポケットを形成する歯肉が退縮すること，およびポケット内に露出した根面へ歯周組織が（再）付着することによってポケットは浅くなり，除去される．

(2) 歯周ポケットを形成する歯肉を，ポケット内に露出した（罹患）根面に再び付着させる
理想は結合組織性の付着（新付着）であるが，実際には上皮（性）付着が主に生じ，結合組織性付着はポケットの根尖側の一部にのみ生じる．

(3) 歯槽骨の再生とくに垂直性骨吸収部の骨を再生させる（図 4-21 参照）
3壁性，2壁性の骨欠損部では骨再生の可能性が高く，支持力の増加となる．

(4) 骨の形態異常の修正（骨整形）と歯肉と粘膜の形態修正をする
骨や歯肉，粘膜の形態異常が局所の清掃性を悪くしている場合に，清掃性の改善の目的で行う．

(5) 歯根膜・セメント質を再生させる
ポケット内に露出した根面上に歯根膜細胞が増殖すると，セメント質が再生し，結合組織性付着が形成される可能性が高い．通常のフラップ手術では多量の結合組織性付着を得るのは困難なので，GTR法など特殊な手術法が研究開発されている（p.183～192 参照）．

実際の臨床では症例により上記の目的のいくつかを目標にして手術を行うが，前述したようにフラップ手術には種々の術式があり，おのおの特徴（利点・欠点）があるので手術開始前に病態をよく調べ，目的を明確にして，それに適した術式（切開の入れ方など）を選ぶ必要がある．

2）特徴
フラップ手術は，歯肉弁を剝離して病変部（ポケット内へ露出した根面，歯肉壁および歯槽骨）を露出させ，直視下

でこれらを処置できることを特徴としている．歯周ポケット搔爬術（p.160～163参照）と新付着術（p.164～165参照）は，ほぼ同じ目的をもっているが歯肉弁を剝離せずに行うので「closed curettage」と呼ばれる，これに対しフラップ手術は「opened curettage」とも呼ばれる．

(1) 長所（利点）
①深いポケットの根面の処置が容易で，確実にできる
　ポケットが深くても，歯肉弁を剝離して根面を露出させ直視下で行うので，ポケット内露出根面の処置，すなわちスケーリング，ルートプレーニングが容易で確実である．
②歯肉の処置も確実で，罹患根面への再付着が図れる
　ポケット上皮と炎症性結合組織の除去が容易で，しかも健康な部分に対する損傷は少なくできる．さらに，剝離した歯肉弁をポケット根面に密着させ，再付着を図ることができる．
③骨縁下ポケットの処置が容易である
　骨を露出させるので骨縁下ポケット内を埋めている上皮や炎症性結合組織の除去が容易で確実となり，骨と歯根膜の再生力を高めることができる（図4-12, 15）．
④歯槽骨の処置が可能である
　必要に応じて骨整形術，骨切除術，骨移植術など，骨外科を行うことができる．
⑤歯根切断・切除術や根面の整形術が容易に行える
　根分岐部病変の処置として，歯根切除術や根面の形態修正を直視下で行える（p.270参照）．
⑥歯周組織の再生療法が行える（p.183～192参照）
　GTR法，エムドゲイン®を用いる方法，骨移植などによる歯周組織の再生をめざした手術が可能である．
⑦手術後の露出創面（開放創）は小さく，患者への侵襲が少ない
　手術後に歯肉弁を戻して縫合するので，歯肉切除術や歯周形成術（MGS）に比べて術後の創傷面の露出は少なく，患者への侵襲，不快感や疼痛は比較的少ない．

(2) 短所（欠点）
①（再）付着はねらわずにポケットの除去を目的とした手術（分類①）では，術後の根面の露出が大きくなる．とくに，ポケットが深く，骨吸収が高度な症例では，歯根の露出が著しい．
②（再）付着をねらった手術（分類②）では，付着が起こらずにポケットが残ってしまう場合がある．
③手術により（再）付着が生じても多くの部分は上皮（性）付着であるので，術後のプラークコントロールが悪化して炎症が再発すると，接合上皮は剝離しやすく，再び深いポケットが生じる危険性が高い．

④骨を露出させて処置を行うので，骨の露出時間が長くなったり乾燥させると，骨の変性や吸収が生じる可能性がある．

3　フラップ手術の適応症と非適応症

1）適応症

分類①：歯周ポケット歯肉を罹患根面に（再）付着させることをねらわずポケット除去目的のフラップ手術
　この手術はポケットを確実に除去したい場合が適応症である．しかし，歯肉が退縮し歯肉切除とほぼ同様に歯根が露出するので，審美性を重視する場合には適さない．すなわち，適応症は臼歯部および前歯舌側の中程度の深さ（4～6mm）の骨縁上ポケットである．なお，垂直性骨吸収を伴う骨縁下ポケットやクレーター状骨欠損がある症例では，ポケットを確実に取り除くには骨切除術が必要となり，支持力が減少するので，次に述べる(再)付着をねらう手術，さらにはGTR法など再生療法が有利である．

分類②：歯周ポケット歯肉の罹患根面への（再）付着や骨の再生を目的としたフラップ手術
　基本治療後の再評価で歯周ポケットが深く歯肉をポケット内露出根面へ再付着させたい場合は，ほとんどすべて適応症であるが，とくに次のような症例が適している．
①垂直性骨吸収（骨縁下ポケット）が存在する場合：骨の再生の可能性を高めることができる（図4-21参照）．
②骨移植（人工骨の移植を含む）を行う場合
③審美的に歯肉をできるだけ退縮させずにポケットを除去したい場合（前歯部や上顎小臼歯部の深いポケット）
④根面の形態異常，中程度の根分岐部病変などがあり，直視下で根面処置の徹底，根形態の修正を必要とする場合
⑤GTR法，エムドゲイン®を用いる治療法などの再生療法を行う場合（p.183～192参照）

2）非適応症

　非適応症は，歯周外科の禁忌症例，歯周基本治療が適切に行われていない症例（口腔清掃不良など）のほか，明らかに付着が困難な症例（根面形態不良），ポケットが浅く根面や骨面の処置を必要としない症例などである．

4　使用器具

①ポケット探針（プローブ）とファーケーションプローブ
②メス（替刃式メスNo.11, 12, 12Bが用いられるが，隣接面や深いポケットにはNo.12が使いやすい）

6・フラップ手術（歯肉剥離掻爬術）

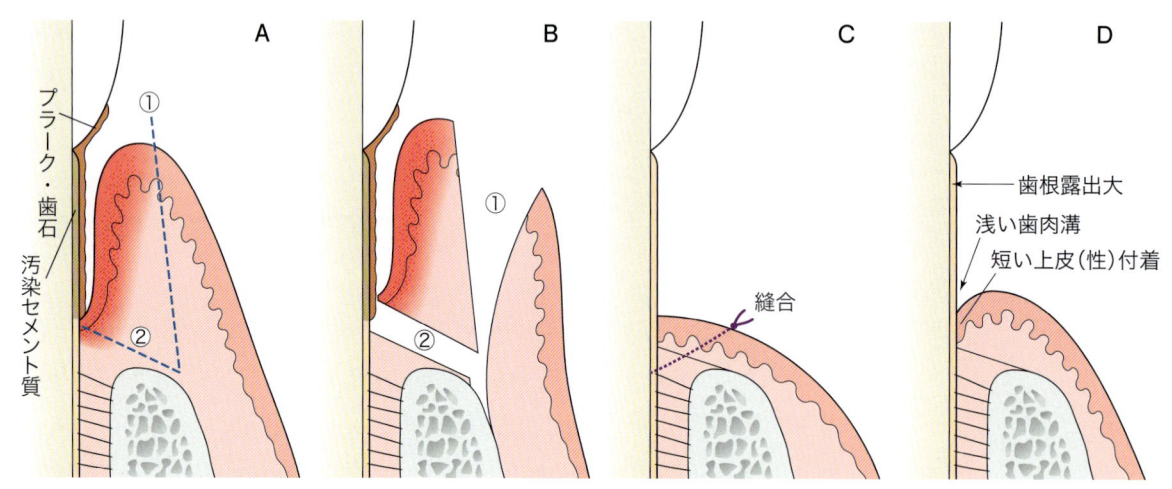

図4-14　罹患根面に歯肉を(再)付着させることをねらわず，ポケット除去目的のフラップ手術（術式1．骨縁上ポケットに対する単純フラップ手術）
ポケットが比較的浅く，骨縁上ポケットの場合に行う．
A：一次切開：歯肉辺縁から1mm以上離して骨頂部へ向かって①逆斜切開を入れる．
B：二次切開：縦切開を入れて歯肉弁を剥離した後，②二次切開を入れてポケット壁を幅広く除去する．根面の処置を行う．
C：縫合：根面の処置後，歯肉弁を付着が失われていない根面（ポケット内に露出せず歯周組織が付着していた根面）に接するように戻して縫合する．
D：術後の治癒形態：ポケットは完全に消失し，浅い歯肉溝となる．

③スケーラー（キュレット型でKKスケーラーのように刃幅の広いものが適切），超音波スケーラーまたはエアスケーラー
④骨膜剥離子
⑤有鉤ピンセット
⑥歯肉弁リテンションフック
⑦骨整形用器具．破骨鉗子，ハンドピースとラウンドバー（骨用チゼル，骨用ファイル）
⑧縫合用セット．糸，針（糸付き針），持針器，抜糸バサミ
⑨歯肉バサミ
⑩外科用鋭匙

上記の他に外科用バキュームチップ，ダッペングラス，生理食塩水とシリンジ，麻酔用器材，歯周パックなどを用意する．

5　罹患根面に歯肉を(再)付着させることをねらわずポケット除去目的のフラップ手術

この手術は，歯周ポケットを形成していた歯肉をポケット内露出根面へ再付着させることはねらわず，逆斜切開によりポケットを形成する辺縁歯肉を幅広く取り除き，歯肉弁を健全な付着が残っている根面に接するように戻して縫合し，ポケットを確実に除去する（図4-14）．骨の形態異常や骨縁下ポケットのある場合は，骨を削ってポケットを取り除く（図4-15）．

この手術法に属する術式としては，古くはNeumann法（1912），Widman法（1916）などがあり，逆斜切開フラップ手術 reverse bevel flap surgery とも呼ばれる．これらは歯肉を切除する量が多く，歯肉切除術と同程度に歯肉の退縮が生じるが，ポケットは確実に浅くなり，長い上皮(性)付着は形成されないのでポケットの再発は少ない．しかも歯肉切除術に比べ開放創がないため，術後の疼痛や不快感が少ない利点がある．なお，ポケット底部が歯肉歯槽粘膜境を越えている場合や，角化歯肉（付着歯肉）の幅が狭い場合は，角化歯肉を保存するため歯肉弁を根尖側へ移動して縫合する「歯肉弁根尖側移動術」apically repositioned flap（歯周形成手術，p.203参照）を行う．

1）術式（図4-14, 15）
(1) 一次切開と歯肉弁剥離
　替刃式メスNo.11，12で，歯肉辺縁から約1mm以上離して，扇状に弧を描いて逆斜切開を歯槽骨頂に向かって入れる（図4-14A①）．手術野の端に縦切開を入れて歯肉弁（フルシックネスフラップ，p.178参考1参照）を骨頂から2mm程度まで剥離する（図4-14B）．

(2) 二次切開
　ポケットが歯肉縁上の場合は骨頂からポケット底部へ向かって，すなわち，歯肉切除術と同様の方向にメスを入れて歯肉を除去する（図4-14A，B②）．骨縁下ポケットやポケットが深い場合で骨処置をしたい場合は，ポケット底部から歯槽骨頂に向かってメスを入れ，次の三次切開を行う（図4-15A②③）．

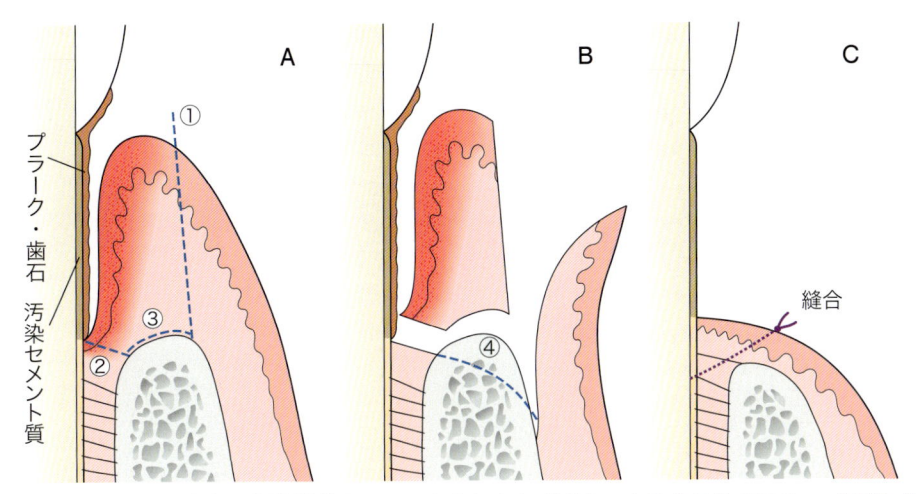

図4-15 罹患根面に歯周ポケット歯肉を(再)付着させることをねらわずポケット除去目的のフラップ手術（術式2．浅い骨縁下ポケットに対する骨整形を伴う手術）
ポケットが骨縁部よりも根尖側に達している（浅い骨縁下ポケット）場合，骨が棚状になっている場合は，骨整形を必要とする．
A：一，二，三次切開①②③を行い，歯肉弁を作るとともに，ポケットを形成する歯肉壁を幅広く取り除く．
B：幅広く歯肉を除去後，根面の処置と骨整形術④を行う（骨縁下ポケットを形成している骨を取り除いて，スムーズな骨形態に整形する，歯根に面する支持骨は削らない）．
C：縫合：歯肉弁を，ポケット内に露出していない（付着が失われていない）根面に圧接し縫合する．

(3) 三次切開

ポケットが深く骨整形術など骨処置を必要とする場合は歯槽骨頂部に三次切開を入れて歯肉弁を切り離し（図4-15A③），スケーラーで取り除く．骨が棚状に著しく隆起している場合は，骨整形を行う（図4-15B④）．

(4) 根面の処置

ポケットに露出していた根面は歯肉の付着をねらわないので，軽くスケーリング，ルートプレーニングする．歯周組織が付着していた根面はスケーリングやルートプレーニングしてはいけない．

(5) 縫合

歯肉弁を戻して縫合する．歯肉弁は，ポケットに露出していなかった根面（健全な付着が残っている部分）に接するようにする．

6 罹患根面に歯肉を(再)付着させてポケットを浅くする目的のフラップ手術

これは，歯周ポケットを形成していた歯肉を露出根面へ再付着させてポケットを浅くすることを主な目的として発展してきたフラップ手術である．Kirklandは1931年に「再付着を目的とした手術法」を発表し，Prichard（1957）やGlickman（1957）らが，骨縁下ポケット（垂直性骨欠損部）の治療に効果が高いことを発表してから注目された．我が国ではGlickmanの影響もあり，この再付着を目的としたフラップ手術が多く行われている．さらにRamfjördらの発表したWidman改良法も広く行われている．

1) 歯周ポケット歯肉の（再）付着を目的としたフラップ手術
（図4-16〜18）

これはKirkland（1931）の方法に改良を加えたもので，我が国で広く行われており，著者は主にこの方法を用いている．骨の再生の可能性があり，とくに2〜3壁性の垂直性骨吸収部（骨縁下ポケット）の治療に有効であり歯根の露出も少なく，後述するGTR法など再生療法の術式としても応用できる．

(1) 切開（スキャロップ状内斜切開）

ポケット測定結果（チャートに記入してあるポケットの深さ）と歯槽骨の吸収状態を参考に，ポケットの深さに応じて歯肉辺縁から0〜0.5mm程度離れた所から，ポケット底部（Kirkland）または骨頂部（川崎）に向けてメスを入れる．すなわち，ポケットが2〜3mmと浅い所は歯肉辺縁の頂点または歯肉溝内にメスを入れ，ポケットが8mm以上深い所は0.5〜1mm程度離れた所に入れて，炎症組織とポケット上皮を除去する．

必要に応じて縦切開を入れる．縦切開は歯肉の厚みの薄い部分を避け，厚みのある部位（唇側中央と歯間乳頭との中間部）に入れる．

(2) ポケット壁歯肉片の除去

キュレット型スケーラー（両刃式が良い）をポケット内

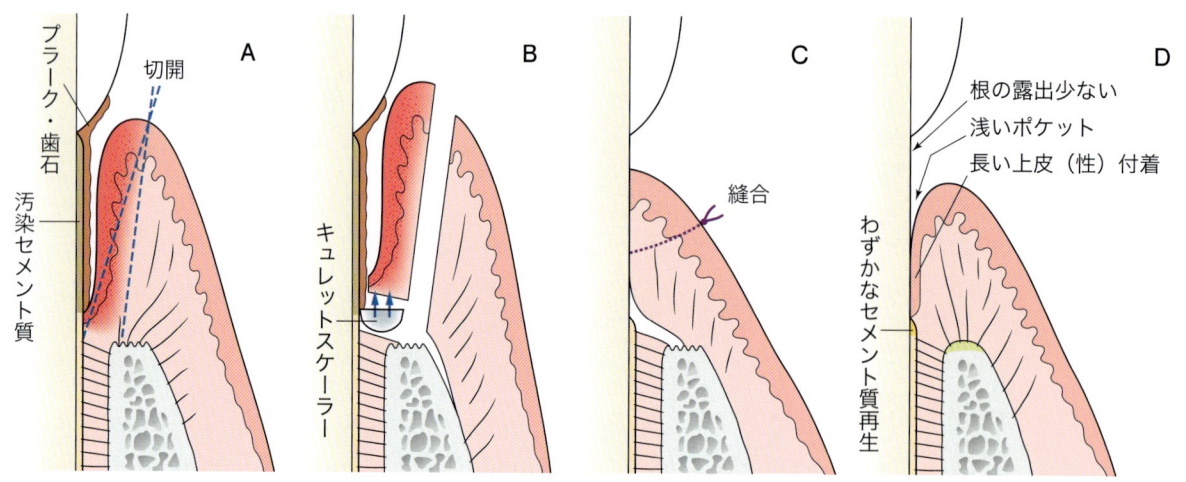

図4-16 歯周ポケット歯肉の（再）付着を目的としたフラップ手術（術式1．骨縁上ポケット歯肉を再付着させポケットを浅くする目的のフラップ手術）
A：切開：ポケット底部（Kirkland）または骨頂部（川崎）に向けて，歯肉辺縁付近からメスを入れる（ポケットがごく浅い部位は辺縁に，深い部位は0.5mm程度離して斜切開）．
B：ポケット歯肉壁の上皮と炎症性肉芽組織の除去と歯肉弁の剥離：キュレットスケーラーをポケット内に入れ，歯肉上皮と炎症組織を除去する．次に歯肉弁を剥離する．
C：根面の処置と歯肉弁の縫合：ポケット内に露出していた根面のスケーリング・ルートプレーニングを徹底させた後，歯肉弁の炎症性結合組織残在部を除去し，弁を戻して縫合する．
D：術後の治癒形態：長い上皮（性）付着とわずかなセメント質と骨の再生が生じる．

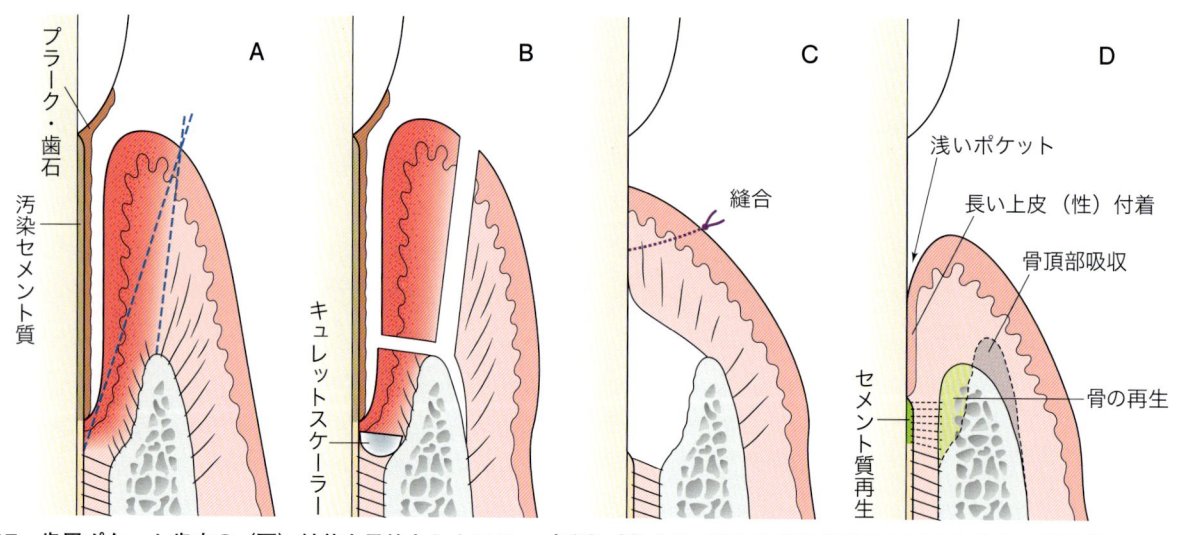

図4-17 歯周ポケット歯肉の（再）付着を目的としたフラップ手術（術式2．垂直性骨吸収部の骨再生と歯肉の再付着によりポケットを浅くする目的のフラップ手術）
A：切開：骨頂部またはポケット底部へ向けて入れる（術式1と同じ）．
B：歯肉弁の剥離と垂直性骨吸収部（骨縁下ポケット部）の軟組織の除去：キュレットで垂直性骨吸収部の軟組織を完全に取り除く．
C：根面の処置と歯肉弁の適合と縫合：骨縁下ポケット部の露出根面の処置を十分に行い，歯肉弁を戻して縫合．
D：術後の治癒状態：長い上皮（性）付着，および一部のセメント質と垂直性骨吸収部の骨の再生が生じる．

に挿入して，軽くキュレッタージしながらメスで切り離したポケット壁歯肉片（ポケット上皮と炎症性結合組織）を除去する．さらに<u>キュレットを骨面と歯肉の間に挿入し，歯肉を少し剥離しておくと，次の操作である骨膜剥離子の挿入が容易になる</u>．

（3）歯肉弁の剥離

骨膜剥離子を用いて，根面と骨面から歯肉弁を剥離する（剥離しにくい場合は，前記したようにキュレットを骨面に沿って挿入し，骨面から歯肉を剥離させると良い）．

<u>歯肉が薄い場合は，左手の第2指を歯肉表面（外側面）に軽く当てがって支えながら行うと，歯肉が裂けるのを防ぐことができる</u>．舌側の歯肉弁は，剥離後リテンションフックを用いて反転保持しておく．歯肉弁の剥離は，垂直性骨吸収部の処置が十分できるまで行い，骨を露出させる．

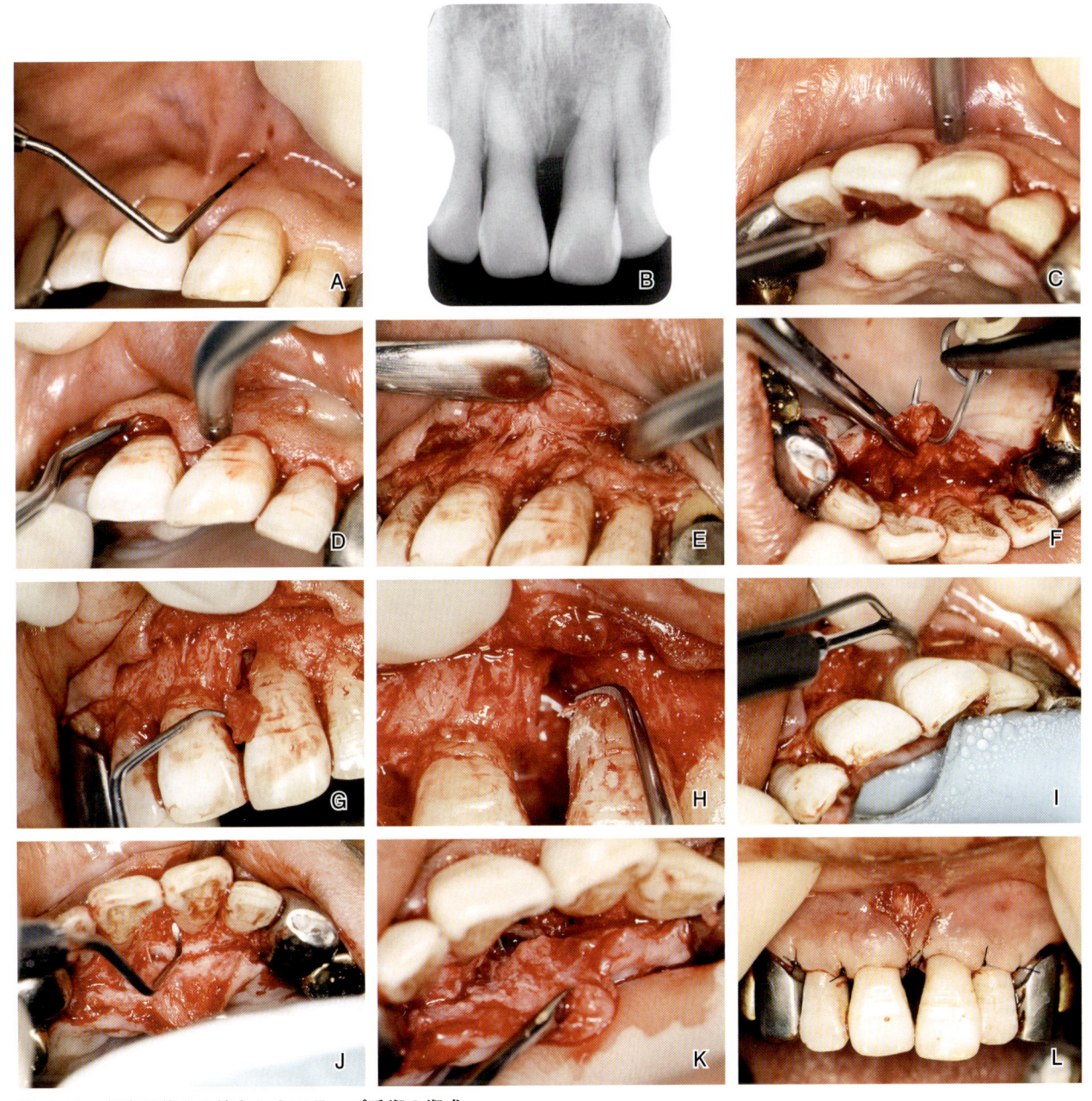

図4-18 (再)付着を目的としたフラップ手術の術式

A：歯周基本治療終了：歯肉の表面に炎症はないが，|1近心には10mm以上のポケットが残っている．
B：|1の近心に垂直性骨吸収（エックス線写真）．
C：切開：歯肉に炎症がないので，歯肉辺縁からポケット底部または骨頂に向けて切開を入れる．
D：切開を入れたポケット壁歯肉片をキュレットスケーラーで除去する．さらに歯肉を根面や骨面からわずかに剝離する．
E：骨膜剝離子で歯肉弁を剝離する．
F：口蓋側も剝離する．リテンションフックで歯肉弁を反転しておくと視野が良くなる．
G：まず，骨縁下ポケット部の軟組織（炎症性肉芽組織と上皮）をキュレットスケーラーで取り除く．
H：直視可能になった根面をスケーリング，ルートプレーニングする．とくに骨縁下ポケット部を丁寧に行う．
I：超音波スケーラーで，洗浄を兼ねながら再スケーリング．
J：さらにキュレットスケーラーを用いて再度ルートプレーニングを徹底し，垂直性骨吸収部の骨面を搔爬し（新鮮な骨面を露出させる）残存肉芽も十分に除去し，洗浄する．
K：歯肉弁に上皮や炎症性肉芽が残在する可能性があるので，キュレットや鋭匙で除去し，歯肉弁を戻し骨面と根面に圧接して適合させる．
L：歯肉弁を骨面と根面に十分密着させて縫合する．小帯が歯肉辺縁に接近していれば，小帯切除術を併用する．

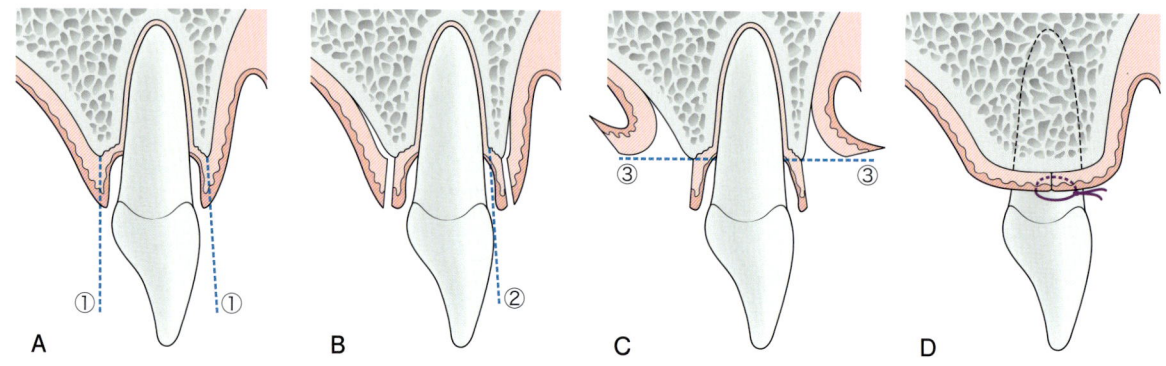

図4-19 Widman改良フラップ手術

A：一次切開：歯肉辺縁から0.5mm離し，骨頂に向けて歯軸と平行に入れる（ポケットが2mm以下の場合は歯肉溝内に入れる）．
B：二次切開：頬・舌側の歯肉を2〜3mm剥離した後，ポケット内切開を骨頂に向けて入れる．
C：三次切開：歯肉弁を十分に剥離した後，骨頂に水平にメスを入れ，歯頸部に残在する歯肉片を切り離す．
D：根面のスケーリング，ルートプレーニングと骨面の処置後，単純縫合または8字縫合で結紮する．

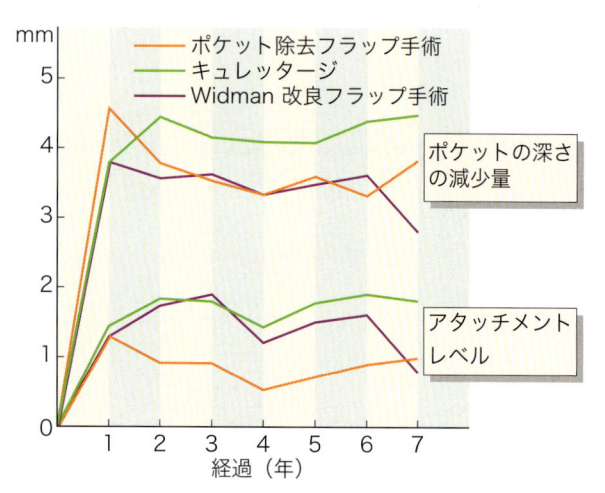

図4-20 深いポケットに対するフラップ手術後の長期（7年間）観察（Ramfjördら，1975）

7〜12mmのポケットに対する各手術後のポケットの深さの減少量と，アタッチメントレベルの増加量を示す．3者間に大きな差はない．

（4）炎症性組織（肉芽）の除去と根面の処置

残存する炎症性肉芽組織をキュレットで取り除き，露出した根面を，明視下で十分にスケーリング，ルートプレーニングする．超音波スケーラーを併用すると能率が良い．なお，炎症性肉芽を十分に除去すると出血は少なくなり，根面を観察しやすくなる．

根面の処置はきわめて大切で，<u>細菌や内毒素が侵入している汚染セメント質が完全に除去できるまで十分に行う．処置の完了はポケット内根面の色と硬さで判定する．①キュレットで除去されてくる物質の中に歯石や汚染セメント質がなく根面が硬い，②根面が汚染のないきれいなセメント質や象牙質の色になっていることを確認して判定する</u>．

（5）垂直性骨欠損部（骨縁下ポケット）および骨形態異常部の処置

垂直性骨欠損部を埋めている古い肉芽組織を完全に除去し，骨面を露出させる（KKタイプ両刃式キュレットが便利である）．骨縁下ポケット部の根面を（4）と同様，十分にルートプレーニングする．骨の削除は骨辺縁が棚状に異常に増殖している場合のみ，骨整形術を行う（p.180参照）．

（6）歯肉弁内面の搔爬

反転している歯肉弁の内面を，キュレットまたは外科用鋭匙で搔爬し，残存する上皮と炎症性結合組織を除去し，健全なコラーゲン線維の発達した結合組織面を露出させる．

（7）歯肉弁の圧接と縫合およびパック

手術部位を生理的食塩水で洗浄した後，歯肉弁を戻して歯根面と骨面に十分に圧接し，なじませる．次に各歯間部で縫合する（p.158参照）．

2）ウィドマン改良フラップ手術

（modified Widman法，図4-19〜21）

RamfjördらがWidman法を改良した手術法である．

（1）一次切開（図4-19A①）

替刃式メスNo.11，12を用いて，辺縁歯肉頂から歯槽骨頂に向けて歯に沿って弧状に切開を入れる．前歯はNo.11，臼歯はNo.12が使いやすい．ポケットがある部位は辺縁から0.5mm離して切開を入れる．歯周基本治療で歯肉の炎症がほとんどなくなっている場合は，歯肉頂に入れた方が歯肉退縮は少ない．さらに，GTR法や骨移植を行う場合も辺縁歯肉頂に入れる．なお，ポケットが2mmの場合は歯肉溝に入れる．

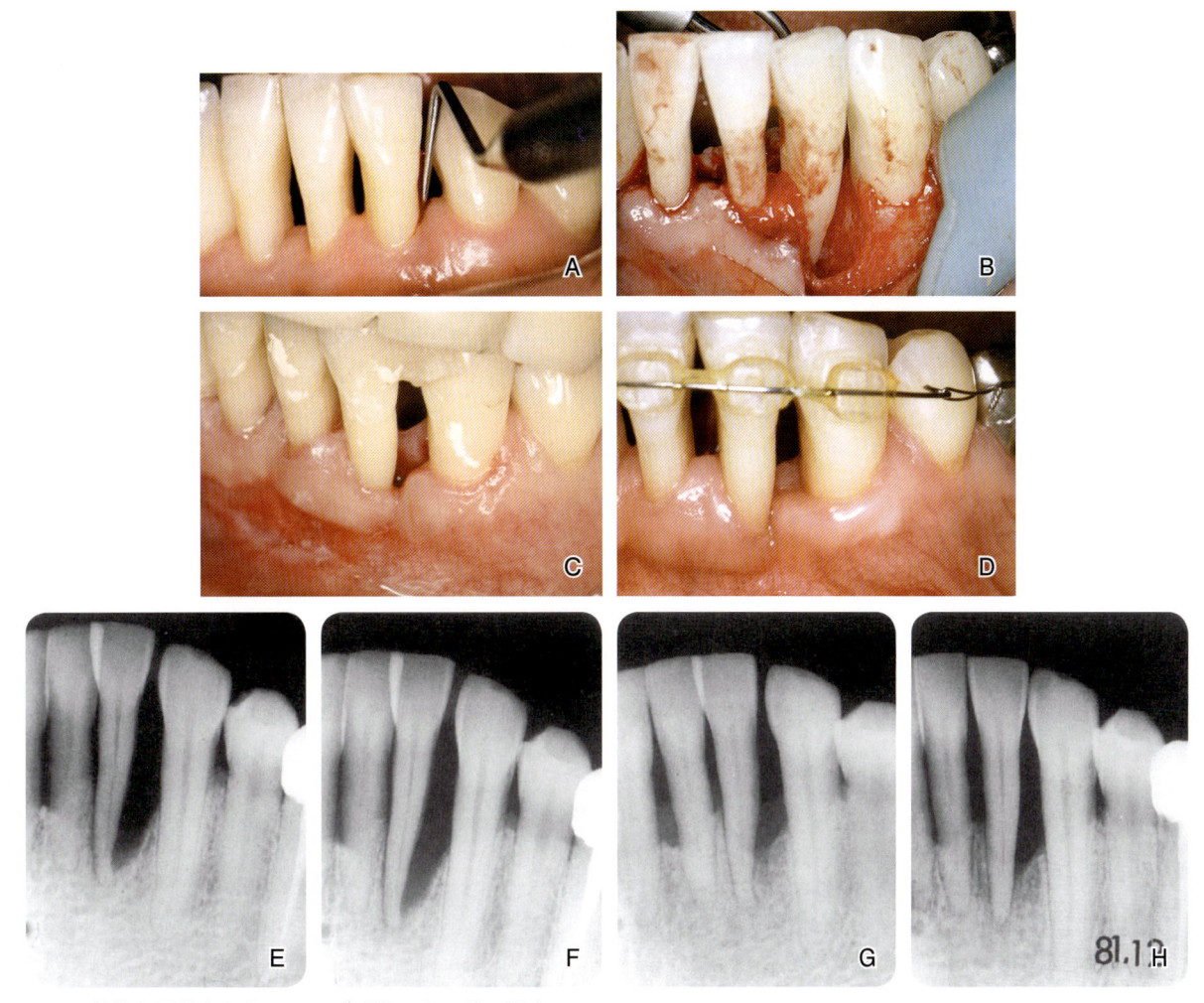

図4-21 付着を目的としたフラップ手術による骨の再生
A：術前：基本治療終了後$\overline{2}$の遠心に10mm以上のポケットが残存している．
B：フラップ手術：$\overline{2}$の遠心の垂直性骨吸収．最根尖側寄りは3壁性，次が2壁性，歯冠側は1壁性である．
C：2.5週後：手術後にクレーターが生じたが，口腔清掃を良好に保つと改善してくる．
D：11か月後：歯周ポケットが3mmとなり，MTMを行って歯軸と接触点を改善した．動揺は改善し永久固定は必要なくなる．
E：手術前エックス線写真：根尖近くまで骨吸収が進行している．
F：手術後1か月半：まだ骨の再生は明確でない．
G：手術後9か月：骨の再生が著明である．
H：手術後1年2か月：MTM終了時の状態．

(2) 縦切開

ポケットが深い場合は縦切開を入れる．縦切開の部位は手術部の端の歯の近心か遠心隅角とする（頰舌側の中央部は歯肉が薄く，術後壊死などが生じる可能性がある）．上顎大臼歯の口蓋側は縦切開を避ける（口蓋動脈を切断する可能性がある）．

(3) 歯肉弁の剝離

骨膜剝離子を用いて，歯肉を全層骨膜弁（フルシックネス）で剝離する．剝離の程度は，歯槽骨頂が露出し，歯根面や骨縁下ポケット部の処置ができる程度まで行う．不必要に骨を露出させると，骨表面の吸収を招く．骨が乾燥しないように，剝離した頰側の歯肉弁は骨面に戻しておく．次に舌側（口蓋側）を剝離する．剝離した弁はリテンションフックを用いて（図4-18F），反転しておくと，手術野が明視でき，操作しやすい．ただし，骨面が乾燥しないように時々生理食塩水で骨面を湿らせる．

(4) 二次切開（図4-19B②）（歯肉溝切開）

ポケット底から骨頂部に向けて，歯軸方向の切開を入れる．歯周組織が付着していた根面には触れないように注意する．

(5) 三次切開（図4-19C③）（水平切開）

細いメスで歯槽骨頂に沿ってほぼ水平に入れ，歯頸部の歯肉を切り離す．隣接面も，歯間中隔に沿ってメスを入れて骨面を露出させる．

(6) 根面のスケーリングとルートプレーニング

キュレットスケーラーを用いて切り離した歯肉片を取り除き，露出したポケット根面を十分にスケーリング，ルートプレーニングする．ただし，歯肉線維が付着していた部分は，スケーリング，ルートプレーニングしないように注意する．時々手術野を生理食塩水で洗浄し，バキュームで吸引し，視野を良くしながら行う．

(7) 垂直性骨吸収部（骨縁下ポケット）の処置
（図 4-18G，H，4-21B）

骨縁下ポケット部の軟組織（垂直性骨吸収部を埋めている肉芽組織）をキュレットスケーラーで完全に除去し，根面と骨面を露出させる．根面は十分にスケーリング，ルートプレーニングする．なお，GTR 法や人工骨などの移植を行う場合は，この処置後に行う．

(8) 歯肉弁の根面と骨面への圧接

手術野を生理的食塩水で洗浄後，歯肉弁を戻し，根面と骨面に指先でよく圧接し密着させる．歯肉弁が密着しないときは，歯肉バサミやメスで歯肉弁を切ったり，薄くしたり，さらには骨整形術（p.180 参照）を行って調整する．歯間隣接面の切開線は，歯肉弁を切り取りすぎて不足し，骨面が露出してしまうことがないように注意する．

(9) 縫合とパック装着

歯肉弁を各歯間部ごとに縫合する．歯肉弁が短すぎる時はパックを装着する．歯間部の歯肉弁が 1 回の縫合のみでは密着しない場合は，さらに 2～3 回単純縫合か 8 字縫合，あるいはマットレス縫合をする．縫合しても，歯肉に小帯が接近していて口唇や頬の動きとともに歯肉弁が動いてしまう場合は，必ず小帯切除術も行う必要がある（p.195 参照）．

参考 1：全層弁と部分層弁

①全層弁（フルシックネスフラップ，full thickness flap）：歯肉と骨膜を一緒に骨表面から剥離した弁で，通常のフラップ手術時に用いられる．骨膜剥離子を骨面に沿って挿入し，軽く捻転して鈍的に骨面から剥離して弁を形成する．骨面を露出するので骨の処置を行うのに適する．
②部分層弁（パーシャルシックネスフラップ，partial thickness flap）：骨面に骨膜を残して歯肉や粘膜のみを剥離して作った弁で，MGS の歯肉弁側方移動術などに用いられる（p.194 参照）．メスを骨膜と歯肉の間に入れて両者を切り離して弁を作る．技術的に難しい割に，臨床的に全層弁とほとんど差がないので，現在ではあまり用いられない．

参考 2：アクセスフラップ手術

これは直視下で歯肉縁下（ポケット内）露出根面の清掃（スケーリング，ルートプレーニング）と炎症性肉芽組織の除去を行うことを目的としたフラップ手術の総称である．骨切除術は基本的に行わない（骨辺縁が大きく豊隆して縫合が適切に行えない場合のみ骨整形を行う）．直視下で根面の清掃と肉芽組織除去の器具を手術野（局所）に到達させ，処置できるようにする手術という意味で，「アクセスフラップ手術」と呼ばれ，「フラップキュレッタージ」とも呼ばれる．

参考 3：歯周組織を再生させる方法と材料

1. 特別な方法を行わず歯周基本治療（ルートプレーニングなど），およびフラップ手術（付着を目的とした歯周外科）
2. 骨移植術〔自家骨，他家骨，人工骨〕
3. GTR 法〔膜の使用：非吸収性膜，吸収性膜〕
4. エナメルマトリックスタンパク（エムドゲイン®）を用いる方法
5. 成長因子，分化因子を用いる方法〔多血小板血漿，骨形式タンパク質（BMP），線維芽細胞増殖因子（b-FGF）など〕
6. 前記の方法を組み合わせる．

1, 2 は主に歯槽骨の再生，3～6 は骨・セメント質・歯根膜の再生を目指す治療法である

7・ディスタルウェッジ手術 (distal wedge operation)

　ディスタルウェッジ手術は，最後臼歯の遠心面のポケットの除去を目的としたフラップ手術である．さらに欠損歯部に面したポケットの除去にも応用される（Robinson, 1966やKramer, Schwarz, 1964の発表）．最後臼歯の遠心のポケットを取り除くには，歯肉切除術により遠心部の歯肉全体を切除する方法があるが，開放創面が大きくなる欠点がある．ウェッジ手術は，歯肉弁を剝離し，内部のポケットを形成する上皮と結合組織を除去し，再び歯肉を縫合するので，開放創傷面が小さくなる利点がある（術式：図4-22参照）．

　下顎の第二大臼歯に多く用いられる（ただし舌神経に注意が必要で，舌側に深くメスを入れるのは避ける方が安全である）．

　切開の方法は，図4-22に示したものが典型的な切開方法である．最近は改良型切開法（図4-23）が発表されている．

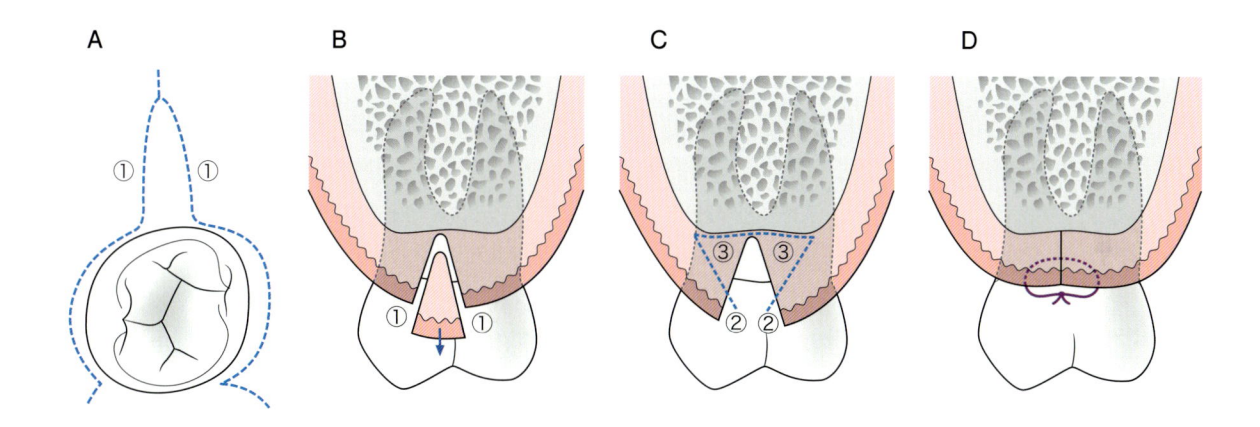

図4-22　ディスタルウェッジ手術
A：一次切開線：骨に達するように入れる．
B：遠心部の一次切開：V字型の軟組織ウェッジを作り，これを取り除く．
C：ポケットが深い場合や遠心の歯肉が腫脹気味の場合は，逆斜切開②を入れて歯肉弁を剝離し，さらに骨頂切開③を入れて骨頂の軟組織を取り除く（舌側にはメスを深く入れない）．
D：縫合：歯肉は退縮しポケットは浅くなる．

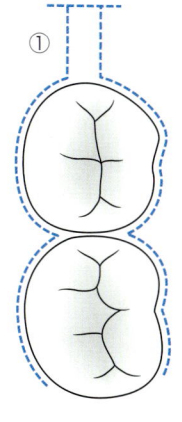

図4-23　改良型ウェッジ手術切開法
この切開①では，ウェッブ手術を周囲の歯のフラップ手術と同時に行う場合に歯肉弁の剝離と縫合が容易で，根面も見やすくなる．

8・骨外科（骨整形術，骨切除術）と骨移植術

1 骨外科 osseous surgery

　歯周外科の中で，歯肉形態を良くしたりポケットを取り除くために，歯槽骨の一部を削ってその形態を修正する手術を骨外科（手術）と呼んでいる．高度歯周炎患者では歯槽骨が吸収され，その形態が異常（棚状の隆起，クレーター，垂直性吸収など）になっている場合が多い．このため古くから，フラップ手術時に骨を削除して治療しようとする試みが行われていた（Widman原法，1918など）．
　Goldman（1950）は歯肉の生理的形態の重要性を強調し，歯肉整形術を唱えるとともに，歯槽骨の形態も積極的に修正することを主張し，Schluger（1949）も骨外科を行ってクレーターなどの形態異常を修正することを強調し，米国を中心に広く行われた．
　しかしその後，歯周組織はGoldmanやSchlugerらがいう生理的形態に外科的に修正しなくても，口腔清掃の徹底により十分に健康を維持できることが明らかとなった．さらに，歯槽骨は骨外科により不注意に削除すると，再生しにくく，支持力が低下する危険性が高いことなどから，骨の削除は積極的に行わず必要最小限にするという考えになっている．垂直性骨吸収部はできる限り骨を削らず，骨の再生能力を生かし，さらに骨移植，GTR法（組織誘導再生法），エムドゲイン®を使用する方法などにより，骨の再生や歯根膜の再生を図るようになっている．しかし頬側や舌側の著しい棚状の隆起などの骨の形態異常は，骨外科を行って整形する必要がある．
　Friedman（1955）は骨外科を2つに分類している（図4-24）．

①骨整形術
　歯を直接支えている支持骨（歯根膜線維の入り込んでいる骨）は除去せずに他の部分を削り，骨の形態を修正する（整形）手術である．支持力はほとんど低下しない．

②骨切除術
　歯を支持している骨（支持骨）をも除去して形態修正する手術である．歯間部のクレーターや，再付着が不可能と思われる骨縁下ポケットを除去する場合に行われる．支持力が低下する大きな欠点がある．

1）骨整形術 osteoplasty（図4-25）

　シャーピーSharpey線維が埋入していない部分（非支持骨）のみを削除する手術である．例えば，骨辺縁部が棚状や隆起状になっていて清掃性および審美性が悪い場合に，隆起部の外側を削除して歯槽骨の形態を生理的形態にする手術である．歯根膜に面しシャーピー線維が埋入している部分は削らないので，歯の支持力はほとんど低下しない．ただし，不注意に行うと支持骨まで削ってしまうので注意が必要である．
　骨削除には，大きめのラウンドバーNo.6，8，10や骨ヤスリ，骨ノミなどを使うが，骨面の発熱や削りすぎのないように注意する．骨の厚みを薄くしすぎると，軽度の炎症や咬合性外傷によっても骨頂部が破壊されやすいので，骨の削除量は必要最小限にすべきである．

2）骨切除術 osteotomy

　清掃性と審美性の改善，骨縁下ポケットの除去，あるいは手術後の歯肉のクレーターの形成を防ぐために，歯根面に面し歯根膜線維が埋入している支持骨や垂直性骨吸収部の骨を削る手術である．この手術は，支持骨を減少させて支持力を低下させるので，本来歯根が太くて長く，支持骨の量が豊富な場合が適応症である．しかし歯根を露出させ

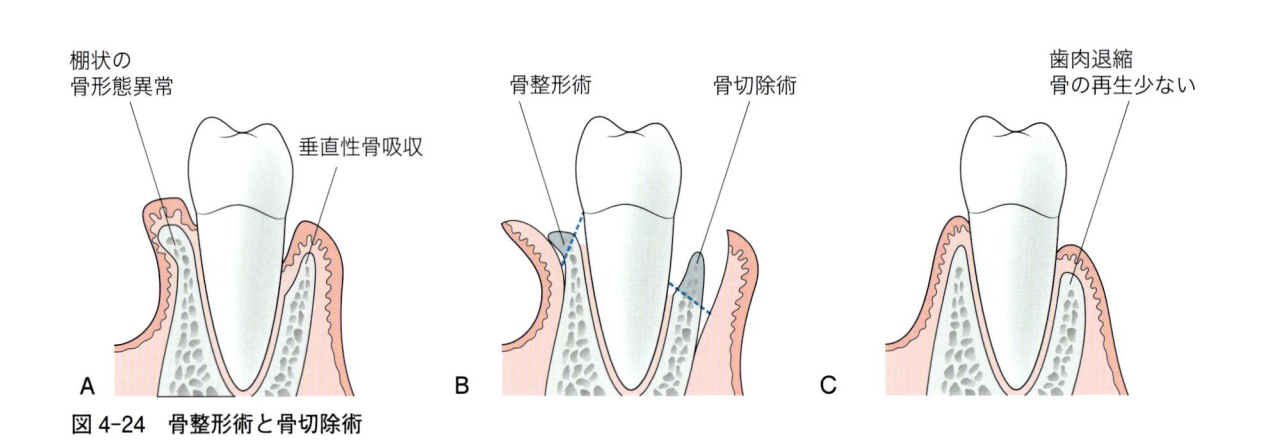

図4-24　骨整形術と骨切除術

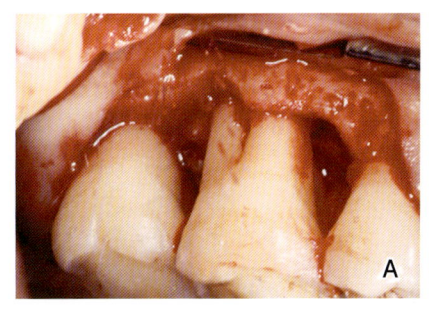

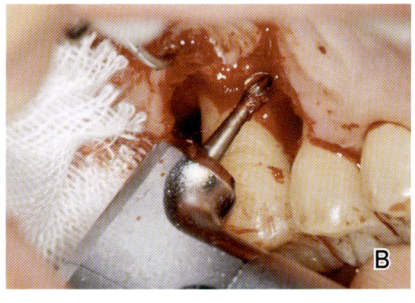

図4-25　骨整形術
A：棚状の骨形態異常部
B：ラウンドバー（No.8）で外側の骨隆起部を削除し，骨形態をスムーズにする．

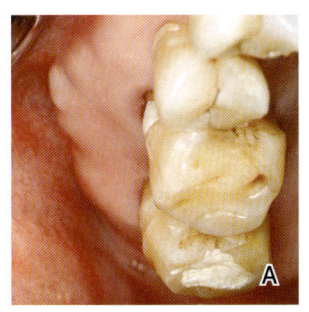

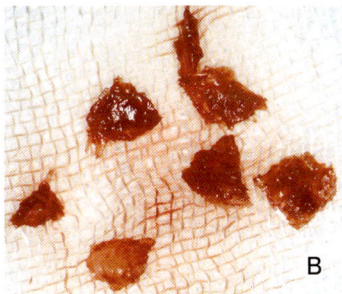

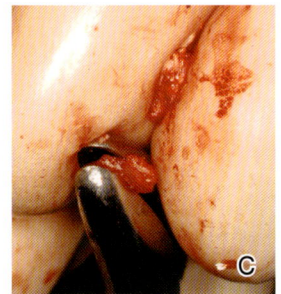

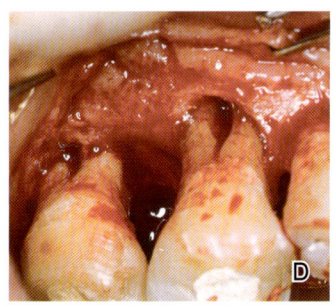

図4-26　自家骨移植（骨隆起の利用）
A：根分岐部病変と著明な骨隆起が合併している．
B：骨隆起部から骨鉗子で骨片を採取．
C：破骨鉗子で骨片を小さく粉砕．
D：ルートプレーニングした根分岐部病変部へ挿入．

る他，隣接面で行うと隣在歯の支持力をも低下させるなどの欠点がある．現在では，歯槽骨の多少の不規則な形態は口腔清掃の指導により十分カバーできるのと，歯周組織の再生をねらった治療法が発達してきているので，著者はこの手術はほとんど行っていない．

なお，別の適応症として，歯肉縁下齲蝕が骨縁下に及んだり骨頂部に接近している場合がある．この場合，骨切除術を行って齲蝕根面を歯肉縁上に露出させる方法と，矯正力により歯を挺出させる方法がある．

2　骨移植術　bone graft

歯周治療における骨移植術は，骨欠損部の治療法としてかなり古く（Hegedus, 1923）から試みられている．1930年代には焼石膏や異種骨などの移植も試みられた．現在行われている骨移植術は，供給される材料により大きく，①自家骨移植 autogenous graft，②他家骨移植 allograft（同種異系移植 homogenous graft），③人工骨移植 alloplast（異種移植 heterogenous graft, xenograft）に分類される．これらは骨を再生する治療法として垂直性骨欠損部や根分岐部骨欠損に試みられ，一応の成績は得られているが十分ではなく，現在もより良い材料や移植法を求めて研究が行われている．なお，Lindheらは骨移植とくに新鮮骨や骨髄の移植をすると，根吸収や骨性癒着を起こす危険性が高いと述べている．

1）自家骨移植 autogenous graft（図4-26）

免疫拒否反応が生じない利点があるが，根との癒着や根吸収が生じやすいこと，移植骨を得る部位が少なく骨を得るのに新たな損傷が生じる欠点がある．骨を得る部位としては，口腔内と口腔外とがある．

(1) 口腔内採取

歯の欠損部，臼後結節部，抜歯窩などから海綿骨や新生骨を採取したり，骨形成術や骨切除術で削除した骨片（皮質骨）を使用する方法がある．海綿骨は骨髄を含み血管に富み，活性が強く，移植に適している．一方，皮質骨は活性が低いので，細かく砕き小骨片とし，血液と混ぜ骨凝塊として使用する．さらに，抜歯窩あるいはトレフィンバーを用いて人工的に抜歯窩状に骨欠損を作り，そこに生じた類骨組織を採取して使用する方法も有効であると報告されている．

これら移植した骨は吸収されて，自分の骨に置換されたり，骨形成を誘発すると考えられているが，十分明確にされていない．垂直性骨欠損部では有効であるが，水平性欠損や根分岐部では無効の場合が多い．しかし，垂直性骨欠損部は骨移植しなくても骨再生が生じる可能性があり，短期間の観察では有効であるが，長期的にはあまり差がなくなる可能性もある．

(2) 口腔外採取

骨髄に骨形成能があることから，Schallhom は 1967 年以来腸骨から骨髄を採取し，移植術を行っている．この場合も 2 壁性骨欠損には有効であったが，1 壁性骨欠損や根分岐部病変では効果が少なく，しかも術後感染，腐骨の発生，根吸収などが生じる危険性があるため，現在はほとんど行われていない．

2）他家骨移植 allograft

他家骨移植は，骨誘導能をもつが免疫拒否反応（遅延型過敏反応）が生じる危険性があり，これを抑えるために投薬（免疫抑制剤など）するのはさらに危険なので，免疫反応がごく弱くしか生じない材料を用いる必要がある．海外では抗原性を減少させた凍結乾燥骨 freeze-dried bone や脱灰凍結乾燥骨 decalcified freeze-dried bone の使用が報告されている．これらは骨基質の中に骨形成を刺激するタンパク質 bone morphogenetic protein（BMP）が存在するためと考えられている．しかし，免疫学的な問題やウイルス性疾患の危険性があることと，我が国では骨バンクはなく，これらの材料が得られないことから，ほとんど用いられていない．

3）人工骨移植 alloplast

ヒトの骨に代わる骨移植材が種々研究されており（異種移植の一種），古くはウシの骨，レジン，石膏，セラミックスなどが試みられてきたが，良好な結果は得られていない．

1970 年代後半に骨や歯の主成分であるカルシウムとリン酸からなる β-リン酸三カルシウム beta tricalcium phosphate（β-TCP）とハイドロキシアパタイト hydroxyapatite が移植材として発表され，製品化されて市販されるようになった．しかし，これらは骨誘導能はなく，また歯肉の上皮と結合組織が骨欠損部へ侵入するのを防ぐ作用もない．単独使用ではあまり良い成績は得られていない．他に生体ガラス（バイオグラス，結晶化ガラス）（参考 1，図 4-27）など多くの材料が研究されている．

参考 1：人工骨移植材

1）β-リン酸三カルシウム（β-TCP，$Ca_3(PO_4)_2$）
　カルシウムとリン酸塩を 1,000～1,300℃で焼成して作る．骨と構造式がやや異なり，生体内で吸収され骨と置き換わるといわれているが，骨誘導能 osteoinduction（骨を形成する能力）はなく，骨が母骨から増殖し挿入した顆粒と交換するのみである．したがって，骨の形成，歯周組織の再生効果はあまり期待できず，最近は他材との併用法が検討されている．国内認可された CERASORB®M，テルフィール® がある．

2）ハイドロキシアパタイト：
　カルシウムのリン酸塩 $Ca_{10}(PO_4)_6OH$ で，生体骨組織の主成分と類似し非吸収性である．しかし骨誘導能はなく，骨伝導能 osteoconduction〔骨を形成する能力はなく，母骨（残存する骨）から形成される骨と結合しフィラーとして働く〕のみである．すなわち，骨欠損部に塡入すると母骨の骨再生力がある場合のみ，新生骨がこのアパタイト顆粒を取り囲んで密着し，増殖する．アパタイト顆粒自体には骨を作る力はなく，歯肉の上皮や結合組織に取り囲まれてしまうと，骨組織に囲まれることはない．

改良型として，多孔性顆粒が発表されている．これは，アパタイト顆粒に小孔がありこの小孔に骨芽細胞などが侵入して骨を形成するという考えに基づいている．しかし，科学的に十分解明されているわけでなく，無孔性の顆粒と差がないという報告もある．国内認可されたアパセラム-AX®，ボーンタイト® がある．

③生体ガラス bioglass，結晶化ガラス glass ceramic（図 4-27）：
　生体親和性の強いガラスセラミックスで，後者はアパタイトとウォラスナイトを含み，表面がわずかに溶解してハイドロキシアパタイトの反応層が形成され，活性を示す．骨と親和性が高く骨と密着する性質があるが，骨誘導能はない．ハイドロキシアパタイトに比べ物理的特性が良く，インプラント歯根材としても研究されている．

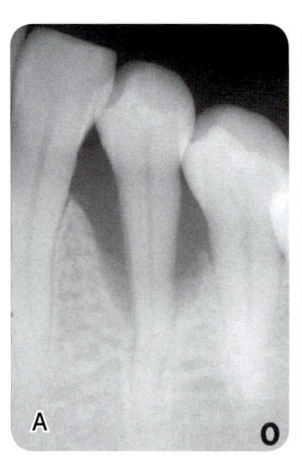

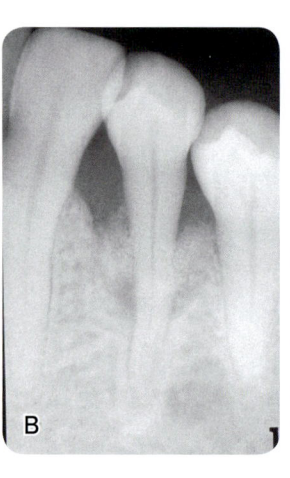

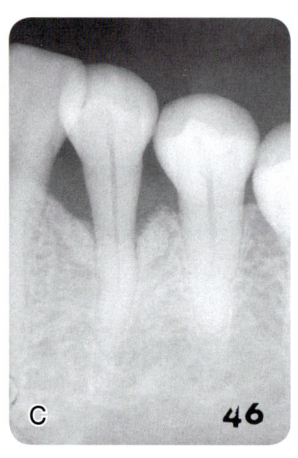

図 4-27　人工骨（結晶化ガラス）移植の症例
A：術前（垂直性骨吸収）．
B：手術後 1 か月．
C：手術後 4 年（46 か月）．

9・歯周組織再生療法

　医学において「再生療法」とは，疾病などにより失われた組織を以前と同様な組織に再生させようとする治療法である．「歯周組織再生療法」は，歯周病により破壊され失われた歯周組織を再生させる治療法をいう．歯周組織を再生させようとする治療法は以前から種々試みられてきた．歯周基本治療やフラップ手術など従来の歯周治療でも，ある程度再生するが，その量は少ない．垂直性骨吸収部は，フラップ手術や**骨移植術**（広義の再生療法の一種とされている．p.181参照）により骨が再生することが観察されていた．しかし骨が再生した部分を組織学的に観察すると，セメント質と歯根膜の再生は少なく，接合上皮が侵入し長い上皮性付着になっている部分が多いことが明らかとなった．そこで骨のみでなくセメント質，歯根膜の再生を伴う完全な歯周組織再生をねらった治療法が研究され，臨床応用されてきている．

　最初に臨床応用されたのは，GTR法（歯周組織再生誘導法，Nyman，Lindheら，1982）である．その後Hammerströmら（1997）によってエナメルマトリックスタンパク質（エムドゲイン®）を用いる方法が開発され臨床応用されている．しかし両者とも適応症が限られている（2〜3壁性骨欠損など）ことから，さらに適応範囲が広く（水平性骨欠損など）再生確率が高い再生療法を求めて研究が行われている．

1 GTR法

　GTR（guided tissue regeneration）法は，歯周病により歯周組織が失われた部分に特殊な膜を用いて，歯肉組織（上皮と結合組織）の増殖を防ぎ，歯槽骨，歯根膜，セメント質を再生する能力のある細胞を誘導・増殖させて，再生させようという術式である．

1）原理と発展

　GTR法の概念（原理）はMelcher（1976）の仮説をもとに，多くの研究者による動物やヒトでの研究により発展したものである．

　通常のフラップ手術では，ポケット内に露出した根面に歯周組織を再び付着させようとしても，ほとんどの部分は上皮性付着が生じ，結合組織性付着はポケットの最底部にごくわずかに生じるのみである．骨縁下ポケットの部分にフラップ手術を行って歯周組織を再生させようとした場合，ポケット内に露出していた根面（付着喪失根面）に向かって増殖する可能性のある細胞は，次の4種類が考えられる（図4-28C）．すなわち，①歯肉上皮，②歯肉結合組織，③歯槽骨，④歯根膜の細胞である．Melcherは，手術後の付着の形態は根面に接して増殖する細胞の種類によって決まり，歯根膜の再生は歯根膜細胞のみから起こるという仮説をたて，実験を行っている．

　その後，Caton，Nyman，Karring，Lindheなど多くの研究者がこのテーマに取り組み，Nymanらは，これらの中でセメント質を形成する能力を持つ細胞は，④歯根膜由来の細胞のみであることを明らかにした．すなわち，①歯肉上皮細胞は上皮（性）付着を生じる．②歯肉結合組織の細胞は歯根面に密着するがセメント質は作らず，症例によって歯根を吸収してしまう可能性がある．③歯槽骨由来の細胞は骨を形成するが，セメント質は作らず，歯根を貪食吸収してしまう可能性がある．これに対し，④歯根膜の細胞はその中にセメント質を形成する能力を持つセメント芽細胞が存在し，これらはセメント質を再生する可能性が高く，結合組織性再付着（新付着）を形成する．さらに未分化細胞が多く存在し，これらがセメント芽細胞に分化する可能性がある（図4-28E）．

　しかし通常のキュレッタージやフラップ手術では，ポケット内に露出し汚染されたセメント質をスケーリング，ルートプレーニングして取り除いた根面に歯肉弁を接触させると，歯肉上皮細胞が最も速く根面に沿って増殖し，ポケット底付近まで上皮（性）付着を形成してしまう．次に歯肉結合組織が早く増殖するが，セメント質や骨を形成する能力はない．

　したがって結合組織性再付着を得るには，根面に歯肉上皮と歯肉結合組織が増殖するのを防ぎ，セメント質形成能を持つ歯根膜の細胞を増殖させる必要がある（図4-28E）．

　Lindheらのグループは，根面と歯肉弁の間に「特殊な膜」を用いて歯肉の上皮と結合組織が根面に増殖するのを防ぎ，歯根膜の細胞を根面に沿って増殖させる方法を研究した．Nymanらはこの方法を最初にヒトで行い，組織学的に観察・評価している．その後さらに研究が進み，Gottlowらにより「GTR法（guided tissue regeneration technique）」と呼ばれるようになった（図4-28）．

2）使用する膜

　GTR法で用いる膜は，生体内で吸収されない非吸収性

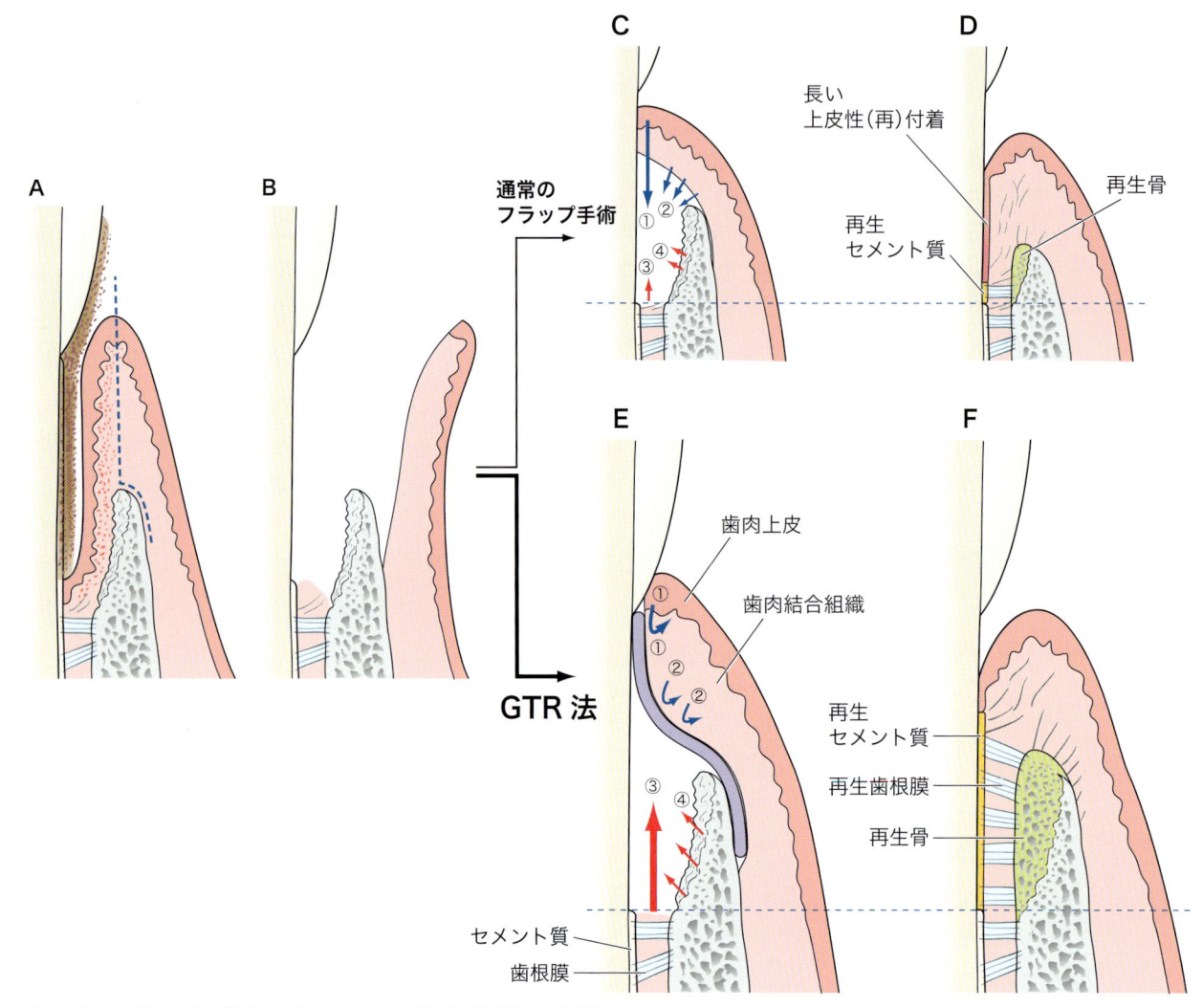

図 4-28　組織再生誘導法―GTR 法による歯周組織再生の原理
A：術前：垂直性骨吸収（3 壁性）を伴う歯周炎．
B：歯肉弁の剝離：歯肉の上皮と結合組織の炎症部分（肉芽組織）およびポケット内露出汚染セメント質を除去する．
C：通常のフラップ手術：歯肉弁を縫合した後，創傷部（再生をねらう部分）に増殖してくる細胞は①歯肉上皮，②歯肉結合組織，③歯根膜（由来）細胞，④骨（由来）細胞であり，①と②増殖速度が早く多量に増殖する．
D：通常のフラップ手術後の治癒：骨の再生は生じるが，長い上皮性付着とポケット底部の少量の結合組織性付着が生じる．
E：GTR 法：GTR 法用膜（青色）の装着により，①歯肉上皮と②歯肉結合組織の増殖を抑制し，③歯根膜由来細胞（太い赤矢印）と④骨由来細胞（細い赤矢印）の増殖を促す．
F：術後の治癒：骨の再生およびポケット内露出根面にセメント質の再生（新生）を伴う結合組織性付着が生じ，歯周組織再生が生じる．

膜と，吸収されて消失する吸収性膜とがある．

(1) 非吸収性膜

GTR 法に用いる膜は，最初ミニポアー・フィルターが使われたが，その後臨床的に使いやすいゴアテックス®Gore Tex®が用いられるようになった（図4-29）．ゴアテックス®は連続多孔質のテフロン製膜で生体適合性に優れ，医学の分野で人工血管，その他にも用いられている．しかしこれは生体内で非吸収性のため，最初の手術の約 4 週後に再手術を行って取り除く必要がある．現在は使用が減少し，発売中止となっている．

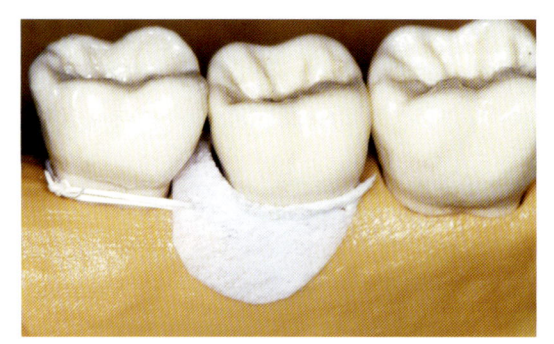

図 4-29　ゴアテックス®膜
7⏌の頰側から遠心隣接面の骨欠損部に適用

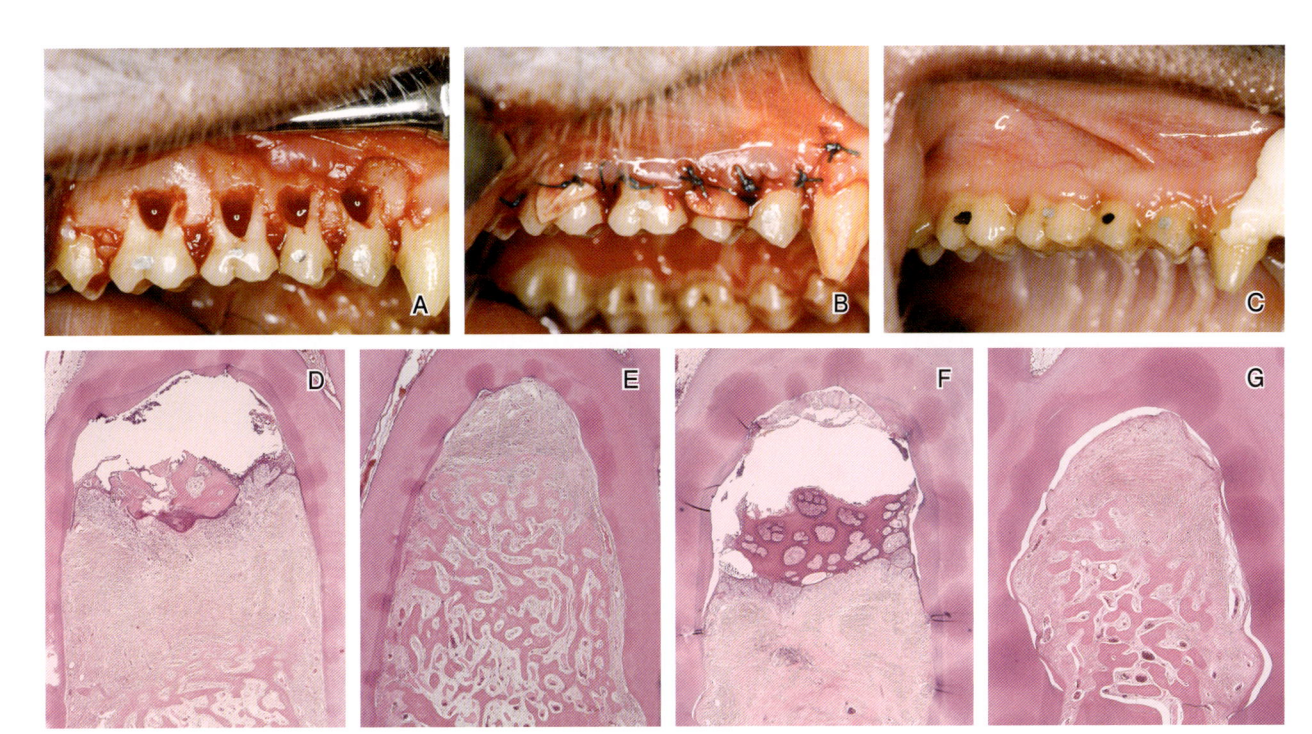

図4-30 コラーゲン膜を用いたGTR法の研究，サルの根分岐部骨欠損部への応用
A：サル臼歯根分岐部に骨欠損（Lindheの分類3度）を形成後，セメント質を除去する．
B：コラーゲン膜を用いたGTR法治療歯と，膜を使用しないコントロール群の歯（コラーゲン膜はウシから北大で製作）．
C：8週後の状態．
D：コントロール群の4週後の根分岐部の病理標本：上皮が侵入してポケットを形成し，根分岐部病変が生じている．
E：コラーゲン膜GTR法を行った群4週後：上皮の侵入はなく，骨とセメント質の再生が著しい（ノッチは骨を削除した最根尖側の部位）．
F：コントロール群の8週後：上皮の侵入が著しく，根分岐部病変が生じ骨再生も少ない．
G：コラーゲン膜GTR法を行った群の8週後：ノッチ上部の骨とセメント質の再生が著しい．（熱田勤，加藤熙，1991）

(2) 生体内吸収性膜

2回の手術を避けるため，生体内吸収性の膜を用いる研究が行われている．著者らはコラーゲン膜を用いる方法および適応症を広げるため，人工骨移植材を併用する方法の研究を行っている（図4-30～36）．

その後さらに研究が進み，最近は臨床的に使いやすい吸収性膜が多く使用されている．現在市販されているものには，①コラーゲン膜，②ポリ乳酸膜があり，さらに③歯根や骨に粘着性があり膜を縫合しなくてよい膜も開発されている．商品には①に属するコーケンティッシュガイド®，BioMend®，Bio-Gide®，②に属するジーシーメンブレン®がある．

3）適応症

GTR法はすべての症例に有効なわけではなく，現在のところ適応症は3壁性または2壁性の垂直性骨吸収と根分岐部病変（Ⅰ，Ⅱ度）である．とくに3壁性の骨欠損が最適であり，2壁性は適用可能ではあるが膜が骨欠損部に落ち込んでしまうと失敗する．1壁性の骨欠損，根分岐部病変Ⅲ度は再生が少なく適用が困難（非適応症）である．

なおGTR法は，主に歯根膜とセメント質の再生をねらった治療法であり，骨の再生には限界がある．そこで骨組織の再生を高めるため，骨移植やBMP（bone morphogenetic protein；骨形成タンパク質）など骨の新生を誘導する物質の応用が考えられ研究されている．

4）術式

(1) 切開と歯肉弁の形成

使用する膜を歯肉で完全に覆う必要があるので，歯肉をできるだけ保存するため歯肉溝切開を行い，膜を十分に覆える歯肉弁を作る．

(2) 炎症性肉芽組織の除去

歯肉弁を剝離したら残存する炎症性肉芽組織を十分に除去する．とくに，垂直性骨吸収部を埋めている炎症性肉芽組織を完全に除去する．

(3) 根面の清掃処理

ポケット内に露出していた根面を十分にスケーリング・ルートプレーニングし，歯石と汚染セメント質を完全に取り除く．さらに，クエン酸やEDTAで根面処理をして，残存する汚染物質を除去し十分洗浄する（p.189，参考1）．

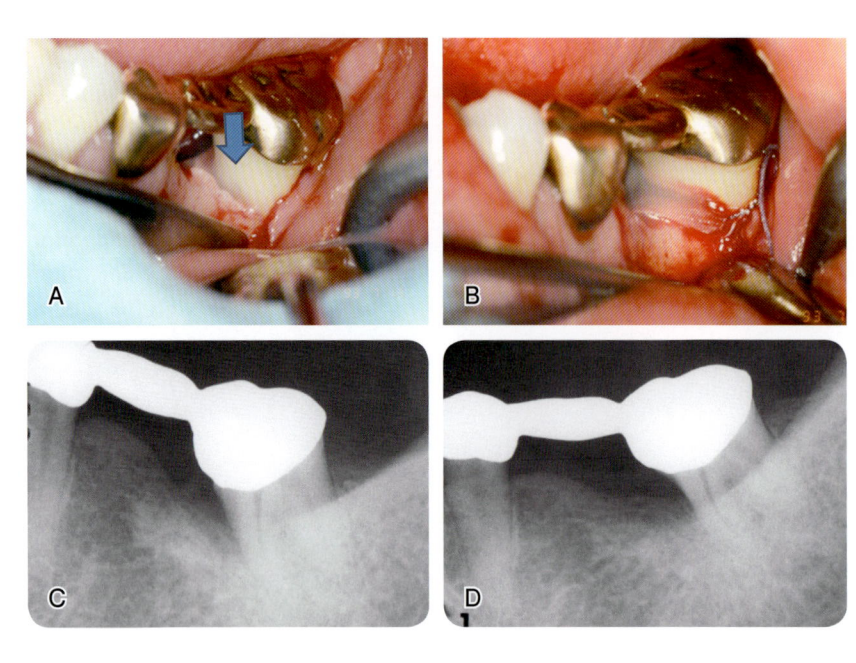

図4-31　GTR法：コラーゲン膜を用いた垂直性骨吸収の幅が狭い症例
A：垂直性骨吸収（矢印）．骨吸収の幅は比較的狭い．
B：コラーゲン膜を用いたGTR法．
C：GTR法手術前．
D：GTR法手術後1年．

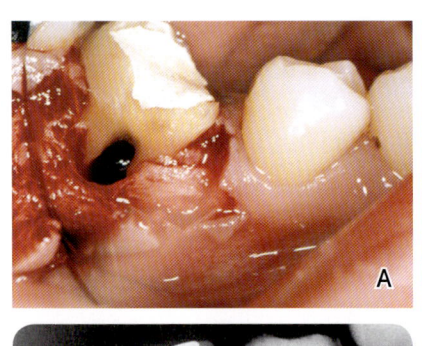

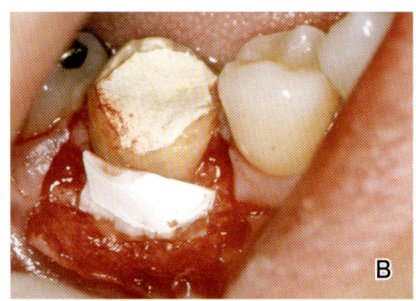

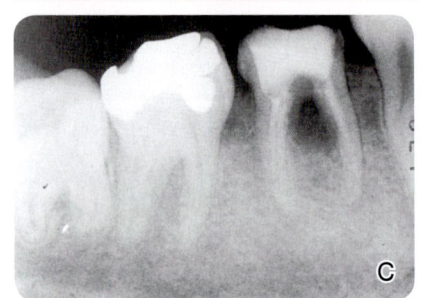

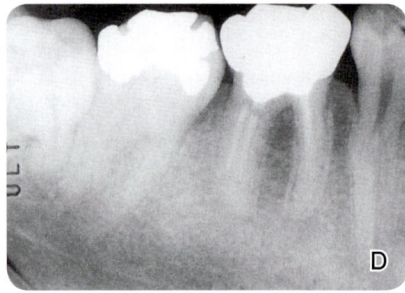

図4-32　根分岐部病変のGTR法による治療例
A：根分岐部病変Ⅱ度（Lindheの分類）．エナメル突起を除去する．
B：強化コラーゲン線維膜でGTR法を行う．
C：手術直後のエックス線写真．
D：手術後1年4か月：根分岐部病変は完全に改善した．（本郷興人）

（4）スペースメイキングの確認

再生を期待する垂直性骨欠損部や根分岐部は古い肉芽組織の除去を確認し，再生するスペースを確保する．さらに歯根膜腔と骨面を搔爬し新鮮な面を露出させ，再生スペースを新鮮な血液で満たす．なお，スペースが広く膜が落ち込む危険性が高い場合は，自家骨や人工骨を移植する（図4-33）．

（5）膜の調整

使用する膜を，再生予定の骨欠損部周囲の骨を3mm程度覆うように切断調整する．テンプレート（型紙）が用意されているものもある．

（6）膜の装着

調整した膜を根面に固定する．通常糸で根に結紮するが，最近は根面や骨面と粘着する膜も開発されている（コラーゲン膜は血液に接すると軟らかく粘着性が生じる）．

（7）歯肉弁を戻し縫合

膜が露出しないように膜を完全に覆うように歯肉弁を縫合する．

（8）術後の管理と非吸収性膜の除去（2次手術）

術後はできるだけ安静を保ち，手術部はブラッシングを避け，洗口剤を使用させ，高頻度に来院させて清掃を行うのが望ましい．非吸収性膜を使用した場合は4〜6週後に膜を取り除くための2次手術を行う．

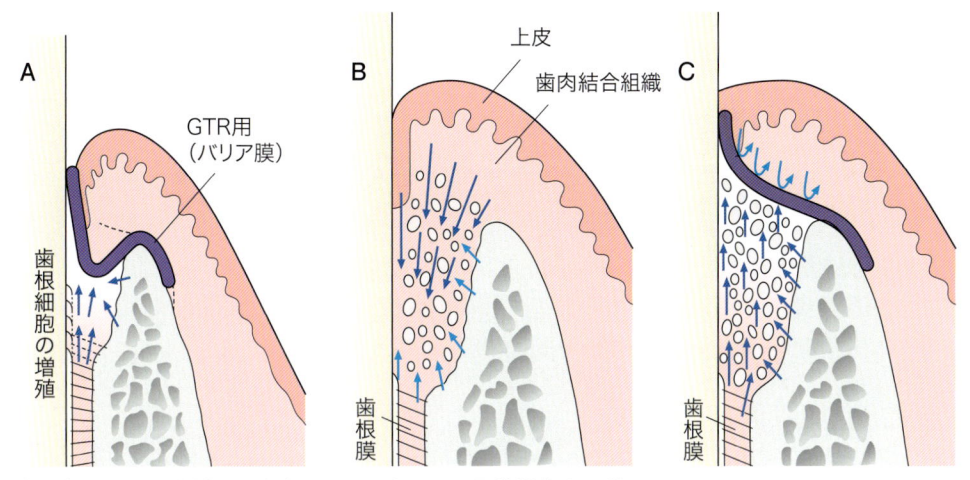

図 4-33　骨欠損幅が広い垂直性骨吸収部の GTR 法，人工骨移植術との併用
A：GTR 法を行った場合：歯肉の上皮と結合組織は，バリア膜により骨欠損部への増殖が阻止され，歯根膜の細胞と骨の細胞が増殖する．しかし骨欠損の幅が広いと，膜が骨欠損部へ落ち込んでしまう危険性が高い．
B：人工骨の移植のみの場合：人工骨顆粒の周囲に歯肉の上皮と結合組織が増殖し，歯根膜や骨の再生は起こりにくい．
C：人工骨（結晶化ガラス）と GTR 法を併用した場合：人工骨はコラーゲン膜が骨欠損部へ落ち込むのを防ぎ，人工骨顆粒の周囲に，骨や歯根膜由来の細胞が増殖する．骨欠損が幅広い場合有効である．自家骨はさらに効果が高い．

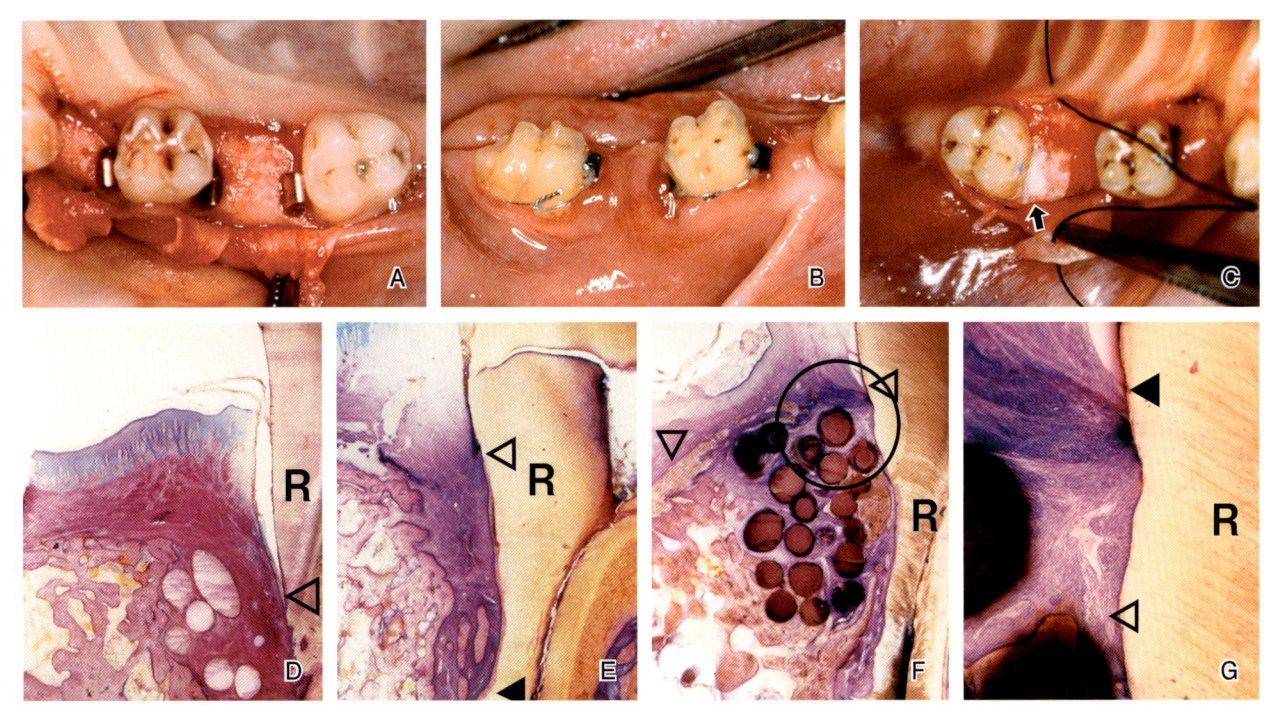

図 4-34　GTR 法と人工骨との併用療法の実験．サルの骨縁下ポケットを伴う垂直性骨欠損への応用
A：サル臼歯部に人工的垂直性骨欠損を作り，モール付き銅板を挿入してプラークを付着増加させ骨縁下ポケットを製作．
B：6 週後，骨縁下ポケットが形成されている．
C：銅板を取り除き，ブラッシングを 2 週間行って炎症を改善した後，手術を行い，GTR 法のコラーゲン膜（矢印）を置いた状態．
D：12 週後の病理標本，人工骨（結晶化ガラス）のみ塡入群（上皮の根尖側移動が著明で，骨再生が少ない）（黒い矢印は骨欠損底部．白い矢印は上皮の最根尖側の位置を示す．以下同じ）．
E：コラーゲン膜による GTR 法のみの群（上皮の侵入は少なく，結合組織性付着の回復，骨の再生が認められる）．
F：GTR 法と人工骨の併用群（結合組織性付着の再生，骨の再生とも最大である）．
G：図 F の○印部の拡大写真．新生骨が人工骨を取り囲んで増殖している（△印の所）．結合組織性付着は▲の所まで再生している．

(向中野浩，加藤熙，1989)

188　9・歯周組織再生療法

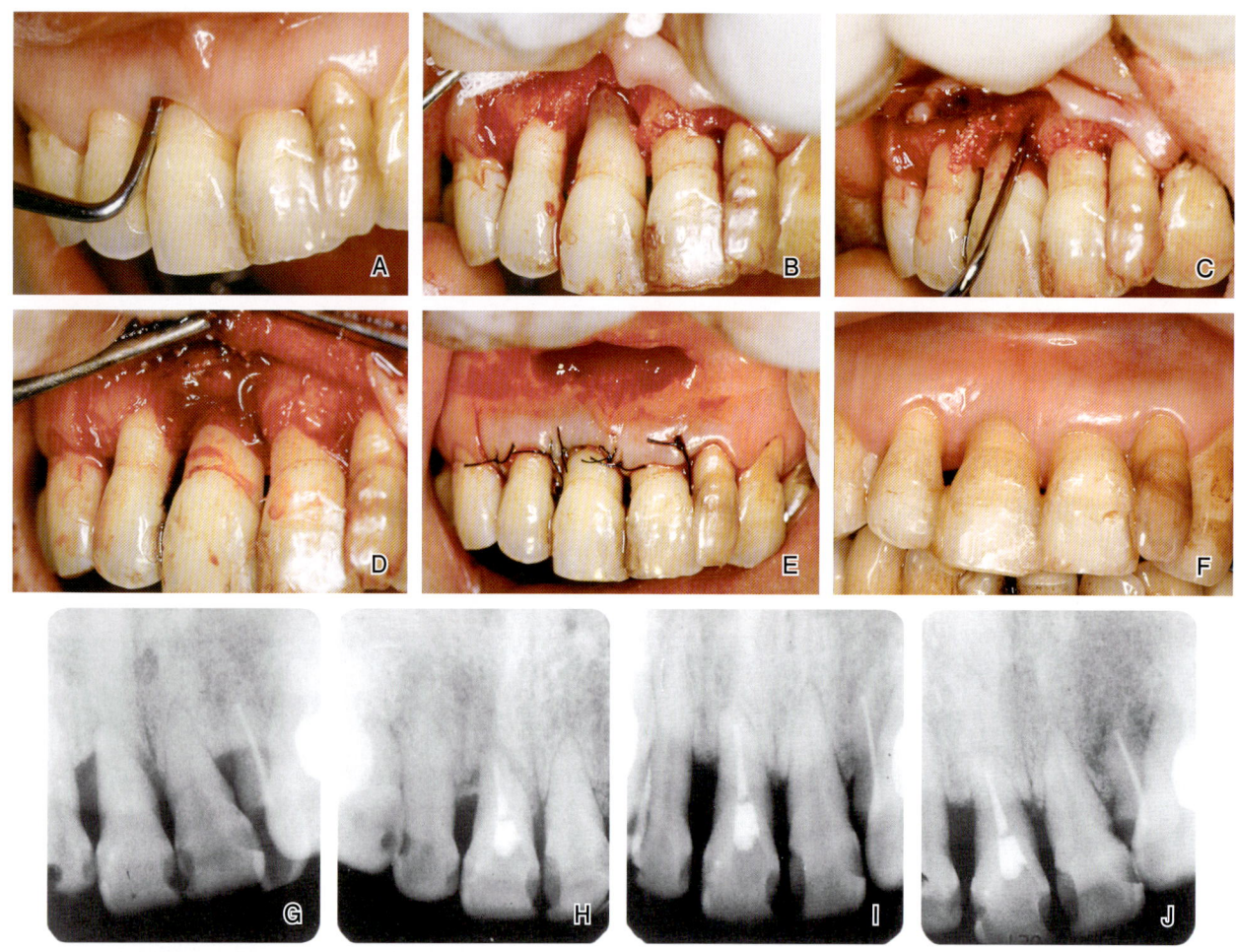

図4-35　重度歯周炎罹患歯へのコラーゲン膜を用いたGTR法と人工骨移植の併用療法（47歳，女性）
A：歯周基本治療後．8mmのポケットが残存する．
B：フラップ手術．骨吸収は根尖近くに達し根尖孔が露出（手術後歯内療法を行う）．
C：人工骨（結晶化ガラス）の移植．
D：人工骨上にGTR用コラーゲン膜を装着した．
E：歯肉弁を戻して縫合した．小帯が歯肉辺縁に接近していたので（図A参照），小帯切除術も行い，歯肉弁の安定を図る．
F：1年4か月後．歯肉の退縮は少ない．
G：初診時のエックス線写真．
H：手術直後のエックス線写真．
I：1年9か月後のエックス線写真．ポケット2mm，骨の再生が見られる（人工骨の顆粒周囲の骨が緻密化している）．
J：5年後のエックス線写真．ポケット2mm，再生した骨が維持されている．

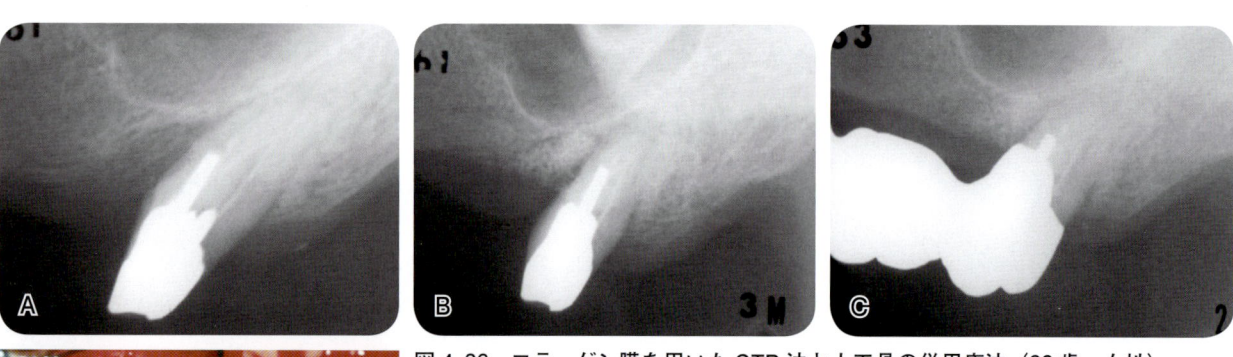

図4-36　コラーゲン膜を用いたGTR法と人工骨の併用療法（66歳，女性）
A：初診時エックス線写真．高度な骨吸収と10mmのポケットがある．
B：手術3か月後のエックス線写真．
C：3年後のエックス線写真．人工骨（結晶化ガラス）の顆粒周囲の骨が緻密化している．ポケットは2mmである．
D：手術時の状態．

5）人工骨移植との併用（図4-33〜35）

GTR法の成績を高めるため工夫研究されている方法の1つである．人工骨移植のみ（図4-33C）では，骨欠損部の根面に沿って増殖する歯肉上皮や結合組織の侵入を防ぐことは難しい．一方，GTR法を単独で行うと膜が骨欠損部にずれ落ちる危険性があり（図4-33B），歯周組織の再生が阻害される．そこで，著者らは人工骨移植とGTR法を併用することにより膜のずれ落ちや移動を防ぎ，歯根膜と骨の再生量を高めることが可能と考え，実験を行い，臨床にも用いている．

6）成功させるための注意事項

GTR法を成功させるためには，次のような注意が必要である．
①術前の歯周基本治療の徹底：基本治療により歯肉は炎症が改善され発赤・腫脹なく歯肉線維が回復している．
②根面の処置の徹底：根面に歯根膜細胞が付着しやすいよう，根表面に侵入している内毒素など有害物質を十分に除去する．そのために根面のスケーリング，ルートプレーニングの徹底，さらにクエン酸やEDTAによるエッチングを行い根面の清掃・有害物質除去を徹底する．
③垂直性骨欠損部の肉芽組織の除去の徹底：骨欠損部を埋める古い肉芽組織を完全に除去し，歯根膜由来の細胞が増殖しやすくする．さらに骨芽細胞が増殖するよう古い骨面を搔爬し新しい骨面を露出させる．
④膜の適切な調整：膜は再生する骨欠損部を適切に覆うよう調整する．小さいと骨欠損部に落ち込み，大き過ぎると歯肉弁が壊死する危険性が高まる．
⑤膜の装着：膜の最歯冠側部を根面に密着（縫合）させ，再生予定の骨欠損部には落ち込まないようにする．
⑥歯肉弁は膜を完全に覆うようにする：膜が露出すると感染源になる危険性がある．したがって，最初の切開はメスを歯肉辺縁または歯肉溝内に入れ，歯肉をできるだけ保存するようにする．

2　エナメルマトリックスタンパク質（EMD）を用いた手術（図4-37）

1）エナメルマトリックスタンパク質
（enamel matrix protein, EMD）

エナメルマトリックスタンパク質（EMD）は，歯根形成期にヘルトヴィッヒ上皮鞘の内エナメル上皮細胞が分泌するタンパク質で，象牙質表面にセメント質の形成を促す．Hammerströmらは，これを歯周外科時の根面に用いて

参考1：クエン酸などによる根面の脱灰処置

ポケット内に露出しプラークに汚染された根面に結合組織性付着を得る方法としてRegisterら（1976）が発表した方法で，その後多くの動物やヒトで実験が行われている．ルートプレーニングにより露出した象牙質面にpH1のクエン酸を3分間作用させると，象牙質表面は脱灰され基質のコラーゲン線維が露出する．この線維と歯周組織の線維が結合して，結合組織性付着が得られる．さらにクエン酸により残存する内毒素を除去する効果もあるとしている．しかし，その効果は研究者により差があり，十分明確ではない．

最近はクエン酸の代わりに塩酸テトラサイクリンやEDTAを根面に塗布する方法も試みられている．なお，酸処理後は生理食塩水で十分洗浄することが必要である．この方法の欠点は，根吸収や根面齲蝕が生じる可能性があることで，脱灰しすぎないことが必要である．著者はGTR法と組み合わせて用いている．

歯周組織とくにセメント質を誘導しようと考えて研究を行った結果，セメント質だけではなく歯根膜，歯槽骨も再生する効果があることを明らかにした．

その後製品化され，商品名：「エムドゲイン®」となった．エムドゲイン®は，ブタ歯胚から抽出したエナメルマトリックスタンパク質で，完全に純粋分離されたタンパク質ではない．主なタンパク成分はアメロジェニンで，他の成長因子も含まれており，根面に付着して歯根膜細胞の増殖，アルカリホスファターゼ活性および硬組織形成活性を高める作用がある．さらに術後4週でも根面に残っており，長期間作用する性質があるとされている．なお，はじめは無細胞セメント質や骨類似硬組織も形成されることが明らかとなっている．

2）適応症，利点，治療効果

適応症は，GTR法と類似し，①2〜3壁性の垂直性骨欠損を伴う歯周ポケット，②1〜2度の根分岐部病変である．

利点は，膜を使用せず膜の調整など複雑なテクニックを必要としないことである．しかし歯肉弁剝離後，EMDを塗布する根面をクエン酸やEDTAで処理して水洗した後，血液がその根面に接しないよう出血をコントロールしてEMDを塗布するなどの注意が必要である．

治療効果は，5年間の長期観察ではアタッチメントの獲得と骨再生量ともGTR法と同程度である．

3）問題点と対策
（1）安全性

ブタ歯胚から精製したもので安全性が心配されたが，これまで副作用報告はほとんどなく，さらに現在は熱処理されており安全であると思われる．しかし，今後ともアレル

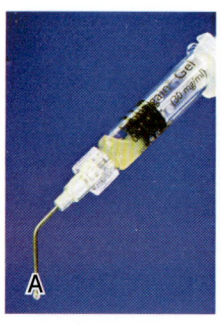

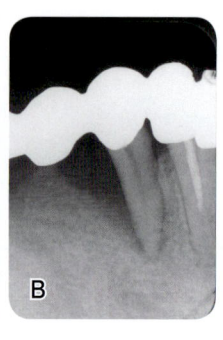

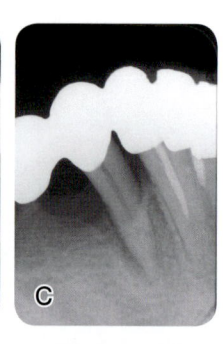

図4-37 エムドゲインを用いた手術の症例
A：エムドゲインゲル．エムドゲインはゲル状液体で，シリンジに入っており，尖端にカニューレを装着して用いる．
B：手術前．
C：手術後1年．
D：エムドゲイン使用手術．
E：35歳，男性．エムドゲイン使用手術直前．小臼歯と大臼歯の骨吸収が進行している．
F：エムドゲイン使用手術後1年．小臼歯と大臼歯の骨再生が明確になり，歯の動揺も改善した．

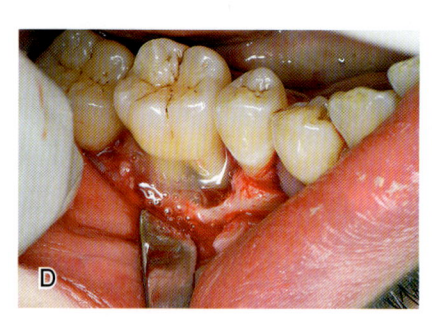

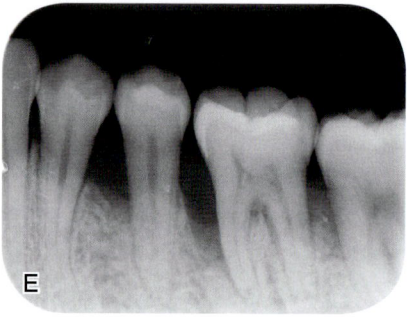

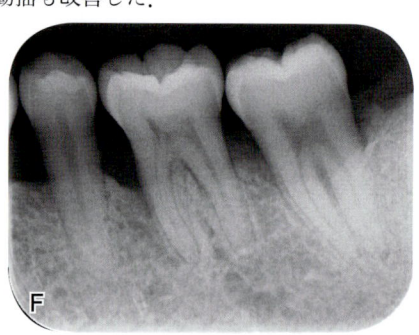

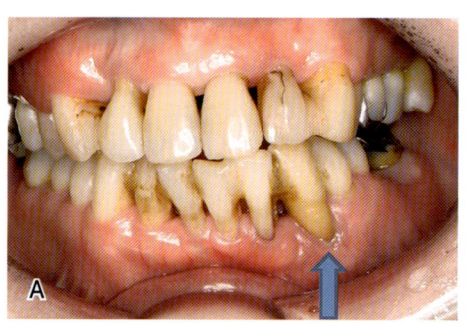

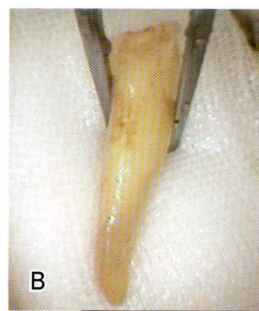

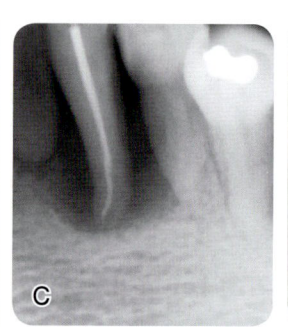

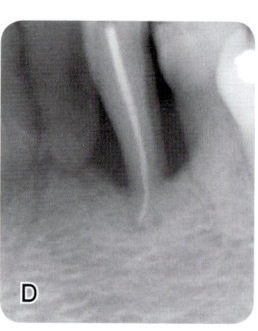

図4-38 エムドゲインを用いた再植手術の効果
A：手術前：3̄は骨吸収が根尖に及んでいるが，ぜひ保存したいと希望する．
B：一度抜歯して，根尖近くにわずかに残る歯根膜組織を保存して根面処理し，エムドゲインを塗布した後に再植する．
C：手術前．
D：手術後2年．

ギーの出現などの情報には十分配慮する必要がある．

(2) 適応症の範囲

適応症はGTR法とほぼ同じで，3壁性と2壁性の骨欠損および軽度の根分岐部病変が基本である．1壁性骨欠損や3度の根分岐部病変など，骨欠損周囲に歯根膜と骨の量が少ない場合は適応症でない．対策として，他の再生法との組み合わせが試みられている．例えば3度根分岐部病変は，GTR法と併用で効果を認めたと報告がある．さらに歯の再植・移植，露出根面の被覆手術などへの応用が試みられている（図4-38）．

(3) 他の再生療法との併用

再生量はGTR法と比べ優れているとは言えないので，他の再生療法と併用が試みられている．しかし垂直性骨欠損（骨内欠損）の場合，GTR法との併用は単独と比較して差が認められない．人工骨との併用は臨床的に再生量が多くなるとの報告もあるが，差はないとの報告もある．

4) 術式

(1) 切開，歯肉弁（フラップ）の形成

GTR法と同じく，歯肉溝切開を行って歯肉弁を作る．

(2) 根面清掃処理と炎症性肉芽組織の除去

ポケット内露出根面を十分に清掃し，汚染セメント質を除去する．同時に炎症性肉芽組織を除去する．

(3) 根面の処理

きれいになったポケット内露出根面を酸処理する．処理剤は下記などが用いられる．

クエン酸	約30%	pH1	約30秒
リン酸ジェル	37%	pH3	10秒
EDTA	24%	pH7	2分間

処理後は生理食塩水で十分洗浄する．

(4) エムドゲイン®の塗布（注入）

酸処理根面（再生したい部分）に，15分前に冷蔵庫から出して常温に戻した「エムドゲイン®」を注入・塗布する．なお，出血を抑えて根面処理した根面にはエムドゲイン注入前に血液が付着しないよう注意する．

(5) 縫合

歯肉弁を戻して縫合する．

(6) 術後の管理

他の再生療法と同じく丁寧なプラークコントロールと咬合の管理を行うことにより，再生が生じる．縫合期間は通常のフラップ手術より長くし，2週間以後に抜糸する．

3 その他の再生療法

1）多血小板血漿（platelet-rich plasma，PRP）

多血小板血漿は濃縮された血小板を含む血漿で，患者自身から採取した末梢血を遠心分離によって赤血球層と血漿層から多血小板層を分離し採取する．この多血小板層には，血小板由来増殖因子PDGF，トランスフォーミング増殖因子TGF-β，インスリン様増殖因子IGF-1などが含まれ，創傷治癒も促進することから，歯周組織の再生療法に用いられている．利点として患者自身から血液を得て調整するので安全性が確保しやすく，免疫原性も問題ないと考えられる．しかし，GTR法やエムドゲインゲル™と比較して再生効果は少ない．そこで骨や人工骨移植と併用が試みられているが，効果は明確でない．

2）線維芽細胞増殖因子（リグロス®）
（basic fibroblast growth factor：b-FGF）

創傷治癒の早期に働き，線維芽細胞など種々の細胞に対する増殖作用を持つタンパク質（分子量17,000）で，歯根膜細胞に対し強い増殖促進作用を有するとされ，村上伸也，科研製薬が中心となり再生療法への応用が研究されてきた．2016年9月に歯周組織再生剤リグロス®〔トラフェ

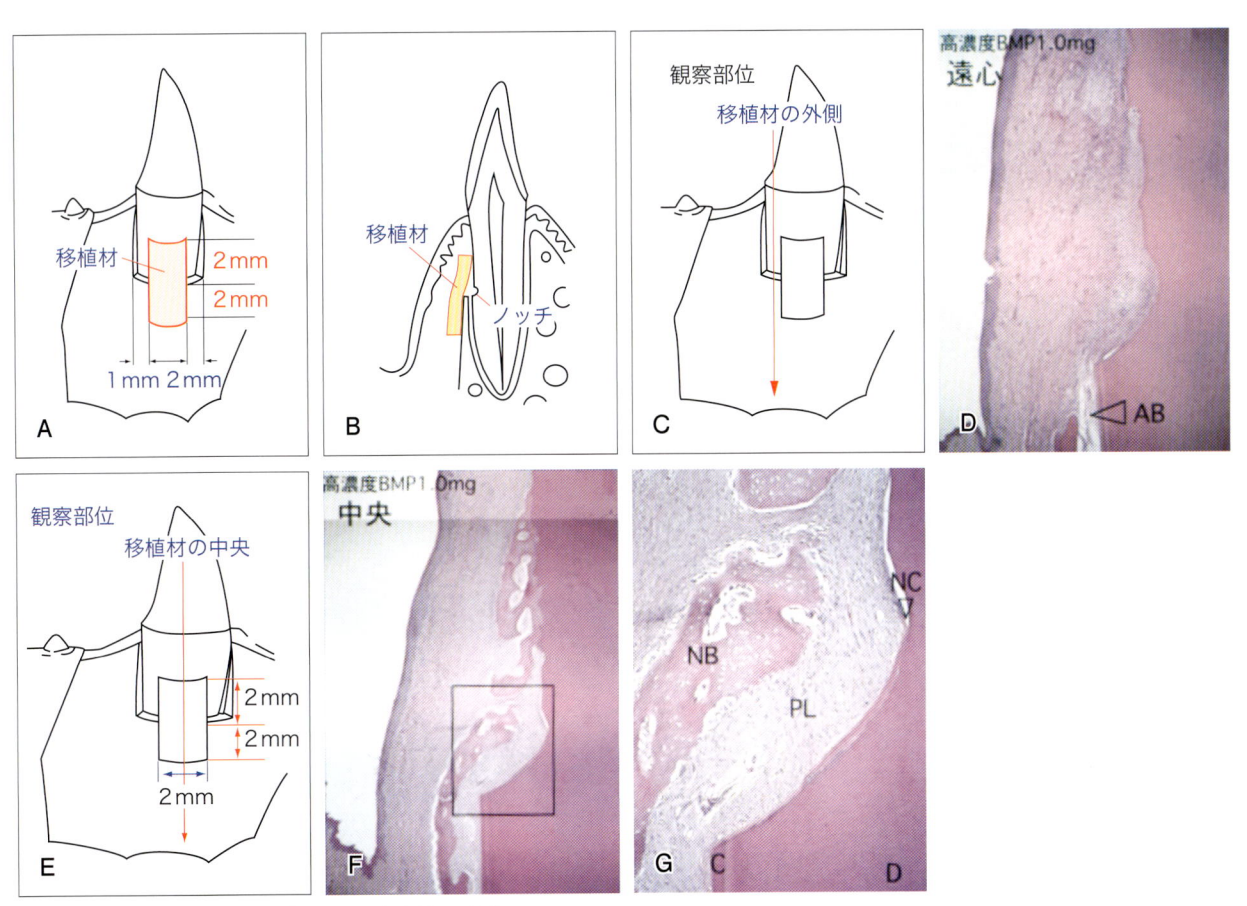

図4-39 BMPによる水平性骨欠損の再生療法の実験
A, B：ネコの犬歯に水平性骨欠損（セメント質も除去）を作り，BMP配合コラーゲン膜を移植し，2週間後に移植部と移植しない部位を病理組織学的に観察した． C, D：BMP配合コラーゲン膜のない部分（赤矢印の部位）では，骨はノッチより根尖側にあり「骨再生」はない． E～G：BMP配合コラーゲン膜の移植部（赤矢印）は，担体（コラーゲン膜）に一致して新生骨が形成されている．しかし，担体（コラーゲン膜）と根面とが接触していた部分（歯冠側部）は骨と歯根が癒着している．一方，ノッチ部付近（四角で囲んだ部分：F）は，新生骨（NB），歯根膜（PL），セメント質（NC）が再生している．これは，担体（コラーゲン膜）と根面との間にスペースがあったためと考えられた．（斉藤彰，加藤熈，1994）

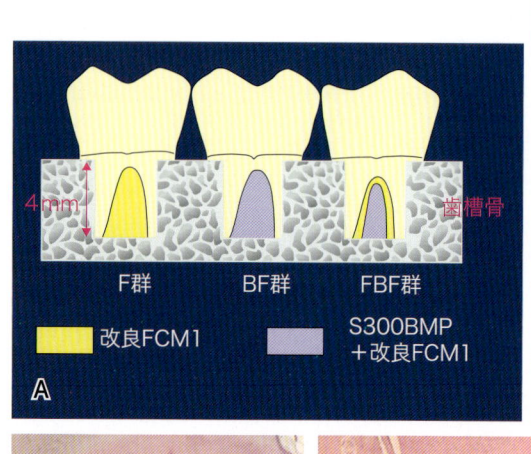

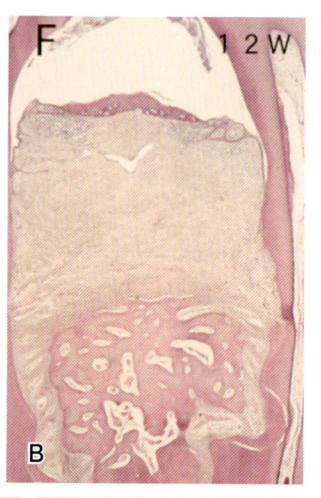

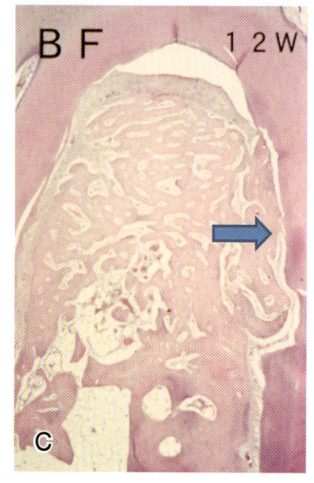

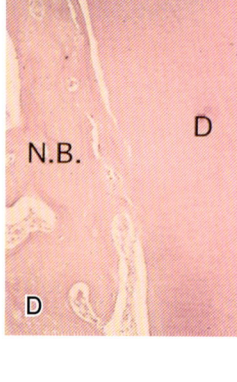

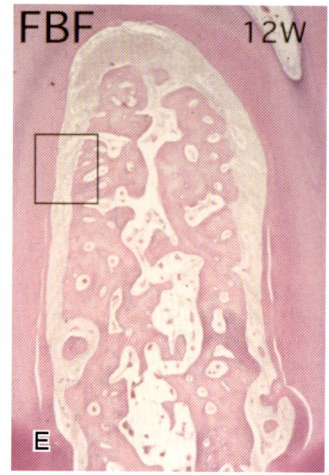

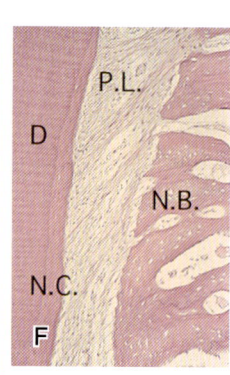

図4-40 BMPを用いて骨，歯根膜，セメント質を再生させるサンドイッチ方式の研究
A：サルの根分岐部に貫通する3度の骨欠損（セメント質も除去）を作り，F群は，BMP無配合コラーゲン膜（黄色：改良FCM1）のみ移植，BF群は，BMP配合膜（青紫色：S300BMP）のみ移植，FBF群は，両方の膜をサンドイッチ状に移植する．
B：F群12週後，BMP無配合コラーゲン膜のみ移植，骨削除した底部につけたノッチ部付近は骨再生しているが，上皮が侵入しポケット形成・根分岐部病変が生じている．
C：BF群12週．BMP配合膜のみ移植，新生骨の形成は著しいが，一部に骨と根面が癒着している（青矢印部など）．
D：矢印部の拡大図，一部分であるがNB（新生骨）とD（象牙質）が癒着している．
E：FBF群12週．BMP無配合コラーゲン膜とBMP配合膜をサンドイッチ方式で移植（A参照），歯槽骨，歯根膜，セメント質が完全に再生している．
F：四角部の拡大図，NB（新生骨），PL（歯根膜），NC（新生セメント質）．歯根膜線維の再生が明確に認められる．（佐々木勝，加藤熙，1996）

ルミン（遺伝子組換え）〕として承認された．適応症はGTR法と同様と思われる．

3）骨形成タンパク質

（bone morphogenetic protein, BMP）

BMPは骨や象牙質の基質中に微量に存在する骨組織を誘導形成するタンパク質・成長分化因子である．Urist（1971）によって命名され，未分化間葉細胞に作用して骨を形成すると考えられている．しかし骨を形成するには，BMPを一定期間局所に留め，適度に放出する担体（支持体）が必要で，担体の影響が大きいことがわかっている．

著者らは歯周組織欠損部にBMPをコラーゲン膜などの担体に含有させて用いると，骨の新生だけでなくセメント質および歯根膜も再生することを明らかにしている．BMPは当初，牛骨より部分精製したものを用いたが，遺伝子導入技術を用いてヒトリコンビナントBMP（rhBMP）が作られ，安全に用いることができるようになり，整形外科で使用承認されたが，歯科ではまだ承認されていない．

著者らは18年間以上にわたってBMPの研究に取り組み，他の再生方法では再生困難な1壁性骨欠損や水平性骨欠損でも，再生の可能性があることを，動物実験で明らかにしている（図4-39, 40）．

10・歯周形成手術─歯肉歯槽粘膜手術

歯肉形成手術 periodontal plastic surgery（歯肉歯槽粘膜手術 muco-gingival surgery，MGS）は，歯肉と歯槽粘膜の形態（図 4-41）の異常，とくに付着歯肉の狭小や口腔前庭が浅いなどにより歯周病が進行し治癒しにくい場合や審美性が悪い場合に，歯周組織の健康を回復し維持するため，あるいは審美性を改善するために，歯肉と歯槽粘膜との形態を修正する手術をいう．この手術の特徴はポケットの除去を目的としていないことであり，ポケットが浅くても歯肉や口腔粘膜の形態異常が口腔清掃を困難にして炎症を生じさせたり，治癒を障害するのを改善することを目的としている．

この手術に属するものとして数多くの手術法が発表されており，各手術法の特徴を理解し，症例に応じて適切な術式を選ぶ必要がある．1970 年代には付着歯肉の重要性が強調され，付着歯肉を増加させる手術は広く行われる傾向にあったが，1981 年に Lindhe らの研究が報告されてから，付着歯肉の臨床的意義が見直され，手術の必要性は再検討されるようになった（参考 1 参照）．

1 目的と種類

1）目的

(1) 付着歯肉と角化歯肉の幅の狭小の改善（幅の増大）

歯周ポケットが浅くても付着歯肉の幅が狭い場合，とくに 1 mm 以下になると角化歯肉も狭く，歯肉辺縁部の効果的なブラッシングが行いにくく，炎症を起こしやすい（図 4-42, 43）．また，付着歯肉がないと口唇や頬の張力が歯肉辺縁に直接伝わるため，歯肉溝や歯周ポケットの入口が開いて汚染物質が入り込みやすくなり，歯周組織の健康を保つのが困難になったり，フラップ手術後縫合しても歯肉弁が動いてしまい再付着を妨げる結果となる．これらの改善には，「遊離歯肉移植術」，「結合組織移植術」，「有茎歯肉移植術」が用いられる．また，残存する角化歯肉を減少させずにポケットを除きたい場合には，「歯肉弁根尖側移動術」が適用される．

(2) 小帯異常の改善

口唇小帯や頬小帯が歯肉辺縁に接近している場合も，上記と同様の理由でブラッシングを障害したり，手術後の歯肉の付着を障害する．この場合，「小帯手術（小帯切断術，小帯切除術）」を行って，小帯の付着位置を根尖側に移動し，口腔前庭を深くし，付着歯肉をも増加させる．

(3) 口腔前庭の拡張（口腔前庭を深くする）

口腔前庭がきわめて浅い場合も（通常付着歯肉の狭小を合併している），歯頸部のブラッシングが行いにくく，さらに咀嚼時に食物を咬合面にのせる反射作用も低下するなどの問題が生じる．このような場合，1970 年代初期まで「口腔前庭拡張術」が行われていたが，この手術は術後の後戻りが著しく効果が少ないことと，術後の疼痛が強いため，現在ではほとんど行われなくなり，代わって「遊離歯肉移植術」や「結合組織移植術」が行われている．

(4) 審美性の改善（露出歯根の被覆など）

患者の要求により行われることが多い．歯肉退縮（欠損）の形態など適応症と術式の選択など専門的知識が必要である．病状，病態に応じて「歯肉弁側方移動術」「歯肉移植術」「結合組織移植術」「歯肉弁歯冠側移動術」などが行われる．

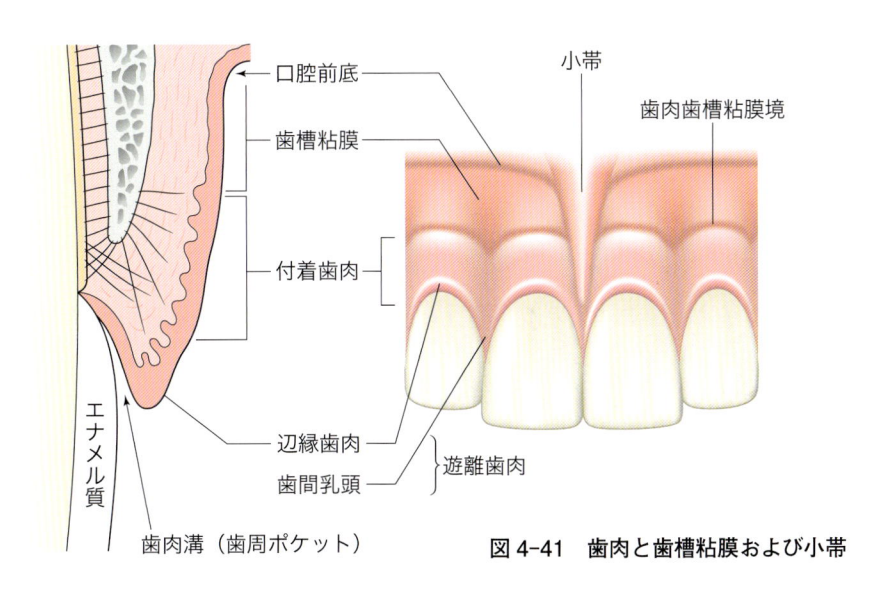

図 4-41 歯肉と歯槽粘膜および小帯

2）種類

数多くの手術法が発表されているが，臨床的な研究結果から現在行われる手術は4～5種類に限られてきている．

(1) **小帯手術** frenum operation

　小帯切除術 frenectomy，小帯切断術 frenotomy

(2) **有茎歯肉移植術** pedicle graft

　歯肉弁側方移動術 lateral sliding flap，両側乳頭歯肉移植術 double papillae flap

(3) **遊離歯肉移植術** free gingival graft

(4) **歯肉結合組織移植術** connective tissue graft

(5) **歯肉弁歯冠側移動術** coronally repositioned flap

(6) **歯肉弁根尖側移動術** apically repositioned flap

この他，過去のものとなりつつある手術として，①口腔前庭拡張術，②口腔前庭開窓術がある．

参考1：付着歯肉・角化歯肉の幅の臨床的意義

健康な歯肉でも付着歯肉の幅は部位により異なっている（図4-42）．

1981年までは米国を中心に，角化歯肉とくに付着歯肉が十分な幅をもっていることが，歯周組織の健康を維持する上できわめて重要であると信じられてきた．その理由は，付着歯肉が失われると，①口腔清掃が行いにくい，②咀嚼時に食物により粘膜が損傷しやすい，③自浄作用が低下する，④口唇や頬の運動によって辺縁歯肉に機械的な牽引力が働く，などにより炎症が生じやすいためと考えていた．しかし実験的には明確でなく，また，幅がどれだけあればよいかも確認されていなかった．

LangとLöe（1972）はヒトでの実験で，付着歯肉の幅が1mm以下の部位は，口腔清掃が良好でも歯肉に炎症が生じやすく，1mm以上あれば炎症のない状態に維持できると報告している（図4-43）．一方，Egelbergのグループ（1977）は，口腔清掃が良ければ1mm以下の歯と2mm以上の歯との間に差がなかったとし，Lindheら（1981，1982）も，イヌを用いて角化歯肉の幅は歯肉結合組織の炎症の進行に影響を及ぼさないこと，プラークが存在しなければ，幅が狭くても炎症は生じないことを観察している．

このように研究者により意見が異なるが，以前考えられていたように広い付着歯肉（例えば1mm以上の幅）は，歯肉の健康を保つ上で絶対的に必要なものではなく，臨床的にはその部位の口腔清掃が十分に良好に行えるかどうかが問題となる．すなわち，患者に口腔清掃指導（イニシャルプレパレーション）を十分に行い，そのままの状態で歯肉の炎症が改善し健康を維持できるかどうかを観察し，診断を下すことが大切である．しかし，臨床的には付着歯肉の幅が広い方が歯肉の健康を維持しやすいことは確かであり，付着歯肉の狭い部位は口腔清掃指導に注意を払う必要がある．軟らかい歯ブラシを用い，軽い力でバス（Bass）法を行うよう指導し，歯槽粘膜（無角化）を傷つけないようにブラッシングさせることが必要である．

参考2：口腔前庭の深さの臨床的意義

口腔前庭の深さの必要性も，同じく科学的に十分明確にされていない．通常，咀嚼時に自浄作用が働くために，またブラッシングを適切に行うために必要であると考えられているが，まだ実証されていない．前庭が深い方が清掃は行いやすいが，注意してブラッシングすれば前庭が浅くても十分に清掃できる症例も多く，ブラッシング指導を徹底してから再評価して手術を行うかどうか判定すべきである．

参考3：角化歯肉と非角化粘膜の形成原則

手術後，その部分が角化歯肉になるか非角化粘膜になるかは，創傷部位（骨面など）に再生増殖する結合組織によって決まってくる．

①歯肉（遊離歯肉と付着歯肉）の結合組織が増殖した肉芽は，角化上皮に覆われる．
②歯根膜から増殖した肉芽（結合組織）は，角化上皮に覆われる．
③歯槽粘膜部の結合組織とそれから増殖した肉芽は，非角化上皮に覆われる．

以上をまとめると，角化歯肉または歯根膜から結合組織が伸び出した部位には角化歯肉が形成されるが，骨膜開窓術などの口腔前庭拡張手術では，粘膜下結合組織の細胞が主に増殖し角化歯肉は形成されない．一方，上皮が角化している口蓋歯肉（粘膜）の結合組織を採取して移植する遊離歯肉移植術は，角化歯肉を作るのに最も有効で，骨吸収などの障害も少ない．

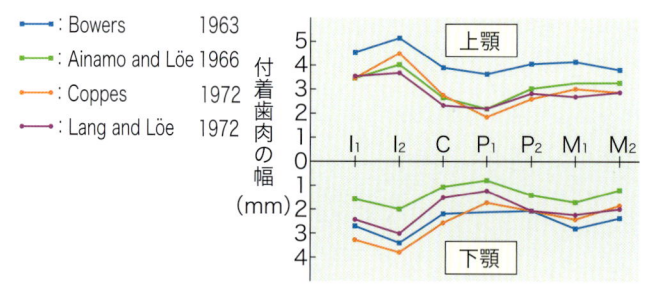

図4-42　健常者の付着歯肉の幅
測定者により差が見られる．下顎の犬歯（C）と第一小臼歯（P₁）は最も幅が狭い．

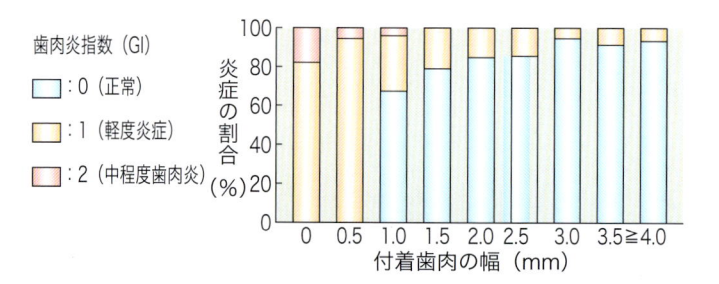

図4-43　付着歯肉の幅と歯肉炎の関係（LangとLöe）
歯周炎のない32人（19～29歳）にブラッシングを6週間行わせ，プラークの付着していない歯について検査．付着歯肉の幅が0.5mm以下の場合は炎症が認められる．

第4章 歯周外科　195

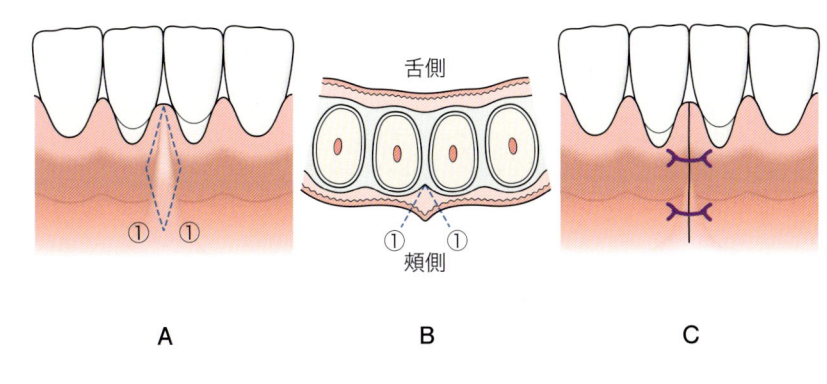

図 4-44　小帯切除術
A：小帯の両側に切開線①を入れる．
B：骨に達するまで入れて，小帯を取り除く．
C：口腔前庭が深くなり付着歯肉が増すように縫合する（症例によっては歯肉側は縫合しないで，前庭深くパックをつけると前庭が深く付着角化歯肉も増加する（図 4-45 参照）．

2　小帯手術　frenum operation

小帯 frenum は，筋肉線維を含む粘膜のヒダである．小帯異常は，先天的に小帯が過剰に発達している「**一次性小帯異常**」と，本来正常であったが歯周病により歯肉が退縮し歯肉辺縁に接近して異常な状態になった「**二次性小帯異常**」に分類される．

1）適応症
(1) 小帯が辺縁歯肉に接近して付着歯肉は狭く，歯ブラシの使用時に小帯が傷つきやすく，口腔清掃が障害されている場合：
　この場合，周囲の歯肉の炎症や深いポケット形成が認められ，口腔前庭を広げ，付着歯肉を増加させることを考える．
(2) 小帯が歯肉辺縁に付着し，口唇や頬が動く時に小帯が歯肉辺縁を引っ張って歯周ポケット壁が開いてしまう場合，あるいは歯肉弁を歯面から剝離してしまう場合：
　これはフラップ手術後の歯肉の再付着を障害するので，フラップ手術と同時に行う必要がある．
(3) 小帯が歯間乳頭や口蓋側にまで達していて，歯間離開や歯列不正を生じる原因となっている場合：
　これは小児に多く見られる．

2）小帯異常の検査
正中部に歯間離開がある場合には，小帯異常が原因かどうかを調べる．さらに歯周基本治療後，小帯付着部付近の清掃状態，歯肉の炎症，ポケットの深さを調べて適応症かどうか判定する．ポケットが形成されている場合は，小帯引っ張り試験を行う（参考4）．

3）術式
小帯異常の手術は次の3つの方法があり，小帯の異常の程度や，残っている付着歯肉の幅，口腔前庭の深さ，ポ

参考4：小帯引っ張り試験
指で口唇や頬を引っ張ってみて，辺縁歯肉や歯周ポケット壁が小帯とともに歯面から離れて動くかどうかを調べる．口唇や頬を引っ張るにつれて辺縁歯肉が歯から離れたり，白く貧血状態を示す場合は，小帯が辺縁歯肉に付着していたり，付着歯肉の幅がきわめて少ないことを示す．

ケットの深さなどにより，適切な手術を選ぶ．
　①小帯切除術，②小帯切断術，③小帯切断術＋遊離歯肉移植術または結合組織移植術
　なお，小帯の近くに深いポケットがある場合は，キュレッタージ，フラップ手術，歯肉切除術などと同時に，小帯手術を行う．

(1) **小帯切除術** frenectomy（図 4-44）
　一次性小帯異常，すなわち口唇小帯が過剰に発達している場合，とくに口蓋側にまで達して歯間離開の原因となっている場合に行う．この場合，口腔前庭は深くて異常がないことも多く，メスまたはハサミで小帯のみを切り取って縫合しパックを装着する．

［術式］
①小帯を止血鉗子で挟む．
②鉗子の両側にV字型の楔状に切開を入れ，骨膜まで達するようにして小帯を骨から剝離し，切除する（メスまたは歯肉バサミ使用（図 4-44B））．
③縫合：まず口唇粘膜側のみ縫合する．歯肉側は，前庭が浅く付着歯肉が狭い場合には，縫合しない方（パック装着のみ）が付着歯肉が広くなり，口腔前庭も深くなる．
④パックをつけ，1週間後に交換して2週間装着する．

(2) **小帯切断術** frenotomy（図 4-45）
　これは，小帯を切り取らずメスで切断する手術で，軽度の一次性小帯異常，および二次性小帯異常（歯周炎により歯肉が退縮して小帯異常が生じたもの）に適用される．口腔前庭の拡張および付着歯肉の増加を兼ねる場合が多く，歯肉切除やフラップ手術と同時に行われることも多い．通

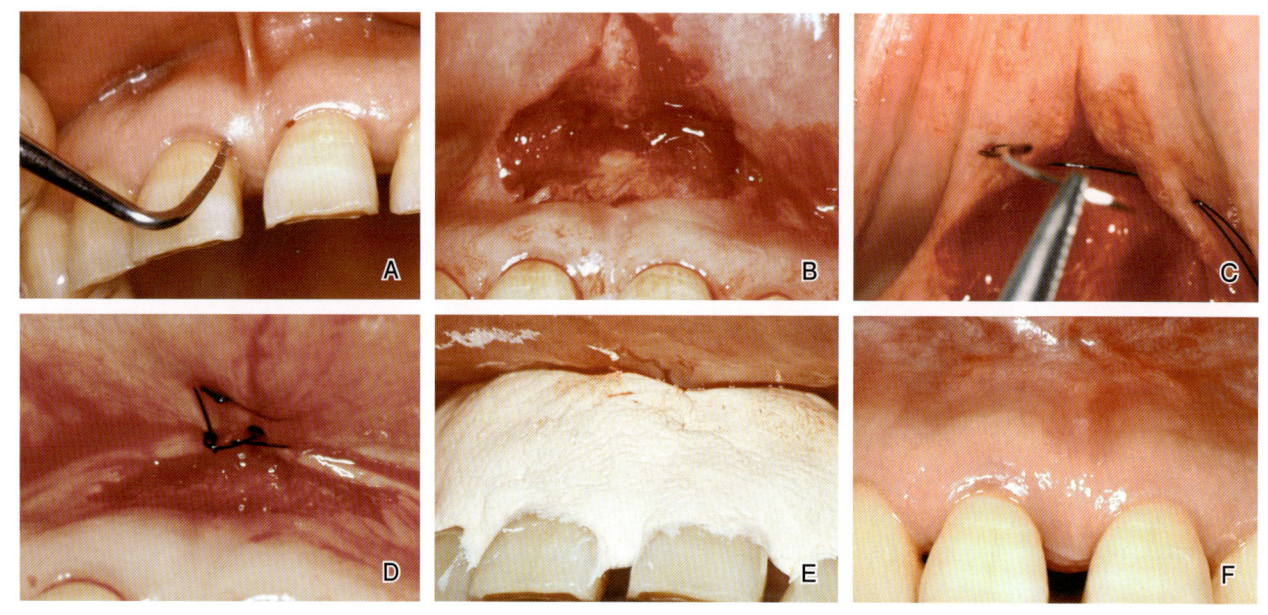

図4-45 小帯切断術
A：検査：小帯と周囲の清掃性，ポケット底部との関係を調べる．
B：小帯の線維を完全に切断する．口腔前庭深くに菱形または三角形の傷面ができる．
C, D：口唇側の粘膜を縫合する（2針程度）．歯肉側は縫合しない方が口腔前庭と付着歯肉が増加する．
E：パックを口腔前庭に深く挿入する．
F：術後1か月：キュレッタージによりポケットは1mmとなる．小帯は完全に除去され，付着歯肉の幅は広くなっている．

常この手術の適応症は，付着歯肉が狭く口腔前庭も浅い．したがって，単に小帯を切断するだけでは切断部が瘢痕状に癒着し，付着歯肉は増加しないし口腔前庭も深くならない．そこで小帯切断後口唇粘膜側のみ縫合し，歯肉側は縫合せず，パックを切開部深く口腔前庭に挿入して2週間装着し，口腔前庭と付着歯肉が広がるようにする．

[術式]
①小帯の切断は残存する付着歯肉の近くで行う．なお，麻酔は小帯より左右に1～2歯離れた所にする．小帯の位置に麻酔液を注入すると，小帯の付着発達状態が不明瞭になってしまう．
②切開は骨膜に達するようにし，小帯内の線維はむろん，小帯付近の粘膜下の線維を完全に切断する．切断が十分かどうかは，口唇や頬を引っ張りながら左右へ動かして，辺縁歯肉が引っ張られて動くかどうかで判定する（参考4）．
③付着歯肉を増加し口腔前庭を広くするため，通常，両側1歯以上側方まで切開を伸ばす．
④縫合は口唇粘膜側の切断面のみ1～2針行う．歯肉側の切断面は縫合しない．
⑤軟らかめのパックを深く広がった口腔前庭に深く挿入し，創面を覆う．これは創面を保護するばかりでなく，前庭を拡張し，付着歯肉を広げる目的をもっているので，できるだけ小帯切断して形成した口腔前庭深く挿入する．
⑥1週後にパックを交換し，2週間装着する．

(3) 小帯手術と遊離歯肉あるいは結合組織移植術の併用：小帯切除部や切断部に歯肉を移植する方法

これは，小帯切除したり切断して生じた開窓部に，口蓋側から採取した遊離歯肉片または結合組織片を移植する方法である．この方法は，小帯手術後の後戻りが少なく確実に付着歯肉を増加させ，口腔前庭も広げることができる（p.198～201参照）．

3 歯肉弁側方移動術 lateral sliding flap

歯肉の裂開 dehiscence やクレフト cleft が生じて歯根露出している場合に，これを改善する目的で，患部の隣の歯肉から有茎歯肉弁を作り，側方に移動して露出根面に付着させる手術である．審美性が問題となる前歯部で多く行われる．しかし，歯肉弁移植後に骨が露出し骨吸収が生じると，供給側の歯肉に退縮が生じる，根面の完全な被覆は困難であるなどの欠点がある（図4-46）．

1）適応症

適応症は，歯肉の裂開やクレフトが局所的に生じ，歯根露出しているが，隣接歯（供給側）の歯肉はほぼ正常で，歯肉裂開部以外には歯槽骨が十分存在する場合である．歯間部の歯槽骨が吸収されている場合は，術後に供給側の歯肉退縮が著明となる危険性が高い．

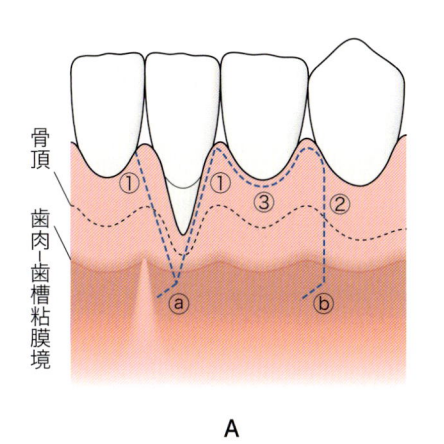

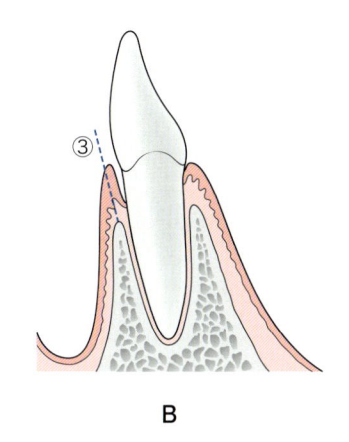

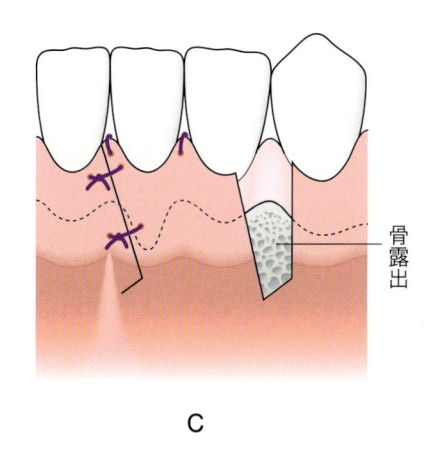

図 4-46　歯肉弁側方移動術
A，B：クレフト部切開①と垂直切開②（1歯以上離れた歯肉に厚みのある部位），減張切開ⓐⓑ，歯肉辺縁切開③（フラップ手術と同じ）の順でメスを入れる．
C：歯肉弁を側方移動し，縫合後，骨露出面を中心にパックをする．

2）術式（図4-46, 47）

1956年にGrupeらが発表した術式が原法で，その後改良法がいくつか発表されている．

(1) 露出根面の処置

歯肉裂開部の露出根面を，歯肉が付着しやすい状態にする．露出根面はむろんのこと，ポケットや歯肉溝内の根面のスケーリングとルートプレーニングを徹底的に行う（さらにクエン酸処理を行うとよい．p.190参考1参照）．

(2) クレフト部歯肉の切開

ポケットや歯肉溝を形成する歯肉を除去し，クレフトを形成する歯肉と移植弁が接合するように，メスを用いて新鮮な切開面を斜めに作る（図4-46A 切開①）．

(3) 歯肉弁の製作

患部より1歯以上離れた歯肉結合組織の厚みのある部位に垂直切開を入れ，粘膜部1〜2mmのところまで達するようにする（図4-46A 切開②）．次に，切開線の最根尖部に減張切開を水平または斜めに入れる．さらに，辺縁歯肉にフラップ手術と同様に歯肉弁を剝離するための内斜切開を入れ，骨膜剝離子で歯肉弁を骨膜から剝離する（図4-46A, B 切開③）．

(4) 歯肉弁の移動

剝離した歯肉弁を側方の受給側に移動する．この時，歯肉弁に組織の引きつれがあれば，前述の減張切開を増加させて引きつれがないようにする．なお，減張切開の方向は移植片への血液供給が障害されないように注意する（図4-46C）．

(5) 縫合（骨露出が広い時は遊離肉移植術を併用）

小さな針と細めの糸（4-0または5-0）で，目的の位置に縫合する．まず懸垂縫合し，次にクレフト壁を縫合する．なお，歯肉弁の移動により露出した歯槽骨面には後述の「遊離歯肉移植術」を行うと，骨の吸収と歯肉の退縮を防ぐことができる（図4-47）．

(6) 歯肉弁を根面に圧接，パック装着

歯肉弁を生理食塩水ガーゼで根面に圧接し，十分に密着させる．露出した骨面は，その上をパックで保護する．図4-47に示すように遊離歯肉移植を併用すると，骨の露出・吸収はなくなる．

4　両側乳頭歯肉移植術 double papillae flap

歯肉弁側方移動術と同じ目的で，露出歯根面が広い場合に近遠心両側から乳頭歯肉の歯肉弁の供給を受ける有茎移植術である．技術的に困難度が高いのに，手術効果が低くあまり行われていない．

1）適応症

歯肉裂開やクレフト部の露出根面が幅広く，通常の側方移動術が困難な場合である．ただし，この術式は技術的に難しく予後もあまり良くないので，前述の側方移動術と後述の遊離歯肉移植術の併用を考えた方がよい．

2）術式

受給側の準備は側方移動術と同じである．供給側は，垂直切開を両隣在歯の隣接面隅角に入れ，歯間乳頭を含めて歯肉を剝離し（フルシックネスで），2つの歯肉弁を露出根面に移動して縫合する．歯肉を十分根面に圧接しパックする．

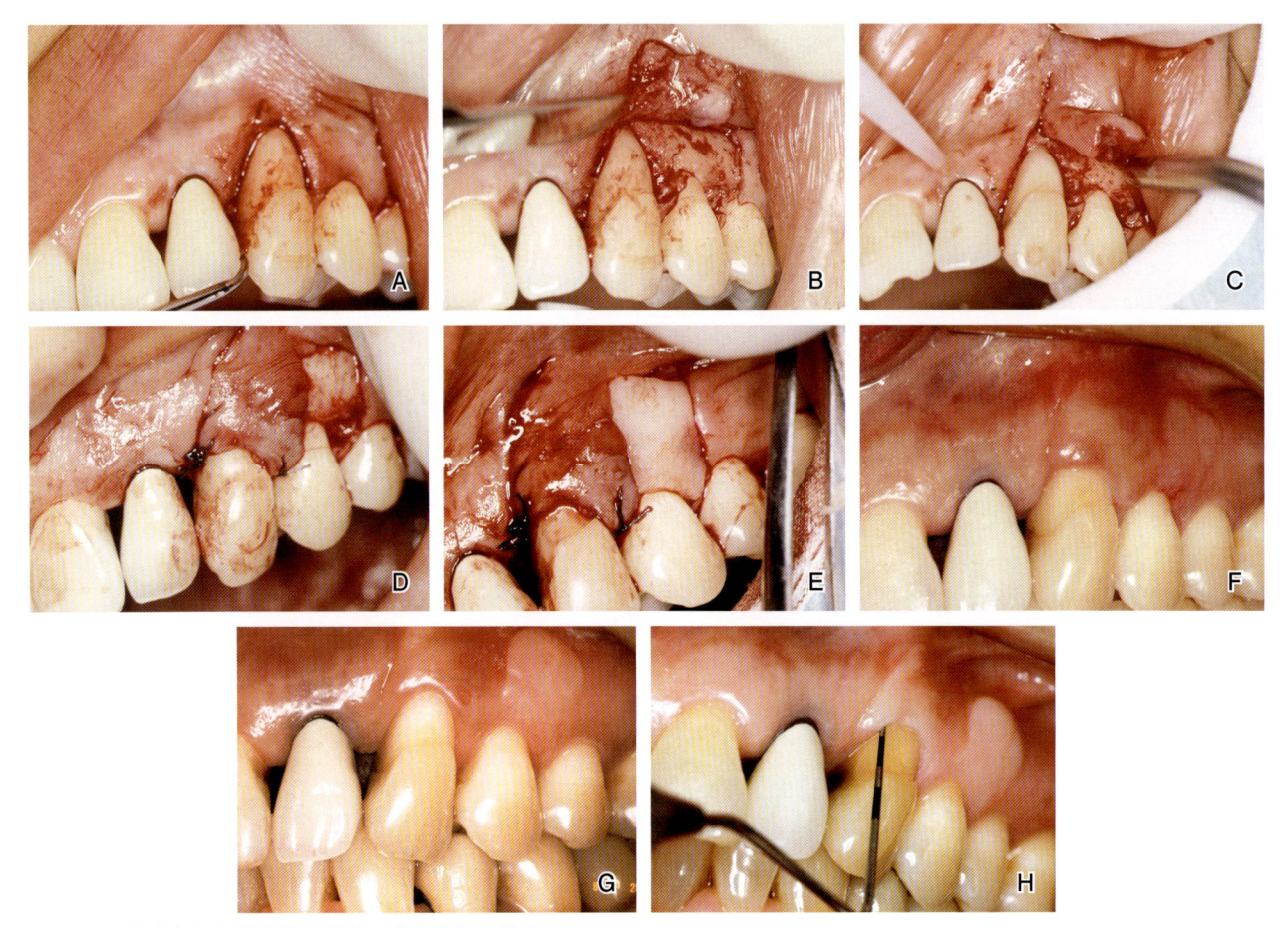

図 4-47　歯肉弁側方移動術と遊離歯肉移植術の併用
A：露出根面の処置：|3の歯肉退縮が著しく歯肉付着はなく口腔前庭もきわめて浅い．まず根面のスケーリング・ルートプレーニングを行う．　B：歯肉弁側方移動術の切開を入れ，歯肉弁を剝離．　C：減張切開を入れ，側方移動を可能にする．　D：歯肉弁を側方移動し，|3の露出根面を覆う．　E：露出した骨面上に遊離歯肉移植を行う．　F：1か月後の状態．　G：1年後の状態．　H：8年後の状態．ポケットは2mm．

5　遊離歯肉移植術 free gingival graft

付着歯肉の幅が狭く歯肉の健康を保つのに障害が生じている部位に，他の部位（主に口蓋部）から付着歯肉を切り取って移植し，付着歯肉の増加を図る手術である．

この手術の特徴は，患部から遠く離れた付着歯肉組織が多量に存在する部位（通常口蓋部）から歯肉片を切り取って採取し，利用することである．この歯肉片を，前もって粘膜を開窓して用意しておいた移植部に移して固定しておくと，最初は移植した歯肉へ体液の拡散により栄養が補給され，3～4日後には毛細血管が新生され始めて血液が供給され，付着歯肉の性質を持った細胞が生き続ける．術後約14日目には血管や結合組織がほぼ再生され，歯肉表面は角化し，固有層は歯根面や歯槽骨と線維性に結合し，不動性の付着歯肉となる．このため，口腔前庭開窓術などに比べ確実に付着歯肉の増加と口腔前庭の拡張ができる．

遊離歯肉移植術は「露出歯根を被覆する手術」，さらには「歯槽堤形成術」にも応用される．

1）特徴
(1) 利点（図 4-47, 52, 54, 57, 58）
①口腔前庭拡張術や開窓術に比べて確実に付着歯肉を増加させることができる．
②口腔前庭を深くすることができ，後戻りはきわめて少ない．
③歯肉弁側方移動術のような隣接歯の歯肉退縮や歯槽骨露出による骨吸収は生じない．
④歯肉退縮とは逆に，クリーピングアタッチメント creeping attachment（露出していた根面を歯肉が付着しながら這い上るように増殖して覆うこと）が生じることがあり，歯周組織の再生手術の1つともいえる．
⑤口腔前庭拡張術などのように歯槽骨を露出させたままにしたり，骨削除などは行わないため，術後の疼痛は比較的少ない．

(2) 欠点
手術部位が2か所になる．すなわち受給側（患部）の他に，供給側（口蓋）も手術部位となる．

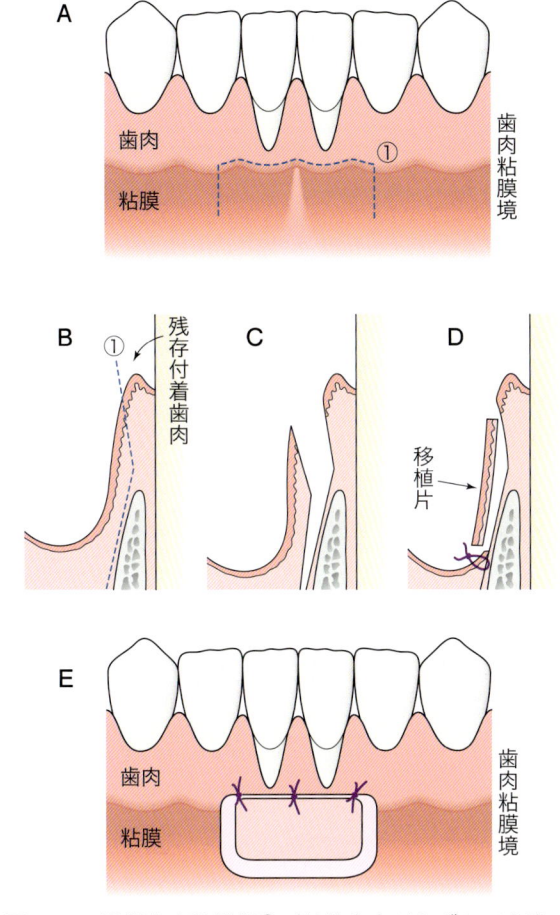

図 4-48 遊離歯肉移植術①（付着歯肉がわずかでも残っている場合）
A：切開①：歯肉歯槽粘膜境に沿って入れる．
B：骨頂部に達するまでメスを入れ，さらに骨膜を残すように骨面にメスを入れる．
C：粘膜弁を剥離し，口腔前庭を深くする．
D：粘膜弁を前底部で骨膜に縫合（前底が深く口唇による引っ張りが弱い場合は，縫合しなくてもよい）後，移植片を移植床に適合させる．
E：移植片をよく圧接した後，周囲の歯肉に縫合する．パックを装着する．

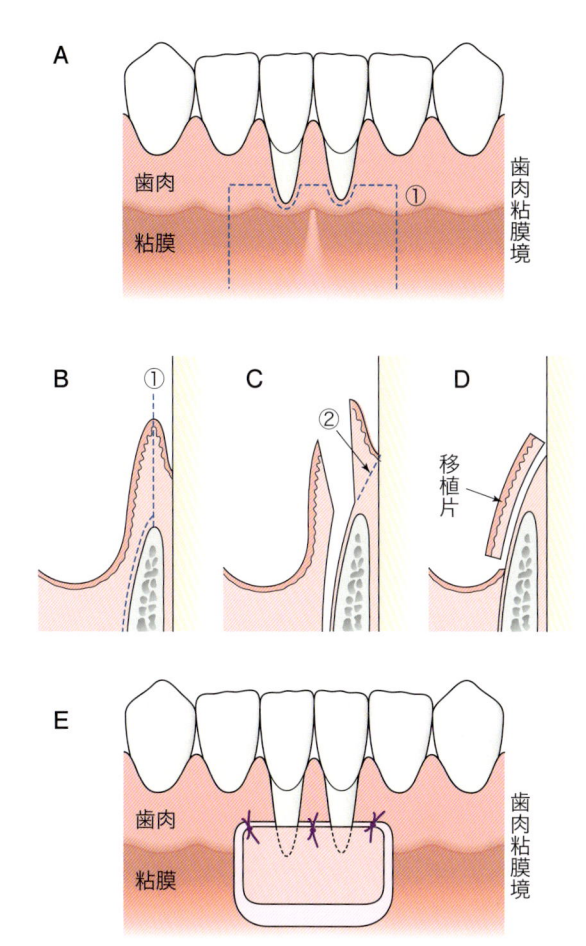

図 4-49 遊離歯肉移植術②（付着歯肉が全くない場合）
A，B：切開①：歯肉辺縁から骨頂に入れる．
C，D：歯肉弁を剥離し，ポケットを除去するようにポケット底部に向かって切開②を入れてポケットを除く．移植床に移植片を圧接する．
E：露出根面の幅が狭い部分も含めて，移植片で覆って縫合する（露出根の幅が広い場合は移植片は壊死するので，根尖寄りの幅の狭い所のみ覆う）．

2）適応症

多くの症例に適用可能であるが，とくに次の場合が適応症となる．
①付着歯肉の幅がきわめて狭いか，全くなく，口腔清掃が困難な場合
②口腔前庭が浅く，口腔清掃が困難な場合
③小帯異常があり小帯が辺縁歯肉に付着し，しかも周囲の付着歯肉の幅が狭く拡大したい場合（小帯手術と併用）
④歯肉退縮が局所的に著しく，歯根が露出し付着歯肉が狭く，歯肉弁側方移動術や歯冠側移動術と併用する場合
上記の①〜④の条件は，いくつか合併している場合もあるが，同時に解決することができる．

3）術式
(1) 移植受給部の準備

歯肉と歯槽粘膜の境界に沿ってメスを入れ粘膜弁を作り，根尖側に向かって剥離し，可動性のある筋や結合組織を切断し，骨面を露出して開窓状態にする．付着歯肉が少しでも存在する場合，これを残した方がより広い付着歯肉を得ることができる（図 4-48, 49）．

口腔前庭がきわめて浅く口唇の引っ張りも強く，開窓部が閉鎖しやすい場合は，剥離した粘膜弁を口腔底部の骨膜に縫合する．前庭がある程度深い場合や口唇の引っ張りが弱い場合は，この縫合は行わない．縫合には 5-0 か 6-0 の細い糸を用いる．開窓部の表面は歯肉バサミを用いてで

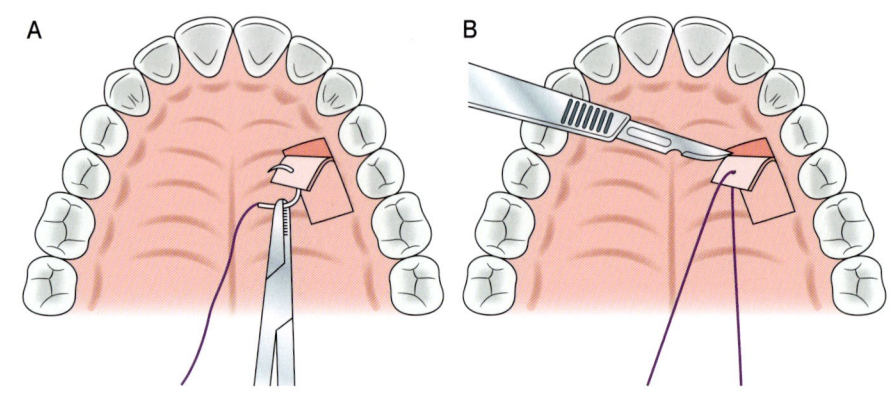

図 4-50　移植片の採取
A：口蓋側に採取する歯肉片の大きさを印記した後，周囲に約 2 mm の深さでメスを入れ，最初の部分のみ厚さ 1.5 mm に切り出し，糸を通す．
B：糸で歯肉弁を持ちあげながら，切開を入れ歯肉を採取する．

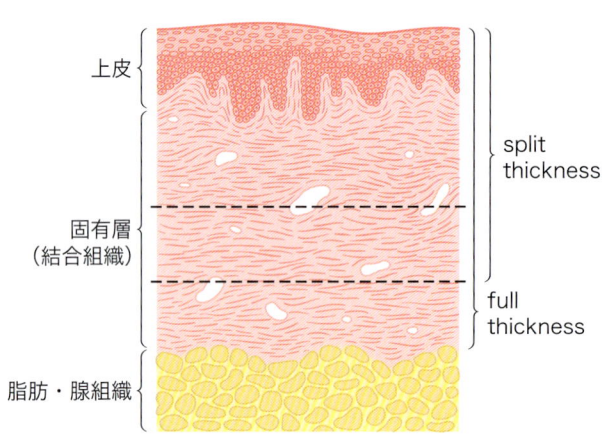

図 4-51　遊離歯肉移植片の構造
移植片の底部に脂肪や腺組織が付着していたら，ハサミで切り取って整形する．

きるだけスムーズに修正し，移植片が密着できるようにしてから，生理食塩水を含ませたガーゼで圧迫止血する．

(2) 移植片の採取

移植歯肉片は，移植手術部と同側の臼歯の口蓋部からフェザー No.12 メス（図 4-50, 52C）か，パーケット Pacqutte のメス（図 4-54D）を用いて採取する．
①まず，必要とする歯肉片の長さと幅をポケット探針を用いて口蓋歯肉に出血点を作り，印記する（スズ箔で移植片の金型を作り，口蓋においてもよい）．
②パーケットのメスの刃部の形を，採取する歯肉の幅と口蓋の形態に合わせて，消毒した三又鉗子を用いて調整する．No.12 メスを用いる時は，浅い切開（2 mm）を切り取る歯肉の辺縁に入れる．
③先にマークをつけた部位の遠心よりメスを入れ，少しずつ近心に動かす．歯肉片の厚さは 1.5 mm 程度が最適である．No.12 メス使用時は歯肉片の近心に糸を通し，持ちあげながら切り取るとよい（図 4-50）．
④採取した歯肉片を用意したシャーレの生理食塩水の中に入れ，軽く血液を洗い，創面（結合組織面）を点検する（図 4-51, 54E）．
⑤結合組織面に口蓋の腺組織や脂肪組織が付着している場合は，よく切れる歯肉バサミを用いて切除し，厚さ 1.5 mm 程度で創面をスムーズにする（図 4-51, 52D）．

(3) 移植片の移植部への固定（図 4-52〜54）

移植片を移植部に試適する．適合が良くない場合は，歯肉バサミで適合が良くなるように修正する（移植片は開窓部より小さくてよい）．移植部に血腫などがないのを確認し，移植片が移植部になじむようによく圧接する．これは移植部の創面と移植片の創面を密着させるのに有効である（図 4-54F）．

a．**縫合による方法（図 4-52E）**

移植片の縫合は 5-0 の糸を用い，移植片を傷つけないように必要最小限行う．移植片の根尖側は縫合しない．

b．**生体接着剤を応用する方法（図 4-53, 54H）**

著者は糸による縫合の代わりに「生体接着剤を用いる方法」を開発し実施している．この術式は容易で成功率も高い（参考 5 参照）．

(4) 歯周パックの装着

①非ユージノール系の歯周パックを装着する．遅延剤を入れ硬化を遅らせ，軟らかいうちにスパチュラで拡大した口腔前庭の底部にまで挿入するとともに，歯冠側は歯間乳頭部によく圧接して脱落しないようにする．硬化したパックを無理に装着すると，移植片が移動してしまう危険がある（図 4-52F, 54H）．
②移植片を採取した口蓋部の創面にパックを装着する．パックは，歯間空隙部に十分挿入して固定することが大切である．義歯を使用している場合はこれを利用して固定する．パックが脱落しやすいと思われる場合は模型上でシーネを作っておき，これを利用する．移植片が薄く切り取られ創面が浅いと疼痛は少ない．

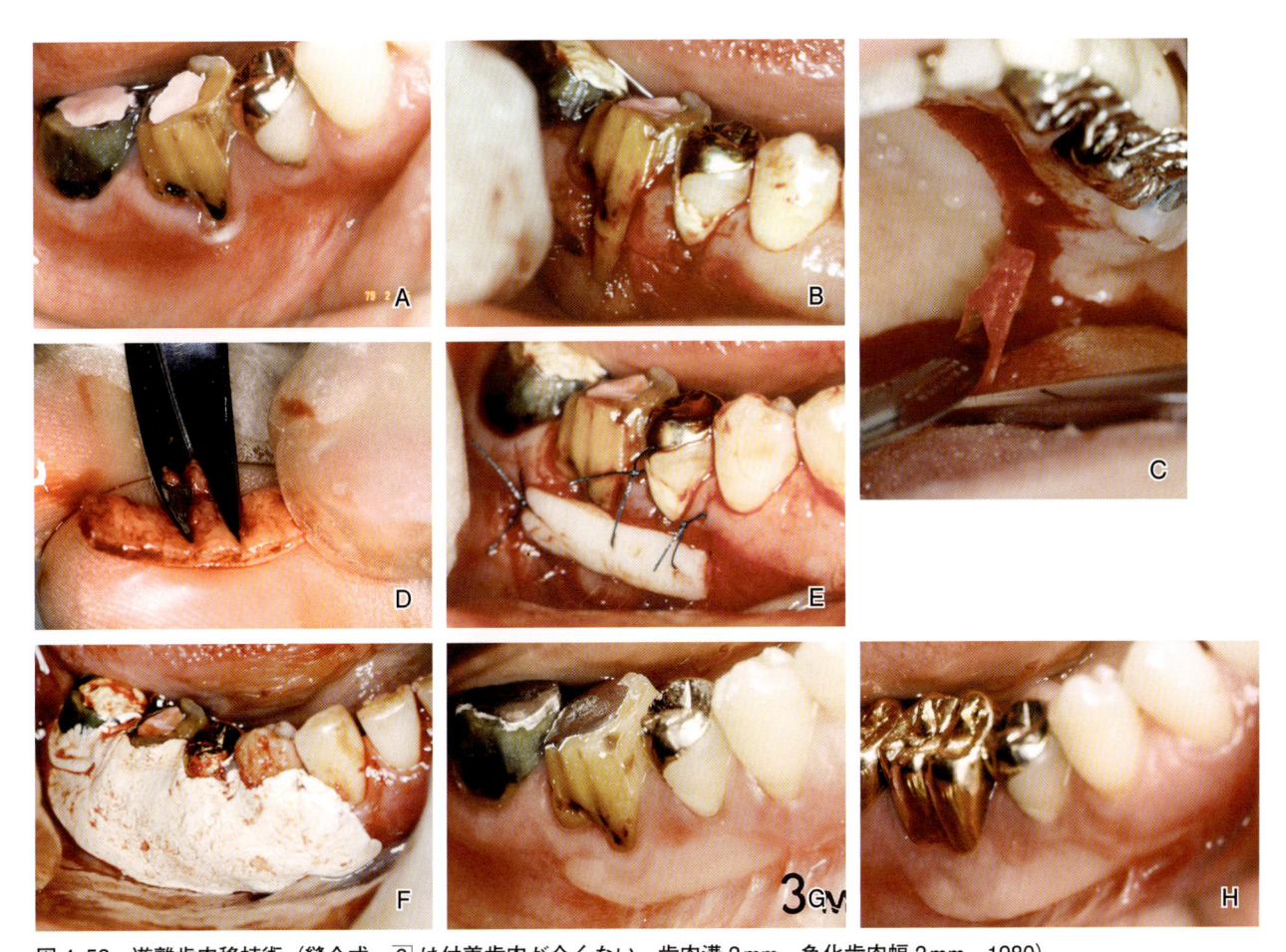

図4-52 遊離歯肉移植術（縫合式，6̲ は付着歯肉が全くない．歯肉溝2mm，角化歯肉幅2mm．1980）
A：術前：6̲ 近心根と5̲ には付着歯肉が全くなく，ポケットは1～2mmであるが清掃が難しく強い不快感を訴える．5̲ 近心側には頰小帯が歯肉辺縁に接近している． B：切開：6̲ 近心根は骨吸収が著しい（歯肉が付着していた根面はルートプレーニングしない）． C：口蓋側から移植片を採取した． D：移植片の内側の脂肪や腺組織を取り除く． E：移植片を移植床に圧接して縫合した． F：パック装着． G：3か月後：付着歯肉が得られブラッシングは容易で，不快感も消失した． H：1年後，冠装着．歯肉は幅広くなっている．

(5) 術後の管理

手術後，感染予防のため抗菌薬を3日間投与する．1週間後に来院させ，抜糸する（縫合時）．接着剤使用の場合は，パックとセロハンを取り除いて洗浄する．どちらの方法もパックのみさらに1週間装着する．術後2週間目にパックを除去し，軟らかい歯ブラシでブラッシングを開始する（図4-52G, 54I, J）．

6 結合組織移植術

遊離歯肉移植術の発展したもので，口蓋側歯肉の上皮は採取せず残し，上皮下結合組織のみを採取し，これを移植する方法である．歯肉形成術としては遊離歯肉移植術と同様に付着歯肉が狭い場合に確実に増加（幅）させること（付着歯肉の増加）および口腔前庭の拡張を主な目的としてい

参考5：生体接着剤を用いる遊離歯肉移植術（図4-53, 54）（加藤，1980）

著者は，縫合による損傷を避け，手術時間を短縮する目的で，セロハンと生体接着剤を用いる方法を採用している．これは接着剤を移植片と受給側の骨面との間に直接入れるのではなく，セロハンを移植片の上にのせ接着剤で固定する方法である．

［術式］
① セロハン紙の準備と装着：消毒したセロハン紙を開窓部より一回り大きく，周囲の歯肉や歯面を覆う程度の形に切り取る．次にセロハン紙の周囲に浅い切れ目を入れ，移植片および周囲の歯肉と歯面を覆う（セロハン紙は前もって準備しておくと良い）．
② 生体接着剤アロンアルファAによる固定：セロハンは移植片と周囲組織の上にぴったり密着するので，ピンセットでセロハンの辺縁部を少し持ちあげて，アロンアルファAを流し込む．アロンアルファAは水分の存在下で硬化し，セロハンは固定され，その下の移植片も固定される（移植片と受給側との間に接着剤が入らないように注意する）．次にパックを練和し，軟らかい間にセロハンの上から装着する．
③ 1週間後にパックとセロハンを除去して洗浄し，パックのみもう1週間装着する．
④ 2週間後，パックを除去して洗浄する．軟毛歯ブラシでブラッシングを開始する．

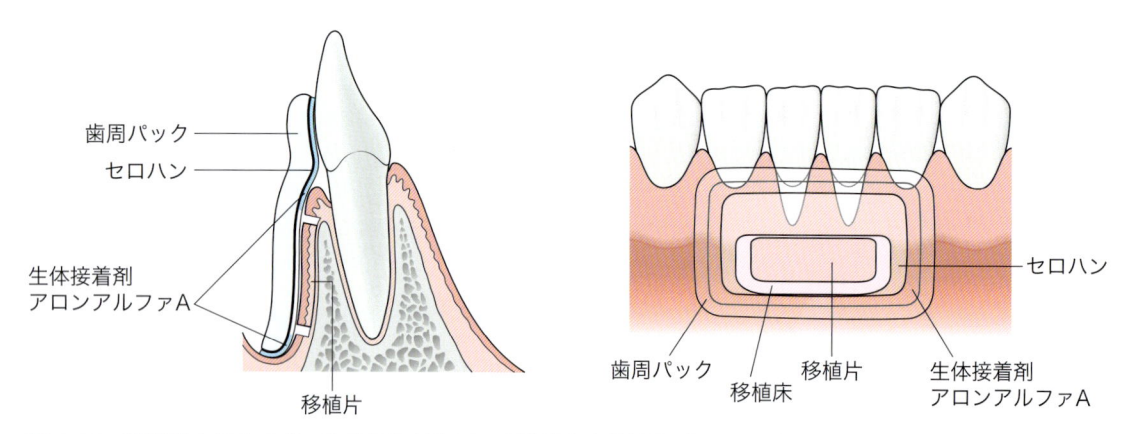

10・歯周形成手術―歯肉歯槽粘膜手術

図4-53 移植片を縫合せず，生体接着剤を用いる遊離歯肉移植術（p.201，参考5参照）
歯肉片を移植床（受給側）に圧接した後，消毒したセロハン紙で覆う．次にセロハン紙の周囲に生体接着剤アロンアルファAを流し込み，セロハン紙を周囲の歯面や歯肉に固定する．最後に軟らかい状態のパックを口腔前庭に深く装着する．移植片と移植床との間には接着剤は入れない．（加藤熙，1980）

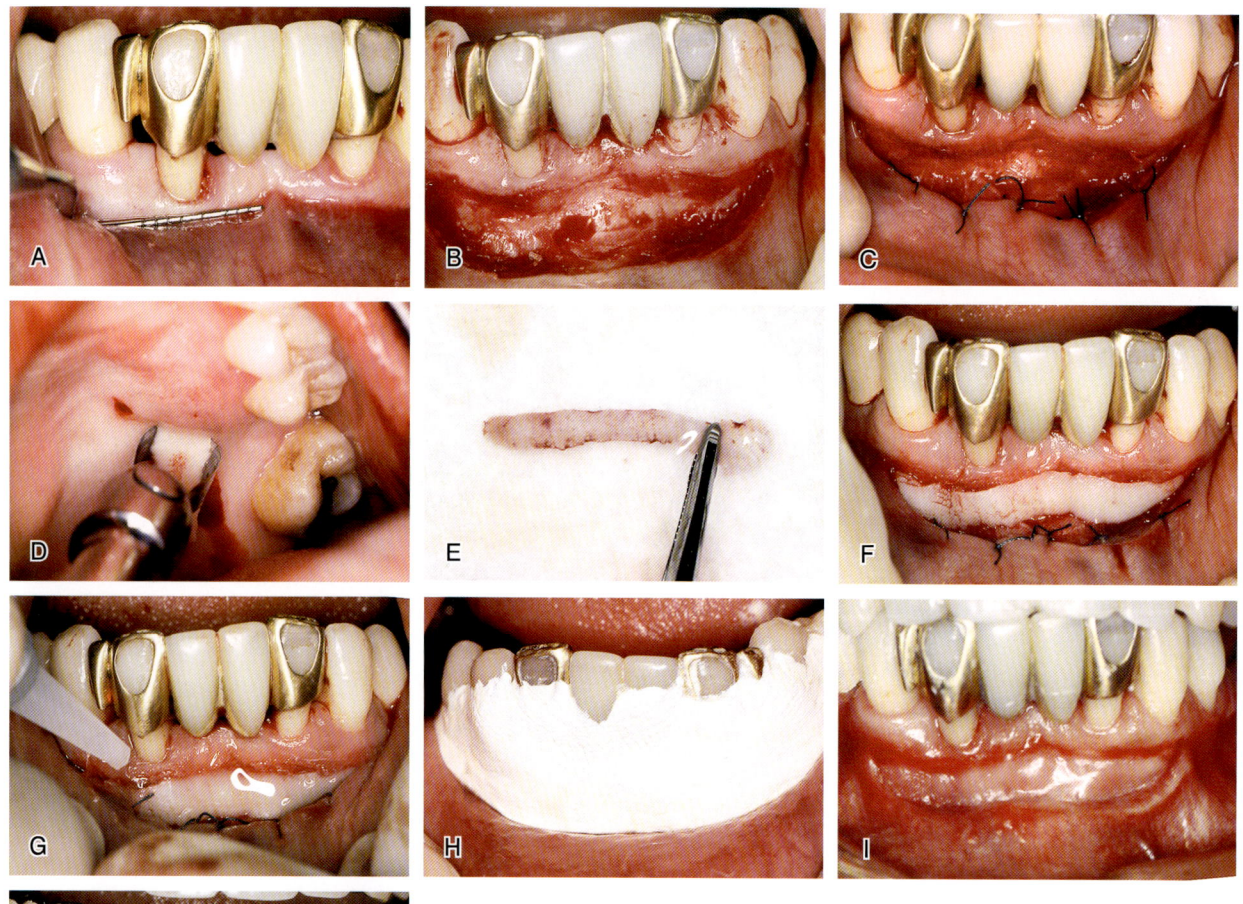

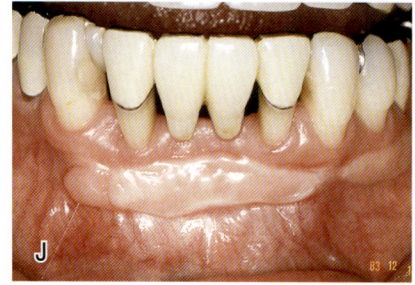

図4-54 生体接着剤を用いた遊離歯肉移植術（加藤，1980）
A：術前：$\overline{2\sim2}$の付着歯肉はきわめて狭く，口腔前庭は浅く，ブラッシングが困難である． B：切開：残存する付着歯肉は保存する（図4-48参照）． C：粘膜弁を骨膜に縫合． D：口蓋よりパーケットのメスで移植片を採取． E：採取した移植片：結合組織面を点検する． F：移植床に適合． G：移植片より大きめのセロハン紙で移植片を覆った後，セロハン紙の周囲にアロンアルファAを流し込んで固定する． H：パック装着：1週後にパックを除去して抜糸し，再度パックを1週間装着する． I：2週後：パック除去． J：4年9か月後．

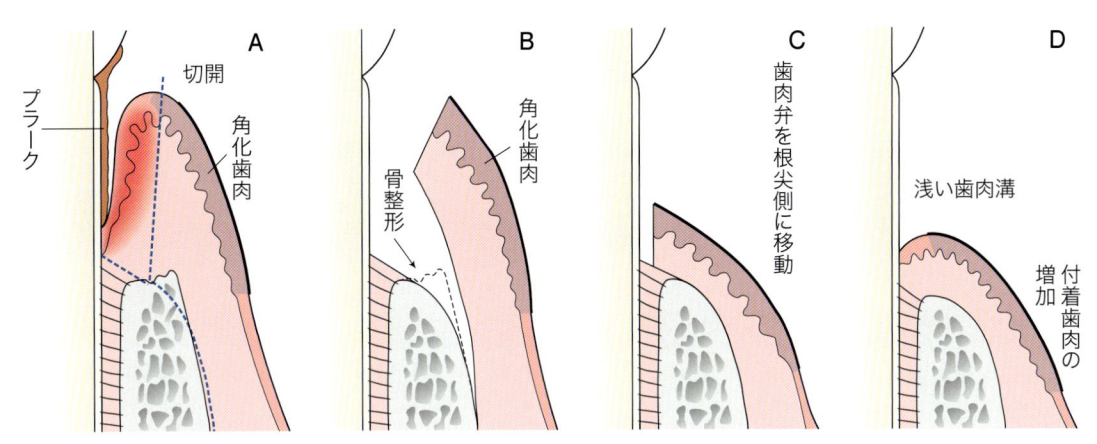

図 4-55　歯肉弁根尖側移動術
A：切開：炎症のあるポケット壁歯肉を切除するように，歯肉辺縁より少し離れた所から骨頂に向けて行う．
B：ポケット壁歯肉を除去し，骨から歯肉弁を剝離し，必要に応じて骨整形や骨切除を行う．
C：歯肉弁を根尖側に移動し，辺縁が骨頂部に位置するように縫合（まず縦切開部を縫合後，乳頭部を縫合）．
D：術後：歯肉は根面に向かって伸び出し，浅い歯肉溝と短い上皮（性）付着ができる（歯肉切除術と同じ）．角化（付着）歯肉は幅広く確保できるが，歯肉退縮と歯根露出が大きい．

る．そのほか審美性改善のための露出歯根の被覆，歯槽堤の増大にも用いられる．

　結合組織移植を行う利点は，①付着歯肉の結合組織は移植した後に付着歯肉を形成する．②移植した結合組織の表面は周囲の歯肉の上皮が伸び出して覆うため，歯肉の色が周囲と一体化して審美性に優れた状態となる．したがって前歯部で付着歯肉を増大させたい場合に用いるとよい．しかし，日本人（東洋人）は通常口蓋側歯肉の結合組織の厚さが薄く，口蓋動脈を傷つけないよう注意する必要があり，採取するのが困難な場合が多い．

7　歯肉弁根尖側移動術 apical repositioned flap

　ポケットを除去するのに歯肉切除術を行うと，付着歯肉が減少したり完全に失われてしまったりするので，これを避けるため歯肉弁を剝離し（フラップ手術と同じ），その歯肉弁を根尖側に移動して縫合し，付着歯肉の幅を減少させずにポケットを除去する手術である（図4-55）．したがって，フラップ手術にも属し，その術式の1つにも分類されている．

1）適応症
①付着歯肉の幅が狭く，ポケット内露出根面へ歯肉を（再）付着させることをねらわず，付着歯肉を減少させずにポケットを除去したい場合である．しかし，歯肉を根尖側に移動すると歯根が露出するので，ポケットは比較的浅く（4～6mm程度），骨吸収は比較的少なく水平性の場合が適応症となる（垂直性骨吸収部は骨形成術や骨切除術が必要となるので，適応症から外れる場合が多い）．なおポケット底が歯肉歯槽粘膜境を越えている場合も適応症となる．
②齲蝕が歯肉縁下まで進行しており，歯肉縁上に露出させたい場合で，しかも付着歯肉をできるだけ失いたくない場合である（骨頂辺縁に齲蝕が接近している場合は，骨切除術を併用する）．

2）術式
　Nabersの方法（1954）が改良され用いられている．
①2つの縦切開と歯肉辺縁への逆斜切開を行い，歯肉弁を剝離する．剝離は歯肉粘膜境を越えて十分に行う．
②歯肉弁の根尖側移動と縫合
　歯肉弁を根尖側に移動し，歯肉弁辺縁が骨頂部に位置するようにまず縦切開部を縫合し，次に歯間部を緩く縫合する．なお新しくできた前庭部を骨膜と縫合すると，歯肉弁はより安定する．最後にパックを装着する．

> **参考6：角化歯肉がきわめて狭い場合の歯肉弁根尖側移動術**
> この手術は米国で多く行われており，角化歯肉の狭い部分の骨頂を露出させて角化した付着歯肉を得る方法である．スプリットフラップ（部分層弁）手術にして骨膜を残して，露出させた骨を保護する手術法も発表されている．しかし，術式が困難な割に効果が少なく骨吸収も生じるなどの欠点があり，現在はあまり行われていない．

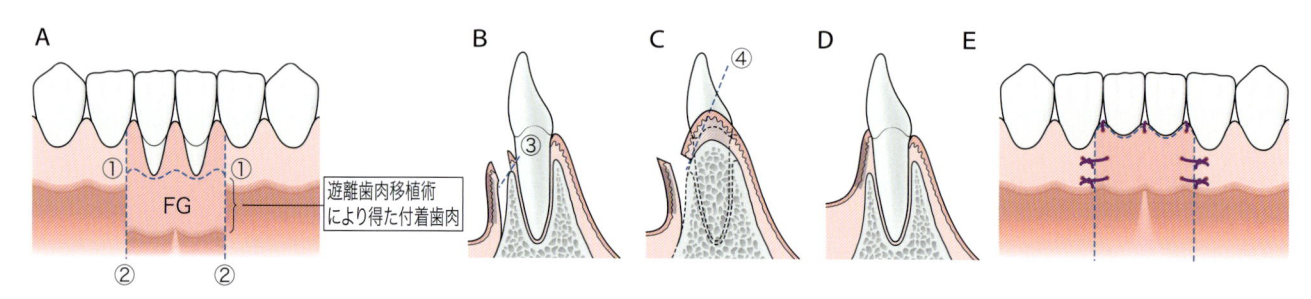

10・歯周形成手術―歯肉歯槽粘膜手術

図 4-56　歯肉弁歯冠側移動術，遊離歯肉移植術を併用
A：まず遊離歯肉移植術を行って付着歯肉（FG の部分）を確保した後，切開①，②を入れる．
B：歯肉弁を剝離し，遊離歯肉を切開③で除去する．
C：歯間乳頭部は斜切開④を入れて，受給側の準備をする．
D, E：歯肉弁を歯冠側に移動して縫合する．

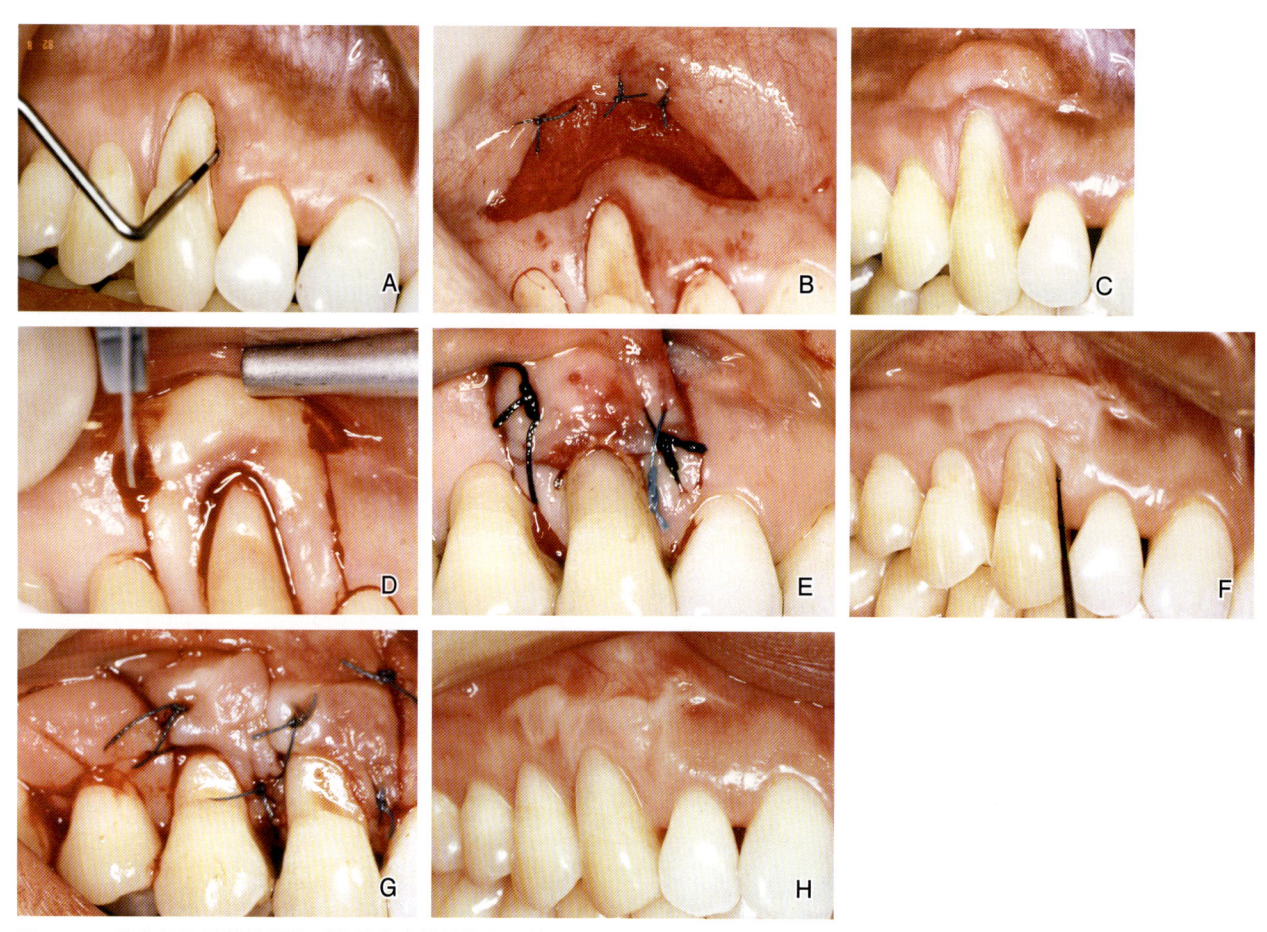

図 4-57　歯肉弁歯冠側移動術（遊離歯肉移植術との併用，40 歳，女性）による露出根の改善
A：歯周基本治療終了．③犬歯の歯根露出が著明で審美性の不良を訴える．露出した歯根の中央近心面に 6 mm のポケットが残存している．
B：近心面のキュレッタージと遊離歯肉移植術を行う．
C：40 日後．遊離移植した歯肉は付着し，ポケットは改善している．
D：移植した歯肉の歯冠側移動術（切開線，図 4-49 参照）．
E：歯肉弁歯冠側移動術終了．
F：手術後約 5 か月．歯肉退縮はある程度改善されたが，患者はまだ審美的な面で十分満足していない．
G：再度歯冠側移動術を行う．
H：再手術後 9 か月．根面と歯肉は再付着し，審美性は著しく改善されている．

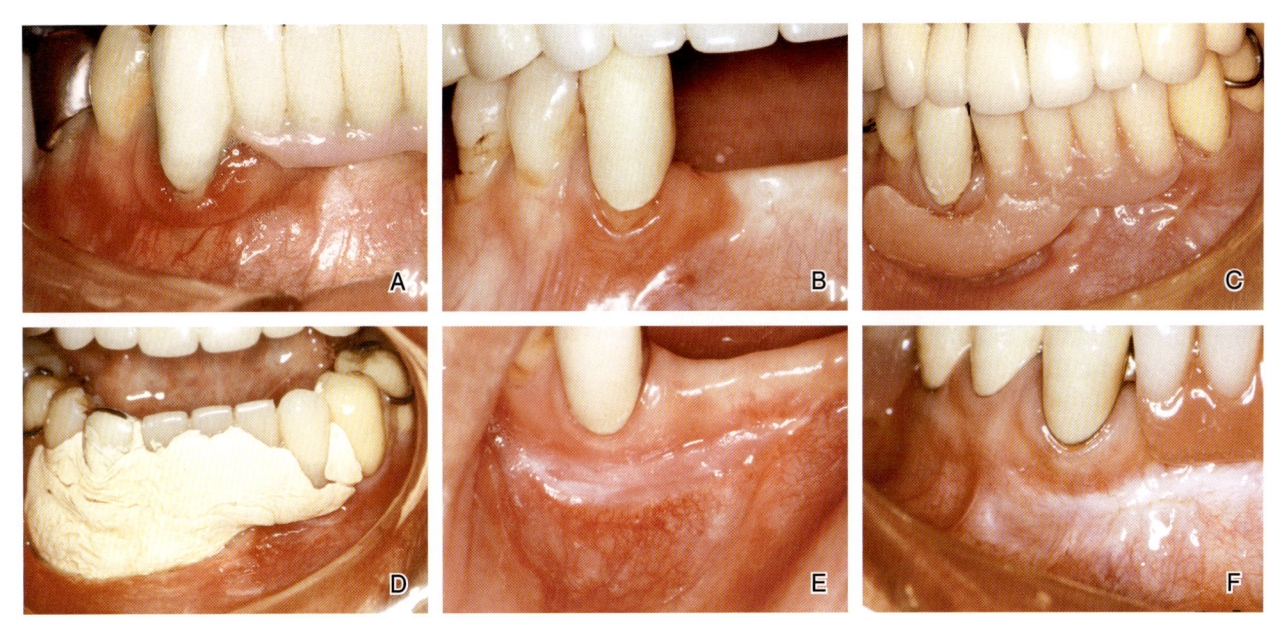

図 4-58 口腔前庭拡張術（骨膜開窓術, 1972 年）
A：初診：口腔前庭が浅く, 歯肉辺縁の炎症が強い.
B：歯周基本治療終了：3⃣の引っ張り試験（口唇を引っ張って歯肉が一緒に動くかを調べる）. 辺縁歯肉も引っ張られ, 付着歯肉は 0 に近い.
C：口腔前庭拡張術を行うとともに, 暫間義歯の床縁を伸ばして創面を覆うようにする（これは開窓面の癒着を防ぎ, 口腔前庭を拡大する目的で使用）.
D：歯周パックの装着（伸ばした義歯床縁を利用してパックを前庭深く挿入し, 創面を保護する）. パックは 2 週間装着し, 床縁は 4 週間伸ばしたままにする.
E：4 週後：前庭は深くなり, 付着歯肉も増加している.
F：1 年 10 か月後：良好な状態である. しかし, 日時の経過とともに後戻りが生じる危険性がある.

8 歯肉弁歯冠側移動術 coronal repositioned flap

歯肉弁を歯冠側へ移動して, 露出した歯根面に再付着させ歯根を覆う手術である. 1926 年 Norberg により発表された術式で, 歯肉弁を剥離し歯冠側へ持ちあげて縫合固定する. しかし, 一般に根の露出が大きい部位では, 付着歯肉の幅が狭くそのままでは歯冠側移動が困難であることと, 移動した歯肉の再付着が起こらず, 萎縮や壊死あるいはポケット形成が起こる危険性があり, あまり行われていない. 周囲の歯の歯肉退縮が少なく, 1〜2 歯のみが歯肉退縮している場合が適応症である.

遊離歯肉移植術と歯肉弁歯冠側移動の併用

付着歯肉が狭い場合は, まず第 1 段階として「遊離歯肉移植術」を行って付着歯肉を増加させ, 第 2 段階としてそれを歯冠側へ移動する「2 段階手術法」が行われる（図 4-56, 57）.

露出した根面に歯肉を再び付着させるには, 付着させようと思う歯根面の処置（スケーリング, ルートプレーニング）と, 歯肉弁を歯冠側部へ移動して根面へ安定密着させることが大切である.

> **参考 7：口腔前庭拡張術 vestibula extension operation（図 4-58）**
>
> 口腔前庭の深さを増す目的で米国で開発された. Stewart（1954）が Kazanjian（1920 年代）の方法を歯周治療として紹介して以来, 1960 年代に種々の方法が発表されている. ①歯槽骨露出法, ②スプリットフラップ法（骨膜保存法）, ③骨膜開窓法などがあるが, これらの方法は, 疼痛が強いわりに効果が少ない（後戻りしやすい）などの欠点があることから, 現在では遊離歯肉移植術や結合組織移植術を行うようになっている.

11・歯周外科時の併発症と対策および術後管理

1 併発症と対策

歯周外科に，次のような併発症が生じる可能性がある．①ショックと失神，②出血，③疼痛，④腫脹・血腫，⑤治癒不全，⑥パックによるアレルギー反応，⑦歯の知覚過敏．これらに対しては予防に力を入れることが大切であり，発生した場合には以下のような適切な処置が必要である．

1）ショックと失神

(1) ショックは投与した薬物による

30分後までに発生しやすい．緊急援助を呼び，人工呼吸，心マッサージなど救急処置を行う．

(2) 失神

不安感によることが多い．神経質になっているので，安心感を与える．ゆっくりと慎重な麻酔，静かな雰囲気の治療室，熱意のこもった態度で行い，手術が予定通り進まない時も表情や態度に表さない．

2）出血

出血性疾患の患者には手術を行わず，歯周基本治療を徹底させる．アスピリンの多量投与や，抗凝固薬の投与を受けている患者に注意する．

(1) 1次性出血（手術中や直後の出血）

a. 穏やかなしみ出る型の出血（微細血管の切断が原因）
①圧迫止血：生理食塩水に浸したガーゼで2〜3分．塩酸エピネフリン（1:1,000）を2滴加えて圧迫．
②局所麻酔薬（1/50,000のアドレナリンを含む）を出血部位に注射．さらに必要なら圧迫止血を併用する．

b. 口蓋動脈を切断し血液が吹き出す場合

止血鉗子で数分間挟む．止血鉗子で挟めない場合は骨をつぶしてふさぐか，または圧迫止血．軟組織ならば焼灼止血．

c. 静出血（ゆっくりしみ出る，薄黒い血）

オキシセル，スポンゼルを使用，または歯周パックで圧迫する．

出血が止まったのを確認して帰宅させる．

(2) 2次性出血・中間性出血（手術後一時的に止血した後，再び出血するもの）

血管収縮剤入りの局所麻酔薬を出血箇所の中央に注射し，パックを外して傷面を清掃し，出血の部位を調べ，1次性出血と同じ処置を行う．

3）疼痛

通常，最初の24時間は痛むが2日目から軽減する．それ以外の疼痛には次のように対処する．

(1) 2〜3日間強く痛む場合

原因：①パックが骨に直接触れる，②パックが頰粘膜・小帯に強く触れる，③手術中の骨の乾燥，骨の損傷，パックの不備，など．

処置：急患で来院させ，麻酔してパックを取り除く．痛みの原因を調べ，清掃し，アクロマイシン軟膏（3%）などを塗って軽い圧でパックをつける．歯間部に強く押し込まない（単なる鎮痛薬の投与は危険）．

(2) 感染による術後疼痛

2〜4日後より生じる．発熱，リンパ節の痛みを伴う．

処置：パック除去，抗生物質や抗炎症薬の入った軟膏の塗布．抗菌薬（抗生物質）の服用（発熱と打診痛強い場合は多量投与）．

4）腫脹

MGS（広範囲のもの），骨外科，下顎最後臼歯の遠心のウェッジ手術などは，腫脹が生じやすい．抗生物質を投与する．

5）治癒の遅延

骨の露出した部分がパックにより強く圧迫されると，肉芽組織が骨面を覆わず，骨が壊死する．エレクトロサージェリーにより骨が露出した場合も，治癒が遅れて2〜3週はかかる．骨面は軽くパックで覆う．

パックがすぐに取れてしまい肉芽が異常増殖した場合には，切れるスケーラーなどで取り除く．軽い力でパックを装着して1週間おく．

6）パックによるアレルギー反応

ユージノールが原因となることが多い．最初，パックと接触する粘膜・舌に燃えるような感じがする．すぐ歯科医に連絡させ，パックを除く．重症になる危険性があるので，早く処置することが大切である．パックを非ユージノール系パック（COE-pack®）に代える．

7）知覚過敏症の処置

①手術直後に，露出した根面にパックをつけて予防（1～2週）する．パック除去時にフッ素液（2～4％フッ化ナトリウム）の塗布を行う．フッ素入りペーストの使用もよい．
②口腔清掃を徹底させる．プラークが付着していると治らないことを患者に説明し，根面の清掃を徹底させ，フッ化物の塗布をする．通常4～6週で軽減する．
③これらの処置で治らず疼痛が強い場合は，歯髄の変性や炎症が生じていることが多いので，歯髄の検査を行い，必要に応じて抜髄する．

2 術後管理

歯周外科手術の成否は，手術直後の管理とその後の長期間にわたる術後管理に大きく左右される．手術直後は手術部の安静と清潔が大切であり，咬合性外傷が生じないようにするのが大切である．さらにその後はプラークコントロールが大切であり，プラークコントロールが悪ければ，歯周外科手術はかえって歯周組織の破壊を促進させる．

1）手術直後の患者指導と処置

手術が終了したら，術後の症状としてどのようなことが予想され，どのような注意が必要かを患者に話しておく．口頭で説明した後，同じ内容の患者指導書を渡すとよい．
①手術後2時間はパックが軟らかいので，飲食を控える．
②手術部やパックの部分で硬いものを食べない．
③歯ブラシは手術部には使用せず，他の部位は十分に行う（洗口剤を与える）．
④2～3日は疲れる仕事を避ける．
⑤投与された薬は，時間を守って服用する．
⑥軽度の出血・腫脹・疼痛が生じる可能性がある．異常と思われる場合は電話連絡をしてもらう．

通常1週後に来院させてパックを除去し，抜糸を行い，局所の清掃（プラーク除去）を行う．MGS（歯肉移植，小帯切除，前庭拡張）を行った場合，および歯肉切除術で創面の上皮化が悪い場合は，もう1週間パックを装着する．

2）咬合性外傷のチェック（咬合調整，暫間固定）

フラップ手術などでは歯肉を根面から剥離するため歯肉線維が切断されて，①歯の支持力が低下（動揺度の増加）すること，②歯がわずかに移動して早期接触を生じる可能性があることなどから，手術後の安静を得るために，手術前後に咬合を十分にチェックし，必要に応じて咬合調整や暫間固定を行う（p.142～143参照）．

3）術後の長期メインテナンス

手術の1週後，歯周パックの再装着が必要ない場合は，すぐに口腔清掃を強化する．手術後に口腔清掃をしっかり行うことが，手術の成否を左右する重要なカギになることを患者に理解させることが，とくに大切である．

歯面の研磨と口腔清掃指導が終わったら，手術により露出した根面にフッ素（酸性フッ化リン酸液）を塗布する．手術後3～4週間はプラークコントロールにとくに注意させ来院頻度を多くする．口腔清掃が良好であれば，3か月後のリコールでよい（患者が自分でプラークコントロールを良好に維持できない場合には，毎月リコール来院させ，口腔清掃を歯科衛生士など専門家が行う必要がある）．

5

歯周治療における咬合治療, 矯正治療, 歯冠修復, 欠損補綴（歯周補綴）

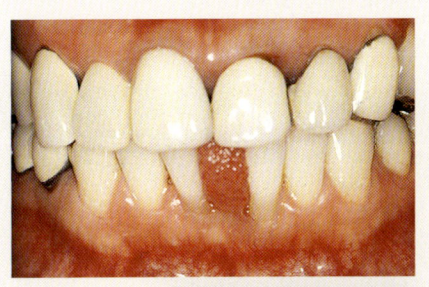

初診
43歳, 女性

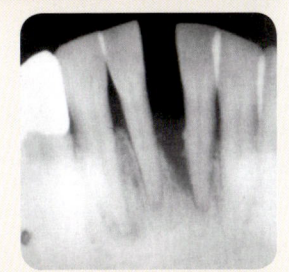

初診

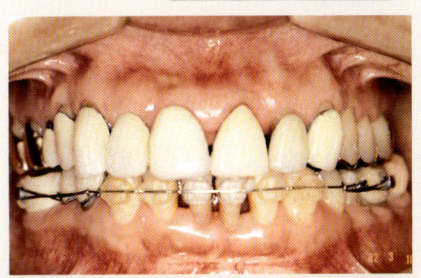

歯周基本治療
歯周外科
咬合治療
矯正治療

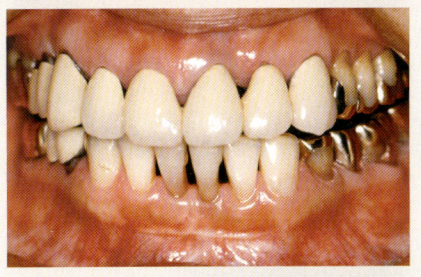

歯周補綴
8年後

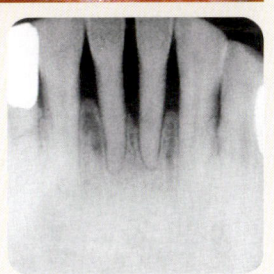

11年後
骨再生

　歯周病患者には, 単にプラーク細菌の付着による歯周組織の炎症性破壊が生じているのみではなく, 異常な咬合力や歯列不正, あるいは歯の欠損などにより咬合性外傷が生じて, 歯周組織の破壊が進行したり, 咬合機能が著しく低下している症例が多いのが実状である. このような症状は高度な歯周病患者に多く見られ, これらに対しては炎症を引き起こす炎症性因子を除去する治療とともに, 咬合性外傷を引き起こしている外傷性因子（外傷性咬合）を取り除き, 咬合機能を回復する治療が必要である.

　咬合性外傷については第1章で学んだので, 本章ではさらに歯周治療を行うにあたって必要な咬合の基礎知識を整理するとともに, 咬合に関連する治療法として以下の事項について勉強する.

①咬合調整と歯冠形態修正
②固定法
③ブラキシズムに対する治療法
④矯正治療
⑤歯冠修復, 欠損補綴（歯周補綴）

(加藤　熙)

1・歯周治療における咬合治療の基本的考え方

外傷性咬合は歯周炎を進行させる重要な修飾因子であり，歯周治療を進めるにあたっては，咬合に関する基礎知識をもち，外傷性咬合を検査し，咬合治療（咬合調整，固定，矯正治療など）を行う必要がある．とくに歯周炎が進行すると，ほとんどの症例は炎症と咬合性外傷が合併した状態となり，咬合治療はきわめて重要な意義をもってくる．

1 咬合性外傷と外傷性咬合

咬合性外傷と外傷性咬合との関係については第1章7（p.53〜60）で述べたが，咬合治療を行うにあたって両者の意義を確認すると，次のようになる．「外傷性咬合」は歯周組織に外傷を起こす原因であり，早期接触，ブラキシズム，側方圧，不適切な矯正力，舌や口唇の悪習癖，食片圧入などである．「咬合性外傷」は，外傷性咬合によって引き起こされた歯周組織の外傷性病変である．

咬合性外傷は2つに分類される．「1次性咬合性外傷」は，早期接触やブラキシズムなどの異常な咬合力（外傷性咬合）が加わって生じた咬合性外傷をいい，歯周組織の支持力が低下していない歯（正常な歯周組織の歯を含む）にも生じる．一方，「2次性咬合性外傷」は，すでに歯周病などにより歯周組織の支持力が著しく低下しているために，異常な咬合力が働かなくても生理的（正常）な咬合力によって生じる咬合性外傷をいう．

外傷性咬合は，歯周組織に炎症は生じさせないが咬合性外傷を引き起こし，すでに歯周炎に罹患している場合はこれを急速に増悪させる，すなわち，歯周炎の強力な修飾因子の1つである．

歯周病における咬合治療は，歯周炎の修飾因子である外傷性咬合を取り除き，歯周病変を改善させるという大きな意義をもっている．咬合治療には，咬合調整，歯冠形態修正，矯正治療，ブラキシズム対策，舌などの悪習癖の治療，固定，歯冠修復，補綴処置などがあり，炎症性病変に対する治療とうまく組み合わせて行う必要がある．

2 咬合治療の進め方

歯周治療における咬合治療の基本的な進め方は，次の通りである．

1）初診時の咬合検査

咬合性外傷の臨床症状とその原因となる外傷性咬合（咬合の異常）を調べ，その対策を治療方針に組み入れる．

2）歯周基本治療時の咬合治療

(1) 予備的な咬合調整と歯冠形態修正

特定の歯に重度の咬合性外傷（歯の動揺度の増加など）が生じており，その歯が著しい早期接触状態であったり，強い側方圧が加わっている場合に行う．

(2) 暫間固定

歯周組織の支持力が著しく低下し，歯が動揺し2次性咬合性外傷が強い場合に行う．

(3) 暫間補綴，治療用義歯の製作

歯の欠損があり，咬合機能の回復，残存歯の負担軽減，審美性の維持の目的で，暫間補綴物を装着する．

(4) ブラキシズムの治療・対策，悪習癖の治療

治療の基本は原因の除去であり，ブラキシズムの局所因子の早期接触など咬合接触異常と，全身性因子の精神的・肉体的ストレスを改善することが大切である．しかし，まだブラキシズムの原因・発生メカニズムは十分明確にされておらず，個人差もあり治療が難しいのが現状である．そこで原因の除去に努めるとともに，ブラキシズムや舌習癖の為害性を患者に説明し，患者が自分自身で改善するように努めてもらう（自己認識療法，自己暗示療法）．さらに，プラスチック製のオクルーザルスプリント（ナイトガード）を装着し，強い咬合力を分散させて咬合性外傷の発症を防ぐ方法も併せて行う．

3）再評価

歯周基本治療が終了したならば，咬合性外傷の症状を再検査する．十分改善されていなければ，さらに咬合治療を行うように治療計画を修正する．

4）修正治療時の咬合治療

（1） 咬合調整
　歯周基本治療が終了し，炎症がほぼ取り除かれた状態で精密な咬合調整を行い，咬合の安定を図る．歯周外科によっても歯が移動することがあるので，手術後も必ず検査し，必要に応じて咬合調整する．

（2） 矯正治療　minor tooth movement（MTM）
　移動する歯と固定源となる歯の歯周組織の炎症，歯周ポケットをできるだけ取り除いた段階で行う．

（3） 舌の悪習癖の治療
　舌の悪習癖は前歯の歯間離開や前突と関係が深く，習癖が著明な場合は歯周基本治療時に開始し，修正治療時も継続する．

（4） 歯冠形態修正
　2次性咬合性外傷が生じている場合に行う．根分岐部病変の治療と組み合わせて行うことも多い．

（5） ブラキシズム治療・対策
　重度の歯周病患者，とくに永久固定や歯周補綴，矯正治療を必要とする患者は，ブラキシズム習癖により咬合性外傷が生じている患者が多い．そこでこれらの患者には，歯周基本治療と修正治療中，さらに永久固定などの治療後にも，ブラキシズム習癖をチェックし，「自己暗示療法」を含め，自分自身で習癖の改善に努力してもらう．
　さらに予防的な意味を含めてオクルーザルスプリント（ナイトガード）を装着し，咬合性外傷を防ぐ必要がある．

（6） 永久固定・歯周補綴
　永久固定は2次性咬合性外傷が著しい場合に行うが，炎症性病変が改善してから行うのが基本である．しかし保存すると決定した歯は，先に固定を行って咬合性外傷を除いてから，歯周外科を行うこともできる．補綴処置は咬合状態の安定，永久固定を兼ねて行う．

5） メインテナンス，サポーティブ歯周治療時の咬合治療
　メインテナンス期間中も必ず咬合性外傷の有無を調べ，咬合性外傷の症状がある場合は再度咬合治療を行う．

参考1：オクルーザルスプリント（ナイトガード）の製作法

　上下顎のどちらに製作してもよいが，上顎の方が製作，調整が容易である．しかし，下顎の歯の動揺が高度の場合には下顎にも製作する（上下2組）．模型を調節性咬合器につけて製作する方法もあるが，口腔内での調整に時間がかかることが多い．むしろ平線咬合器上あるいは咬合器を使わずに模型上で咬合面をできるだけ薄く製作しておき，口腔内で削合したりレジンを盛り上げて調整する方がよい．
　この他に，真空形成器（エルコプレスなど）を用いる方法がある．この方法は薄く製作することが可能であり，咬合面に即時重合レジンを併用することにより調整が容易である（著者はこの方法を用いている）．
　調整はナイトガードを口腔内装着し，咬合紙を用いて多くの歯（とくに左右側の臼歯）が同時に接触し，安定して咬合するよう削合あるいはレジンを盛り上げる．さらに1〜2週後に来院させ，装着感を聞き，咬合面の変化・ファセットの存在・対合歯との接触を調べ，必要に応じて調整する．

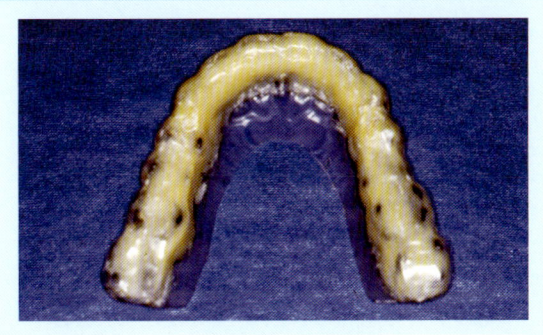

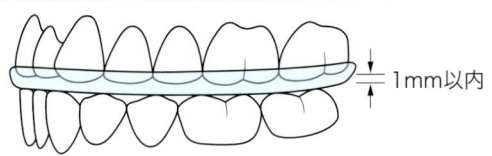

オクルーザルスプリント（ナイトガード）
ナイトガードは通常上顎に製作し，口腔内で十分咬合調整して使用する．

2・咬合の基礎知識

1 下顎の限界運動と習慣性開閉運動

1）下顎の限界運動

下顎はある範囲内で自由に運動できるが，一定の範囲（限界）の外に出ることはなく，この限界上を通る運動を限界運動 border movement という．この運動の上限は上顎の歯によって規制され，他は顎関節や筋によって規定される．Posselt は 20 人の健常者の限界運動を記録し，その平均像を発表しており，それが現在でも代表像とされている（図 5-1）．しかし実際には個人差が大きく，Posselt の図のようにはならないことが多い（図 5-2）．

2）習慣性開閉運動

特別な意識をもたず，日常の習慣にしたがって顎を開閉する運動である．正面から観察した場合，健常者では安静位から左右にほとんどずれることなく，スムーズに咬頭嵌合位に入り終了するが（図 5-3），早期接触のある場合，これを避けようとして左右や前後にずれた運動路をとることがある．

2 下顎の機能運動（咀嚼運動と嚥下運動）

1）咀嚼運動

口腔全体の総合作用で行われ，条件反射に基づく複雑な神経筋機構の運動であるが，歯（歯根膜），舌，頬，口唇などから中枢への情報，上下顎の咬合状態，過去に習得した習慣などに大きく影響を受ける．咀嚼時の上下の歯の接触は，咬頭嵌合位（中心咬合位）を中心に側方位や前方位で起こり，後方接触位（中心位）で起こることはほとんどない（図 5-4，5）．

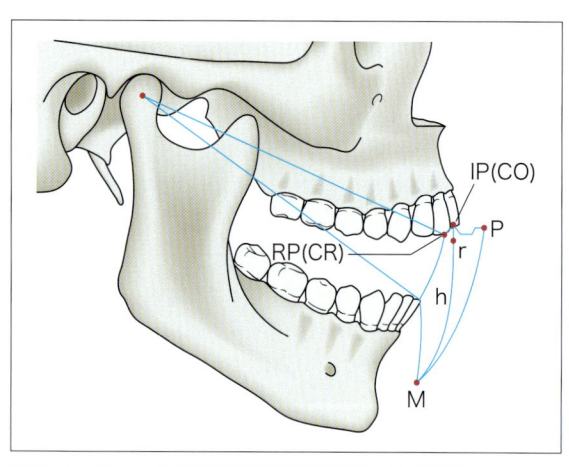

図 5-1　Posselt の下顎の限界運動路（矢状面）
IP：咬頭嵌合位（CO：中心咬合位）　RP：後方接触位（CR：中心位）　P：最前方位　M：最大開口位　r：安静位　h：習慣性開閉運動路

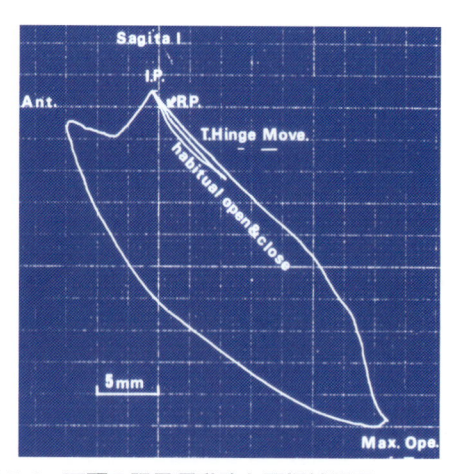

図 5-2　下顎の限界運動路と習慣性開閉
運動路の記録例．被験者は著者，MKG（Mandibular Kinesiograph，非接触型下顎運動描記装置）を使用．

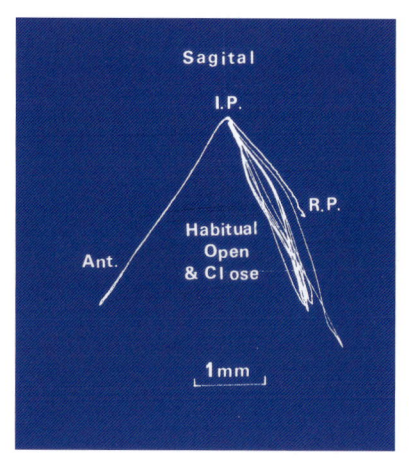

図 5-3　習慣性開閉運動路（矢状面）
IP：咬頭嵌合位　Ant：前方限界運動路　RP：後方接触位

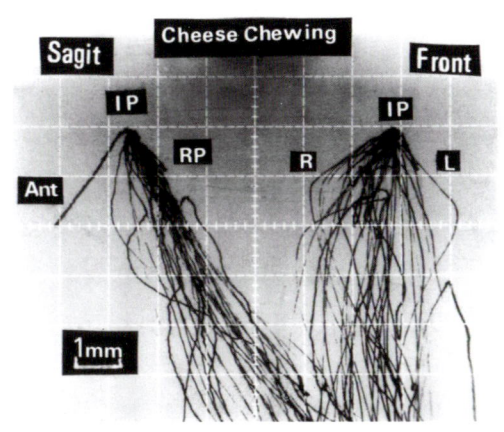

図 5-4 咀嚼運動（チーズを咀嚼時）
左：矢状面．右：前頭面．
食物が軟らかく液状になると，ほとんど咬頭嵌合位（IP）で接触し，後方接触位（RP）で接触することはない．

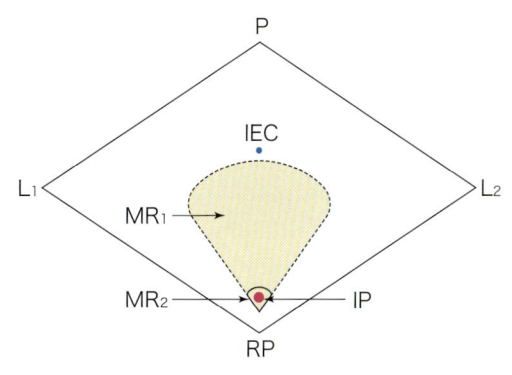

図 5-5 水平面での下顎の限界運動路と咀嚼時の顎運動範囲（Ramfjörd と Ash，1986 を改変）
L_1, L_2：左右の最側方位．P：最前方位．RP：後方接触位．
IP：咬頭嵌合位．IEC：切端咬合位．
MR_1：咀嚼初期（食片が大きい時）の顎運動範囲．
MR_2：咀嚼末期（食片が小さく流動状）の顎運動範囲．IP を中心とした小さい範囲．

2）嚥下運動と歯の接触

先天的に備わっている反射運動で，①貯留した唾液の嚥下（空嚥下ともいい，睡眠中にも生じる）と，②咀嚼の最終段階としての食物や水などの嚥下，に区別される．嚥下時には上下の歯が接触する．したがって，睡眠中でも唾液の嚥下時に上下の歯が接触する．嚥下時の接触の多くは咬頭嵌合位で生じるが，唾液の嚥下時には後方位で接触することがある．睡眠時に横臥位で頭が低くなった状態では，後方位で接触する確率が高く，この時の接触に異常があると，睡眠中ブラキシズムを誘発する可能性がある．

3　安静位と安静空隙

1）安静位 rest position

安静位は，坐位または立位で頭を垂直にして，肉体的，精神的にくつろぎ，安静状態にした時の下顎の位置である．

2）安静空隙 free way space

安静位から咬頭嵌合位までの距離を安静空隙という．通常切歯部で測定しており，平均約 1.7 mm 前後であるが個人差が大きい（図 5-1）．ブラキシズム患者の中には，筋が常に緊張し安静位が不安定であったり，安静空隙がほとんど存在せず，安静位は存在しないのではないかと思われる症例がある．

4　咬頭嵌合位（中心咬合位）と筋肉位（筋安定位）

1）咬頭嵌合位 intercuspal position（IP）

下顎を安静位から意識せずに習慣的に閉じていき，上下顎の歯が最も緊密に安定して嵌合した時の咬合位で，中心咬合位 centric occlusion とも呼ばれていた（図 5-1～4）．この咬合位は咬合面形態によって大きく影響を受け，咬耗や抜歯，歯の移動，補綴処置などにより咬合面形態が変わると変化する可能性がある．機能的には咬合位の中で最も高頻度に咬合接触する位置であり，咬頭嵌合位の早期接触は，歯周組織をはじめ咀嚼系全体に大きな影響を与える．

2）筋肉位 musclar position（MP）

左右の咀嚼筋がきわめてバランスのとれた活動をし，安定した状態で（片側のみ異常な筋活動をすることなどがない），上下の歯が咬合接触する位置をいう．「筋安定位」，「筋機能位」とも呼ばれ，健常者では咬頭嵌合位と一致している．このことは咀嚼系を生理的に健康に保つのに大切であり，両者が一致しないとブラキシズム bruxism や機能障害が生じやすい．

5 後方接触位と中心位

1）後方接触位 retruded contact position（RP）

下顎が咬頭嵌合位（IP）より後退した状態すなわち後方位で，上下の歯が最初に接触する位置をいう．下顎が全く後退せず後方接触位（RP）が咬頭嵌合位（IP）と一致している者も存在する（10％以下）が，通常後方接触位は咬頭嵌合位よりも0.5～1.0mm程度後方に位置し，左右側の上下顎臼歯1～2歯が同時に接触する（図5-1, 3）．

機能的には，咀嚼運動や食物の嚥下時に後方接触位で接触することはほとんどないが（図5-4, 5），自然な唾液の嚥下時などには接触する．一般に横臥位をとると下顎は後方位をとりやすく，睡眠中に後方接触位付近で接触する可能性がある．後方接触位の早期接触は，夜間のブラキシズムの原因となると考えられている．

2）中心位 centric relation（CR）

中心位は下顎頭が最も後退し，顆頭（下顎頭）を中心軸として終極蝶番運動ができる状態にある時の頭蓋（上顎）に対する下顎の位置関係をいう．上下の歯の接触とは無関係に決まるので，削合により上下の咬合接触が不明確になった場合，咬合を決める基準とされた．とくにナソロジー学派は中心位を咬合の基準と考え，下顎頭が中心位の状態で咬頭嵌合位を作ることを理想とした．しかし現在では，これは非生理的な状態であることが明らかとなり，無理に中心位と咬頭嵌合位を一致させず，咬頭嵌合位と筋肉（筋安定）位を一致させることが大切であると考えられている．

6 前方運動 anterior movement

下顎の歯を上顎の歯に接触させながら前方に移動する運動をいう．通常，前歯が咬合接触し，臼歯は離開する．この運動は，機能的にどの程度生じるかまだ十分解明されていない．ブラキシズム習癖や下顎を前方に突き出す習癖のある人では，前方運動が高頻度に生じる可能性があり，前歯の咬耗や唇側移動なども生じやすい．

7 側方運動 lateral movement

側方運動は，下顎が咬頭嵌合位から右側と左側へ動く滑走運動をいう．このとき，下顎が移動する方向の側を「作業側 working side」，反対の側を「非作業側 non working side」または「平衡側 balancing side」という．側方運動時の咬合接触形態は，犬歯誘導型とグループ誘導型の2つに分けられる．

1）犬歯誘導 cuspid guidance

側方運動時，作業側において犬歯のみが接触して下顎を誘導し，他の歯は離開するタイプをいう．犬歯は歯根が太くて長いので，歯周組織が健康な場合，側方力に対して抵抗力が強く，他の歯の保護（側方圧の減少）に役立つ．

2）グループ誘導 group function

側方運動時に，作業側の臼歯が2歯以上接触して下顎を誘導するタイプをいう．

犬歯誘導とグループ誘導のどちらの誘導形式がよいかは断定できない．どちらの誘導形式でも，咬合性外傷を引き起こさず歯周組織を健全に保てれば問題はない．しかし犬歯誘導において，犬歯が歯周病に罹患し病的な動揺が認められる場合は，犬歯を削合しグループ誘導に修正し，臼歯にも負担を分配する必要がある．

3）非作業側の接触

非作業側の咬合接触はブラキシズムの原因となる可能性が高く有害であり，接触しないようにすべきであると考えられている．しかし，この考えはまだ十分実証されておらず，非作業側の接触が軽度であり，作業側の接触が側方運動を誘導している場合は，ほとんど問題がないとする考えもある．しかし，作業側が全く接触しない場合やごく軽度に接触するのみで，非作業側の接触が側方運動を誘導している場合は，ブラキシズムなど筋の異常緊張を引き起こすことが多いので，咬合調整する必要がある．

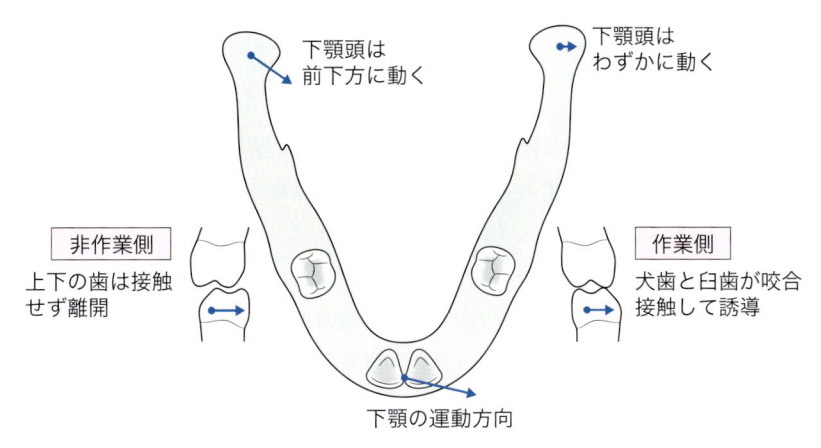

図 5-6 グループファンクションにおける側方運動と歯の接触

8 側方運動をもとにした咬合様式の分類

1) フル・バランスド・オクルージョン
full balanced occlusion

このタイプは，側方運動時に作業側と非作業側の両側が接触して滑走し，前方運動時には前歯も臼歯も接触する．天然歯列ではほとんど見られず，総義歯製作時に用いられる．なお，Nyman らは残存歯が少ない歯周病患者に，延長ダミー（ポンティック）を用いて全顎にわたるブリッジを製作する場合にこのタイプを用いると，咬合が安定してよいと述べている．

2) グループ・ファンクションド・オクルージョン
group functioned occlusion

このタイプは，側方運動時には作業側の全歯が接触誘導し，非作業側は接触しない．さらに前方運動時には前歯が接触し，臼歯は離開する．Schuyler（1961）らが提唱したものであり，Pankey と Mann が主張する咬合様式では，前歯は咬頭嵌合位では接触してもしなくてもよいとしている（図 5-6）．

3) カスピッド・プロテクテッド・オクルージョン（犬歯誘導咬合） cuspid protected occlusion

側方運動時に作業側の犬歯のみが接触誘導し，他の臼歯は離開 disclusion する．非作業側は全く接触しない．前方運動時は，上顎前歯と下顎前歯と第一小臼歯とが接触滑走する．臼歯は接触しない．D'Amico（1958）が提唱したものである．

4) ミューチュアリー・プロテクテッド・オクルージョン（相互保護咬合）
mutually protected occlusion

咬頭嵌合位では，臼歯が咬合して前歯を保護し（前歯はわずかに離開している），前方と側方運動時には前歯と犬歯が接触誘導して臼歯を保護する（臼歯は離開する）．ナソロジーの考え方の1つであり，主に補綴的に咬合を再構成する時に用いられ，犬歯誘導咬合とほぼ同じである．

5) 咬合様式に対する考え方のまとめ

天然歯列では，多数歯に咬合性外傷が生じていない限り，上記のどのタイプの咬合様式でも問題はない．高度の咬合性外傷が生じていたり，欠損歯列のため咬合面を再構成する場合には，その患者の残存歯，歯周組織の状態や支持力を考慮して，適切と思われる咬合様式を選択する．

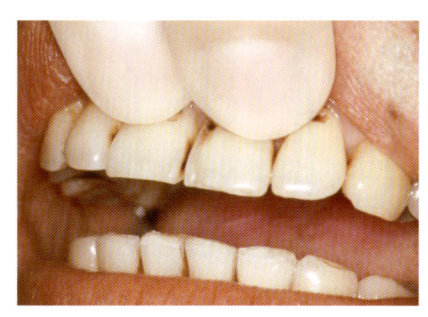

図5-10 早期接触歯の発見に用いる触診法
指先を被験歯の唇面歯頸部に軽く当てがって咬合運動させ，歯の振動（動揺）を調べる．早期接触歯は正常歯に比べ異常に強い振動を示す．

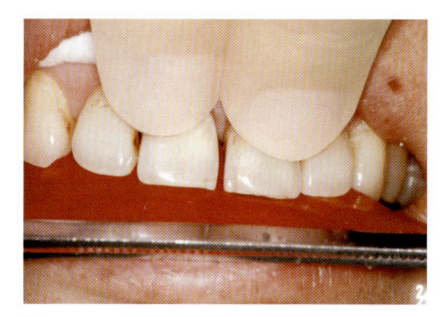

図5-11 早期接触部の印記法
早期接触歯は動揺している場合が多いので，咬合時の歯の移動（動揺）を指を当てがって防いで，咬合紙を用いる．

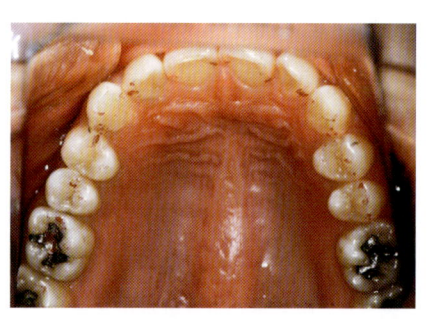

図5-12 咬合紙によるマーク（印記）の読み方
咬合紙によるマーク（赤や青色）は，触診法による咬合時の歯の振動の強さを考慮に入れて，早期接触部かどうかを読み取る必要がある．

3）早期接触部の歯面への印記（図5-11）

次に，咬合紙を用いて早期接触歯の咬合面に早期接触部位を印記する．この場合は咬合紙の用い方が大切で，早期接触以外の歯にもマークがつくので，模型も参照しながら次の点に注意して行う．
①患者が正しく咬頭嵌合位をとっているかどうか見る．
②早期接触歯は動揺がある場合が多いので，唇・頬側面に指先を当てがって歯を支え，早期接触歯が咬合時に側方や垂直方向へ移動する（逃げる）のを防ぐ．これは，歯周病患者の場合，削合を必要とする早期接触部位に咬合紙のマークを印記する上できわめて大切である．この方法をとらないと，動揺のない正常な歯にだけマークがつき動揺のある早期接触歯にマークがつかず，誤診の原因となる．
③咬合面にうっすらと咬合紙の色がマークされているものは，実際には歯が咬合接触していないことがある．しかし，早期接触などのため動揺の強い歯は，薄いマークでも接触しているので注意し，触診法で確かめる．
④くっきりと点状に印記されているものは，ほぼ正常な咬合関係の場合が多い．しかし，前述した接触法で早期接触の存在が確認された歯に印記されているものは，早期接触部位である（図5-12）．
⑤動揺の少ない歯で，中央部が着色せず，周囲にリング状に印記されたものは，早期接触である．これは咬合力が強く，咬合接触する部の中央の咬合紙が穿孔するためである．

4）早期接触部の削合

矯正学的に上下顎がほぼ正常咬合の場合は，「Jankelsonの分類」に従って削合する．まず各早期接触部位をJankelsonのⅠ～Ⅲ級に分類し，分類に応じて決められた原則に則って削る（表5-1，図5-13）．
①Ⅰ級は，下顎の歯の頬側咬頭の頬側斜面を削る．
②Ⅱ級は，上顎の歯の舌側咬頭の舌側斜面を削る．
③Ⅲ級は，下顎の頬側咬頭の舌側斜面を削る．

歯列不正（交叉咬合など）の場合はJankelsonの分類を離れ，p.216に記した基本原則に従って削る．

削合には小型カーボランダムポイントまたはタービン用カーバイトバーを用いるが，削り過ぎないように注意し，少し削合したら，前述の触診法（図5-10）と咬合紙で印記する方法（図5-11）を用いて確認しながら削合を進める．

5）削合した歯面の形態修正（裂溝形成と球面形成）

削合した面が平坦になり対合歯と面接触するようになった場合は，咬頭嵌合位の接触部を削らないように注意して，浅くなった裂溝を再形成して深くし（裂溝形成），平面を球面にして（球面形成），点状または線状接触にする（図5-14）．

裂溝形成は咀嚼時の食物の遁路を形成し，歯に加わる外力を減少させる働きがある．しかし，不注意に咬頭嵌合位での接触部，いわゆる咬合の支持点まで削ってしまうと，咬合高径の低下や歯の移動が生じるので，削り過ぎは厳重に慎まなければならない（図5-15，16）．したがって，裂溝形成や球面形成は，まず早期接触部を削合調整した後，歯周組織の支持力をも考慮し，必要最小限に行えばよい．

第5章 歯周治療における咬合治療，矯正治療，歯冠修復，欠損補綴（歯周補綴） | 219

表5-1 Jankelsonの咬頭嵌合位における早期接触の分類と削合部位

分類	前歯接触部		臼歯接触部	
	上顎	下顎	上顎	下顎
Ⅰ級	口蓋側面	切縁唇面	頬側咬頭の舌側斜面	頬側咬頭の頬側斜面
Ⅱ級	—	—	舌側咬頭の舌側斜面	舌側咬頭の頬側斜面
Ⅲ級	—	—	舌側咬頭の頬側斜面	頬側咬頭の舌側斜面

■は削合すべき部位を示す．

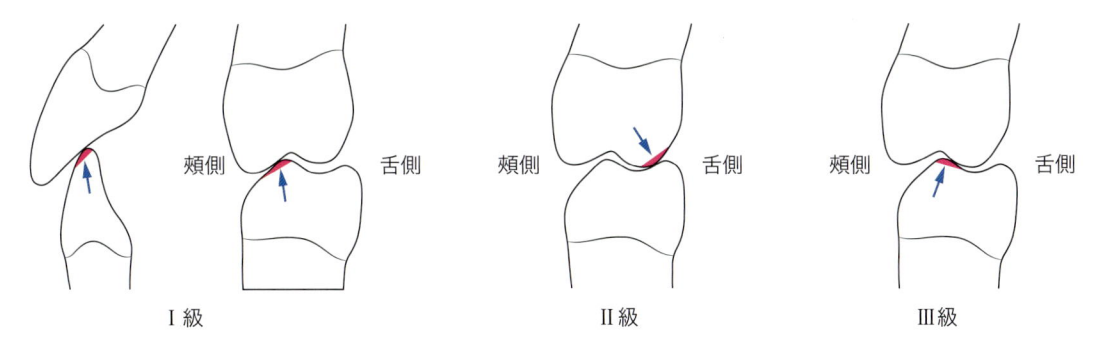

図5-13 Jankelsonの早期接触の分類と削合部位（赤色部分）
咬頭嵌合位の早期接触は，Jankelsonの分類に従って削合する．
Ⅰ級：上下顎臼歯の頬側咬頭および前歯が早期接触：下顎の頬側咬頭，前歯は下顎の切縁を削る．
Ⅱ級：上下顎の舌側咬頭が早期接触：上顎の舌側咬頭を削る．
Ⅲ級：上顎の舌側咬頭と下顎の頬側咬頭が早期接触：上下顎どちらでもよいが，主に下顎の頬側咬頭を削る．

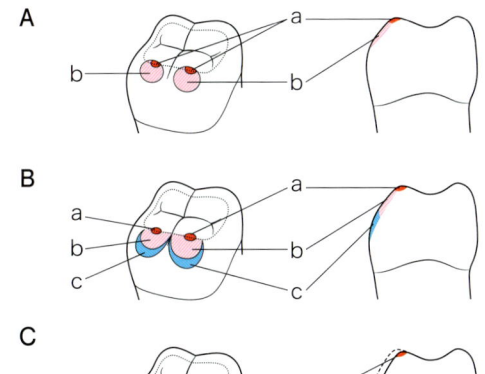

図5-14 早期接触部の削合法
Jankelsonの分類をもとに早期接触部を削合した後，必要に応じて形態修正を行い，平面接触を点状接触にする．側方圧は減少させる．
A：早期接触部（a＋b）が咬耗などにより平面接触状態の場合：まず歯頸側寄りの部分（b：ピンク部）を削合する．次に歯冠側部（a：赤色部）を注意深く削合し，早期接触を除く．
B：削合した面が平面になる場合は，より歯頸部（c：青色部）も削って曲面にする．
C：削合後の咬頭嵌合位の接触部（a：赤色部）は，できるだけ咬合面中央に近くし，歯軸方向の咬合力が加わるようにする．

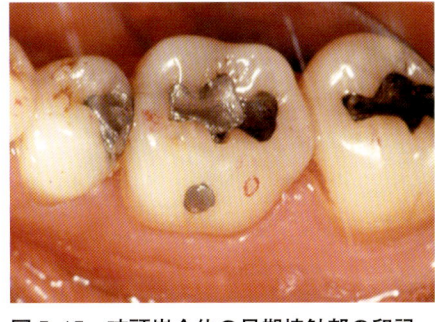

図5-15 咬頭嵌合位の早期接触部の印記
動揺のない歯や指で歯の動揺を防いで検査すると，強い早期接触部は中央が着色せず，リング状に印記されることが多い．

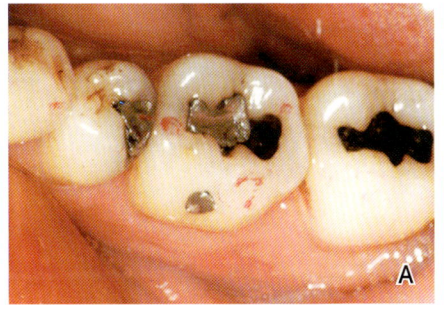

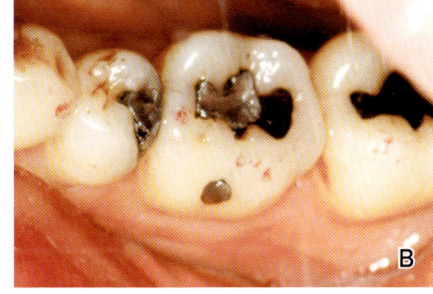

図5-16 JankelsonⅠ級の削合（下顎頬側面削合）
A：まず，赤く印記された早期接触部の歯頸側寄りを中心に削合する（図5-14参照）．再チェックするとまだ歯頸側寄りで接触している．
B：歯頸側寄りの接触部をさらに削合し，歯冠中央寄りで接触させる．再度触診法でチェックする．

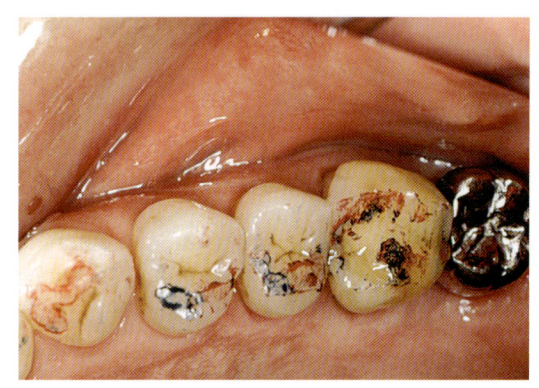

図 5-17　側方運動時の接触部と咬頭嵌合位接触部の区別
まず赤色の咬合紙を用い，咬頭嵌合位で咬ませた後，側方運動させる．次に青色の咬合紙を用い咬頭嵌合位でのみ咬ませる．青色の部分および赤と青に二重に染まった部分は咬頭嵌合位，赤のみの部分は側方運動時の接触部である．

4　側方運動路の調整

咬頭嵌合位の調整が終了してから行う．

1）作業側の調整
（1）作業側の早期接触部の検査と印記
まず側方運動を行わせ作業側の早期接触歯を見つけ出し，早期接触部位を印記する．

a．側方運動の練習
　上下の歯を接触させながら，左右側方運動をしてもらう．
b．指で口唇を開いて，犬歯誘導かグループ誘導かをチェックする（模型も参照する）．
c．早期接触の有無を触診法で調べる（図 5-10 参照）
　指先を上顎臼歯の頬側面に当てがい，側方運動を行わせる．早期接触歯は強い側方力を受けて側方へ動くので，その動揺を感じとる．
d．早期接触部位の印記（図 5-17）
　赤と青または黒の2色の咬合紙を用いる．まず赤色の咬合紙を上顎の咬合面に当てがい，咬頭嵌合位をとらせて接触部位を印記し，次に側方運動させる．この時，触診法で発見した早期接触歯の頬側面に指を当てがい，側方運動時に歯が側方へ移動するのを防ぐ必要がある．
　次に青色の咬合紙を用い，咬頭嵌合位で咬合させる（側方運動はさせない）．咬頭嵌合位の接触部 centric stop は赤と青の2色が重なり，側方運動時の接触部は赤色のみで印記されるので，明確に区別できる．
e．重要な注意事項
　咬合紙による印記は，正常な咬合接触部位にもマークがつく．そこで触診法で確認した早期接触歯に印記された部分のみが早期接触部であることに注意する．犬歯誘導の場合，犬歯にのみマークが印記されるが，歯の動揺の増加など咬合性外傷の症状がなければ早期接触とは判定しない．

（2）作業側の削合（BULL の法則，図 5-18）
　すでに調整した咬頭嵌合位の接触部（赤と青の2色が重なった印記部）は削合せずに，側方運動路の早期接触部のみを削合する．この原則に従うと，通常，頬側咬頭が早期接触する時は上顎（buccal upper），舌側咬頭が早期接触する時は下顎（lingual lower）を削合することになる．この原則は頭文字をとって「**BULL の法則**」と呼ばれている．
　まず，前述した作業側の早期接触部の検査と印記の方法により，咬頭嵌合位での接触部と側方運動時の接触部を区別し，側方運動時に早期接触すると判明した部位（早期接触歯で赤色単色に印記された部分）のみを削合する．歯周病が進行し，側方運動時に接触する全ての歯が動揺する場合は，なかでもとくに強い側方力を受ける歯（側方運動時の動揺が強い）を削合し，さらに炎症の改善に努める．

2）非作業側（平衡側）の調整
　非作業側の接触は，ブラキシズムや顎関節症誘発の原因となることがあり，これらを合併している症例にはとくに注意して調整する．

（1）非作業側の早期接触の検査と印記
　まず，非作業側の接触の有無を検査する．検査する側にセロハン紙または薄い咬合紙をかませ，作業側をとらせる．この時セロハン紙を引っ張って楽に抜ければ接触はなく，抵抗が強い時は接触がある．抵抗がある場合は，作業側と同じく2色の咬合紙を用いて咬頭嵌合位と非作業側の接触部を印記する．

（2）非作業側の削合（図 5-19）
　咬頭嵌合位での接触部は削らずに，非作業側でのみ接触する部位を削合するのが原則である．しかし非作業側での接触は，一般に咬合高径を支える支持咬頭に生じる．すなわち上顎の舌側咬頭の頬側斜面と，下顎頬側咬頭の舌側斜面である．これを不注意に削るとセントリックストップ（咬頭嵌合位での接触部）が失われるので，セントリックストップをできるだけ残して，非作業側の接触部を取り除く．
　具体的には，まず前述した2色の咬合紙を用いる検査法で，非作業側でのみ接触する部位を見つけ出して削合し，再検査する．咬頭嵌合位での接触部を，どうしても削合する必要があれば，咬頭嵌合位での接触部の一部を必ず残すように削合する．この場合，上顎の歯（舌側咬頭の頬側斜面）を削る方が無難である．これは，下顎の接触部は頬側咬頭頂付近のことが多く，ここは咬頭嵌合位の重要な支持点となっている場合が多いからである．

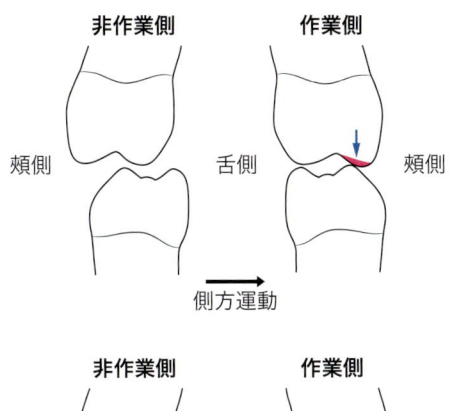

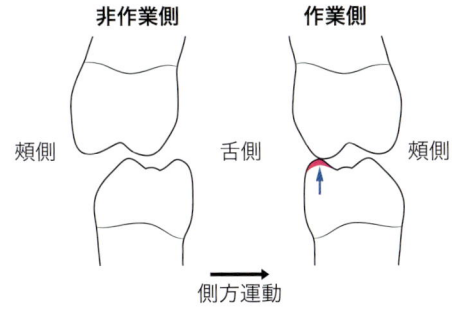

第5章　歯周治療における咬合治療，矯正治療，歯冠修復，欠損補綴（歯周補綴） | *221*

図5-18　側方運動路の作業側の調整：BULLの法則
A：作業側の頰側咬頭が早期接触する場合は上顎（赤色）を削る（buccal upper, BU）．咬頭嵌合位接触部は削らない．
B：作業側の舌側咬頭が早期接触する場合は下顎（赤色）を削る（lingual lower, LL）．咬頭嵌合位接触部は削らない．

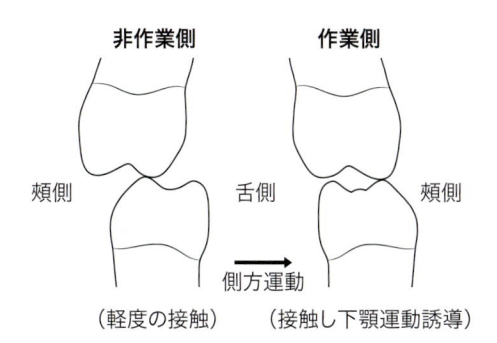

図5-19　非作業側の調整（側方運動路）
A：非作業側が軽度に接触し，作業側が側方運動を誘導している場合：削合の必要はない．
B：非作業側が高度に接触し，作業側は接触しない場合：非作業側の接触部を削合し，作業側が接触誘導するようにする．2色の咬合紙を用い，咬頭嵌合位の接触部はできるだけ削らずに早期接触部を削る．

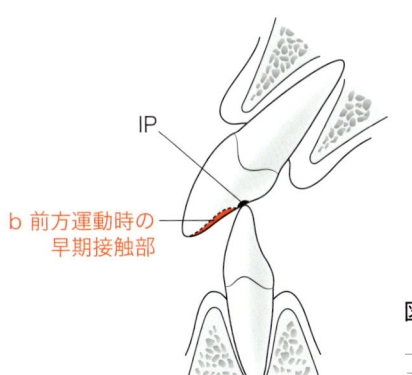

図5-20　前方運動路の早期接触の調整
上顎口蓋側面を削る．咬頭嵌合位の接触点（IP）は削らず，前方運動時の早期接触部（b：赤色）だけを削る．

5　前方運動路の調整

原則的には，側方運動の作業側の調整と同じである．

1）早期接触部の検査と印記

側方運動の場合と同じく指先を使った「触診法」を用いて，上下の歯を接触させながら下顎を前方へ移動させ，どの歯に早期接触があるかを調べる．

早期接触歯があれば，赤と青の2色の咬合紙を用いて，咬頭嵌合位と前方運動時の接触部を区別して印記する．なお，下顎の歯の動揺が強い場合は検査時に下顎の歯に指を当て，動揺するのを抑えて検査する．

2）前方運動路の削合

前方運動時の早期接触は，上顎前歯の舌側面を削る（図5-20）．下顎前歯の切縁は咬頭嵌合位時の接触部位なので，原則として削ってはならない．しかし，下顎の歯の挺出が著しく，上顎前歯が唇側傾斜し前突になっている場合は，下顎の切縁を削合し，局所矯正治療（MTM）により前歯を舌側移動すべきである．なお，前方運動時にすべての歯が接触する必要はなく，一部の歯のみが接触誘導していても，その歯に咬合性外傷が生じていなければ調整する必要はない．

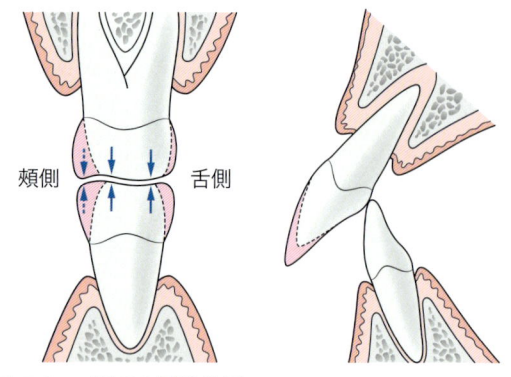

図 5-21　歯冠の形態修正
咬耗で咬合平面が大きくなり，2次性咬合性外傷が生じている場合：歯冠の頬舌側部（ピンク）を削合し，咬合面を小さくする．挺出した上顎前歯は，切縁部を形態修正し，歯冠長と歯根長の比率を改善する．

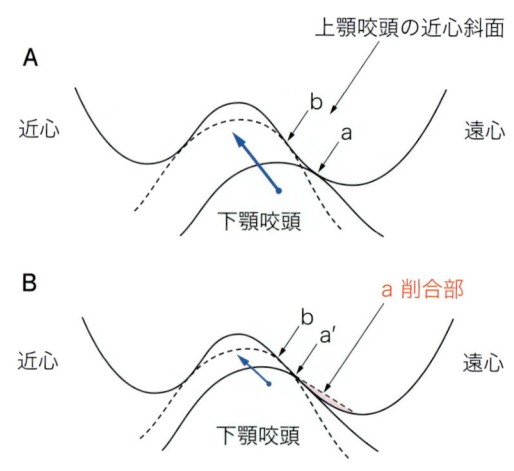

図 5-22　後方接触位の咬合調整
A：後方接触位を調べると（p.223 参考 2），下顎咬頭は上顎臼歯の近心斜面（a）で早期接触（片側のみ接触）し，前方滑走して咬頭嵌合位（b）に達する．　B：早期接触の近心斜面（a）を削合し（遠心より削り始める），後方位で左右（両）側が同時に接触するように削合する．新しい後方接触位（a'）は咬頭嵌合位（b）に接近し，滑走距離が短くなる．

6　歯冠形態修正

　これは，2次性咬合性外傷が生じている場合に，早期接触の除去とは別に歯冠を削合して，その歯に加わる咬合力を軽減する治療法である．さらに，2次性咬合性外傷が生じていなくても，咬合調整により削合面が平面となり，対合歯と面接触になった場合に歯冠の形態を修正するのも含まれる．修正時の注意点は，次の通りである．
①咬頭嵌合位の支持点は必ず残し，削合後歯が挺出したり，側方へ移動することがないようにする．
②一度に大幅に削合せず，数回に分けて削合する．これは有髄歯の場合にとくに大切であり，削合面にはフッ素溶液を塗布して知覚過敏症の発症を防ぐ．
③咬合性外傷が生じていない歯は，形態が異常と思われても削合する必要はない．
④口腔清掃をしやすくする目的で，歯冠の形態を修正することもある．

1）前歯の形態修正（図 5-21 右）
　上顎前歯が挺出している場合は切縁部および唇側面を削合して，過蓋咬合および歯冠と歯根の長さの比率，口唇閉鎖困難を改善する．下顎は唇側面を削り，咬頭嵌合位の接触点は残す．

2）臼歯の形態修正（図 5-21 左）
　臼歯の咬合面が大きく，2次性咬合性外傷が生じている場合は，咬合面を小さくし，できるだけ咬合力が歯軸に垂直に歯冠中央に加わるよう削合する．咬頭嵌合位での接触部（セントリックストップ）は削合せずに保存する．

7　後方接触位の咬合調整（図 5-22，p.223 参考 2）

　後方接触位の早期接触は，顎関節症やブラキシズム，とくにクレンチングの原因となる可能性があるので，これらの症状がある患者に対して検査し，咬合調整を行う．後方位では通常多数の歯が接触することはなく，7や4など特定の歯のみが接触している．これら後方位での接触は，歯根膜の感覚と咀嚼系の神経筋機構の作用の面から，左右側がほぼ同時に接触することが大切であり，左右側の接触に時間的ずれがあり大きいと前記の障害が生じやすい．したがって，両側のずれを見つけ出し，同時になるように調整する．

参考2：後方接触位の検査と調整法

(1) 後方接触位の早期接触の検査と印記

後方接触位での早期接触部位は，オクルーザル・インジケーター・ワックスを用いて見つけ出す．

①患者を水平位にしてリラックスさせ，全身および顎の力を抜くようにする．頭をやや低くし（上顎の歯を処置する状態），後方位をとりやすくする．

②軽く開口させ，術者の右手の第1指を下顎切歯の歯頸部と歯槽上，または口腔外のオトガイ上部に当てがい，第2指を顎の下に当てて軽い力で顎を後退させ，後方位をとる（強い力を加えてはいけない）．

③後方位をとったまま，術者の力で軽く開閉運動（タッピング）させる．この時，咬頭嵌合位まで咬み込ませないことが大切である．患者には最後まで咬み込まないように指示し，後方位で上下の歯が最初に接触した所（後方接触位）で閉口運動を止める．この動作を数回繰り返し，スムーズにできるようにする．

④患者が慣れたら，オクルーザル・インジケーター・ワックス（または薄いシートワックス）を上顎左右の大臼歯咬合面に貼りつける（上図）．

⑤前述した②，③の操作により，後方接触位で軽く2，3回タッピングさせる．強く咬み込ませない（強く咬み込むと咬頭嵌合位に移動してしまう）．

⑥開口させ，ミラーで左右側のワックスの穿孔部を点検する．穿孔部が左右側のどちらか片側のみに存在する場合は，その部分を早期接触とみなす（上図）．

⑦上記の操作を2〜3回繰り返し，穿孔が同じ所に生じるのを確認する．その穿孔部を介して，印記用鉛筆（赤色ガラス鉛筆や4B など）を用いて歯面上に印をつける（下図）．

(2) 患者の緊張の緩和

後方接触位を求める場合，大切な点は患者の筋緊張を取り除くことである．下顎を後退させる時に無理に強い力を加えると，筋群がそれに抵抗してかえって後退せず，後方接触位をとることができなくなる．筋緊張がある場合は，軽い力で繰り返しタッピングさせたり，強く咬ませたり，あるいは逆に一度最大開口させると緊張がとれやすい．

なお，姿勢は立位よりも仰臥位の方が下顎が後退しやすい．また力を加えて下顎を後退させる時は，下顎が片側に移動しないように，術者は左右側にほぼ均等に力が加わるようにする．

(3) 早期接触部の削合

後方接触位の削合は，後方位で左右側が同時に接触するように調整する．まず上記（1）で印記された部分の最遠心部を，後方接触位（RP）から咬頭嵌合位（IP）への滑走距離が小さくなるように削合する．少し削合したら再度インジケーターワックスを用いて検査

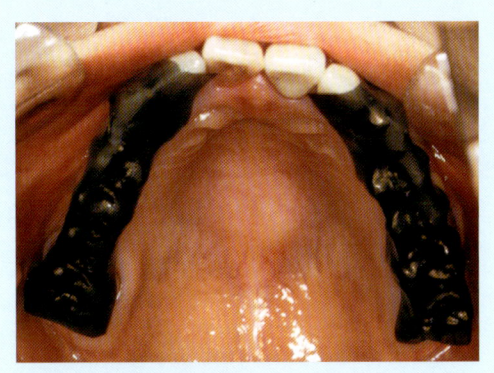

後方位の早期接触の検査
オクルーザル・インジケーター・ワックスを上顎左右臼歯の咬合面に貼りつけ，下顎を後方位に誘導し，軽く咬合接触（タッピング）させる．咬頭嵌合位まで咬み込ませないように注意する．

後方位の早期接触部の印記
片側のみワックスが穿孔していれば，穿孔部から鉛筆（赤色ガラス鉛筆など）で歯面に印をつける．

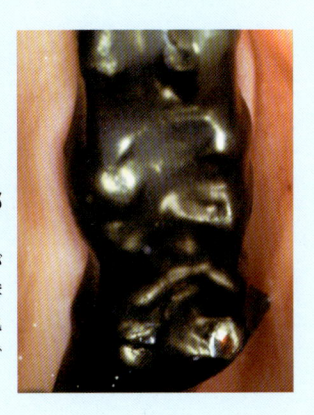

し，左右両側が同時に接触するようになるまで繰り返し削合する（図5-22参照）．

後方位の早期接触部は，通常上顎は近心斜面 medial upper，下顎は遠心斜面 distal lower にあるので，その部分の頭文字をとり「MUDL の法則」という言葉が用いられているが，著者は前述した削合法を守り，上顎の近心斜面（MU）を削り，下顎（DL）は削らない．さらに早期接触部の最も遠心から削り，咬頭嵌合位から後方接触位までの距離（中心滑走）をなるべく短くすることが大切である．

4・暫間固定と永久固定

医学用語で固定とは，「損傷を受けた部分を一定の位置や状態に保って動かないようにし，保護すること」である．歯周治療では，歯周組織が破壊されて2次性咬合性外傷が生じている歯を周囲の歯と連結することにより，咬合力を連結歯に分散して軽減し，歯周組織に安静を与え，2次性咬合性外傷の改善と発生を防ぐ治療法をいう．

固定は，「暫間固定」と「永久固定」の2つに分類される．暫間固定は，さらに暫間固定 temporary fixtation とプロビジョナル固定 provisional fixtation とに分けることがある．後者は永久固定の準備の固定の意に使われる．

暫間固定と永久固定ともに固定式と可撤式があり，さらに歯冠の外表面を覆うタイプの外側性固定と，歯質内部に窩洞形成して埋め込むタイプの内側性固定とがある．各固定法とも特徴をもっており，それを理解して欠点をカバーしながら実施する必要がある．不注意に行うと，固定により医原性の問題が生じる危険性がある．

1 暫間固定（プロビジョナル固定を含む）

1）目的

ある一定の期間のみ固定を行い，その後は取り除いてしまうのが暫間固定である．その目的は，重度の動揺など強い咬合性外傷が生じている歯をある一定期間安静にし，その間に咬合性外傷の治癒を図ったり，歯周基本治療や歯周外科などの治療効果を高めて，歯周組織の健康を回復しようとするものである．

プロビジョナル固定は，さらに最終的な診断が困難な症例に対し，保存か抜歯か，永久固定の必要性や固定の範囲などの判定を行うことを目的としているものである．

2）適応症

歯周基本治療時に多く行うが，修正治療期の歯周外科やMTM後，補綴治療時にも行う．

(1) 応急処置

偶発事故（打撲や脱臼）や急性炎症による重度の動揺歯の安静を図りたい場合．

(2) 炎症と2次性咬合性外傷の合併防止

歯周組織の破壊が進み（動揺2～3度），炎症と2次性咬合性外傷が合併している場合．

ポケットが深く短時間で炎症を取り除けない場合は，咬合調整とともに「暫間固定」を行い，とりあえず2次性咬合性外傷が生じないようにして炎症と外傷の合併を防ぐ．その後に口腔清掃指導など炎症に対する基本治療を進める．炎症の改善，咬合調整などを含めた咬合性外傷の改善効果により，固定を必要としなくなる場合もある．

(3) 暫間的な咬合機能回復・審美性回復

欠損歯があり，しかも残存歯が動揺し咬合機能や審美性が低下している場合．

これらの回復のための補綴（ブリッジなど）を兼ねた暫間固定を行う．これには診断用暫間固定を兼ねたり，抜去予定歯をある時期まで咬合機能に参加させる場合も含まれる．

(4) 歯周外科治療後の安静の確保

手術時に歯肉線維や歯根膜線維が切断されたり，歯根の一部が抜去されると，動揺度は増加する．手術後に暫間固定を行い安静をはかることは，歯肉線維や歯根膜線維の再生や再付着を促す．

> **参考1：歯の動揺と歯周外科と固定**
>
> Lindheらは，動物実験で歯の動揺は歯周外科後の治癒に影響を与えないことを報告している．動物実験結果をそのままヒトにあてはめることは危険であるが，手術後のごく軽度の動揺の増加はあまり心配することはなく，ほとんど暫間固定を必要としない．しかし，手術によりわずかに歯が移動して早期接触が起こることがあるので，咬合状態をチェックして咬合調整あるいは暫間固定する．手術後動揺が重度の場合は，暫間固定を行う必要がある．

(5) 永久固定や補綴処置の診断

永久固定を行うべきかどうか，あるいはどの歯まで永久固定に組み入れるか迷う場合，さらには補綴物の設計に迷う場合，まず暫間固定を行って経過を観察し診断する（この場合，プロビジョナル固定とも呼ばれる）．

(6) 補綴処置，永久固定，オーラルリハビリテーション時の補助

支台歯の削合後の歯の移動の防止と暫間的な咬合の確保，さらには2次性咬合性外傷発生の防止のために行う．

(7) 矯正治療時の固定源の補強や術後の保定

矯正治療では固定源の確保と保定は重要であり，矯正後の補綴処置も考慮して固定法を決める．

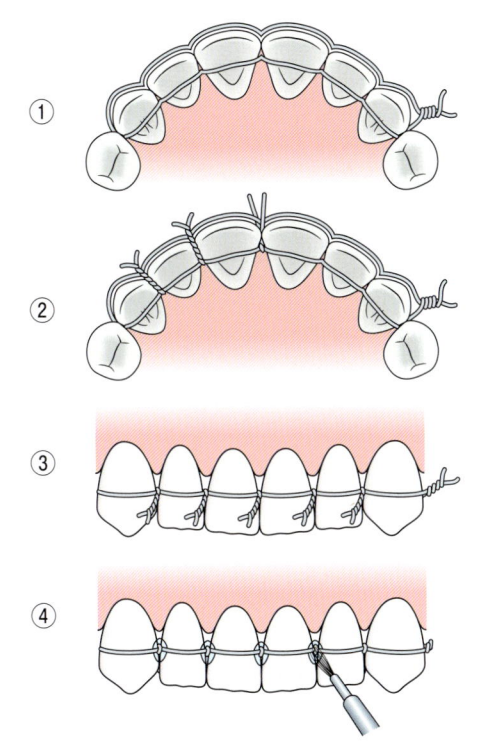

図 5-23 バルカン固定法（上顎前歯部）
①結紮用金属線を約25cmに切り，2つ折りにして犬歯と第一小臼歯の歯間腔を通し，目的の歯群を取り囲み，一端を軽くねじっておく．次に，ワイヤーを最初に通した側からセメント充填器で歯間部に圧接する．
②長さ4～5cmに切った結紮線をヘアピン状に折り曲げ，唇側から歯間部の主線の下を通して舌側に出し，唇舌側の主線を束ねるように唇側へ引っ張り出し，ホウのプライヤーで唇側へ引っ張りながら結紮する．
③結び目を2mmぐらい残して切断し，その断端を切縁側へバンドブッシャーで圧接する．
④歯間結紮部を即時重合レジンでカバーする．なお歯質接着性レジンを用いると長期間安定して使用できる．最後にもう一度咬合のチェックを行う．

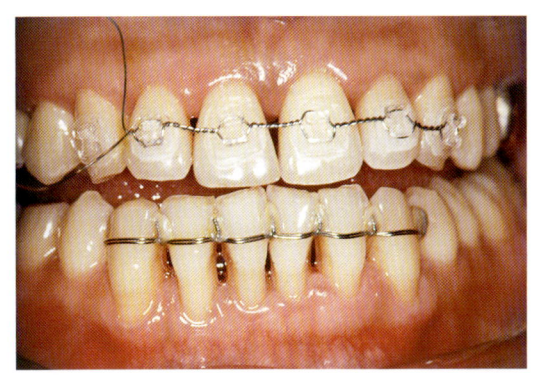

図 5-24 バルカン固定と矯正装置を用いた暫間固定
局所の清掃性を障害しないように結紮し，固定後の清掃指導を徹底させる必要がある．

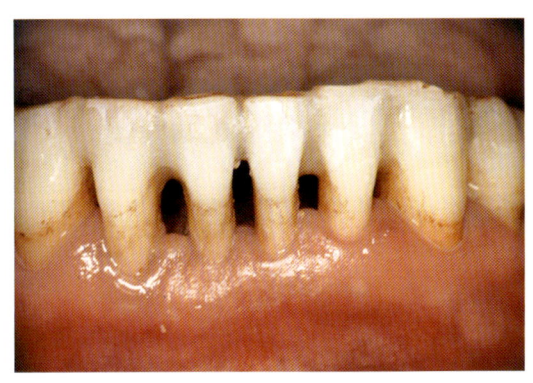

図 5-25 接着性レジンによる暫間固定
下顎前歯が最も適応部位であるが，時間の経過により変色する欠点がある．

3）歯質を削合せずに行う暫間固定法（外側性固定）

(1) バルカン（Barkann）固定法
（ワイヤー結紮レジン固定法，図 5-23）

0.25～0.30mmのステンレス線で歯を結紮し，即時重合レジンで補強する固定法である．以前は多く用いられていたが，接着性レジンによる固定法の発達により，使用頻度は減少している．前歯部に適し，臼歯部は結紮が難しく適さない（図 5-23, 24）．

a. 利点
操作が簡単であり，歯質を削らないので元の状態に戻せる．経済的負担も少ない．

b. 欠点
局所の清掃性が低下する（とくに歯間部）．長期間放置すると結紮線下の歯質が脱灰される危険がある（歯質と接着していないため，歯面との空隙に細菌が侵入し，歯質を脱灰する）．したがって，少なくとも3か月ごとに注意深く点検する必要があり，長期の使用には適さない（現在は主に接着性レジンを用いる方法が行われるようになった）．ワイヤーが切断されることがある．

(2) 接着性レジン固定法（ボンディングレジン固定）

接着性レジンで隣接歯と連結する方法で，最近の接着材の発達により広く用いられるようになり，とくに下顎前歯はかなり長期間使用でき，臼歯部にも使用できる．しかし，咬合力が強いと破損しやすく，定期的な点検が必要である．

a. 利点
操作が簡単で審美性が良い．接着力の改善により長期使用が可能であり，破損部の修理も簡単で，必要に応じて固定の範囲を広げられる．バルカン固定との併用，臼歯への応用も可能である．

b. 欠点
歯面をエッチングするので，齲蝕が発生する危険がある（歯頸部など不必要な部分のエッチングは避ける）．長期間使用すると変色が起こり，審美性が低下する（図 5-25）．咬合力が強いと，レジンの破折や歯面からの脱離が生じる．

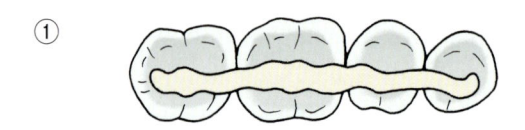

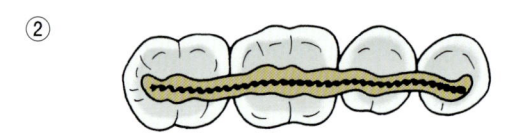

図 5-26　A-splint
適用は臼歯に多い．①連続インレー窩洞を形成する．②2本をねじったワイヤーを埋め込み，象牙質接着（ボンディング）材，メタルプライマー，光重合レジンを併用し充填する．

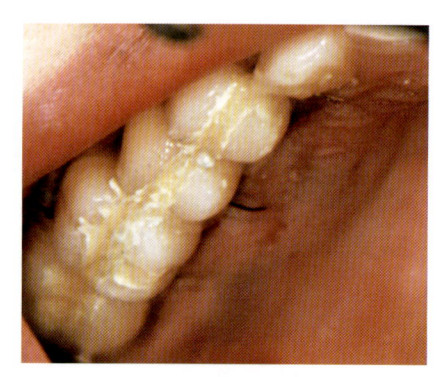

図 5-27　A-splint を口腔内に装着したところ
レジンの破損による齲蝕の発生の危険があるので，定期的な点検が必要である．

4）歯質を切削して行う暫間固定法（内側性固定）

将来，永久固定や歯冠補綴を行うと決定している場合が適応症である．永久固定を行いたくない場合や，永久固定を行うと明確に診断できず迷っている場合は，このタイプの固定は行うべきではない．齲蝕に罹患している場合やすでに歯冠修復物が装着されている場合は，このタイプの固定が適用しやすい．

(1) A-splint（ワイヤー埋め込みレジン固定法 図 5-26, 27）

歯面に連続インレー窩洞（スライスカットしない）を形成し，そこにワイヤーとレジンを組み合わせて充填し，連結する方法である．以前は，普通の即時重合レジンが用いられていたので歯質との間に空隙が生じ，齲蝕が発生しやすかったが，象牙質と接着性のあるボンディング材が開発され，光重合レジンと併用することによりこの欠点はかなり改善された．しかし，強い咬合力が働くとレジンの破壊や歯面から剥離が起こるので定期的な点検が必要である．臼歯に多く用いられるが，前歯にも舌側面に窩洞形成して用いることができる．

(2) レジン製の冠やアンレーによる固定

永久固定を前提として支台形成を行い，レジン製の冠やアンレーを製作して連結する方法である．永久固定の製作期間，歯の移動の防止および咬合機能や審美性を維持する目的で行われる．咬合面の再構成をする場合は，咬合面にレジンを盛り上げたり削合するなど，診断的処置を行うことができる．レジン冠の適合性は金属冠に比べてかなり低いので，マージンを歯肉縁下に入れないこと，歯間空隙を大きくして隣接面の清掃性を良くすることが大切である．

しかし，長期間使用すると下記の問題が生じるので，注意と対策が必要である．
①咬合面が咬耗し，咬合の低下や歯の挺出が生じる．
②装着時に用いる仮着材が咬合力により破壊されたり，唾液に溶解して齲蝕が発生する危険性がある．
③咬合力の強い人では破損が生じやすい．

なお，上記の問題点を避けるため，金属で暫間固定装置を作る場合もある．

5）可撤式床固定装置

可撤式装置は，固定式に比べて固定力が弱いが（図5-28），自分で外して清掃できる利点がある．印象採得，模型製作などを要するが，チェアタイムは少ない利点がある．代表的なものは，ホーレー（Hawley）タイプ床固定装置とオクルーザルスプリント（ナイトガード）である．

(1) ホーレータイプ床固定装置（図 5-29）

矯正治療時の保定に用いるホーレーリテーナーと同じタイプで，前歯部の固定の他，床矯正装置としても用いる（p.240 参照）．

(2) オクルーザルスプリント（ナイトガード）

レジンで製作した咬合面を覆うプレートで，ブラキシズムの抑制と特定の歯に加わる力を分散する．主に夜間睡眠中に使用するが，起床時にも用いられる．

2　永久固定

長期間使用する固定を永久固定と呼ぶ．永久という名称になっているが永久に使用できるわけではなく，二次齲蝕の発生，固定装置の破損，歯周病の進行などにより撤去せざるをえなくなる場合も多く，製作にあたっては高度な知識と技術および十分なメインテナンス治療が必要である．

永久固定は製作上多くの歯質の削除，費用，時間を必要とし，術者・患者とも負担が大きい．失敗・やり直しを少なくするため，歯周治療の中でも修正治療の最終段階で行う．すなわち，歯周基本治療・歯周外科・MTM などが終了し，歯周組織の炎症やポケットが改善してから再評価し，永久固定の必要性を確認してから行うのが原則である．

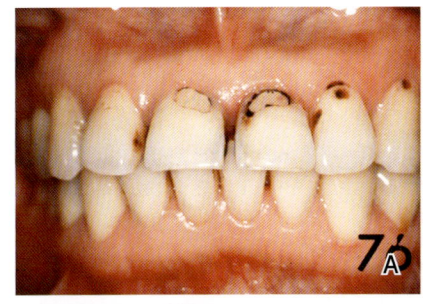

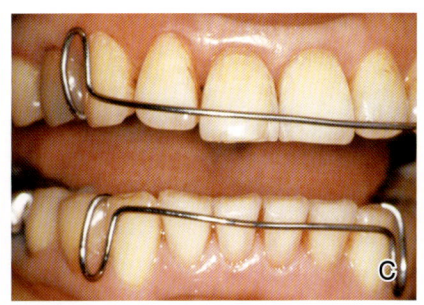

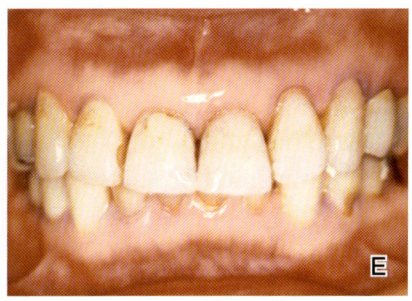

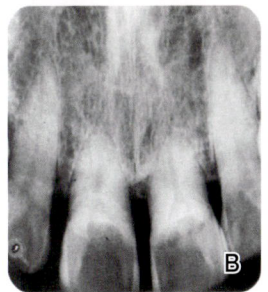

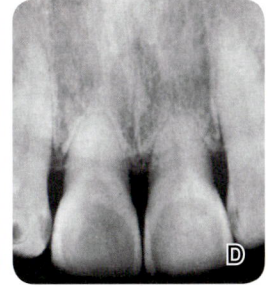

図 5-28 床固定装置（矯正治療 MTM 後に長期使用した症例）
床固定装置の固定力は弱いが，歯を削らなくてよい利点が大きく，長期使用も可能である．
A：34 歳，女性．前歯の歯間離開を訴えて来院．動揺度 2 度．
B：エックス線検査では，1|1 の歯根が短く，骨吸収は 1/2 程度．
C：歯周基本治療後，床矯正装置で局所矯正治療を行う．移動終了後，床矯正装置をそのまま床固定装置として夜間のみ使用．
D：4 年後のエックス線写真．
E：7 年後．メインテナンス治療として咬合調整と清掃指導を行い，良好に経過．

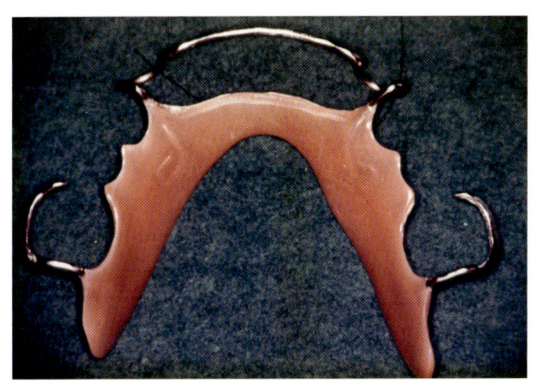

図 5-29 ホーレータイプ床固定装置（下顎）

1）目的と適応症

(1) 2 次性咬合性外傷の除去，高度の歯の動揺の防止

歯周組織の支持力がすでに著しく減少していて，炎症の改善や咬合調整を行っても 2 次性咬合性外傷の発現を防げない場合，すなわち，重度の歯の動揺や歯根膜の拡大などの咬合性外傷の症状が取り除けない場合に，長期間にわたり 2 次性咬合性外傷の発現を防ぐ目的で行う．

(2) 咬合機能の回復と安定および審美性の回復

歯の動揺が強く，咀嚼機能が著しく低下している場合は，咬合（咀嚼）機能を回復し，咬合を長期間安定させる目的で行う．歯列中に欠損歯があり，その部分の欠損補綴を兼ねる場合は，「歯周補綴」と呼ばれている．前歯は審美性の回復を兼ねる場合が多い（p.250 参照）．

(3) 歯の病的移動の防止

支持力の低下が高度になると，咬合力や舌・口唇の力のわずかなバランスの狂いにより歯が移動してしまう場合があり，この移動（病的移動）を防ぐ目的で行う．矯正治療（MTM）後の保定として行う場合もある．

2）固定式永久固定法

(1) 連続冠タイプ

クラウン，アンレー 3/4 冠，硬質レジンやポーセレン前装冠などを連結して用いる．歯質の削除量は多いが把持力は強く，齲蝕罹患の危険性が少ない．前装冠は審美性の改善が必要な時に用いる．

参考 2：永久固定の効果（図 5-30, 31, 図 10-1）

固定することにより咬合性外傷を防げば，炎症が生じても咬合性外傷を合併して急速に歯周組織破壊が進行するのを防ぐことができる．重度の歯周炎患者で，歯槽骨が著しく減少し歯根が露出している場合は，炎症のない状態を長期間保つのはかなり困難である．とくに深い歯周ポケットが形成されていて手術などで再付着させた部位は，わずかなプラークコントロールの失敗によって炎症が再発すると，深い歯周ポケットも再発しやすい（手術後の治癒は長い上皮（性）付着が主体のため）．

このような歯は，2 次性咬合性外傷を引き起こしやすく，炎症と外傷が合併して急速な破壊を引き起こし，リコール時には手遅れとなって抜去せざるをえなくなる危険がある．一方，固定して咬合性外傷が生じないようになっていれば，炎症が再発し歯周ポケットが再び深くなっても，炎症は咬合性外傷と合併せず破壊の進行は急速ではない．定期的リコール時に炎症の再発に気づいて適切な処置を行えば，抜歯にまで進行するのを未然に防ぐことができる．しかし，永久固定には前述したように種々の問題点があり，慎重な注意深い歯周治療とリコール，メインテナンス治療が要求される．

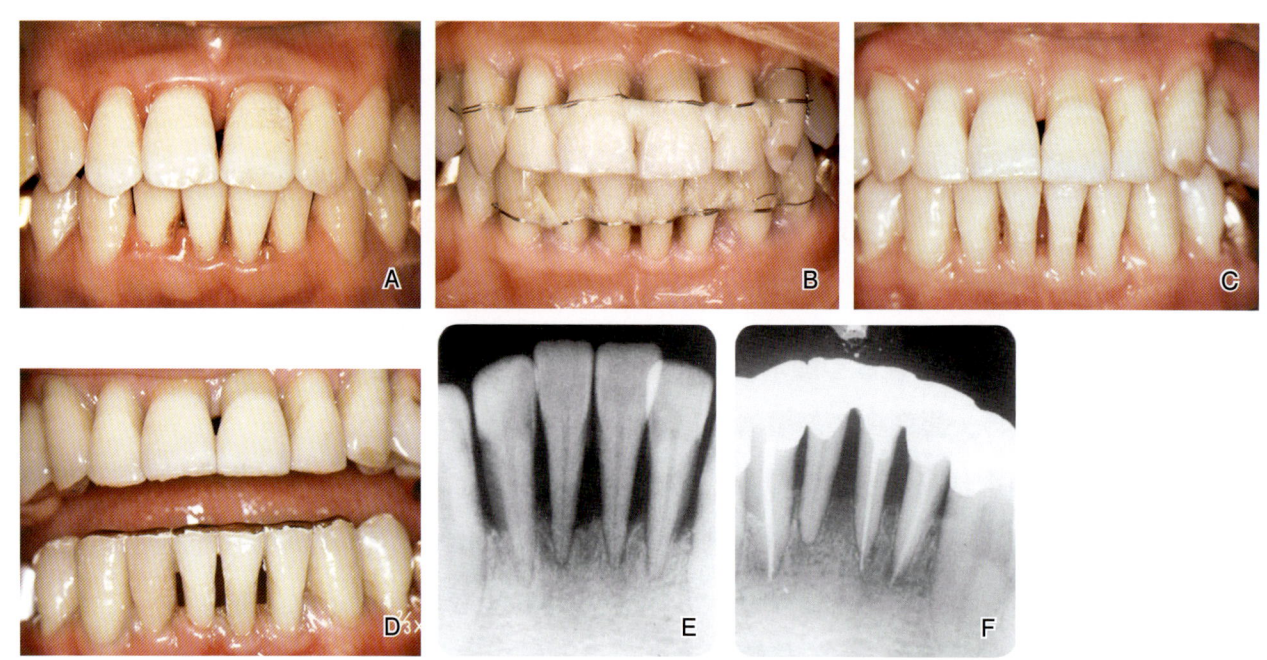

図5-30 永久固定（下顎前歯，ピンの応用例）（接着性レジンが開発される以前，著者がピンレッジ製作，1964）
A：初診時（24歳，男性）． B：歯周基本治療，歯周外科を終了し，バルカン固定． C：再評価時．
D：ピンレッジによる永久固定完了． E：初診時のエックス線写真．高度の骨吸収が認められる．
F：固定後のエックス線写真．骨の再生が認められる．

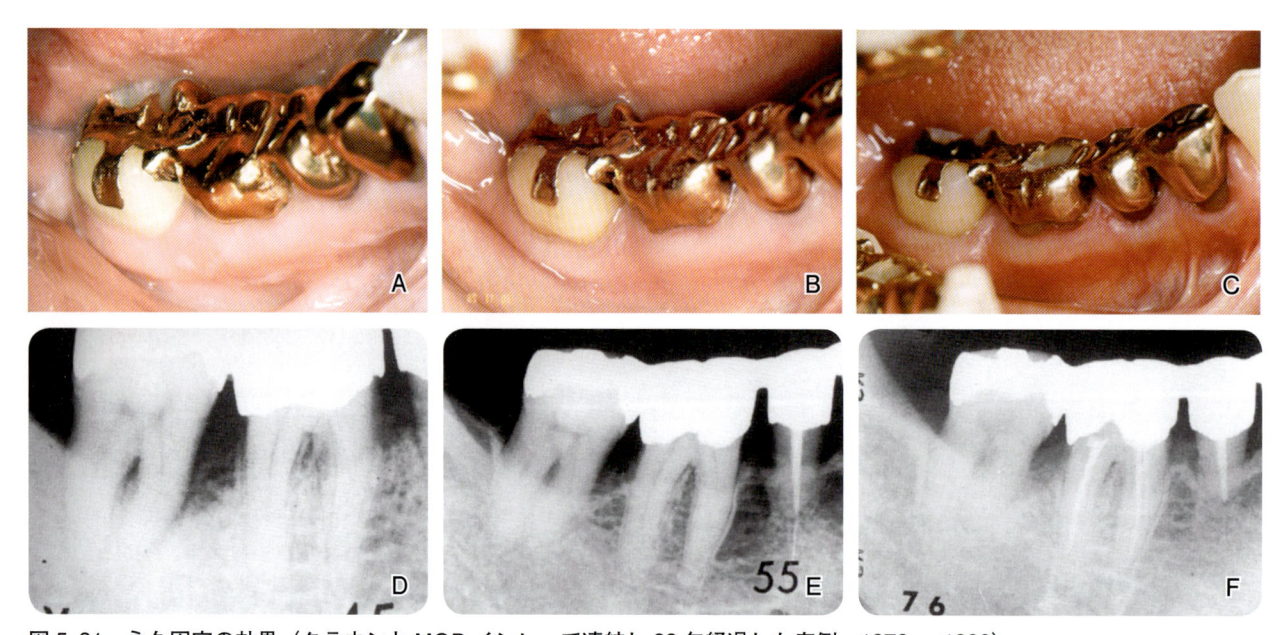

図5-31 永久固定の効果（クラウンとMODインレーで連結し20年経過した症例，1970〜1990）
永久固定とメインテナンス処置により炎症と咬合性外傷の合併が防止され，20年間歯周病の進行はない．
A：永久固定直後（56歳，女性）．初診時 7̄ は動揺2度．根分岐部病変がある．6̄5̄4̄ はクラウンが装着されていた．歯周基本治療後，7̄ にMODインレー窩洞を形成し，連結固定した．
B：10年後．患者はリコールに応じて1年に2回以上来院し，口腔清掃は良好である．
C：20年後．6̄ は16年後に歯髄炎が発症し，抜髄して根管充填した．7̄ は歯肉が少し退縮し舌側歯頸部の清掃が困難となったので，形態修正を行った．
D：永久固定直前のエックス線写真．
E：10年後（66歳）のエックス線写真．骨の再生と歯槽硬線が明瞭である．
F：20年後（76歳）のエックス線写真．病変の進行はほとんどない．

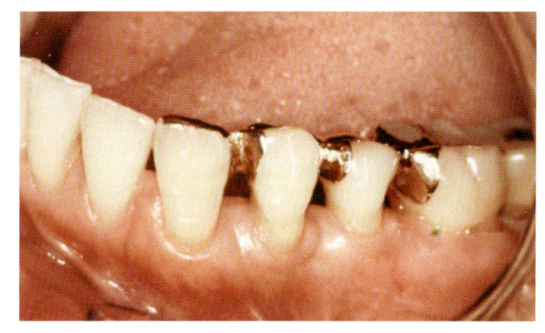

図 5-32 MOD インレー固定
支台歯の維持力を強くし，歯肉縁上マージンにして適合を良くする．メタル連結部の厚みをもたせて，歪みが生じないようにし，しかも歯間部の清掃性が良い必要がある．

(2) 連続インレータイプ

MOD インレー，ピンレッジ，ノンパラレルピン，ポストインレーなどを連結する（図 5-32）．通常のインレーは歯質の削除量は少ないが，把持力が弱く脱落の危険性が高いので，グルーブやピンなどを併用する必要がある．ピンを応用したタイプは維持力が強い．ポストインレーは維持力は強いが，抜髄を必要とする欠点がある．

(3) 接着性レジン（セメント）応用永久固定

接着性レジンは暫間固定として用いられるが，歯質を削らない利点があり，最近は永久固定として長期間使用されるようになっている．主に下顎前歯に適用されるが，動揺の重度な歯の固定に用いると脱離が生じやすい．定期的メインテナンスが不可欠である．金属のメッシュ板やグラスファイバーを併用すると安定し，長期管理できる．

3）可撤式永久固定法

欠損歯が多く，義歯による補綴処置が必要な場合に残存歯の固定を兼ねて製作される．固定式に比べて固定力は低いが，装置を外して清掃できる利点がある．間接固定とも呼ばれる．

(1) 義歯タイプ

①コーヌスクローネアタッチメント義歯：コーヌスクローネ（二重冠）を維持装置に用いた義歯で，咬合力が歯軸方向に加わる．
②スウィングロックアタッチメント義歯
③連続鉤，連続レスト使用義歯

(2) 夜間のみ使用タイプ（図 5-28, 29）

①ホーレータイプ床装置
②オクルーザルスプリント（ナイトガード）

これらは暫間固定にも用いられるが，夜間のみ長期使用することが可能であり，ブラキシズム対策とともに可撤式永久固定と考えて使用できる．

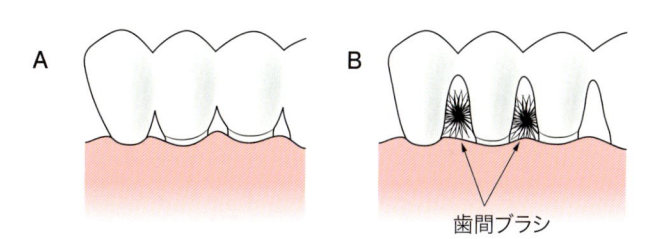

図 5-33 永久固定装置は患者が清掃しやすい形態にするのが大切
A：隣接面の歯間空隙が狭すぎると清掃が困難である．
B：歯間ブラシが隣接面にこすれながら通る程度が最も良い．

4）注意点

(1) 適応症を選んで行い，不必要に行わない

永久固定は医原性のトラブル（歯質削除によるトラブル，プラークコントロールが困難になるトラブルなど）を引き起こす可能性があるので，歯周治療の再評価を行って適応を決め，不必要に行わない．

(2) 適切な設計と材料を選ぶ

固定した歯全体が動揺したり，脱落や連結部の破折がないように，固定の範囲，種類，使用材料，厚みなどを考慮する．咬合力が集中して作用する部分はセメントが破壊され，脱落や二次齲蝕の危険があるので，仮着期間を設けて観察し調整する．多くの歯が動揺する時は，両側の臼歯にまたがるクロスアーチ〔左右両側の臼歯部にまたがる馬蹄型（アーチ状）〕の固定を行うと安定する．

装着用セメントは，近年発展の著しい歯質接着性の強いレジンセメント（スーパーボンド®など）を用いる．

(3) 維持力が強く適合の良い装置を製作する

装置の支台歯への維持力と適合はとくに大切である．動揺歯は維持力が弱いと脱落しやすく，マージンの適合が悪いと歯肉の炎症，内部の二次齲蝕などが生じやすい．したがって，できるだけ維持力を強くし，適合の良い歯肉縁上マージンにする（図 5-32）．

(4) 患者が清掃しやすい形態にする（図 5-33）

歯冠豊隆を少なめにして歯頸部の清掃性を高める．連結部は，歯間ブラシがこすれながら通るスペースにする．

(5) 装着後のメインテナンスに力を入れる

清掃不良による歯肉の炎症の発生がないように，プラークの付着に注意させ，再指導する．咬耗による早期接触の発生，とくに固定しない歯と固定した歯の咬耗スピードに差が生じるので，咬合接触の再チェックを行う．新たな齲蝕の点検と処置も必要である．

5・ブラキシズムの治療

1 ブラキシズムの定義と歯周組織への影響

ブラキシズム bruxism は，咀嚼筋群が何らかの理由で異常に緊張し，咀嚼や嚥下などの機能的な運動でなく，非機能的に上下の歯を無意識にこすり合わせたり，食いしばったり，連続的にカチカチと咬み合わせる習癖をいう．この習癖は夜間だけでなく昼間にも生じ，日本語の"歯ぎしり"よりもっと広範囲の咬合習癖を意味する（広義の歯ぎしり）．

ブラキシズムは，上下の歯の間に食物がない状態で無意識に行われ，強い咬合力が歯に加わるため，咀嚼系（歯周組織，咀嚼筋，顎関節）に咬合性外傷を引き起こす危険性がある．歯周組織の炎症とブラキシズムによる咬合性外傷が合併すると，重度の歯周炎に発展しやすい．

一方，歯周組織が健康な場合は歯周炎を引き起こすことはないが，歯の異常咬耗や破折，咀嚼筋の疼痛，顎関節の疼痛や機能障害，偏頭痛，肩こりを生じることがある．

2 ブラキシズムの分類

ブラキシズムは，①グラインディング（狭義の歯ぎしり），②クレンチング（食いしばり癖），③タッピング（歯をカチカチと咬み合わせる運動），の3つに分類される．近年はさらに「睡眠時ブラキシズム」と「覚醒時ブラキシズム」に分けられている．

1) グラインディング grinding（図 5-35A, B）

グラインディングは，口腔内に食物のない状態で，上下の歯を強く接触させながら無意識に側方や前後方向へ顎を動かし，強くこすり合わせる運動をいう．日本語の「歯ぎしり」と呼ばれるもので，正確には「狭義の歯ぎしり」と呼ぶべきである．多くは睡眠中に生じるが，覚醒時でも異常興奮時に生じる．キリキリ，ギリギリと歯の摩擦音が発生することと，高度の咬耗により認識されやすい．

2) クレンチング clenching（図 5-35C）

クレンチングは，食物が上下の歯の間にない状態で歯を接触させ，強く咬みしめることをいい，日本語の「食いしばり」と呼ばれるものである．これは健常者にも見られる動作であって，肉体的の緊張時，例えば重い物を持ち上げるなど強い力を出そうとする時や，精神的緊張時，例えば非常に悲しい目に遭ったり，強い決意をして行動したり，危険な行為をする時などに生じる．これらは一時的に短時間生じるもので，生理的クレンチングと呼ばれる．これに対し，病的クレンチングは習慣的に日常高頻度にクレンチングするもので，肉体的・精神的ストレスと関連して習慣的に行い，tooth contact habit とも呼ばれる．

3) タッピング tapping

上下の歯の間に食物のない状態で，連続的に速いスピードでカチカチと咬み合わせる運動をいう．発現頻度は少な

参考1：ブラキシズムの原因と発生メカニズム（加藤熙）

ブラキシズムの原因や発生のメカニズムはまだ十分明らかにされていないが，著者はこれまでの研究結果から，「局所因子」として早期接触などの咬合異常と，「全身因子」としてストレスに対する感受性など精神的因子と遺伝的因子が関与していると考えている（図5-34）．
①咬合の異常としては，咬頭嵌合位，後方接触位，平衡側での早期接触が原因となり，早期接触歯の歯根膜中に存在する感覚受容器が，異常な咬合接触を感知して中枢神経に伝える．中枢神経は，この情報を受け取ると筋肉に異常な活動命令を出し，ブラキシズムが生じるのではないかと考えられる．
②精神的因子としては，日常生活でのストレスが挙げられており，仕事や家庭生活でストレスが強いと夜間も緊張感が残り，筋の異常緊張が生じやすい．とくに，咬合異常と精神的ストレスが合併すると，強いブラキシズムが生じ，咀嚼筋だけでなく，顔面・頭・頸・肩などの筋群も異常に緊張し，肩こりや頭痛など筋の疲労性疼痛を起こす．
③遺伝的因子は早期接触などの局所因子やストレスなどの精神的因子がなくても，ブラキシズムが生じる人がいることから，遺伝子が関与している可能性が考えられる．

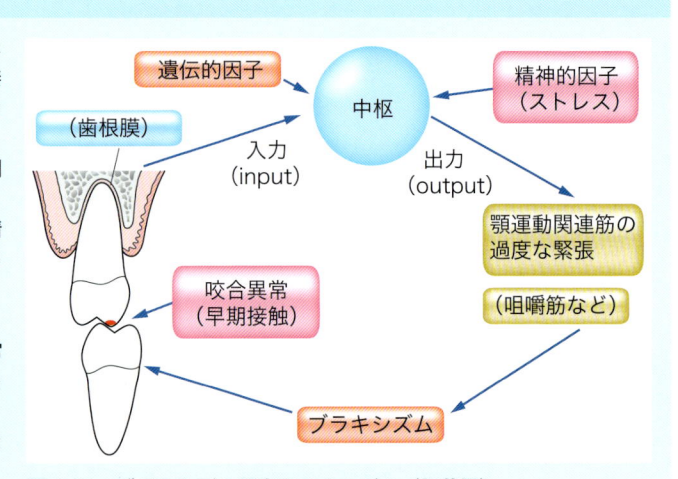

図 5-34 ブラキシズム発生のメカニズム（加藤熙）
咬合異常（早期接触，咬頭嵌合位の不安定など）と精神的因子（ストレス）および遺伝的因子の作用により発生する．

図5-35 夜間睡眠中のブラキシズムの記録例：筋活動，上下歯の接触，音，下顎運動の同時記録
LM：左咬筋，RM：右咬筋，tooth contact：上下の歯の接触，grinding sounds：歯ぎしり音，jaw movement：顎運動，lateral：側方，A・P前後骨向
A：グラインディング．筋活動が定期的に出現．上下の歯の接触，歯ぎしり音，顎の運動が頻繁に見られる．
B：グラインディング．筋活動，歯の接触，顎運動は出現するが，歯ぎしり音が出ない場合もある．
C：クレンチング．上下の歯が動いて接触した後，強い筋活動が出現する．この場合，顎運動は生じない．（加藤義弘，1992）

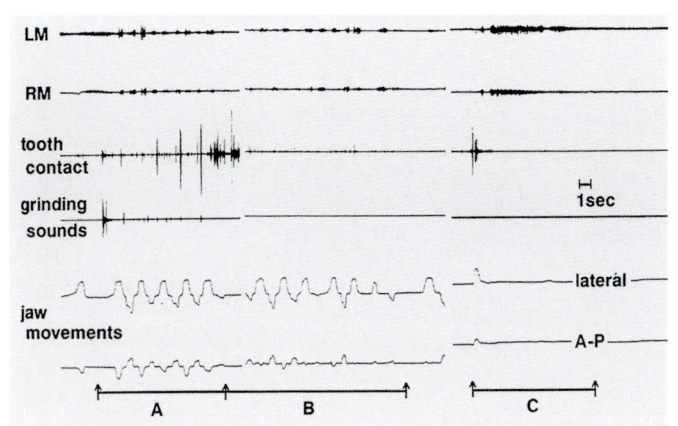

く，健常者では，寒冷時に上下の歯をカチカチぶつける生理的タッピングが見られる．

4）睡眠時ブラキシズム sleep bruxism（SB）

睡眠時に発生する非機能的な咀嚼筋活動で，グラインディングが多いがクレンチングを合併している場合も多い．発生頻度は，若年者（小児，20歳未満）14％，成人8％，高齢者3％とされている．しかし正確な診断は難しく，自覚者の18％のみが実際にSBを行い，逆に非自覚者の19％がSBを行っていたとの報告もある（図5-35）．

> **参考2：睡眠時ブラキシズム（SB）の発生時期**
> 睡眠にはレム睡眠（浅い眠り）とノンレム睡眠（深い眠り）があり，約90分間隔で繰り返されているが，SBは深い眠り（ノンレム3度）から浅い眠り（レム）に移る時（ノンレムでも眠りが浅くなってきた時）に咬合接触が多くなり，ブラキシズムが生じる．なお，ブラキシズムが睡眠障害を引き起こすことも報告されている．

5）覚醒時ブラキシズム awake bruxism

覚醒時に無意識に咀嚼筋を緊張（活動）させるもので，グラインディングは少なく，クレンチングが多い．肉体的・精神的ストレス時に生じるが，習慣的に常時行っている人もおり，その行為を自覚しておらず，歯周組織に特徴的な強い力が加わりやすい．

3 ブラキシズムの原因と発生メカニズム
（参考1参照）

ブラキシズムの原因・発生メカニズムは，いまだ十分解明されていない．以前は咬合異常が重要な原因とされたが，交感神経活動など中枢神経系が強く影響すると考えられている．しかし，歯冠修復や補綴物を装着した後にブラキシズムの症状が発現し，早期接触の検査を行って咬合調整すると改善することから，咬合が関与する症例があることも確かである．すなわち症例によって原因は異なり，複雑な因子が作用している可能性が高く，今後さらなる研究が必要である（参考1，p.230）．

4 ブラキシズムの検査・診断

ブラキシズムの検査については，p.103～104で述べたが，重要なのでここでもう一度整理しておく．
ブラキシズムの検査には，①病歴・患者面談（問診），②現症・臨床症状検査（視診・触診），③専門的検査，がある．

(1) 病歴・患者面談（問診）

ブラキシズムと関連する症状（自覚）の有無，治療歴などを聞く（図5-36）．

(2) 現症・臨床症状検査（視診・触診）

a. 顔面
咀嚼筋の発達，顔面骨格の形態（いわゆるエラの張り），筋の圧痛など．

b. 口腔内
咬耗の程度，歯周病（垂直性骨吸収，後方歯の破壊，根分岐部病変），舌・口唇の歯列圧痕，歯根破折．

(3) 専門的検査（図5-37）

a. 筋電図検査
筋電計を用いて，咬筋や側頭筋の筋活動を調べる．同時に，上下の歯の接触や歯ぎしり音も調べる方法もある．

b. オクルーザルスプリント検査法（池田雅彦）
レジン製のオクルーザルスプリント（ナイトガード）に黒色のマーカーを塗布し夜間装着させ，咬合面の摩耗度でSBの強さを軽・中・強の3段階に評価する．

c. 上下歯の接触検査法（加藤熈）
クレンチング習癖の臨床検査法で，患者を安静にし，1分後上下の歯が接触しているかを問診する．これを5回

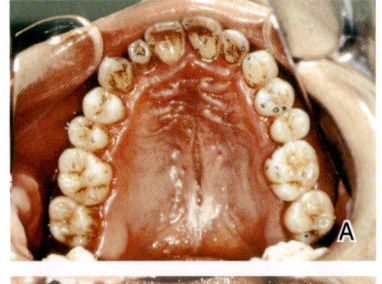

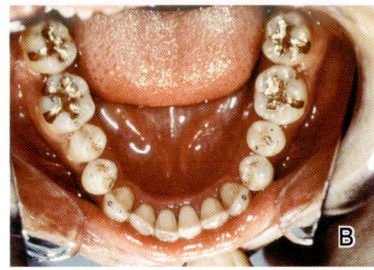

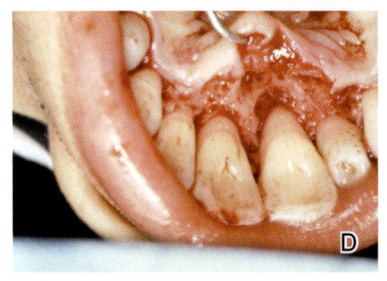

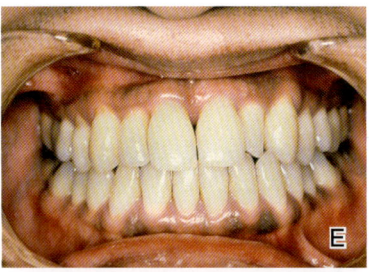

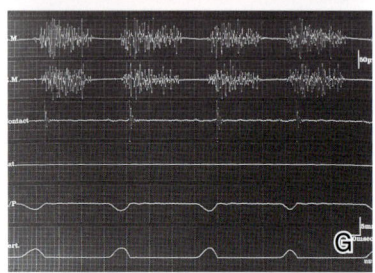

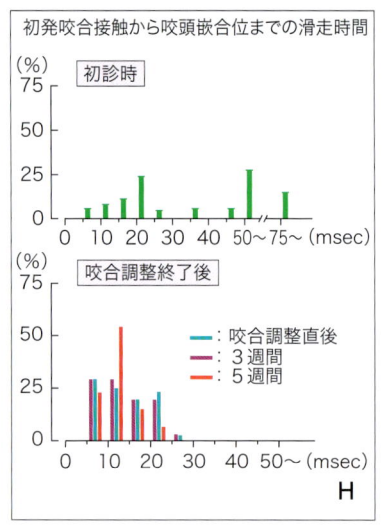

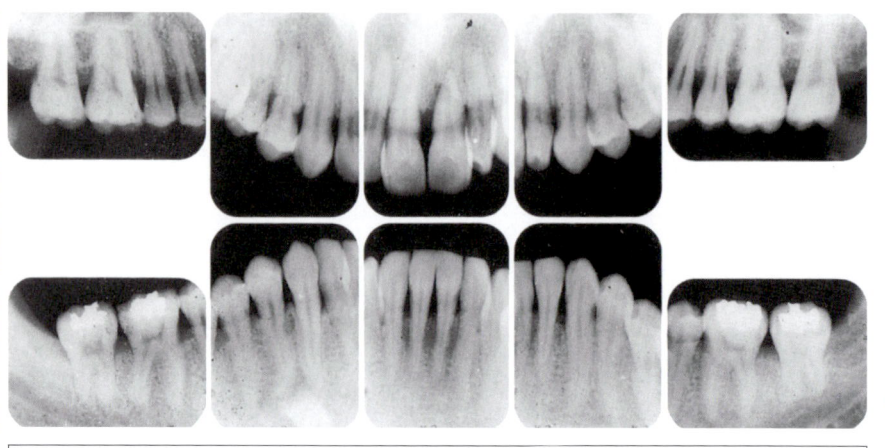

232　5・ブラキシズムの治療

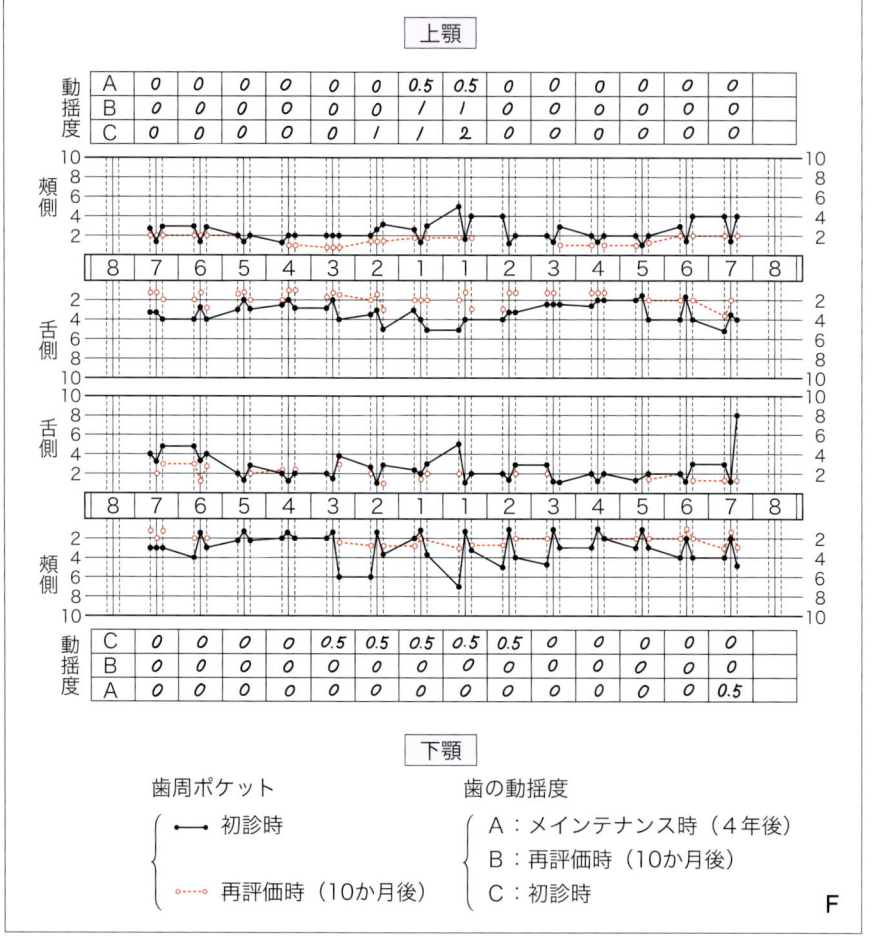

図5-36　ブラキシズム（とくにクレンチング）習癖を伴う歯周病患者（26歳，男性，1982）
起床時の顎のだるさを訴え，睡眠中のブラキシズム習癖の疑いが強い．患者面談時の説明により，患者は仕事中もクレンチングしていることに気づく．

A，B：歯肉の炎症は軽度（GI 0.35，Pl.I 川崎式チャート20%）．前歯に動揺，ポケット，垂直性骨吸収があり，早期接触は咬頭嵌合位で $\frac{1|1}{1|1}$ に，後方接触位 $\frac{|7}{7|}$ に，前方運動時 $\frac{1|1}{21|12}$ にあるが，動揺があるため咬合紙のみでは印記されない．

C：エックス線写真．全顎に骨吸収があるが，とくに $\underline{1|}$ の近心の垂直性骨吸収と $\frac{|7}{7|}$ の吸収が著しい．

D：上顎前歯の舌側の垂直性骨吸収（フラップ手術時）．

E：咬合調整（咬頭嵌合位，後方接触位，前方運動路）と炎症の改善により，ブラキシズムの臨床症状は改善した．

F：歯周ポケットと歯の動揺度の初診時と10か月後の変化．

G：上下の歯をカチカチと咬み合わせた時の咬筋活動と咬合接触と顎運動の同時記録（上から順に左右の咬筋，歯の接触，下顎の側方，前後，垂直方向の運動が記録されている）．

H：初発咬合接触（上下の歯の最初の接触）から咬頭嵌合位まで咬み込む滑走時間は，初診時には50 msec以上の長いものが多かったが，咬合調整後には30 msec以下に短くなり，咬頭嵌合位が安定したことを示している．

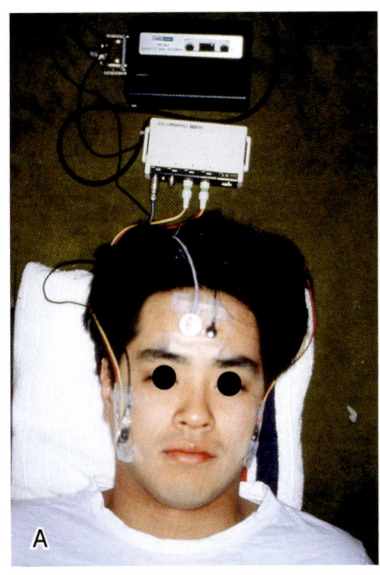

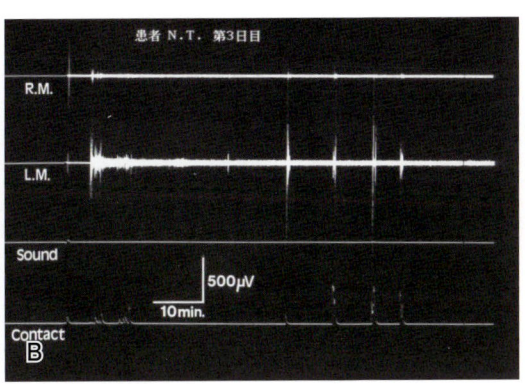

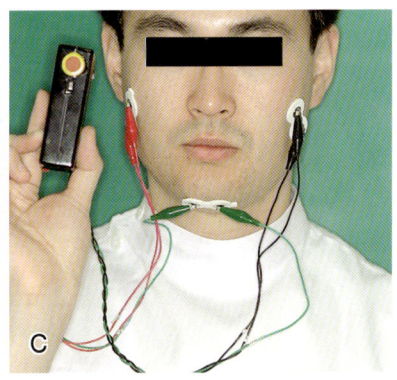

第 5 章 歯周治療における咬合治療，矯正治療，歯冠修復，欠損補綴（歯周補綴） *233*

図 5-37 睡眠中ブラキシズムの記録・検査
A：自宅で睡眠中のブラキシズムを記録・検査する装置（北大型，加藤熙，1989）．
B：自宅での睡眠中のブラキシズム記録例．歯の接触とともに強い筋活動が観察され，ブラキシズムと判定される（上から順に右，左の咬筋の筋電図，歯ぎしり音，歯の接触）．
C：改良して小型化されたブラキシズム記録装置（坂上竜資，堀井毅史，加藤熙，2000）

以上繰り返し，接触頻度が高いほどクレンチング習癖が強い．この検査を自宅でも行ってもらい（仕事中なども含む）報告させるとよく，クレンチングの自己認識・暗示療法に連携する．

5 ブラキシズムの治療

治療の基本は，他の疾患と同様「原因の除去」である．すなわち，ブラキシズムの原因と考えられる局所因子（早期接触などの咬合接触の異常）と全身因子を取り除くことが基本となる．しかし，前述したようにその原因は十分に解明されておらず，個人差も大きく，治療が難しいのが現状である．そこで，まず局所因子となる可能性がある早期接触部のみを削合する小範囲の咬合調整と，オクルーザルスプリント（ナイトガード）の装着，すなわち可逆的な治療法を行って経過を観察するのがよい（図 5-35）．最初から広範囲な咬合調整やオーラルリハビリテーションなど，不可逆的な治療を行うのは避けるべきである．

さらに，ブラキシズムの為害性を認識してもらい全身因子であるストレスを少なくし，自分から歯ぎしり，食いしばりをしないように努力してもらう「自己認識療法」，「自己暗示療法」が有効である．

1） 全身因子，精神的因子の改善
（1） ストレスの軽減

全身因子である精神的ストレスや肉体的ストレスを取り除くのはなかなか困難である．しかし，患者にブラキシズムの為害性と，精神的・肉体的ストレス時にブラキシズムとくにクレンチング（食いしばり）が生じやすいことを説明し，ストレスの加わる生活環境を改善してもらう．さらにストレス時にもできるだけ食いしばらないよう努力してもらう（図 5-36, 37）．

（2） 自己暗示療法（表 5-2），自己認識療法（表 5-3）

これは人間の潜在意識を利用するもので，まず患者にブラキシズムを行っていることと，ブラキシズムの為害性を認識してもらい，自分自身に「歯ぎしり（食いしばり）をしたらすぐにやめ，上下の歯を離す」「唇は閉じて歯は離す」と繰り返し言い聞かせると，この考えが潜在意識の中に保たれ，ブラキシズムを始めても気づく確率が高く，ブラキシズムの習癖をやめる確率が高くなる．これは，例えば早く起きる必要がある時に，「明日は 5 時に起きる」と自分に言い聞かせて寝ると，その時刻近くに目を覚ましやすいのと同じ原理である．

（3） 薬物療法（トランキライザーなど）

一時的に患者の緊張を取り除くのには有効であるが，薬をやめると再発するので，原因除去療法としての効果はない．さらに副作用の危険もある．使用するとすれば，筋スパズムがあり痛みが強い場合に，一時的に痛みを和らげ，検査や咬合調整ができるようにしたい場合である．

（4） バイオフィードバック療法

専用の特殊な装置を用いる方法で，代表的なものは筋電計により咀嚼筋の活動を記録し，筋活動が一定以上のレベルに達しブラキシズムを行っていると判断すると，患者に刺激を与えて知らせ，筋活動（ブラキシズム）を停止させる方法である．日本ではまだ市販されていないが，海外では Grind care 3™ が Svensson（デンマーク）により開発され，用いられている．

表5-2 睡眠時ブラキシズムの自己暗示療法（池田雅彦）

①被験者にブラキシズムの影響を説明し，ブラキシズムを減らす重要性を認識させる．
②日中の食いしばりや夜間使用したオクルーザル・スプリント上のファセットを観察させ，ブラキシズムを行っていることを認識させる．
③自己暗示療法を理解させ，睡眠直前に上下の歯にわずかな隙間のある顎のリラックスした状態をイメージさせる．
④「唇は閉じて，歯を離す」と，睡眠直前に20回声に出すことを毎日繰り返させる．

●自己暗示療法を成功させるポイント
①患者が自分自身がブラキシズムを行っている自覚を持つ．
②患者がブラキシズムを減らしたい強い願望，減らす目標を持つ．
③自己暗示療法を理解する．
④上下の歯が接触していない顎がリラックスしたイメージを持ち，そのイメージを言葉にした「唇は閉じて，歯を離す」を眠る時に20回声に出して言う．

表5-3 覚醒時ブラキシズム（クレンチング）の自己認識療法

①患者にクレンチング習癖があることを認識させる
クレンチング習癖の臨床症状，「上下歯の接触検査」（ブラキシズムの検査・診断の項参照）の結果を示す．クレンチング習癖者は常に歯を接触させているのが当たり前と考えていることが多い．
②クレンチング（食いしばり）の有害性，とくに歯周病を進行させる原因として重要な役割をすることを説明する
患者の歯周病の病状（垂直性骨吸収や根分岐部病変）を示し，プラーク細菌の他にクレンチングが重要な役割をしていることを説明する．
③クレンチング習癖を改善する必要性を認識させる．
④クレンチング習癖の自己認識療法を練習させる．
・治療室で上下の歯を離しリラックスした状態をとらせ，「唇は閉じて，歯は離す」と心の中で念じさせ，数分間持続させる．
・治療終了後待合室で「上下の歯を接触させているかどうか意識させ，接触させていたら離す」ことを練習する．
⑤自宅にて「クレンチング自己認識療法」を実行する
・日常「上下の歯を離す」を実行してもらう．この標語を紙に書き，目につく所に張り付け，常時自己に認識させるのが良い．
・次回来院時，その結果を話してもらい，患者の意識を高めてさらに長期間実行させる．口腔清掃指導と同様に，長期間の指導，意識の向上が大切である．

2）局所因子の除去
(1) 咬合調整

ブラキシズムの局所因子として最も重要なのは早期接触であり，まずこれを発見して咬合調整を行う．しかし，咬合調整は歯を削合するので不可逆的な治療法であり，誤って削れば取り返しがつかなくなる．とくに，ブラキシズム患者は一般の人よりも咬合接触に敏感であり，ごくわずかな不調和に対しても強く反応するので，慎重に行い，削り過ぎないように経過を観察しながら少しずつ行う．

咬合調整法はp.216～223に記した方法に従うが，後方接触位（p.214，図5-1, 3, 5参照）における早期接触が夜間のブラキシズムの原因となりやすい（睡眠中仰臥位での唾液の嚥下時には後方位をとりやすく，その時の上下の接触が左右側同時に起こらず時間的にずれがあると，異常を感じて筋が異常緊張し，ブラキシズムが生じる）ので，咬頭嵌合位の次に後方接触位の早期接触を調べる必要がある．後方接触位では全部の歯が同時に接触する必要はないが，片側のみが早期に接触することなく左右両側が同時に接触し，スムーズに咬頭嵌合位まで滑走するように調整する（参考2，図5-22参照）．

滑走時間と滑走距離は短い方が問題を起こさないので，後方接触位がなるべく咬頭嵌合位に近い位置になるように考えて歯面を削合する．一般に後方接触位では，上顎臼歯は咬頭や隆線の近心斜面が下顎の歯と咬合接触するので，その接触部位の最遠心部を削合する．少し削合したら再度検査して，両側が同時に接触するのを確認する．不十分な場合は繰り返し行うが，削り過ぎないように注意する（図5-22参照）．

(2) オクルーザルスプリント（ナイトガード）による治療

歯列の咬合面全体（通常上顎歯列のみ）を覆うレジン製のプレートで，バイトガードとも呼ばれ，ブラキシズム発現の減少，強い咬合力からの歯周組織の保護，咬耗の防止などの目的で用いる．通常，前述の咬合調整や精神療法を行っても効果が少ない場合に用いるが，ブラキシズムの原因となる咬合異常の診断が不確実な場合にも，歯を削らない可逆的な治療法（取り外せば元に戻る）として用いる．

レジンプレートは咬合面全体を薄く覆うように作り，咬合接触は多くの歯が同時に接触するように十分に調整する．さらに，口腔内に装着した後に生じるレジン面の咬耗状態と自覚症状の変化から調整する．特定の部分にレジンの穿孔部が出現して，早期接触部を発見できることもある．

ナイトガードの目的・効果を以下に挙げる．
①ブラキシズムの原因（早期接触の部位など）が不明確な場合，本装置で新たに均等な咬合接触を作り，異常刺激を遮断し，ブラキシズムの発現を減少させる．
②精神的因子や遺伝的因子が関与し，ブラキシズムを十分改善するのが難しい場合，可撤式固定装置として働き，ブラキシズム時に特定の歯に強い力が働いたり歯が動揺するのを防ぎ，歯周組織の咬合性外傷を改善する．
③グラインディングが十分取り除けない場合，歯質の咬耗を防ぐ．

6・歯周治療における矯正治療（MTM，歯周・矯正治療）

1　歯周治療における局所矯正治療（minor tooth movement）の意義

歯の位置異常や歯軸の傾斜異常などの歯列不正は，歯周病の初発因子ではないが，修飾因子として重要な役割をする．例えば，叢生や歯軸などの歯列不正は，自浄作用の低下を生じさせて歯周炎の初発因子であるプラークの付着を増加させるし，歯ブラシなどによる清掃を困難にして歯周組織の炎症を増悪させる．一方，前歯の前突は口唇閉鎖困難を生じ，口呼吸を誘発して前歯の唇側や上顎の口蓋側歯肉の炎症を強める．

歯列不正は，このように炎症を増悪させる修飾因子となる他，歯周組織に咬合性外傷を引き起こす原因となることも多い．例えば歯軸傾斜により強い側方圧が加わったり，早期接触が生じていたり，前歯の歯間離開や前突により，舌の悪習癖が生じていたりする．

さらに歯周病が進行し支持力が低下すると，炎症性に増殖した肉芽組織，早期接触，舌，口唇などの口腔内の力のバランスのわずかな乱れにより，正常な位置にあった歯が移動したり傾斜したりして（病的移動と呼ばれる），歯周病をますます増悪させる．

このような為害性の強い歯列不正を矯正治療により治すことは，歯周治療のレベルを高め，歯周組織に健康を回復し維持していく上できわめて効果が高く，さらに口腔機能の回復や審美性の改善にも著しい効果を上げることができる．しかし，適応症の選択，術前の準備，矯正力の加え方や保定の仕方を誤ると，かえって歯周組織を破壊してしまう危険性があり，十分注意を払って行う必要がある．

成人の場合，歯列全体にわたる矯正治療を行うのは困難な場合が多いが，局所的に少数歯の矯正治療を行って，歯周治療の効果を高めることが可能な場合も多い．著者は1962年我が国で最初に歯周病患者の局所矯正治療に取り組み，その効果を認めて以来，積極的に歯周治療に取り入れている（図 5-38, 39）．このような局所矯正治療（少数

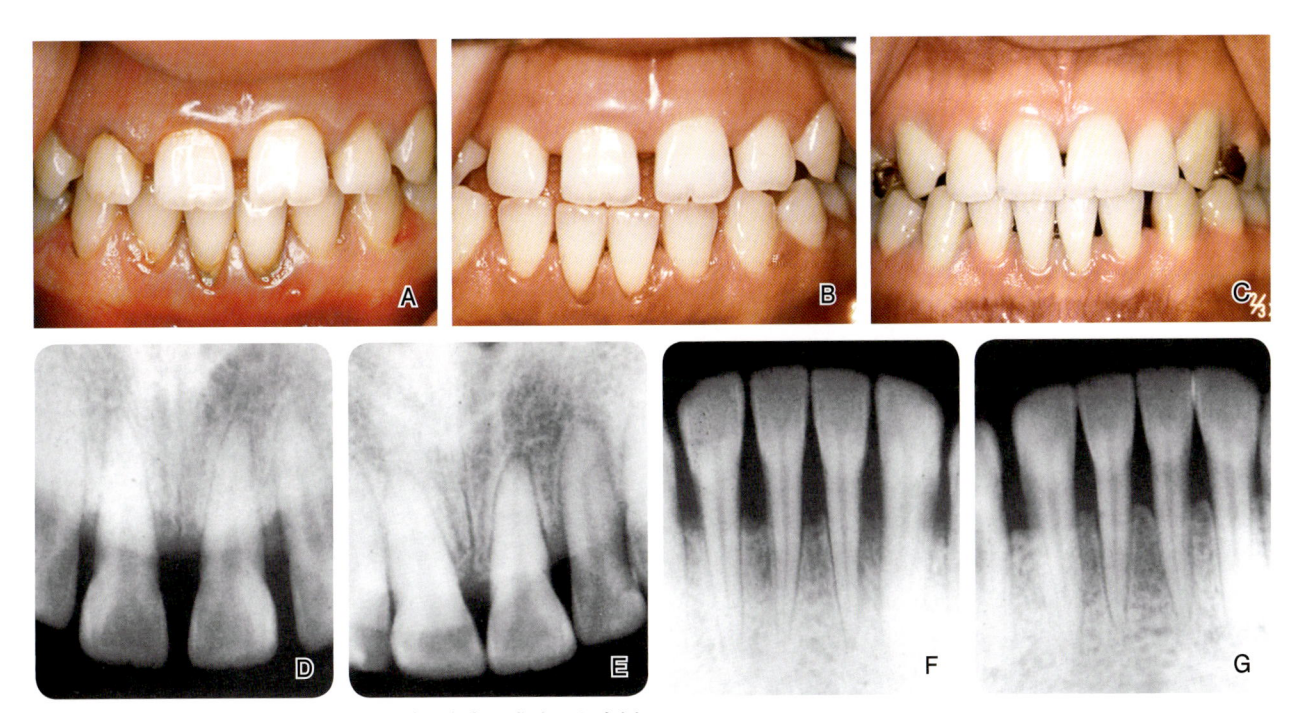

図 5-38　日本において最初に歯周・矯正治療に成功した症例
編著者が最初に取り組んだ歯周病患者の歯周・矯正治療の症例（20 歳，女性，1962）
A：中程度の歯周炎．前歯の歯間離開が著明で舌の悪習癖がある．前突は軽度である．
B：歯周基本治療が終了した状態．さらに 3┼3 フラップ手術を行って矯正治療（MTM）を開始する．
C：MTM 終了．歯周組織の改善と審美性の改善が著しい（1964）．
D：初診時エックス線写真（上顎）（1962）．
E：治療開始後 2 年のエックス線写真．骨の再生が見られる（1964）．
F：初診時エックス線写真（下顎）（1962）．
G：治療後 2 年のエックス線写真．骨頂部の骨の再生，緻密化が明瞭である（1964）．　　　　　　　　（加藤熈，1962〜64）

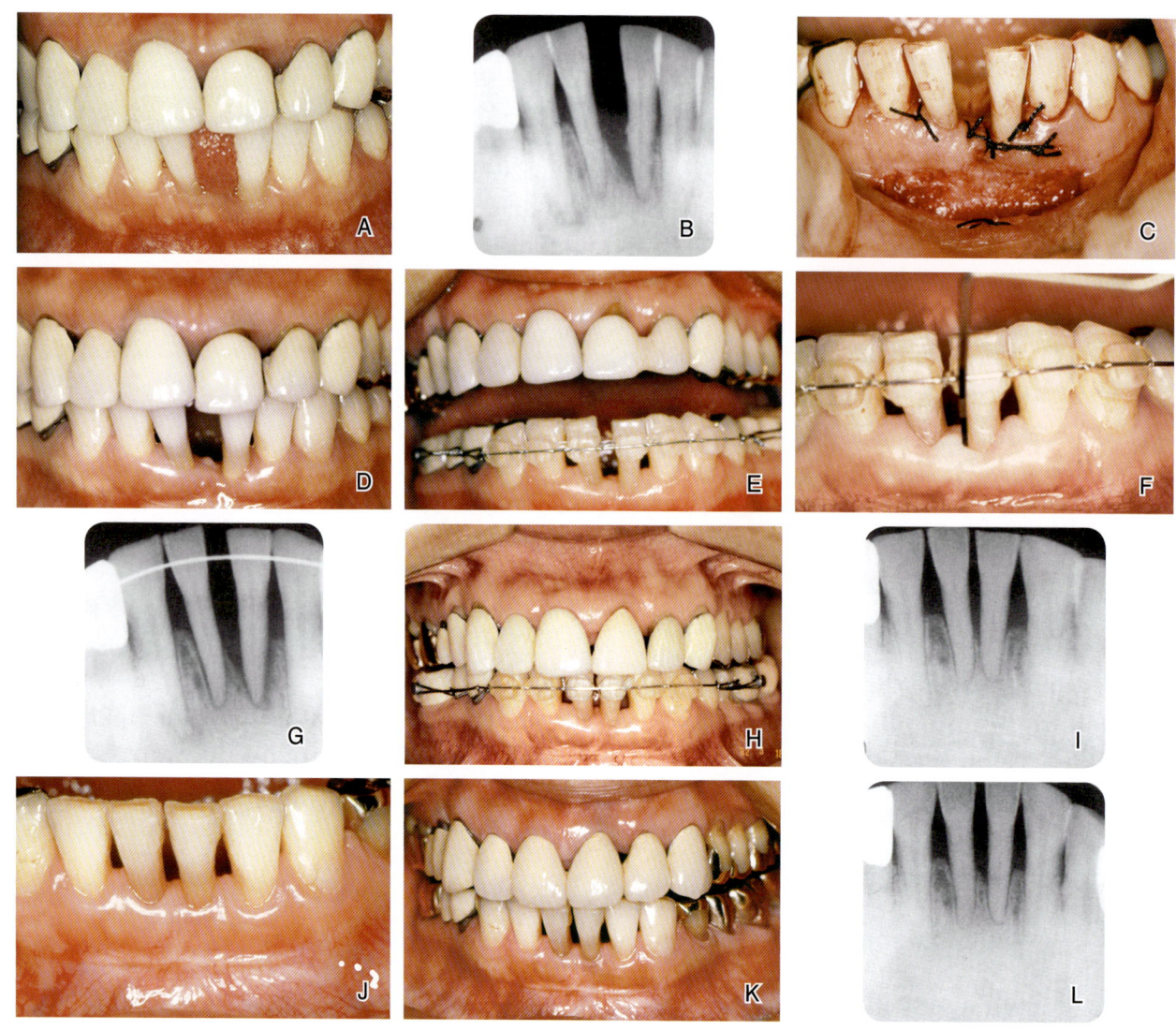

図5-39 歯周治療における矯正治療の意義と効果

初診時（43歳，女性）．歯周治療と矯正治療を行って11年の経過観察．炎症と咬合性外傷と審美性の改善，および歯周組織の再生が認められる．

A：初診時．2年前より下顎前歯に歯間離開と前突が生じ，空隙が大きくなってきたと訴えて来院．$\overline{1|}$は近心に10mmのポケット，動揺3度，早期接触（対合歯の$\underline{|1\,2}$連結部が破折）と舌習癖が強い（歯間部に舌を押しつけている）．$\overline{1|1}$は歯肉退縮している．

B：初診時エックス線写真．$\overline{1|}$の近心側骨吸収が著しい．

C：歯周基本治療後．ポケット改善のためフラップ手術を行い，さらに小帯切除術も行う．

D：手術後1か月．ポケットは近心で3mm，他の部位は1～2mmとなる．

E：ポケットの改善を確認して局所矯正治療（MTM）を開始．下顎前歯にセクショナルアーチを装着し近心へ歯体移動，さらに臼歯を固定源にして舌側移動を行う．

F：歯の移動中の管理．口腔清掃を良好に，歯周ポケットを3mm以下に保ち，歯の移動で生じた早期接触は咬合調整する．

G：移動開始3か月後のエックス線写真．歯の移動により歯根膜拡大が著明であるが，$\overline{1|}$近心に骨が再生してきている．

H：移動がほぼ完了（1年後）．接着性レジンで保定を行う．

I：3年後のエックス線写真．歯根膜の拡大は改善し，骨の再生が著しい．

J：6年後．保定に用いた接着性レジンが変色したので1年前に除去した．歯肉辺縁の位置は正常に近く改善している．

K：8年後．良好に経過．口腔清掃良好．

L：11年後のエックス線写真．$\overline{1|}$の歯槽骨は初診時（B）に比べて著しく再生している（約2mm）．

歯の移動）は MTM（minor tooth movement）とも呼ばれている．さらに歯周治療における矯正治療は「歯周・矯正治療」とも呼ばれる．その詳細については，加藤熈著「歯周病患者の局所矯正治療」（医歯薬出版，2007）を参照していただきたい．

2 歯周・矯正治療の目的と効果

1）歯周組織の炎症の改善（口腔清掃性の改善，炎症性因子の除去）

(1) 歯列不正により清掃性が困難になっている隣接面や歯頸部の清掃を容易にする
①高度な叢生歯
②歯根が近接し，隣接面の清掃困難な歯（根分岐部病変で根分割した後に2根とも保存する場合なども含む）
③歯軸が高度に傾斜したり捻転して清掃困難な歯（近心傾斜した第二大臼歯など）
(2) 口呼吸を改善し，プラークの増加を防ぐ
　前歯が前突して，口唇閉鎖を困難にしている場合．
(3) 補綴物の清掃性を向上させる
　歯列不正のためブリッジ，部分床義歯，永久固定装置の支台歯および装置の清掃性が悪くなる場合．

2）咬合性外傷の改善（外傷性咬合の除去）

(1) 側方力の減少（歯軸の改善）
　歯軸が傾斜し，咬合力が側方力となって歯軸をさらに悪化させている場合．
　歯周組織は，歯根膜線維の走行方向から歯軸方向の力に対する抵抗力は強いが側方力には弱く，咬合性外傷が生じやすい．歯軸改善により側方力を減少させることにより咬合性外傷は改善する．
(2) 舌・口唇の悪習癖の改善（図5-38, 39）
　前歯が歯間離開し，舌や口唇の悪習癖が生じている場合．
(3) 強い早期接触の改善
　歯の位置異常で高度な早期接触が生じている場合，および交叉咬合．
(4) 不働歯を咬合に参加させる
(5) 食片圧入の防止，接触点の回復・強化
(6) 永久固定を容易にする

3）審美性の改善（前歯部の歯列不正の改善）

　前歯の歯列不正を改善し審美性を改善することは，患者とのラポールを確立する上でも大きな効果がある．
(1) 前歯の歯間離開および前突（唇側傾斜や転位）の改善
(2) 前歯の高度叢生，歯軸傾斜異常の改善
(3) 前歯部のみの反対咬合や交叉咬合の改善
(4) 支台歯の移動によるポンティックの形態改善
　①欠損部のスペースが広すぎたり，狭すぎて審美性の良いポンティックが入らない場合，②支台歯が唇側や舌側に転位している場合．

4）歯周組織の再生（重度の垂直性骨欠損がある場合など，図5-39）

　適切な矯正力は歯周組織の細胞の活性を高める．とくに歯根膜細胞や骨芽細胞の活性を高めるので，歯周外科などと組み合わせて歯周組織の再生を図る．
(1) 垂直性骨吸収や骨縁下ポケットの改善
　とくに歯軸傾斜歯の傾斜側に骨縁下ポケットを伴う垂直性骨吸収が生じている場合，歯軸を修正して再生能力を高める．
(2) 挺出歯の圧下による歯周組織の増加
　高度な骨吸収を伴う挺出歯は圧下させて改善することが可能である．しかし，上皮付着部は歯の圧下とともに根尖方向に移動するために歯周ポケットが形成されるので，矯正後にフラップ手術（GTR法を含む）を行い，ポケットの除去を図る必要がある．
(3) 歯根の挺出による歯周ポケット，骨形態の改善
　歯の周囲にすり鉢状の骨欠損があり，歯槽骨中の歯根が長い場合は，歯根を挺出させることにより，歯根と付着する歯肉や歯根膜および骨が歯根と一緒に歯冠側に移動増殖し，骨および歯肉の形態が修正できる．

3 適応症の選択

　歯列不正があるからといって，すべての症例に矯正治療が必要なわけではなく，また行うとしてもきわめて困難な場合もある．矯正治療を行う症例は，矯正学および歯周病学の基本的事項を十分に理解した上で，次の3つの事項について検討を加え，決定する．

1）矯正治療の効果と必要性の検討

　歯周組織の健康を回復し維持する上での矯正治療の効果と必要性を，前述した矯正治療の目的，すなわち炎症と咬合性外傷と審美性の改善および歯周組織の再生の面から考えて判定する．歯列不正が清掃を困難にして炎症を引き起こしている症例は多いが，ブラッシング指導を徹底することにより解決する症例がかなりあるので，初診時に決定せず，歯周基本治療終了後に再評価して必要度を判定する．

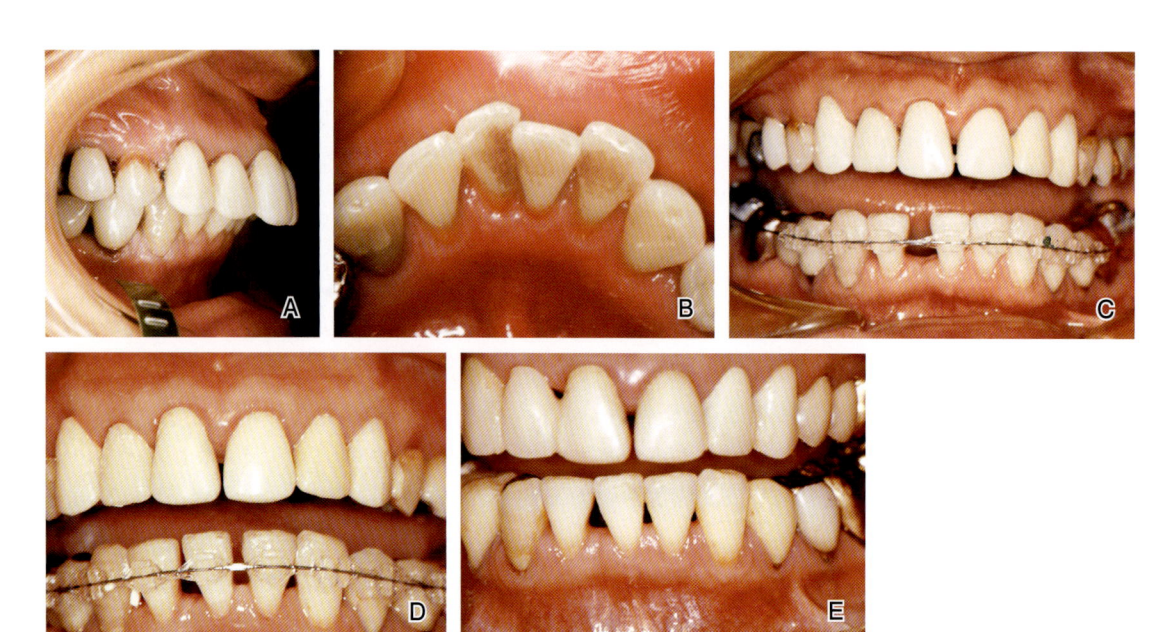

図5-40 歯を移動するスペースの確保（38歳，女性）
A，B：前歯の前突が著しく，下顎前歯は叢生で，舌側移動するためのスペースがない．
C：下顎前歯を1本抜去し，舌側移動のスペースを作って矯正治療を開始した．
D：歯体移動させるため，固定式装置（ブラケットとアーチワイヤー）を用いて平行移動する．
E：移動完了（3切歯）．

2）矯正治療の難易度

矯正学的な面から歯の移動の難易度を検討する．

(1) 患者の理解・協力が得られているか（図5-38）

矯正治療に対し患者の協力が必要であり，利点と問題点について十分説明することが大切である．

(2) 局所的な一部の歯の移動のみで，目的とする効果が得られるか（図5-39）

歯周治療上，歯列全体の矯正治療が必要か，一部の歯のみを移動すれば効果が得られるかを判定する．前者の場合は矯正専門医に依頼する．

(3) 歯を移動するスペースがあるか（図5-40）

歯を動かそうとしても，そこにスペースがなければ矯正治療は不可能である．スペースがない場合は，周囲の歯の移動，隣接面の削合，一部の歯の抜去などにより作り出す必要が生じるので，その可能性を判定する．

(4) 固定源が確保できるか（図5-41）

歯周組織に炎症や歯周ポケットがなく，反作用力（矯正力と等しい逆方向の力）に十分耐えうる固定源が得られるかどうかを判定する．固定源が弱い場合は，隣在歯と固定を行って補強したり，床矯正装置にして歯槽粘膜部を利用する．

(5) 歯の移動を障害する外傷性咬合（早期接触）を除けるか

歯を移動するにつれ新たな早期接触が生じ，歯の移動を障害することがある．この障害を取り除くのに，咬合調整でよいか，対合歯も移動する必要があるかを判定する．

(6) 適切な矯正力を発揮する矯正装置を装着できるか

歯列の欠損，補綴物の存在，審美性などにより使用できる装置が制限される．歯体移動，圧下，挺出などに必要な矯正力を加えられる装置が装着できるかどうか調べる．

3）歯の移動後の保定の難易度

歯を目的の位置に移動した後の保定の難易度を，患者の経済的負担も考えて検討する．具体的には次の通りである．なお著者は，永久固定を行わず床保定装置を夜間のみ長期使用して成功している．

①歯列不正（病的移動を含む）の原因，すなわち舌・口唇の悪習癖や早期接触などが取り除けるか
②残存する支持組織の量が少なく，永久固定が必要か，可撤式床装置で保定が可能か
③移動後の咬合力が保定力として働くか，あるいは逆方向に働くか
④歯の欠損やスペースが残り，補綴処置を必要とするか

4 矯正治療の開始時期，前準備の重要性，矯正装置の選択

1）患者教育

矯正治療を実施するには，患者の協力が不可欠である．そのためには，患者が歯周病をよく理解し口腔清掃の重要

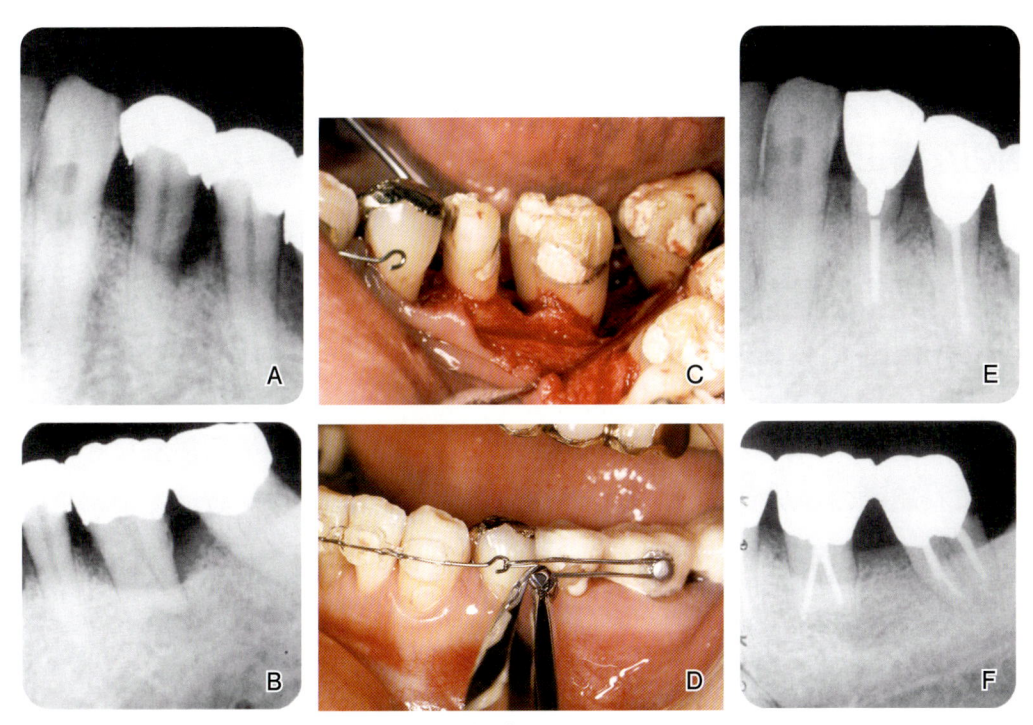

第5章 歯周治療における咬合治療，矯正治療，歯冠修復，欠損補綴（歯周補綴） 239

図5-41 固定源の確保（図5-39の症例の固定源）
A, B：初診時．前歯を舌側移動するのに臼歯を固定源にする必要があるが，垂直性骨吸収を伴う骨縁下ポケットが認められた（各金属冠は単独で連結されていない）．
C：固定源にも矯正力と同じ強さの逆方向の側方力が加わるので，炎症と咬合性外傷（矯正力による）の合併を防ぐためフラップ手術を行い，歯周ポケットを改善する．
D：手術後，ポケットが改善されたのを確認してから，レジン冠で臼歯を連結固定して補強し，固定源とする．
E, F：11年後のエックス線写真．骨の再生が認められる．

性を認識し，ブラッシングを励行していることが大切である．そこで，矯正治療の必要性を説明し，患者がその効果を理解し，治療を認めることが不可欠である．この時に類似した症例の写真や模型を用いると，理解を深める上で大いに役立つ．

2）矯正治療の開始時期と歯周組織の炎症の改善

矯正治療の前に歯周基本治療を十分に行い，歯周組織の炎症，歯周ポケットをできるだけ改善しておく必要がある．したがって，矯正治療を行う時期は，修正治療期 corrective phaseである（p.74参照）．

前述したように，矯正力は持続圧や側方圧であり，一種の外傷性咬合である．したがって，歯周組織に炎症が存在する場合，とくに深い歯周ポケットがあり，歯肉線維や歯根膜線維が破壊されポケット上皮が深く侵入している場合には，矯正力は上皮の根尖側移動を促進させ，歯周炎をさらに進行させてしまう．

したがって，矯正力を加える以前に可能な限り歯周組織の炎症性病変，とくにポケットおよび破壊された歯肉線維を改善しておくことが大切である．そのためには，徹底し

たブラッシング指導に加え，スケーリング，ルートプレーニング，キュレッタージなどを十分に行う．矯正治療開始前の再評価で，歯周ポケットの深さが4mm以上あれば再度ルートプレーニングや歯周外科治療を行う必要がある．

3）矯正装置の選択

矯正装置の選択にあたっては，適切な矯正力が加わり，しかも患者の社会生活を障害しないものを選ぶ必要がある．これには，
①どのような矯正移動様式（傾斜移動か，歯体移動か）を必要とするか
②移動しようとする歯および固定源となる歯の歯周病の進行状態
③残存する歯，とくに咬合力を負担する歯の状態
④装置の清掃性と審美性
⑤患者の職業や社会的地位
などを十分考慮して選択する．

①〜③の条件が同じ場合は，製作が容易でしかも装着後の管理や清掃性が容易な装置（例えば可撤式矯正装置）を選択すべきである．

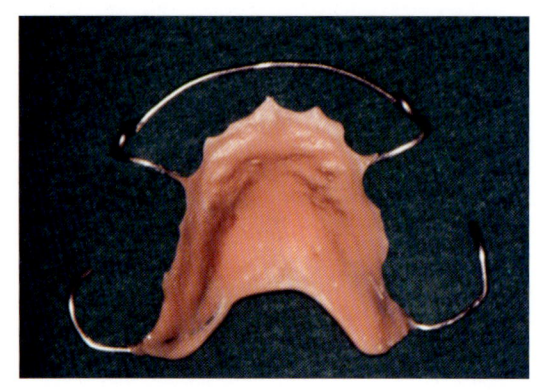

図5-42 床矯正装置の代表、ホーレータイプの床矯正装置
唇側線0.9mmと単純鉤1.0mmを持つ（図5-44参照）．

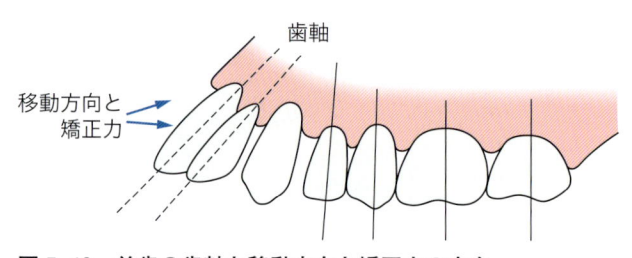

図5-43 前歯の歯軸と移動方向と矯正力の方向
前歯が唇側傾斜し前突している（フレアアウト）症例は、舌側方向の傾斜移動と圧下させる矯正力が加わるのが良い．

5 歯周病患者の矯正治療に適した可撤式矯正装置

可撤式矯正装置の代表は，ホーレータイプの床矯正装置（図5-42）である．本装置は，清掃性・審美性・固定源の確保などの点で優れており，唇側線の弾性を利用して前歯群の舌側移動を行う他，補助弾線，ゴム輪，スクリューネジなどをつけることにより，個々の歯の移動が可能である．また，欠損歯が多い場合も応用できることから，歯周病患者に多く用いられるが，その特徴（利点と欠点）をよく理解して使用する必要がある．

1）特徴
(1) 利点
①固定源を広範囲に求めることができる．臼歯の歯周組織の破壊が進んでいたり欠損している場合は，粘膜面を固定源に利用でき，反作用力を広範囲に分散できる．
②口腔清掃が容易である．可撤式のために，毎日取り外して口腔内および装置の清掃ができる．
③装置の製作と調整が容易である．即時重合レジンの使用が可能である．
④動的治療期間終了後は，保定装置として使用できる．
⑤舌習癖の治療にも利用できる．
⑥審美性に優れている．社会生活上必要な場合は，装置を自分で取り外すことができる．
⑦矯正力が強すぎると痛いので患者は自分で外すため，危険な状態を避けることができる．

(2) 欠点
①患者の理解度・協力度が低いと治療効果が生じない．患者が自分で装置を取り外せるので，矯正治療を十分理解し，多少の不快感を耐えて長時間装着してくれないと歯は移動しない．

②歯体移動は不可能であり，傾斜移動が生じる．
③多数歯を同時に移動するのは困難である．
④歯の精密な移動や歯軸の修正が困難である．やや大まかな移動となる．

2）適応と設計上の注意事項
本装置の適応を決めて設計する場合の注意事項をまとめると，次の通りである．

(1) 可撤式装置による歯の移動は「傾斜移動」であり，歯軸の傾斜と移動方向に注意する（図5-43）
「傾斜移動」は歯体移動に比べて弱い力で短時間に完了するが，移動する歯軸は移動方向に傾斜する．したがって，研究用模型とエックス線写真を参考に移動方向と歯軸との関係を調べることが大切である．
①移動する歯の歯軸の傾斜方向と移動する方向とが逆の場合に，最も適している．この場合は，傾斜移動させることにより歯軸は垂直となる．例えば，唇側に強く傾斜した前歯を舌側移動したい場合などに適している．
②移動する歯の歯軸が垂直な場合は，移動するにつれ歯軸は傾斜していくため，理想的な移動とはいえない．しかし，移動距離が比較的少なければその影響は少なく，適応範囲となる．
③移動する歯の歯軸の方向と移動したい方向とが同じ場合は，使用に適さない．この場合は，移動することにより歯軸の傾斜がさらに強まってしまう．

(2) 移動方向の歯槽骨辺縁と根尖部に力が集中的に働くので，とくにその部の歯周組織の炎症に注意する
矯正力は歯槽骨頂部と根尖付近に集中するので弱い力がよく，強い力を加えると骨頂部や根尖部に力が集中し，不可逆的な骨吸収や歯根の吸収を引き起こす危険性がある．歯周組織に炎症と深いポケットがないこと（装置を装着する前に改善），移動中も清掃指導して炎症が生じないようにする必要がある．

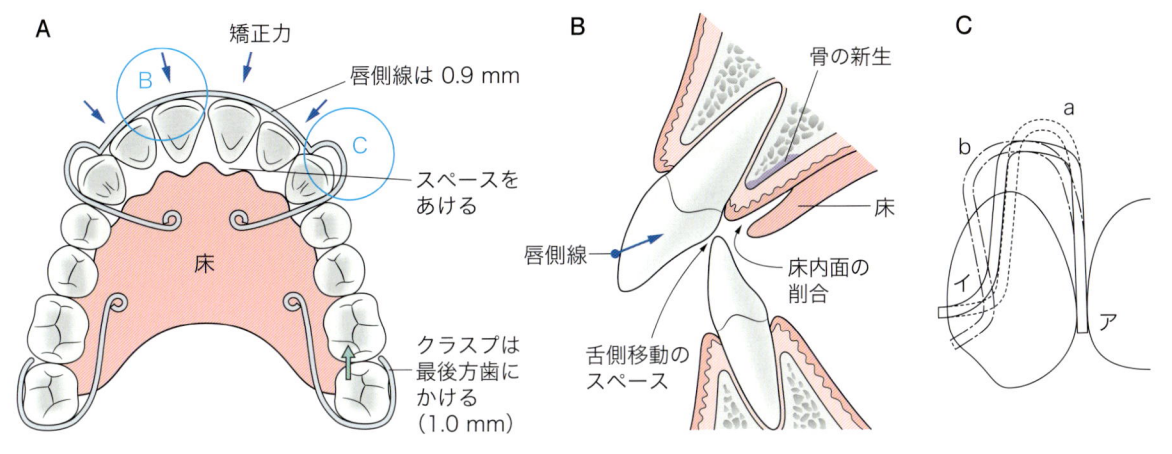

図 5-44 歯周・矯正治療に適したホーレータイプの床矯正装置の特徴と作り方
A：この矯正装置は，前歯が唇側に病的移動して歯間離開している（フレアアウト）症例の矯正に最も適する．
B：唇側弧線の位置は，歯冠の最大豊隆部よりわずかに切縁寄りにすると，圧下力が働く（豊隆より下になると挺出力が働く）．床は前歯の舌側面にスペースを作る．さらに辺縁部の床内面を削合し歯の舌側移動に伴って生じる骨の新生を可能にする．
C：犬歯部ループの調整．ループの基部（ア）と（イ）はワイヤーの方向を変えずに（a）のようにループの高さを増してループの幅を小さくする．不注意に曲げると（b）のようになり，ループの基部が変形して装着不可能となる．

(3) 固定源はクラスプと床部により，残存歯と粘膜部に広く求める

クラスプをかける歯の歯周組織の破壊が進んでいる場合は，床部を利用して他の歯と粘膜部に反作用力を分散するように設計する．

3）構造と製作方法

(1) 構造（図 5-44）

可撤式矯正装置は，次の 3 つの構造部からなっている．

a．矯正力発揮部

唇側弧線（0.9 mm），補助弾線（スプリング，0.5〜0.7 mm 線），ゴム輪とフック（真鍮線やレジン）などからなり，直接移動する歯に接触して矯正力を発揮する

b．レジン床部

弧線や弾線などの矯正力発揮部とクラスプなどの維持部を埋め込み，両者の機能を発揮させる他，床自体で固定源や維持力を得る働きもする．

c．維持部（クラスプなど）

本装置の維持を図るとともに，固定源を得る．単純鉤，両腕鉤，アダムス（Adams）のクラスプ，コーヌスタイプの維持装置が利用可能である．

(2) 製作方法

a．ホーレータイプの床矯正装置の唇側線を矯正力発揮部として用いる方法（図 5-44）

床矯正装置の代表であり，唇側線として通常 0.9 mm 線を用いる．これは着脱時の弧線の変形を防ぎ，しかも弾力があり矯正力を発揮できる．前歯を舌側移動したい場合は，唇側線の犬歯部のループを調整して少しきつくすることにより，唇側線全体をスプリングとして作用させ，舌側方向の矯正力を生じるようにする（図 5-44C）．

なお唇側弧線は，前歯唇側の最大豊隆部よりも切縁寄りを通るようにする．これにより，前歯は舌側方向の力と根尖方向に圧下する力を受け，圧下しながら舌側移動する．逆に最大豊隆部よりも歯頸部に位置すれば，歯を挺出させる分力が生じ，歯は挺出してしまう．

b．義歯を利用する方法（図 5-45）

すでに装着されている義歯に矯正材料（フックやボタン，補助弾線など）を埋め込んで，矯正装置として使用する．また，歯列中の一部に欠損歯があり補綴処置が行われていない場合は，義歯を兼ねた矯正装置を製作する．いずれも，維持装置と固定源について十分な考慮が必要である．

c．補助弾線，ゴム輪，マイクロスクリューを利用する方法

補助弾線は 1〜2 歯を近心または唇舌側に移動したい場合に，弾力の強い 0.4〜0.6 mm 線を屈曲して床部に埋め込むか，唇側弧線に鑞着して用いる．ゴム輪はフックを床の中や唇側線につけて，これにかけて使用する．マイクロスクリューは床の中に埋め込んだり，唇側線に鑞着して用いる．

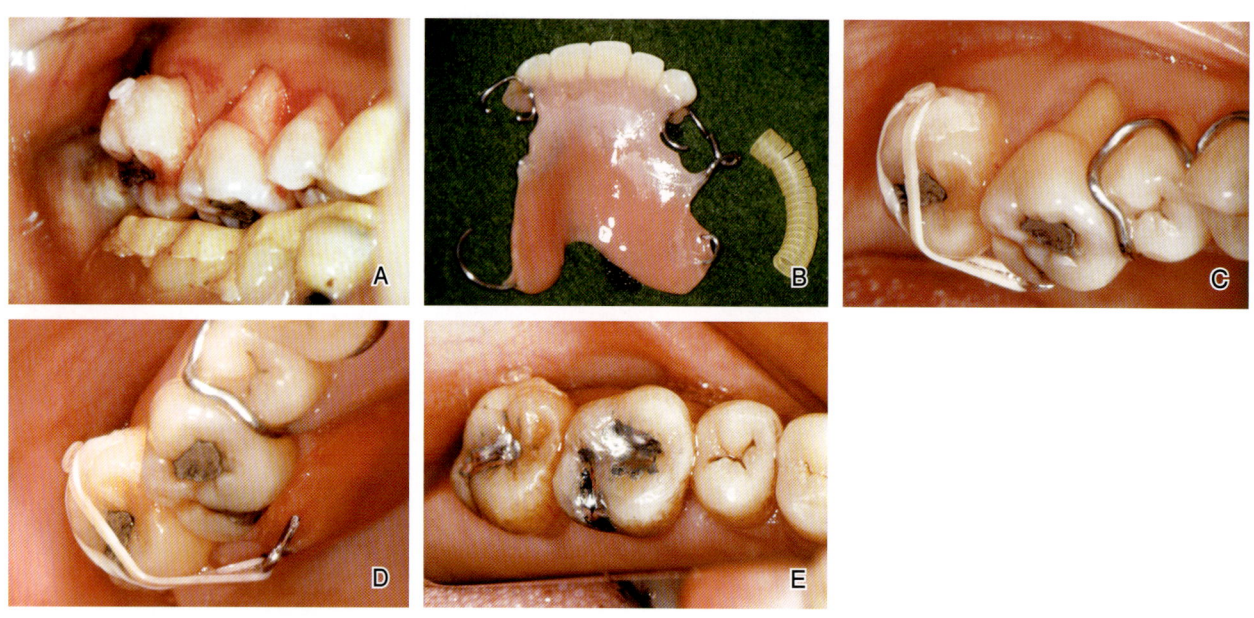

図5-45　義歯を利用した床矯正装置を用いて頬側に強く傾斜した 7̲ の歯軸を矯正した症例（1971）
7̲ の対合歯は欠損し交叉ゴムは使用不可能，そこで床矯正装置を用い重度歯周炎の隣接歯には負担をかけず（固定源とせず）圧下させながら歯軸を修正した．
A：7̲ は頬側転位と傾斜が強い．下顎（対合歯）は欠損し（交叉ゴムの固定源に使用不可），義歯を装着．
B：上顎の義歯を床矯正装置として用いるため，7̲ の口蓋側の床の中にフックを埋め込む．
C：7̲ の頬側にボタンをつけ，義歯のフックとの間にゴム輪をかける．
D：歯軸の改善が見られる（2か月後）．
E：歯軸と歯の位置は正常となり，鉤歯として利用可能となる（10か月後）．これは頬側に傾斜転位した臼歯を我が国で初めて床矯正装置で治療した症例である．

6　歯周病患者に用いる固定式矯正装置

固定式矯正装置は，患者に装置の装着や撤去をさせずに術者が行うので，矯正力は持続的な力となり，装置の設計により計画的に歯を正確に移動しやすい．歯質接着性レジンとプラスチックブラケットの開発により，操作性と審美性の面から利用しやすくなった．しかし①清掃性が悪くなる，②使用を誤ると異常な力が持続的に働くなど危険がある．

1）特徴
（1）利点
①術者の計画した矯正力を確実に一定期間作用させることができる．術者が装置の着脱と調整を行うので，矯正力を正確にコントロールしやすい．
②「歯体移動」が可能である．しかし，すべての固定式装置が可能なわけではなく，ブラケットとアーチワイヤーを適切に用いた場合だけである．
③多数の歯を同時に種々の方向に移動できる．これは反作用力を矯正力として利用しやすいためである．専門的な知識をもって歯列全体の矯正を行う場合に応用される．
④患者の理解度や協力度が低くても，矯正移動が可能である．患者は自分で装置を着脱する必要がなく，装着に気を使うことが少なくてすむ．

（2）欠点
①装着した部位の口腔清掃が困難になる．
②矯正力を誤ったり，矯正装置や歯周組織に異常が生じても患者は自分では取り外せないため，持続的に力が働き，歯周組織の損傷が大きくなる危険性がある．
③患者が取り外せないので，前歯部では社会生活上審美的な面で心理的負担が加わりやすい．
④欠損歯が多い場合は使用が困難である．

2）各種装置の構造と特色
基本的には弧線（アーチワイヤー）とアタッチメント（ブラケットやチューブなど）から成り立っている．

（1）ブラケットとアーチワイヤーを用いる装置（セクショナルアーチ）
ブラケットと細いワイヤー（0.4〜0.6mm線など）を用い（図5-46），固定式矯正装置の特徴である歯体移動や歯軸の修正を行う．歯列全体に及ぶフルアーチと，歯列の一部分のみのセクショナルアーチとがある．MTMでは通常セクショナルアーチが用いられる（図5-47）．
本装置に用いるワイヤーは，使い方により次の3つの作用を発揮することができる．

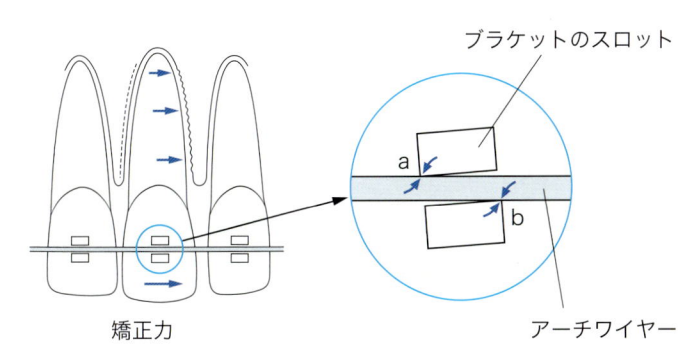

図5-46 アーチワイヤーとブラケットを用いた固定式矯正装置による歯体移動
(a) と (b) の部分に生じる力が歯の傾斜を防ぎ，歯体移動を可能にする．

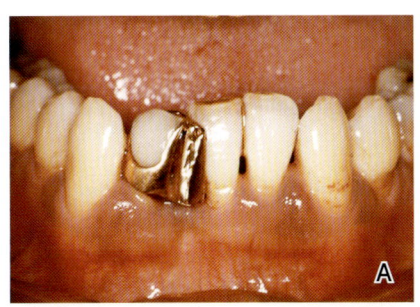

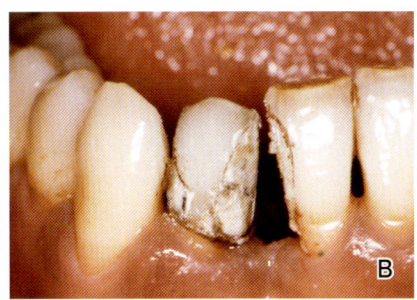

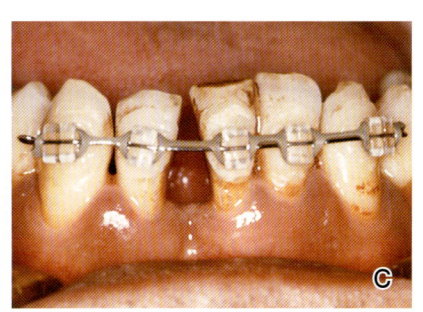

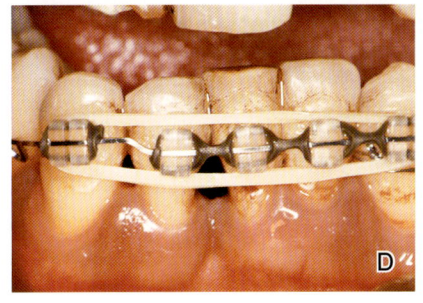

図5-47 固定式矯正装置（セクショナルアーチ）による歯体移動と歯軸の修正
A：$\overline{2}$に不良補綴物．
B：補綴物を除去．$\overline{2}$の近心傾斜と歯間離開が認められる．
C：セクショナルアーチを装着し，歯軸の修正とスペースの閉鎖を目的に，$\overline{2}$，$\overline{3}$の近心移動と歯軸修正を行う．
D：移動完了（5か月）．

a. 弧線自体の弾性による矯正力の発揮

弧線を歯列の理想的な彎曲に合わせて曲げ，これをブラケットに結紮すると，その弾性により歯は移動し弧線の形に沿って並ぶようになる．また，弧線にエクスパンションループやコントラクションループなどのループを組み込んだ場合も，弧線が直接矯正力を発揮する．

b. 移動方向を誘導するレールの役割

弧線を装着した後，ゴム輪やコイルスプリングを用いて矯正力を加えると，歯はブラケットの中の弧線をレールとし，それに沿って移動する．

c. 歯軸の修正（トルク力の付与）

角型ワイヤーをブラケットのスロットに入れて歯軸を修正する（図5-48）．

(2) その他の固定式矯正装置
（アーチワイヤーを用いないタイプ）

ブラケットやボタンを装着し，アーチワイヤーを用いずに，①単純にゴム輪をかけて引っ張る方法（図5-49），②交叉ゴム（クロスエラスティック）を用いて交叉咬合を治す方法（図5-50），③ワイヤー結紮して引っ張る方法などがある．これらはすべて「傾斜移動」が生じる．

7 矯正治療開始後の点検と調整

矯正装置を装着したら，最初は1週間後に来院させる．その後も健康な歯の矯正治療よりも来院間隔を短くし，2〜3週間に1度は次の事項を点検する．経過が良好で問題が少なければ1か月に1度点検する．①歯の移動の状態，②歯周組織の変化，すなわち歯肉の炎症や歯周ポケットの深さ，口腔清掃状態，動揺度，痛み，③歯の移動による早期接触の発生の有無，④矯正力の強さ．

①，②痛みや動揺度が急増した場合は危険信号であり，矯正力を弱めたり，全く加わらないようにして安静にし，一定期間休止期を与える．炎症や歯周ポケットがあれば，その原因を調べて十分対策を練る．通常，その部位の清掃方法を再指導したり，キュレッタージを行うが，さらにポケットが深い場合はフラップ手術を行う．

③，④歯の移動に伴い，新たに早期接触が生じることがある．このような場合には，歯の移動完了後の咬合状態を十分考慮して咬合調整を行い，歯の移動中に重度の咬合性外傷が生じないように注意する．歯の病的移動の原因となる舌・口唇の悪習癖がある場合は，歯の移動と並行して改

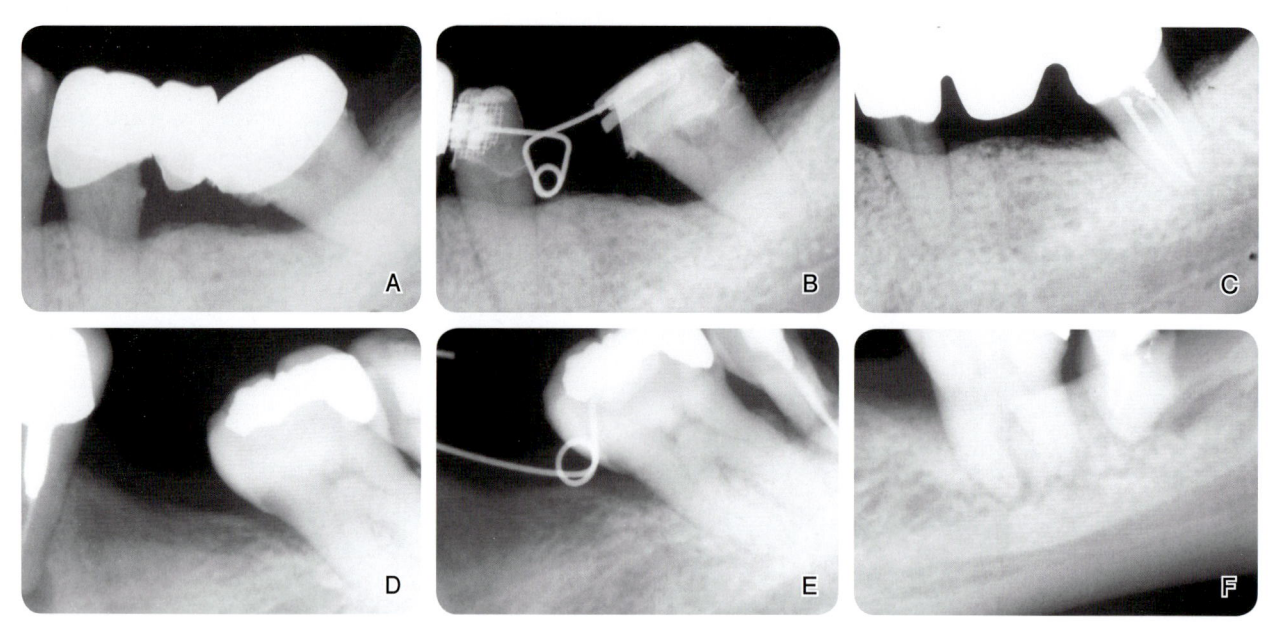

図 5-48　近心傾斜した大臼歯の歯軸の修正と歯周組織の改善，2 症例
A：初診時．$\overline{7|}$の近心傾斜が著しく清掃困難．
B：$\overline{7|}$にバッカルチューブ，$\overline{|345}$ブラケットを付け，ループを組み込んだ角型アーチワイヤーを装着．
C：4 か月後．ブリッジ装着．
D：初診時．歯周基本治療後．
E：$\overline{7|}$にバッカルチューブを付け，$\overline{|345}$を連結し，ライトアップワイヤーを装着．
F：歯軸の修正完了．骨再生が認められる（6 か月後）．

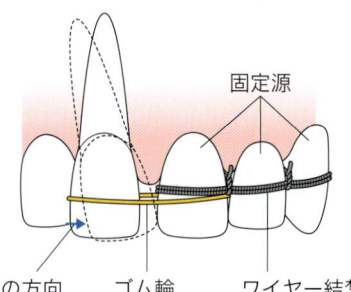

図 5-49　ブラケットとアーチワイヤーを用いない固定式矯正装置
固定式装置でも，ブラケットとアーチワイヤーを用いずに単純に矯正力を加えると，傾斜移動が生じる．

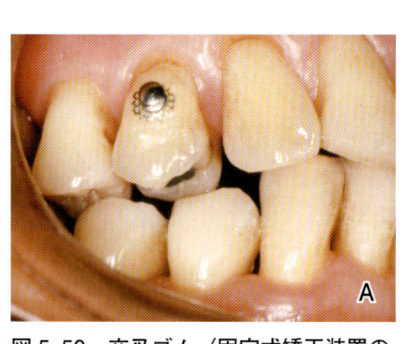

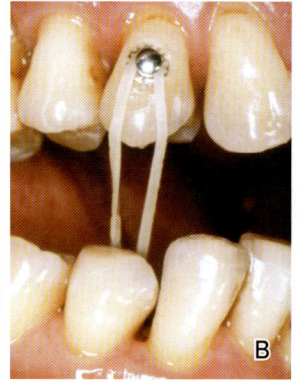

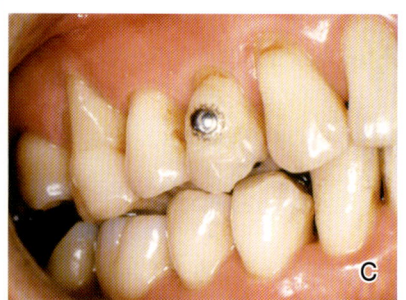

図 5-50　交叉ゴム（固定式矯正装置の一種）による局所的な交叉咬合の矯正治療
A：初診時（40 歳，男性）．$\underline{4|}$と$\overline{4|}$の交叉咬合．
B：上下顎のボタン間にゴム輪をかける（$\underline{4|}$は頬側，$\overline{4|}$は舌側にボタン装着）．
C：移動終了．咬頭と窩が咬合接触し，生理的咬合力が保定力として働く．

第5章 歯周治療における咬合治療，矯正治療，歯冠修復，欠損補綴（歯周補綴） | 245

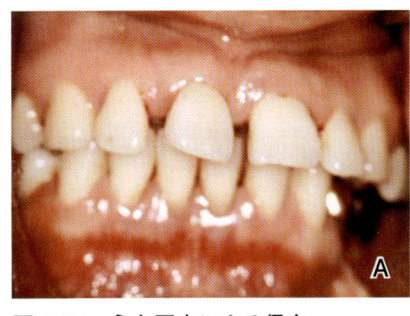

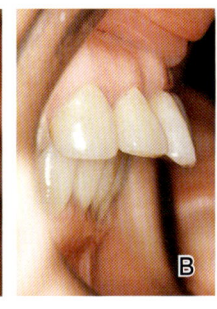

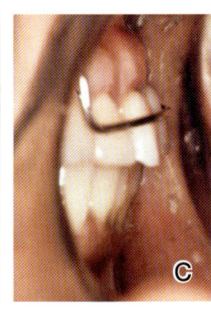

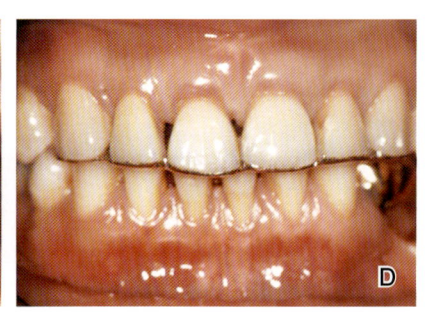

図5-51 永久固定による保定
前歯のフレアアウト（上顎前突と歯間離開）を矯正治療後，ピンレッジで保定（永久固定）した．
A：初診（35歳，女性）．
B：歯周基本治療終了．
C：矯正治療（MTM）終了．
D：ピンレッジで保定（永久固定）して2年後．

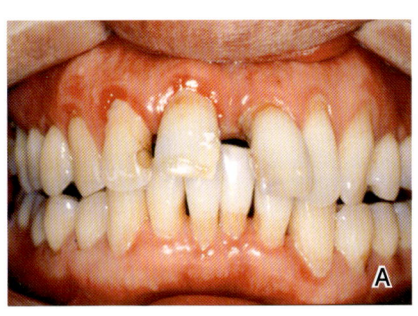

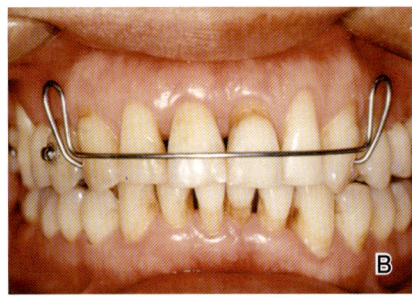

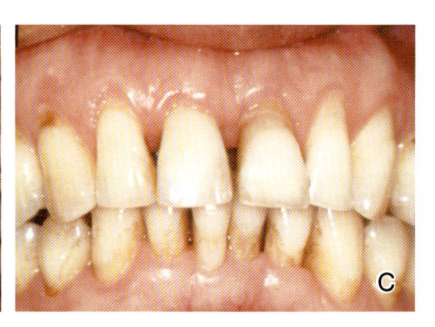

図5-52 可撤式矯正装置による保定
上顎前歯のフレアアウトを矯正治療後，ホーレーのリテーナーを夜間のみ長期使用した．
A：初診時（39歳，男性）．
B：歯周治療と床矯正装置を用いた矯正治療終了．
C：10年後．夜間のみ矯正装置として用いたホーレータイプ矯正装置を保定装置として使用した．

善する．
　歯が目的とする位置まで移動したら，歯肉の炎症，ポケットの深さ，早期接触の有無を再点検し，問題があればその改善に努める．固定式矯正装置は装置を外した後，必ず局所の清掃をチェックし，再指導して清掃の徹底を図る．4mm以上のポケットは，キュレッタージやフラップ手術など再付着をねらった処置を行う．

8 保定とメインテナンス

　歯の移動完了後，新しい位置で歯周組織が修復されるまで保定する．保定には，暫間的な保定と長期的な保定（固定）とがある．歯列不正を引き起こす原因（舌の悪習癖など）が取り除けない場合や，支持組織がきわめて少なくしかもその歯に加わる力のバランスが一方向に偏る場合は，長期的な保定（図5-51）を行って再発を防ぐ．しかし歯列不正の原因となる舌習癖が強い場合，舌習癖の治療を十分行わずに永久保定に頼ると，保定した歯群全体が唇側移動することがある．

　<u>支持力が弱くても，歯に加わる外力が唇舌方向，近遠心方向とも調和がとれていれば，歯はその位置に安定する．したがって，咬合力，舌圧，口唇圧など歯に加わる力のバランスを考慮し，さらに歯周組織に炎症が生じないようにメインテナンスしていくことが大切である．</u>

　保定の方法は固定法とほとんど同じであり，ホーレーのリテーナー，バルカン固定，接着性レジンおよび永久固定法がある（p.224〜229参照）．前歯の支持力が低下していて舌習癖がある場合は「再発」しやすく，以前はピンレッジや前装冠などで固定していたが，時間的，経済的な負担が大きく，二次齲蝕や装置の破損が生じる危険性も高い．そこで著者は，永久固定せずに夜間のみホーレーのリテーナーを長期（半永久的）使用する方法を採用し，成功している（図5-52）．接着性レジンを用いる方法も有効である．

7・歯周病患者の歯冠修復，欠損補綴（歯周補綴）と生物学的幅径

　咀嚼，発音，嚥下などの口腔機能の回復は，歯周組織の健康の回復とともに歯周治療の大きな目標の1つであり，口腔機能の回復を目指して行う歯冠修復や欠損補綴は，歯周治療の一環としてきわめて重要である．とくに歯周炎が重度に進行し動揺歯や欠損歯が多い症例では，これらの処置が歯周治療全体の予後を大きく左右する．これら重度の歯周病患者で動揺歯の固定や管理を含む補綴治療は「歯周補綴」とも呼ばれている．

　歯冠修復学や補綴学の基本については各専門書に譲り，ここでは歯周治療の一環として歯冠修復，欠損補綴（歯周補綴）を行う場合の注意事項と生物学的幅径 biological width について述べる．

1　歯周病患者の歯冠修復，欠損補綴（歯周補綴）の基本的考え方と注意事項

　歯周病患者の歯周治療の一環として歯冠修復や欠損補綴（歯周補綴）を行う場合に，まず考えなければならない基本的事項は，これらの歯や欠損に対する修復処置が，「歯周病を引き起こしたり進行させることなく，口腔機能と審美性を回復させること」である．一度歯周炎に罹患した歯は歯周炎が再発しやすい傾向があり，一部に歯周ポケットなど病変が残存したり，支持歯周組織の減少のため咬合性外傷が生じやすい．健常な人にこれらの処置を行う場合以上に注意が必要である．その具体的内容は，次の通りである．

(1) 修復物，補綴物が歯周組織に炎症を引き起こす原因とならないようにする

　このためには，修復物，補綴物の清掃性を良くすること，すなわちまず第1に清掃しやすくし，次にプラークが付着しにくくすることが大切である．患者が清掃しにくい形態にすると予後は不良となる．

(2) 咬合性外傷が生じないようにする

　残存歯の支持力の強さに応じて加わる咬合力を調整し，側方力はできるだけ加わらないように工夫する．症例によっては連結固定して支持力を増強したり，粘膜にも負担させるなど，特定の歯が負担過重にならないような注意が必要である．

(3) 最も大切なのは，炎症と咬合性外傷が合併しないようにすることである

　歯周病により支持力が低下し，しかも欠損歯が多くなると，残存歯の咬合力負担は増加し，2次性咬合性外傷が生じやすい状態にある．したがって，炎症と咬合性外傷の合併を避けるには，まず十分なプラークコントロールの習慣をつけて炎症がない状態を確立し，さらに早期接触やブラキシズムなど外傷性咬合がない状態にして，これを維持することが大切である．

　このためには歯周基本治療を確実に行い，さらに修正治療（歯周外科など）により深いポケットを取り除く処置を行う．補綴治療の前と後に再評価し，不十分な場合は再度修正治療を行い，メインテナンス治療を行っていくことが必要である．しかし，残存歯のすべてをこのような理想的状態にするのは困難であり，一部にポケットなど問題を残したまま補綴治療を開始せざるをえない場合もある．このような場合は，補綴治療後のサポーティブペリオドンタルセラピー（10章参照）がきわめて重要となる．

2　歯周病患者のプロビジョナルレストレーション（暫間修復・補綴物）

　歯周補綴を行う前に歯周組織の炎症や咬合性外傷の改善が必要だが，改善するまでの期間，すなわち歯周基本治療から歯周外科や矯正治療（MTM）を行っている間は，暫間修復・補綴物を用いて機能や審美性を一応回復しておく．この暫間修復・補綴物は，使用しながら調整を加えたり，作り直して経過を観察する．すなわち，より良い修復物や補綴物を製作する準備でもあり，プロビジョナルレストレーションとも呼ばれ，きわめて重要である（図5-53）．

1) 暫間修復・補綴物の役割

①最終修復物が装着されるまで支台形成歯を保護する．
②各患者に最も適切な咬合，発音機能，審美性をもつ修復・補綴物を知る（患者の希望との調整も行う）．
③患者がプラークコントロールしやすい形態をみきわめる．
④咬合性外傷をコントロールできる形態をみきわめる（固定の範囲，可撤式か固定式かの選択など）．

2) 暫間修復物製作時の注意点

(1) できるだけ歯肉縁上マージンにする

　暫間修復物はレジンで製作する場合がほとんどであるが，不注意に製作すると歯肉の炎症を引き起こす危険性が高い．とくに，歯肉縁下にマージンが入っている場合は炎

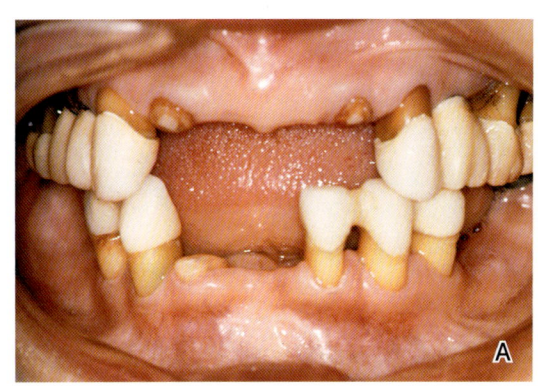

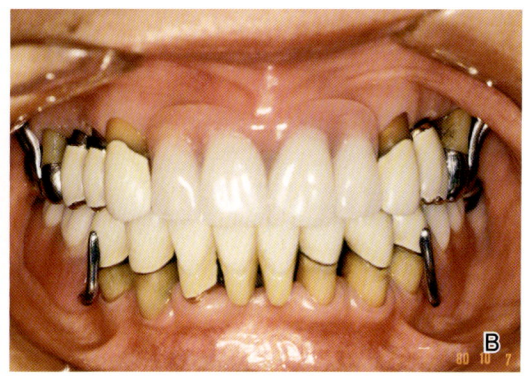

図5-53 歯周病患者の暫間修復物（プロビジョナルレストレーション）と歯周補綴
A：レジン冠によるプロビジョナルレストレーション．
B：最終的な修復物の装着（歯肉縁上マージンのブリッジと義歯）．

症が生じやすく，縁上マージンにする方が安全である．歯肉縁下マージンでも，ごく短期間ならば口腔清掃の徹底により歯肉への影響を比較的少なくすることができる．しかし，長期間使用すると，アタッチメントロスを生じる原因となる可能性もある．これは，レジン冠が適合性に劣ることと，細菌の産生する毒素などの有害物質を吸収し，歯肉の炎症を誘発するためである．

とくに，広範囲な補綴処置を必要とする場合，数か月，時には1年以上もの間レジン冠を用いなければならないこともある．このような場合には暫間修復物の支台歯形成をできるだけ歯肉縁上に留め，最終修復物の支台歯形成時に縁下まで形成する方法をとると，歯肉の健康を保つ上で得策である．

(2) レジンの咬耗による咬合の低下に注意する

もう1つの注意点は，レジンは咬耗しやすく，咬合位が低下する危険性があることである．長期使用の場合はこのことにも注意し，治療中の咬合の変化，咬合性外傷の発現に注意する必要がある．

3 歯周病患者の歯冠修復

歯周治療の面から歯冠修復を考えた場合の注意点を以下に示す．
①清掃性：マージンの位置と適合性，歯冠の形態
②食片圧入：接触点の位置と強さ
③咬合性外傷：咬合面の形態と面積，対合歯との接触

1）マージンの位置と適合性

歯冠修復物のマージンの位置は，「歯肉縁下」，「歯肉辺縁に一致」，「歯肉縁上」の3種がある（図5-54，表5-4）．従来，保存修復学や補綴学では，Blackの予防拡大の概念から歯肉縁下にマージンを設定することを基本としてきた．しかし，歯周組織の健康の面から見ると，歯肉縁下の粗糙面は縁下プラークを増加させるので，歯肉縁上マージンが最良であることが明らかになっている．したがって，齲蝕を予防し（フッ化物塗布，プラークコントロール，食物など），歯肉縁上にマージンを設定するのが基本である．

参考1：歯冠修復物のマージンの位置が歯周病に及ぼす影響

歯冠修復物のマージンの位置が歯周病に及ぼす影響については，1960年代から1970年代にかけて動物実験やヒトでの観察が行われ，マージンの位置を，①歯肉溝底部，②歯肉辺縁と歯肉溝底部との間，③歯肉辺縁，④歯肉辺縁寄り歯冠側，の4つの部位に分類し，検討されている．

Silness（1970）やMarcum（1967），Karlsen（1979）らの研究結果は，マージンを歯肉縁上に置く方が歯肉縁下に置くよりも歯周組織の健康を維持するのに良いことを示している．Renggleら（1972）は，歯肉縁下マージンの場合，プラーク指数が同じであると，歯肉縁上マージンに比べて炎症が強く，たとえマージンの適合が良くても，歯周組織にとっては不利になると報告している．Valderhangら（1976）は，補綴物装着5年後の歯周組織を観察し，マージンが歯肉縁上で適合が良好な場合は歯周組織の症状はなく，歯肉辺縁部に設定してあった場合は歯肉炎がわずかに増悪しただけであったが，歯肉縁下に設定した場合は，歯肉の炎症と歯周ポケットが著しく増加し，さらにアタッチメントロスも増加したと報告している．

歯肉縁下の修復物と歯面との境界部は，常時細菌や他の有害な物質が付着する．臨床的に適合が良いと思っても，細菌学的に見れば修復物と歯との間が完全に密閉されているわけではなく，細菌の付着による歯周組織への刺激は避けられない．刺激の程度は，歯肉縁下マージンの適合度，滑沢度，患者のプラークコントロールの程度によって大きく左右される．

マージンが歯肉縁上であっても，セメント質または象牙質上の場合は硬くて滑沢なエナメル質に比べマージンの適合・密閉性は劣る．山口（1986）は鋳造歯冠修復された抜去歯に人工的に二次齲蝕を起こして観察し，マージンが象牙質上に設定されている場合は，エナメル質上の場合より二次齲蝕に対する抵抗性が弱いことを報告している．

このように，<u>修復物のマージンは，歯肉縁上でしかもエナメル質上に設定するのが最も理想的である</u>．したがって，歯周病で歯肉が退縮している場合には，マージンを歯肉辺縁より2～3mm離し，できるだけエナメル質上に設定する．

図 5-54　歯冠修復物のマージンの位置の3タイプ
A：歯肉縁下マージン．
B：歯肉辺縁に一致したマージン．
C：歯肉縁上マージン．

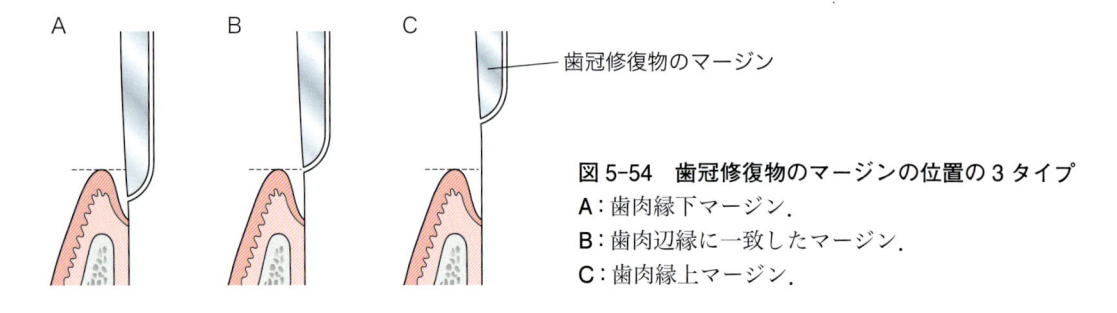

表 5-4　歯冠修復物のマージンの位置による利点と欠点

マージンの位置	利点	欠点
歯肉縁下	・前歯部では審美性が良い ・歯肉縁上齲蝕になりにくい ・維持力を強化できる	・歯肉縁下プラークが付着しやすい ・形成および印象採得が難しい ・マージンの適合度が不明瞭になる ・歯肉縁下齲蝕に気づきにくい ・修復物の歯肉への刺激がある
歯肉辺縁に一致	・歯肉縁上の利点と類似し，縁下の利点も一部もつ	・歯肉辺縁部の清掃を障害する ・歯肉の退縮や増殖により歯肉縁上や縁下に変わりその欠点が出る
歯肉縁上	・形成・印象が容易である ・マージンの適合度が明瞭である ・齲蝕の発生に気づきやすい ・修復物による歯肉への刺激がない ・歯肉辺縁の清掃がしやすい	・前歯部では審美性が悪い ・歯肉縁上の齲蝕の罹患率が高い ・維持力が低くなる

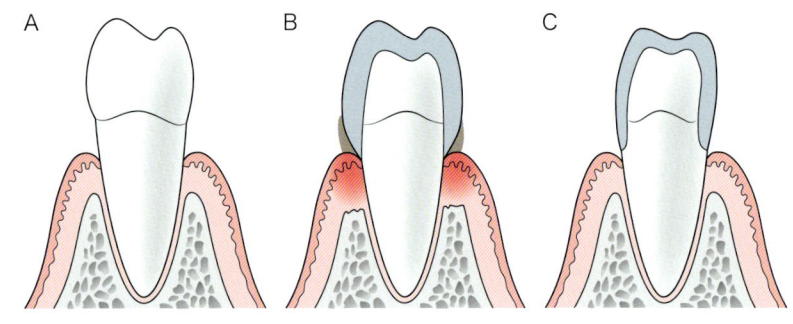

図 5-55　修復物の歯冠形態
歯槽骨が吸収し支持力が低下している場合の頰舌側豊隆．　A：歯冠修復前の歯冠形態．　B：歯冠豊隆が大きすぎる（オーバーカントゥア）例．歯肉辺縁をセメント-エナメル境と考えて解剖学的形態を回復すると，誤りが生じる．歯肉辺縁部の清掃性は低下し，歯肉の炎症が増悪しやすい．　C：歯冠豊隆を少なくし，歯冠の頰舌的幅径も小さくし，マージンは歯肉縁上にする．

しかし，臨床ではどうしても歯肉縁下にマージンを設定しなければならない場合がある．これは①齲蝕が縁下に及んでいる場合（既存修復物，歯の破折面，歯根切断面などが縁下に達している場合も含む），②審美性を重視する場合（前歯部の唇面），③修復物の維持力を強めたい場合（歯冠長がきわめて短い場合），などである．しかし，縁下に入れる場合でもできるだけ必要最小限に留め（縁下0.5 mm程度），とくに適合を良くすることが大切である．マージンが縁下に深く入り，ポケット底部に接近したり，適合が悪いと，歯肉の炎症とアタッチメントロスが生じる．

2）歯周補綴の修復物の形態

(1) 頰舌側豊隆（カントゥア，図 5-55）

頰舌側の豊隆は，食物により歯肉が傷ついたり，歯肉溝やポケット内へ食片が入るのを防ぐ役割をすると考えられている．しかしこれは科学的に十分証明されておらず，むしろ歯冠豊隆を強くする（オーバーカントゥア）と歯頸部の清掃性は悪くなり，歯肉辺縁に炎症が生じやすい．したがって，修復物は歯冠豊隆を弱くする方が良い．

よく見られる誤りは，ワックスアップ時に正常な解剖学的形態を再現するつもりで，かえって誤った形態にしてしまった症例である．例えば，歯根が露出し根面上マージンの場合に，マージン部をセメント-エナメル境と考えて解剖学的な形態を回復しようとすると，オーバーカントゥアとなる．歯肉縁下マージンでオーバーカントゥアにすると，悪条件が重なり炎症は強くなる．なお，根分岐部が露出している場合は，根分岐部がオーバーカントゥアにならないようにとくに注意する必要がある．

(2) 隣接面形態（図 5-56）

隣接面は清掃性が悪いので，歯間ブラシが通る歯間空隙を作り，できるだけスムーズな凸面状にする．豊隆を強くしすぎて歯間ブラシが通らないと，清掃困難になるため炎

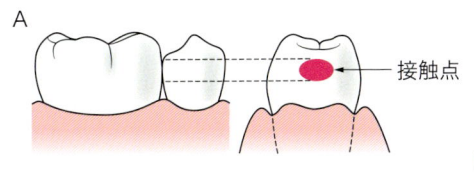

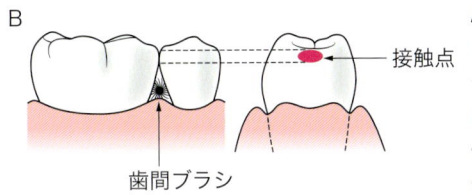

図5-56　隣接面の形態
A：不適切な隣接面形態：接触点が歯頸部寄りに位置すると歯間部に清掃用具が入りにくい．辺縁隆線の高さが不揃いで，歯冠側の歯間空隙が大きいと，食片圧入が生じやすい．
B：歯冠修復物の接触点：接触点はできるだけ辺縁隆線寄りに位置させ，適度の歯肉側歯間空隙を作って，隣接面の清掃性を良くする．一方，歯冠側空隙は小さくして，食片圧入が生じないようにする．

症が生じる．一方，歯肉退縮と歯根露出が著しく，歯間空隙が大きくなりすぎると，歯間ブラシを通しても歯肉辺縁をこすらずに通過してしまう危険性が高くなる．このような場合は逆に豊隆を強くして，歯間ブラシを通した時に歯肉辺縁をこするようにする．

（3）接触点

接触点の形態は，食片圧入を防ぐ上で大切である．接触点を回復する上で具体的な注意事項は，次の通りである．
①接触点間隙は60〜90μm程度とする．
②辺縁隆線の高さを揃える．
③接触点の位置は，できるだけ辺縁隆線寄りにする．これは，食片を接触点上に停滞させず食片圧入を防ぎ，さらに清掃性も高める．
④接触点の広さ（幅）は，垂直方向には狭く，頬舌方向はやや広くする（ただし，頬舌的幅が広いと圧入を防げるというデータはない）．
⑤対合歯にプラガー状の咬頭を作らない．

3）咬合面の形態

咬合面形態はその歯が受ける咬合力に大きく影響し，咬合性外傷を防ぐ上で重要な因子である．歯周病により支持力の低下した歯を，咬耗のない若い年齢の解剖学的形態に修復するのは誤りである．咬合性外傷を防ぐために次のような配慮が必要である．
①早期接触がないように調整する（p.216〜223参照）．
②咬合力ができるだけ歯軸（垂直）方向に働くようにする．
　側方圧を少なくすることが大切である（例えば上顎前歯も舌側面に咬合平面を作り，できるだけ歯軸方向の力が加わるよう工夫する）．
③咬合面の頬舌幅径を小さくし咬合面積を小さくする．咬合時に強い咬合力が働かないようにする．
④咬頭頂と咬頭斜面をなだらかにする．
　支持力が著しく弱い場合は側方運動と前方運動時の接触を避け，咬頭嵌合位のみ接触させる．
⑤対合歯との接触は面接触を避け，できるだけ点状にする．

4）生物学的幅径 biological width（図5-57）

Ingberら（1977）が臨床的概念として主張した用語で，歯槽骨頂から上皮付着の最歯冠側（歯肉溝底部）までの距離をいい，補綴物マージンと歯周組織との位置関係の基準として主に米国で用いられている．

その根拠は，Gargiuloらが19〜50歳の30人の無処置の歯の287歯を組織標本上で測定した結果，歯槽骨頂より歯冠側には結合組織性付着が1.07mm，上皮性付着が約0.97mmで，両者の合計は平均約2mmであると報告したことに基づいている．すなわち，biological widthとは，歯槽骨頂から歯肉溝底部までの距離（幅）をいい，その正常値は2mmで，生体ではこの幅が常に保たれるように働くという考えであり，米国の補綴専門医を中心に支持されている．

この考えによると，修復処置前にbiological widthを正常にしておけば骨吸収や歯肉退縮は生じないが，biological widthを乱した場合，例えば補綴物のマージンが骨頂に接近し2mm以下になると歯肉に炎症が生じ，骨吸収が生じるという（biological widthを2mmに保とうとするため）．このような場合は，補綴前に①骨切除術，②矯正的挺出，③抜去挺出などを行い，biological widthを正常にしてから補綴を行う必要があるとしている．

また逆にbiological widthが広い場合，すなわち骨頂から歯肉溝底部までの距離が3mm以上の場合は補綴後に歯肉退縮が生じるので，歯肉弁根尖側移動術を行い歯肉を退縮させてbiological widthを正常にしてから補綴を行うと，その後の歯肉退縮によるマージン露出はないとしている（図5-58）．

しかし，biological widthの考え方はまだ科学的に十分証明されておらず，しかもwidthが2mmというのも平

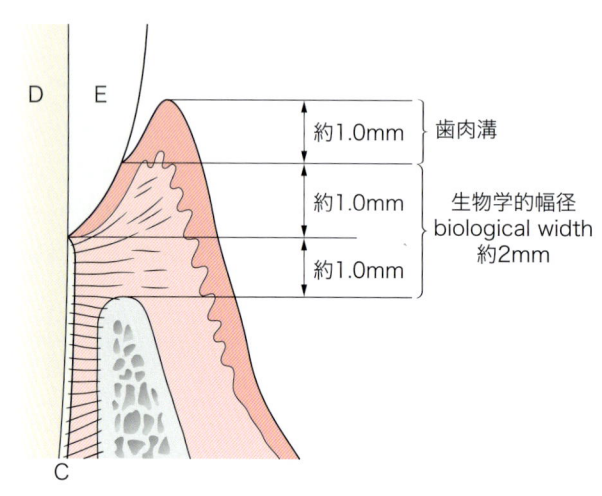

図5-57 Gargiuloらの測定値に基づきIngberらが提唱した「生物学的幅径 biological width」
歯槽骨頂から歯肉溝底部までの距離（幅）をいい，約2mmである．この測定値はGargiuloらの測定によるもので，健常者で上皮付着がエナメル質上にある場合の平均値である．
E：エナメル質．D：象牙質．C：セメント質．

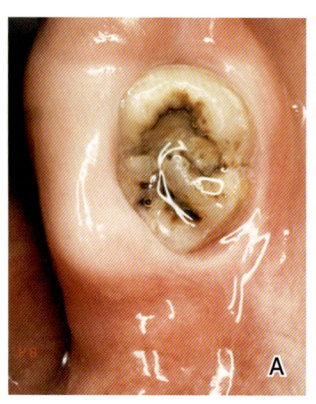

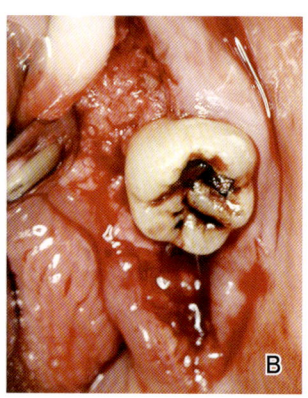

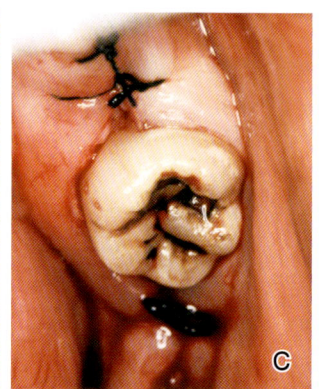

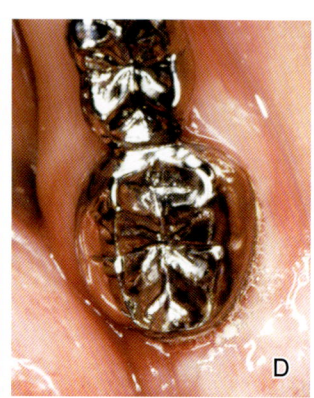

図5-58 生物学的幅径 biological width の正常化を兼ねる歯冠修復前の歯肉形態を修正
A：ブリッジの支台とする予定の7⏌（35歳，女性）．歯周基本治療終了後．ポケット5mm，歯肉形態は不良である．
B：フラップ手術を行って，ポケットの除去と歯肉の形態を修正する．
C：biological width もほぼ正常となる．
D：ブリッジの装着．

均値であるから，生体ではもっと異なった状態の場合も多数存在すると思われる．この考えは前歯の唇側など歯肉退縮によるマージン露出を嫌う場合，および歯肉縁下齲蝕が骨頂に接近している場合に適用され，歯肉縁上マージンとした場合は全く考慮する必要はない．

4 歯周病患者の欠損補綴（歯周補綴）

歯周病患者の欠損補綴には，固定式（ブリッジタイプ）と可撤式（義歯タイプ）とがあり，両者とも種々の特徴（利点と欠点）をもっているので，各症例に応じてどちらが適切であるかを診断し，患者の希望，経済的負担も考慮して決定する．患者は一般に，可撤式より固定式を希望することが多い．なお，中〜重度の歯周病に罹患し残存歯が動揺している症例の欠損補綴を「歯周補綴」と呼んでいる．

歯周補綴を行う場合，術者と患者とのコミュニケーション，さらに信頼関係（ラポール）が大切であり，それは歯周基本治療の時期から育てていくことが大切である．さらに，暫間補綴物を製作することにより，患者に補綴物の特徴や毎日のメインテナンス法を理解してもらうとともに，歯周組織をはじめ口腔内全体の状況をより良いものにするよう治療を行い，さらにそれを維持するよう，術者と患者が互いに深く認識しあうことが大切である．欠損補綴を必要とする患者は，歯周病ばかりでなく，咬合異常，顎関節や咀嚼筋の異常などを合併している者も多いので，これらに対しても留意しながら，暫間補綴物を製作し，改善を確認して最終的な補綴物を製作する．

なお，近年インプラントが進歩したため，インプラントを用いて補綴する方法も行われる．インプラントに関しては第9章を参照されたい．

1）歯周補綴

　歯周補綴は，中～重度の歯周病患者の欠損補綴治療を行うにあたり，動揺のある残存歯の歯周病の進行を防ぎ，機能や審美性の回復をする補綴治療をいう．

　中程度および重度の歯周病患者は，不注意に補綴治療を行うと，支台歯や鉤歯を含め残存歯の歯周病が進行しやすい傾向が強い．そこで，①補綴治療を行う前に残存歯の歯周治療を十分に行い改善しておく，②補綴装置を含め口腔全体の清掃性を高めて炎症が生じないようにする，③咬合力の配分に考慮して咬合性外傷が生じないようにするなど，歯周病を改善し進行を抑えるように十分な注意を払い，機能や審美性の回復をする補綴治療を行う必要がある．これらに配慮する必要があるため，一般の補綴治療と区別して「歯周補綴」と呼ぶようになっている．

　歯周病により支持歯周組織が減少し動揺のある歯も，固定を兼ねた補綴装置を製作することにより，強い咬合性外傷が生じない設計にして機能や審美性の回復に役立てることができる．例えば，歯周病のため支持組織が減少し動揺のある歯でも，歯周ポケットがなく炎症が取り除かれていれば，左右の臼歯部に及ぶクロスアーチのブリッジを作成することにより，前歯と臼歯の唇舌方向と頬舌方向の力をお互いに支えあって咬合性外傷が生じないようになり，機能や審美性の回復を可能にすることができる．

　このような歯周補綴で重要なのは，歯周組織の破壊を急速に進行させる炎症と咬合性外傷の合併が生じないようにすることである．そのため，①歯周組織の支持力も残存歯も少ない場合には，残存歯に咬合性外傷が生じやすいので，前述したクロスアーチのような広範囲の固定やオーバーデンチャーなど設計に工夫を払い，暫間補綴物を製作して経過を観察し，安全を確認して最終的な補綴物を製作する．さらに，②患者による清掃を徹底し，これらの歯に炎症が生じないようにする．③ブラキシズムや舌の悪習慣がある患者にはその治療を行う（p.230～234 参照）．

　しかし技術的には難しくなることが多く，歯周病学と補綴学の知識と技術をしっかりと身につけて行う必要がある．歯周補綴を成功させる要点は，
①患者は歯周病，歯周補綴を理解し，口腔清掃レベルがきわめて高くなっている
②補綴処置前の歯周治療，歯内療法が適切に行われている
③暫間補綴物製作を含め，補綴治療のレベルが高い
④ブラキシズムや舌の悪習慣に対する対策ができる
⑤メインテナンス治療がしっかり行える

　なお，現在ではインプラント治療も考慮に入れて，歯周補綴治療計画を組み立てる必要がある（9章参照）．

2）固定式欠損補綴

　歯周炎の初発因子がプラークであることが明らかとなり，咬合性外傷と炎症性破壊が区別されるようになって以来，従来部分床義歯でしか補綴できないと考えられていた広範囲な欠損歯列に対しても，固定式のブリッジで治療が可能であることが報告されている．Nyman と Lindhe らは，歯周病などにより支持力が著しく低下した場合，可撤式義歯より固定式ブリッジの方が残存歯を固定する作用があり，しかも咬合力を調整分配できるので有利であるとし，少数支台歯のフルブリッジ（全顎にわたるブリッジ）の10年以上の長期症例を発表している．

　この場合大切なのは，次の点である．
①支台歯の歯周組織が歯周治療により健康を回復しており，今後もプラークコントロールを中心とするメインテナンス治療がきちんと行われるということである．このためには，清掃性の良い修復物を作ることが大切である．
② Nyman の失敗例への検討から，ブリッジの生物物理学的性質を考え，咬合力が加わった時にブリッジの各部分に歪みが生じないように製作することである．すなわち，メタルには十分な厚みをもたせ，歪みが生じないようにする．歪みが生じると，ブリッジ自体の破損や合着に用いたセメントの破壊を引き起こし，予後不良となる．
③支台歯の維持装置の維持力をできるだけ強くする必要がある．維持力強化の面からは全部被覆冠が部分被覆冠より適しており，歪みも部分冠の方が発生しやすい．さらに，大臼歯の支台歯が近心傾斜している場合は，前歯支台歯の唇側面と平行になるようにショルダー形成とし，唇・舌側にグルーブを形成すると維持力は強くなる．

　しかし，歯周病患者の固定式ブリッジには多くの問題点がある（図5-59）．①歯周病患者では支台歯に動揺がある場合が多く，印象，咬合採得時にその歯が動いて誤差が生じやすい．②支台形成歯はセメント破壊による二次齲蝕発生の危険性が高い．③広範囲ブリッジは術者や歯科技工士の技術的な難易度が高く製作に時間がかかる．④患者の経済的負担が大きい．

　さらに著者らの10～30年にわたる長期継続観察で，ブリッジとくに延長ブリッジは支台歯の歯根破折が生じる危険性が高いことから，ブラキシズム習癖や咬合（咀嚼）時の力が強い人はその改善に努力する必要があり（p.233 参照），患者の希望と協力が得られる場合にのみ行うべきである．

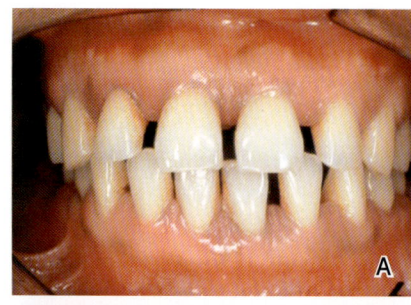

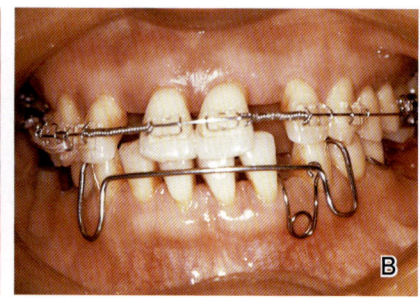

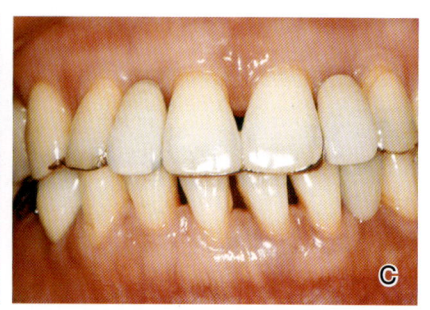

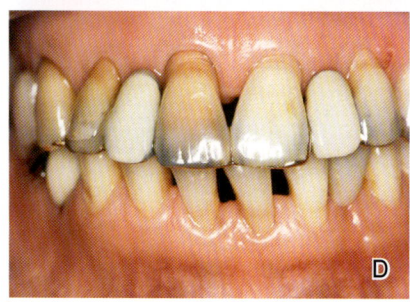

図 5-59　固定式歯周補綴と二次齲蝕の発生（長期観察例）
A：初診時（35歳，女性）．歯列弓の大きさに比べ歯冠幅が小さいため歯間離開が生じており，矯正治療では十分に改善しないと診断し，歯周治療のみ行う．
B：4年後（39歳）．歯間離開が進行すると訴えて再来．局所矯正治療（MTM）を行い，舌側移動するとともに，空隙を中切歯と側切歯の間にまとめる．
C：移動完了後，ノンパラレルピンにより固定を兼ねた歯周補綴を行う．
D：12年後．メインテナンス処置により歯周病変の進行はない．しかし，二次齲蝕と補綴物の一部破損が生じている．

3）可撤式欠損補綴

　鉤歯の負担過重を避ける方法として，以前はレストなしクラスプを使用したり，緩圧性アタッチメントで義歯と支台歯との間に可動性を与える緩圧性の義歯（フレキシブル・サポート・デンチャー）が良いと考えられた．しかし，緩圧にすると咬合機能時に義歯が動揺し，かえって支台歯に強い側方力が加わる結果となり予後不良となる例が多く，維持のしっかりしたリジッドサポートがよいと考えられるようになってきた（図5-63）．
　この考えに従って可撤式の部分床義歯は，できるだけリジッドサポートにして義歯の動揺をなくし，支台歯に歯軸方向の力が加わるようにするのが良いと考えられている．この考えに沿って維持歯と維持装置を選択して製作し，義歯が安定すれば支台歯は相互に固定されていることになり，固定の効果も得られる．このリジッドサポートの可撤式装置による固定効果は，「二次固定」とも呼ばれている（これに対して，ブリッジなど固定式装置による固定を「一次固定」と呼んでいる）．この代表例としては，「コーヌス・テレスコープ・デンチャー」がある．他にアタッチメント・テレスコープ系の維持装置を用いたデンチャーもあるが，製作術式が複雑で実用的でないものが多い．
　テレスコープ以外「通常の部分床義歯」を用いる場合でも，できるだけリジッドサポートにして義歯が安定することが大切である．すなわち，歯周組織の状態に応じて支台歯の選択に注意し，できるだけ多くの歯に負担を分配するとともに，支台歯にはガイドプレーンの付与，舌側のレッ

参考2：歯周補綴におけるポンティックの形態と注意事項

(1) ポンティックの形態
　ポンティックは，欠損歯を機能的・審美的に回復するとともに，プラークコントロールが容易に行えることが大切である．粘膜と接するポンティック自体の清掃性も大切であるが，とくに重要なのはポンティックに隣接する支台歯の歯頸部の清掃性である．

(2) ポンティックを作る場合の注意事項
①隣接する支台歯との歯間空隙は，狭すぎたり広すぎたりしないこと．歯間部用ブラシが挿入しやすく，しかもブラシを動かした時に毛が適度の強さで歯頸部の歯面をこすれる広さが最も良い（図5-60A）．いわゆる完全自浄型は，隣接面の空隙が大きすぎ，歯間ブラシを歯頸部に意識してこすりつけないと清掃できない欠点がある（図5-60B）．
②ポンティック底部は凹面を避け，丸みを帯びた凸面とし，十分研磨して滑沢にする（図5-60A）．
③下顎大臼歯部は通常見えないので，卵形の滑沢な丸い凸形にして，歯間ブラシがある程度の抵抗を受けて通る程度に粘膜面から離す（図5-61）．審美性が重要な部位（前歯と上顎臼歯）は頰側への偏側型を用い，舌側の舌感不良を訴える患者には舌側への偏側型を用いる．
④歯槽粘膜に炎症があったり不規則な形態の場合は，まず歯槽部を軟毛の歯ブラシ（PHBなど）でブラッシングさせて，炎症を改善する．陥凹が強く形態が悪い場合は，歯肉整形術あるいは人工骨（ハイドロキシアパタイト）を埋め込む手術やGBR法などを行って形態を修正する（図5-62）．なお，GBR法はGTR法に用いる膜を用いて無歯部に骨を再生させる方法である．
⑤小帯の異常や口腔前庭が浅く付着角化歯肉が狭いために清掃性が悪い場合は，遊離歯肉移植術，小帯切断術，前庭拡張術を行って清掃性を高めておく．
⑥前歯部のポンティックは，審美性と清掃性とをうまく組み合わせることが大切である．審美性を考慮しすぎて歯間空隙を密閉してしまうと清掃が不可能になるので，清掃が可能で，審美性も良くなるよう隣接面のカントゥアを工夫する．顎堤の吸収が著しい場合には，人工歯肉を利用する方法もある．この場合，人工歯肉を取り外した時に十分にプラークコントロールを行える形態にし，口腔清掃指導を中心とした患者教育を徹底させる．

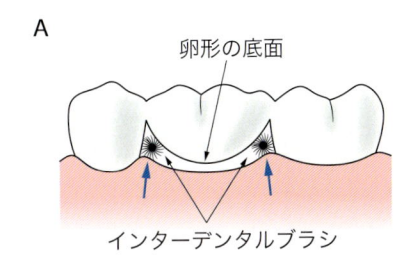

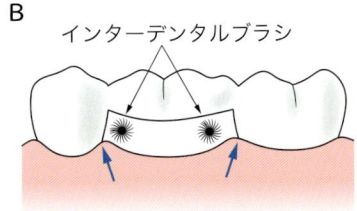

第5章 歯周治療における咬合治療，矯正治療，歯冠修復，欠損補綴（歯周補綴）　253

図5-60 ポンティックの清掃性は支台歯の歯頸部の清掃性が重要
A：支台歯の歯頸部を，歯間ブラシがある程度の抵抗感をもって通る状態が良い．
B：ポンティックと支台歯との間の空隙が大きすぎる場合（完全自浄型），ブラシを歯頸部にこすりつけて通さないと清掃不十分となる．

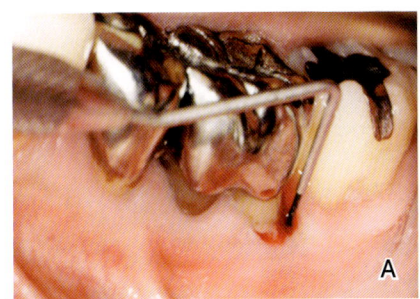

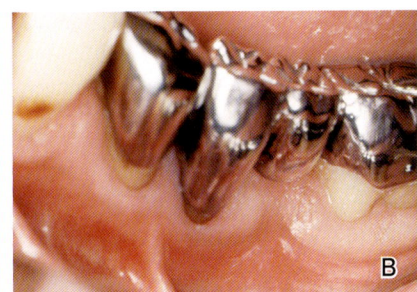

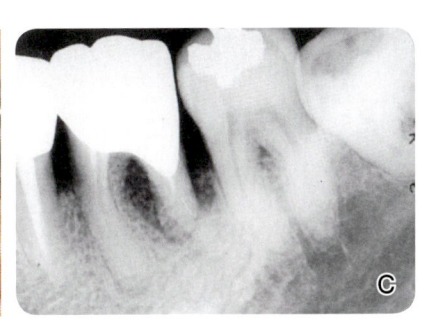

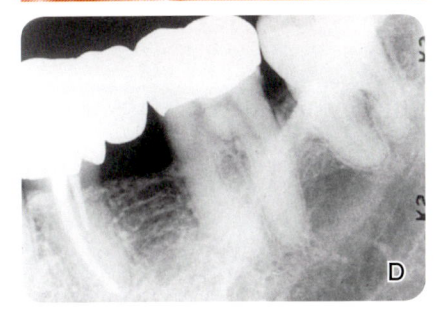

図5-61 下顎第一大臼歯の根分割除去術（ヘミセクション）後のブリッジ
A：初診時．6の遠心根のポケットは深く，根は短いため，ヘミセクションを行う．
B：6の近心根と7でブリッジ製作．ポンティックは卵形にし，支台歯との間は歯間ブラシがある程度の抵抗を受けて通るようにする．
C：初診時エックス線写真．
D：5年後エックス線写真．良好である．

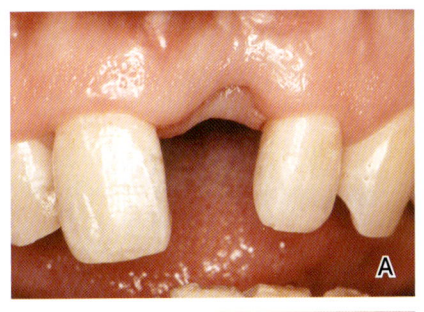

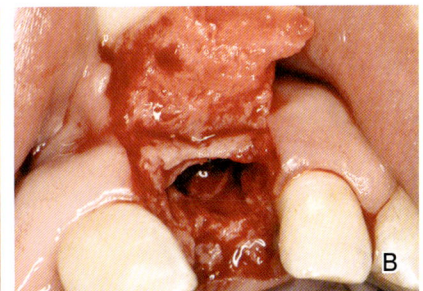

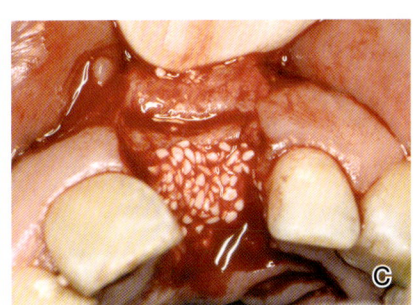

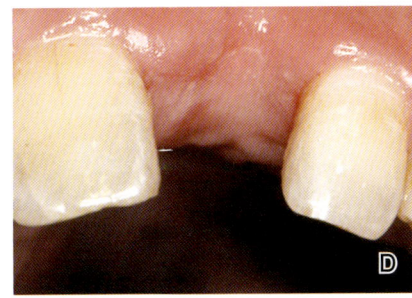

図5-62 歯の欠損部歯槽形態の修正（人工骨の応用）
A：術前．欠損部の歯肉陥凹が著しい．
B：歯肉弁を剝離し，陥凹部の肉芽組織を除去し，骨面を露出させる．
C：ハイドロキシアパタイトを塡入し，縫合した．
D：術後8か月．歯槽形態は改善した．現在はGBR法により骨を再生する方法も用いられている．

ジやショルダー製作，頰側の添窩（アンダーカット）やディンプルの付与などを行ったり，咬合面のレストを広く明確にするなどして，支台歯に側方圧が加わらず垂直方向の力が加わり，外傷性咬合を防ぐよう工夫する．
「RPIシステム（mesial rest, proximal plate, I-bar）」は，下顎の遊離端義歯で小臼歯を支台歯とする場合を最適応症として用いられており，支台歯の保護にかなり有効である．
「オーバーデンチャー」は，著しく支持力の低下した歯を抜去せずに歯冠を切断し支台歯としての負担をなくし，歯槽骨を保護する目的で用いられる．しかし，歯肉と同じ高さに歯冠切断すると歯頸部の清掃が困難となる欠点があ

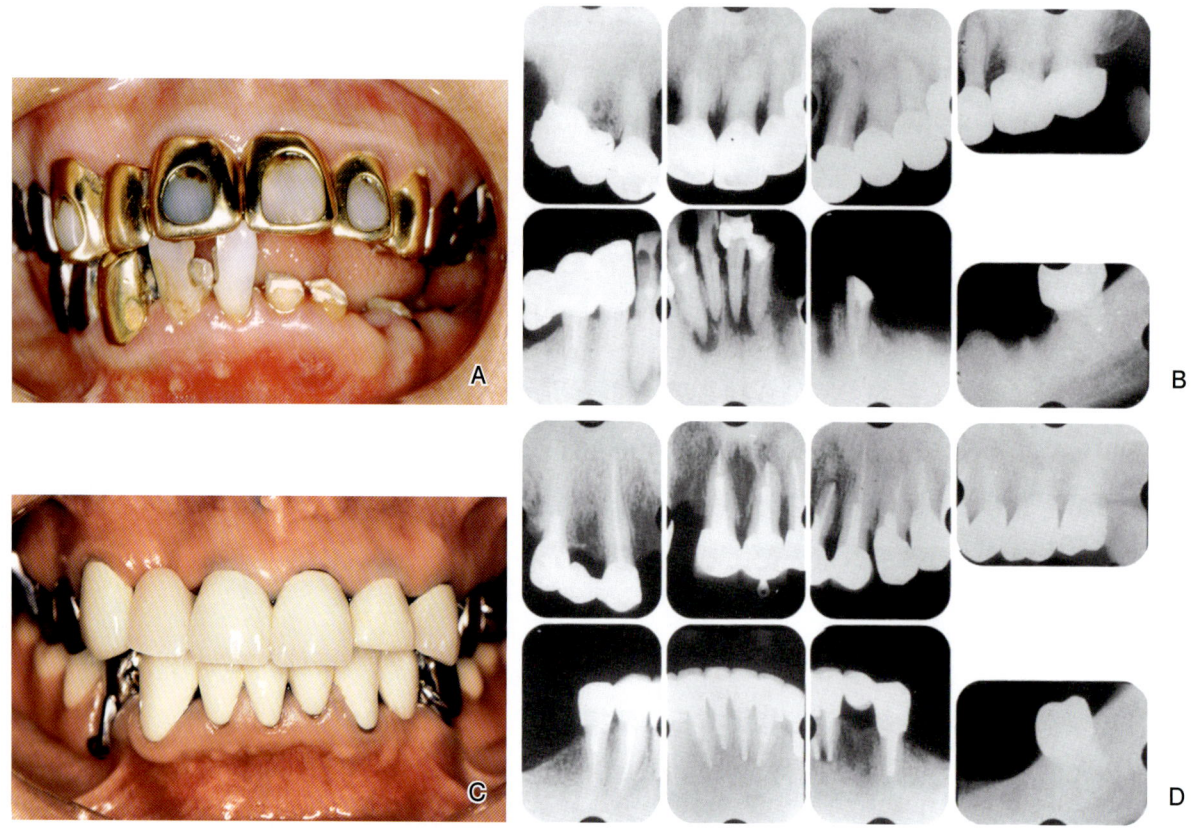

254　7・歯周病患者の歯冠修復，欠損補綴（歯周補綴）と生物学的幅径

図5-63　歯周補綴の症例（固定式と可撤式の組み合わせ）
A, B：術前．C, D：術後（10年）．

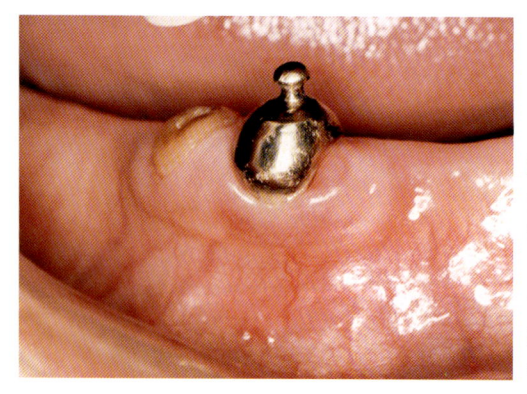

図5-64　オーバーデンチャーの支台歯（オーリング使用タイプ）
歯頸部の清掃が難しい欠点がある．とくに，歯冠のキャップの高さを歯肉と同じにすると，患者は歯の存在を忘れやすい．さらに歯ブラシの毛先が歯肉溝部に接触しにくく，清掃も歯肉マッサージも不良となりやすい．歯冠をある程度（2〜3mm）高くした方が，患者は歯があることを認識しやすく，ブラシの毛先も歯肉溝に達しやすい．

る（図5-64）．むしろ歯冠をある程度残存させる方が（コーヌスタイプの支台歯に類似），歯頸部の清掃がしやすく，咬合機能喪失による歯周組織の退化も防げる．

　いずれの場合でも，リベースなどによる義歯自体のメインテナンス調整，および支台歯は無論のこと残存歯の歯頸部と義歯床下の粘膜面および義歯全体の清掃は，きわめて重要である．したがって義歯や支台歯を清掃しやすい形態にすることを常に考慮する必要がある．さらに，装着後は必ずブラッシングと補助清掃用具の使用を繰り返し指導する．清掃が不良になれば，どのようなタイプの補綴物を用いても必ず予後不良となる．

　なお，重度の歯周病のため多くの歯を失ったり多数歯が動揺している場合は，ブラキシズム習癖や咀嚼時に不必要に強い力で咬む習癖がある場合が多く，歯周補綴後にこれらの悪習癖が生じないよう習癖の治療が必要である．

　すなわち歯周補綴が終了した後，歯周病に罹患していることを自覚し弱い力で咬むよう指導することが大切である（p.230参照）．

6

根分岐部病変の治療,
歯周-歯内病変の治療,
歯周病の薬物療法

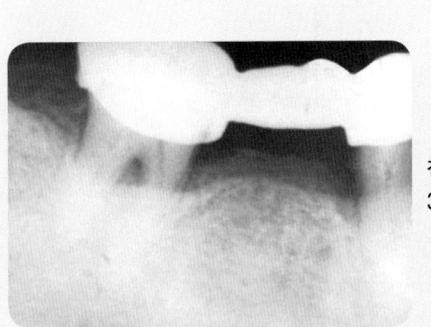

初診
39歳女性

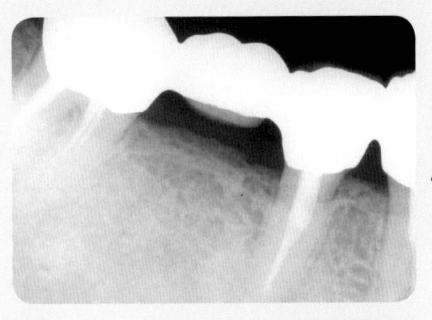

10年後
49歳

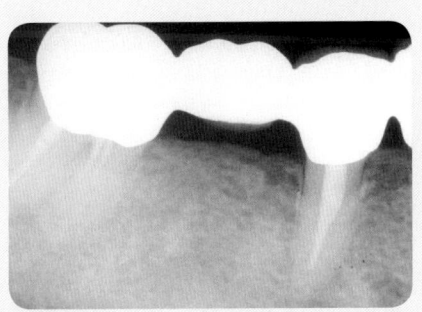

20年後
59歳

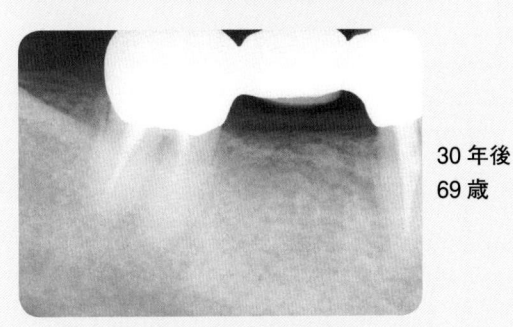

30年後
69歳

根分岐部病変の長期保存療法

　本章では根分岐部病変の治療,歯周-歯内病変の治療,および歯周病の薬物療法について学ぶ.
　根分岐部病変は歯周病変が根分岐部に及んだもので,その治療は歯周治療の中でも最も難しいものの1つである.根分岐部は他の部位と根面形態が異なり,その複雑な解剖学的特徴により病変は進みやすく,治療も難しくなり,その治療成績は歯周治療上重要なポイントになることが多い.
　歯周-歯内病変は,歯周病（病変）と歯髄疾患（歯内病変）が互いに関連している病変をいう.一見,歯周病変であると思われても歯内病変であることがあり,また逆の場合もある.無駄な治療を避けるには,両方の病変の関連を正確に診断し,治療を行うことが大切である.
　歯周病の薬物療法は古くから行われ,原因除去療法としては効果が低く,対症療法的な意味合いが強かったが,近年歯周病における細菌の役割が明らかになるにつれ,抗菌薬（抗生物質など）を中心に再検討され,補助的療法として重要視されてきている.

（加藤　熙）

1・根分岐部病変とその治療 furcation involvement-furcation treatment

　根分岐部病変は，歯周病変が多根歯の根分岐部に及び，根分岐部の歯周組織が破壊され，根面がポケット内に露出して細菌（プラーク）が付着・汚染されている状態である．すなわち，根分岐部の根面に沿って根尖方向へポケット（垂直性ポケット）が形成されるとともに，根分岐部の中心に向かって水平方向にもポケット（水平性ポケット）が形成されている状態である．

　根分岐部病変は歯周炎が進行して生じるものがほとんどであるが，一部に歯髄病変が原因で生じる場合があるので注意が必要である．根分岐部病変の検査・診断と治療は，他の歯周病変に比べて困難であり，今後はより適切な診断法や治療法の開発が必要とされている．ここでは，根分岐部病変の成因，検査・診断，治療法について学ぶ．

1 根分岐部病変が生じやすい原因

　根分岐部病変の原因は，基本的には他の部位の歯周炎による破壊と同じであり，プラーク中の細菌が初発因子となって辺縁歯肉に炎症が生じ，それが深部の根分岐部歯周組織に及ぶものである（図6-1）．しかし，その発生と進行は根分岐部の解剖学的特徴により大きな影響を受け，通常他の部位よりも進行が早く，治癒しにくい．

　根分岐部の解剖学的特徴（図6-2）を根分岐部病変の発生と進行の面から整理すると，次のようになる．

(1) エナメル突起（エナメルプロジェクション）やエナメル真珠が存在することが多い（図6-1, 2）

　エナメル突起はエナメル質が根面に細く伸び出たもの

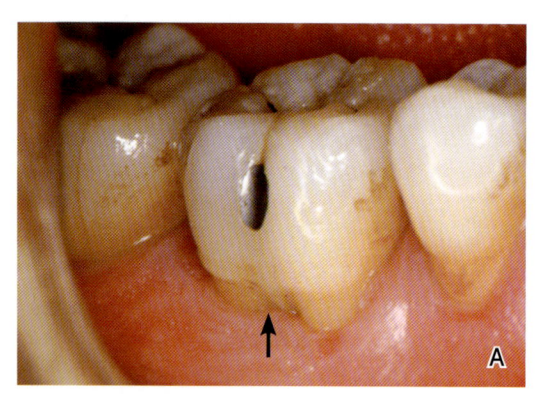

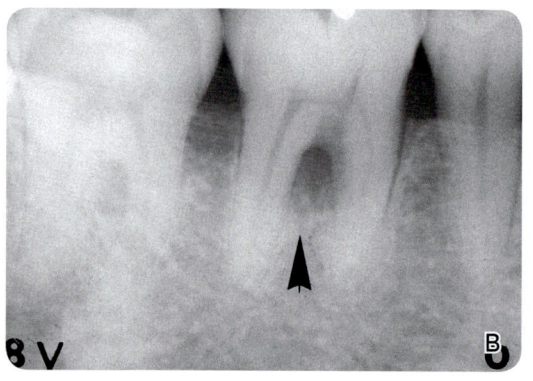

図6-1　根分岐部病変
A：6に見られるエナメル突起（矢印）．
B：同エックス線写真．下顎の根分岐部病変はエックス線写真で診断しやすい．この症例はトンネル形成術により5年間病変の進行はない．

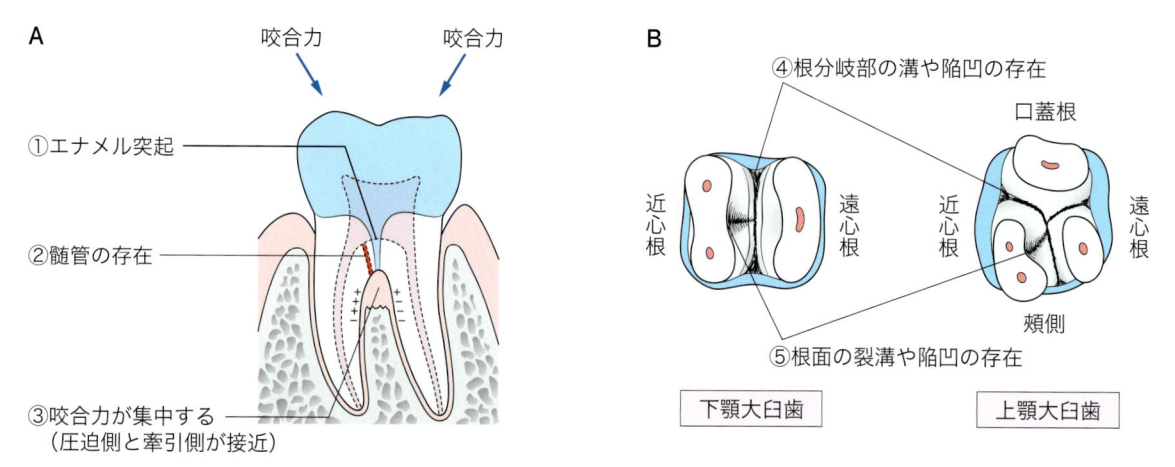

図6-2　根分岐部病変の原因と増悪因子となる解剖学的特徴
A：①エナメル突起，②髄管の存在，③根分岐部に咬合力が集中する〔圧迫力（＋）とけん引力（－）が隣接して存在〕．
B：④根分岐部の溝と陥凹，⑤根面の裂溝と陥凹．

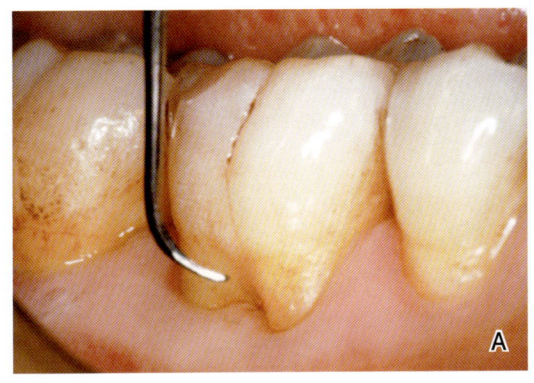

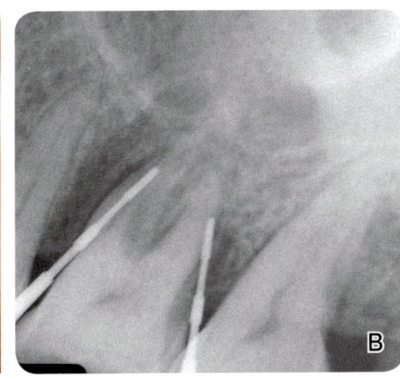

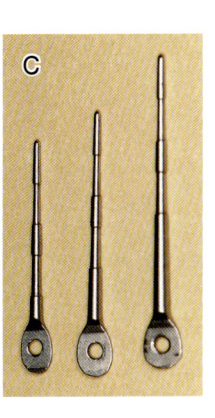

図6-3 根分岐部の検査
A：彎曲したファーケーションプローブの使用.
B：上顎大臼歯はエックス線写真による検査が困難な場合が多く，エックス線用プローブの使用が有効である.
C：エックス線用プローブ（加藤煕考案）．ポケットの底部まで挿入してエックス線写真撮影する.

で，この部の歯肉は上皮性付着であり，セメント質による線維性付着を欠いている．このため，炎症が進行してくると歯肉は他の根面に比べて剝離しやすく，ポケットを形成しやすい.

(2) 根分岐部の根面には裂溝や小窩が存在し，セメント質の形成不全も存在することが多い（図6-2B）

根分岐部周囲の根面は不規則で粗糙なため，一度ポケット内に露出するとプラークが付着しやすく取り除きにくくなり，歯肉溝滲出液による自浄作用も働きにくい.

(3) 咬合力が集中し強い力が作用しやすい

咬合応力は根分岐部に集中し，しかも圧迫力と牽引力の両方がごく接近して働く．炎症と合併すると破壊は速まる（p.55参照）．

(4) 髄床部には髄管（副根管や側枝）が多い（図6-2, 18）

歯髄腔の汚染物質は髄管を通って影響を及ぼす．歯髄疾患に関連した根分岐部病変が生じる可能性がある.

(5) 前記の（1）～（4）が合併して作用することも多い

2 根分岐部病変の治療が難しい原因

(1) スケーラーなどの治療器具が到達しにくい

根分岐部に裂溝や凹面部が存在する場合（図6-2）や根分岐部が狭く深い場合には，スケーラーによる根面処置（スケーリングとルートプレーニング）が十分行えず，根面から有害な刺激物を十分取り除けない.

(2) 口腔清掃が困難である（図6-2）

根分岐部が歯肉に覆われている場合，根分岐部が歯肉縁上に露出しても分岐が狭い場合，根面に彎曲や裂溝がある場合（図6-2）には，歯ブラシは無論のこと，歯間ブラシなどの補助的清掃用具が到達しにくい.

(3) フラップ手術の効果が少ない

フラップ手術を行っても，前記（1）の理由で根分岐部の根面処置が難しく，さらに根分岐部を歯肉弁で被覆するのが困難であったり，縫合しても弁を根面に密着させるのが困難なため，手術の効果は得にくい．骨移植（人工骨を含む）を行っても好成績は得られていない．GTR法など再生療法も適用されるが，病変が軽度（1，2度）で，根分岐部を歯肉辺縁が覆える場合に限られる.

(4) 根面齲蝕が発生しやすい

根面の裂溝や凹面のため清掃が不十分となり，根面齲蝕が発生しやすい.

3 検査・診断と根分岐部病変の分類

根分岐部病変も他の部位と同様に，①まず病変の進行状態を知り，②次にそれらを引き起こした原因について検査し，③これらをもとに原因を除去するのに必要な方法と口腔全体の治療計画を考慮に入れて，治療方針を決めることになる.

1）進行度の検査（図6-3, 4）

根分岐部病変の進行度の検査は，エックス線写真を参考に，まず根尖方向への破壊の程度すなわち垂直方向のポケットの深さを調べ，次に根分岐部の入口から水平方向への破壊の程度すなわち水平方向のポケットの深さを調べて，病変の進行程度を診断する．なお前者はポケットプローブを，後者は「ファーケーションプローブ」を用いる（p.91参照）．

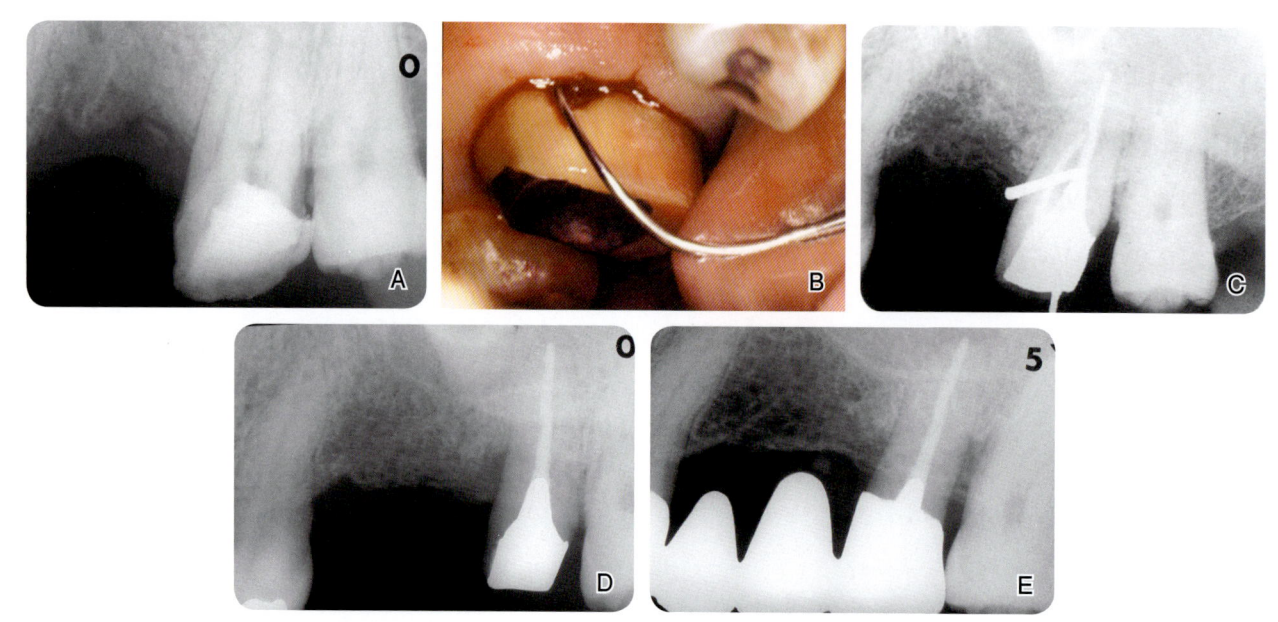

図6-4　上顎大臼歯の根分岐部病変の診断と治療
A：|7 上顎大臼歯の根分岐部病変はエックス線写真での診断が困難である．|5 6 は欠損．
B：ファーケーションプローブによる検査（プローブを近心隣接面の根分岐部へ挿入）．
C：根分岐部にエックス線用プローブを入れて確認する．
D：ブリッジの支台歯となることを考慮し，根分割切除術を行って頬側2根を除去，口蓋根のみ保存する．
E：5年後の状態．骨の再生が見られ，ブリッジの支台歯として十分機能している．

(1) エックス線写真による検査（図6-3B, 4C）

　根分岐部の歯槽骨の破壊状態を調べる．下顎大臼歯は診断しやすいが，上顎の小臼歯や大臼歯は根が重なって撮影されるため，診断が困難な場合が多い．ポケットや根分岐部にエックス線プローブ（図6-4C）を挿入して撮影すると，ある程度診断が可能となる．

(2) ポケット探針とファーケーションプローブによる検査

　まず根分岐部の垂直方向のポケット，次に水平方向のポケットの深さを調べる．根分岐部が歯肉縁下に位置する場合は病変を見落としやすいので，根分岐が存在する部分のポケットの深さが5mm以上の場合は，根分岐部病変が存在する可能性が高いと考え，ファーケーションプローブを用いて水平方向の破壊程度（ポケット）を調べる必要がある．

2）分類（図6-5, 表6-1）

　根分岐部病変は，Lindhe, Ramfjörd, Glickman らにより，主に水平方向の破壊の程度によって，表6-1に示すように1～3度または4度に分類されている．しかし治療にあたっては，根分岐部の垂直方向のポケットの深さ，骨の破壊状態も考慮する必要がある．Tarnow らは，根分岐部の垂直方向の骨破壊により，グレードA, B, Cに分類している（図6-5B）．

3）原因と修飾因子の検査

(1) 歯髄疾患由来か，歯周病由来かの鑑別（図6-6）

　まず最初に，原因が歯髄疾患か，歯周病かを鑑別する．これは，治療法を決める上できわめて重要である．通常，歯周病由来の場合が多いが，時には診断が困難な場合もある．〔歯髄疾患由来の可能性が高いと判定する基準〕は，次の通りである．

①歯髄が失活している（生活歯の場合は歯周病由来の可能性が高い）．根管治療の失敗，髄床穿孔など，原因が明らかな場合もある．

②他の歯の歯周組織は健全で，その歯のみ重度の歯周炎（根分岐部病変）に罹患している．

③特別な局所的な歯周炎増悪因子がないのに，根分岐部に限局的な深いポケットを形成している．

　これらを総合して判断するが，歯髄疾患由来であれば一般に予後は良いので，疑わしい場合はまず歯内療法を行ってその効果を観察し，判定するのが良い（図6-6, p.270参照）．

(2) 歯周病由来の根分岐部病変の原因と修飾因子の検査

　根分岐部で歯周病を引き起こし増悪させる因子（p.256参照）について検査し，これらの情報をもとに原因の除去法を考え，治療方針を決定する．

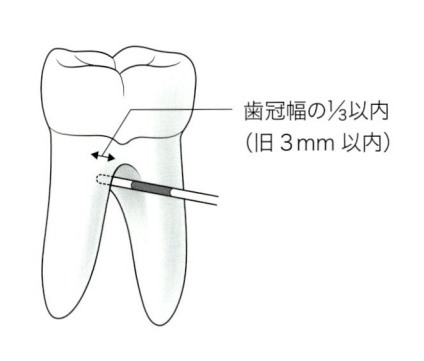

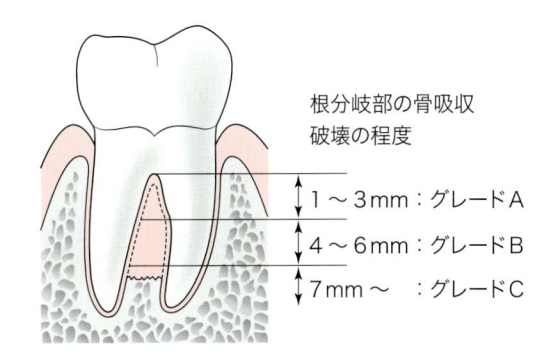

第6章 根分岐部病変の治療，歯周-歯内病変の治療，歯周病の薬物療法

A：Lindheの分類1度
　歯冠幅の1/3以内（旧3mm以内）

B：Tarnowの分類
　根分岐部の骨吸収破壊の程度
　1～3mm：グレードA
　4～6mm：グレードB
　7mm～　：グレードC

図6-5　根分岐部病変の分類
A：Lindheの分類：水平方向の破壊の程度により1～3度に分類．1度は歯冠幅の1/3以内．
B：Tarnowの分類：垂直方向の骨吸収によりグレードA，B，Cに分類．

表6-1　根分岐部病変の分類（水平方向の破壊による分類）

分類者名		Lindhe	Ramfjörd	Glickman
1度	（初期）	根分岐部に探針を挿入し，水平方向ポケットが歯冠幅の1/3以内（旧：3mm以内）	水平方向ポケットが2mm以内	エックス線写真で骨吸収はないが，根分岐部に探針が入る（歯根膜の病変）
2度	（中程度）	歯冠幅の1/3以上で貫通しない（旧：3mm以上で貫通しない）	2mm以上で貫通しない	エックス線写真で骨吸収が認められるが，探針は貫通しない
3度	（重度）	完全に貫通する	完全に貫通する	貫通するが，根分岐部は露出していない
4度	（最重度）			貫通し，根分岐部が露出する

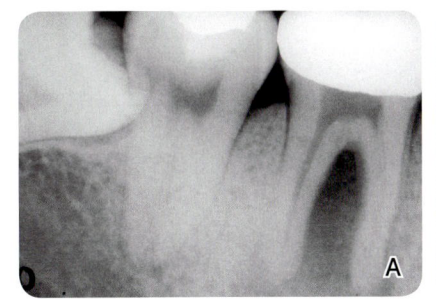

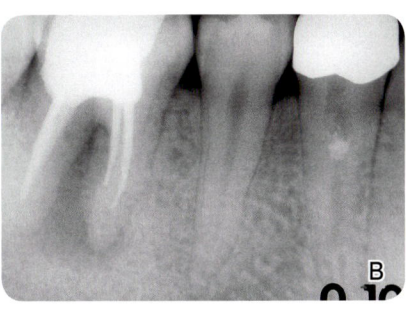

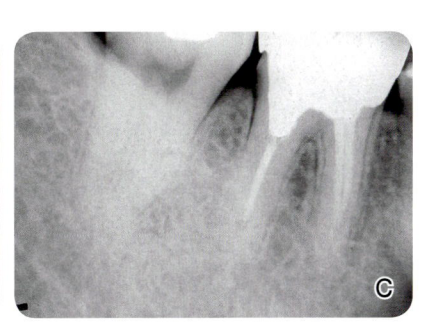

図6-6　歯髄疾患由来の根分岐部病変と治療（石田）
A：初診時．　B：歯内療法後10か月．　C：5年後の状態．根分岐部病変は完全に治癒（8̄は抜去）．

〔検査項目〕
①炎症性因子
　プラーク付着状態，清掃の難易度（解剖学的特徴と関連）
②外傷性因子
　早期接触，側方圧，ブラキシズム
③根分岐部の解剖学的特徴
　エナメル突起，歯根の数・長さ・太さ，分岐の位置（根尖寄りか歯冠寄りか），歯根の離開状態，歯根表面の裂溝と陥凹，根分岐部髄底部の裂溝と小窩

4　根分岐部病変の治療法

　治療法は基本的には他の部位の治療と同じであり，口腔清掃指導から始まり，根分岐部のポケット（水平方向，垂直方向）を浅くし，患者が自分で清掃できるようにすることが原則である．しかし，「根分岐部病変の治療が難しい原因」（p.257）で述べたようにフラップ手術を行ってもポケットを形成していた根分岐部面に結合組織性付着はむろん上皮性付着を得るのが難しく，しかも清掃が困難な場合が多いため，歯周治療の中でも最も治療が困難なものの1つである．

1・根分岐部病変とその治療

表 6-2 根分岐部病変の進行状態（Lindheの分類）に応じた治療法の選択

歯髄病変由来の根分岐部病変が疑われる場合 → 歯内療法を優先して先に行う．改善しない場合は以下に示す治療を行う．

軽度↓重度	1度	◎歯根保存療法 ─→ 歯周基本治療の徹底 ・口腔清掃指導の徹底（患者に根分岐部の特徴を知らせ指導する） ・スケーリング，ルートプレーニング ・咬合調整 ○ポケットが深い ─→ キュレッタージ，フラップ手術，再生療法（GTR法，エムドゲイン®） ○清掃が困難 ─→ 歯冠形態修正，根分岐部整形術，歯肉切除術，歯肉整形術
	2度	○根分岐部が歯肉に覆われている場合 ─→ 1度と同じ治療法（再生療法の適用が可能） ○根分岐部が露出し，ポケットが浅い場合 ─→ そのまま清掃徹底（根分岐部へ歯間ブラシを入れる） 　　　　　　　　　　　　　　　　　　　　ファーケーションプラスティー（根分岐部形態修正），歯肉形態修正 ○根分岐部が露出し，ポケットが深い場合 ─→ 歯周基本治療，キュレッタージ，歯肉切除術，フラップ手術
	3度	○歯肉に覆われ，骨吸収も少ない場合　　　　　　　　　　　─→ 歯周基本治療，再生療法．そのまま清掃徹底 ○根の分岐が広く骨吸収大で清掃性が高い場合　　　　　　─→ トンネル形成術．そのまま根分岐部の清掃徹底 ○上顎大臼歯遠心頰側根のみ破壊が高度な場合　　　　　　─→ 根切断術 ○一方の根は破壊が高度で他方は軽度な場合　　　　　　　─→ 根分割切除術，固定 ○一方の根を除去しないと清掃性が高まらない場合　　　　─→ 根分割切除術，固定 ○破壊が両歯根とも中程度で，分割後矯正移動で清掃性が高まる場合 ─→ 根分割保存術とMTM（根分割矯正治療） ○両方の歯根の破壊が著しい場合（周囲組織に影響が大きい場合）─→ 抜歯

治療の基本は，根分岐部の清掃性を高めて病変の進行を防ぐことである．条件が良ければ歯周組織の再生・再付着をねらう．

根分岐部病変の治療法は，大きく分けて①歯根保存療法と，②歯根分割療法とがある．病変が比較的軽度の場合は保存療法を行うべきである．さらにGTR（guided tissue regeneration）法やエナメルマトリックスタンパク質（エムドゲイン®）を用いる方法で結合組織性付着をねらった再生療法も行われている．

一方，病変が進行している場合（2度の重症や3度）は根分割療法，すなわち歯根を分割して処置する治療法を選択する症例が多くなる．各治療法の利点と欠点を十分理解し，症例ごとに最も適切な治療法を検討して決定する必要がある（表6-2）．

1）歯根保存療法

歯根を分割したり切断せず保存する治療法である．根分岐部病変1～2度の症例は無論のこと，3度の症例にも行う場合がある．処置の内容は，以下の通りである．

(1) 歯周基本治療の強化・徹底

口腔清掃指導，スケーリング，ルートプレーニングなどの基本的な治療を確実に行う．歯肉の炎症，ポケットの改善を図り，その後もメインテナンス治療として基本的治療を定期的に繰り返し行い，病変の進行を抑える（図6-7）．北大などから根分岐部用の超音波スケーラーチップが開発されており，有効である（参考1，図6-8）．

(2) ファーケーションプラスティー furcation plasty（根分岐部形態修正）

Lindheらが発表している治療法で，根分岐部病変1度の進行した症例や2度の初期の症例に対し，自浄作用を高め患者による口腔清掃を容易にすること，さらに術者の根面処置を容易にすることを目的として，根分岐部の歯面を削合したり（オドントプラスティー odontoplasty，歯の整形術），骨の形態を修正する（オステオプラスティー osteoplasty，骨整形術）治療法をいう．

根分岐部が歯肉縁下に位置する場合の術式は，
①フラップ手術により歯肉弁を剝離反転し，根分岐部が直視でき，インスツルメントが到達しやすくする．
②根分岐部のスケーリングとルートプレーニング（根面の汚染物質の除去），キュレッタージ（炎症性肉芽組織の除去）を行う．
③オドントプラスティー（歯の整形術）を行う．根分岐部の入口の歯質を削って，根分岐部の狭い入口を広げ，水平方向のポケットを減少させる．骨の形態が著しく異常な場合は，オステオプラスティー（骨整形術）も行う．

参考1：根分岐部用超音波スケーラーチップの応用

狭い根分岐部根面をフラップ手術など外科的侵襲を加えずにデブライドメント（根面のプラークや歯石など有害付着物の除去）を行う用具として，著者らは根分岐部用の超音波スケーラーチップを開発している（図6-8）．これとポケット探針型チップ（p.141参照）を用いれば，オドントプラスティーなどの歯質を削る処置をせずに狭い根分岐部も繰り返し清掃できる．とくに有害な根分岐部内のプラークの除去ができ，根分岐部病変を進行させずにメインテナンス治療することが可能である．

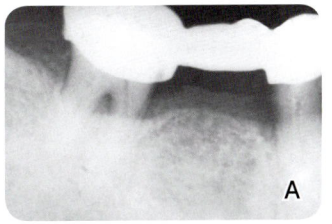

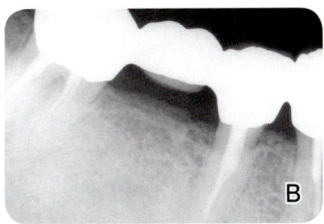

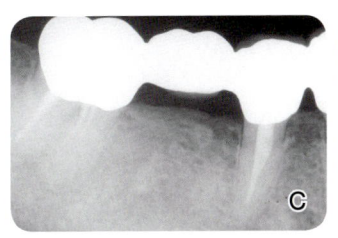

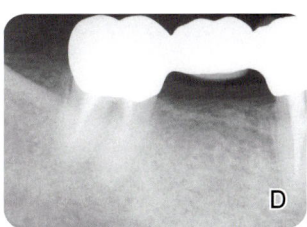

第6章　根分岐部病変の治療，歯周-歯内病変の治療，歯周病の薬物療法　　*261*

図6-7　根分岐部病変の保存療法（根分岐部病変が改善し骨再生が認められた30年長期観察症例）（39歳〜69歳，女性）
A：初診時．　B：10年後．根分岐部の基本治療（保存療法）後に，ブリッジの再製作，その後リコールによるメインテナンス治療により病変は改善し，再発していない．　C：20年後．経過は良好である．　D：30年後，経過良好．

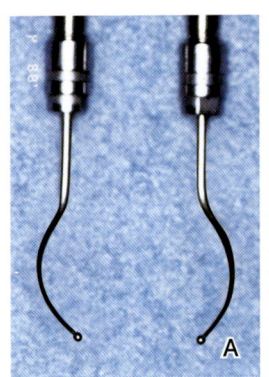

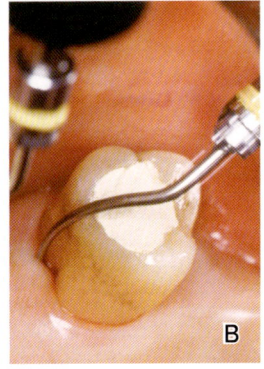

図6-8　根分岐部用超音波スケーラーチップ（北大型）
A：チップの曲率半径10 mm，先端の球は直径0.85 mm．
B：上顎大臼歯遠心面の根分岐部病変のスケーリング．

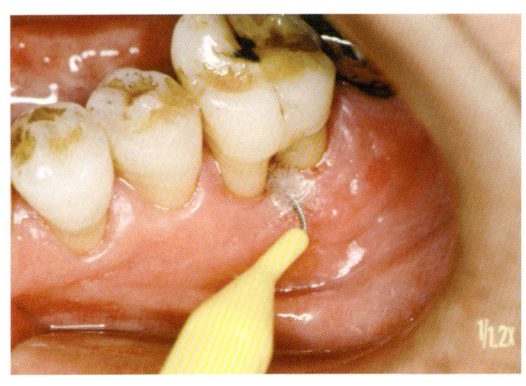

図6-9　トンネル形成術後の清掃
トンネル形成術後重要なのは，トンネル内の清掃である．清掃が悪いと炎症が再発する．さらに齲蝕も発生するので，フッ化物塗布などの予防が必要である．

④歯肉弁を戻して縫合する

本術式の欠点は，歯質を削るために知覚過敏症や齲蝕が発生しやすいことである．さらに，オステオプラスティーを行うと支持組織の喪失を招くことがあり，不必要に行わない．

(3) トンネリング　tunnel preparation（トンネル形成術）

2度の進行した症例や3度の症例に対し，根分岐部をトンネル状にして患者による根分岐部の清掃を可能にし，そのまま保存しようとする治療法である．根分岐部が歯肉縁上に露出している場合は，すでにトンネル状になっている場合もあるが，歯肉が根分岐部の一部を覆っている場合は，その歯肉を切除する．さらに根分岐部が狭い場合は歯質を少量削除し，歯間ブラシが通過できるようにする（図6-9）．

根分岐部が歯肉縁下の場合は，歯肉切除術や歯肉弁根尖側移動術を行って根分岐部を露出させる．付着歯肉を保存したい場合は歯肉弁根尖側移動手術を行い，根分岐部が露出するよう歯肉弁を根尖寄りに縫合する．術後の清掃はきわめて大切である．根の分岐が狭い場合はオドントプラスティー，骨の形態が悪くて清掃しにくい場合はオステオプラスティーを行い，清掃しやすくする．6̄は2根が離れていて清掃用具が挿入しやすいため，適応症となることが多い．

欠点は根面齲蝕が発生しやすいことである．これは根面を削ったり，トンネル内の根面に凹凸が存在し，清掃が不完全になり歯肉縁上になった根分岐部の根面に齲蝕の原因菌が増殖しやすいためである．

根面齲蝕対策は，①歯根面の削除（オドントプラスティー）を極力行わず，再付着をねらわない場合はエナメルプロジェクションも削らない，②術後の清掃指導を強化し，必ず歯間ブラシを使用させる，③フッ化物塗布など根面の強化を繰り返し行う．

> **参考2：根分岐部病変の根面齲蝕の発生率**
>
> Hampら（1975）は，トンネル形成では5年以内に約60%が齲蝕を発生すると報告しているが，Helldenら（1989）はフッ化物塗布などメインテナンスを充実すれば，齲蝕発生は15%であったと報告している．著者の臨床観察結果でも，フッ素とメインテナンスにより齲蝕発生はかなり防げると思われる．

(4) 再生療法

適応症は，GTR法，エムドゲインを用いる方法とも，根分岐部病変2度と1度の進行したもので，歯肉が根分岐部を覆っている歯である．3度の病変は再生率が低く，適応症ではないとされている（術式はp.183〜192参照）．

表 6-3 根分割療法の分類

1. 根切除術（ルートリセクション root resection）
 多根歯の保存不可能な根を切除する治療法.
 1）根切断術（ルートアンプテーション root amputation）（図 6-10）
  歯冠を切断せず病変が進んだ歯根のみ分岐部で切断し, 除去する. 同義語として「歯根切除」も用いられる.
 2）根分割切除術（根分割抜去）
  歯冠とともに歯根を分割し 1〜2 歯根を抜去する.
  ① ヘミセクション（hemisection）（図 6-13）
   2 根の場合（下顎大臼歯など）で 1 根を抜去する.
  ② トライセクション（trisection）
   3 根の場合（上顎大臼歯など）で 1〜2 根を抜去する.
2. 根分割保存術（ルートセパレーション root separation）（図 6-16）
 歯冠とともに歯根を分割し, 両方の根（または 3 根）とも保存する治療法. 同義語「歯根分離」ともいう.

注意：学者により用語に混乱が見られ注意が必要である. 例えば, 根切断術と根切除が同じ意味に使われたりする. なお，「根分割抜去」は抜去困難な歯を分割して抜去する意味に取られる可能性が高い.

表 6-4 根切除術（ルートリセクション）の利点

1. 清掃性の改善
 1）清掃困難な根分岐部が消失する
 2）保存した歯根の清掃が容易になる
2. 歯周ポケットの改善
 1）深い歯周ポケットを有する歯根の抜去により, ポケットが除去される
 2）保存した歯根のインスツルメンテーションが容易になる

表 6-5 根切除術（ルートリセクション）の欠点

1. 歯根を抜去するため支持歯周組織が減少する
2. 抜髄などの歯内療法が必要となり, それに伴うトラブルが生じる危険性が高まる
3. 歯質の削除を伴う複雑な補綴処置が必要となる
4. 保存する歯根の位置や形態により, 清掃困難な部位が残る可能性がある

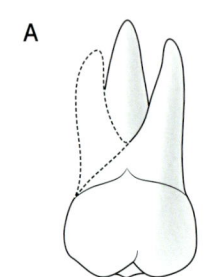

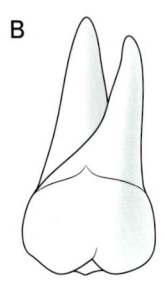

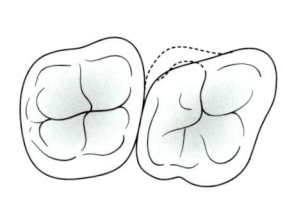

図 6-10 根切断術（ルートアンプテーション）
A, B：歯冠は削らず, 歯根のみ切断し除去する. 上顎大臼歯の遠心頬側根に適用されることが多い.
C：術後の清掃性と咬合力の負担を考慮して, 歯冠形態修正を行う.

(5) 歯髄病変由来の根分岐部病変の治療

歯髄病変由来と診断された歯は, 根分岐部病変が重度でも歯内療法により改善する率が高い. このような症例では局所的に深いポケットは根尖性歯周炎の排膿路として存在するのであって, そのポケットに面する根面はほとんど汚染されていない. このような根面をスケーリング・ルートプレーニングすると, 根面に残存する線維性付着を破壊し, 再付着を困難にしてしまう危険性がある. したがって, 歯髄病変由来の根分岐部病変が疑われる場合は, まず歯内療法を行って経過を観察すべきである（図 6-6 参照）.

2）根分割療法

これは歯根を根分岐部で分割して治療する方法で, 分割した根（1〜2 根）を除去する「**根切除術**」と, 両方とも保存する「**根分割保存法**」がある. なお「**根切除術**」はさらに「**根切断術**」と「**根分割切除術**」に分けられる.

(1) 根切除術 root resection

根切除術（ルートリセクション）は, 歯根を切除する治療法という意味で, 多根歯の 1 根または 2 根を切断し除去して根分岐部病変を完全に消滅させ, 局所の清掃性を高めることを主目的としている. さらに保存した根面のインスツルメンテーション（器具操作）を容易にして, 残存する歯周ポケットの治療を可能にするなどの目的ももっている（表 6-4）. しかし種々の欠点もあり, どの症例にも著明な効果を示すわけではなく, 術後の補綴処置が困難になるなど, かえって複雑なトラブルが生じる可能性もある（表 6-5）.

a. 根切断術 root amputation（歯根切除）

根切除術（ルートリセクション）の一方法で, 歯冠は切断せず病変の重度な歯根のみを分岐部で切断し, 除去する治療法である（図 6-10）.

適応症は, 次の 2 つの条件が揃う場合である.
① 多根歯の 1 根のみに高度な骨吸収があり, その歯根が歯肉の炎症の改善や歯周ポケットの除去の障害となっていること.
② その歯根を除去した後, 残存する歯根のみで咬合機能を十分に果たすと診断されること.

本術式の欠点は, 有髄歯の場合, 抜髄・根管充填が必要となることである. これに対し抜髄しない方法も試みられている（参考 3, 図 6-12）.

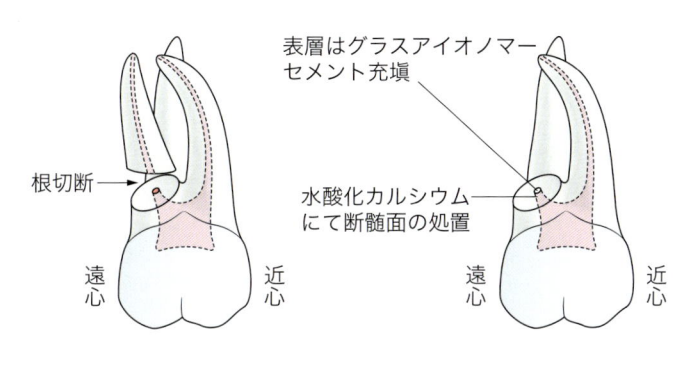

図6-11 歯髄を保存する根切断術
水酸化カルシウムを応用し，根切断部で断髄処置を行った後，グラスアイオノマーセメントで歯冠修復処置を行う．スーパーボンド®を用いてもよい．

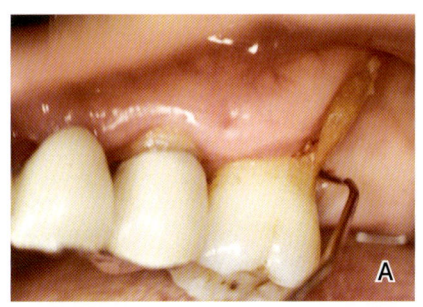

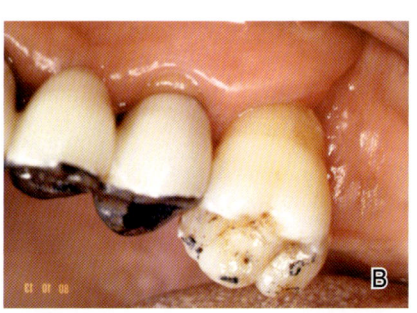

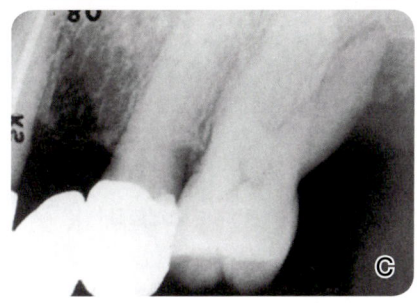

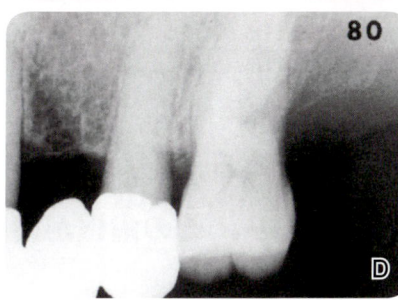

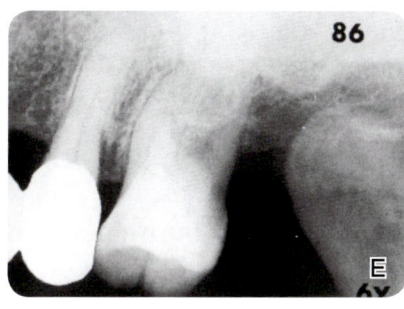

図6-12 歯髄を保存する根切断術（ルートアンプテーション）
A：⌊7の遠心頰側根の歯周組織破壊が著しい（根露出）．　B：歯髄を保存する根切断術を行う．
C：術前エックス線写真．　D：処置後．　E：6年後．固定は行っていない．

参考3：歯髄を保存する根切断術
　根切断術は通常，まず歯髄を抜髄し，保存する歯根のみ根管充塡してから根切断を行うのが一般的な方法である．しかし，歯髄が健全な場合は抜髄せずに，歯髄を保存したまま根切断を行うことも可能である（図6-11, 12）．この方法は，歯冠部歯髄に手をつけずに局所麻酔下でまず歯根を切断し，切断面に露出した歯髄に対して水酸化カルシウムを用いて生活断髄処置を行い，歯冠歯髄と保存した歯根の歯髄を生活したまま保存する．適応症は，前述した根切断術の適応条件の他，歯髄が健全で歯髄充血や知覚過敏がないことである．

　日常臨床での適応症例は少ないが，ヘミセクションと異なって，術後にクラウン作製など歯冠補綴処置を行う必要がないという大きな利点をもっている．「上顎大臼歯の遠心頰側根」が適応症となることが多い．

b．根分割切除術 hemisection と trisection（根分割抜去）
　これは根切除術（ルートリセクション）の中の代表的な処置で，根分岐部で歯根を歯冠とともに分割して病変の進んだ1根または2根を除去し，根分岐部を消滅させ，残った歯根を長期間保存しようとする治療法である（図6-13〜15）．

(a) 適応症
　適応症は，3度や2度の重度な根分岐部病変で，特に一方の歯根の歯周組織破壊が進行し保存が困難で，他の歯根は保存可能な場合が最も適している．さらに，両方の歯根とも保存可能と思われても，根分岐部の位置（根尖寄り）や歯根の離開状態（狭い）などから，トンネル形成や根分割保存術は困難であり，しかもそのままでは病変が進行する危険性が高い場合も適応症となる．

　適応症の決定にあたっては，表6-4, 5に示した根切除術の利点と欠点を十分考慮する必要がある．どの歯根を残すかは，残存する歯周組織の量，動揺度，歯内療法や補綴処置の容易さ，歯根の位置と対合歯との咬合関係，清掃性などを考慮して決める（図6-4参照）．

　しかし日常臨床では，ヘミセクションすべきか否かを迷う症例や，ヘミセクションを行うのにどの歯根を保存すべきか，決定しにくい症例に多数遭遇する．術前の検査で診断が困難な場合は，フラップ手術を行って歯肉弁を剥離し，歯根と歯周組織，特に歯槽骨の状態を直接目で見て診断する方法がある．この場合，骨の状態とともに歯根の長さ，

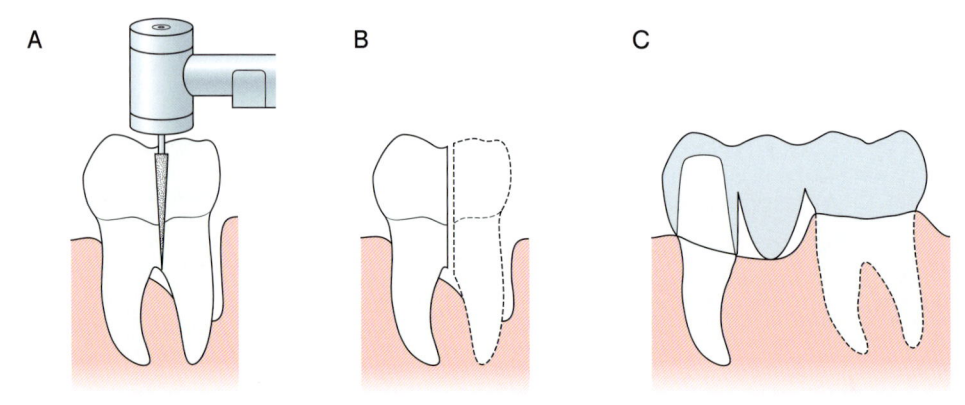

図6-13 根分割切除術（ヘミセクション）
A：タービンを用い，根分岐部で歯冠とともに歯根を分割する．保存予定の歯根を削り過ぎないこと．
B：一方の歯根を抜去し，根分岐部の形態修正を行う．さらに，根面の処置を行って清掃を徹底させる．
C：抜歯窩修復後1か月に再評価し，良好ならブリッジを製作する．

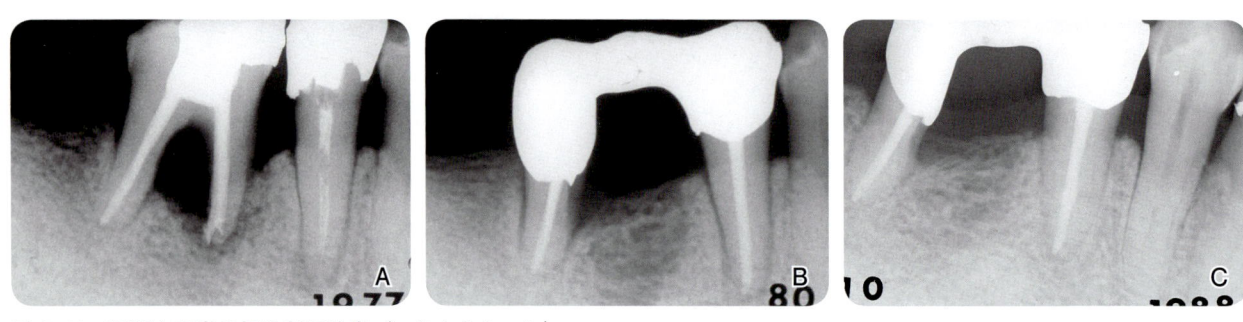

図6-14 下顎大臼歯の根分割切除術（ヘミセクション）
A：ヘミセクション直前．6┘の遠心根は最後臼歯の遠心根としてブリッジの支台にする．
B：ヘミセクション後3年．
C：11年後．メインテナンス処置により良好に保たれている．ポンティックは完全自浄型であるので，歯間ブラシを歯頸部に押しつけながら通すように指導している．

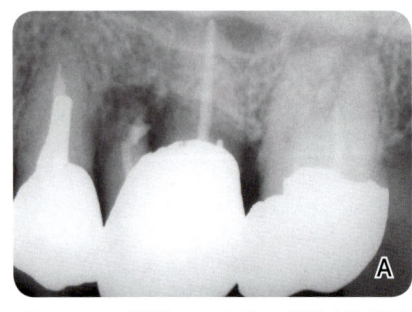

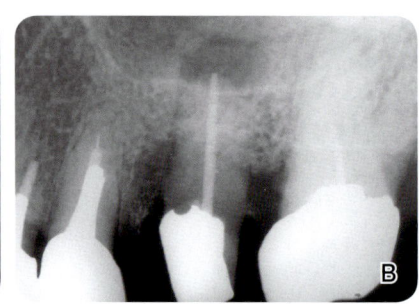

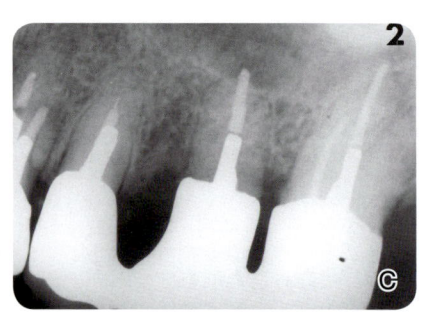

図6-15 上顎第一大臼歯の根分割切除術（トライセクション）
上顎は口蓋根を保存する例が多い．術後の形態の清掃性を考慮し，清掃指導を十分に行うことが大切である．
A：初診時．頬側根の破壊が高度で，口蓋根は支持組織が残存する．
B：頬側2根を分割切除する．根管治療も行う．
C：連結固定1年後．骨の再生が認められ，ポケットも浅くなり予後良好である．

太さなど，残存する支持力（歯根膜を有する根表面積）について検討する．さらに，根分割した後に各歯根のポケットと動揺度を再度調べて診断する方法もある．

一方，術後の清掃性を考慮することも大切である．例えば根面に陥凹や裂溝があれば，歯周組織の付着や術後の清掃が困難になる可能性が高く，抜去する歯根とする．

(b) 術式
歯根の分割は，フラップ手術をせずに根分岐部用探針などで根分岐部の位置を確認しながら，そのままダイヤモンドバーで切断することもできる．保存した歯根は，炎症と咬合性外傷が合併しないようにすることが大切である．術後は歯冠や歯根の形態が大幅に変化するので，必ず口腔清掃の再指導を行う．保存した歯根の根分岐部側には骨吸収

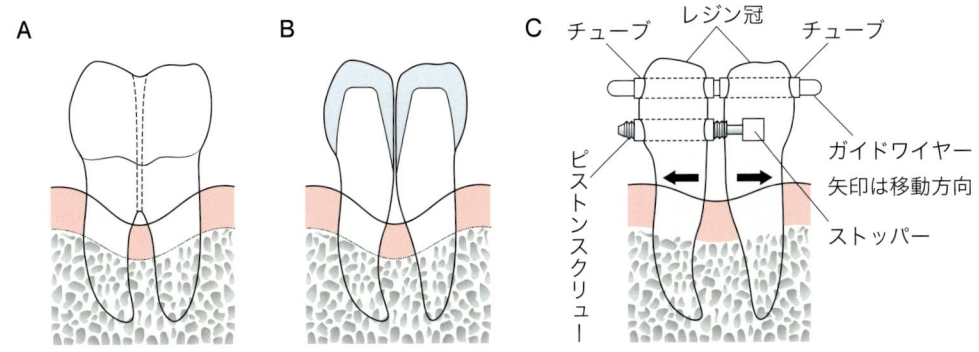

図 6-16 根分割保存術に局所矯正治療（MTM）を併用する方法（根分割矯正治療法）
根分割保存術に局所矯正治療（MTM）を併用すると適応症は増加する．
A：歯根の分割．
B：そのまま歯冠修復しただけでは，根分岐部は狭く歯間ブラシが通らない．
C：歯根を矯正移動して根分岐部のスペースを広げ清掃性を良くする（ピストンスクリューとガイドワイヤーを使用して平行移動）．

やポケットが残っていることが多いので，再評価を行い，必要に応じてルートプレーニングやキュレッタージ，さらにフラップ手術を行う．

咬合性外傷を防ぐには，その歯根の支持力を考慮に入れ，適度の咬合力が加わるように補綴処置を行う．保存した歯根が長く骨吸収が比較的少ない場合は，隣在歯と連結せず単独冠で機能を果たすことができる．しかし一般には，保存した歯根の支持力は十分でない場合が多く，隣在歯と固定したり，ブリッジを製作する方が安全である．

(2) 根分割保存術 root separation（歯根分離）

<u>根分岐部で歯冠とともに歯根を分割して，両方の歯根とも保存する</u>治療法である（図6-16, 17）．この治療法は，歯根を分割するが歯根を抜去しないために，「歯根抜去による支持歯周組織の消失」を引き起こさないという大きな利点をもっている．

(a) 適応症

適応症は，基本的には次の 3 つの条件が揃った場合である．
①根分岐部病変は重度（3度または2度）であるが，両根とも支持歯周組織が比較的多く，一方の根を抜去すると支持力の損失が大きく，両根とも保存したい．
②歯根の離開が狭かったり，分岐の位置が根尖寄りで，そのままではトンネル形成などの保存療法が困難である．
③根分割して連結部を歯冠寄りにしたり，歯根を矯正移動して根分岐部のスペースを広げれば，根分割部の清掃が容易になり，予後が良好になる．

この他，根分岐部に齲蝕が生じたり，根面齲蝕の場合にも，分割して保存する場合がある．

(b) 根分割矯正治療法（歯周・矯正治療の1つ）

両方の歯根を保存したいと思って分割しても，両根の間が狭いと，患者が自分自身で十分清掃できないため失敗に終わってしまう．根分割保存術の目的は，分割することにより両方の歯根の間を患者が自分自身で毎日十分に清掃できるようにすることである．多くの大臼歯，とくに第二大臼歯は歯根が互いに接近していて，分割しただけでは空隙が狭く，歯間ブラシを入れにくい．

根分割後に支台歯形成を行った時点では両根間にスペースが十分存在するように見えても，クラウンを装着するとメタルの厚みによりかなり狭くなってしまうので，このことも十分考慮して診断をする必要がある．近心または遠心側に歯根を移動するスペースがある場合は，歯根を矯正移動してスペースを作る方法を行う．著者はこの治療法を我が国で初めて発表し，「根分割矯正治療法」と呼んでいる．詳細は p.235～245 および「歯周病患者の局所矯正治療」（医歯薬出版）を参照されたい（図6-16, 17）．

1・根分岐部病変とその治療

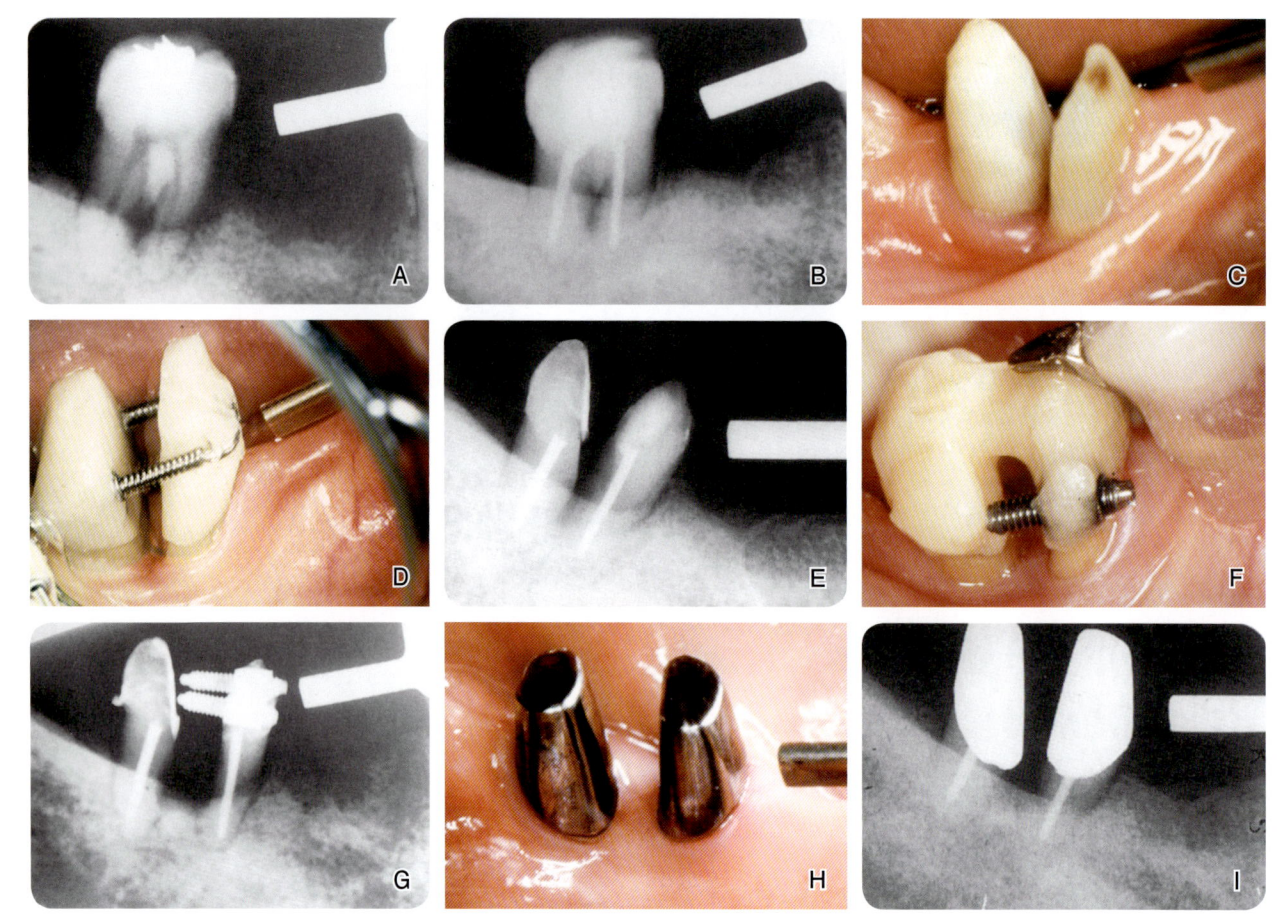

図6-17 根分割後に局所矯正治療を行った症例（根分割矯正治療法）
A：初診時．Lindheの分類で3度（重度）の根分岐部病変．
B：根分割矯正治療を計画し，抜髄後に根管充填．
C：歯根の分割．
D：分割した歯根をスプリングで相反移動．歯冠側部は離開したが，歯肉辺縁部の歯根の離開は不十分である．
E：エックス線写真．歯頸部の離開は少なくない．
F：歯冠頂部をレジンで固定し，ピストンスクリューを用いて歯根をさらに離開させた．
G：移動完了（1年）．ほぼ歯体移動し歯間部のスペースは広くなる．
H：コーヌスクラウンの支台歯として内冠装着，経過良好でメインテナンス中．
I：コーヌス冠装着後5年後のエックス線写真．

2・歯周-歯内病変とその治療 periodontics-endodontics

1 歯周病と歯髄疾患の相互関係

歯周病が歯髄に影響を与えて歯髄疾患を引き起こしたり，逆に歯髄疾患が辺縁歯周組織に影響を与えて辺縁性歯周炎と類似した病変を引き起こすことがある．これらの病変の治療にあたっては，両者が相互に影響しあうことを考慮して検査・診断し，治療方針を決める必要がある．

1) 歯周病や歯周治療が歯髄に及ぼす影響

歯周病が深部歯周組織に及ぶと，口腔内 (ポケット内を含む) に露出した歯根面の象牙細管，副根管 (側枝)，根尖孔を通して歯髄に影響を与える可能性がある．その代表の1つは象牙質知覚過敏症であり (図6-18)，さらに歯周病が進行し副根管や根尖孔から有害な刺激物質 (細菌を含む) が歯髄に侵入して，歯髄炎が生じた場合は，「上行性歯髄炎」または「逆行性歯髄炎 retrograde pulpitis」と呼ばれる．両者が影響しあうルートは次の3つがある (図6-18)．

(1) 象牙細管ルート：象牙質知覚過敏症の誘発 (図6-18)

歯周病により歯肉が退縮した場合や，スケーリング，ルートプレーニングや歯周外科により象牙質が急に露出した場合には，象牙細管を通して刺激が歯髄へ伝わる．とくに局所的に細管の石灰化が悪い部位があると，わずかな刺激で細管内の組織液が移動しやすく知覚過敏症を引き起こす．

さらには，歯根面に付着した細菌やその産物が刺激物として細管に侵入し，歯髄充血や歯髄炎を引き起こす可能性がある．これらの病変の予防や治療には，細管の石灰化を促すことが必要であり，ブラッシングなどで歯根面への細菌付着を防ぐとともに，フッ素溶液の塗布などを行って唾液中のカルシウムによる石灰化を補助する．

> **参考1：歯髄が失活している場合の歯周治療の注意点**
> 失活歯では知覚過敏症は生じないが，外界に露出した象牙細管に細菌が入り込む．とくに重度な歯周炎罹患歯では，ポケット内へ露出した歯根面の象牙質の深部にまで細菌が侵入している症例があることが報告されている．これらは根面への歯周組織の付着を阻害する可能性が高いと考えられる．

(2) 側枝，副根管および髄管ルート：知覚過敏症や逆行性歯髄炎の誘発 (図6-18, 19)

側枝，副根管は歯根の歯頸側付近よりも根尖寄り1/2の部分に多く，歯周ポケットが深くなって歯根の1/2以上に達すると，ポケット内に露出することになる．

一方，大臼歯の根分岐部にも「髄管」と呼ばれる側枝，副根管が多く存在する．走査型電子顕微鏡で根分岐部表面を観察すると，46〜75%に副根管と思われる小孔が見られる．しかし，その中には盲孔状のものが多く，実際に歯髄腔に達しているものはそれほど多くはない (図6-19)．

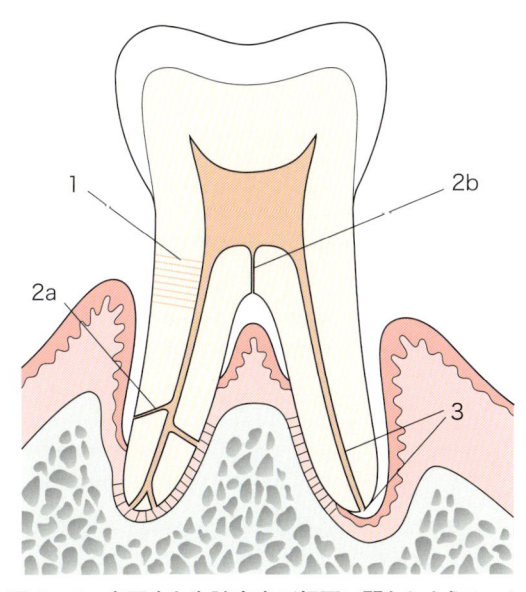

図6-18 歯周病と歯髄疾患が相互に関与しあうルート
1：象牙細管ルート．　2a：側枝・副根管ルート (根尖側1/3に多い)．　2b：髄管ルート (根分岐部・髄床部に多い)．　3：根尖孔ルート．

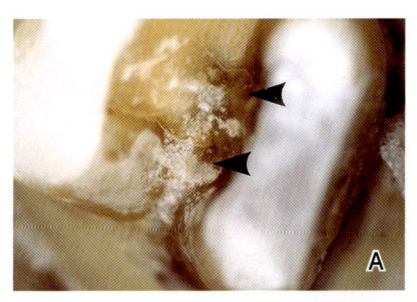

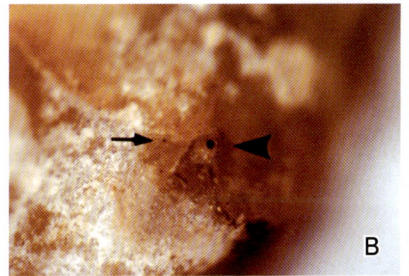

図6-19 根分岐部に見られる髄管の開孔部 (60倍)
A：根分岐部を観察すると，小孔 (矢印) がしばしば見られる．しかし，盲孔が多く，歯髄腔まで達するもの (髄管) はそれほど多くはない．　B：Aの矢印部の拡大．(加藤熙，中島康晴)

2・歯周-歯内病変とその治療

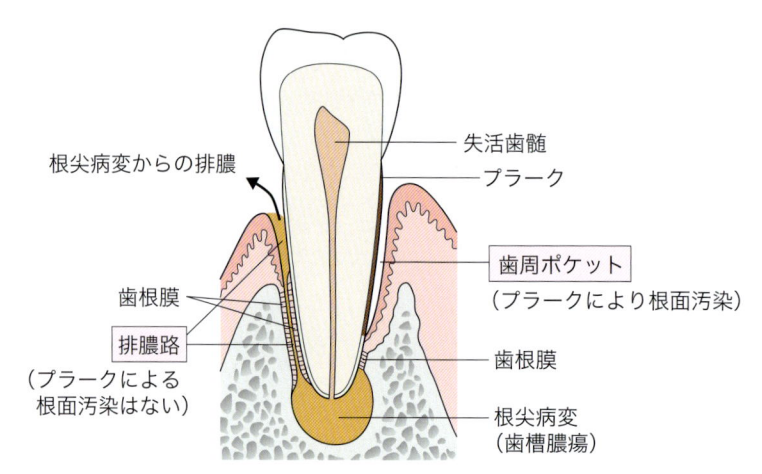

図6-20 歯髄病変由来の膿瘍（歯槽膿瘍）の排膿路と歯周ポケット

（3）根尖孔ルート：逆行性歯髄炎の誘発（図6-18）

歯周ポケットが根尖孔付近に達すると歯髄は大きな影響を受け，「逆行性歯髄炎」や歯髄死が生じる場合が多くなる．しかし，エックス線写真上で根尖まで骨破壊が進んでいるように見えても，必ずしも歯髄炎や歯髄死が生じているわけではなく，根尖孔から歯髄へ入る血管系が維持され，歯髄は生活している場合が多い．しかし，歯周病の処置，すなわちルートプレーニングや外科処置により血管が切断されたり，強い咬合力により歯が強く動揺して血管が切断されたりすると，歯髄炎が生じたり失活し，感染するようになる．多根歯の場合は1根のみ失活し，他根は生活している場合もあるので注意が必要である．

2）歯髄疾患が歯周組織へ及ぼす影響（図6-20）

歯髄疾患（感染根管を含む）は根尖孔および側枝，副根管，髄管を通して歯周組織に影響を与える（象牙細管ルートはまだ十分解明されていない）．歯髄内の炎症性刺激物質（内毒素など）や細菌が根尖孔や副根管を通って歯周組織に達し，「根尖性歯周炎」を引き起こすことはよく知られている．根尖性歯周炎により根尖部に歯槽膿瘍が形成されると，瘻孔（排膿路）は通常，根尖相当部付近の歯肉や粘膜に形成される．しかし症例によっては，排膿路が根面に沿って歯根膜の中を通って形成され，歯肉溝やすでに存在していた歯周ポケットに連絡することがある（図6-20）．臨床的にはこの歯髄疾患由来の排膿路は深い歯周ポケットと類似した状態を示し，骨吸収を伴ったりして辺縁性歯周炎と類似する．しかし，これらは通常の辺縁性歯周炎とは異なる疾患である．Weineは逆行性歯周炎 retrograde periodontitis とも呼んでいる．

この場合のポケットはプロービングするとプローブは根尖にまで達するが，歯根面が歯肉縁下プラークで汚染されている真の歯周ポケットと異なっている．すなわち，その部の歯根面にはプラークの付着はなく，ほとんど汚染されていない．したがって，歯内療法を行って膿瘍形成の原因となっている歯髄疾患（歯槽膿瘍）を治癒させれば，根尖部からの排膿はなくなり，歯周ポケット状の排膿路（瘻孔と同じ状態である）も消失し，歯周組織は健康を回復する．しかし，長期間治療を行わなかった症例では，この排膿路となっている根面にプラークが侵入し，辺縁性歯周炎における歯周ポケットと同じ状態になってしまう場合がある．この場合は歯周外科など高度な歯周治療が必要となる．

このような病変は副根管ルートで根分岐部に生じる場合もあり，真の歯周炎による根分岐部病変との鑑別診断が大切である（図6-6参照）．一方，歯内療法時に誤って，根管壁や髄床部に穿孔したために生じた歯周組織破壊が辺縁性歯周炎と連絡してしまう場合もある．

この他，歯に亀裂や破折が生じた場合も，破折線に沿って局所的に歯周病変を誘発し深いポケットが形成されることが多い（第8章垂直歯根破折とその治療参照）．

2 歯周-歯内病変とその分類

歯周-歯内病変の定義は明確ではないが，臨床的に歯周病変（辺縁性歯周炎）と歯内病変（歯髄疾患）とが互いに深く関係しあい，波及して，歯周組織破壊と歯髄疾患が生じている病変と定義できよう．この病変には，辺縁歯周組織と歯髄のどちらか一方から生じた病変が他方の組織に拡大波及したものと，両組織から別々に生じ，後に合併したものが含まれている．

歯周-歯内病変の分類法はいくつか発表されているが，本書では「Weineの分類」を参考に，病変の成り立ちと治療法とを考慮に入れて分類する（図6-21，表6-6）．

```
         Ⅰ型              Ⅱ型              Ⅲ型
    歯内病変由来型      歯周病変由来型     歯周病変と歯内病変の合併型
      （歯髄失活）    （歯髄生活）（歯髄失活）    （歯髄失活）
```

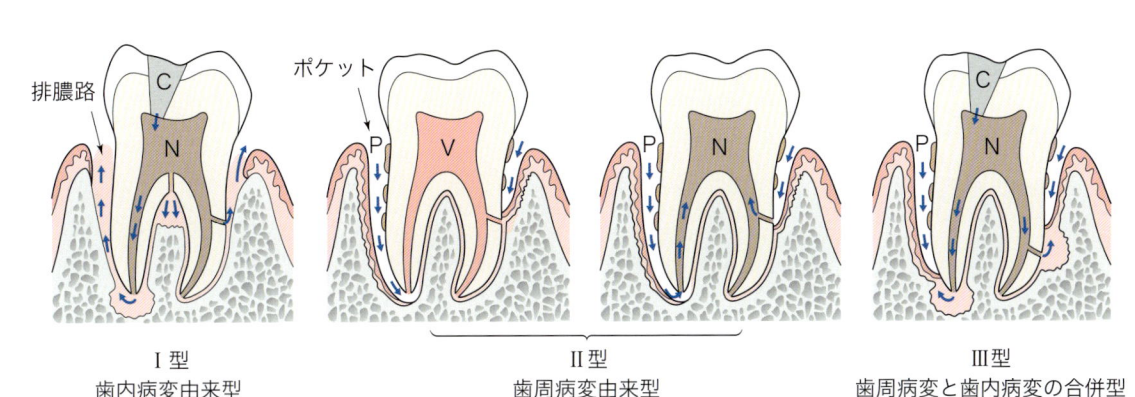

図6-21 歯周-歯内病変の分類
Ⅰ型：歯内病変（歯髄疾患）由来型．Ⅱ型：歯周病変由来型．Ⅲ型：歯周病変と歯内病変が独立して発生し合併した型．
C：齲蝕． P：歯周炎． V：vital 生活歯髄． N：non-vital 失活歯髄． 青色の矢印（➡）：病変の波及の方向．

表6-6 歯周-歯内病変の分類と特徴

分類	歯髄と根尖歯周組織	辺縁歯周組織	周囲の歯	治療法	予後
Ⅰ型 歯内病変由来型	歯髄は失活，深い齲蝕や修復物がある．根尖病巣（歯槽膿瘍），根分岐部病変がある．	1〜2か所にのみ深いポケットがある（根尖部からの排膿路である）	重度な歯周炎に罹患していないことが多い	歯内療法で改善する（歯周治療は基本治療のみ）	歯内療法が成功すれば良好
Ⅱ型 歯周病変由来型	初期は生活歯，進行期は逆行性歯髄炎，重症期は失活歯	重度の歯周炎，根尖に達するような深い歯周ポケット	周囲の他の歯も中程度以上の歯周炎に罹患していることが多い	歯周治療（複雑な処置を含む）と歯内療法を併用	歯周炎の進行状態による．進行すると困難（多根歯では根切除術を用いる）
Ⅲ型 歯周病変と歯内病変合併型	失活または歯髄炎，深い齲蝕など歯冠側よりに歯髄炎や歯髄壊死を起こす原因がある	重度の歯周炎，根尖に達するような深い歯周ポケット	周囲の他の歯も中程度以上の歯周炎に罹患	歯周治療と歯内療法を併用	同上

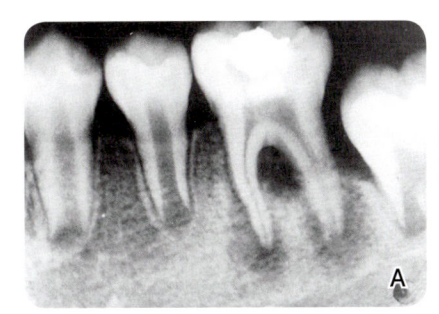

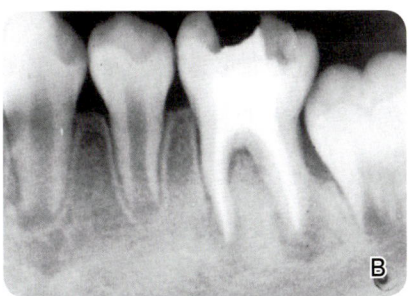

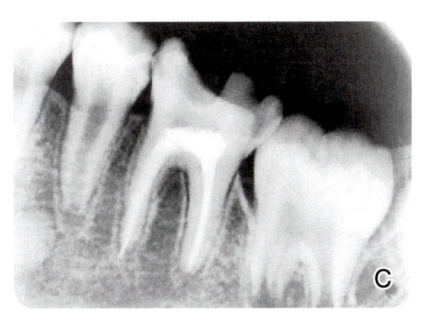

図6-22 Ⅰ型（歯内病変由来型）の治療例（13歳，男子）
A：初診時．電気診断の結果は歯髄失活．年齢，周囲の歯の歯周組織の状態からⅠ型と診断．根管治療を行う．
B：根管充填3か月後．　C：12か月後．歯根膜腔も明瞭である．

1）Ⅰ型（歯内病変由来型，図6-20〜22）

歯内病変（歯髄疾患）が原因で，二次的に歯周病変が生じたものである．

臨床症状およびエックス線所見では，重度な歯周炎による破壊ときわめて類似しているが，歯肉辺縁に付着したプラークによって引き起こされた真の辺縁性歯周炎ではなく，歯髄疾患（歯髄腔や根管の感染）が原因で歯周炎類似の病変が生じたもの，すなわち歯内病変由来の歯周-歯内病変である．

この病変の成り立ちは，まず何らかの理由で歯髄が失活し感染し，歯髄腔や根管中に存在する細菌や汚染物質が根尖孔や副根管を通って歯周組織に達し根尖性歯周炎が起こり，その周辺の歯槽骨を破壊し，膿瘍（歯槽膿瘍）を形成する．この根尖性歯周炎（歯内病変）由来の膿瘍が歯根面

270　2・歯周-歯内病変とその治療

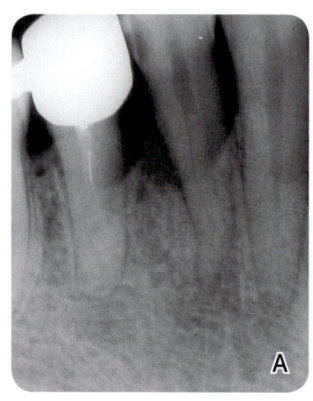

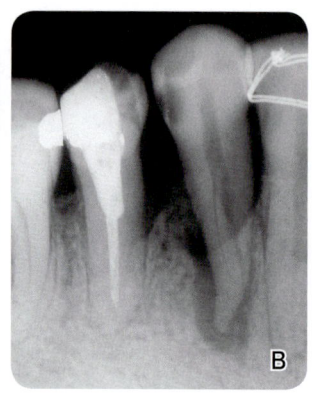

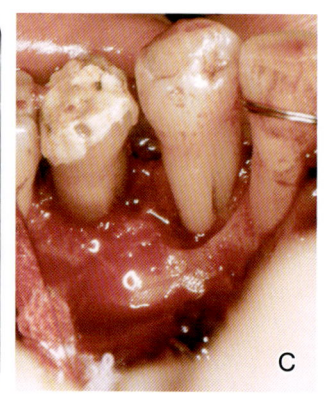

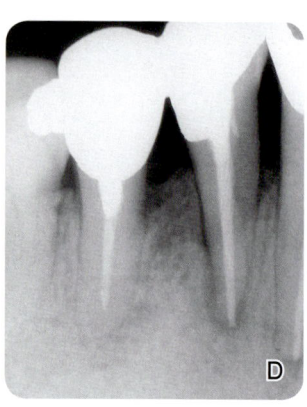

図6-23　Ⅱ型（歯周病変由来型）の治療例（53歳，男性）
A：初診時．全顎的に重度の歯周炎．ブラキシズム習癖がある．
B：4̱は7か月後急速に歯周組織の破壊が進み，根尖に達した．根管に分枝が認められる．歯髄は症状なく正常．
C：急速に進行した歯周炎なので治療可能と判定し，フラップ手術を行う．根面に分岐裂溝が認められ，骨吸収は根尖に達する．分岐裂溝を中心に根面を十分にスケーリング，ルートプレーニングする．
D：歯髄炎が生じたので歯内療法を行い，3年後．歯周治療と歯内療法により改善が認められる（5̱4̱固定）．

に沿って歯根膜の中に排膿路（すなわち瘻孔）を作り，これが歯肉溝や歯周ポケットと連絡するようになり，重度歯周炎と類似した状態となる．

エックス線写真上では広範な歯槽骨破壊が見られ，プロービングを行うとプローブは根尖の歯内病変部に達し，深いポケットと誤診しやすい．しかし，このポケットと思われる部分はプラークによって生じた歯周ポケットとは異なり，歯内病変（歯槽膿瘍）の排膿路でありプラーク付着による根面汚染は少なく，上皮の根尖側移動も少ない（図6-20参照）．したがって，根管治療を行って歯内病変が治癒に向かえば，この病変は治癒する（図6-22）．

2）Ⅱ型（歯周病変由来型，図6-21, 23）

歯周病変（歯周病）が原因で，二次的に歯内病変（歯髄疾患）が生じたものである．

Ⅱ型の代表的な症例は，重度の歯周炎が存在し，深い歯周ポケットから根尖孔または副根管ルートを通って細菌の産物や細菌自体が歯髄に侵入し，歯髄炎（逆行性歯髄炎と呼ばれる），歯髄死，さらに歯髄壊疽を引き起こしたものである．なおエックス線写真で歯周ポケットが根尖に達していると思われても，歯髄疾患は生じていない場合がある．しかし，スケーリングやキュレッタージなどの歯周治療や強い咬合力（咬合性外傷）により歯髄に入る血管が傷害されると，歯髄死や細菌侵入が生じてくる．

逆行性歯髄炎は急性の疼痛を伴うので，応急処置として抜髄が必要である．さらに歯髄死や歯髄壊疽の場合，歯を保存しようとする場合は，根管治療などの歯内療法と原発病変である歯周病に対する歯周治療が必要となる．この他に広い意味では，歯周炎により露出した根面象牙質からの刺激により，歯髄が知覚過敏や変性を起こした場合もⅡ型に分類される．

3）Ⅲ型（歯周病変と歯内病変の合併型，図6-21, 24）

歯周病と歯髄疾患とが別々に独立して生じ，両者の病変部が連絡合併したものである．

これは真の歯周-歯内病変とも呼ぶべきもので，プラークを初発因子とする辺縁性歯周炎による歯周ポケット形成と骨破壊が進行する一方で，齲蝕などに起因する歯髄疾患から根尖性歯周炎（慢性歯槽膿瘍など）が生じ，ついには両者の病変が連絡合併してしまったものである．この場合，両者の治療が必要である．

3　歯周-歯内病変の検査・診断

歯周-歯内病変は，病変の成り立ちの違いおよび歯周組織の破壊の程度により，治療法・予後とも大きく変わってくるので，検査・診断はきわめて大切である．基本的には歯周組織の検査と歯髄の検査の両方を行い，その結果から前述した分類を行うことにより治療方針を決定する．治療の難易度および予後成績は，Ⅰ型の場合（歯内病変由来型）が最も良好であり，Ⅱ型（歯周病変由来型）およびⅢ型（歯周病変と歯内病変の合併型）は難しくなる．

1）基本的な検査
(1) 歯周組織の検査

2章で述べた歯周組織の検査に基づくが，とくにエックス線検査による骨の破壊状態（辺縁部の破壊と根尖部または根分岐部，側枝部の破壊に注意），プロービングによる

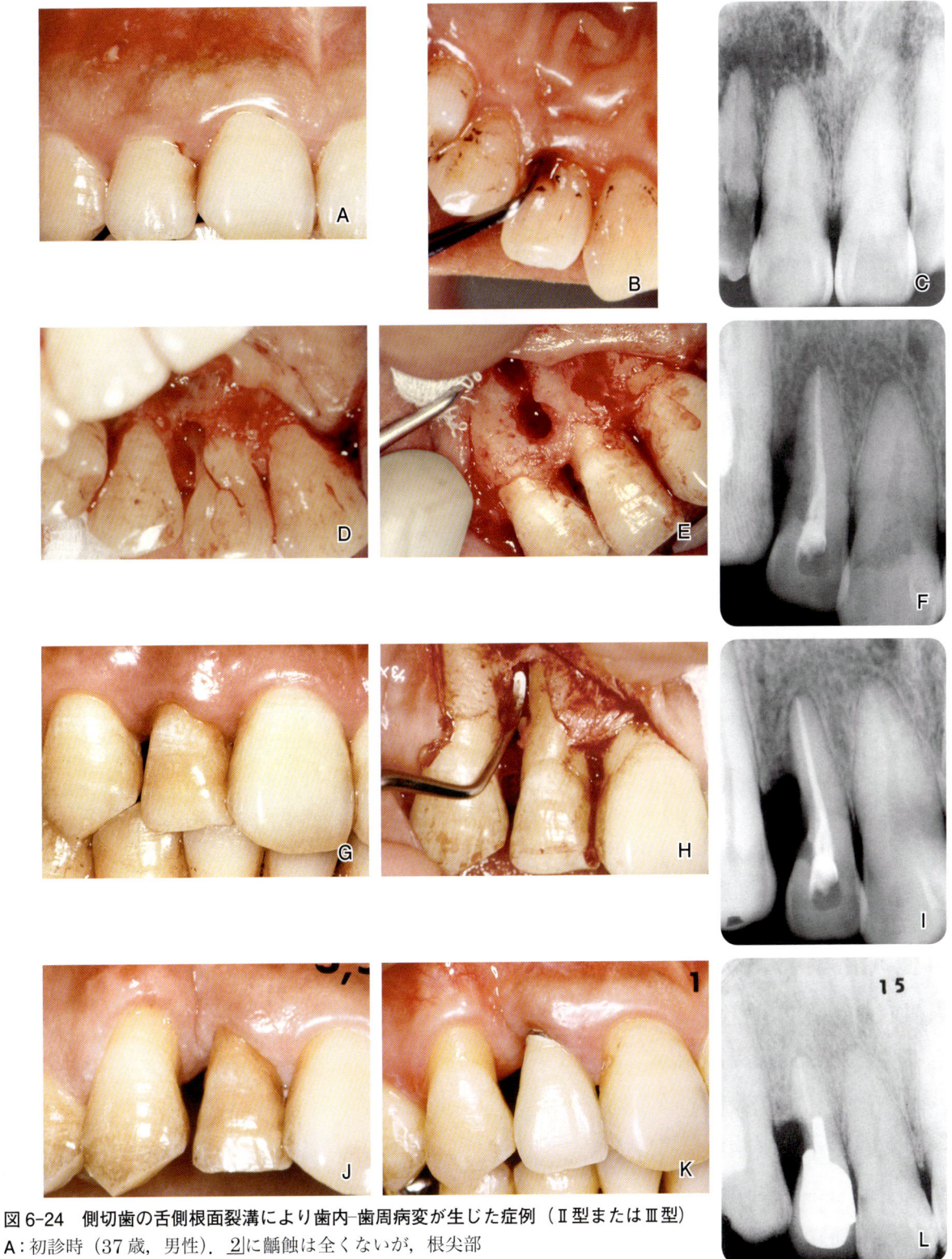

第6章　根分岐部病変の治療，歯周-歯内病変の治療，歯周病の薬物療法

図6-24　側切歯の舌側根面裂溝により歯内-歯周病変が生じた症例（Ⅱ型またはⅢ型）

A：初診時（37歳，男性）．2|に齲蝕は全くないが，根尖部付近に膿瘍を形成し排膿．唇側のポケットは浅い．

B：舌側に裂溝があり，その部のポケットは10mm以上深く，他の部位は3〜4mm．歯髄は失活している．

C：初診時のエックス線写真：歯周-歯内病変と診断し，まず歯内療法と歯周基本治療を行う．

D：フラップ手術を行う．根面の裂溝部はバーで削合する．

E：骨吸収は，裂溝に沿って根尖部にまで及ぶ．

F：手術後3年のエックス線写真．

G：3年後，唇側は良好であったが，舌側はポケット7mm．

H：再手術を行う．根面裂溝の削合と根面に形成されていた硬組織（セメント）突起を除く．

I：再手術直後のエックス線写真．

J：5か月後，歯肉は退縮したがポケットは浅くなる（3mm）．

K：15年後，根面齲蝕の発生があり，前装冠装着．

L：15年後のエックス線写真．骨の状態は良好である．

ポケット底部の位置，ポケットと根尖孔との関係を調べる．単純にプロービングするだけではプローブが根尖部や側枝部に達しているのを確認できない場合は，金属製のエックス線診断用プローブ（図6-3B, C, p.257参照）やガッタパーチャーポイントをポケット内に挿入してエックス線検査を行う．

なお，治療方針の決定にあたっては，歯内療法と歯周治療の難易度を判断する必要があるが，とくに多根歯では根分岐部病変を併発している場合が多く，その治療法も併せて判定する．

(2) 歯髄の検査

まず歯髄の生死を確認することが大切である．エックス線写真で確実に判定できる（根管内根管充填剤の存在など）場合以外は，電気歯髄診断器を用いて生死を判定する．電気診断が困難な場合や不確実な場合は，温度診（冷水反応など）を行って判定する．歯髄の歯冠部は壊死しても歯根部は生活していたり，多根歯では1根は失活していても他の歯根は生存している場合があるので注意する．

歯髄が失活している場合は，エックス線写真を用いてさらに注意深く根尖性歯周炎を引き起こす原因を調べる．死腔や側枝（副根管），根尖部病巣や側枝部病巣の存在に注意する．

なお，治療方針を決めるにあたっては，根管の彎曲や閉鎖など根管治療の適応，治療の難易度を調べる必要がある．

2）Ⅰ，Ⅱ，Ⅲ型の診断上の注意点

エックス線写真で骨辺縁から根尖に達する高度の骨吸収が認められ，プロービングすると歯周ポケットが根尖に達するなど歯周病の症状を示す場合でも，実際には辺縁性歯周炎ではなく，Ⅰ型すなわち歯内病変による歯周組織破壊であることがしばしばある．誤診しやすいので注意深い検査が必要である．各分類の診断上の特徴，注意点は次の通りである（図6-21, 表6-6参照）．

(1) Ⅰ型（歯内病変由来型）の特徴

①<u>歯髄は必ず失活しており，感染根管となっている</u>（歯髄が生きている場合はⅠ型ではなく，Ⅱ型の確率が高い）．
②骨吸収は，エックス線写真で根尖孔部や側枝開口部，根分岐部の髄管開口部などに高度に生じている．
③<u>プロービングすると，その歯の周囲で1か所だけ局所的にポケットが深く，根尖部または側枝開口部の病変部に達している</u>．
④<u>歯列中の他の歯は重度な歯周炎に罹患しておらず，その歯のみ重度な歯周炎の症状を示している場合が多い</u>．

通常，歯周病患者では1歯のみ重度な歯周炎に罹患し，他の歯はほとんど健康であるという例はきわめて少ない．したがって，1歯のみ根尖に達する重度の歯周炎に罹患していると思われた場合はⅠ型の可能性が高いので，必ず歯髄の検査を行い鑑別診断する必要がある．この場合，歯髄電気診断は有力な診断方法である．

この他，歯髄腔底や根管壁の穿孔，あるいは歯根とくに根尖部の亀裂や破折により局所的に重度な歯周炎となった場合も，広義のⅠ型となる．

(2) Ⅱ型（歯周病変由来型）の特徴

①歯髄は，健康な場合，歯髄炎が誘発されている場合，すでに失活している場合があり，一定していない．しかし，歯冠部に歯髄疾患を誘発するような因子（齲蝕や充填物）が存在しないのに，歯髄疾患が誘発されている場合はⅡ型の可能性が高い．
②骨吸収は，エックス線写真で根尖近くに達する場合が多い．しかし，根尖に達していなくても，側枝や根分岐部の髄管（副根管）を経由して歯髄病変が生じる場合がある（図6-23）．
③プロービングは，Ⅰ型と類似していて鑑別が難しい場合もあるが，多くの場合その歯の周囲にポケットの深い部位が数か所に存在する（1か所の場合はⅠ型の場合が多い）．
④周囲の歯も，歯周炎に罹患している場合が多い（Ⅰ型と異なる）．

(3) Ⅲ型（歯周病変と歯内病変の合併型）の特徴

①歯髄は齲蝕などが原因ですでに失活し，感染し，根尖病巣（骨破壊）が生じている．
②骨吸収はエックス線写真上で骨辺縁部から根尖部に達していることが多い．
③プロービングはⅡ型と同じく，数か所に深い所がある．
④周囲の歯も歯周炎に罹患している場合が多い（Ⅱ型と同じ）．

Ⅱ型が進行して歯内病変が生じた症例は，Ⅲ型とほぼ同じ特徴を示す．

4 歯周-歯内病変の治療法

歯周-歯内病変の治療法はⅡ型とⅢ型はほぼ同じであるが，Ⅰ型は大きく異なっている．

1）Ⅰ型（歯内病変由来型，図6-22）

<u>歯内療法（根管治療）をきちんと行うことにより治癒する．歯周治療は基本治療を行うのみで，特別な外科治療などを行わなくても深いポケットや歯槽骨破壊（エックス線透過像）は改善する．深いポケットは見かけ上のポケットであり，歯内病変部からの排膿路として形成されているの</u>

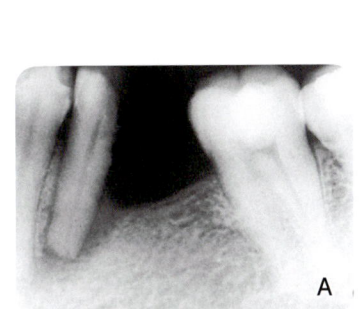

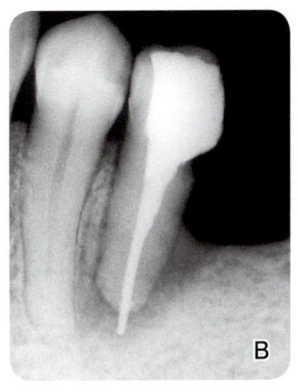

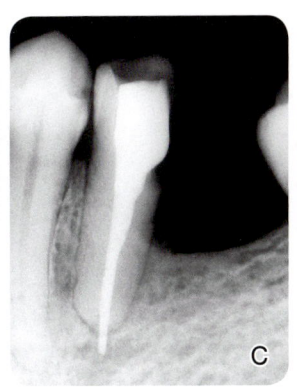

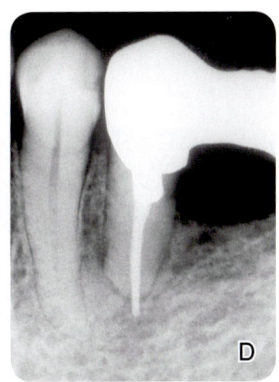

第6章　根分岐部病変の治療，歯周-歯内病変の治療，歯周病の薬物療法　　*273*

図6-25　Ⅲ型（歯周病変と歯内病変の合併型）の治療（40歳, 男性）
A：初診時 ⌐5．歯髄炎．
B：根管治療と歯周治療（フラップ手術）．
C：1年後．
D：2年後．
E：16年後．良好に維持できている．

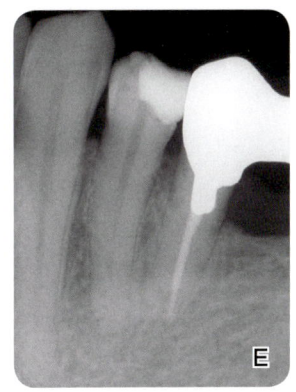

で，歯内療法により治癒する．これは，ポケットが形成されていると思われる根面が，真の歯周ポケットと異なり縁下プラークが付着しておらず，根面が汚染されていないためである．歯内療法は，基本にもとづいて丁寧に行う必要がある．なお，側枝や副根管が原因と思われる場合は，薬物による消毒清掃を十分に行った後，緊密な加圧根管充填を行う．

　歯内療法が成功すれば予後は良好で，歯周ポケットと思われた深いプロービング部位は治癒し，再発はなく，良好に経過する（図6-6, 22）．

　Ⅰ型であると確定するのが困難な症例（Ⅰ型と思われるが周囲の歯が歯周炎に罹患している症例など）は，歯周基本治療を行いながら歯内療法を優先して行い，歯周組織の改善状態を調べて再度診断しなおす（再評価）方法をとるとよい．

2）Ⅱ型（歯周病変由来型，図6-23, 24）

　歯周治療と歯内療法の両方が必要である．原因となっている歯周炎が重度なほど治療は困難で，予後も不良となる．骨吸収と歯周ポケットが根尖部にまで達している場合は，歯周治療は困難なことが多いので，多根歯では根切除術（ルートリセクション）を適用する（p.262参照）．

　単根歯は，フラップ手術を行って根尖を含めて汚染根面をきれいにするか，一度抜去して汚染根面をきれいにしてから再植を行うなど，特殊な方法をとる場合もある．さらに再生療法の併用，とくに抜去して根面をスケーリング・ルートプレーニングした後クエン酸やEDTAで表面処理をし，エムドゲイン®を塗布して再植する方法も行われる（図4-38参照）．なお，保存しようとする根は歯内療法を確実に行っておく必要がある．

3）Ⅲ型（歯周病変と歯内病変の合併型，図6-25）

　Ⅱ型とほぼ同様で，歯内療法と歯周治療の両方が必要である．歯周炎による破壊が進行しているほど，治療が困難となる．保存の可能性があると判断した場合は両者を並行してスタートするが，まず歯内療法を優先させる．歯周基本治療終了時には歯内療法を完了させ，その治療効果を再評価して予後を判定し，次の歯周治療（歯周外科など）の治療計画を決める．すなわち，歯内病変による骨破壊部は回復する可能性が高いので，まず歯内療法を行い，骨の再生などが生じる範囲を明確にし，その後，歯内療法で治らなかった病変部に対して歯周外科や再生療法を行う．

3・歯周病の薬物療法

歯周病を薬で治療しようとする試みは古くから行われてきているが，特効薬はなく，薬のみで治すのは不可能である．歯肉炎，歯周炎とも治療の基本は原因の除去であるが，薬物のみでは原因を取り除けないからである．すなわち，最大の原因であるプラーク細菌を薬（抗菌薬など）ですべて殺すのは不可能であるし，たとえ殺したとしても，細菌の死体や細菌の生産物は根面に付着残存することと，口腔内には常に細菌が存在し，短時間内に再び付着増加してくるためである．したがって，歯周治療の基本は歯ブラシを用いた口腔清掃やスケーリング，ルートプレーニングを中心とした物理的清掃が基本であり，薬物療法はあくまでも補助的療法である．

歯周治療に用いられる薬物は従来，①局所の抵抗力を高めようとするものと，②局所の消毒，細菌抑制を行おうとするものとに分けられる．さらに使用法の面からは，③局所に用いるものと④全身（服用など）に用いるものに分けられる．いずれの薬物も副作用を考慮することが大切で，とくに長期使用は危険性が高まると考えるべきである．

1 局所の抵抗力を高めようとする薬物

過去において種々の薬物が歯周組織の抵抗力を高める作用があるのではないかと研究されたが，現在まで明らかな効果を示す薬物は発見されていない．過去に試みられたものとして，ビタミンCやパロチン（唾液腺ホルモン）などがあるが，科学的にその有効性は認められていない．

栄養との関係は十分明確でないが，局所療法をせずに栄養療法を行っても効果はないし，栄養が良いだけでは歯周病を予防できない．しかし，バランスの良い食生活を行うことは免疫力を高め，全身的な健康のためにも，歯周病の予防と治療の面からも大切である．

2 局所の消毒，細菌抑制を目的とする薬物 ―化学的プラークコントロール（表6-7）

これらは消毒薬が主体で，その濃度や特徴により局所への貼薬や含嗽薬として用い，局所すなわち歯頸部，歯肉表面，ポケット内部などの細菌を殺したり増殖を防ぎ，歯肉の炎症を改善する目的で用いる．さらに，歯周外科時に手術部の消毒や術後の消毒と，プラーク抑制にも用いられる．これらは歯ブラシなどの清掃用具による「物理的（機械的）プラークコントロール」に対し，「化学的プラークコントロール」とも呼ばれる．しかしこれらの薬物の効果には限界があり，とくに抗生物質は耐性菌の出現や菌交代現象など副作用の発現のため長期使用は危険であり，歯ブラシやスケーラーによる物理的清掃を優先させることが大切で，補助的なものと考えるべきである．

現在では主に，①急性症状（歯肉の強い炎症や歯周膿瘍など）のある時，②患者の全身的な抵抗力が低下しており口腔内や全身的な病変の発症の危険性が高い時，③歯周外科前後，などに多く用いられる．

使用される可能性のある薬物を表6-7に示した．他に，生薬を配合し抗炎症や収斂作用を期待する薬物（リゾチーム，ヒノポロンなど）もあるが，その効果は明確ではない．過去においては腐蝕剤（カルボールや硝酸銀など）や溶解剤（次亜鉛塩素酸ナトリウムなど）も用いられたが，健康な部位をも破壊する危険性が高く，現在では使用されていない．

1）局所消毒液（薬），ポケット内洗浄液（薬）

手術野の消毒，急性の歯肉炎，歯周膿瘍部やポケット内洗浄・消毒に使用する（表6-7）．

ポケット内洗浄液は薬剤による歯肉縁下プラークコントロールとして，歯周基本治療，サポーティブペリオドンタルセラピー，メインテナンス時に用いられる．

2）含嗽薬

急性症状期と手術後1～2週の期間，すなわちブラッシングが十分できない時期の口腔内消毒，プラーク抑制（次のプラーク抑制薬参照）に用いる．

3）プラーク抑制薬

種々の薬剤が研究されてきたが，プラークコントロールの効果が高く副作用がなく，長期間毎日使用して安全と考えられる薬剤はまだ開発されていない．0.2%クロルヘキシジン chlorhexidine はプラーク抑制効果が他の薬剤より高いことが認められている．しかし，プラーク抑制のメカニズムは明確でなく，長期間使用すると味覚障害，舌や歯の着色，黒舌症などの副作用が出現する可能性がある．日本では産婦人科で副作用（ショック，死亡例）が報告されたため，0.2%のものは粘膜（口腔も含む）への使用が禁止されている（1987年）．現在，0.001%のものが用いられているが，その分効果は低くなっている．

第6章　根分岐部病変の治療，歯周-歯内病変の治療，歯周病の薬物療法

表6-7　歯周治療時に局所（ポケット内を含む）の消毒・細菌抑制に用いる薬剤

分類	製剤名	一般名	商品名（メーカー）（代表的なもの）	組成・用法	特徴
口腔と歯周ポケットの消毒・洗浄剤	過酸化物	オキシドール	オキシフル（第一三共）	3% H_2O_2	口腔，歯肉，歯周ポケット内の殺菌，消毒，洗浄
	ヨウ素とヨウ素化合物	ヨードグリセリン	歯科用ヨードグリセリン（昭和薬化，日本歯科ほか）	ヨウ素（10%），ヨウ化カリウム（8%），グリセリン（ヨウ素過敏症に注意）	口腔，歯肉，歯周ポケット内の殺菌，消毒
	ヨードホルム	ポビドンヨード	イソジン（明治製薬）	ポビドンヨード（10%）	口腔，歯肉，歯周ポケット内の殺菌，消毒，洗浄（洗口剤）
	塩素化合物	クロラミン	歯科用クロラミン液（村上）	クロラミン（1%）5〜10倍希釈して使用	
	色素	アクリノール	アクリノール（各社）	アクリノール（0.0〜0.1%）	
	界面活性剤（陽性石けん）	塩化ベンザルコニウム	オスバン（日本製薬）	0.005〜0.025%水溶液	
		塩化ベンゼトニウム	ハイアミン（第一三共）	0.005〜0.025%	
含嗽・洗口剤	ヨードホルム	ポビドンヨード	イソジンガーグル（明治）	ポビドンヨード7% 15倍希釈	
	アズレン	アズレンスルホン酸ナトリウム	アズノールガーグル（日本新薬）ハチアズレ（小野薬品）	アズレンスルホン酸ナトリウム（0.4%）	
	界面活性剤	塩化ベンゼトニウム	ネオステリングリーン（日本歯科）	塩化ベンゼトニウム0.2% 10〜50倍希釈	
	クロルヘキシジン	クロルヘキシジン	コンクールF（翠松堂製薬）バトラーCHX洗口液（サンスター）	グルコン酸クロルヘキシジン0.05%未満	
歯肉塗布・ポケット内注入用軟膏剤	抗生物質	テトラサイクリン	テトラサイクリンCMC（昭和薬化）アクロマイシンCMC	塩酸テトラサイクリン（3%）	歯肉・粘膜へ塗布
		ミノサイクリン	ペリオクリン歯科用軟膏（サンスター），ペリオフィール歯科用軟膏（昭和薬科）	塩酸ミノサイクリン（2%）	ポケット内へ注入徐放性（局所薬物配送システム）
		メトロニダゾール	エリゾル（コルゲート）	ゲル状	
		ドキシサイクリン	アドリドックス（ブロックドラッグ）	8.5%，ポリマー状	
	抗炎症薬		プレステロン歯科用軟膏（科研）	エピジヒドロコレステリン（10%）	歯肉・粘膜へ塗布
	ステロイド		口腔用ケナログ	トリアムシノロンアセトニド（0.1%）	慢性剥離性歯肉炎
			アフターゾロン（昭和薬化）	デキサメタゾン（0.1%）	口内炎（難治性），舌炎
	抗菌薬ステロイド	ヒノキチオール，ヒドロコルチゾン	ヒノポロン（昭和薬化）	ヒノキチオール（0.1%）酢酸ヒドロコルチゾン（0.5%）アミノ安息香酸エチル（0.15%）	歯肉へ塗布ポケット内へ注入

4）局所塗布軟膏

ポケット内や歯肉・粘膜の潰瘍部に使用し，局所の消毒，有害細菌の減少，潰瘍面の保護などに用いる．抗生物質，副腎皮質ホルモン，生薬などが含まれているものが多い（次頁および表6-7参照）．

5）歯周パック

外科的創傷の保護と不快感を防ぐ目的で使用される．プラークの付着を十分抑制できるものはまだ開発されていない．従来用いたアスベスト入りパックは，発癌性物質のアスベスト粉末吸入の危険性のため使用されなくなっている．ユージノールは過敏症状を引き起こす可能性があるので，現在は非ユージノール系のもの（COE-pack®，VOCO-pack®などでカルボン酸含有）が多く使われている．

6）知覚過敏症治療薬

知覚過敏症の治療についてはすでにp.144〜147で述べたので参照いただきたい．

3 歯周病の抗菌療法

歯周治療において，機械的プラークコントロール（歯ブラシを用いた口腔清掃，スケーリング・ルートプレーニングなど）に抗菌薬を併用し，治療効果を高めたり，免疫機能を補助しようとする治療法である．

目的と適応は，

①急性炎症の軽減：歯周炎の急性発作（歯周膿瘍）の治療
②スケーリング・ルートプレーニングと併用し治療効果を促進する：侵襲性歯周炎，重度慢性歯周炎など治療が難しい患者で口腔清掃，スケーリング・ルートプレーニングのみでは改善が得にくい場合
③菌血症の予防：細菌性心内膜炎，心臓弁膜症患者など感染リスクの高い患者に術前投与
④歯周外科手術後の感染防止：侵襲の大きな手術の時

表6-8 代表的な経口抗菌薬の投与方法

種類	用量	投与方法	期間
テトラサイクリン系			
塩酸ミノサイクリン	100mg〜200mg／1日量	1日1〜2回	1〜2週間
ドキシサイクリン	100mg〜200mg／1日量	1日1〜2回	1〜2週間
ペニシリン系			
アモキシシリン	750mg〜1,000mg／1日量	1日3〜4回	7日間
クラブラン酸カリウム・アモキシシリン	750mg〜1,000mg／1日量	1日3〜4回	7日間
ニトロイミダゾール化合物			
メトロニダゾール	500mg〜1,000mg／1日量	1日2回	7日間
セフェム系			
塩酸セフカペンピボキシル	300mg／1日量	1日3回	3〜5日間
セフジニル	300mg／1日量	1日3回	3〜5日間
マクロライド系			
クラリスロマイシン	400mg／1日量	1日2回	7〜10日間
アジスロマイシン	500mg／1日量	1日1回	3日間

4 抗菌薬の歯周ポケット内投与療法
intra-pocket antibiotic therapy (IPAT)

1）局所薬物配送システム
local drug delivery system (LDDS)

局所薬物配送システムとは，ポケット内など病変が生じている局所に長時間にわたり薬物を作用させ効果を発揮させるシステムである．この方法は「局所薬物デリバリーシステム」とも呼ばれ，①局所に高濃度の薬物を長時間作用させることができ，②全身に対する副作用が少ない利点があり，医学の分野で広く用いられている．

歯周治療では，歯周ポケット内に徐放性の殺菌薬（テトラサイクリン系殺菌薬など）を注入し，歯周病原性細菌を減少させる方法が研究，開発されている．

2）局所薬物配送システムの歯周治療への応用

徐放性の抗菌薬を歯周ポケット内へ挿入し，歯周ポケット内の有害な細菌（歯周病原性細菌）を減少させて，歯周病を改善することを目的とした治療法である．従来からポケット内への貼薬は行われていたが，とくにポケット内のグラム陰性嫌気性菌の為害性が強いことが明らかになった

ことから，これらの細菌に対し有効な（感受性の高い）抗菌薬（テトラサイクリン系）をポケット内へ挿入し，しかも徐放性にして長時間高濃度を保ち（delivery system），有害菌を減少させる治療法が行われるようになった．

この治療法は，抗菌薬の全身投与に比べて副作用が少ない利点はあるが，過敏症などの副作用が全くないわけではなく，また耐性菌の出現の問題もある．

そのため適応症として次のものが対象とされている．
①細菌が著しく増殖していると考えられる急性症状期（急性歯周膿瘍）
②有害な菌がとくに多いと考えられる侵襲性歯周炎
③根分岐部や形態異常による根面裂溝部などスケーラーによる機械的清掃が困難な部位
④局所的に存在するきわめて深いポケット
⑤全身状態が悪く歯周外科が行えない患者など

しかし，単に抗菌薬のポケット内投与のみを行った場合は，一時的にポケット内細菌の量的，質的変化（有害な細菌の減少）が生じ臨床症状は改善するが，薬物の使用をやめれば再び比較的短時間でプラークは増加し，深いポケットが残存するため有害な嫌気性グラム陰性桿菌も増加する危険性が高い．すなわち，局所薬物配送システムを単独で行った場合は，効果の持続時間がやや長い応急処置あるいは対症療法であって，治療効果を高めるには必ず歯周治療の基本である口腔清掃指導，スケーリング，ルートプレーニング，咬合調整などをしっかり行い，必要に応じて外科的処置を行う必要がある（図6-26）．

局所薬物配送システムが有効なのは，急性に進行する歯周炎に用いて歯周組織が急速に破壊されるのを一時的に抑えることにあり，その後に歯周治療の原則に基づいた治療を行うことが大切である．

参考1：歯周基本治療における経口抗菌療法

重度の広汎型歯周炎や，全身疾患と関連する中程度〜重度歯周炎患者の歯周基本治療に，機械的プラークコントロールに加えて，経口抗菌療法を併用することにより，治療効果が高まることが報告されている．この治療法は，これらの病変は歯周病原性細菌に感染して重症化しており，歯周病原性細菌を減らし細菌叢を改善することを目的としている．通常，歯周病原性細菌に有効なテトラサイクリン系，マクロライド系，ペニシリン系などが用いられる（表6-8参照）．

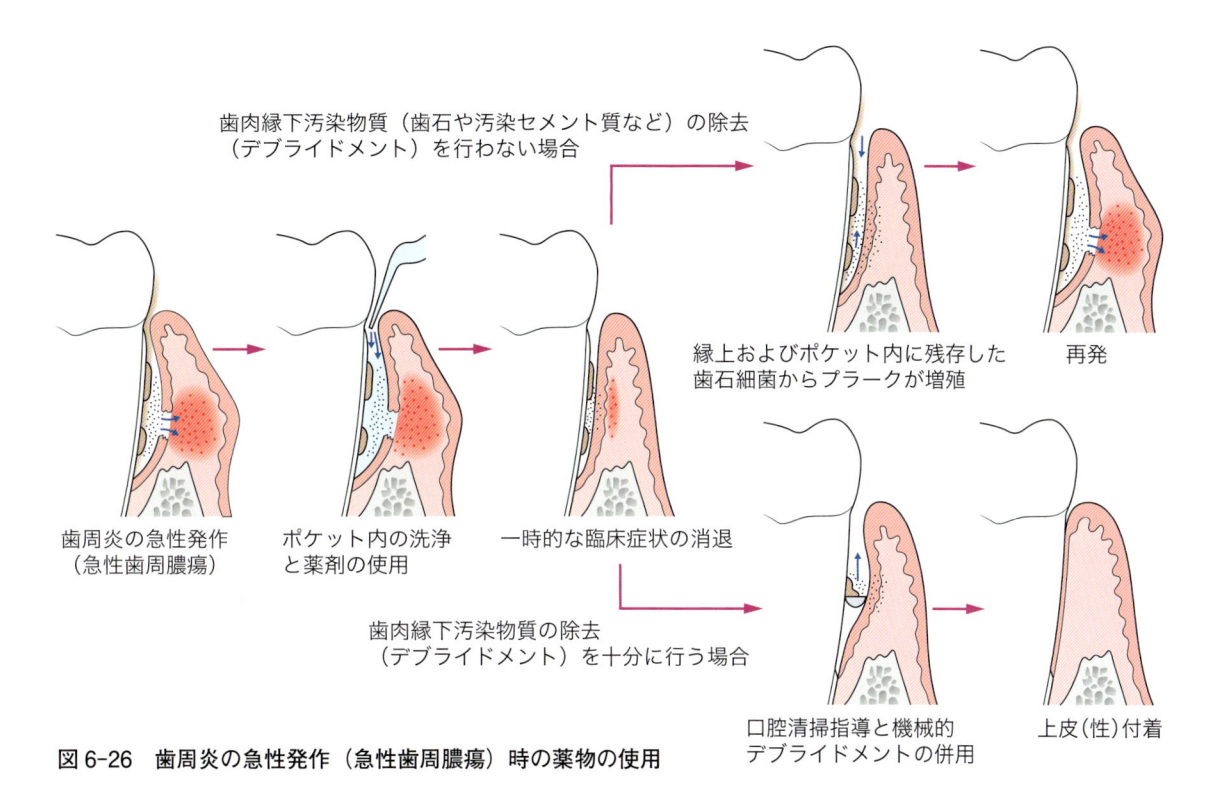

図 6-26 歯周炎の急性発作（急性歯周膿瘍）時の薬物の使用

使用される抗菌薬には，現在テトラサイクリン系のミノサイクリン（ペリオクリン®，ペリオフィール®），ドキシサイクリン（アドリドックス®）およびメトロニダゾール（エリゾール®）などがある．ペリオクリン®，ペリオフィール®は1週間に1度，シリンジでポケット内へ注入し，4週連続投与が勧められている．

3）フルマウスディスインフェクション（full mouth disinfection），全顎除菌療法（FDIS）

Drisko（2002），Quirynen（2002）らが提唱した方法で，口腔清掃指導を長期間徹底的に行った後（PIとBOPが15％以下），1回の治療来院で，すなわち24時間以内に，全顎の機械的清掃（歯肉縁下のスケーリング・ルートプレーニング）と薬物療法（クロルヘキシジン液などによる口腔内とポケット内清掃）を同時に行う．

この治療法の目的は，口腔内の歯周病原性細菌を集中的に除き，未処置部から処置部への再感染を防ぐことにより，非外科的な治療の効果を高めることにある．

その内容は，
①術前に口腔清掃指導を徹底する（PIとBOPを15％以下にする）．
②短期間（1回が望ましいとされる）で全顎の機械（スケーラー）と薬物による歯肉縁下の治療を行う．
③歯科医管理下でのフォローアップケア（口腔，舌，歯の清掃）を行う．

薬物療法は0.2％クロルヘキシジン＋3％ H_2O_2 ＋0.5％ポビドンヨードを用い，繰り返しポケット内を洗浄し，治療後にポケット内にクロルヘキシジンを満たす．

治療効果は大きいとされるが，一度に全顎の深いポケット内のスケーリング・ルートプレーニング（SRP）を行うため，細菌および細菌の産物，毒素（LPS）などが体内に入るという問題点がある．さらに，長時間の治療でストレスも多く，発熱，過敏反応が生じやすい．1回で全顎を治療する意義がどの程度あるのか明確でなく，数回に分けて丁寧に行うSRPでも十分改善することから，日本ではほとんど行われていない．

表6-9 歯周病の抗菌療法の目的と投与法

目的	投与法
1. 急性炎症の改善 （歯周膿瘍の治療）	○経口投与 ①ペニシリン系，セフェム系 ②マクロライド系 ③ニューキノロン系 ○ポケット内投与
2. スケーリング・ルートプレーニングの治療効果の促進 （スケーリング・ルートプレーニングとの併用療法）	○経口投与（3～7日間） テトラサイクリン系，ペニシリン系 セフェム系，マクロライド系，ニューキノロン系 （日本ではメトロニダゾールの歯周組織炎への適用は認められていない） ○ポケット内投与 SRPで効果が見られない時
3. 菌血症の予防 （心内膜炎，大動脈弁膜症，人工弁・シャント術実施患者）	○術前の経口投与 ①ペニシリン系，セフェム系

5 全身的に用いられる薬剤と抗菌療法

歯周治療時に全身的に投与する薬剤には，抗菌薬，抗炎症薬，鎮痛・鎮静薬などがある．全身投与の場合は副作用の出現率も高くなるので，注意して投与する（表6-9）．

1）抗菌薬と抗菌療法

抗菌薬は急性歯周膿瘍（急性症状）時に組織内に侵入した細菌を殺したり，手術時およびその後の細菌感染防止の目的で用いられる．他に，壊死性潰瘍性歯肉炎・歯周炎，心疾患患者の観血的処置時（菌血症の防止），白血病など免疫低下時などにも使用する．さらに，侵襲性歯周炎では，SRPと併用し深いポケット内の有害な歯周病原性細菌を減少させ，通常の細菌叢に改善する目的で使用される．

歯周病原性細菌の多くはグラム陰性細菌であることから，これらに有効な広域抗菌スペクトラムを持つ抗菌薬が用いられている．

(1) 全身投与の利点と欠点

①利点：薬物が歯周組織を含む全身の血管領域に届く（作用範囲広い）．
②欠点：局所の組織内濃度が低い，全身的な副作用が生じる可能性がある（薬物アレルギー，他の服用薬との相互作用，胃腸・肝臓・腎臓の障害，耐性菌の出現，菌交代現象），病原性のない有益な微生物をも除去してしまう可能性がある．

(2) テトラサイクリン系抗菌薬

副作用：歯，骨と親和性が高く，歯の形成期に歯の着色を起こす．

塩酸ミノサイクリン，ドキシサイクリン

(3) ニトロイミダゾール化合物

トリコモナス原虫治療薬．
副作用：マウス，ラットで発癌性，妊婦に投与しない．
メトロニダゾール

(4) ペニシリン系抗菌薬

殺菌的に働く．
副作用：ショックを引き起こすこともあるので，注意が必要である．
アモキシシリン，オーグメンチン

(5) セファロスポリン系抗菌薬（セフェム系）

殺菌的に働く．
副作用：少ないが，稀にショックを起こすことがある．
セフジニル（セフゾン），セフカペンピボキシル（フロモックス）

(6) マクロライド系抗菌薬

静菌的作用．
副作用：組織内半減期が長いので注意が必要，ショックなど．
クラリスロマイシン，アジスロマイシン

2）消炎酵素薬

粘液・膿・壊死組織などを分解し浄化して治癒を促す目的でリゾチームなどが用いられるが，原因除去とならないためその効果は少ない．急性症状時に抗菌薬と併用される．

3）鎮痛・鎮静薬

急性症状時や，手術後で疼痛のある場合に用いられる（疼痛時に一般的に用いられるものととくに変わりない）．

7

特殊な歯周病およひ小児と高齢者の歯周病の治療

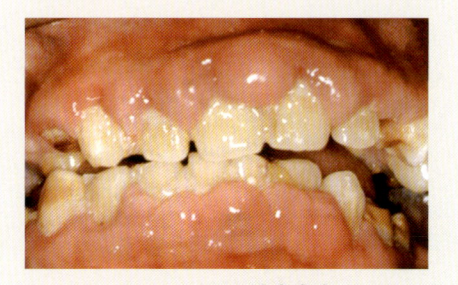

フェニトイン性歯肉炎

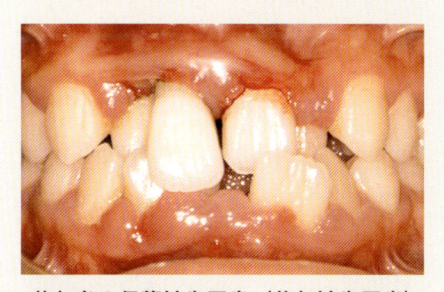

若年者の侵襲性歯周炎（若年性歯周炎）

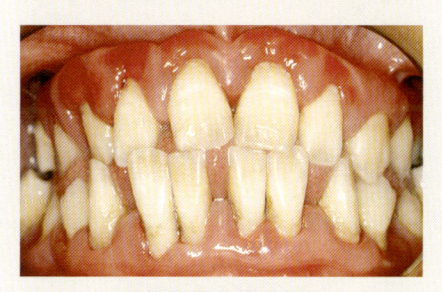

周期性好中球減少症

　本章では，特殊な歯周病とその治療，小児の歯周病と治療，および高齢者の歯周病の治療について学ぶ．

　特殊な歯周病とは，特別な局所因子や全身性因子に大きな影響を受けている歯周病で，罹患率は低い．これらの疾患は，その特徴を十分把握して鑑別診断し，それぞれ適切な処置を行う必要がある．

　小児の歯周病は，歯肉炎が多いが，この時期に治療しないで放置すればやがて歯周炎に進行する可能性が高い．また，ごく一部であるがすでに歯周炎に罹患している場合があり，早期発見・早期治療が重要である．

　高齢者の歯周治療は，高齢者が質の高い人生を送る上できわめて大切である．従来から高齢者は歯周病の罹患率，進行度が高いとされている．これは加齢によって歯周組織の抵抗力が低下することも1つの因子であるが，プラークや歯石，あるいは外傷性咬合が長期間作用したことが主な原因であることが多く，これらの原因除去を主体とする基本的な歯周治療により改善する可能性が高い．

（加藤　熙）

1・特殊な歯周病とその治療

1 特殊な歯周病の治療の基本的考え

臨床で数多く見られる歯肉炎（単純性歯肉炎）や歯周炎（慢性歯周炎）に比べて罹患率がかなり低く，特殊な局所因子（特殊な細菌を含む）や全身性因子が，病変の進行に強く影響している歯肉炎と歯周炎をまとめて，「特殊な歯周病」（表7-1）と呼ぶ．これらの歯周病の治療法は，基本的には普通の歯周病の治療と大きな差はないが，各症例の原因と症状，進行度に応じて治療法，治療順序を変える必要がある．全身性因子については，医師にも連絡し改善に努めるとともに，歯周病と全身疾患との関係も考慮に入れながら歯周病の局所因子を除去することが主体となる．

例えば，白血病や糖尿病などの全身疾患はその治療に努める必要があるが，歯周病に対しては口腔清掃指導やスケーリングなど基本的な局所処置がきわめて有効であり，十分徹底させることが大切である．その後に行う歯周外科手術などの複雑な治療は，患者の全身状態，平均余命，来院の可能性，ポケットの残存が全身状態に与える影響などを考慮して決定する．

遺伝子が関与する特殊な歯周病は治療に限界がある場合もあるが，歯周病の改善が全身の健康の改善に有効な場合もある．白血球の機能低下，免疫力の低下など宿主の反応に異常がある場合は，特に口腔清掃によるプラーク除去が大切である．プラーク除去を徹底しないと歯周炎が急速に進行してしまう危険性が高い．

2 特殊な歯肉炎

1）壊死性潰瘍性歯肉炎 necrotizing ulcerative gingivitis

この疾患は急性に発症して強い症状を示すため，以前は急性壊死性潰瘍性歯肉炎 acute necrotizing ulcerative gingivitis（ANUG）と呼ばれていたが，急性期ばかりではないことから，急性を削除して呼ぶようになった．歯肉に潰瘍や壊死が生じるのを特徴とする歯肉炎で，急性期には焼けるような疼痛を伴い，偽膜が形成され出血しやすい．さらに悪臭，腐敗臭があり，発熱，リンパ節の腫脹，倦怠感，食欲不振，白血球数の増加などを伴うことが多い．我が国では第二次世界大戦後の栄養状態不良の時代にかなり見られたが，現在ではきわめて少なく，若い人が口腔清掃不良で，不摂生をしたりストレス（試験など）により抵抗力が低下した場合に生じることがある（図7-1）．

表7-1 特殊な歯周病（歯肉炎と歯周炎）

特殊な歯肉炎	◎全身性因子の関与率が比較的高い歯肉炎（複雑性歯肉炎） ○壊死性潰瘍性歯肉炎 ○慢性剝離性歯肉炎（皮膚疾患の一種と考えられる） ○金属アレルギー性歯肉炎 ○フェニトイン（ダイランチン®）増殖性歯肉炎（歯肉増殖） ○ニフェジピン増殖性歯肉炎（歯肉増殖），シクロスポリン増殖性歯肉炎（歯肉増殖） ○妊娠性歯肉炎 ○白血病性歯肉炎，ヘルペス性歯肉・口内炎 ○遺伝性歯肉線維腫症
特殊な歯周炎	◎侵襲性歯周炎（全身的には健康であるが，急速な進行を特徴とする歯周炎） ○若年性歯周炎（若年者の侵襲性歯周炎），（限局性若年性歯周炎と広汎性若年性歯周炎） 　前思春期性歯周炎 ○急速進行性歯周炎（成人の侵襲性歯周炎） ◎全身性疾患が関与する特殊な歯周炎 ○遺伝性因子が関与する歯周炎（歯肉炎を随伴する遺伝性疾患） 　パピヨン・ルフェーブル（Papillon-Lefèvre）症候群（掌蹠過角化症）， 　ダウン（Down）症候群，低リン酸酵素症， 　チェディアック・東（Chédiak-Higashi）症候群 ○血液疾患が関与する歯周炎 　白血病，好中球減少症（無顆粒細胞症，顆粒球減少症） ○糖尿病が関与する歯周炎
局所的に特殊な歯周炎	○歯周-歯内病変，根分岐部病変 ○歯周膿瘍 ○垂直性歯根破折

第7章　特殊な歯周病および小児と高齢者の歯周病の治療　**281**

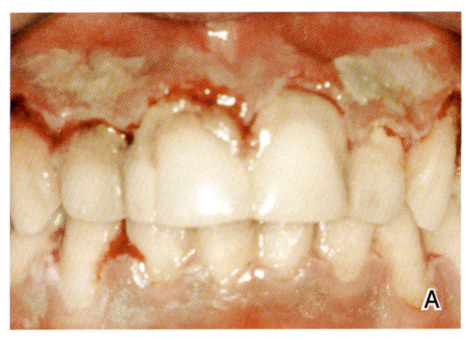

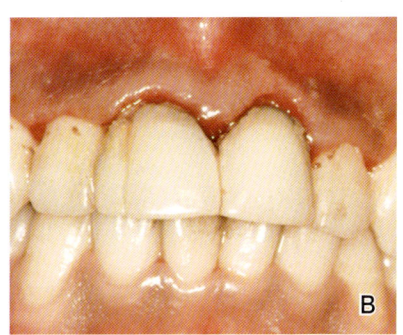

図 7-1　壊死性潰瘍性歯肉炎（23歳，男性）
A：初診時．歯肉の潰瘍，壊死，偽膜と悪臭（腐敗臭），疼痛と軽度の発熱と倦怠感．
B：4日後．口腔清掃の指導，規則正しい生活と栄養，抗菌薬の投与により改善した．

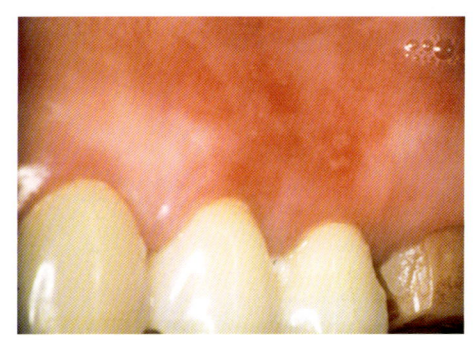

図 7-2　慢性剝離性歯肉炎（45歳，女性）
「4 5」の歯肉上皮が剝離し，辺縁から粘膜部まで光沢のある赤色で，焼熱感がある．

> **参考1：急性壊死性潰瘍性歯肉炎の歴史**
>
> acute necrotizing ulcerative gingivitis（ANUG）は，文献的に見ると1890年代にPlautとVincentが紡錘菌とスピロヘータが関係していると記載している．それ以来ワンサン口内炎（Vincent's stomatitis）とも呼ばれ，第一次世界大戦中塹壕の兵士に多発したことから「塹壕口内炎」とも呼ばれた．栄養状態が悪く全身の抵抗力が低下している場合に生じやすく，さらに抵抗力が悪化すると歯肉の壊死は歯槽骨にまで及び，「壊疽性口癌炎 cancrum oris」と呼ばれる．さらに顔面にまで壊死が及んだものは「水癌 noma」と呼ばれ，アフリカや東南アジアに見られる．

(1) 病理組織学的変化

歯肉に壊死性潰瘍があり，表面は偽膜で覆われている．偽膜は，死んだ細胞や多形核白血球，紡錘菌やスピロヘータを主体とする種々の細菌からなっている．偽膜の下の結合組織では，表層は多形核白血球，深層では他の炎症性細胞が多い．

ANUG の特徴の1つは，細菌が組織内へ多量に侵入していることである．特にスピロヘータと紡錘菌が，炎症組織中へ深く侵入している．これは細菌の運動性が強いためと考えられる．

(2) 原因論

Vincent（ワンサン）はスピロヘータと紡錘菌の感染によって起こる（ワンサン感染症）としたが，これらの菌で動物に急性壊死性潰瘍性歯肉炎を発病させることには成功しておらず，初発因子はまだ明確ではない．しかし，宿主の防御機構の低下と関係し，口腔内微生物の感染が原因であると考えられている．これは，口腔清掃や抗菌薬の投与により病状が改善することからも支持されている．

(3) 臨床症状

急性期には，歯肉の潰瘍と壊死組織，灰黄色の偽膜形成，疼痛，出血，膨脹が見られ，口腔清掃不良である．さらに全身症状として，発熱，倦怠感，リンパ節腫脹，悪臭などが見られる．慢性期にはこれらの症状は軽減する．

(4) 治療法

まず第1に大切なのは口腔清掃である．歯面と歯肉表面から壊死組織とプラークを取り除き，さらに歯石除去を行う．最初は軟毛の歯ブラシを使わせ，除去しにくい所は術者がスケーラーなどで取り除く．

薬物は抗菌薬や洗口剤を投与するが，これはあくまでも治療の補助である．大切なのは口腔清掃である．なお，全身的なストレスの改善，栄養の補給と休息にも注意させることが大切である．予後は良好で，適切な治療により通常1週間後には改善する．

> **参考2：壊死性潰瘍性歯周炎**
>
> 歯肉の壊死と潰瘍形成を特徴とする歯周炎で，すでに歯周炎に罹患していた者が口腔清掃不良とストレスや全身疾患，不摂生な生活などによる免疫力の低下が重なり，壊死性潰瘍性歯肉炎と同じ歯肉病変を引き起こした場合が多いと考えられる．
>
> 臨床症状は壊死性潰瘍性歯肉炎と同じく歯肉の出血，偽膜形成，疼痛，発熱，リンパ節腫脹，悪臭が見られる他，通常の歯周病の症状が見られる．細菌学的にはスピロヘータ，紡錘菌が著しく増加しており，歯肉の中にも侵入している．治療法はまず壊死性潰瘍性歯肉炎の治療と同様な処置により歯肉の病変を改善し，さらに生活習慣の改善やストレスの改善などを行って全身状態の改善に努めるとともに，通常と同じ歯周治療を行う．

2）慢性剝離性歯肉炎　chronic disquamative gingivitis

歯肉の上皮が繰り返し剝離を起こす慢性の歯肉炎で，剝離性びらん，紅斑，小水疱の形成を特徴とする．中年の女性（閉経期）に多く起こる．歯肉上皮が剝離すると赤みを帯びた結合組織面が露出し，痛みを伴い，経過が長期にわたる（図7-2）．

慢性剝離性歯肉炎の名称は1933年にMerritが提案してから使われているが，最近では後述するようにこの診断名は疑問視されてきている．

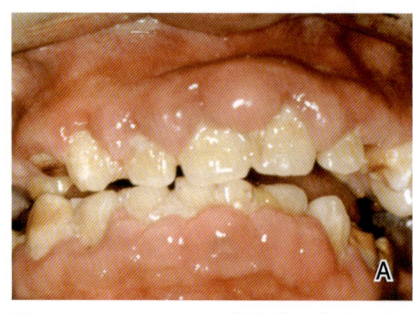

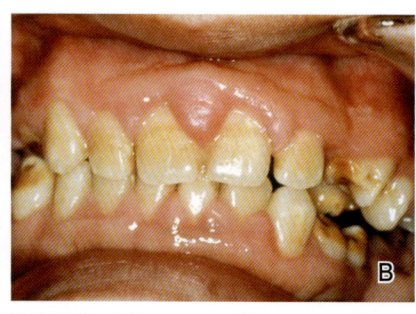

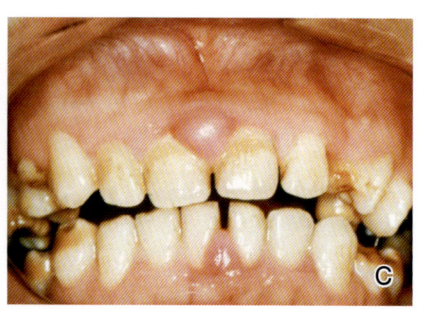

図7-3　フェニトイン増殖性歯肉炎，歯周基本治療（ブラッシングとスケーリング・ルートプレーニング）の効果
A：初診時（23歳，女性）．フェニトイン服用中．精神遅滞があり口腔清掃が不良．歯肉の増殖性炎症が著しい．
B：3年後．ブラッシング指導（更生施設の指導員が協力し毎日ブラッシング訓練を実施）と，6か月後にスケーリング（歯肉縁下スケーリング）・ルートプレーニングを行った．歯肉の改善が著しい．歯肉切除手術は行っていない．
C：6年後（29歳）．正中部を除いて改善が著しい．フェニトインは継続して服用している．

(1) 病理組織学的変化

上皮直下に著しい炎症があり，高度な症例では上皮と結合組織との間に水疱ができ，剥離している．しかし，同様の病理学的変化が類天疱瘡，尋常性天疱瘡，扁平苔癬にも観察されるので，この組織学的所見は鑑別診断に役立たない．現在は，慢性剥離性歯肉炎は独立した疾患ではなく，「扁平苔癬」や「尋常性天疱瘡」などのような（水疱の）皮膚科疾患の変種であるという考えがなされている．

(2) 原因論

明確ではない．

(3) 臨床症状

病変部は光沢のある赤みを帯び，遊離歯肉と付着歯肉，さらには口腔粘膜に及ぶ．肉眼でも上皮の剥離が見られ灼熱感があり，温度変化，刺激性食物，ブラッシング時に疼痛を生じる．

(4) 治療法

病因が明らかでなく，合理的な治療法はない．痛みを避けて軟毛の歯ブラシやデンタルフロスで清掃を注意深く行わせる．中年の女性に多く，性ホルモン（エストロゲンなど）も使われたことがあるが効果は見られず，対症療法として副腎皮質ホルモンを含む軟膏の局所塗布が行われている．一般に長期経過をたどるが，自然軽快することもある．

3）フェニトイン増殖性歯肉炎（歯肉増殖）phenytoin-induced hyperplastic gingivitis (gingival hyperplasia)

てんかん（癲癇）の治療薬（抗痙攣薬）であるフェニトイン phenytoin（日本薬局方名）を服用している患者に，副作用として生じる増殖性歯肉炎である．しかし，フェニトイン服用者のすべてに発症するわけではなく，プラークによって生じた歯肉の炎症にフェニトインによる線維増殖が合併し，これが修飾因子となって生じる．プラークを取り除いて炎症を改善すると，線維増殖も改善する（図7-3）．

歴史的に見ると，フェニトインは1938年に抗てんかん薬として使用され，Kimball（1939），Glickman（1941）により副作用として増殖性歯肉炎が生じることが報告された．なお，歯科界では昔からダイランチンの名で呼ばれることが多いが，これはフェニトイン（化学名は diphenylhydantin sodium）の米国での市販名で有名であったためである．なお日本では Aleviatin，Hydantoi として市販されている．最近は副作用の少ないカルバマゼピン carbamazepin を使うことができる．

発病率は，石川純らの報告ではフェニトイン服用者の40～50%であり，高齢者よりも若い人に発症しやすい．増殖の程度と薬物の投与量，投与期間との間には相関性が認められており，また口腔清掃状態と相関性が高い．

参考3：歯肉に病変を引き起こす粘膜皮膚疾患

①扁平苔癬 lichen planus：皮膚粘膜の炎症性角化病変で，口腔粘膜では網状，環状，線状などの白色病変の周囲に紅斑を伴うのが典型的なものである．頬粘膜に好発し，左右対称性に発症することが多い．原因不明で，中年女性に多い．びらん，潰瘍を主徴とするものでは刺激性食品に疼痛を訴える．

②尋常性天疱瘡 pemphigus vulgaris：成人に突如として発症し，口腔粘膜に難治性びらんとして始まることが多い．皮疹は皮膚および粘膜の弛緩性水疱で，容易に破れる．健常皮膚面の機械的刺激で皮膚剥離を生じる．

③金属アレルギーによる口内炎 metal allergy：金属が感作源となって現れるアレルギーをいう．この際，金属は直接抗原またはハプテンとはなりえないが，アレルゲンインデューサーとして，体内，特に皮膚，粘膜の組織タンパクの変性を生じ，この変性タンパクが抗原となると考えられている．金属アレルギーの典型はIV型（遅延性）に入る接触アレルギーで，接触（性）皮膚炎が好例である．扁平苔癬型発疹の中に，この種の金属アレルギーと考えられるものがある．感作金属として，Ni, Cr, Co, Au, Ag, Cu, Hg, Pt, Fe, Be, 半金属のAsが知られている．これら金属の感作能は化学形態によって異なり，一般に，不溶性のメタル形では感作源となりにくいが，イオン化しうる形の金属化合物，ハロゲン化物やヒ素化合物では肥満細胞，好塩基性細胞のIgE抗体と反応してヒスタミンなどを遊離し，即時型のアレルギー性炎症を引き起こすことがある．

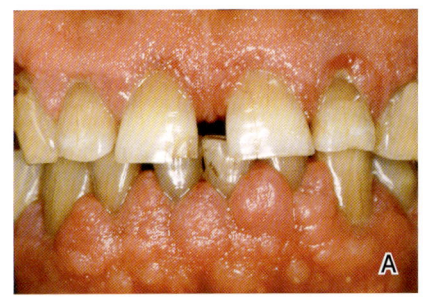

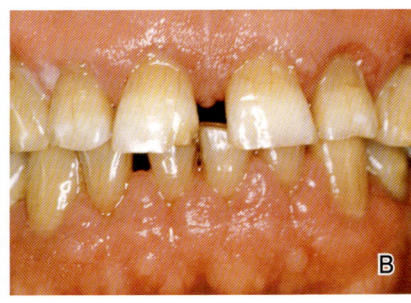

図7-4 ニフェジピン増殖性歯肉炎（82歳，男性）
A：初診時．降圧薬としてニフェジピンを2年間服用．線維性の歯肉増殖が著しい．
B：5か月後．高齢と肝腎機能低下のため，非外科的な基本治療（清掃指導とスケーリング，ルートプレーニング）のみ行った結果，著しく改善している．（菅谷勉）

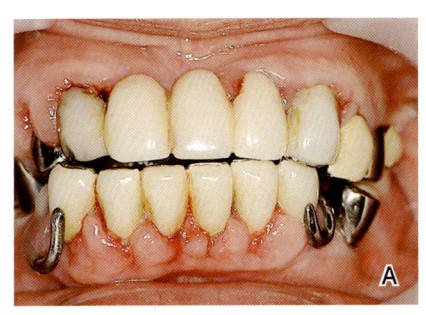

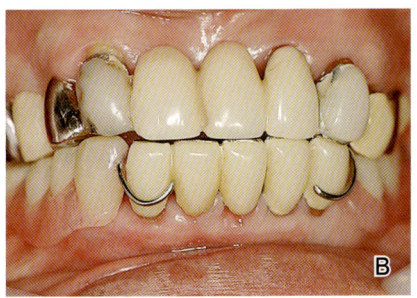

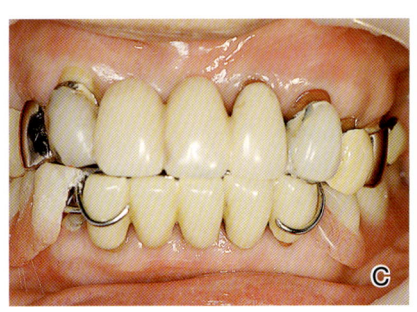

図7-5 ニフェジピン増殖性歯肉炎と歯周基本治療，歯周搔爬術の効果（79歳，女性）
A：初診時，高血圧治療のためニフェジピン服用，夜間の歯肉出血が多く，起床時に枕が赤くなると訴えて来院（ワーファリンも服用中）．心臓疾患がある．
B：9か月後，口腔清掃指導の徹底と歯肉縁下スケーリング・ルートプレーニング，歯周搔爬術により改善，歯肉出血はきわめて少なくなる．高血圧と心臓疾患のためニフェジピン，ワーファリンはそのまま服用，歯周基本治療の重要性を示している．
C：4年後，心臓の手術で1年間歯周治療は中断したが，入院中も口腔清掃に努めており，歯肉の状態は良好である．

(1) 病理組織学的変化

初期は強い慢性の炎症を伴う増殖性歯肉炎像を示すが，やがて多量のコラーゲン線維が形成され，線維性増殖となる．組織学的には，遺伝性歯肉線維腫症と区別がつかない．ただし，歯周ポケット周辺には必ず炎症像が見られる．

(2) 病因（原因論）

従来フェニトインの服用に伴って生じるため，これが直接（初発）原因と考えられていたが，科学的にフェニトインが歯肉増殖を引き起こすメカニズムは十分明確にされておらず，その後の研究から，他の歯肉炎と同様にプラークが初発因子として働き，ひとたび炎症が生じるとフェニトインが修飾因子として働き，線維芽細胞を刺激し，コラーゲン線維を増殖させると考えられている．

なおこの考えは歯周基本治療，とくにブラッシングとスケーリング・ルートプレーニングにより改善することからも支持されている（図7-3）．

(3) 臨床症状

歯肉増殖は薬服用後1～6か月で始まり，歯間乳頭から遊離歯肉へ広がる．最初乳頭は赤く軟らかい浮腫性の腫脹であるが，やがて線維形成が進み硬くなる．しかし，歯に接する歯肉は常に炎症が認められる．なお，増殖が進むと歯冠を完全に覆ってしまったり，増殖した歯肉がクサビの働きをして歯間離開や歯列不正を引き起こす．

(4) 治療法

基本的には口腔清掃，特に熱心なブラッシングによるプラークの除去と歯肉マッサージ，およびスケーリング・ルートプレーニングにより改善する（図7-3）．増殖が著しく早期に改善させたい場合は，歯周基本治療後に歯肉切除術を行うが，その後のブラッシング（プラーク除去とマッサージ）を徹底させて再発を防ぐことが大切である．なお，単に歯肉切除術のみを行ってプラークコントロールを十分に行わないと，短期間で再発する．

4）ニフェジピン増殖性歯肉炎（歯肉増殖）

nifedipine-induced hyperplastic gingivitis
(gingival hyperplasia)

狭心症や高血圧の薬（Ca^{2+}拮抗薬）であるニフェジピンの服用者にも，フェニトイン増殖性歯肉炎ときわめて類似した増殖性歯肉炎が生じることが報告されている（Ramon, 1984）．薬物の性質上高齢者に服用者が多く，口腔清掃不良と相まって，すでに歯肉炎や歯周炎に罹患している場合に薬の副作用として歯肉増殖が生じてくる（発病率20％）．病理学的にはフェニトインと同様に歯肉結合組織の増殖が生じている（図7-4, 5）．

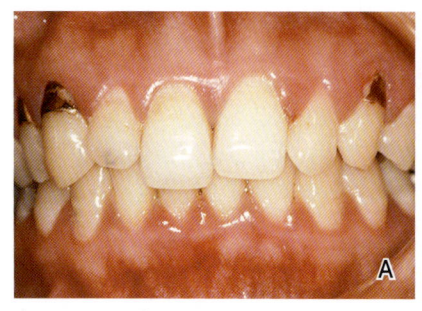

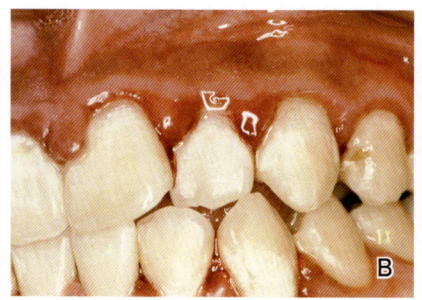

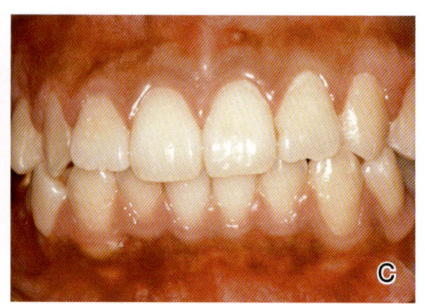

図7-6　妊娠性歯肉炎
A：妊娠7か月．妊娠性歯肉炎の初発因子はプラーク細菌であり，妊娠による性ホルモンが修飾因子として働く．
B：重度の妊娠性歯肉炎．　C：妊娠10か月．口腔清掃状態がよいと妊娠性歯肉炎は発症しない．

〔治療法〕
　歯周基本治療，とくに口腔清掃指導の徹底が大切である．「動機付け」をしっかり行い，患者がプラーク除去と歯肉マッサージを熱心に行うことが重要である．重度な病変部は外科的治療を行うが，全身状態や服用中の薬剤を十分考慮して行う．なお，内科医と相談して薬を変えるとよい．

5）シクロスポリン増殖性歯肉炎（歯肉増殖）
cyclosporin-induced hyperplastic gingivitis

　シクロスポリンAは，免疫抑制作用があり腎臓や骨髄の移植など臓器移植時に用いられる．副作用として歯肉増殖があり，プラークによる歯肉の炎症を修飾・合併して増殖性歯肉炎（炎症性増殖）を引き起こす．発病率（約25％）と進行程度は服用量に依存性が強く，血中濃度と関連している．

〔治療法〕
　歯周基本治療，とくに口腔清掃の徹底が大切である．清掃指導により改善するが，発病を防ぐため臓器移植患者は移植前に歯周治療を行っておくべきである．

6）妊娠性歯肉炎　pregnancy associated gingivitis

　妊娠すると歯肉炎が増悪することがあり，妊娠性歯肉炎と呼ばれている．しかし，この歯肉炎は妊娠が直接的な原因ではなく，プラークによって生じていた炎症が，妊娠による性ホルモン（プロゲステロンとエストロゲン）の増加により炎症反応が強く生じたものである（図7-6）．

（1）病理組織学的変化
　組織学的には非特異性の炎症である．しかし，毛細管の増殖が著しく，歯根膜が拡大し，歯の動揺度も増加する傾向を示す．

（2）原因論
　初発因子はプラークであり，妊娠（プロゲステロンの増加とそれによる微細血管系の変化）は修飾因子である．すなわち，口腔清掃不良が最も重要な原因であり，妊娠は二次的な役割である．一般に口腔清掃が悪く妊娠前から歯肉炎に罹患していた女性は，妊娠により増悪する．しかし，妊娠前に歯周組織が健康で口腔清掃のよい人は歯肉炎はほとんど生じない．なお，妊娠中はつわりなどのためブラッシングが十分行えない場合があり，このことも歯肉炎を増悪させる原因の1つとなる．
　最近の細菌学的研究では，「*Prevotella intermedia*」が妊娠性歯肉炎患者に多く検出され，妊娠性歯肉炎と関連性が強いと考えられている．

（3）臨床所見
　歯間乳頭が赤く腫脹し，軟らかく出血しやすい．歯肉炎は妊娠2～3か月より増悪し，8か月頃ピークに達し，出産後軽減する．なお，稀ではあるが局所的に歯間乳頭歯肉が腫瘍のように増大することがあり，これは「**妊娠性エプーリス**」，あるいは「妊娠性肉芽腫」と呼ばれている（妊娠4～6か月に上顎前歯に多く発生する）．

（4）治療法
　まず口腔清掃指導を十分行う．プラークコントロールと歯肉マッサージの徹底により歯肉炎がある程度改善したら，スケーリング，ルートプレーニングを行う．ほとんどの症例はこれらの治療により改善する．妊娠中は外科処置をできるだけ避ける方がよい．

参考4：思春期性歯肉炎 puberty gingivitis

　これはとくに思春期の女性に歯肉炎が増悪傾向を示したことから名づけられた名称である．口腔清掃が不良であると，細胞活性の高い思春期に歯肉の炎症反応が強く現れるためと考えられる．しかし，思春期のホルモンの変化が修飾因子として働くことは科学的に実証されておらず，この名称は現在あまり使用されていない．治療法は単純性歯肉炎と同じく，口腔清掃の徹底である．

7）白血病性歯肉炎 leukemic gingivitis

　白血病患者（特に急性の単純性白血病や骨髄性白血病）では，出血傾向が強い増殖性の歯肉炎が生じやすい（慢性白血病ではほとんどない）．しかし，白血病が歯肉炎を直接引き起こすことはなく，初発因子はプラークである．通常，出血傾向があるためブラッシングを控えてプラークが増加することと，正常な機能の白血球の減少による抵抗力の低下とが重なって歯肉炎が増悪する．歯肉は軟らかく腫脹し，青みを帯びた赤色で，症例によっては壊死性潰瘍性歯肉炎（NUG）のように偽膜で覆われていることがある（NUGと誤診されることも多いので注意が必要である）．

〔治療法〕
　内科医と協議して治療を行うが，できるだけ局所因子を除去することが大切であり，軟らかい歯ブラシで口腔清掃を十分に行わせる．歯周外科処置は禁忌であり，保存的療法を行う．プラークコントロールができたら内科医と相談してスケーリングを行うが，症状により抗菌薬を投与したり，歯周パックを使用する．

8）遺伝性歯肉線維腫症
hereditary gingival fibromatosis

　きわめて稀な歯肉疾患で，家族歴などから遺伝性疾患（常染色体劣性または優性など）といわれているが明確ではない．歯の萌出とともに歯肉が徐々に肥大し，歯冠を覆うほどになる．歯肉の炎症はごく軽度で，硬く，スティップリングが発達し，組織学的にはコラーゲン線維束がよく発達しており，フェニトイン性歯肉増殖症と類似している．

(1) 診断
　臨床所見と家族歴で決める．鑑別診断としてフェニトインの服用の有無に注意する．

(2) 治療法
　歯周基本治療後に歯肉切除術を行う．従来再発しやすいといわれているが，再発の有無は術後の口腔清掃状態に大きく左右される．口腔清掃，歯肉マッサージが大切であり，抜歯の必要はない．

9）ヘルペス性歯肉口内炎（図7-18参照）

　単純ヘルペスウイルスの感染が原因で生じる歯肉口内炎で，小児や若年者に発現する率が高い．発熱，疼痛を伴い，急性の歯肉炎（潰瘍性歯肉炎に類似）の症状を示し，水疱，びらんを伴う（詳細はp.296参照）．

3 侵襲性歯周炎 aggressive periodontitis （急速破壊性歯周炎）

　侵襲性歯周炎は，1999年に米国歯周病学会が中心となって発表した分類で，全身的に健康な者に歯周組織破壊が急速に進行する歯周炎を「aggressive periodontitis」と命名し，これを日本語に翻訳（直訳）したものである．日本歯周病学会の分類（2006年）でも使用されている．しかし，通常の慢性歯周炎も侵襲はあるので，この日本語訳名は内容を適切に示す病名ではないと思われる．内容的には「慢性歯周炎」に対して「急速破壊性歯周炎」とも呼ぶべき疾患であり，今後病名が変更される可能性がある．

　大きな問題点として，侵襲性歯周炎は臨床診断名であり，病理学や細菌学的に特定できるわけではなく，臨床の特徴から診断していることである．侵襲性歯周炎の診断の基準となる特徴を表7-2に示した．

　歴史的に見ると，早期に発症し急速進行する歯周炎に対し1989年の米国歯周病学会の分類では，年齢により，若年性歯周炎，急速進行性歯周炎，前思春期性歯周炎と分類していた．しかし歯周組織破壊が急速に進行する歯周炎は，40歳以上の人にも認められることがあり，年齢を重視し過ぎているとの批判があり，患者年齢を考慮から外して命名されたものである．しかし，年齢が高い患者の場合，歯周病が急速に進行したかどうかは，歯周病の罹患時期を知らないと判定が難しい．したがって，従来のように年齢を考慮して，若年性歯周炎，急速進行性歯周炎などに区分して理解しておくとわかりやすく，臨床的にも対応しやすい．

　なお，侵襲性歯周炎の記載事項の多くは，これまで若年性歯周炎，急速進行性歯周炎などの病名で研究された報告をもとにしたものである．とくに，若年性歯周炎は臨床面

表7-2　侵襲性歯周炎の診断の基準となる特徴

1　侵襲性歯周炎の特徴（全例に見られる特徴） 　1）歯周組織破壊が急速に進行する（アタッチメントロスと歯槽骨吸収） 　2）全身的には健康である（歯周病のリスクファクターとなる全身疾患はない） 2　その他の特徴 　（これはすべての症例に認められるわけではない） 　①家族に類似した重度の歯周病が見られる（家族内発症） 　②10～30歳で発症することが多い 　③病状進行に対してプラークの付着量が少ない 　④*A. actinomycetemcomitans*，*P. gingivalis*の存在比率が高い 　⑤生体防御機能，免疫応答に異常が認められる（好中球，マクロファージなど）

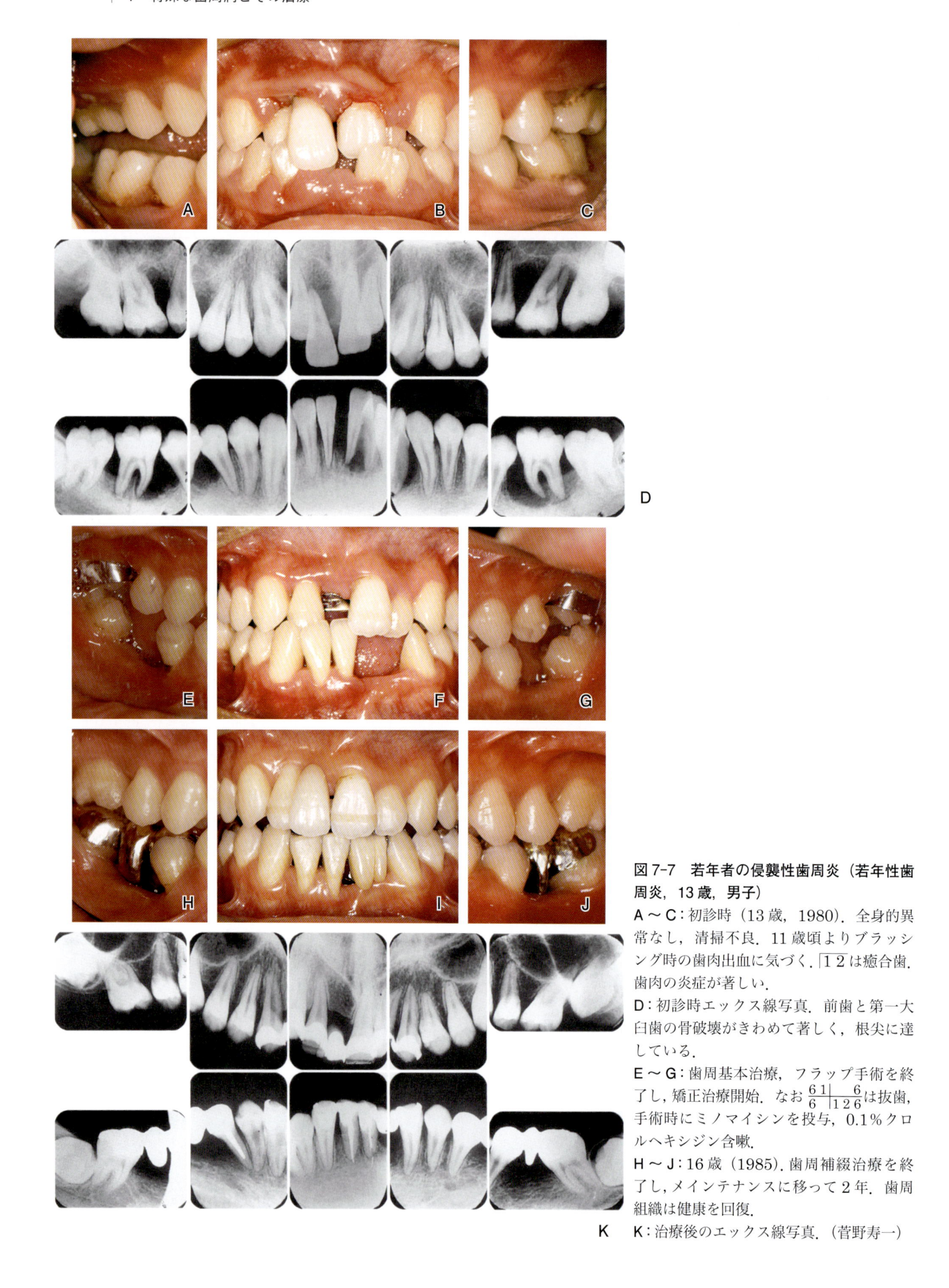

286　1・特殊な歯周病とその治療

図7-7　若年者の侵襲性歯周炎（若年性歯周炎，13歳，男子）

A～C：初診時（13歳，1980）．全身的異常なし，清掃不良．11歳頃よりブラッシング時の歯肉出血に気づく．|1 2 は癒合歯．歯肉の炎症が著しい．

D：初診時エックス線写真．前歯と第一大臼歯の骨破壊がきわめて著しく，根尖に達している．

E～G：歯周基本治療，フラップ手術を終了し，矯正治療開始．なお $\frac{6\,1|\,6}{6|1\,2\,6}$ は抜歯，手術時にミノマイシンを投与，0.1％クロルヘキシジン含嗽．

H～J：16歳（1985）．歯周補綴治療を終了し，メインテナンスに移って2年．歯周組織は健康を回復．

K：治療後のエックス線写真．（菅野寿一）

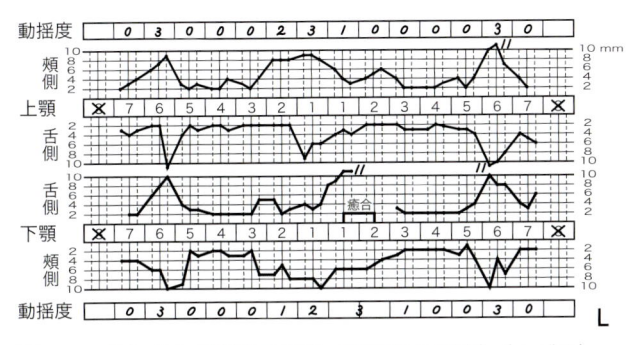

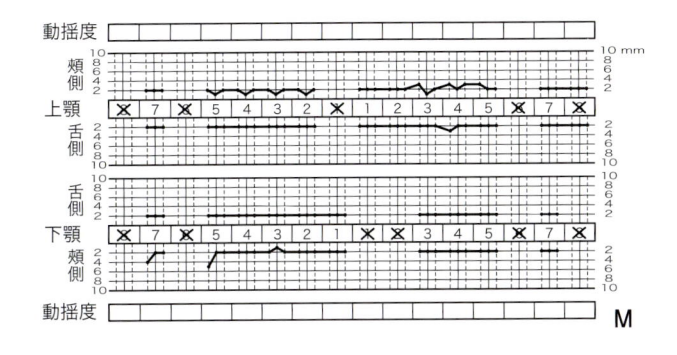

図7-7 若年者の侵襲性歯周炎（若年性歯周炎）（つづき）
L：初診時の歯周ポケットと歯の動揺度（1980）．第一大臼歯と前歯を中心にポケットが深い．
M：メインテナンスに入って2年後のポケットの状態（1985）．（菅野寿一）

表7-3 若年者の侵襲性歯周炎（若年性歯周炎）の罹患率（1980年以後発表の判定基準が明確なもの）

研究者	研究地域	年齢	被験者数	罹患率
Saxén 1980	フィンランド	16	8,096	0.10%
Barnett 1982*	アメリカ	13～30	2,162	2.40%
Saxby 1984	イギリス	14～19	7,266	0.10%
内山ら（北大）1984	札幌	15～18	12,723	0.03%
Kronauerら 1986	スイス	16	7,604	0.10%

*：被験者には年齢が30歳まで含まれており，罹患率が高い．

を中心に今後も使用されるものと思われる．そこで本書では，侵襲性歯周炎の記載の他，若年者の侵襲性歯周炎（若年性歯周炎），成人の侵襲性歯周炎（急速進行性歯周炎）に区別して記載し，理解を深めるようにした．

1）若年者の侵襲性歯周炎
（若年性歯周炎 juvenile periodontitis）

若年性歯周炎は，古く使われていた歯周症（p.289 参考5参照）に代わる病名として1974年にMansonとLehnerによって提唱された病名で，全身的に異常のない健康な若年者に見られる特殊な歯周炎である．思春期の初期に初発し急速に進行し，特別に多量のプラーク付着や修飾因子がないのに切歯と第一大臼歯に深い歯周ポケットを伴う垂直性骨吸収が生じる．さらに全顎に及ぶものがある（前者を限局性若年性歯周炎，後者を広汎性または全部性若年性歯周炎と呼ぶ）．一般に，深いポケット形成など歯周組織破壊が進行しているわりには，局所因子であるプラークや歯石の付着が少なく，歯肉の発赤や腫脹などの炎症症状は軽度である．切歯と第一大臼歯が最初に破壊されるのは，早期に口腔内に萌出するためと考えられる（図7-7）．

(1) 臨床的特徴

若年性歯周炎は，Baerが1971年に発表した歯周症の臨床的特徴をもとに，その後の研究を加えて，次のような特徴をもつとされている．

①全身的に特別異常（全身疾患）のない若年者（11～20歳）に見られる重度な歯周炎で，思春期（11～13歳）に初発する．
②最初，上下顎の切歯と第一大臼歯の骨破壊（垂直性骨吸収）が著明に生じ，ポケットも深い．左右対称に生じることが多く，やがて他の歯にも広がっていく．
③深いポケットの形成や重度な（垂直性）骨吸収など歯周組織破壊の程度に比べて，局所因子のプラークや歯石が少なく，歯肉の発赤，腫脹などの炎症症状も比較的弱い．
④性差があり，女性の方が男性より多い（3：1）．
⑤家族的に発現する場合がある（*Aggregatibacter actinomycetemcomitans* の家族内感染や遺伝的要因も考えられている）．

(2) 発生罹患率

著者の講座（北大歯周病学）で行った札幌市内高校生（16～18歳）約1万人の診査結果では，0.02%と少ない．しかし，我が国でも1.4%と多い報告もある．これは診断基準が不明確で，「若年者に見られる普通の歯周炎」との区別の仕方や，被験者集団の差によると思われる．なお，外国では0.1～2.4%の報告がある（表7-3）．

(3) 細菌学的特徴

ポケット内には，嫌気性のグラム陰性菌が多く，特に*A.actinomycetemcomitans* と *Capnocytophaga* が多いのを特徴とする．中でも *A.actinomycetemcomitans* は，ロイコトキシンを産生し，さらに内毒素や有害な酵素類を持ち，白

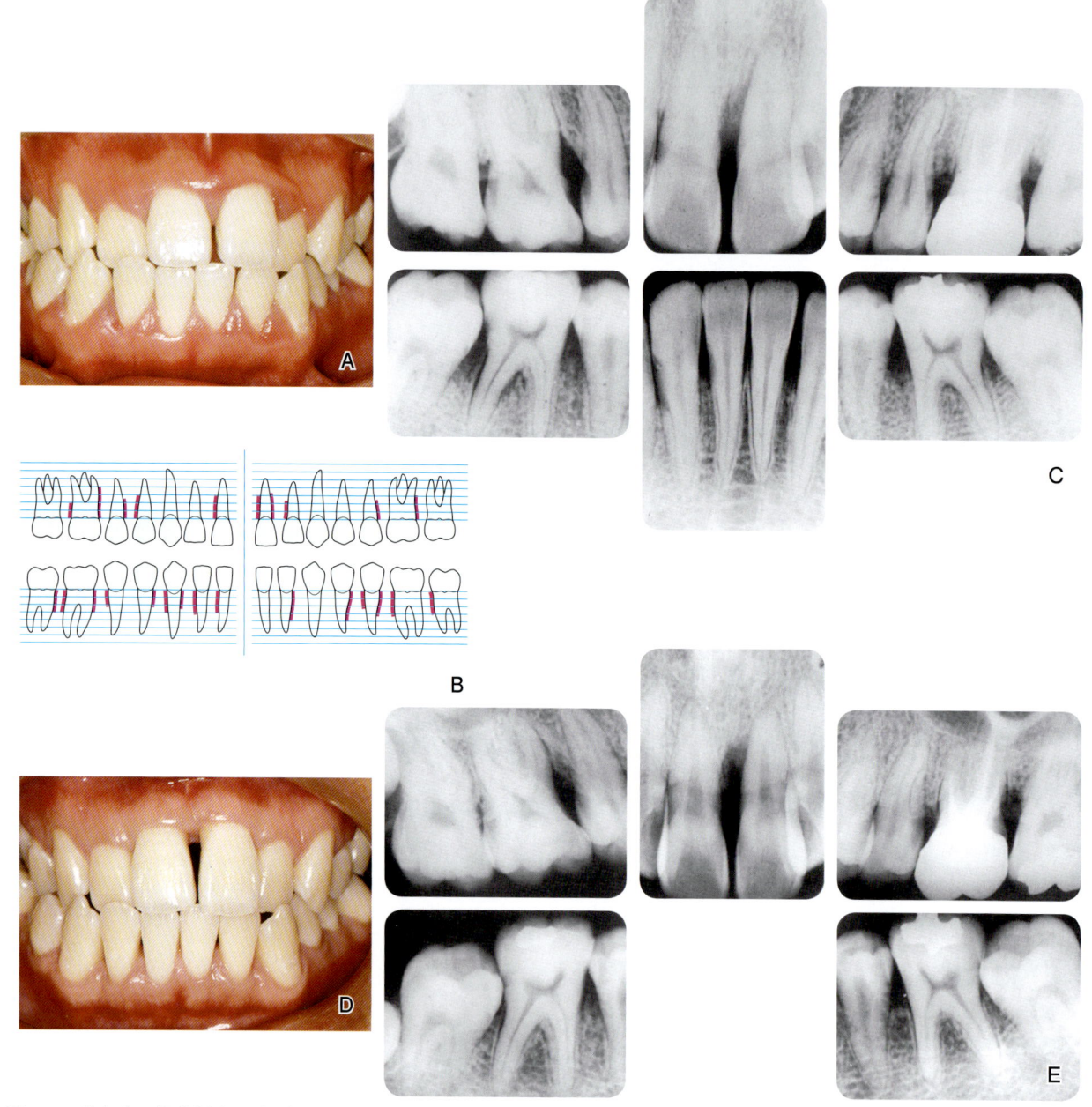

図7-8　若年者の侵襲性歯周炎（若年性歯周炎，北大歯周病学講座の疫学的研究調査時に発見された症例）
A：初診時（16歳，男子）．全身的異常なし．11～12歳頃から歯肉腫脹や鈍痛を自覚，ブラッシング時の出血がある．血液検査ではとくに異常なし．
B：初診時のプロービングデプス（近遠心側のポケットが5mm以上の部位のみを赤線で示す）．
C：初診時エックス線写真．上顎前歯と第一大臼歯の骨吸収が著しい．
D：夏休みを利用して北大で歯周治療を行って2年後．歯肉の炎症とポケットは改善した．
E：2年後のエックス線写真．骨吸収の進行は止まっている．

血球の走化性を低下させるなど為害性が強く，歯周組織が急速に高度破壊される原因と考えられている．

(4) 宿主応答

白血球の機能低下，とくに局所（罹患部）の好中球の貪食能の低下（*A.actinomycetemcomitans* の作用と関係が深い），および血流中の好中球の遊走能低下が生じていることが観察されている．さらに *A.actinomycetemcomitans* に対する血清IgG（抗体）の増加も見られる．

(5) 治療法

基本的には他の歯周炎と同じである．進行が速いので早期発見・早期治療が大切である（図7-8）．歯周基本治療を十分に行い，再評価後，必要に応じて歯周外科を行う．なお，これらの処置と同時に，*A.actinomycetemcomitans* など嫌気性グラム陰性菌に有効な抗菌薬（テトラサイクリン系のミノマイシン，ドキシサイクリンなど）を投与する（1日1gを2週間）ことも効果があるとされている．

2）成人の侵襲性歯周炎（急速進行性歯周炎）

「急速進行性歯周炎 rapidly progressive periodontitis」は1975年頃から使われだした名称である．最初は広い範囲の年齢層（20～60歳）に用いられていたが，Pageらが1982年にその臨床像を明確にし，思春期から35歳頃の間に初発し，急速に進行した全顎にわたる高度な歯周炎とし，35歳以上に数多く見られるゆっくりと進行する歯周炎を「成人型歯周炎 adult periodontitis（現在は「慢性歯周炎」と改名）」として区別してから，広く使われるようになった（図7-9）．

(1) 臨床的特徴

Pageらが記載している急速進行性歯周炎の特徴は，次の通りである．

①初発の年齢は思春期から35歳頃の間である．
②特定の歯のみが罹患するのでなく，全顎にわたって罹患する．
③思春期に若年性歯周炎に罹患していたと思われるものもある（参考5：後若年性歯周炎参照）．
④骨吸収がきわめて急速に進行する時期（活動期）があるが，進行が止まったり，ゆっくりになる時期（静止期）もある．
⑤活動期には歯肉の炎症が強いが，静止期には炎症は弱い状態となっている．
⑥プラーク付着は症例により差がある．
⑦約83％は好中球や単球の機能低下がある．
⑧全身症状として，体重減少，精神抑圧，倦怠感などがある場合がある．
⑨歯周基本治療，特に機械的歯面清掃，キュレッタージと抗菌薬（テトラサイクリン系）の投与により，著しく改善する症例がある．

(2) ポケット内細菌の特徴

Porphylomonas gingivalis が，原因菌として重要な役割をしているのではないかと考えられている．その他に *A. actinomycetemcomitans* および *Spirochete* などの運動性の細菌が多いのを特徴とする．急速進行性歯周炎ではポケット内の運動性菌（motile）と非運動性菌（nonmotile）の比率は1：1で，運動性菌が増加している．なお，正常歯肉溝では1：40である．

(3) 宿主反応，宿主抵抗性

多くの患者（約75％）に，好中球または単球の機能低下が見られており，病気の進行に関与していると思われる．

(4) 治療法

基本的に通常の歯周炎と同じであり，とくにプラークコントロールを徹底させることが大切である．白血球の機能低下などが見られる場合，プラーク細菌に対する抵抗力が弱いと考えられるので，患者にその理由を説明して口腔清掃を徹底させる．

さらに，ポケット内細菌叢にグラム陰性の嫌気性菌が多いことから，ポケット内根面の清掃（スケーリングとルートプレーニング）と抗菌薬（テトラサイクリン系や殺菌的作用のあるメトロニダゾール）による細菌叢の正常化とを組み合わせると，有効であることが報告されている．しかし，抗菌薬は副作用や長期使用による耐性菌の増加などの問題があり，主たる治療法とすべきではない．

多くの症例は歯周組織の破壊が重度に進行しており，歯周外科や咬合治療を必要とするほか，保存不可能な歯もあり，総合的な治療を必要とし，永久固定を含め広範囲な歯周補綴が必要となることも多い（図7-9参照）．

参考5：侵襲性歯周炎に関連する歯周病の名称の変遷

●**歯周症** periodontosis：歯周病の中で古くは歯周症という名称で呼ばれていた疾患が，科学的に探究され，その原因や発生進行から見て「歯周症」は適切な名称ではないことから現在使用されなくなり，「若年性歯周炎」さらに「侵襲性歯周炎」という病名が使われるようになった．歴史的には，Gottolieb（1923）は「びまん性骨萎縮」と呼び，OrbanやWeinman（1942）は「歯周症」と呼んでいる．この時代には「歯周症」は，若年者の歯周組織にまずびまん性の退行性病変（変性や萎縮）が起こり，次に炎症性病変が二次的に生じると考えていた．しかし，この若年者の歯周病が退行性病変によって生じる科学的な実証はなく，基本的にはプラークに起因する炎症であることから，MansonとLehnerは1974年にperiodontosisの名称は適切でないとし，juvenile periodontitisの名称を使用した．

●**前思春期性歯周炎** pre-juvenile periodontitis：PageとSchröderが，思春期（11～14歳）以前の者（小児）に生じた歯周炎に対して名づけたものである．きわめて稀である（p.296参照）．

●**若年性歯周炎**（juvenile periodontitis）
　p.287参照

●**後若年性歯周炎** post-juvenile periodontitis：21～30歳（20歳代）の者がきわめて高度の歯周炎に罹患している場合，すでに10歳代において発生した若年性歯周炎が，治療せず放置されて全顎に及ぶ高度歯周炎に進行したのではないかと考えて用いられた名称である．通常10歳代での病状や進行過程が明らかでない場合が多く，明確な診断基準はない．「急性進行性歯周炎」「侵襲性歯周炎」に組み入れられている．

●**若年者に見られる慢性歯周炎**：口腔清掃不良（プラーク付着）に歯列不正，食片圧入，早期接触など，明らかに局所の修飾因子が作用して若年者に生じ，進行が遅い軽度の歯周炎をいう．

●**急速進行性歯周炎**（rapidly progressive periodontitis）
　p.289参照

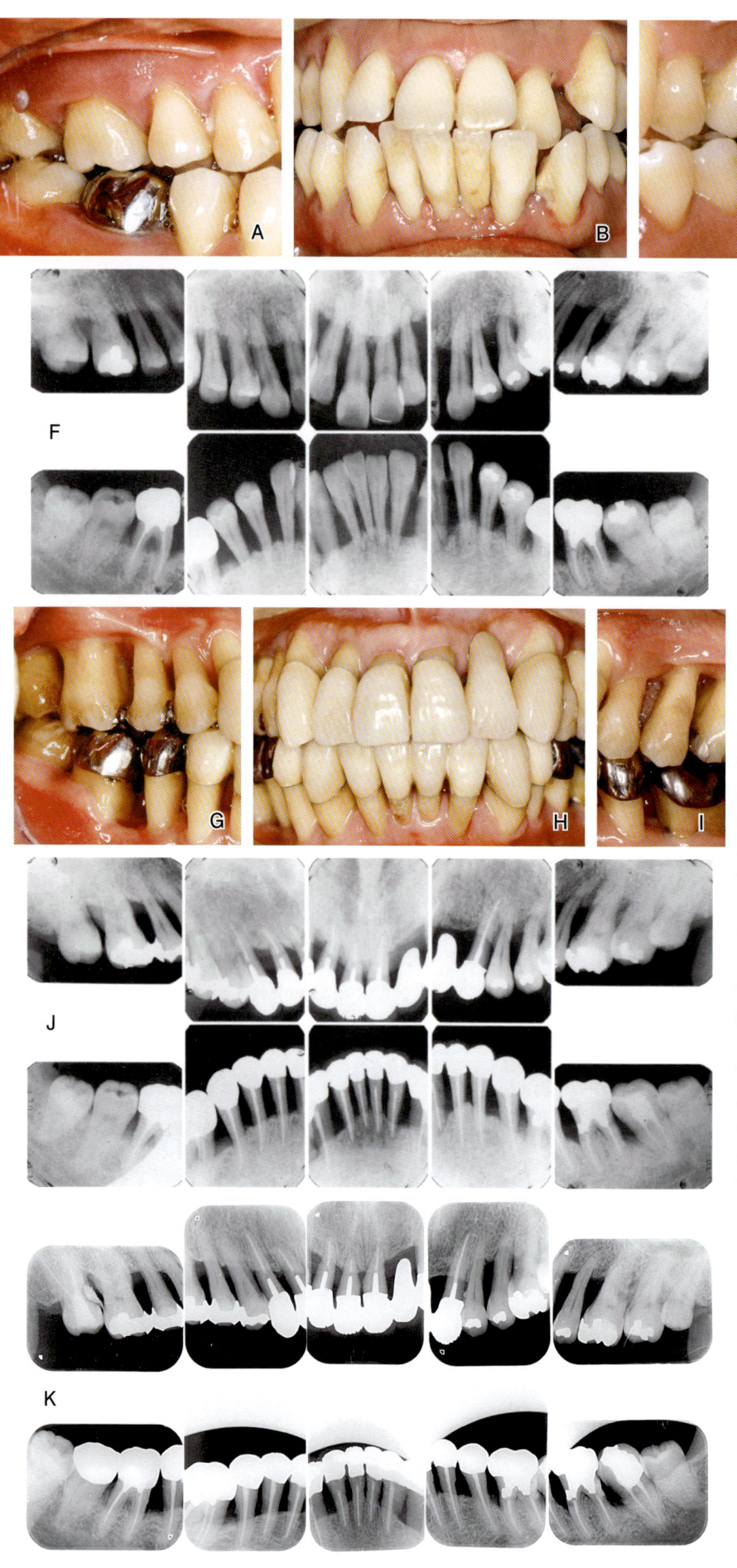

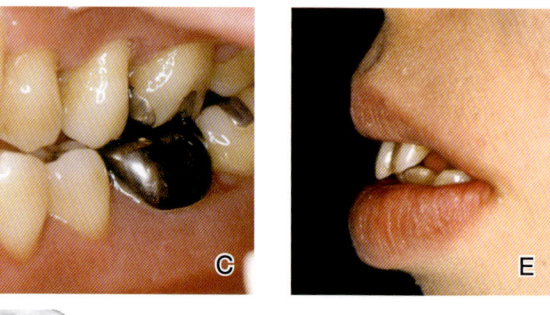

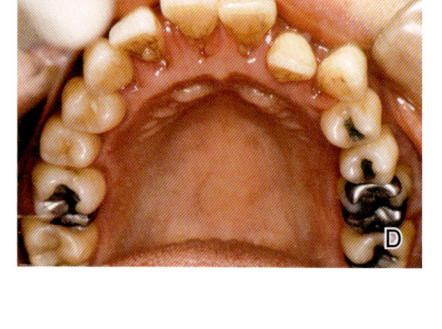

図7-9 成人の侵襲性歯周炎（急速進行性歯周炎）

A〜E：初診時（29歳，女性）．歯肉は退縮している．唇側の炎症は強くないが，口蓋側と舌側は著しい（清掃状態不良と関係）．前歯は前突（唇側転位）が進行しており，口唇閉鎖困難．
F：初診時のエックス線写真．全顎にわたり骨吸収がきわめて著しい．
G〜I：3年6か月後．歯周外科，歯周補綴が終了してメインテナンス治療を行っている．|2 のみ抜去した．他の歯は十分機能している．
J：3年6か月後のエックス線写真．歯槽骨の改善が著しい．
K：25年後のエックス線写真．歯周組織・歯槽骨の改善は長期間維持されている．

（向中野浩）

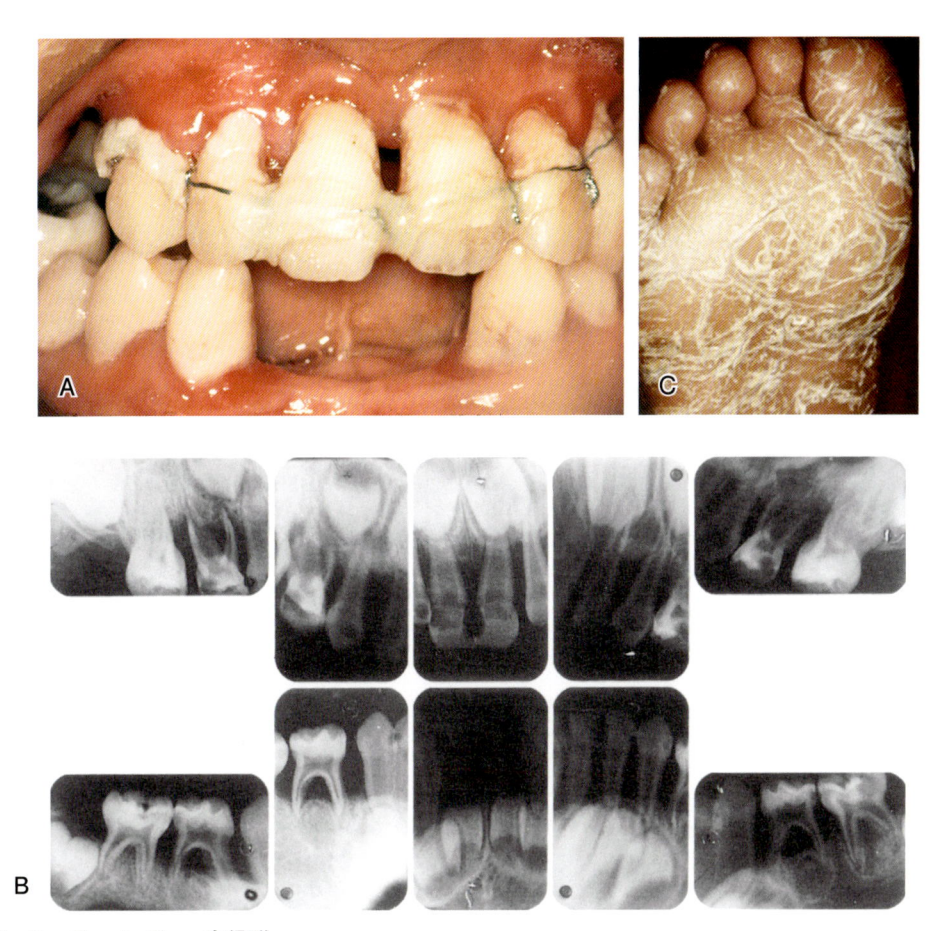

第7章　特殊な歯周病および小児と高齢者の歯周病の治療

図 7-10　Papillon-Lefèvre 症候群
A：9歳の女児．高度の歯周炎のため，すでに下顎前歯は脱落している．上顎も動揺が著しく，バルカン（Barkan）固定を行っている（1964年）．
B：2歳11か月の男児．乳歯列のエックス線写真．歯槽骨吸収が著明である（1971年）．
C：同患者の足蹠．過角化のためヒビ割れが著しい．

4　遺伝的因子が関与する歯周炎

1）Papillon-Lefèvre 症候群（パピヨン・ルフェーブル症候群，掌蹠過角化症 hyperkeratosis palmoplantaris）

　まず乳歯が重度の歯周炎に罹患して，4歳頃までに順次脱落する．永久歯も萌出順に歯周炎に罹患し，急速に進行して早期に脱落してしまう（図 7-10）．病理学的には特殊な形態的異常は認められず，強い炎症が見られるにすぎないが，上皮付着部に先天的な異常があるのではないかと推測されてきた．血族結婚の家系に発現しやすく，常染色体劣性遺伝病で，近年の研究の結果，カテプシンC遺伝子変異が主な原因であることが明らかになってきている．この遺伝子は上皮細胞，免疫細胞，ポケット内のグラム陰性嫌気性菌を調節している．全身的には手掌と足底の過角化症を伴い，他の皮膚も傷を受けやすい．

〔治療法〕
　以前は原因不明で適切な治療法はなく，予後不良とされていた．しかし，1986年 Tinanoff らと Preus と Gjermo は，乳歯とすでに萌出している永久歯をすべて抜歯し，その後萌出する永久歯の歯周治療を早期から徹底することにより，その後に萌出した永久歯を保存できたと報告している．その後も類似した報告があり（石川烈ら），局所治療とメインテナンスの徹底により（特別な全身的療法を行わなくても）長期保存が可能とされてきている．

2）ダウン（Down）症候群，トリソミー21

　常染色体遺伝子過剰（21番め）によるもので，精神発育の遅れを伴い，重度の急速進行性の歯周炎に罹患しているものが多い．これは口腔清掃の不良を主因とし，さらに開咬，不正咬合（咬合異常），口呼吸などの局所の修飾因子と全身性の修飾因子（結合組織の代謝異常）が関与して生じるものと考えられる．

〔治療法〕
　口腔清掃指導の徹底が大切であり，通常の基本的治療に反応し改善を示す．とくに歯周治療に対して反応が悪いということはない．

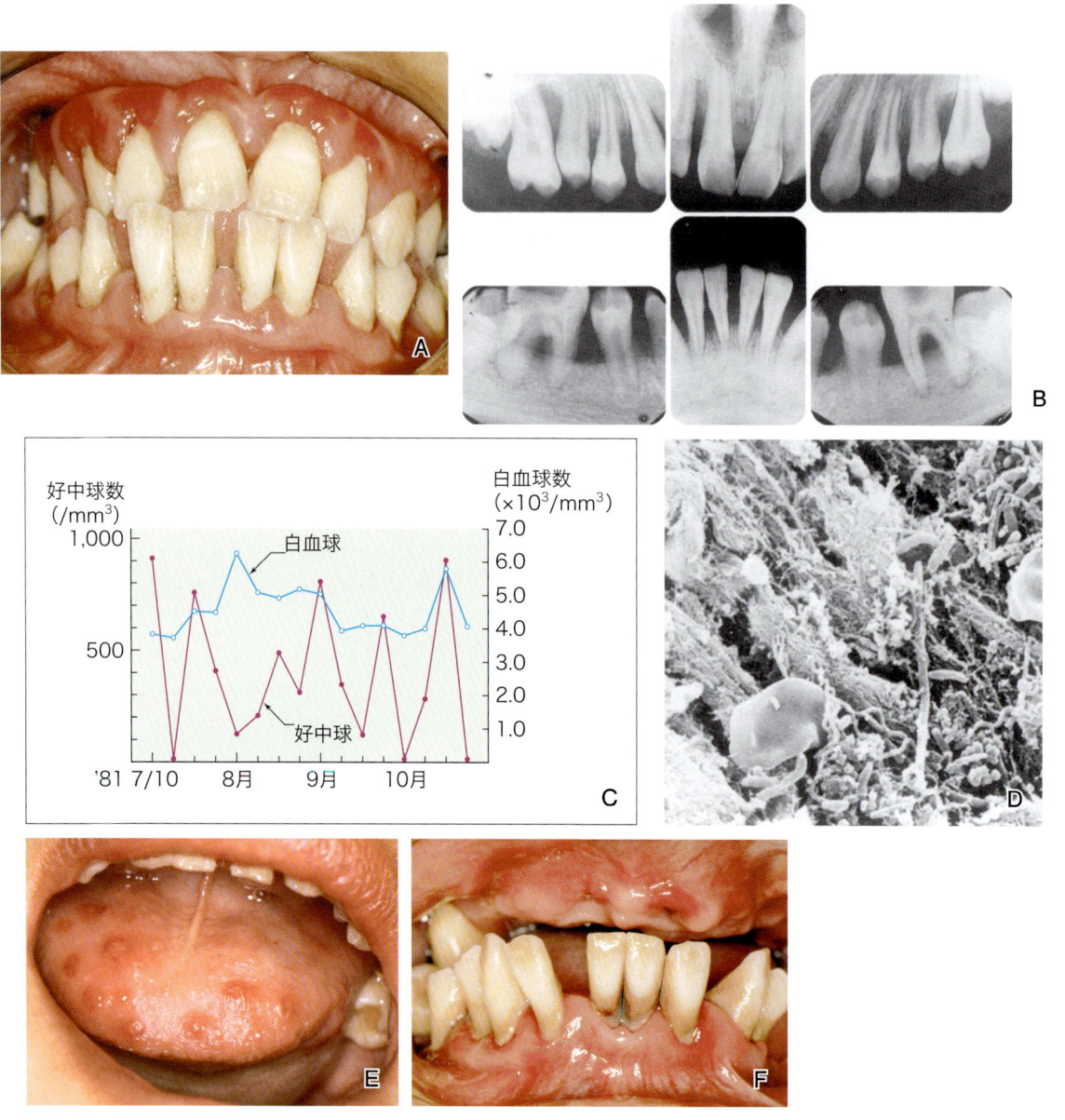

図7-11 周期性好中球減少症
A：初診時（11歳，女児）．重度の歯周炎（歯肉の炎症，退縮，歯列不正）．
B：初診時エックス線写真．前歯・臼歯とも骨吸収が著しい．
C：末梢血中の好中球数と白血球数の変動．好中球は周期的に減少したり増加する．
D：ポケット内根面上の細菌叢．桿菌が多く，スピロヘータも認められる．
E：好中球減少時には，歯肉の炎症が増悪するとともに，舌に炎症性潰瘍ができる．
F：6年後．抜歯せざるをえなくなった歯も多く，歯周炎は進行している．（川浪雅光）

3）遺伝子が関与するその他の疾患

その他の遺伝性疾患として，「低リン酸酵素症 hypophosphatasia」と「Chédiak-Higashi（チェディアック・東）症候群」とがあり，きわめて稀な疾患である．両者ともプラークに対する歯周組織の反応が著しく修飾され，早期に（乳歯期にも）重度な歯周炎が生じ，予後不良である．

5 血液疾患が関与する歯周炎

1）好中球減少症（無顆粒細胞症，顆粒球減少症）

血液中の多形核白血球が周期性や急性・慢性に減少する疾患で，薬物中毒や突発性に起こり，細菌に対する抵抗力が弱く，短期間で重度の歯周炎になる（図7-11）．若年者に見られ，若年者の侵襲性歯周炎（若年性歯周炎は全身的には健康である）と区別する必要がある．

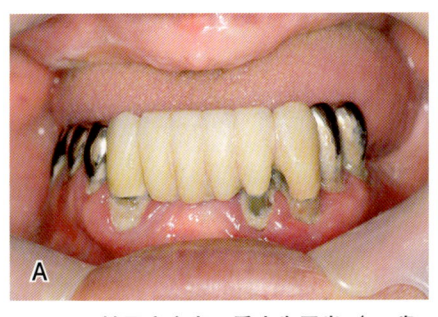

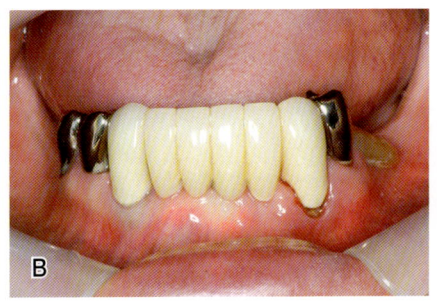

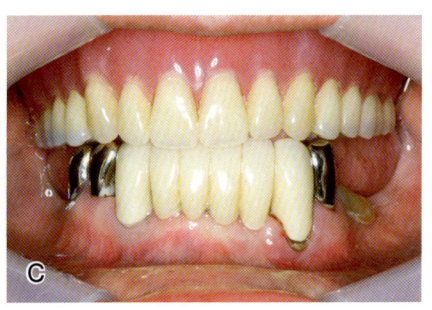

第 7 章 特殊な歯周病および小児と高齢者の歯周病の治療

図 7-12 糖尿病患者の重度歯周炎（71 歳，男性）
A：口腔清掃不良のため歯肉の炎症は強く，骨吸収も進行している．上顎歯はすべて失われている（義歯は適合不良で使用していない）．
B：歯周基本治療の徹底により歯周組織は著しく改善し，全身状態も改善傾向を示した．
C：上顎に義歯を装着．咀嚼機能が改善し，全身状態はさらに良好になった．

〔治療法〕

とくにプラークコントロールに力を入れ，歯肉縁下のスケーリング，ルートプレーニングを併用し，歯肉に接するプラークを徹底的に減らすことが大切である．なお，縁下スケーリング時には，一次的に菌が血管内に入る菌血症に対処するため，抗菌薬を術前投与するとよい．

2）白血病

白血病性歯肉炎（p.285）の項目で述べたように，急性の場合（とくに急性単球性白血病 acute monocytic leukemia）は，出血性の歯肉増殖を生じやすい（治療法などは p.285 参照）．慢性白血病の場合は稀である．

3）その他

慢性白血病，紫斑病，血友病の場合は，歯周組織に特別な障害は引き起こさない．

これらの血液疾患の場合，医学的管理下で口腔清掃処置に力を入れれば出血は減少し，歯周組織の炎症は改善する．

6 糖尿病患者の歯周炎

糖尿病は歯周炎の初発因子ではなく，全身性の重要な修飾因子（リスクファクター）である．糖尿病が歯周病を進行させるメカニズムはまだ完全には解明されていないが，糖尿病によって生じる「末梢血管障害」，「免疫機能障害」などが関与修飾すると考えられている（参考 6 参照）．

一般に糖尿病患者は感染しやすい状態にあり，とくに糖尿病の治療が十分でなく病気が進行している時期（活性期）にはその傾向が強く，歯周炎の修飾因子としても大きな役割を演じる（歯周膿瘍が生じやすいなど）．しかしその程度は一定でなく，個人差が大きい．

一方，糖尿病がコントロールされている場合や軽度の糖尿病の場合は，歯周病の発症，病変の進行に大きな影響はない．すなわち，糖尿病は糖尿病のコントロールが悪い場合とプラークコントロールが悪い場合に，歯周炎の重要な修飾因子（リスクファクター）として働く．なお「歯周炎の糖尿病への影響」については 1 章 9 ペリオドンタルメディスンを参照されたい．

〔治療法〕

糖尿病をできるだけコントロールするとともに，健康な人以上に口腔清掃に力を入れさせ，患者と歯科医が協力して初発因子であるプラーク（細菌とその生産物）を取り除くことが最も大切である．そのためには，患者に自分の健康を回復し維持しようとする意志をしっかりもたせ，家庭において毎日口腔清掃に努力させることが必要である．自分の健康は自分で守るというこの考え方は，糖尿病の治療にも共通してきわめて重要と思われる．

なお，プラークコントロールが不十分なままで，ポケットの深い歯肉縁下にスケーリングを行うと，多発性歯周膿瘍を形成することがある．したがって，まず口腔清掃を十分良好にすること，1 度に多数歯の歯内縁下スケーリングを行わずに少しずつ行うこと，必要に応じて抗菌療法を行うことが大切である．

参考 6：糖尿病が歯周病を進行させる原因

糖尿病が歯周病を進行させるメカニズムは，まだ十分明確にされていないが，現在までの考え方をまとめると，次の 3 つがあり，これらが合併して原因になると考えられる．
①血管壁の変化：末梢血管などの血管壁が退行性変性や基底膜の肥厚を生じ，栄養や酸素の供給が低下し，歯周病が悪化する．
②生体の防御機構の変化：糖尿病の特徴である血管系の異常により，歯周組織の防御機能の中心的役割をする好中球の機能が低下する．
③口腔内，特に歯肉縁下の細菌叢の変化：Mashimo ら Genco グループは，糖尿病患者の中でも若年者（インスリン依存性糖尿病）で歯周炎に罹患している者では，*Aggregatibacter actinomycetemcomitans* や *Capnocytophaga* など為害性の強い菌が多く，いわゆる若年性歯周炎（p.287 参照）と類似した細菌叢を形成しており，成人のインスリン非依存性糖尿病では，成人（40 歳以後）の重度歯周炎患者に見られる *Prevotella intermedia* や *Porphylomonus gingivalis* が多く，これらの細菌の存在が高度な歯周組織破壊に関与する．

2・小児の歯周病の治療

小児の歯周病は，成人のような歯槽骨の破壊を伴う重度の歯周炎はごく少なく，歯肉炎がほとんどである．しかし，このような歯肉炎を長期間放置すると，歯周炎に発展する危険性が高い．ともすれば，歯周炎は成人病であると考えられやすいが，その源は小児期の歯肉炎である場合がきわめて多く，小児期の歯肉炎や初期の歯周炎が進行し，歯槽骨と歯根膜を破壊したものと考えてよい．小児の歯肉炎の罹患率は高く，歯肉炎の予防と早期治療は歯周炎を防ぐ上で大切である．

小児の歯周病はプラークが初発因子であり，さらに歯列不正，齲蝕，口呼吸などの局所因子や，小児期の特徴である歯の萌出，永久歯との交換，顎・顔面の発育などが影響する．なお，一部に全身性因子が大きく影響する疾患もあるので鑑別し，原因を考慮して治療を行う必要がある．

1 小児の歯肉炎とその治療

小児の歯周病の多くは歯肉炎であり，その初発因子は成人と同じく歯頸部に付着したプラーク細菌である（ヘルペス性歯肉炎を除く，図7-13，14）．この初発の歯肉炎に種々の修飾因子が関与して，慢性歯肉炎となる．

小児に多い局所修飾因子には，次のようなものがある．①軟らかい食物と口腔清掃不良，②歯の萌出，③口呼吸，④口唇小帯と付着歯肉の異常，⑤歯列不正，⑥食片圧入，⑦矯正装置．

さらに，数は少ないが全身性因子が強く関与する場合がある．全身性因子には，薬物（フェニトインなど），高度の熱性疾患（麻疹，インフルエンザなど），若年性糖尿病（p.293参照），血液疾患（p.292参照）などがある．

小児の歯肉炎は，臨床的には①単純性歯肉炎 simple gingivitis，②増殖性歯肉炎 hyperplastic gingivitis，③萌出性歯肉炎 eruptive gingivitis，④思春期性歯肉炎 pubertal gingivitis，⑤特殊な急性歯肉炎（非プラーク性歯肉炎を含む），などに分けられている．しかし病理学的分類では，①単純性歯肉炎と②増殖性歯肉炎の2つであり，他は修飾因子と原因因子を加味して名づけられている．

1）単純性歯肉炎（図7-14）

最も多く見られるもので，口腔清掃不良による多量のプラーク付着が原因である．ブラッシング指導の徹底とスケーリングなど歯周基本治療で治癒する．

2）増殖性歯肉炎（図7-15）

炎症により歯肉組織が増殖したもので，小児は成人よりも発生しやすい．単純性歯肉炎に口呼吸や矯正用バンドなどの人工物，さらにはフェニトイン服用などの修飾因子が加わると発現する．フェニトインはてんかんの治療薬で，小児期に副作用として増殖性歯肉炎が生じやすく，フェニトイン性歯肉炎と呼ばれる（p.282参照）．

〔治療法〕

ブラッシングの徹底とスケーリング・ルートプレーニングが重要で，他の修飾因子の除去にも努める．線維性増殖が著明な場合は歯肉切除術，歯肉整形術を併用する．

3）萌出性歯肉炎（萌出期の歯肉炎）（図7-16，17）

歯の萌出が直接の原因ではないが，萌出途上では対合歯との咬合接触がないため咀嚼による自浄作用が少なく，プラークが堆積しやすい．さらに，萌出中はエナメル上皮が歯肉の内縁上皮となってエナメル質と接触しており，上皮付着の部分が広く，これが歯面から剝離して深いポケットの状態になっている場合もあり，炎症が生じやすい（これと同様のことは萌出中の第三大臼歯にもよく見られる）．病理学的には単純性歯肉炎に属し，軟らかめの歯ブラシを用いた，丁寧なブラッシングで治癒する．

> **参考1：萌出期の歯周組織**
>
> 萌出期の歯周ポケットの深さを詳しく測った調査は少ないが，石川純，加藤らは10歳の学童の下顎中切歯について測定を行い，辺縁歯肉の中央は平均2mmであるが，歯間乳頭部では平均4mmと深いことを報告している．
>
> 組織学的に見ると，永久歯萌出中の歯肉は，萌出の進行に伴って上皮と結合組織ともに代謝活性がきわめて旺盛である．歯根膜腔は初期には幅広いが，歯根がほぼ完成し咬合力を受けるにつれて，成人とほぼ同じ幅となる．

4）思春期性歯肉炎（図7-18）

思春期（11〜15歳）に見られる炎症の強い歯肉炎で，一般に増殖を伴い，女子に多い．病理学的には増殖性歯肉炎の場合が多いとされており，幼年期に単純性歯肉炎だったものが，この時期になると増殖傾向を示すようである．

初発因子は細菌性プラークで，修飾因子としてホルモンが関係しているのではないかといわれている．局所的には歯肉縁上および歯肉縁下歯石や口呼吸（図7-16，17）などが修飾因子になっていることが多く，治療法はこれらの原因除去である．

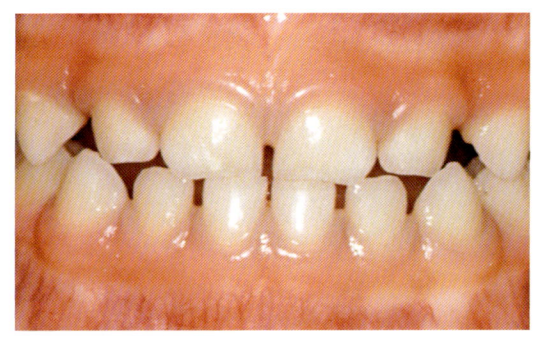

図7-13 乳歯列期の正常な歯周組織（3歳）
成人と著明な差はなく，口腔清掃良好で歯肉に炎症はない．

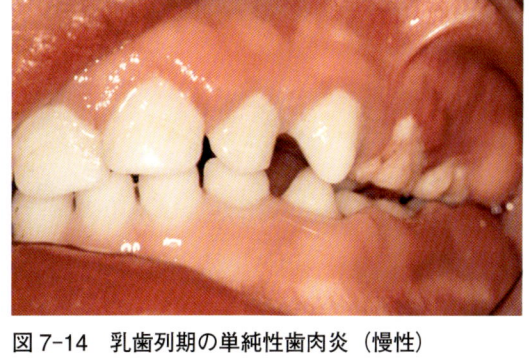

図7-14 乳歯列期の単純性歯肉炎（慢性）
口腔清掃不良によるプラーク付着が原因．

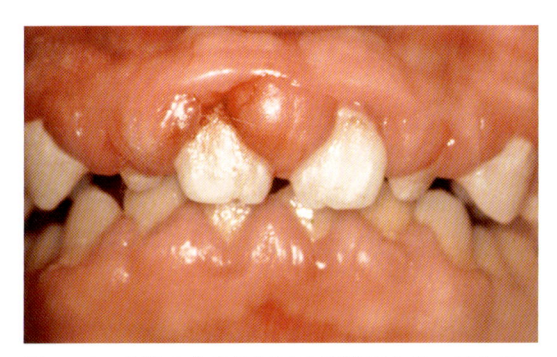

図7-15 小児の全身性因子の影響が大きい歯肉炎
小児期にも全身性因子が関連する歯肉炎，歯周炎がある．フェニトイン性歯肉炎もその一例である．

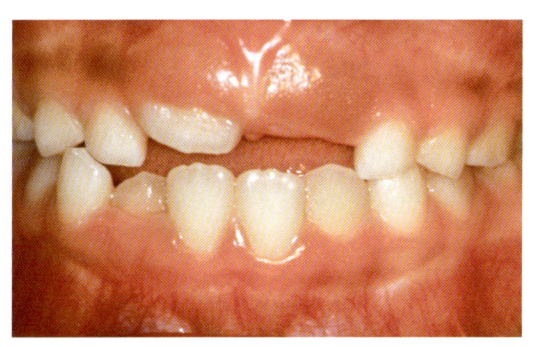

図7-16 萌出性歯肉炎
萌出途上のため咀嚼による自浄作用が低く，エナメル質に接する長い上皮付着や歯周ポケットなどが原因となる．

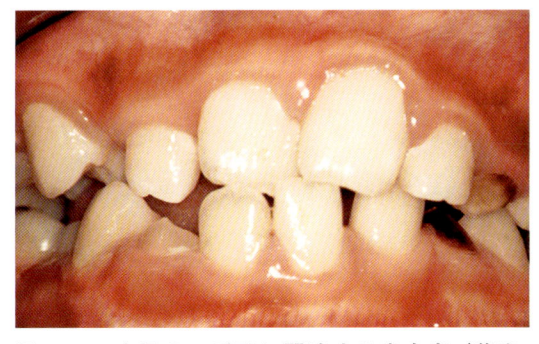

図7-17 小児の口呼吸に関連する歯肉炎（萌出，歯列不正も関与）
口呼吸，歯列不正が修飾因子となることも多い．小児では口唇から露出する唇側の歯肉辺縁と乳頭部に炎症が生じやすい（口呼吸線）．

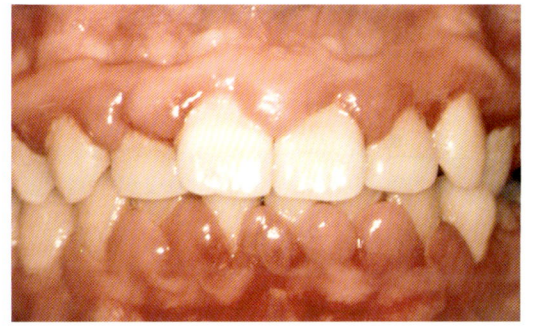

図7-18 思春期性歯肉炎（思春期の増殖性歯肉炎）
幼年期の歯肉炎が思春期に増殖傾向を示す場合が多い．ホルモンの関与が考えられるが，口呼吸など局所の修飾因子も関与していることが多い．

5）特殊な急性歯肉炎

(1) （急性）壊死性潰瘍性歯肉炎

これは成人，とくに青年に多いが（p.280参照），小児でも稀に罹患する．口腔清掃が悪く慢性歯肉炎があるところに全身性疾患などで抵抗力が低下した場合や，インフルエンザや急性鼻炎で鼻閉が生じ口呼吸を合併した場合などに発生しやすい．なお，発展途上国では栄養不良のために，幼児に壊死性歯肉炎が多いと報告されている．

a．臨床所見

本疾患は「急性ヘルペス性歯肉炎」と誤診されやすいので，次の点に注意して鑑別する．
①歯肉辺縁部に潰瘍や壊死が生じ，偽膜で覆われ，口臭が強い．
②歯肉以外の粘膜が侵されることは少ない．
③伝染性はない．

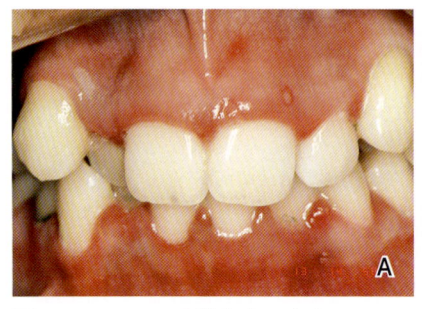

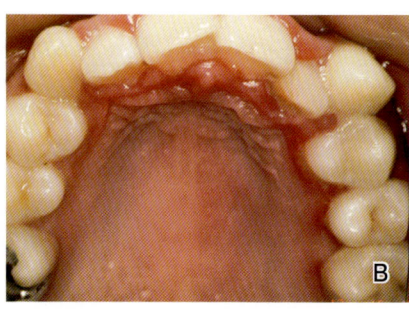

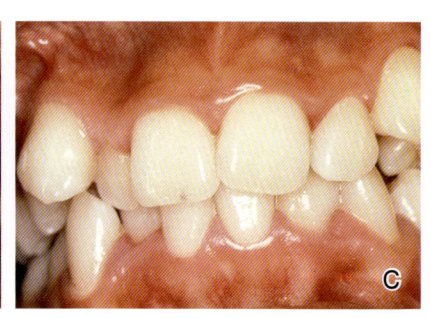

図7-19 ヘルペス性歯肉口内炎
A：初診時．これまでほぼ正常であったのに急速に歯肉が発赤腫脹し，小水疱と潰瘍が生じている．接触痛も強い．
B：口蓋側の歯肉も炎症が著しい．
C：15日後，全身状態に注意し口腔清掃を可能な範囲で良好に保つことにより治癒している．

b．治療法

洗口や軟らかい歯ブラシを用いて口腔を清潔にし，抗菌薬を投与する．なお，栄養価の高い流動食を与え，安静を保たせる．急性症状が改善したらスケーリングを行う．

(2) ヘルペス性歯肉口内炎（図7-19）

これは，プラーク細菌ではなく単純ヘルペスウイルス Herpes simplex virus（HSV）に感染（初発感染時に多い）することによって発症する急性歯肉炎で，全身の発熱を伴い，口腔粘膜にも広がり，口内炎となることが多い．さらに，他の細菌が二次的に感染して病状が複雑になることがある．一般に乳幼児に最も多く（3歳前後が最高），次いで学童期の子どもに発生する（成人も発症することがある）．また，秋から冬にかけて発病率が高くなる．

a．臨床所見

前記の「急性壊死性潰瘍性歯肉炎」と似ており誤診されやすいが，次の点に注意して診断する．
①歯肉全体に紅斑性の発赤の強い炎症（びまん性）が生じ，小水疱が形成される．この水疱が破れて，ほぼ円形の潰瘍が生じる．
②歯肉以外に頬や口唇の粘膜にも病変が及び，接触痛も強く，食事が困難になることがある．
③伝染性である．
④7〜10日で自然治癒する．

b．治療法

口腔清掃，含嗽，抗菌薬の投与などである．

2 小児の歯周炎とその治療

1）慢性歯周炎

小児は，歯槽骨破壊を伴う歯周炎が発生する率は低い．とくに乳歯期にはきわめて少なく，パピヨン・ルフェーブル症候群（p.291）など，遺伝性の特殊な疾患の場合のみといえる．永久歯列になっても発現率はかなり低いが，歯肉炎が歯周炎に進行する症例が見られ，10歳代後半になると5％程度発現する．歯周炎への進行は，強い歯肉の炎症がある所に早期接触，歯列不正（とくに交叉咬合），食片圧入などによる咬合性外傷が合併した場合に生じやすく，萌出の早い第一大臼歯や中切歯に多い．

〔治療法〕

成人の場合と同じであり，適切な治療で改善する．

2）特殊な全身因子が関与する歯周炎

小児に見られる特殊な歯周炎で全身性因子が強く関与する歯周炎には次のものがあるが，すでに本章で述べてあるので参照されたい．
①パピヨン・ルフェーブル症候群（p.291参照）
②ダウン症候群（p.291参照）
③血液疾患が関与する歯周炎（周期性と好中球減少症など）（p.292参照）

3）侵襲性歯周炎（前思春期性歯周炎）

これは，Pageら（1983）が前思春期性歯周炎の名称を用いたもので，まず乳歯の萌出時に生じ，急速に進行して乳歯が早期に失われ，さらに永久歯も高度な歯周炎になると述べている．広汎型と限局型（乳歯の1〜2歯が歯周炎）があり，Prevotella intermedia や Aggregatibacter actinomycetemcomitans などが検出されることが多く，好中球や単球の機能障害や走化性の異常が病変の急速な進行と関連するのではないかと考えられているが，明確ではない．罹患率は明らかでないが，きわめて低いものと思われる．治療法はプラークコントロールを中心とする基本治療が中心となる．なお，1999年AAPの分類で，この病名は侵襲性歯周炎に統合された．

第7章　特殊な歯周病および小児と高齢者の歯周病の治療　　*297*

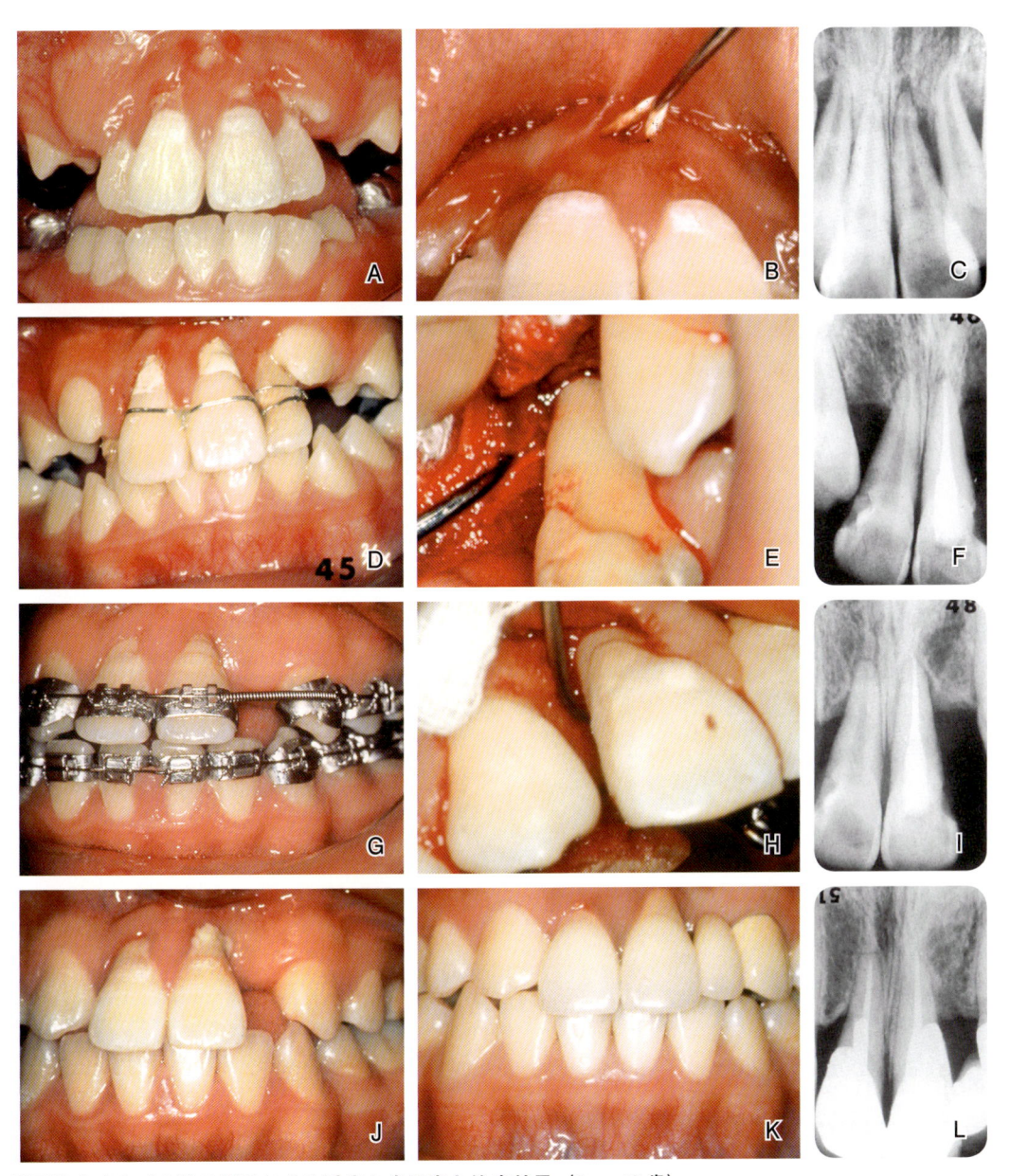

図 7-20　矯正治療時のゴム輪の誤用による重度な歯周炎と治療効果（9〜18歳）
A：初診時（9歳，男子）．前医で歯間離開の矯正治療に用いたゴム輪が歯冠部から根尖方向に迷入．重度歯周炎が生じている．
B：根尖部を探るとゴム輪が残存していたので除去する．
C：<u>2 1|1 2</u> の遠心側の骨吸収は根尖付近に達し，<u>|1</u>は失活，歯頸部齲蝕も発生していた．
D：歯周基本治療を行い，<u>4 3|3 4</u> の萌出を待つ．
E：骨破壊の著明で叢生の <u>2|2</u> を抜去し，ポケットの深い<u>1|1</u>のフラップ手術を行う．
F：手術後，矯正開始時のエックス線写真．
G：矯正治療．<u>1|1</u> の圧下と近遠心移動により<u>2|</u>のスペースを閉じ，<u>|2</u>に 1歯分のスペースを作る．
H：歯の圧下により生じたポケットに対して，再度フラップ手術を行う．
I：矯正終了時のエックス線写真．歯周組織の再生が認められる．
J：補綴治療前の再評価時の状態．
K：補綴治療終了し，メインテナンス 1年時の状態．
L：メインテナンス 3年，18歳時のエックス線写真．骨の再生が著しい．

4）誤った矯正治療による歯周炎

　固定式の矯正装置を装着するとブラッシングは困難となり，重度の歯肉炎が発生しやすく，矯正力が強すぎて咬合性外傷が生じると歯周炎となることがある．さらに，ゴム輪を不注意に用いると歯頸部に滑り落ち，根尖方向に迷入してしまうことがある（図 7-20）．これは，小児の上顎前歯の歯間離開を治す目的で，左右の歯に直接ゴム輪を用いた症例にみられることが多く，ゴム輪が歯のテーパーに沿って根尖方向に移動し，患者や術者が気づかずにいると，短期間に重度の歯周組織破壊（医原性歯周炎）を引き起こす．

3・高齢者の歯周病の治療

我が国では，80歳で歯が20本存在することを目標とし，「8020運動」が展開されてきた．厚労省の実態調査では40歳以後に喪失歯が急増しており（図7-21），その原因として歯周病が重視されている．しかし，高齢者の歯周治療は困難とされ，十分な検査や処置が行われない傾向が見られた．そこで，これから急増すると思われる高齢者の歯周治療の特徴，注意点をまとめる．

1 高齢者の歯周治療

1）高齢者の歯周組織の特徴と治療の基本

高齢者の体力は個人差が大きく，全身的には細胞活性の低下が見られ，口腔では顎骨や歯槽骨の形成力の低下，咬耗，歯髄腔の狭小などが生じる．歯周組織では線維芽細胞や骨芽細胞，セメント芽細胞の機能低下が見られる．歯肉の退縮は老人の特徴とされているが，若い時から健康を維持すれば退縮は少なく維持される．

高齢者は老化による細胞活性や免疫力の低下などが生じているが，歯周組織の治癒力が著しく低下することは少なく，歯周治療の基本は一般成人と同じである．原因除去療法を主体とし，主訴に対する応急処置の後は検査・診断，歯周基本治療，再評価，修正治療，メインテナンスという通常の歯周治療の順序にしたがって治療を進める（図7-22）．しかし，患者が高齢であることを配慮し，患者の全身状態を十分にチェックし，原因除去としての口腔清掃をとくに重視し，侵襲の多い外科治療をなるべく避け，保存的治療法を行うのが有利である．

2）全身状態の把握

高齢者でとくに注意すべきことは，多くの人が何らかの全身疾患をもっていることである．このことは治療，とくに観血的処置時に非常に重要である．歯周外科や抜歯が適用できるかどうかは治療計画を大きく左右するので，医師と連絡を緊密にとって全身状態を把握し，治療を進める．

歯周病を増悪させる全身疾患，例えば糖尿病などに罹患している場合には，特に口腔清掃に力を入れさせ，初発因子であるプラークを徹底的に取り除く努力が必要である．

3）ニフェジピン増殖性歯肉炎 (p.283参照)

狭心症や高血圧の治療薬であるCa^{2+}拮抗薬の「ニフェジピン」を服用している場合には，フェニトイン性歯肉炎と類似した歯肉増殖を起こすことがある．この場合もすぐに歯肉切除を行うのではなく，プラークコントロールと歯肉マッサージを重視し，歯周基本治療を徹底する．なお，薬剤の変更も検討する（図7-4, 5参照）．

4）歯周病に対する抵抗性の検討

歯周炎の病状や治療歴を注意深く問診し，現在の歯周組織破壊の程度と年齢とを考慮して，その患者の歯周組織の口腔内細菌（プラーク）や外傷性咬合に対する抵抗性，すなわち歯周病に対する抵抗力を把握する．若い時から歯周炎が重度になり抜去された歯が多い人は，歯周炎に対する抵抗力が低いと考え，残存歯の歯周組織を健康に保つのにより一層の努力が必要であり，このことを患者本人に伝えるとともにメインテナンス期のリコール間隔を短くするなど，治療計画に十分な配慮が必要である．

2 口腔清掃指導の徹底

1）高齢者の口腔清掃指導 (図7-22～27)

口腔清掃の徹底は高齢者においても歯周治療の基本であり，その後の治療に対する患者の理解と協力が得られることにつながる．細菌感染に対する抵抗力すなわち免疫力が低下している老人の口腔の健康を考えた場合，成人以上に口腔清掃指導と管理が必要である．

70歳を超えると1人平均10本以上の欠損があり，歯の欠損と補綴物の増加は清掃しにくい口腔環境を作ってい

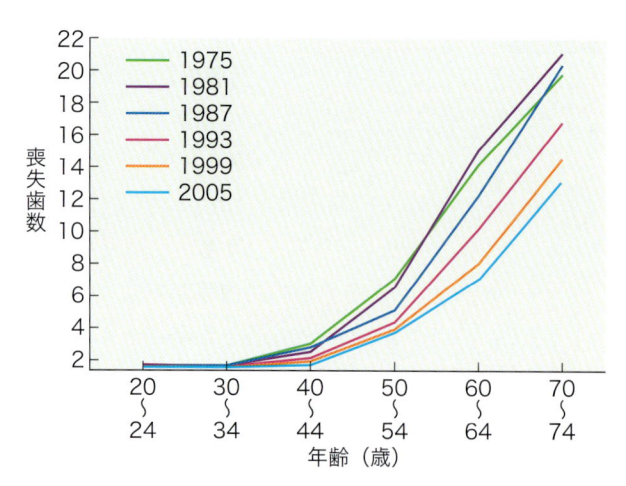

図7-21 日本における各年齢層の喪失歯数
喪失歯は40歳以後，急速に増加する．高齢者の喪失歯数は，歯科医療の発展により1981年に比べ2005年にはかなり減少している（厚労省歯科疾患実態調査による）．

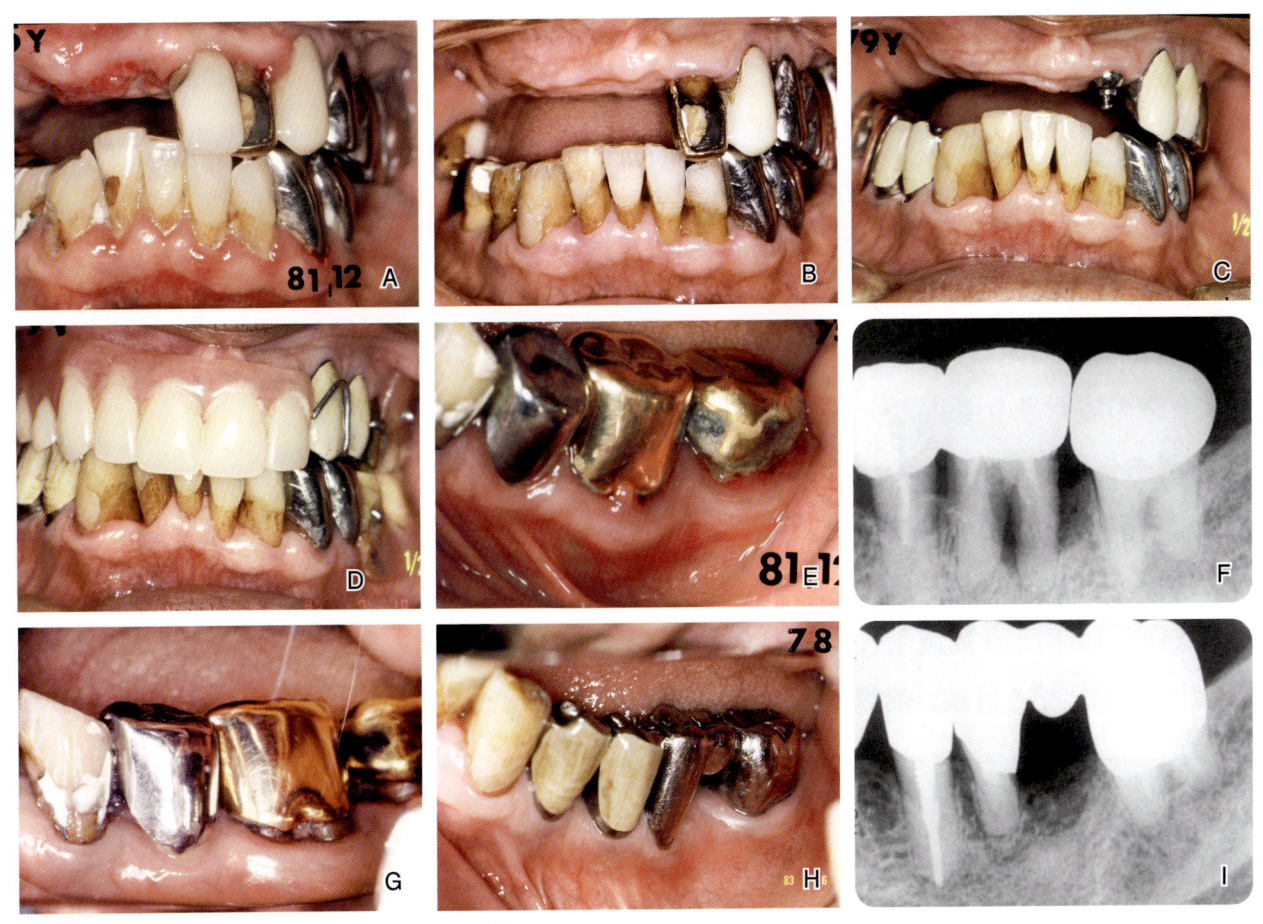

図 7-22 高齢者の歯周炎の治療（75～80 歳，男性）
A：初診時（75 歳）．ブラッシングは毎日行っているが不十分で，歯肉の炎症が強い．全身状態には大きな異常はない．　B：10 か月後．歯周治療の基本は一般成人と同じである．歯周基本治療後に歯周外科，補綴処置を行う．　C, D：5 年後，メインテナンス時（80 歳）．E, F：初診時の臼歯部．　G：2 か月後．歯周基本治療により歯肉の炎症は改善，金属冠の不適合マージンが露出．　H：3 年後（78 歳）．6 はヘミセクションを行い遠心根を抜去してブリッジ装着．　I：5 年後（80 歳）．病変の進行は止まっている．

る（図 7-22）．したがって，欠損部の隣接面や義歯の清掃指導など，各人の口腔内の状態に応じて最も適した清掃法を指導し，さらに清掃を障害する修復物や補綴物は形態を修正する必要がある．

高齢者は学習能力や融通性が低下していたり，手に運動障害があったりして，口腔清掃指導する歯科医や歯科衛生士も，大きな努力を要する．前述したように，増齢とともに清掃を障害する因子が増加するので，時間をかけて丁寧に，根気よく指導する必要がある．

2）電動歯ブラシの使用（図 7-23）

高齢者では電動歯ブラシの使用を積極的に取り入れることにより，歯周治療を成功に導けるケースも多い．例えば手の運動障害がある場合は，電動歯ブラシを両手で持ち，肘をテーブルにのせて支えると，かなり高レベルの口腔清掃が可能となる．電動歯ブラシも手用歯ブラシと同様に来院時には必ず持参させ，とくに毛先の当て方などの使用法について細かく指導する．自分で口腔清掃が行えない人には，日常生活の介護者に清掃法の指導を行い，その協力を得る必要がある．将来必要と思われる高齢者に電動歯ブラシをスムーズに導入するには，寝たきりなど障害が生じる前から使用を開始し，慣れてもらっておくと良い．

3）高齢者・障害者の口腔清掃指導の重要なポイント

(1) 高齢者や障害者と介助者の両方に動機づけ（モチベーション）を十分行う（p.300 参考 1 参照）

患者自身と介護者（日常の世話をしている人）と一緒に，十分な対話を行って信頼関係を確立する．最初，本人の口腔内の現状を知らせる．手鏡や口腔内写真を用いて口の中を見せながら説明し，このまま放置した場合どうなるかを説明する．

次に①楽しい食生活や会話をするために，②誤嚥性肺炎を防ぐために，口腔の清掃がきわめて重要であることを述べる．

さらに③よくかむこと（咀嚼筋を使うこと）とブラッシングで手を動かすことは，脳の活性を高め，認知症を防止するのに役立つことも説明する．

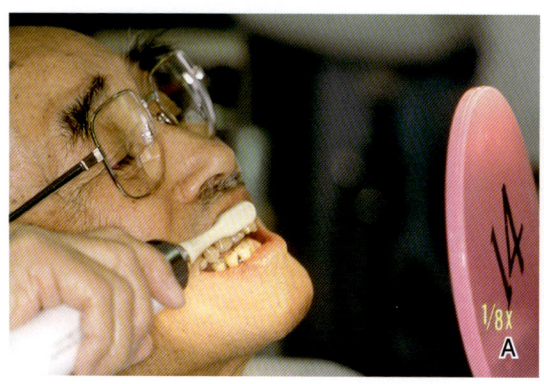

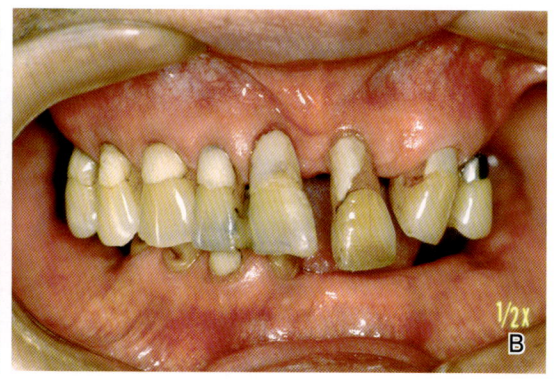

図7-23 高齢者の口腔清掃指導
A：電動歯ブラシの指導．脳出血による手指の運動障害のある高齢者（80歳）．
B：電動歯ブラシの使用法を本人と妻へ繰り返し指導することにより，清掃状態は著明に改善する．とくに小帯切除術が必要と考えられた上顎正中部も，観血的な手術をせずに著しく改善している．

参考1：障害者の口腔清掃指導

著者らは，1980年から知的障害者の更生施設の入園者（平均年齢35歳）に対し，まず施設の職員に口腔清掃の重要性とブラッシング方法を指導し，その協力を得て口腔清掃の徹底を図り，歯周病の基本的治療（スケーリングなど）とメインテナンスを行ってきた．最初の1年間，日常訓練の1つとして，施設で毎日職員が中心となって歯ブラシの使用を訓練した結果，全員が口腔清掃に関心を持ち，従来自分ではブラッシングができなかった人も，自分でブラッシングが行えるようになった（図）．このように，障害者でも介護者の協力を得れば，かなりのレベルまで口腔清掃を高めることが可能である．この指導，研究は，現在まで35年以上にわたり継続している．

知的障害者に対する口腔清掃指導の効果（口腔清掃時の介助の必要度）

1～12か月	全部介助（10名）	一部介助（13名）	介助なし指示のみ（12名）	介助，指示なし（10名）
13～36か月	全部介助（6名）	一部介助（5名）	介助なし指示のみ（14名）	介助，指示なし（20名）

1年間の指導により口腔清掃時に介助を必要とした者（全部介助，一部介助）は23名から11名に減少し，介助や指示を必要としない者は10名から20名へ増加した．

（2）繰り返し指導し，ブラッシング効果を自覚させる

モチベーションと歯ブラシの使い方（テクニック）の指導を組み合わせて繰り返し行うことにより，口の中がきれいになり気持ちが良くなるなど，ブラッシングの効果を自覚させる．1～2回の指導では効果を忘れてしまう場合が多いので，繰り返すことが大切である．

（3）テクニック指導は本人が行いやすい方法，本人に適した方法を探して指導する

磨き方は，バス（Bass）法が最も良いと決めてかかるのではなく，その人の口の中の状態（歯列，欠損，補綴，歯肉の退縮状態など）に適した方法を，部位別に選んで指導する．まず本人がやりやすい方法を探して行わせ，慣れるにつれてレベルの高い磨き方や，磨きにくい部位の磨き方を指導する．

（4）ブリッジや義歯の清掃，とくに欠損部の隣接歯の清掃に力を入れさせる（図7-24～27）

欠損部に面する歯面は最後歯の遠心面と同じで，口腔清掃に熱心な人でも忘れることが多い．各歯の状態に応じて，歯頸部と歯肉辺縁に毛先が当たりやすい磨き方を指導する．欠損部の粘膜面は，軟らかい歯ブラシでマッサージさせる．義歯は，粘膜面とクラスプなどの維持装置の清掃に力を入れさせる．

（5）電動歯ブラシの指導を行う（図7-23）

手指の不自由な人には電動歯ブラシが有効である（図7-23）．さらに，通常の高齢者も入院や寝たきりになった場合の対策として，元気な時から電動歯ブラシを指導しておくとよい．口腔清掃の重要性を認識させるには，手用歯ブラシでの指導が効果的ではあるが，一応のレベルに達したら電動歯ブラシも練習させ，本人および家族に電動歯ブラシの使用を理解してもらっておくとよい．

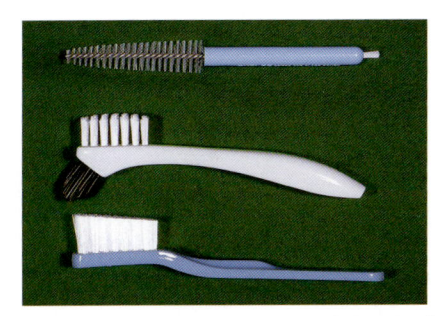

図7-24 義歯装着者の清掃指導に用いる義歯用歯ブラシ
義歯の粘膜面および維持装置の清掃の指導は重要で，専用の歯ブラシを持たせたりして認識を高める．

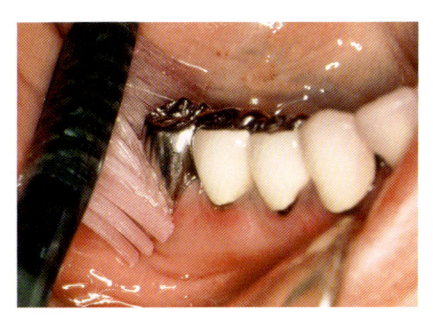

図7-25 義歯の支台歯の清掃
特に欠損部に面する支台歯の隣接面の清掃指導が重要である．

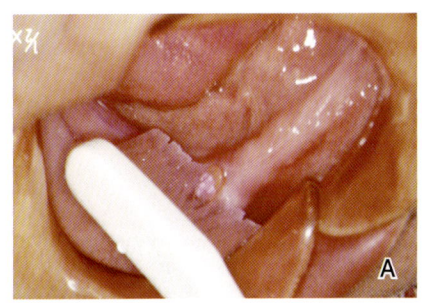

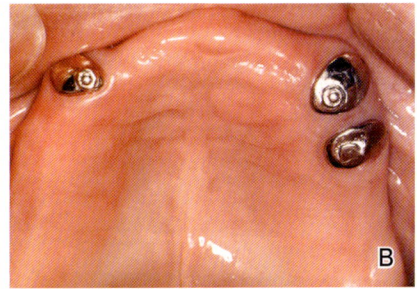

図7-26 オーバーデンチャーの支台歯の清掃
オーバーデンチャーの支台歯は清掃が難しく，装着後の繰り返し指導は欠かせない．歯ブラシは軟らかいもの（ソフト）が辺縁歯肉を傷つけず，有効である．

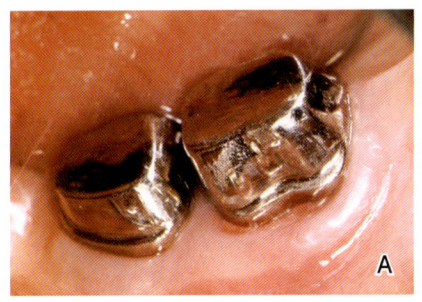

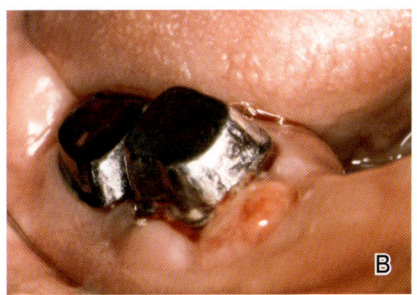

図7-27 コーヌスクラウン装着患者のモチベーションとテクニック指導
A：コーヌスクラウンを装着すると清掃が通常より難しいので，繰り返し指導が必要である．
B：2年間メインテナンスのための来院がなかった．口腔清掃不良のため歯周膿瘍の再発が見られる．

3 保存的治療法の重視と根分岐部病変の治療

1）保存的治療法の重視

　高齢者では歯周病の保存的な基本治療，すなわち口腔清掃とスケーリング，ルートプレーニング，咬合調整，歯周搔爬を重視する．歯周外科は全身状態が良好なら行うことができるが，全身状態に不安がある場合は避け，歯周基本治療を繰り返し行う．一部に深いポケットが残存しても，支持歯周組織がある程度残存していて，機能を果たしている場合はそのままメインテナンス治療，すなわちサポーティブペリオドンタルセラピーを行う（10章参照）．この場合，徹底した口腔清掃と定期的にスケーリング，ルートプレーニングを行うことによって，アタッチメントロスの進行を抑えることができる．

　歯肉縁下の根面をきれいにデブライドメント（プラークと歯石の除去）した後に縁上プラークが縁下へ伸びだす速度は，6週間で0.5mm前後である．しかし，深いポケットではプラークや歯石を取り残してしまうことが多く，取り残すとプラークは比較的早期に増殖する危険性が高くなる．したがって，深いポケットが残っている患者では口腔清掃状態を高いレベルで維持させるとともに，定期的な歯肉縁下のデブライドメントを行うことが重要となる．このような症例に対しポケット探針型の超音波スケーラーチップ（p.141参照）は，無麻酔で深いポケット内を処置でき，きわめて有効である．

2）根分岐部病変の治療

　根分岐部病変の治療はできるだけ根切除など複雑な処置を避け，歯周基本治療を優先し根分岐部探針型のチップをつけた超音波スケーラーやエアスケーラー，およびハンドスケーラーで丁寧にSRPを行う．3度の病変は，ルートセパレーションやルートリセクションの適応症もあるが，複雑な処置が少ないトンネリングを有効に行う（歯質や骨の削除をできるだけ避ける）．根分岐部根面にはフッ化物塗布を行い，二次齲蝕の発生を防ぐ．

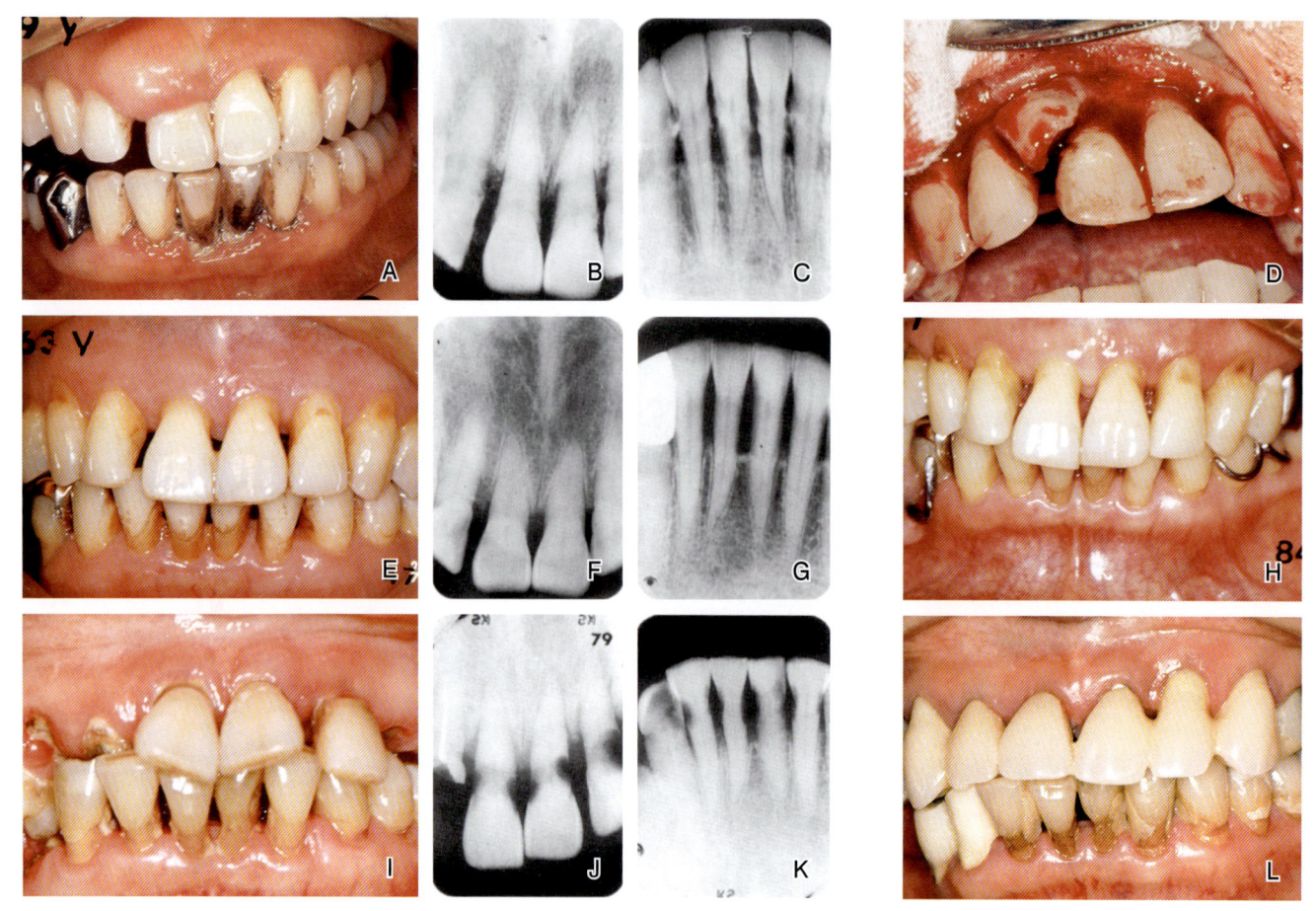

図7-28 高齢者の長期間メインテナンス症例（59歳から79歳まで20年経過，79歳時に入院した病院で口腔清掃が行えず根面齲蝕発生）
A～C：初診時（1968）の口腔内写真（59歳，女性）とエックス線写真．1⏌の腫脹は骨の異常が原因と思われた．
D：歯周基本治療後に上顎前歯のフラップ手術と骨形成術を行う．
E～G：4年後（63歳）の口腔内とエックス線写真．良好にメインテナンスされ，歯周組織は健全に維持されている．骨頂部の骨の再生が認められる．動揺度は改善した．その後もメインテナンスのため来院．
H：15年後（75歳）．根分岐部病変があった7⏌は齲蝕が進行しヘミセクションを行って義歯装着．他の部位は良好である．
I～K：20年後（79歳，1988）の口腔内とエックス線写真．高血圧と心疾患で倒れて入院．病院ではブラッシングする環境や援助がなく，ブラッシングが半年間十分行えなかったため，歯頸部齲蝕が多発し急速進行した．歯冠が破折し残根状となった歯も多く，歯肉の炎症も生じている．
L：可能な限り保存的に治療を行った．この症例は，高齢者には健康な時から電動歯ブラシの使用法を指導するなど，家族や看護者が清掃しやすい方法を指導しておくことが大切であることを示している．

4 固定，補綴治療，メインテナンス治療

　固定や補綴治療も基本的には成人と同じであるが，全身状態を考慮することと，できるだけ単純にして清掃しやすい装置にし，咬合性外傷と炎症が合併するのを防ぐようにする．歯の欠損が多くなると残存歯の負担が大きくなるので，残存歯と補綴物に加わる側方圧をできるだけ少なくし，垂直圧が加わるようにすること（設計）が大切である．
　メインテナンス治療は，一般成人よりも重要である（図7-28）．高齢者では急に全身状態が悪化し，リコールに応じられなくなる場合があるので，前述したように前もって家族への指導，とくに電動歯ブラシの使用法の指導を行っておくことが大切である．
　寝たきりの場合は，メインテナンス治療としてブラッシング指導とスケーリングは欠かせず，家族の協力と往診の効果は大きい．若い時代に口腔清掃に対する正しい知識と技術を身につけておけば，高齢になってもすぐに適切に対応することができる．その意味でも，若い時代に正しい口腔清掃法を身につけておくことはきわめて重要である．入院した場合，病院の口腔管理システムが必要で，歯科医・歯科衛生士が協力し管理システムを整備することが大切である（図7-28I～L）．

8

垂直歯根破折による歯周病変と治療

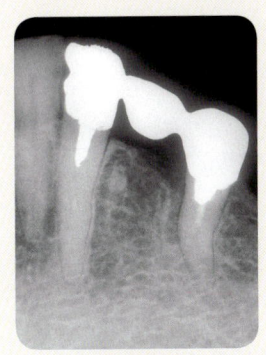

初診，⌐5 近心に骨吸収
（ポケット 8mm）

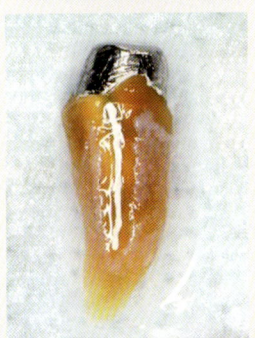

口腔内接着，再植法を実施

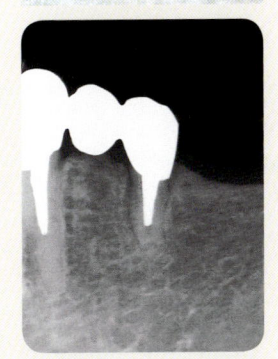

9 年後，⌐5 骨は再生
（ポケット 2mm）

　本章では，歯周炎と類似した症状を示し診断・治療が難しい垂直歯根破折（歯根の歯軸方向の破折）によって生じる歯周病変（歯周病の一種）とその治療について学ぶ．

　垂直歯根破折は，近年保存される歯が多くなるにつれ増加し，日本人の抜歯原因の約 11％を占めている（歯周病 42％，齲蝕 31％）．さらに，歯科治療後に定期的にメインテナンスしている患者では第 1 位（62％）であり，その治療と予防はきわめて重要になっている．垂直歯根破折歯は，「深い歯周ポケット」「垂直性骨吸収」「歯の動揺の増加」などの症状を示し，重度の歯周炎と誤診され誤った治療をされたり，治療法がわからず抜歯されてきた．著者らも歯周治療により歯周組織が健康になったにもかかわらず，垂直歯根破折が生じ急にポケットが深くなり垂直性骨吸収が生じ，治療困難になる症例を多く経験し，その診断と治療がきわめて重要と考えるようになった．そして，1995 年から世界に先駆けて垂直歯根破折の基礎的・臨床的研究に取り組み，病態解明と治療法の開発に取り組んできた．

　本章は著者らの研究をもとに，歯周病の成書として初めて「垂直歯根破折による歯周病変と治療」を述べたものである．垂直破折について正しい知識を持ち，歯周炎と鑑別診断し，適切な治療を行い，多くの歯の保存を可能にしていただきたい．

（菅谷　勉，加藤　熈）

1・垂直歯根破折による歯周組織破壊

垂直歯根破折の治療では，垂直歯根破折による歯周組織破壊のメカニズム・病態を十分に理解し，必要な診査・診断を行い，症例に応じて適切な治療法を選択することが大切である．なお，歯根が根尖側から垂直に破折することがあり，この場合，根尖性歯周炎に似た病態を示す（参考5参照）．ここでは，歯周炎に類似した歯周組織破壊を示す歯冠側からの垂直破折を中心に述べる．

1 垂直歯根破折の分類

1）破折の程度による分類
垂直歯根破折は，破折間隙の分離状態や破折範囲により次のように分類される．

(1) 亀裂＝初期
破折しているが，マイクロスコープでも間隙は見られず，破折線は白色または黒色の線として見られるのみである．

(2) 不完全破折＝中期
歯根の一部のみに破折が生じている状態で，歯根は一体を維持している．破折線は離開しておらず亀裂となっている場合が多い．

(3) 完全破折＝進行期
破折線が歯頸部から根尖あるいはその近傍を通って反対側の歯頸部まで連続している状態である．破折線は亀裂となっている場合から，間隙が開いて歯根が2片に分離している状態まで様々である．

2）破折の発生部位による分類
垂直破折は，発生部位により症状が大きく異なる．

(1) 歯冠側からの破折
歯冠側から破折が起こり進行するもので，重度の歯周炎と類似した症状を示すことが多い．

(2) 根尖側からの破折
根尖端から破折が起こり進行するもので，根尖性歯周炎と類似した症状を示し，進行して歯頸部に達すると，歯周炎や歯周－歯内病変と類似した症状を示すようになる（参考4参照）．

(3) 歯根中央部からの破折
この破折は稀ではあるが，初期には側枝に由来する根尖性歯周炎や根管側壁の穿孔などと類似した症状を示し診断が難しい．破折が進行し歯肉辺縁に達すると重度歯周炎と類似した症状を示すようになる．

2 垂直歯根破折の原因と発生部位

1）原因とリスクファクター
垂直歯根破折の原因はまだ十分には解明されていないが，次の因子が単独か複数重なって生じると考えられる．

(1) 強い外力
歯に強い外力（外傷性咬合）が加わり，応力が一部に集中して生じることが多い．さらに1回の強い衝撃ではなく，強い咬合力が日常的に何度も加わることによって小さな亀裂が入り，亀裂が次第に大きく発達して，完全な破折に至ることが多いとも考えられている．すなわち，ブラキシズムや強い咀嚼力がリスクファクターとなり，とくに残存歯が少なく強い力が働く場合，ブリッジ支台などは危険度が高まる．

(2) 歯質の弾性の減少
垂直破折は中高年齢者に多く，生活歯に比べ失活歯が圧倒的に多い．増齢および歯髄の失活により象牙質の弾性が減少すること，さらに失活歯では抜髄や根管拡大により残存歯質量が減少することもリスクファクターとなる．

(3) 内側性の歯冠修復物やポストコアなど修復物の構造と接着不良
内側性の歯冠修復物であるインレーやポストコアは，咬合力が加わると「くさび」として働く可能性がある．とくに接着が不十分であると，くさびとして働きやすい．

2）リスクの高い患者
上記の因子から，外傷性咬合（ブラキシズムなど）が修飾因子となっている歯周病患者，失活歯が多い患者，少数残存歯に強い咬合力が加わっている患者は，危険性が高い．しかし，ブラキシズム習癖者は，若い人や生活歯でも生じることはあるので注意が必要である．

3）発生部位
垂直歯根破折は下顎前歯に生じることは稀であるが，他のどの歯にも発生する．

破折の発生部位は，分類のところで述べたように，①歯冠側から根尖方向に向けて生じる場合と，②根尖側から歯冠側へ向かって生じる場合がある．さらに③歯根中央部から生じることもある．なお，最近の研究では①と同程度に②が多いことが明らかになっている．

3 垂直歯根破折の臨床症状 (表8-1)

歯冠側から垂直破折が生じた場合は，破折の進行状態により次のような臨床症状を示す．

1) 初期の症状
(1) 破折の状態
　注意して観察しないと見落としやすい．（拡大鏡などを使用して）注意すれば歯冠部から歯根に及ぶ亀裂が見られる．インレーなど内側性の歯冠修復物が脱落した場合は，窩洞のエナメル質・象牙質に破折線が細い亀裂（ひび）として見られ，歯根に連続している．失活歯では，根管治療時に歯髄腔や根管壁に亀裂が発見されることも多い．

(2) 歯周組織の症状
　健康な歯に生じた場合は，歯肉の炎症・腫脹などの症状は生じないし，歯周ポケットも浅い．

(3) 歯髄の症状
　有髄歯では強い知覚過敏や歯髄充血の症状を訴えることが多く，さらに強い自発痛を伴う急性歯髄炎となっていることもある．無髄歯では症状はない．

(4) 歯冠修復物の変化
　インレーなど小さな歯冠修復物は，合着セメントが崩壊して脱落したり，修復物と歯質の間に間隙が生じたりする．アンレーやクラウンなどには異常は生じない．

2) 中期の症状
(1) 破折の状態
　内側性の歯冠修復物が脱落した場合，窩洞にかなり離開し汚染した破折線が見られることが多い．根管壁の破折線は，歯冠側では細菌感染して一部は離開し，根尖側では亀裂が入っているかまだ破折していない状態である．

(2) 歯周組織の症状
　著明な症状がない場合が多いが，破折部位に限局して歯肉辺縁の発赤，腫脹，軽度のポケットが生じるが，すでに歯周病に罹患している歯が破折した場合は，歯肉の炎症・腫脹や歯周ポケットが存在するので，歯肉縁下の破折を見逃しやすく注意が必要である．また，咀嚼時に痛みがあることがあるが，咀嚼によって亀裂が開いて痛みが生じている場合，打診痛はないがピンセットの柄など硬いものを噛むと痛みが誘発される．

(3) 歯髄の症状
　歯髄は壊死・失活していることが多く，歯冠側は細菌感染し壊疽になっていることもある．さらに根尖付近の歯髄が生存し，急性や慢性の歯髄炎を示していることもある．

(4) 歯冠修復物の変化
　インレーなど内側性の歯冠修復物は脱落する．ポストコアは合着セメントが一部または全部崩壊し，弛緩したり脱落しかけていたりする場合が多い．

3) 後期の症状
(1) 破折の状態
　多くの場合，破折部は歯冠側から根尖側まで離開し破折面は汚染している．破折間隙から根管内に排膿していることもある．

(2) 歯周組織の症状
　咬合性外傷を伴う歯周炎と類似した症状を示し，自発痛，咬合痛，歯肉の腫脹や圧痛，瘻孔，ポケットからの排膿，歯の動揺などが見られ，重度歯周炎と誤診しやすい．

(3) 歯髄の症状
　有髄歯ではすでに歯髄は壊疽しており，無髄歯も根管内は汚染が著しく，いずれも腐敗臭がある．

(4) 歯冠修復物の変化
　インレーやポストコアは脱落している場合が多い．しかし接着性レジンセメントを使用していた場合は，破折片の一部に接着していて脱落していないことがある．

表8-1 歯冠側から生じた垂直歯根破折の臨床症状

	破折状態	歯周組織	歯髄（有髄歯）	修復補綴物
初期	歯冠および歯根の一部に亀裂	症状なし	歯髄充血 急性歯髄炎	インレー脱離
中期	破折間隙の歯冠側が一部離開，根尖側は破折がないか亀裂	症状なし 破折部位に限局した歯肉辺縁部の発赤や腫脹 咀嚼時の違和感	歯髄壊死・壊疽 急性・慢性歯髄炎	ポストコアの弛緩やセメントの崩壊
後期	破折間隙の離開と汚染	付着歯肉に及ぶ発赤と腫脹，瘻孔，咬合痛，自発痛，動揺	歯髄壊疽 根管の汚染	ポストコアの脱離

4 垂直歯根破折による歯周組織破壊の病態（病理）

歯根が歯頸部から垂直に破折すると，歯肉や歯根膜に炎症が生じ，骨吸収が拡大してアタッチメントロスが進行し，慢性あるいは急性歯周炎と類似した症状を示す（図8-1）．なお根尖部から垂直破折が生じた場合は，根尖性歯周炎の病態と類似している（図8-2）．ここでは，歯周炎に類似し，複雑な歯周組織破壊を示す歯冠側からの破折の病態について述べる．

1）ステージ1（初期）：歯根膜の断裂

歯根が歯冠側から垂直破折すると，初期には根管や破折間隙には細菌の侵入増殖がなく，破折部位の歯根膜には一部に微小な断裂が生じるが，歯槽骨の吸収はない．プロービングポケット深さもほぼ正常で，付着上皮の根尖側移動や歯槽骨吸収はない．

2）ステージ2（中期）：歯周組織の炎症拡大と垂直性骨吸収

破折後時間が経過すると，根管と破折間隙には細菌が増殖して，炎症が歯根膜から歯槽骨に拡大し，幅の狭い垂直性骨欠損が生じる（図8-3）．エックス線写真では，骨吸収部位によって垂直性骨吸収や歯根膜腔の拡大として認められる．しかし，歯周炎に見られるような接合上皮の根尖側移動はほとんどなく，歯根セメント質表面にはプラーク細菌の付着増殖は見られず，骨欠損内部には炎症性結合組織が増殖している．プロービングポケット深さはポケットプローブが炎症性結合組織内を穿通するため，破折部に沿って1か所のみが深くなる．

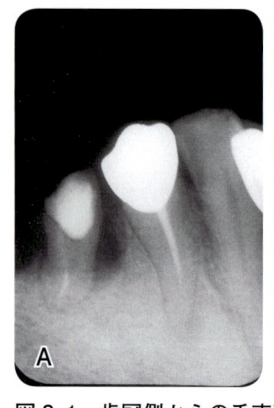

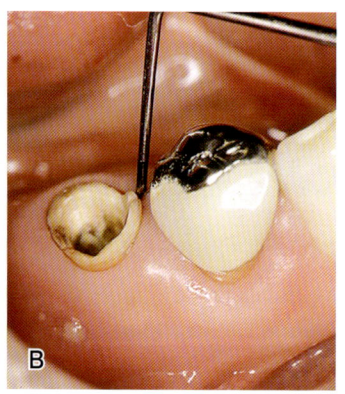

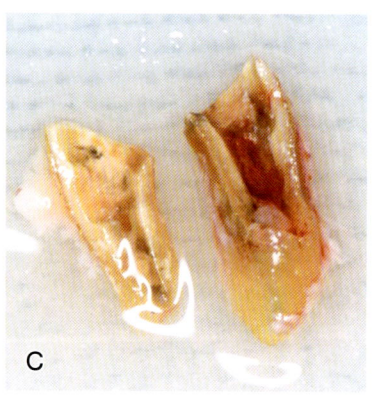

図8-1 歯冠側からの垂直破折
A：初診時のエックス線写真．近心に垂直性骨吸収が見られる．
B：近心面のプロービングポケット深さは8mm，頰側に瘻孔があり排膿している．頰・舌側はポケットが浅い．
C：抜歯した歯根．近遠心方向に垂直破折し，根管と破折部は汚染している．

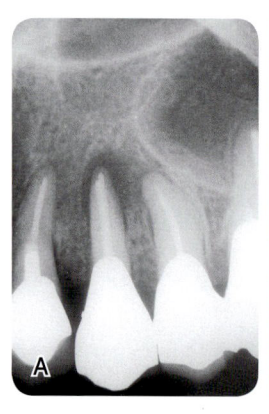

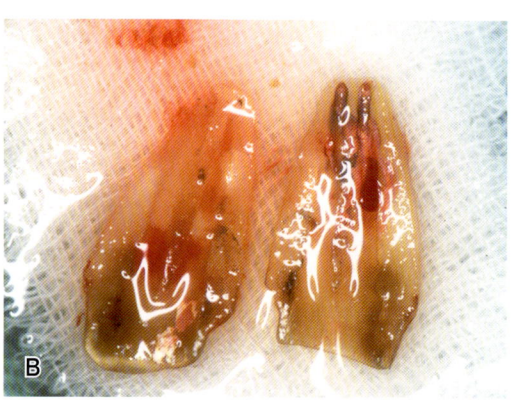

図8-2 根尖側からの垂直破折
A：初診時のエックス線写真．根尖部から歯冠側方向に広がる透過像がみられる．
B：抜歯した歯根．とくに根尖付近の根管は汚染が著しい．

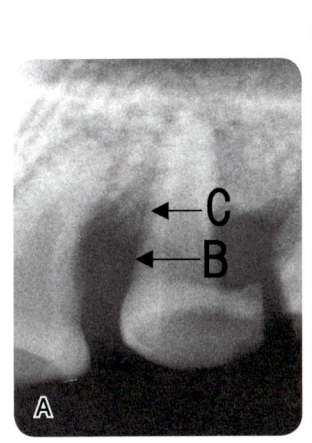

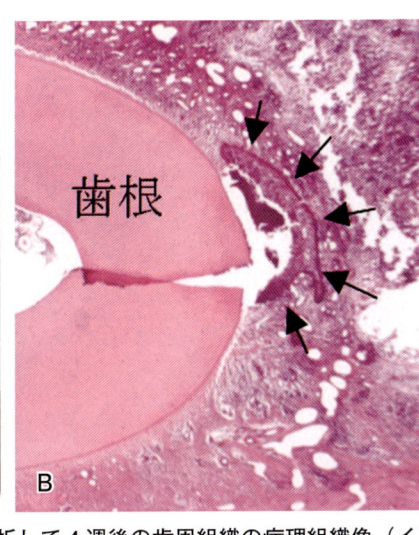

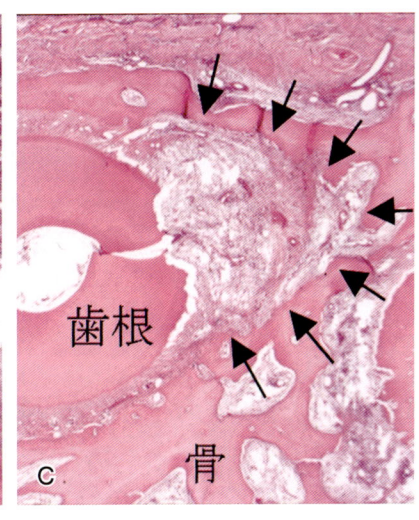

図8-3 イヌの歯根を垂直破折して4週後の歯周組織の病理組織像（イヌによる実験）
A：エックス線写真で骨欠損が認められ，プロービングポケット深さは6mmである．
B：図AのBの位置で歯根に垂直方向に切断した標本：ポケット上皮（矢印部）が見られ，ポケットを形成している．
C：図AのCの位置の標本：骨吸収が生じて3壁性骨欠損となっているが，上皮は見られず，歯根表面に細菌の増殖もない．

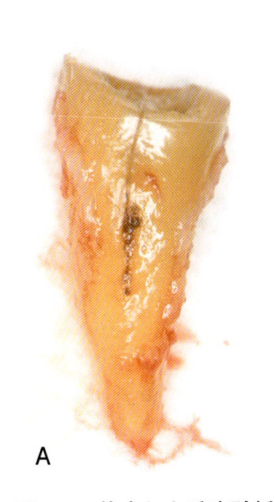

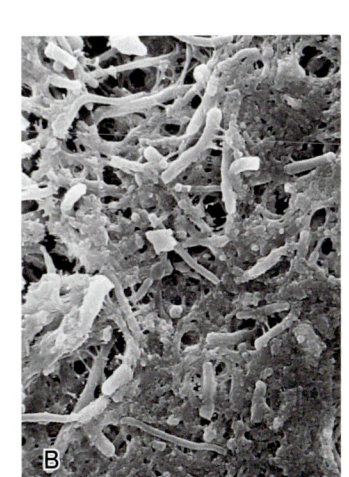

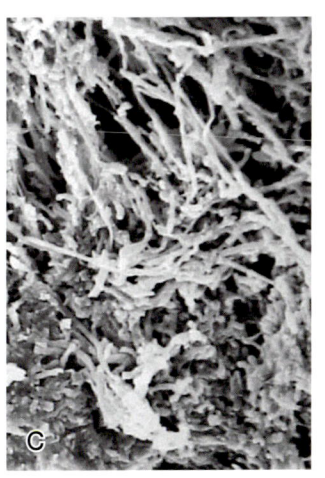

図8-4 抜去した垂直破折歯根の細菌付着状態
A：歯根表面の破折線近くに黒褐色の沈着物がある．
B：黒褐色の沈着物を走査型電子顕微鏡で観察すると，歯肉縁下歯石にきわめて類似した構造である．
C：破折間隙を観察すると，細菌が多量に増殖している．

3）ステージ3（後期）：歯周組織破壊の拡大と歯根表面セメント質への細菌増殖

　垂直破折後さらに時間が経過すると，歯根膜の喪失範囲が拡大し，プロービングポケット深さは破折部周囲の広い範囲で深くなり，骨吸収の範囲も大きくなる．細菌は破折間隙から破折周囲の歯根セメント質表面に増殖することが多くなり，歯周炎における歯肉縁下プラークと類似した状態となり，一部は歯石と同様の構造となる（図8-4）．しかし，歯根セメント質表面の細菌増殖範囲は破折後数か月が経過しても，破折部辺縁から1mm以下と狭く限局的な場合が多い．

2・垂直歯根破折の検査・診断

垂直歯根破折の検査にあたっては，まず，類似する他の疾患との鑑別を行うことが重要である．例えば，プロービングデプスが深いからといって，垂直歯根破折を通常の歯周炎と誤って診断し，ルートプレーニングを行うと，破折の治療が遅れて病変が進行するだけでなく，歯根膜を損傷して治癒を阻害する危険性がある．垂直歯根破折は初期には鑑別診断が難しく，とくに失活歯では歯髄症状がないので発見が遅れることが多い．しかし，治療を早期に開始できれば治療成績は良く，早期の診断はきわめて大切である．

垂直歯根破折と診断が確定したら，次に治療方法を決定するための検査を行う．治療方法を決定するためには，破折状態と歯周組織破壊の程度を調べることが重要である．

1 垂直歯根破折の鑑別に必要な検査（表8-2）

1）プロービング

プロービングして1か所のみ異常に深く他の部位は浅い時は，歯根が垂直破折し，破折線に沿って炎症が生じていることが多い．しかし，歯周-歯肉病変のⅠ型で，根尖性歯周炎の排膿路が歯肉に生じている場合は，破折と同様に1か所のみ深くなるので鑑別診断が必要である（p.272参照）．さらに，稀ではあるが，剝離性歯根破折（参考1参照）が根尖部付近に生じて排膿路が歯肉辺縁部に形成されている場合も，垂直歯根破折と似た病態を示すことがあるので注意が必要である．

表8-2 垂直歯根破折と類似した他の疾患との鑑別（辺縁性歯周炎を除く）

		プロービング	動揺	エックス線写真
垂直歯根破折（歯冠側からの破折）	初期	ほぼ正常（周囲と変化なし）	なし	なし
	中期	破折線に沿って1か所深い	なし	頰舌側面の破折では不均一な歯根膜腔拡大 隣接面の破折では幅の狭い垂直性骨吸収
	後期	破折線周囲に深い部位が拡大	分離した破折片は動揺するが，骨欠損の割に軽度	歯根全体に及ぶ骨吸収
咬合性外傷		ほぼ正常（周囲と変化なし）	歯根膜腔の拡大に応じた動揺，早期接触などが見られる	歯根全体に歯根膜腔拡大
剝離性歯根破折（参考1）（セメント質剝離）		根尖部に生じると浅い 歯頸部に生じると歯周炎と同様に深い	なし	隣接面歯頸部に生じたものは垂直性骨吸収と剝離破折片 頰舌側に生じたものは不均一な歯根膜腔拡大
根尖性歯周炎		ほぼ正常（周囲と変化なし） 排膿路が歯根膜に生じると1か所深い	慢性のものはなし，急性期，重症の場合は増加	根尖部に骨吸収

参考1：剝離性歯根破折

剝離性歯根破折は，セメント質が象牙質との界面（接着面）で剝離（破折）し，プロービングデプスの急速な深化と垂直性骨吸収が生じ，歯周炎や垂直歯根破折と類似した症状を示す疾患である．歯頸部付近に生じることが多いが，根尖近くに生じることもある．剝離が隣接面に生じると，エックス線写真で垂直性骨吸収とともに剝離したセメント質片が観察される（右図）．しかし，頰舌側に生じると歯根と重なって判別できないので注意が必要である．

剝離性歯根破折の発生頻度は高くないが，急速に重度の歯周組織破壊を引き起こすこと，発生メカニズムと治療法に不明な点が多いことから，今後研究が必要である．破折部の象牙質に感染がない場合は，破折片除去のみで治癒する症例もあるが，すでに破折部象牙質が感染している場合は，ルートプレーニングなど露出象牙質の機械的清掃が必要となり，骨欠損や深いポケットが残りやすい．

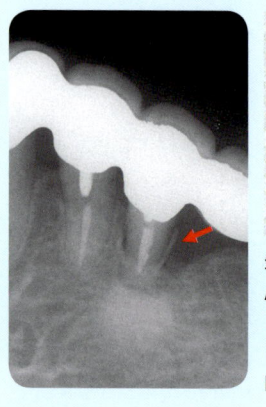

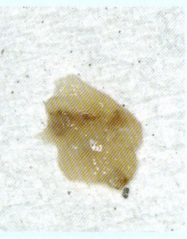

剝離性歯根破折
A：遠心に深い垂直性骨吸収と剝離破折片（矢印）が見られる．
B：摘出した剝離破折片．

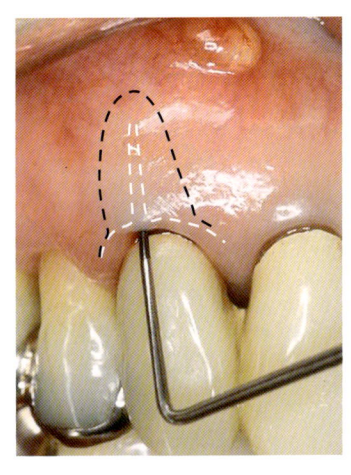

図 8-5 垂直歯根破折における歯周組織破壊の進行と歯周ポケットの広範囲化
垂直歯根破折の中期では，ポケットプローブが深く入る部位は 1 か所で狭い（白い点線）．しかし放置して後期になると歯根膜の喪失範囲が拡大しポケットは広範囲で深くなる（黒い点線）．

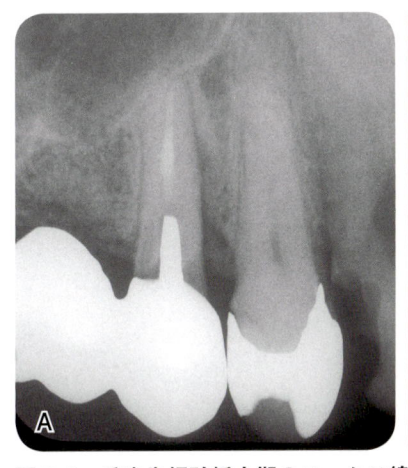

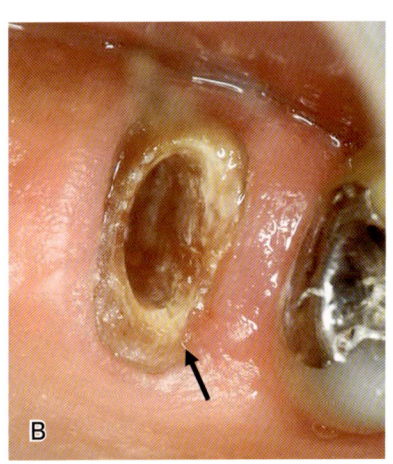

図 8-6 垂直歯根破折中期のエックス線像と臨床像
A：ブリッジの支台歯の近心側に垂直性骨吸収と歯根膜腔拡大が見られる．
B：ブリッジとポストコアを除去すると，破折線（矢印）が確認された．

垂直歯根破折して時間が経過し，炎症が拡大して歯根膜や歯槽骨の喪失が拡大すると，プロービングデプスはさらに深くなるとともに，深い部分が 1 か所のみでなく，かなり広範囲になる（図8-5）．このようなポケットの形態は，炎症と咬合性外傷が合併した歯周炎や歯頸部付近に生じた剝離性歯根破折（参考）に類似している．なお，咬合性外傷が単独で生じている場合は，プロービングデプスが深くなることはない（p.55 参照）．

2）歯の動揺度の増加

垂直歯根破折では初期には動揺度の増加はない．しかし破折が斜めに走って一方の破折片が小さい時は，比較的初期でも小さい破折片は動揺する．通常の歯周炎で歯が動揺する場合は，歯槽骨全体がかなり吸収しており，咬合性外傷で動揺する場合は，歯根膜腔の拡大や垂直性骨吸収が見られる．これに対し，垂直歯根破折の初期にはまだ骨吸収が見られないので，骨吸収や歯根膜腔拡大が少ないのに動揺が異常に大きい場合は，斜めに破折している可能性があり，慎重にプロービングし総合的に判定する．

3）エックス線写真

(1) 初期

初期段階では，エックス線写真で特別な異常所見はない．これは破折しても破折間隙が狭いことと，骨吸収がほとんど生じていないためである．したがって歯科用 CT でも，初期の垂直破折を診断するのはきわめて困難である．

(2) 中期

破折が進行すると歯根膜が拡大したような像が認められ，さらに進行すると垂直性骨吸収が見られるようになる（図8-6）．咬合性外傷単独あるいは歯周炎と合併している場合も，歯根膜腔の拡大や垂直性骨吸収が見られるので鑑別が必要になる．鑑別上の注意点は，咬合性外傷では歯根全体の歯根膜腔が拡大することが多いのに対し，垂直歯根破折では一部分のみに見られる場合が多いことである．すなわち，垂直歯根破折では，近心面は歯根膜腔が拡大しているが遠心面は拡大していなかったり，ある部位（破折線の先端部）より歯冠側は拡大しているが根尖側は拡大していなかったりする．なお，剝離性歯根破折（参考）も歯根膜腔拡大や垂直性骨吸収が生じ，垂直歯根破折と似た像を

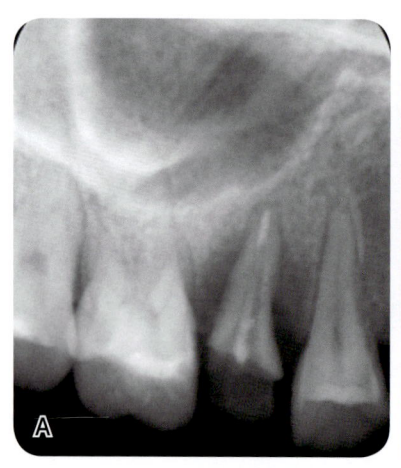

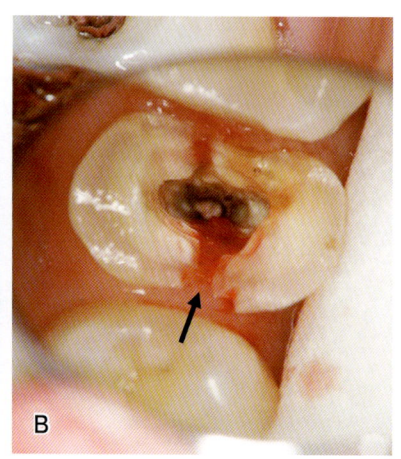

図 8-7　垂直歯根破折後期のエックス線像と臨床像
A：歯頸部から根尖に至る垂直性骨吸収が見られ，ポケットも深い．
B：破折線はすでに広く離開し間隙となり，間隙部の汚染も著しい（矢印）．

示すので注意が必要である．
　破折線は不明確か認められない．破折が頰舌側方向に生じている場合は，破折線の一部が見られることもあるが，多くは不明確である．さらに，近遠心方向に破折している場合は，破折線が認められることはない．

(3) 後期
　さらに破折が進行すると，根尖に至る垂直性骨吸収が認められるようになり，重度歯周炎にきわめて類似した像となる（図 8-7）．破折片が移動して破折間隙が離開すると，破折線が明確に認められるようになる．しかし，近遠心方向に破折している場合は，破折線を観察するのが困難なことが多い．なお破折間隙が広い場合には，歯科用 CT を用いると，破折線の位置にかかわらずより確実に診断することができる．

4）破折線の確認
　垂直歯根破折は，破折線を確認することで確定診断となる．とくに初期には症状が乏しく診断が難しいので，破折線を見逃さないことが大切である．

(1) 破折線に注意して確認すべき場合
　歯冠修復物やポストの脱落時はもちろん，齲蝕や歯根露出がないのに冷温熱痛などを訴えて抜髄が必要になった場合，根尖性歯周炎が再発した場合，急速に限局性のポケットを形成した場合は，根管内や歯根表面に破折線がないかを注意深く探すことが大切である．

(2) マイクロスコープ（歯科用顕微鏡）による検査
　マイクロスコープは破折線を発見，確認するのにきわめて有効である．破折が亀裂状態で黒く汚染してない場合には，肉眼では見落とすことがあるので，ヨードなどで染色してマイクロスコープで見ると良い．しかし，根尖部に生じた限局的な破折線は肉眼で見ることはほとんど不可能である．なお画像を記録して患者に見せることが可能であり，治療法の検討，説明にも有効である．

(3) フラップ手術による検査
　歯冠修復物が脱落した場合は，歯頸部に破折線を観察することができるが，修復物が歯肉縁下に入っていると，歯肉辺縁を圧排しても破折線を歯頸部に観察することができない場合が多い．その場合には修復物を除去するか，フラップ手術を行って根面を露出させて観察する必要がある．

3・垂直歯根破折の治療の原則

1 垂直歯根破折の治療の基本的考え方

垂直歯根破折の治療の基本は，**接着治療法**，すなわち破折間隙の汚染を除去し，生体に無害な接着材（現在は接着性レジンセメント使用）で接着・封鎖し，歯周組織に生じた病変を改善し破壊が進行しないようにすることである．

上記の方針のもと，破折の程度，破折間隙の汚染状態，歯周組織の破壊状態，歯根の形態などに応じて適切な方法を選択して行う．さらに，「再破折しない工夫」，歯周組織破壊が進行している場合は「咬合支持力の低下に配慮した固定」，さらにブラキシズム習癖が強い場合は「ブラキシズムの治療」（p.230 参照）．術後に歯周ポケットが残存した場合はその「メインテナンス治療」（p.330 参照）が必要である．

1）初期

破折間隙に細菌の汚染がないため，細菌の侵入・増殖を阻止するために，破折間隙を接着材で接着し封鎖する．有髄歯で歯髄充血が生じている場合は，破折間隙を接着して刺激を遮断することで改善する場合があるが，不可逆性歯髄炎に進行している場合は抜髄が必要となる．

2）中期

破折間隙に細菌が侵入しているので，細菌を除去して接着，封鎖する．感染が除去されると，歯根膜や歯槽骨に生じた炎症が消退して歯周組織が修復される．

3）後期

破折間隙は無論のこと，破折部周囲の歯根セメント質の表面に細菌が増殖していることが多いので，破折間隙の清掃をしっかり行うとともに，汚染したセメント質の除去（ルートプレーニング）が必要となる．歯周組織が広範囲に破壊され歯根膜の喪失が大きい場合には，術後に深いポケットや骨欠損が残存してしまうため，ポケットのメインテナンス治療と咬合性外傷への対策も重要となる．

2 接着性レジンセメントの選択条件

1）生体親和性

垂直破折歯根の接着治療では，接着に用いるレジンセメントが直接歯根膜や歯肉に接することになるため，接着性レジンセメントの歯周組織に対する生体親和性はとくに重要である．一般に，レジンは重合率が低下すると細胞毒性が高くなる．多くのレジンは水分で重合が疎外されることから，垂直歯根破折の治療では，歯根膜に触れた状態でも良好に重合すること，すなわち水分で重合が阻害されないレジンセメントを選択することが大切である．さらに，レジンセメントは象牙質面の歯面処理が必要であり，歯面処理剤の歯根膜への化学的損傷も考慮する必要がある．なお著者らの研究では，現在市販されている製品の中でスーパーボンド®（サンメディカル社）が最も優れている．

2）接着力

現在市販されているレジンセメントは，象牙質やポストの材料となる金属，コンポジットレジンへの接着力はいずれも十分に要件を満たしている．しかし，デュアルキュア型のレジンセメントは，光が届かず化学的に重合した部位では，光照射によって重合した場合より，著しく重合率が低下することを理解しておくことが大切である．

3）操作性

歯根破折の治療では，ポストを根尖近くまで接着することが多いため，深くて細い根管の先端部まで，歯面処理を含めて接着操作を確実に行えることが重要である．

3 適応症と適切な治療法決定に必要な検査

1）破折状態の検査
(1) 破折間隙の離開状態
　破折の位置と長さ，破折間隙の離開状態は，破折間隙の清掃と接着しやすさに大きく影響する．破折が根尖近くまで進行しているほど，根管内から治療することが難しくなる．破折間隙が広いと，浸出液や出血が根管内に侵入しやすく接着が不完全になりやすい上，術後に深いポケットを形成しやすくなる（p.317「接着治療後の再破折防止とメインテナンス」参照）．さらに，歯根の数や離開と彎曲の程度は，抜歯や再植の難易度に大きく関与する．

(2) 破折間隙の汚染状態
　破折間隙や根管の汚染が著しく，汚染歯質を完全に除去すると破折間隙が著しく広くなったり，根管壁が菲薄になる場合は，治療が難しく非適応症（抜歯）となる．

　これらの点を考慮して，「後述する根管内から非外科的に治療する方法」を行うか，「再植法など外科的に治療する方法」を行うかを決定する（本章「4．垂直破折歯根の接着治療法」参照）．

2）歯周組織破壊の進行状態の検査
(1) 歯槽骨の吸収状態
　歯周組織とくに歯根膜と歯槽骨の喪失が大きければ，術後に深い歯周ポケットが残存したり，咬合支持力が不足して連結固定が必要になったりするため，歯周組織の破壊，とくに歯根膜の喪失範囲を知ることはきわめて重要である．

　まず，エックス線写真で骨吸収の位置と大きさを調べる．しかし，骨が吸収されていても根面に歯根膜が残っていると，適切な治療により歯槽骨も再生するので，骨吸収状態だけで歯周組織破壊状態を判断してはいけない．

(2) アタッチメントレベル
　歯根膜の喪失範囲を把握するには，ウォーキングプロービングを行って，アタッチメントレベルを慎重に調べることが大切である（図8-5参照）．しかし炎症が強い場合は，ポケットプローブが歯根と付着している組織を穿通して深く挿入されやすく，測定精度が低下するので，炎症をできるだけ消退させてから再検査することが大切である．炎症を軽減するには，口腔清掃（歯肉マッサージも含む）を徹底させるとともに，破折間隙の汚染物質を少なくするため根管内と破折間隙を先端の細い超音波スケーラーのエンドチップで清掃・洗浄し，根管内貼薬（水酸化カルシウムなど）することが有効である．

4・垂直破折歯根の接着治療法

垂直破折歯根の接着治療法は，大きく分けると①歯を抜かずに破折間隙を根管内から接着して封鎖する「口腔内接着法」と，②いったん抜歯して破折歯根を接着してから再植する「口腔外接着法」がある．なお再植する方法には，抜歯前に口腔内接着法でポストを接着しておく「歯根外側部接着法」と，分離した破折歯根を抜歯して口腔外でもとの形態に接着して再植する「口腔外接着再植法」がある．それぞれ長所（利点）と短所（欠点）があるので，接着部分を中心にどのように治癒するのかをよく理解しておき，前述した「治療法決定に必要な検査」の結果をもとに検討して，適切な方法を選ぶことが大切である（表8-3）．

1 口腔内接着法

これは歯を抜かず，根管内から破折間隙を清掃して接着，封鎖する方法である．

1）術式

根管内から操作して破折間隙の細菌汚染を取り除くとともに，接着性レジンセメントの侵入スペースを形成する必要がある．超音波スケーラーのエンドチップ（図8-8）などを用いて，マイクロスコープ（歯科用顕微鏡）下で行うと成功率が高くなる．汚染物除去後に乾燥させて根管全体に接着性レジンセメントを満たし，ポストを挿入し接着することによって破折間隙の封鎖を行う（図8-9）．根管長測定器を内蔵した超音波スケーラーを使用すると精度の高い治療ができる．

表 8-3 検査結果と治療法の選択

	破折線の状態		歯周組織の状態			
	破折間隙の離開や根管内への出血，浸出液の存在	瘻孔や膿瘍の形成，ポケットからの排膿，骨吸収の残存	ポケットや骨欠損なし	幅の狭いポケット	広範の骨欠損や広く深いポケット
口腔内接着法	×	×	○	△	×
歯根外側部接着法	×	△	×	△	△
口腔外接着再植法	○	△	△	△	△
抜歯	△	△	×	△	○

○：適応，△：一部適応，×：適応外

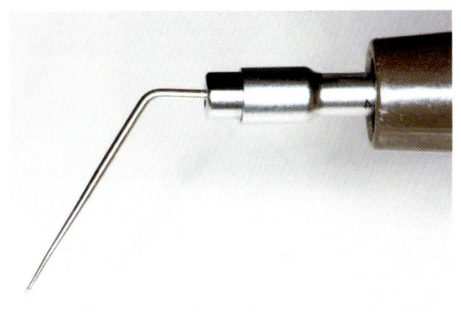

図 8-8 破折間隙を切削，清掃，形成するための超音波スケーラーのエンドチップ

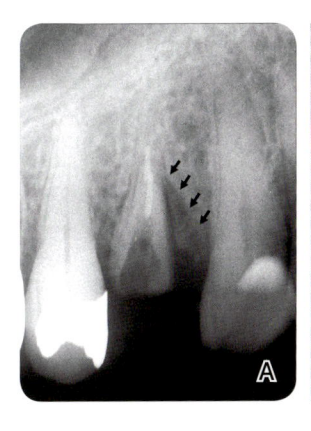

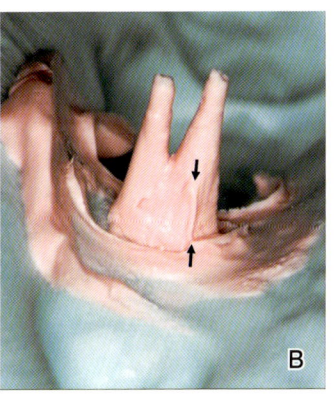

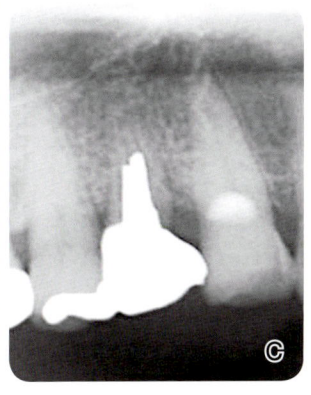

図 8-9 口腔内接着法を行った症例
A：初診時．近心側に垂直性骨吸収が見られる（矢印部）．
B：破折間隙を超音波スケーラーのエンドチップで切削・清掃した後に採取したポスト印象．矢印部分に切削・清掃後の破折間隙が確認できる．
C：ポストコアをスーパーボンド®で接着して破折間隙を封鎖し，1年8か月後．近心の骨欠損は消失し歯周ポケットもない．

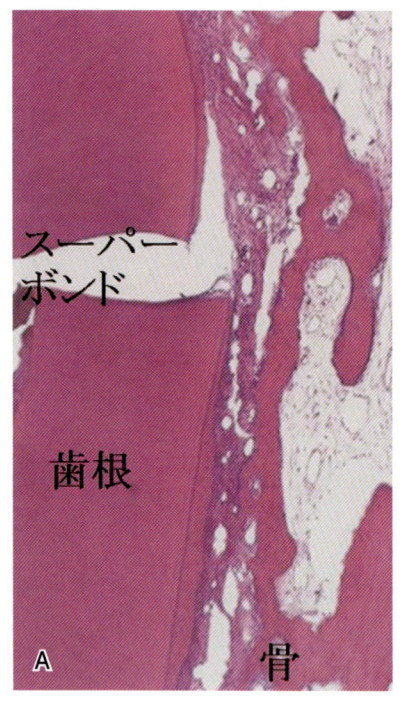

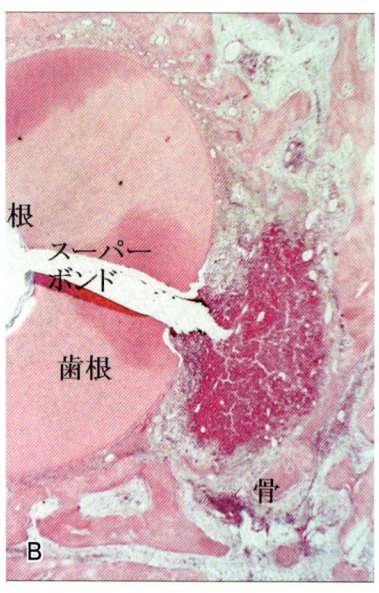

図 8-10　口腔内接着法の病理組織像（イヌを用いた実験）
A：イヌの歯根を垂直破折した後に，スーパーボンド®を用いて口腔内接着法を行い，4週後に歯軸に垂直に作成した標本：接着材による封鎖が良好で，歯根膜や歯槽骨に炎症はない（破折間隙を封鎖したスーパーボンドは，標本製作過程で消失し白い空隙に見える）．
B：スーパーボンドによる封鎖が不完全な歯の標本：破折間隙を中心に炎症が生じ歯槽骨が吸収している．

2）特徴と治癒形態

　根管が彎曲しているなど，マイクロスコープで見えない部位に破折がある場合には治療が難しい．また歯頸部付近に比べると，根尖部付近は破折間隙の切削清掃や封鎖が不確実になりやすい．さらに，破折間隙が離開して広い場合には，肉芽組織の侵入などにより破折間隙の切削清掃や接着が困難になる．破折間隙が十分に清掃でき，良好な接着，封鎖が得られると，歯根膜や歯槽骨に炎症が生じることはなく，接着性レジンセメントの表面は歯根膜線維が平行に走行する（図8-10A）．しかし，接着，封鎖が不完全な場合には，破折間隙を中心に炎症が生じて歯槽骨が吸収され，未治療の場合と同様に歯周組織の破壊が生じる（図8-10B）．

2　歯根外側部接着法

　これは口腔内接着法を行ったが不完全で歯周組織に炎症が生じた場合に，清掃と封鎖が不完全な破折間隙をもう一度清掃，接着，封鎖しなおすことによって病変を改善させる方法である．

1）術式

　一度接着に使用した接着性レジンを根管内から完全に除去することは不可能である．そこで一旦抜歯し，口腔外で破折間隙を超音波スケーラーのエンドチップを用いて歯根表面側から切削・清掃し，接着性レジンセメントで接着・封鎖して再植する（図8-11）．再植後，歯根膜と歯槽骨が再付着して咬合可能になるためには，2週～2か月，暫間固定が必要である．なお，破折が頬側面の歯頸部付近に限局している場合は，抜歯せずフラップ手術を行って破折間隙を切削，接着することも可能である．

2）特徴と治癒形態

　歯槽骨や歯根膜の炎症は消退して歯槽骨が再生し，ほぼ正常な歯根膜腔幅に改善する．しかし，接着性レジンセメント表面にはセメント質は再生せず，歯周組織の線維が平行に走行し接する状態になる（図8-12）．

3　口腔外接着再植法

1）術式

　一旦抜歯して，口腔外で破折歯根を清掃して接着し，レジン硬化後に余剰レジンを除去研磨して，もとの抜歯窩に再植する（図8-13）．再植後は2週間から2か月間の固定が必要である．

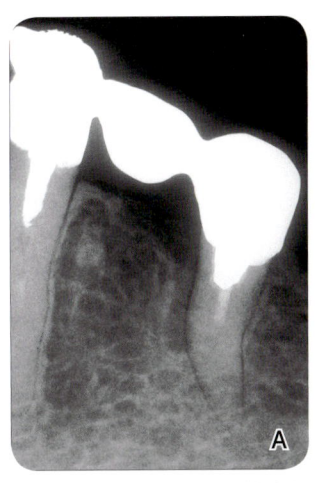

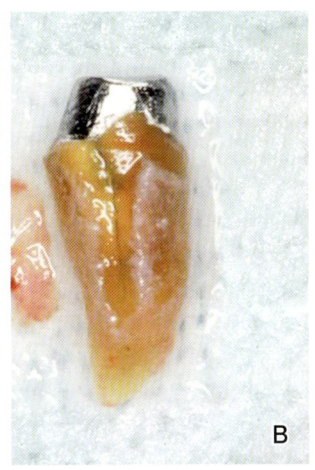

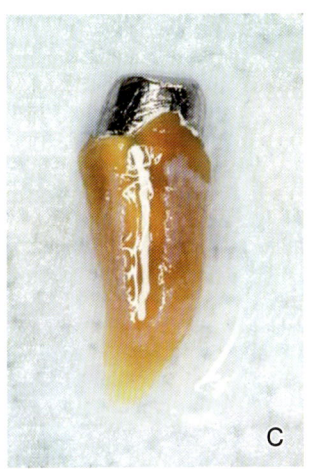

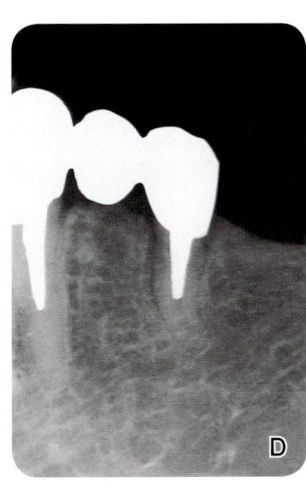

第8章 垂直歯根破折による歯周病変と治療

図8-11 歯根外側部接着法を行った症例
A：初診時．近心側に垂直性骨吸収が見られ，プロービングポケット深さは8mmであった．
B：口腔内接着を行ったが，ポケット深さは改善せず一旦抜歯した．破折線部は汚染しており，破折線の周囲は歯根膜が失われている．
C：破折線部を超音波スケーラーのエンドファイルで切削・清掃後にスーパーボンド®で封鎖し，再植する．
D：再植後9年．近心側の骨欠損は改善し，歯周ポケットはない．

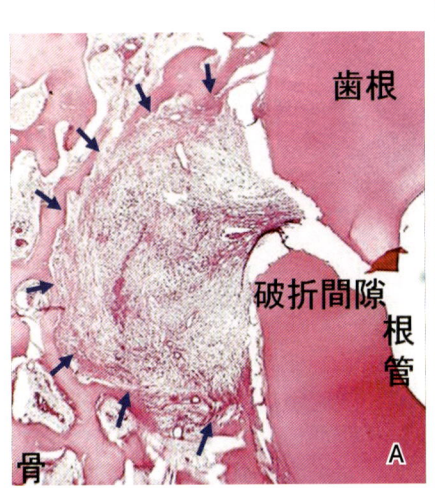

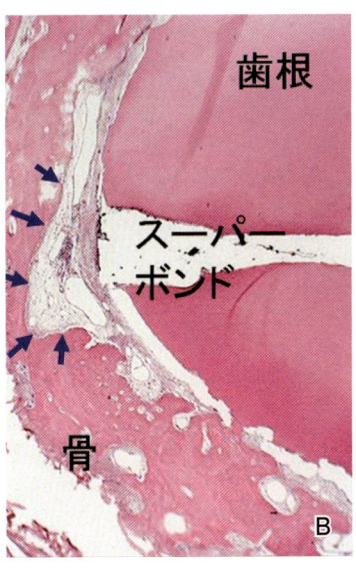

図8-12 口腔内接着後の再植法の病理組織像（イヌを用いた実験）
A：イヌの歯根を垂直破折して口腔内接着法を行い8週後の歯軸に垂直に作成した標本：口腔内接着法では破折間隙の封鎖が不完全であったため，歯根膜に炎症が生じ歯槽骨が吸収している（矢印）．
B：Aと同様に口腔内接着法を行い，4週後に改善しない歯を抜歯し根表面から破折間隙を接着・封鎖し再植し4週後の歯軸に垂直に作成した標本：ほぼ正常な歯根膜腔になっている（矢印）．

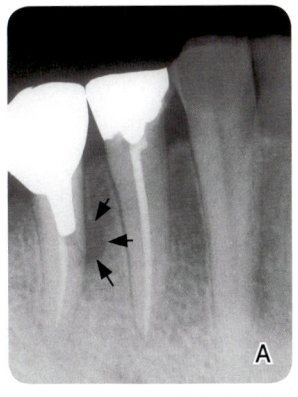

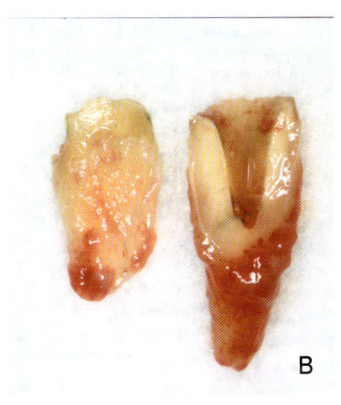

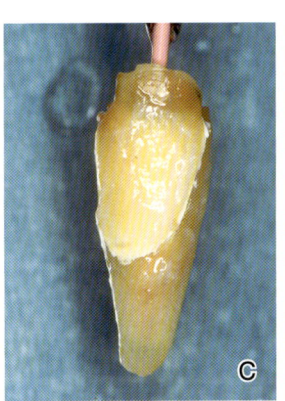

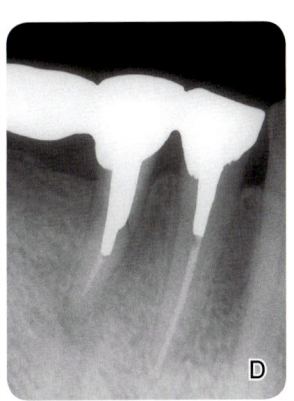

図8-13 口腔外接着法を行った症例
A：初診時．近心側に骨吸収が認められ，プロービングポケット深さは7mmであった．
B：すでに破折間隙が離開していたため，一旦抜歯した．
C：口腔外で接着した歯根．なお根管内にガッタパーチャポイントを挿入しポスト支台形成を容易にしている．
D：1年後．近心側の骨欠損は消失し，歯周ポケットはない．

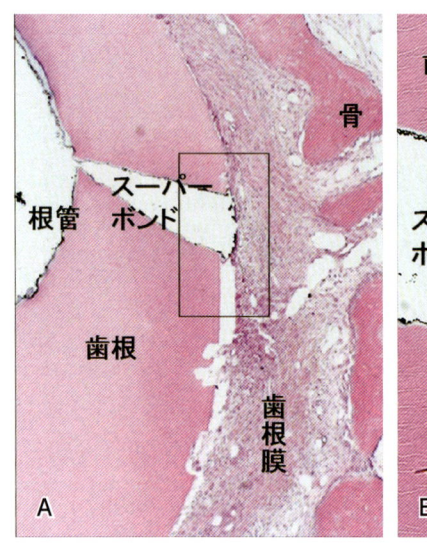

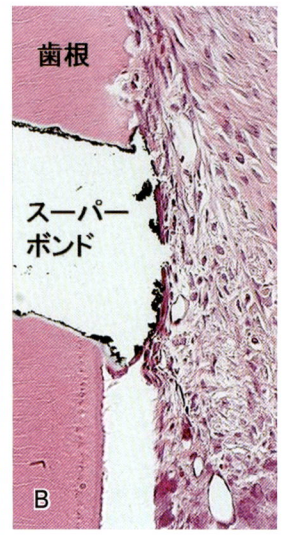

316 | 4・垂直破折歯根の接着治療法

図8-14 口腔外接着再植法の病理組織像（イヌを用いた実験）
A：イヌの歯根を垂直破折させた後に抜歯し，破折歯根をスーパーボンド®で接着し再植した2週後の歯軸に垂直に作成した標本：歯根膜はほぼ正常で，歯槽骨の吸収は認められない．
B：Aの強拡大像．破折間隙を封鎖したスーパーボンド®に正常な歯根膜が接しており炎症はない．

参考1：捻転再植法

　再植時にもとの位置にそのまま再植せず，頬側面を舌側に向けるなど90〜180度捻転して再植する方法である．歯根の片方の側面のみ骨と歯根膜の喪失が大きく歯周ポケットが深い場合，もとの位置に再植すると同じ部位にポケットが再発しやすい．捻転再植すると，骨欠損部の歯肉結合組織に歯根膜が残存する根面が接して，歯肉結合組織と歯根膜が付着し上皮の根尖側移動を防ぎポケット形成を抑制することができる．一方，歯根膜喪失根面は抜歯時に根面を十分にスケーリング，ルートプレーニングし抜歯窩の歯槽骨に近接し骨性癒着したり，線維が根面に平行に走行する線維性付着となる可能性がある．さらに，歯根は抜歯窩との適合が悪くなり挺出して歯肉縁上に露出し，縁上歯質が多くなり歯冠修復後の破折抵抗性が向上する．しかし，歯槽骨が再生しないと歯槽骨と歯根膜との付着が減少し支持力が減少する欠点がある．

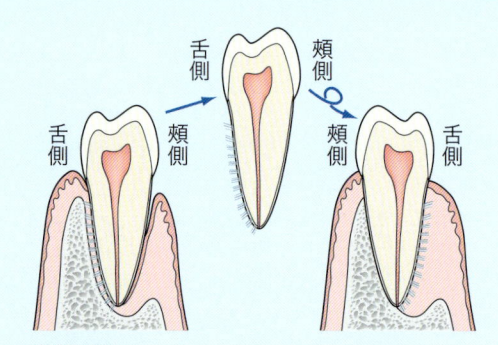

捻転再植法
再植時にもとの位置でなく，歯根の頬側面を舌側に向けるなど90〜180度捻転して再植する方法．

2）特徴と治癒形態

　根管と破折間隙の汚染を直視下で除去でき，接着・封鎖も確実である．ただし，抜歯が安全に行えることが必要で，抜歯時に歯根がさらに複雑に破折して小さな破折片が多数になると，接着操作が不可能となる．さらに，もう1つ大切なことは抜歯時に残存する歯根膜をできるだけ損傷させないことである．抜歯や接着操作時に歯根膜を機械的，化学的に大きく損傷すると再植後に骨性癒着や歯根吸収を生じる危険性がある．口腔外接着再植法が成功すると，歯根膜や歯槽骨に炎症はなく正常な歯根膜腔幅となるが，接着性レジンセメント表面には線維が平行に走行する（図8-14）．

参考2：接着治療法と再生療法の併用

　歯槽骨や歯根膜が広範囲に喪失している場合，これらを再生するためにGTRやエムドゲインなど再生療法を併用することが考えられる．しかし再生量は限られており，歯周組織破壊が大きい症例では正常な状態にまで再生しないことが多いのが現状である．したがって，歯周組織破壊が進行する前に治療することがきわめて重要である．

4 接着治療後の再破折防止とメインテナンス

1）再破折への対策

　一度垂直破折した歯根は，再破折への対策を十分しておくことが大切である．そのためには①ポストコアをできるだけ根尖側まで確実に接着し，歯根に加わる応力を広い範囲に分散させて1か所に集中しないよう配慮する．とくに根尖からの破折では根尖部までポストを接着し根管充塡材を残さないこと，②歯頸部の歯質（フェルール）を確保して歯質を外側から被覆して帯冠効果を高めることが，重要である．

2）咬合性外傷への配慮

　治療後に咬合性外傷が生じないよう，咬合調整や固定などを行うとともに，ブラキシズムへの対策が必要である．

(1) 破折歯根の支持力の評価

　垂直歯根破折治療後のエックス線写真上の骨レベルは，支持力の指標とならないことがあるので，注意が必要である．例えば，頰舌側面の広い範囲で歯根膜を喪失していても，近遠心面に骨があればエックス線写真では骨レベルは正常に見える．プロービングでも歯根膜や歯槽骨の最歯冠側の位置を把握することは困難である．術前に歯周組織破壊の状態を十分に評価し，さらに再植時に歯根膜の残存状態を把握しておくことが大切である．

(2) 支持力不足への対策

　術後に動揺，骨吸収像，深いポケットが認められない場合でも，歯根膜が喪失した根面にセメント質や歯根膜が再生せず，上皮による付着や根面に平行な線維のみのことがある．再植時に歯根膜が少なく支持力が不足していると判断した場合には，重度歯周炎の歯と同じく周囲の歯と連結固定を行う．歯根膜の喪失が大きい場合は，歯が移動して早期接触が生じることがあるので，咬合検査し咬合調整を行うことも大切である．加わる咬合力を弱くするため，歯冠の頰舌径を小さくし，側方運動時に接触させないなどの工夫が必要である．

3）ブラキシズムへの対策

　ブラキシズム習癖が強い患者では，垂直歯根破折が多数歯に繰り返し生じることがあり，ブラキシズムの対策を行っておくことが重要である．ブラキシズムの診断と治療法は，第5章のブラキシズムの項（p.230～234）を参照されたい．

4）歯周ポケットのメインテナンス治療

(1) 接着治療後のプロービングデプスが小さい（ポケットが浅い）場合

　破折間隙の露出レジンセメント表面は，正常なセメント質と異なり歯肉の接合上皮が根尖側に増殖しやすい．接着治療後にレジンセメント上にできたポケットの幅が狭いと，ポケットプローブが入らないことがある．そのため，プロービング検査でポケットが浅くてもレジン上には長い上皮性付着が生じており，上皮が剥離してプラーク細菌の侵入や炎症の拡大が急速に生じる危険性があるので，メインテナンスを十分行うことが大切である．

(2) 歯根膜が広範囲に喪失しポケットを形成している場合

　通常の歯周炎における歯周ポケットのメインテナンス治療と同様である．すなわち，歯肉縁上のブラッシングによるセルフケアと歯科医院におけるポケット内の定期的なプラークの除去により，歯周病原性の高い細菌を増殖させないようにする．さらに，咬合性外傷が合併しないように咬合のチェックが大切である．

(3) 破折間隙の封鎖が不完全で死腔に細菌が増殖した場合

　破折間隙に死腔が残り細菌が増殖し炎症が生じてプロービングデプスが深い場合は，細菌と死腔を除去する必要がある．破折間隙の死腔が浅い場合はSRPやフラップ手術で死腔を削除するが，死腔が深い場合は十分に検査し再び前述した接着治療，すなわち破折間隙を清掃し再接着して封鎖する必要がある．

5 垂直歯根破折の接着療法の臨床成績

　歯周組織破壊が進行し，すでに骨吸収や深いポケットが生じている症例では，5年生存率は65%程度だが，ポケットが3mm以下であったり，骨吸収が生じていない症例であれば，5年生存率は80%を超えている．重要なことは，歯周組織破壊が進行する前の初期～中期の段階で治療を始めることと，破折間隙の離開状態など，それぞれの症例に応じた治療法を選択することである．歯周組織破壊が進行した後期の症例では，歯根膜の欠損部に正常な組織を再生させることは難しく，深いポケットが残存するので，そのメインテナンスが破折歯根の寿命を大きく左右することになる．

参考3　根尖側から生じた垂直歯根破折の特徴と治療法

　根尖付近から生じる垂直破折は，失活歯に多いが生活歯にも生じる．著者らの調査では予想より多く，垂直歯根破折の約50％が根尖から生じている可能性がある．

　1）特徴

①失活歯では，初期には根尖性歯周炎と類似した症状，すなわち根尖部エックス線透過像，瘻孔形成，咀嚼痛などを呈し，鑑別診断が難しい．とくに，根管治療後良好に経過したのに急に根尖性歯周炎が再発した場合は，根尖部周囲の破折を疑う必要があり，とくに透過像が根尖付近から歯根膜に沿って歯冠側に広がっている場合は可能性が高い．初期から中期までは，歯肉など辺縁歯周組織には変化はない．しかし，破折が進行して歯頸部に達すると，歯周病や歯周―歯内病変と類似した症状を示し，プロービング深さは局所的に根尖部まで達するようになる．

②生活歯では，初期には歯髄の知覚過敏，咬合時の違和感，咀嚼痛などの症状が見られ，さらに歯髄炎が生じてくることが多く，放置すれば歯髄壊疽，感染根管になり，失活歯が根尖から破折した①の場合と同じになる．

　2）治療法

①初期の症例は，「口腔内接着法」，すなわち亀裂部を根管内から切削，清掃して接着・封鎖を行うが，マイクロスコープを用いても根尖部まで確実に処置するには熟練を要する．破折が根尖部に限局している場合には，口腔内接着法に根尖切除術を組み合わせて行うこともある．

②進行した症例すなわち破折が進行し歯冠部に達している症例は，本章で述べた「歯冠側から生じた垂直破折の治療」とほぼ同じである．

9 歯周病患者における インプラント治療

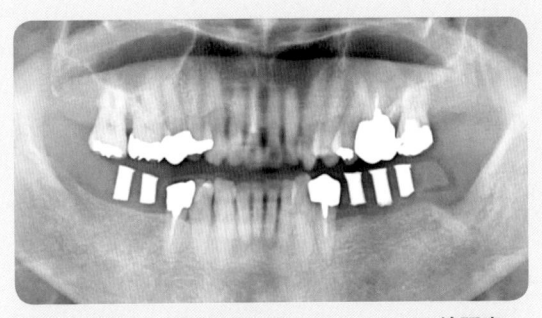

インプラント埋入前のパノラマエックス線写真

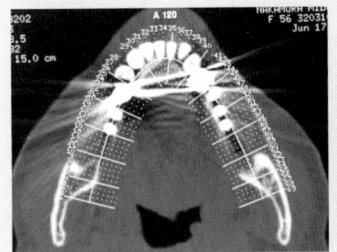

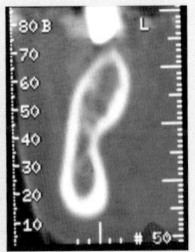

CTスキャンによる検査

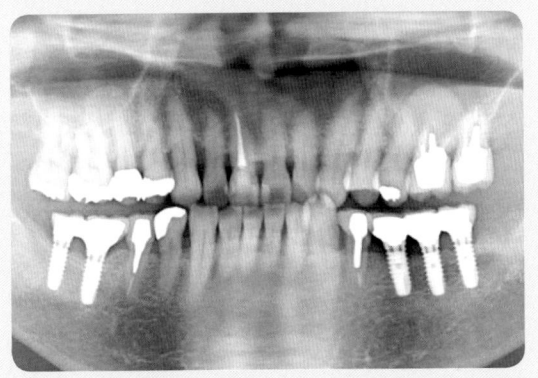

インプラント埋入，補綴1年後のパノラマエックス線写真

　インプラント治療は近年著しく発展し，従来の欠損補綴に代わる方法として歯周病患者の咬合機能回復や審美性回復に用いられるようになってきた．しかし，様々な利点と欠点を有している．利点としては，従来の方法であるブリッジや義歯の支台歯に側方圧などの負担をかけず「咬合性外傷」が生じる危険性が少なくなること，支台歯の歯質を削るのを避けられること，よくかめるようになり（咀嚼効率の向上），患者の満足度が高いことなどが挙げられる．一方，欠点としては，手術侵襲を伴うこと，適用が困難な症例があること（全身状態や欠損部の骨・粘膜の状態による），インプラント周囲炎が生じる危険性があること，再治療が難しく費用が高額であることなどである．

　本章では，歯周病患者におけるインプラント治療の適応症，術式，予後について学ぶ．歯周病患者のインプラント治療には，歯周病と咬合に関する基礎的な知識と技術をもとに，本章の内容を理解する必要がある． （坂上竜資，加藤　熙）

1 インプラント治療の概要と歴史

　口腔インプラント（以下，インプラント）の歴史は古いが，近代的なインプラントはスウェーデンの整形外科医ブローネマルク Brånemark から始まったといってよい．彼は 1960 年代初頭，ウサギを用いた動物実験において金属のチタンが骨と良く結合することを偶然に見出し，この結合を「オッセオインテグレーション osseointegration（骨結合）」と名付けた．オッセオインテグレーションにおいては，チタン表面に形成された酸化チタン層がきわめて薄い被膜を介して骨と結合する（図 9-1）．材料として純チタンを用いることにより，インプラントの臨床成績は飛躍的に高まり，それ以前のインプラントとは一線を画する結果となった．その後さらに研究が進み現在では，チタンの表面を粗糙処理したものや，チタン表面にハイドロキシアパタイトをコーティングしたものなど，多くの種類のインプラントが開発されており，インプラントは歯科治療になくてはならない選択肢の 1 つとなっている．インプラント治療の成功率は，術者の技量や症例の難易度によって異なるものの，術後 10 年で約 95％といわれている．現在のインプラント治療における「成功基準」を表 9-1 に示す．

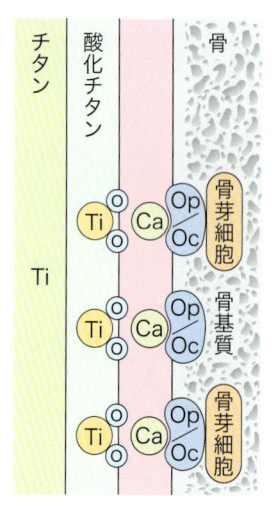

図 9-1　オッセオインテグレーション模式図
チタン（Ti）表面には酸化チタン層が存在し，カルシウム（Ca）を介して，オステオポンチン（Op）やオステオカルシン（Oc）の分子と結合する．さらに骨基質（B）や骨芽細胞（Ob）がこれに結合する．

表 9-1　インプラント治療における成功基準
1. 疼痛，不快感，知覚異常，および感染がない
2. 個々のインプラント体に動揺がない
3. 咬合力負荷 1 年経過後の垂直的骨吸収が年 0.2 mm 以下である
4. 患者，術者の双方が機能的，審美的に満足している

（トロント会議，1998 年）

2 歯周病患者とインプラント治療

　歯科医師は，インプラント治療を行うに当たって多くの研鑽を積む必要がある．解剖学や組織の治癒機転に関する知識はもちろんのこと，外科学，歯周病学，補綴学にまたがる総合的な技量が求められる．歯周病患者にインプラントを行う際には，歯周病に関する知識は不可欠である．まず歯周治療を先行し，患者の口腔内環境を改善する．清掃状態が悪いと，インプラントの周囲組織においても歯周炎と同様のメカニズムで細菌感染が生じ，インプラント周囲の骨喪失を招く．これを「インプラント周囲炎 periimplantitis」と呼ぶ．

　なお，骨喪失を伴わない，インプラント周囲粘膜に限局した可逆性の炎症をインプラント周囲粘膜炎 peri-implant mucositis と呼んで区別している．

　インプラント治療におけるリスクファクターは，歯周病治療におけるリスクファクターとほぼ同一である．リスクファクターとしては，口腔清掃不良，喫煙，糖尿病，骨粗鬆症，外傷性咬合とくにブラキシズム，放射線治療などが挙げられる．さらに歯周病もリスクファクターとなるので，残存歯の歯周治療をきちんと行うことが大切である．

　歯周病患者におけるインプラント治療の利点を咬合負担の面から見てみよう．欠損部に義歯など可撤式補綴物を装着すると，支台歯へ揺さぶり力が加わり咬合性外傷が生じやすい．またブリッジなど固定式補綴物も支台歯に側方力が加わったり，負担過重となって，咬合性外傷が生じる危険がある．一方，インプラント治療は，天然歯を支台とすることがないため，揺さぶり力を生じさせない．さらにインプラント自体が咬合力を負担をしてくれるため，残存歯の咬合負担を減らすことができる．

3 インプラントの基本構造と手術法

　インプラントには，手術が 1 回で終了する 1 回法と，手術が 2 回必要な 2 回法がある（図 9-2）．

　インプラントは大きく分けて 3 つの構造物からなる（図 9-3）．1 つ目の構造物は，「インプラント体」で，骨に埋めて固定される．2 つ目はインプラント体の上に連結し歯肉軟組織を貫通する構造物である「アバットメント abutment」で，通常インプラント体（フィクスチャー）にねじ止めする．3 つ目はアバットメントの上に装着するクラウンやブリッジなどの補綴物であるが，これらの補綴物を総称して「上部構造」と呼んでいる．

第9章 歯周病患者におけるインプラント治療

```
大まかな治療計画の立案
　↓
インフォームドコンセント・前処置
　↓
術前検査（全身・局所）資料採得
　↓
インプラントに関する治療計画の患者への説明
　↓
一次（外科）手術：インプラント体埋入手術
　↓　← 免荷期間（通常上顎約6か月・下顎約3か月）
　　　　（咬合力など荷重が加わらない）
二次（外科）手術：アバットメント連結手術
　↓
暫間上部構造の仮着・調整
　↓
最終上部構造の装着
　↓
リコールとメインテナンス
```

図9-2　インプラント治療の順序：2回法のプロトコール

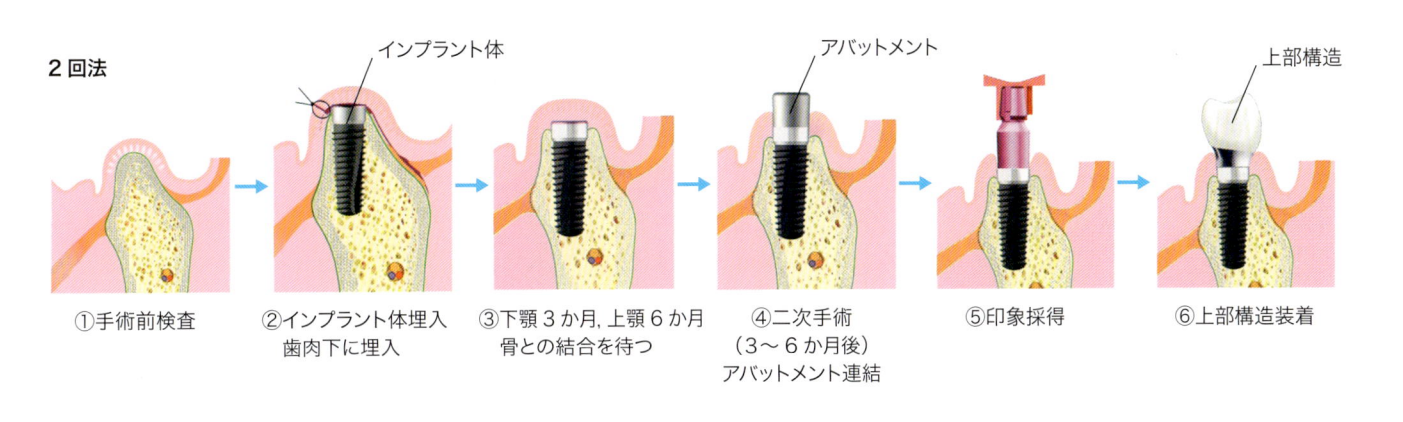

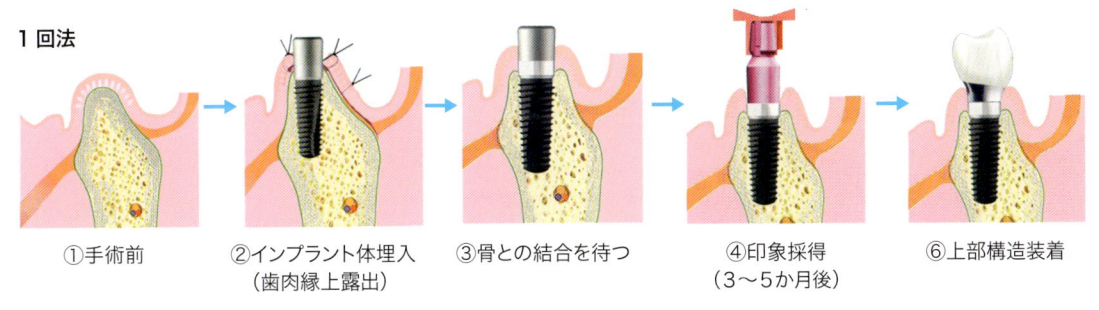

2回法
①手術前検査 → ②インプラント体埋入　歯肉下に埋入 → ③下顎3か月，上顎6か月　骨との結合を待つ → ④二次手術（3～6か月後）アバットメント連結 → ⑤印象採得 → ⑥上部構造装着

1回法
①手術前 → ②インプラント体埋入（歯肉縁上露出）→ ③骨との結合を待つ → ④印象採得（3～5か月後）→ ⑥上部構造装着

図9-3　インプラント治療の順序模式図
無歯顎の患者で複数のインプラントを埋入し，即日に補綴物を装着する場合には，1回法が使用されることが多い．

1）2回法

2回法では，まず「一次手術」としてインプラント体を完全に歯肉（粘膜骨膜）下に埋め，骨と結合するまで一定期間安静を保つとともに，歯肉上皮の侵入を防ぐ．さらに，上顎は約6か月，下顎は約3か月後に「二次手術」を行って，インプラント体上部を露出させ，アバットメントを装着する．最後に印象を採取し上部構造を製作して装着する．

2）1回法

1回法では，外科手術は1回のみである．すなわち1回の外科手術で，インプラント体は歯肉を貫通している．上部構造（補綴物）はそれに直接装着する（図9-3）．

2回法の方が1回法に比べて手間がかかるが，オッセオインテグレーション（骨との結合）が確実に生じる率が高いと考えられており，広く普及している．

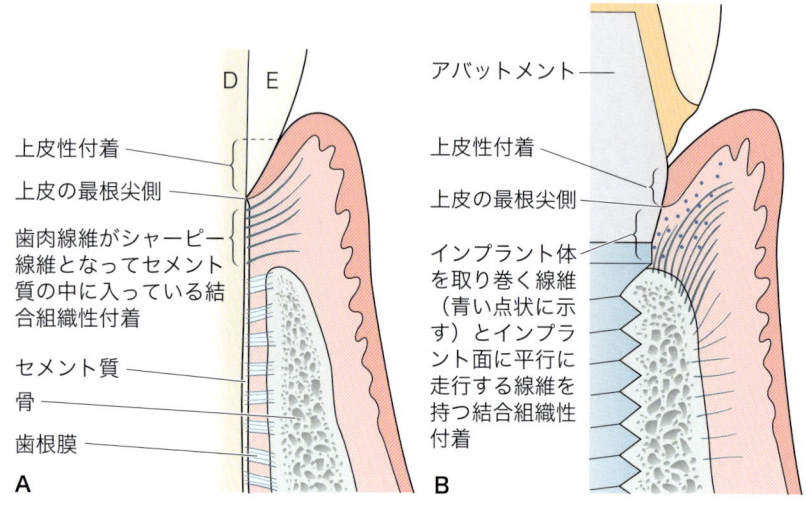

図9-4 天然歯とインプラントの周囲組織（健全な場合）
A：天然歯：①歯肉上皮はエナメル質と上皮性付着している．②歯肉結合組織は歯肉線維がセメント質から走り出ており，根面に強く付着（結合組織性付着）している．③歯根と骨との間には歯根膜が存在する．
B：インプラント：①粘膜（歯肉）上皮はアバットメントと上皮付着している．②結合組織はインプラントにセメント質がないため線維がインプラントの周囲をとり囲むように走り，結合組織性付着している．したがって，付着の程度は天然歯より弱いと考えられている．③インプラントと骨との間に歯根膜はない．

4 インプラントと骨との界面および軟組織との界面

インプラントと天然歯のそれぞれについて，周囲組織との関係を図9-4に示す．最も大きな違いは，天然歯はその周囲には歯根膜が存在するが，インプラント体の周囲には歯根膜が存在せず，オッセオインテグレーションによって周囲の骨と直接に接することである．

骨縁上の結合組織を見てみると，天然歯では歯肉のコラーゲン線維がセメント質の中に侵入し「結合組織性付着」を形成している．すなわち，歯肉線維はセメント質の中から走り出て歯肉に広がっている．一方，インプラントにはセメント質が存在せず，インプラントの表面に埋入するコラーゲン線維は存在しない．すなわち，インプラント周囲にも「結合組織性付着」は存在するが，コラーゲン線維はインプラント表面に沿って平行に走行するのみである（図9-4）．

歯と歯肉上皮の付着部を見てみると，天然歯と上皮との間に認められる「上皮性付着」は，インプラント表面にも同様に認められる．滑沢に磨かれたアバットメントの表面には，上皮との間にヘミデスモソーム結合が形成される（図9-4）．

5 インプラント治療の流れ

1）患者の選択

(1) 全身状態の評価

インプラント手術の外科侵襲の大きさは，通常の歯周外科手術と同程度かそれ以上と考えることができる．したがって，患者の全身状態の評価は非常に重要である．手術の前に十分な病歴の聴き取り，医科の担当医への対診，必要な諸検査を実施する．

特別な配慮を要する全身疾患のうち主要なものには，心疾患，肝疾患，腎疾患，糖尿病，高血圧症などがある．投薬により出血時間の延長が見られる患者や，ステロイド投与中の患者などにも十分な注意が必要である．骨粗鬆症の治療目的でビスフォスフォネート系の薬物を投与された患者では，重篤な顎骨壊死を生じるリスクがある．喫煙は歯周炎における場合と同様に，インプラント治療において重大なリスクファクターである．また，若年者では顎骨の成長過程で埋入位置の相対的移動が生じるため禁忌である．

(2) 局所状態の評価

局所的な条件がインプラント治療に適するかどうかは，きわめて重要である．口腔内外の視診と触診の後，診断用模型の製作，パノラマエックス線写真の撮影，さらに詳しい解剖学的条件と3次元的な骨形態を分析するために，CTを撮影して診断する．

CTのデータは，3次元画像構築ソフトを用いることにより，任意の断面を見ることができるので骨形態をイメージしやすくなる．CTの撮影時には，口腔内にステントを入れておくことにより，術後の咬合状態や外科手術時の埋入部位のシミュレーションを行うことが容易となる（図9-5）．

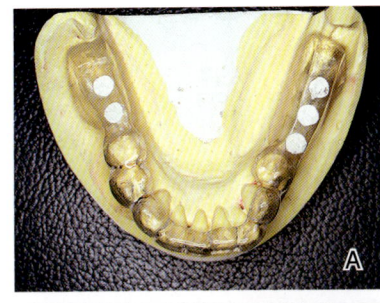

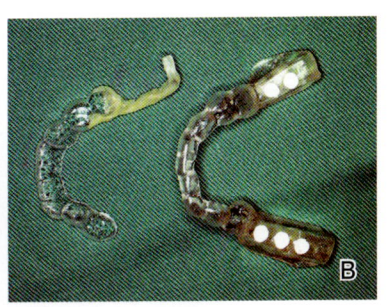

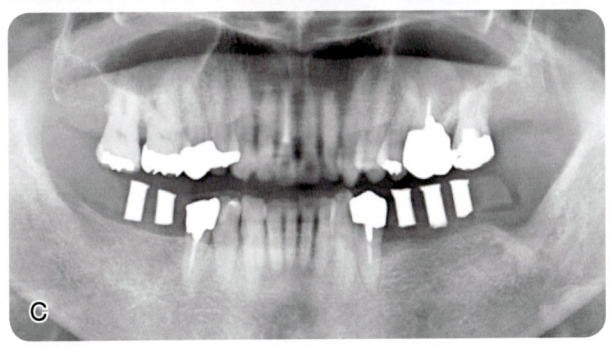

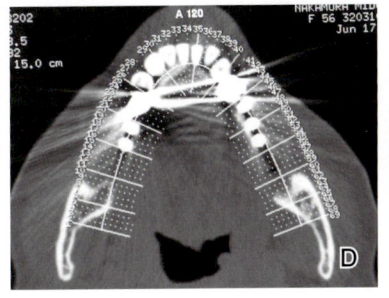

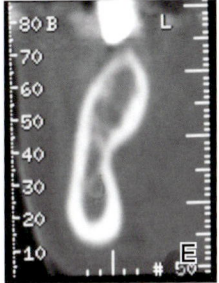

図9-5 ステントを用いたパノラマエックス線写真とCT像
A：模型上に装着したステント
B：外科用ステントとエックス線写真用ステント
C：ステントを装着して撮影したパノラマエックス線写真
D：ステントを装着して撮影したCT像
E：再構築されたCT像の1断面

2）治療計画の立案と患者への説明

インプラント治療に当たっては，まず患者から治療に関するインフォームドコンセントを得る．具体的には，治療の計画と料金，インプラント治療の予後，合併症の可能性，インプラント以外の治療の選択肢について文書，図，模型，検査結果などを示して丁寧に説明し，患者が十分理解していることを確認した上で，治療への同意を署名してもらう．さらにインプラント治療後は，日々の口腔清掃が天然歯と同様あるいはそれ以上必要なこと，定期的に来院してメインテナンスをしていくことが，きわめて大事であることを説明する．

十分な骨の幅と高さがない場合には，骨を造成するための付加的な治療が必要となり，GBR法や骨移植による骨造成，上顎洞の挙上術，歯槽堤の分割などの方法が採用されることを説明する（p.326参照）．

3）一次手術

ここからは一般に広く行われている2回法の治療の進め方について述べる．

患者の全身状態によっては，重篤な術後感染症を予防するために手術前に抗菌薬の前投薬が必要である．また，患者の安静と緊張緩和を考慮して，静脈内鎮静法や全身麻酔が行われることもある．インプラントの一次手術においては，徹底した感染防御対策を講じる必要がある．滅菌器具の使用，ガウンの着用，手袋の装着などは必須である．

一次手術では，通常まず歯肉弁を骨から剥離し，あらかじめ模型上とCTスキャン上でシミュレーションした位置に埋入窩を形成する．その際，正しい方向と深さでドリリングを行うことが重要である．ドリリングは小さい径から大きい径のドリルへと徐々に太さを増していく．その際，オーバーヒートを避けるために必ず十分な注水を行う．10℃以上の温度上昇は著しく骨の回復を悪化させるため，ドリルを上下に動かして骨の削片が埋入窩に溜まらないように注意する（図9-6）．

所定の長さまで埋入窩を形成した後，インプラントを埋入してカバースクリューを装着し歯肉弁を戻す．縫合はなるべく緊密に行い，インプラントの上面が口腔内に露出しないように配慮する．術後の諸注意を与え，術後に服用する抗菌薬と鎮痛薬を渡し患者を帰宅させる．縫合糸は術後1週で除去する．

手術中の合併症には，大きな血管の切断による術中の出血，気腫，気道閉塞，全身状態の変化などがある．術後に

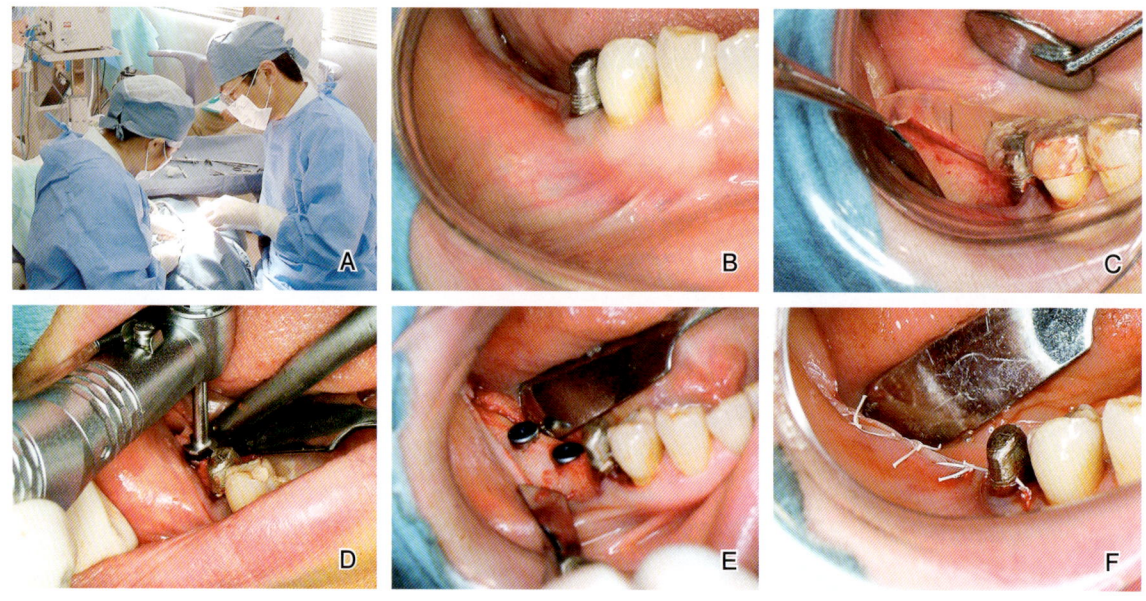

図9-6 インプラント体埋入のための一次手術
A：手術時の術者と第1アシスタント． B：術前． C：歯肉弁剥離． D：インプラント体埋入のためのドリリング．
E：インプラント体埋入直後． F：歯肉弁を戻して縫合．

見られる合併症では，出血，疼痛，腫脹，感染，知覚麻痺などがある．多くの合併症は十分な準備と慎重な処置を行うことで予防可能であるが，万一，合併症が発生した場合には速やかに適切な対応をとらなければならない．

4）二次手術

2回法における一次手術から二次手術までの期間は，使用するインプラントのシステムや症例の状態によって異なるものの，だいたい下顎で約3か月，上顎で約6か月である．この期間には，埋入したインプラントになるべく荷重がかからないように注意する必要がある．なぜならば，インプラントの動揺はオッセオインテグレーションの形成を妨げるためである．

二次手術では，浸潤麻酔下で歯肉を剥離し，インプラント体の上部を露出させ，その上に軟組織の治癒を得るためのヒーリングキャップを被せ，歯肉弁を戻して縫合する．

5）印象から上部構造製作

二次手術の後，歯肉の治癒を待って印象と咬合採得を行う（図9-7）．インプラント治療における咬合の形態は，埋入手術前の診断用ワックスアップ製作の段階である程度決定しておく．咬合回復にあたっては，まずレジン製の暫間上部構造を作り，これによって最適な咬合関係と清掃形態を追求し，最終的な上部構造（補綴物）の形態とする．

6）上部構造（補綴物）の固定（装着）

インプラント治療における上部構造の装着方法には，固定式，半固定式，可撤式の3タイプがあり，固定式にはさらに，セメント合着式とスクリュー固定式とがある．セメント合着式はスクリューのためのアクセスホールが必要ないため，審美性と耐摩耗性に優れるという長所がある．スクリュー固定式は術者による取り外しが可能であり，上部構造の修理が必要になった場合や，デザインが変更になった場合にも再治療をしやすいという長所を有しており，その意味で最も安全である．しかし，1本のみのインプラントの症例では，スクリューが緩んで上部構造が回転しやすいといった欠点があるため，セメント合着式の補綴物が選択されることが多い．

7）インプラントのメインテナンス

インプラントのメインテナンスは，天然歯と同様にプラークコントロール・口腔清掃を徹底してインプラント周囲炎が生じないようにすることと，咬合性外傷が生じないようにすることがきわめて大切であり，数か月の周期で定期的に行う．患者の来院時には，インプラント周囲へのプラークの付着状態，歯肉の炎症の程度，咬合状態，インプラント体の動揺などを綿密に検査する．続いて患者の口腔清掃の維持・改善に必要な助言を与えるとともに，インプラント周囲のプラークを取り除く．

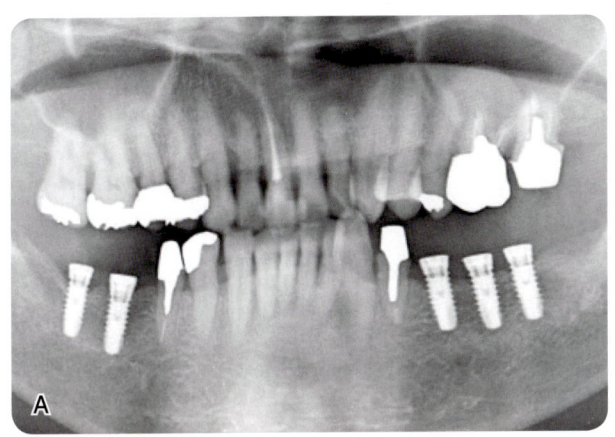

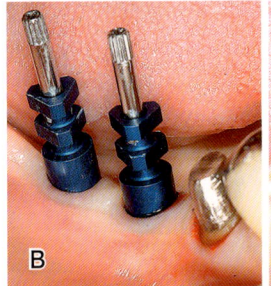

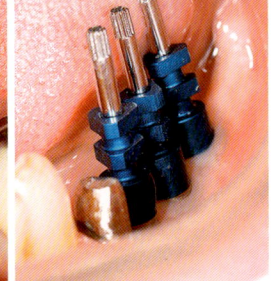

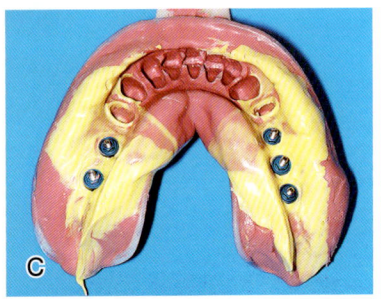

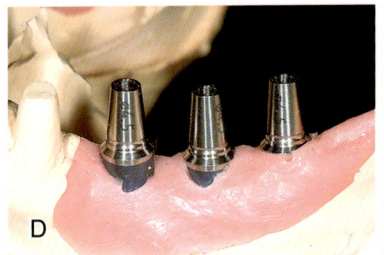

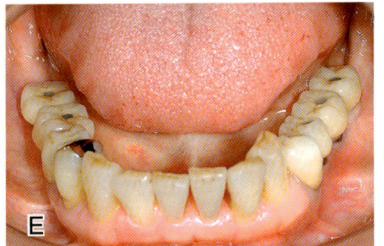

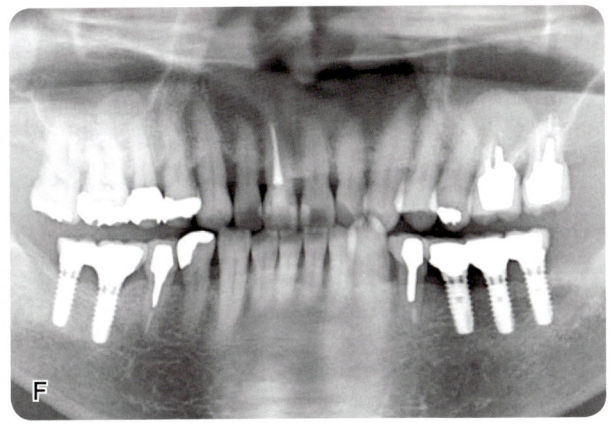

図9-7 印象採得と上部構造の装着
A：インプラント埋入後のパノラマエックス線写真
B：印象用ポスト装着（右側と左側）
C：印象採得
D：作業用模型製作（左側）
E：最終補綴物装着後1年
F：同パノラマエックス線写真

　インプラント体の周囲の検査にはプラスチック製のポケット探針を使用し，インプラント周囲のスケーリング，清掃にはプラスチックあるいはチタン製のキュレットを使用する．インプラント体に対しては異種金属が直接触れないように注意しなくてはならない．これは異種金属が直接触れることによりインプラント体表面に傷が生じるとともに，チタン表面に異種金属による腐蝕が生じる可能性があるためである．

6　骨造成のための治療法

　インプラントの埋入部位に十分な骨量が存在しない場合，様々な方法で骨造成が図られる．以下にいくつかの代表的な方法を示す．

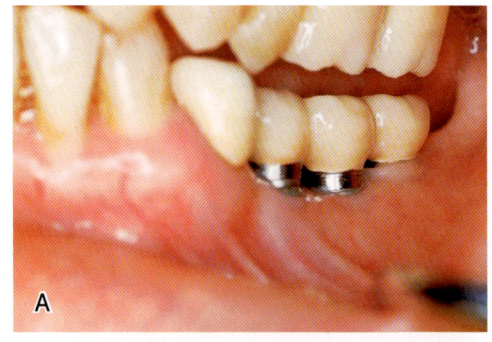

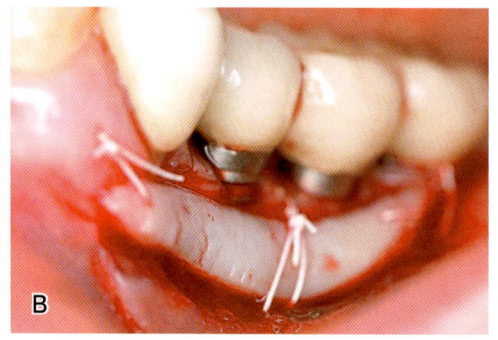

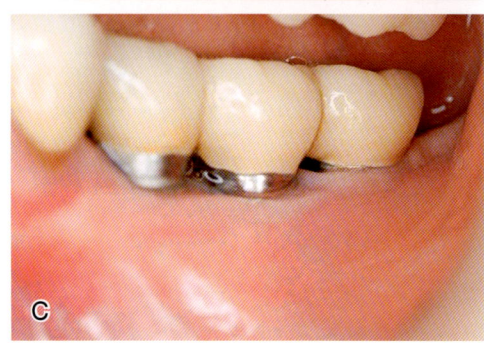

図9-8 付着角化歯肉形成のための遊離歯肉移植術
上部構造装着後，2年観察したが清掃不良が生じたため遊離歯肉移植術を行った症例．
A：遊離歯肉移植術前
B：遊離歯肉移植術（術中）
C：遊離歯肉移植術1年後

(1) GBR法　guided bone regeneration法

これは骨造成を目的として，GTR法に用いる吸収性膜または非吸収性膜と同じ材質の膜を用いて骨が新生するスペースを保ち，骨から誘導された骨芽細胞により骨再生（造成）を図る術式である．このGBR法は，インプラントの埋入時，あるいは前処置として埋入の数か月前に行われる．インプラント埋入時に行う場合は，非吸収性膜でインプラントを覆って骨再生のスペースを作り，その上に歯肉弁を戻して縫合する．膜の下のスペースは血餅で満たされ，やがて骨組織が再生する．使用した非吸収性膜は，二次手術の時に除去する．

(2) サイナスリフト術

上顎臼歯部にインプラントを埋入する際に，上顎洞を挙上して垂直的な骨の高さを確保する術式．上顎洞の外側面から窓を開け，上顎洞底粘膜を側方から持ち上げ，粘膜下に骨補填剤などを注入する．インプラントは同時に埋入する場合と，後日埋入する場合がある．

(3) ソケットリフト術

埋入窩から垂直的に上顎洞底を持ち上げる術式である．サイナスリフトに比べて術中術後の侵襲が少ない利点があるが，持ち上げられる高さには限界がある．

(4) スプリットクレスト術

歯槽骨の幅が足りない時に，歯槽堤の頂上に切れ込みを入れて，くさびを打ち込んで左右に広げ，できたスペースにインプラントを埋入する術式である．

(5) 自家骨移植術

自家骨を口腔内や口腔外から採取し，口腔内に移植する術式である．移植骨がブロック状の場合はスクリューピンで固定し，顆粒状の場合は膜で覆って位置変化を抑制する．自家骨の代わりに他家骨や他種骨を使用する方法は日本では認可されていない．人工骨を用いる方法は，自家骨ほど予後が良くない．

7 インプラント周囲の付着角化粘膜の獲得

天然歯周囲で歯槽骨に付着している「付着・角化歯肉」は，歯が欠損した場合には歯肉と呼べないため，「非可動性角化粘膜」と呼び方が変わる．天然歯では，清掃状態を良好に保てば付着歯肉の有無は健康状態に影響しないと考えられている．同様にインプラント周囲においても，非可動性角化粘膜がなくとも清掃状態が良ければ長期にわたって健康を維持できることが報告されている．しかし，インプラント周囲の清掃を容易にするためには，非可動性角化粘膜が是非とも必要との考えもあり，意見の統一が得られていない．日常臨床においては，一次手術においても二次手術においても，インプラント周囲の非可動性角化粘膜を極力保存する配慮をする．二次手術時に，非可動性角化歯肉の狭い症例ではこれを根尖側へ移動したり，側方に移動して広くする手術も行われる．さらに，周囲に十分な角化粘膜の供給源がない場合には，口蓋から歯肉を採取して遊離歯肉移植術を行うこともある（図9-8）．

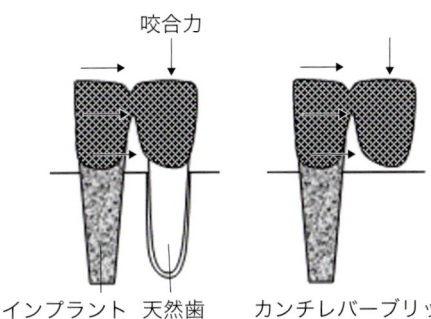

図9-9 天然歯とインプラントとの連結による障害（模式図）
原則として天然歯との連結は行わない．天然歯は，歯根膜があるため臨床的に動揺が全く認められなくても，咬合力が加わるとわずかな歯の沈み込みが生じる．このためインプラント体を天然歯と連結すると，咬合力が加わった時にカンチレバー（片持ちブリッジ）と同じ状況になり，インプラントに強い傾斜力が加わる危険性がある．

一方，インプラント周囲の粘膜（歯肉）の厚みが薄い（＜2mm）場合には，インプラント体周囲に骨吸収が生じやすいことが動物実験で証明されている．これは，インプラント周囲においても天然歯と同様に，生物学的幅径が必要とされるためと考えられる．そこで粘膜（歯肉）の厚みの薄い症例は，歯肉移植術で歯肉の厚みを確保するか，二次手術後の骨吸収を見越して埋入手術を行うなどの配慮が必要である．

8 インプラント治療における咬合の与え方

正常な天然歯の周囲には歯根膜が存在するが，インプラント体の周囲には歯根膜が存在しない．このため，インプラントはほとんど動揺することがない．したがって，インプラント同士を連結固定することはできるが，インプラントと天然歯を連結固定することは原則的に行ってはならない．天然歯にとっては生理的な範囲の動揺であったとしても，インプラントにとっては過度の負担となり，インプラント周囲の骨の喪失を招く結果となる（図9-9）．

上部構造の製作に当たっては，インプラント同士は必要に応じて連結する．さらに天然歯における補綴物と同様に，咬合負担が過重にならないための注意が必要である．例えば，延長ブリッジ（カンチレバー）は最小限にする，歯冠-インプラント比 crown–implant ratio に配慮する，咬合面を大きくしすぎない，臼歯の咬頭傾斜角を大きくしすぎないなどの配慮をする．

インプラントによる治療では，対咬歯に対する影響も考慮する必要がある．対咬が天然歯や義歯の場合，天然歯や顎堤に強い力を負荷する結果となる．とくにブラキシズムが疑われる患者では，この点に注意することが必要である．

9 前歯部における審美性への配慮

抜歯後には歯根膜から歯槽骨への血液供給がなくなるために急速な歯槽骨吸収が生じ，歯槽骨の幅，高さともに減少する．とくに上顎前歯部は，抜歯すると唇側の顎堤が吸収するため審美障害が生じやすい．上顎前歯部でのインプラント治療は，周囲に細菌感染がなく十分な唇側の骨がある場合には，抜歯後即時に行うか早期に行うことが可能である．それが不可能な場合には，抜歯後に歯槽骨の増大術を行い，骨形態の回復を図ってからインプラントを埋入する．

前歯部の隣接面歯間部には三角形の隙間，いわゆるブラックトライアングルを作らないように，歯間乳頭部の軟組織の高さを保つ工夫をする．さらに上部構造の製作にあたっては，清掃性と審美性に配慮して，歯肉縁上・縁下のカントゥアを適切に作ることが必要である（図9-10）．

10 インプラント周囲炎

インプラント周囲炎とは，インプラント周囲の組織が徐々に破壊される炎症性病変であり，その発症にはインプラント体表面への細菌感染が深くかかわっている（図9-11）．

インプラント周囲炎は，天然歯における歯周炎と同様の臨床症状を呈する．すなわち，インプラント周囲軟組織の発赤と腫脹の他，退縮，自然出血，排膿などの症状を示す．プロービング検査では，プロービング時の出血・排膿とともに，ポケット形成を認める．エックス線検査では周囲に骨の吸収像を認める．しかし，インプラント体の動揺は，インプラント体と骨との結合がわずかでも残っている場合にはほとんど生じない．インプラント周囲炎の診断は臨床検査とともに，エックス検査によって総合的になされる．

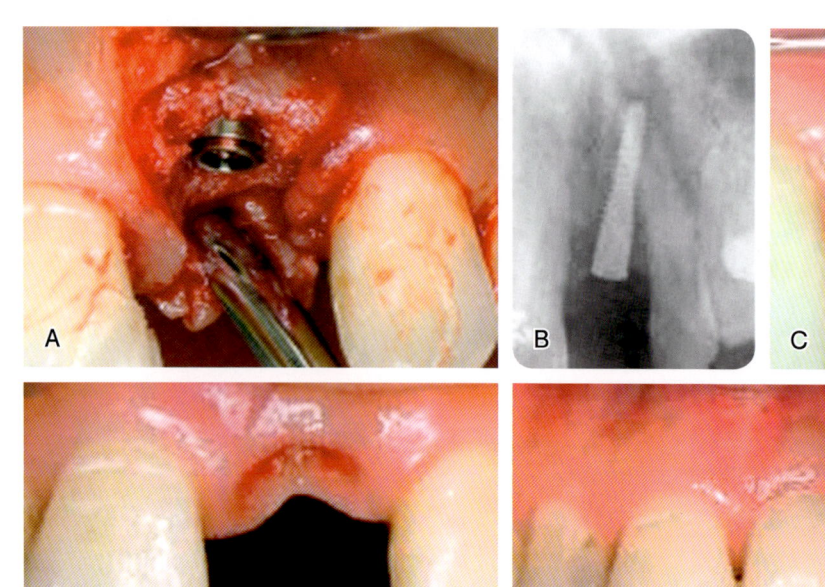

328　第9章　歯周病患者におけるインプラント治療

図9-10　インプラントによる前歯部の審美的な修復
A：インプラント埋入
B：埋入時エックス線写真
C：上部構造装着前
D：同正面像
E：上部構造装着後2年

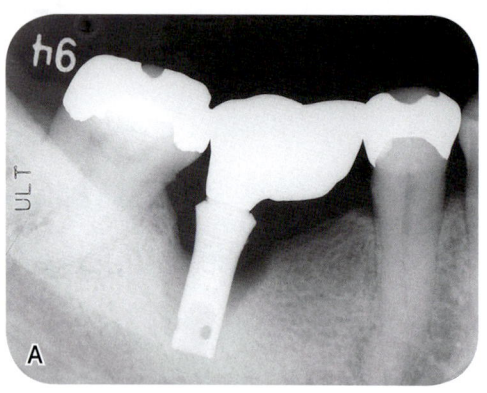

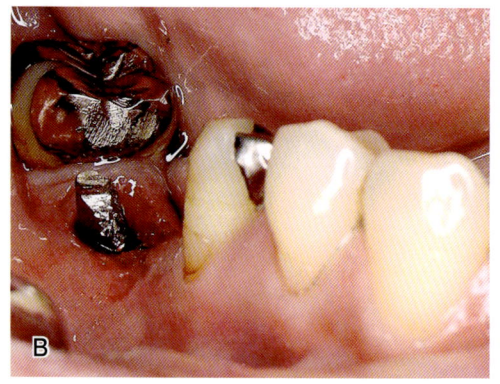

図9-11　インプラント周囲炎
A：インプラント体の根尖近くまで骨の喪失が認められる．
B：冠を除去した状態．インプラント周囲の軟組織の発赤と腫脹が認められる．

　インプラント周囲炎に罹ったインプラントの周辺からは，歯周病原菌が採取される．このため，インプラント治療の前に残存歯の歯周病治療を優先して行い，あらかじめ口腔内に存在している歯周病原菌をできるだけ除去しておくことが重要である．また，インプラント周囲炎の進行には咬合性外傷が関与する．強い外傷力が働くと，インプラントと骨との間のオッセオインテグレーションが破壊される．インプラントと天然歯との連結は，インプラントに強い揺さぶり力を生じるのでとくに注意が必要である（図9-9参照）．
　インプラント周囲炎の治療は，まずブラッシングを徹底させて歯肉縁上プラークを除去する．次に，ポケット内に溜まった（縁下）プラークを徹底的に取り除くことが重要である．プラークの除去には，インプラント用のキュレット型スケーラーを用いる．またポケット内の洗浄を目的として，洗浄針をポケットに挿入して生理食塩水や消毒液で洗い流す方法や，抗菌薬を貼付する方法も行われる．さらに病変が進行した場合には，外科手術を行って，ポケット内に露出したインプラント表面への汚染を様々な方法で除去するとともに，ポケットを浅くする方法もとられている．インプラント周囲炎への歯周組織再生療法は効果が限定的であり，重度の症例ではインプラントを抜去せざるを得ない場合もある．
　インプラント周囲炎の予防のためには，天然歯における歯周病予防と同じ考え方が必要である．すなわち，患者自らによる口腔清掃と，歯科医師による定期的なメインテナンスが大変に重要である．

10 メインテナンス治療
（メインテナンスとサポーティブペリオドンタルセラピー）

　歯周基本治療から始まり歯周外科や歯周補綴など一連の歯周治療が完了した時点で治療が終了したと考えるのは，大きな誤りである．得られた健康や治療効果を維持するための管理および必要に応じた治療を継続して行う必要があり，これらを総合して「メインテナンス治療」と呼んでおり，歯周治療の重要な一部である．

　歯周治療の場合，このメインテナンス治療はきわめて重要であり，これを行わなければ歯周病は再発し，治療を行った意義は大きく低下する．一方，リコールシステムを作って患者を定期的に来院させ「メインテナンス治療」をしっかり行えば，得られた健康を維持できる．さらに，一部除去困難なポケットや動揺が残る症例でも，病変の進行を抑制し，長期間維持が可能である．

　歯周病は重度になると完全な治癒が難しく，ほとんどの部位は治癒するが一部に病変が残ってしまう場合が多い．そこで近年歯周治療後の状態を「病状安定」と「治癒」に分けるようになった．「病状安定」は一部に病変が休止状態で残っている場合で，これを維持する治療を「サポーティブペリオドンタルセラピー」と呼ぶ．一方「治癒」は，歯周組織の健康が完全に回復した状態で，健康を維持するための管理を「メインテナンス」という．「メインテナンス」中にも治療が必要になる場合もあり，両者を総称して「メインテナンス治療」と呼び，本章で学ぶ．

（加藤　熈）

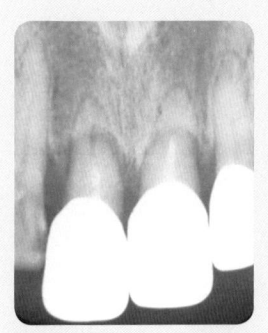

初診（39歳）

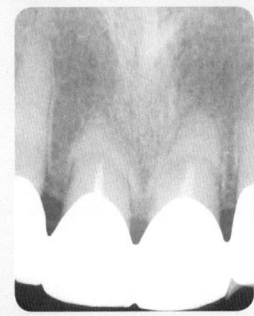

31年後（70歳）

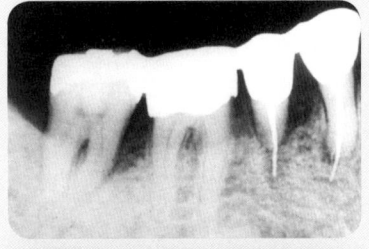

初診から1年後（メインテナンス治療開始）

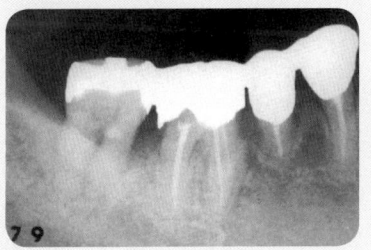

30年後（85歳）

長期メインテナンス症例

1・メインテナンス治療の重要性（長期症例に学ぶ）

歯周治療学における「メインテナンス治療」とは，歯周治療によって得られた健康や治療効果（一部に残存する病変の休止状態を含む）を長期間維持するための管理と治療を意味する．

1 歯周病再発の危険性

すでに学んだように，歯肉炎と歯周炎の初発因子はプラーク細菌であり，プラークを完全に取り除いていれば歯肉炎や歯周炎が再発することはないと考えられる．しかし，口腔内に細菌性プラークが全く存在しない状態を維持することは不可能であり，プラークを取り残して時間が経過すれば，石灰化して歯石も形成されるし，再び歯肉炎が起こり，歯周炎へと進行する可能性がある．

患者は，治療時の口腔清掃指導によりブラッシングに熱心になっていたとしても，治療が終了して歯科医や歯科衛生士の監視から離れると，プラークコントロールのレベルは時間の経過とともに低下する傾向にある．すでに歯周炎に罹患し，歯肉が退縮して歯根が露出したり，歯間乳頭が退縮してしまった患者は，正常な人に比べて口腔清掃が難しくなっている．したがって，常時熱心にブラッシングを行わない限り磨き残しの部分が生じ，プラークが付着，増加してくる．また，深い歯周ポケットが形成されていた部位は，歯周外科手術によって再付着したとしても上皮性付着がほとんどであり，プラークなどの有害な刺激物が付着すると炎症が生じ，歯肉線維が消失し，上皮が剝離して再びポケットが形成されやすい．

歯周炎に罹患していた患者は，歯周治療により歯周組織が健康を取り戻しても，本来プラーク増加因子やブラキシズムなどの修飾因子が多く存在しており歯周病になりやすく，メインテナンスに力を入れないと歯周炎再発の危険性がきわめて高い．この傾向は重症の歯周病患者，とくに残存歯が少なくなっている患者や，永久固定を行ったり補綴物を装着している（歯周補綴）患者で著明であり，メインテナンス治療を行わずに放置すると，ほとんどの患者は歯周炎が再発したり，補綴物のトラブルが生じてくる．

2 歯周病の再発と進行を防ぐメインテナンス治療—メインテナンスとSPT

歯周病の再発を防ぐには，一定の間隔で患者をリコールして定期的に来院させ，再評価をして必要に応じて治療を行うことがきわめて大切である．この治療を**メインテナンス治療**といい，歯周病の再発と進行を防ぎ，口腔の健康を維持していく上で欠かすことのできない重要な治療である．

歯周病は早期発見し，軽度の段階で治療すれば健康を回復し完全に「治癒」する可能性が高い．メインテナンスの定義は，歯周治療により治癒した状態を維持する健康管理である．しかし中～重度の歯周炎では，歯周外科や固定などの治療を行っても歯周組織が完全に健康を回復せずポケットや歯の動揺が一部に残存する場合がある．さらに，全身状態や患者の希望などのため外科的な治療ができず，ポケットが残ったまま病変の進行（アタッチメントロス）が生じないように維持管理する場合もあり，これらも広い意味でメインテナンスの中に含まれてきた．

しかし近年，このように多くの部位は健康を回復したが一部に病変が進行を休止した状態で残っている場合を「治癒」と区別して**病状安定(stable state)** と呼び，これを維持するための治療を**サポーティブペリオドンタルセラピー(SPT，歯周病安定期治療)** と呼んでいる．

3 長期（30年間）メインテナンス治療 症例1（図10-1 ①～③）

著者（加藤）が55歳から85歳までメインテナンス治療を行った症例を示す．

患者：86歳，女性
初診：1969年，当時55歳

(1) 現病歴：歯周病のため多数歯の抜去が必要といわれ来院．第二大臼歯の破壊がとくに著しい．

(2) 治療経過：1969年当時著者が行っていた歯周治療の基本にもとづいて，基本治療，歯周外科，固定を順次行った．その後，3～6か月間隔（冬期は5か月）で定期的リコールして再評価し，ポケットの深化した所を中心に再SRP，動揺の増加した歯は咬合調整，さらに歯頸部の齲蝕処置など，メインテナンス治療を行った．9年後に病変が根尖まで進行して改善困難な 7| は抜歯したが，他の歯は30年間の長期にわたり歯周組織の健康が維持され，臼歯部に一部残存する病変部も進行は抑制され，86歳で25歯が保存され十分に機能していた(8020の達成)．なお，69歳の時に甲状腺摘出手術を受けたが，他は健康であった．

第 10 章　メインテナンス治療（メインテナンスとサポーティブペリオドンタルセラピー）　　*331*

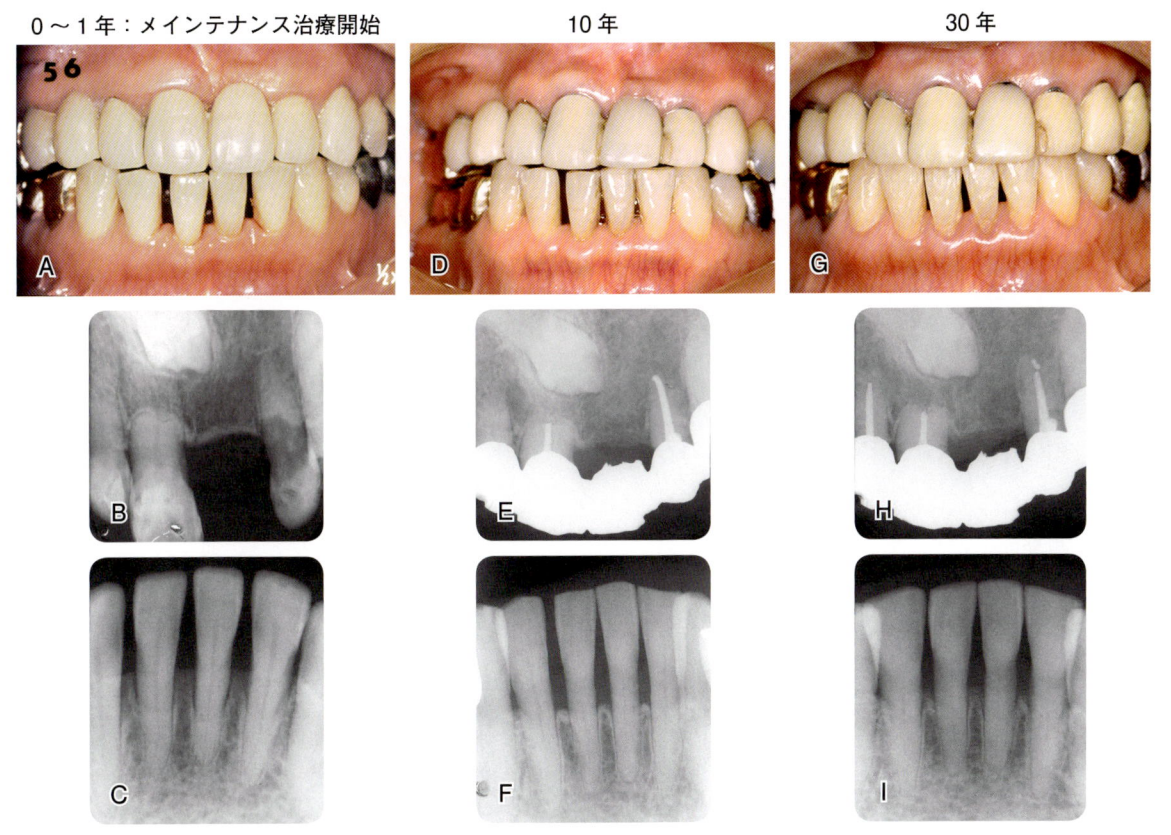

0〜1 年：メインテナンス治療開始　　　　10 年　　　　　　　　　　30 年

図 10-1 ①　症例 1：30 年間の長期メインテナンス治療（55〜85 歳，女性）
A：初診から 1 年後，歯周基本治療と修正治療が終了し，メインテナンス治療を開始する（1969）．
B, C：基本治療時のエックス線写真（55 歳）．
D：10 年後（65 歳）．メインテナンス治療により良好である．
E, F：10 年後のエックス線写真（65 歳）．歯槽骨頂部は再生し，歯槽硬線が明瞭になっている．
G：30 年後（85 歳）．歯肉が少し退縮した部分もあるが，歯周組織はメインテナンス治療により良好である（前装冠の硬質レジンが 30 年間のブラッシングにより摩耗している）．
H, I：30 年後のエックス線写真（85 歳）．歯間離開は矯正治療せずに改善し，骨頂部は再生増加している（1999）．

(3) メインテナンス治療の内容

　定期的なリコール時の再評価では，口腔清掃は良好で，アタッチメントロスの進行はきわめて少なく，多くの歯は 1〜3 mm のポケットの深さが維持されていた．しかし，時に 4 mm 以上のポケットが見られることがあり，その部に対する清掃指導（歯肉マッサージもかねる），ルートプレーニング，キュレッタージを行うことにより改善している．他に咬合調整，根面齲蝕治療，歯内療法を行っている．
　75 歳から全身の病気に備えて電動歯ブラシの使用法を指導し，手用歯ブラシと歯間ブラシも併用させた．しかし，最後臼歯の第二大臼歯の清掃は，増齢とともに難しくなり，来院時に必ず再指導を行うとともに，下顎は舌側の歯冠形態修正を行い，歯冠豊隆を少なくして歯頸部と歯肉辺縁部を清掃しやすくした．上顎 7|7 は根の分岐部が不完全で病変が改善せず，SPT を行ったが進行し 7| は抜歯となった（図 10-1 ②，③）．

(4) メインテナンス治療の効果，まとめ（図 10-1 ①〜③）

　本症例は著者が 1969 年から北海道大学，北海道医療大学，再び北海道大学と 30 年間，歯周治療とその後のメインテナンス治療を行い，歯周病は著しく改善し歯槽骨の再生も認められ，上顎第 2 大臼歯を除いて長期間にわたり歯周病の進行を防ぐことが可能であった．とくに前歯部は，きわめて良好に経過した．臼歯部も下顎は固定の効果もあり根分岐部病変も含めて良好であった．これは患者が口腔清掃の重要性を認識し実行するとともに，メインテナンス治療のため定期的に来院し治療を行った効果と考えられる．しかし，上顎は 7|7 の根分岐部病変が進行し，7| は抜歯となった．この原因は初診時から重症であったこともあるが，根分岐部に深い溝があり清掃が困難で，咬合力も強く，炎症と外傷が合併しやすいためと考えられた．
　なお，患者さんは残念ながら健康寿命 86 歳で亡くなられた（日本人女性の平均健康寿命 77 歳）．55〜85 歳の 30 年間で抜歯したのは 7|（9 年後）のみで，義歯を用いずに自分の歯で食生活ができるのを大きな喜びにされていた．

1・メインテナンス治療の重要性（長期症例に学ぶ）

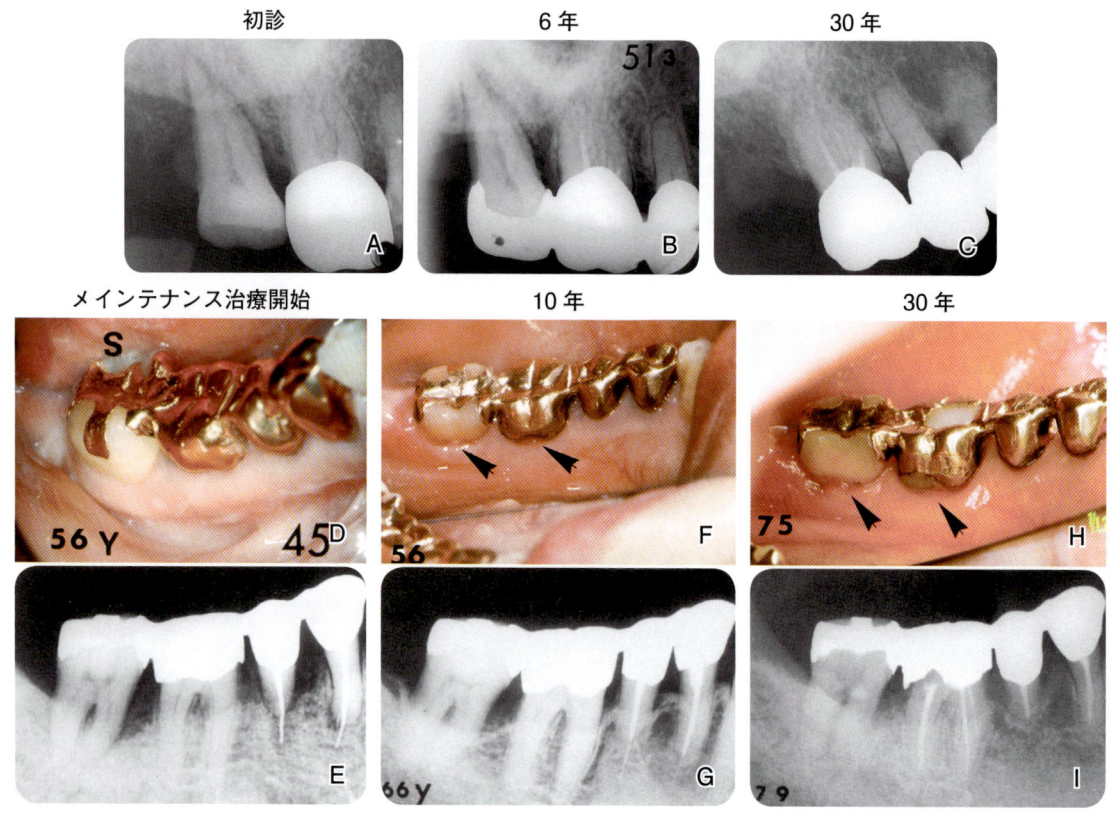

図10-1②　症例1の右側臼歯部の30年間(55〜85歳)の変化

A：初診時．7̲ は根分岐部病変があり歯周病が重度で，治療を行ったがポケットが残存している．
B：6年後．7̲ は固定も行ったが，根分岐部病変は改善せず，清掃が難しいため，9年後に抜歯した．
C：30年後（85歳）．6̲5̲ は良好である．

D, E：メインテナンス治療開始時．7̲ は近心の骨吸収と根分岐部病変が進行し動揺2度，5̲4̲ も骨吸収が進行しており，フラップ手術後に 7̲6̲5̲4̲ を固定した．
F, G：10年後．7̲ の歯間部と舌側の清掃が難しく，指導とSRPを繰り返し行った．その結果，骨の再生が見られ，根分岐部病変も改善してきた．
H, I：30年後．舌側の清掃指導に力を入れ，歯冠の形態修正も行い，歯周組織は良好に経過した．なお，6̲ は22年後に知覚過敏・齲蝕のため抜髄した．

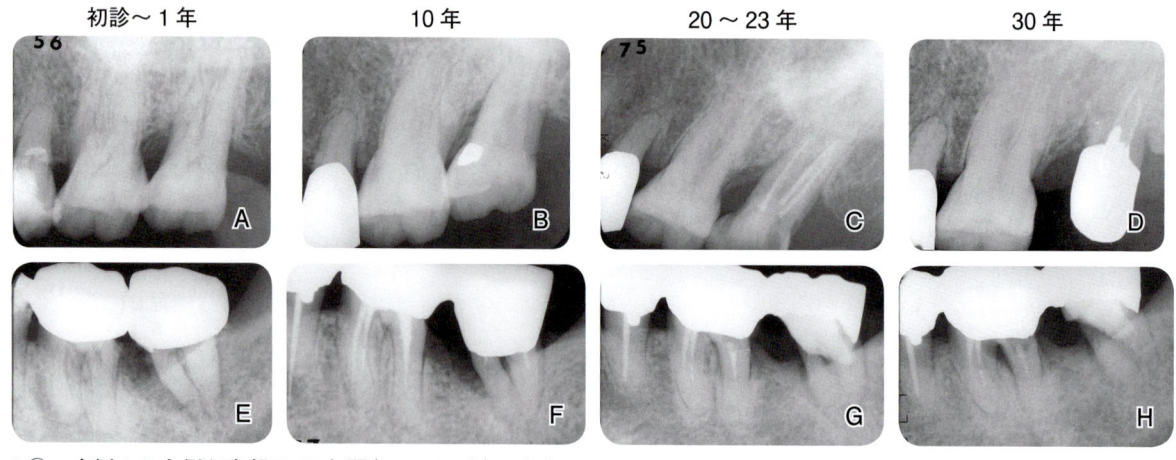

図10-1③　症例1の左側臼歯部の30年間(55〜85歳)の変化

A：初診から1年後，メインテナンス治療開始時．7̲ は根分岐部病変1度で，齲蝕はなく固定は行わなかった．
B：10年後．この間 7̲ は根分岐部病変が改善せず，清掃しやすくするため棚状骨の形態修正（形成術）を行った．
C：20年後．根分岐部病変が進行し歯髄炎となり抜髄した．
D：30年後．口蓋根を抜歯し頬側根で冠装着した．なお 6̲ は齲蝕なく健全なので歯質の削除をさけた．

E：初診時．7̲ の近心側に重度の骨吸収と根分岐部病変があり，歯周外科治療と固定を行った．
F：10年後．7̲ の近心側に6mmのポケットが残存し，SPTとしてリコール来院時にキュレッタージやSRPを繰り返し行った．その結果，骨の再生が認められる．
G：23年後．骨の再生がさらに認められる．
H：30年後．骨の改善が進み，歯周組織は良好に改善している．

2・メインテナンス治療（メインテナンスとSPT）の内容と方法

メインテナンス治療の内容と方法は，大きく次の2つに分類できる．すなわち，「患者が自分で行う自己健康管理」と「歯科医院で行う管理と治療」である．

1 患者の自己健康管理（セルフケア）

これは患者が自分で毎日行うメインテナンス処置である．歯科医と歯科衛生士は患者に自分の口腔の健康は自分で維持するという意識をもたせ，実行に努力させる．このためには治療時の患者教育がきわめて大切であり，患者が自分の歯周病の状態を理解し，口腔清掃の重要性を認識して，これを実行するように，指導と訓練を十分に行っておく必要がある．

例えば，治療完了後に初めてメインテナンスに関する口腔清掃教育を1～2回したのでは不十分であり，治療中にモチベーションを重視した口腔清掃指導を常時行い，治療終了時には，患者が口腔の健康管理の重要性を認識し実行するようなレベルにしておくことが大切である．さらに，この認識は時間の経過とともに低下しやすいので，p.339に述べるリコールシステムにより，自己管理の認識を定期的に高める必要がある．

2 歯科医院での健康管理（プロフェッショナルケア）

これは歯科医師と歯科衛生士が患者の来院時に行う健康管理である．治療終了後に患者を定期的に来院させ（リコールシステム），口腔内を検査し，問題が生じていれば早期治療して健康を維持しようとするものである．患者は治療が終了して歯科医師や歯科衛生士の手を離れると，通常口腔清掃に対する熱意が時間とともに薄れてプラーク付着（残存）部位が多くなり，局所的に歯肉の炎症やポケット，あるいは齲蝕が再発する場合がある．

この対策として最も有効なのはリコールシステムである．患者を重症度やリスクファクターの有無により1～6か月（標準は3か月）ごとに来院させ，再検査を行い，口腔清掃の再指導と，再発や新たに発生した歯周病変や補綴修復物の異常を早期に発見して対策治療を行う．このリコールシステムを実施すれば，歯周病の再発や進行を大幅に防止することができる．

3 長期（31年間）メインテナンス治療 症例2（図10-2）

患者：70歳，女性
初診：1969年，当時39歳

(1) 現病歴

他院にて重度の歯周炎のため，総義歯になる危険性が高いといわれて北大（加藤）を受診した．全身状態は異常なし．

(2) 治療経過

著者が担当して歯周治療を行う．患者は基本治療，修正治療さらにメインテナンス治療に移行後も熱心に口腔清掃にはげみ，2～5か月ごとにリコール来院し，メインテナンスのための検査・治療を行っている．腎疾患，腰痛で入院し来院不可能な時期もあったが，初診からの指導の効果で入院中も口腔清掃にはげみ，良好に経過した．6̲は著者が担当時すでに抜去されており，5̲までの短縮歯列とし，7̲6̲の義歯は製作していない．歯周治療開始後に抜去した歯は3̲のみで，根面齲蝕と歯根破折が原因である．

(3) メインテナンス治療の内容

① 1～10年：「基本的なメインテナンス治療」として口腔清掃再指導，スケーリング・ルートプレーニング，咬合調整を行った．すべての歯が良好に経過し，根分岐部を含め多くの歯に骨再生が認められている．

② 11～20年：15年後まですべて良好に経過し骨再生も継続したが，15年目のリコール来院時に3̲のポケットが深くなっていた．3̲は残根を歯冠修復しており，15年後に歯肉縁下齲蝕が生じたのが原因であった．齲蝕が縁下深く進行しており，歯根を挺出させ歯冠修復を行った．

③ 21～31年：下顎は問題なく良好に経過した．一方上顎は3̲が歯根垂直破折し，やむなく抜歯する（当時は接着治療法（第8章参照）が未発達であった）．6̲は既存の根分岐部病変が進行し，口蓋根を抜根し，固定し直す．

(4) 長期メインテナンス治療の効果（まとめ）

重度の歯周炎患者に徹底した歯周基本治療と歯周外科と固定を含む修正治療，および31年間の長期メインテナンス治療を行った．その結果，31年間の抜歯は歯根破折による1歯のみで，多くの歯は骨再生が見られ良好に経過した．メインテナンスで問題が生じたのは，歯肉縁下齲蝕，歯根の破折，根分岐部病変でとくに上顎臼歯に生じやすかった．これらは清掃性と加わる咬合力の強さに関係しており，メインテナンス治療の注意点として重要である．

2・メインテナンス治療（メインテナンスとSPT）の内容と方法

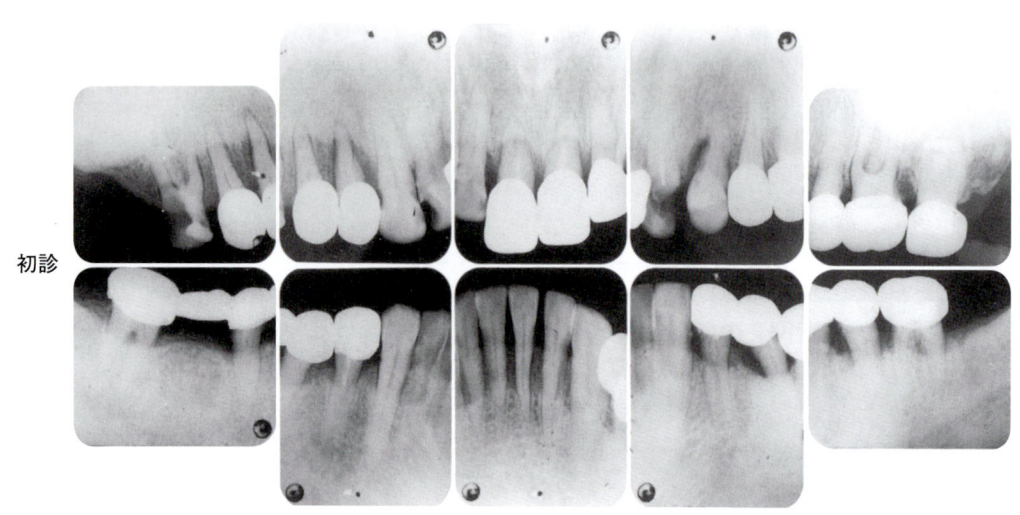

図10-2① 症例2：31年間の長期メインテナンス治療の「初診時」の全顎エックス線写真（39歳, 女性, 1969）
重度な歯周炎. 全顎にわたる骨吸収と根分岐部病変が著しく, 6| は著者の担当時には抜去されていた.

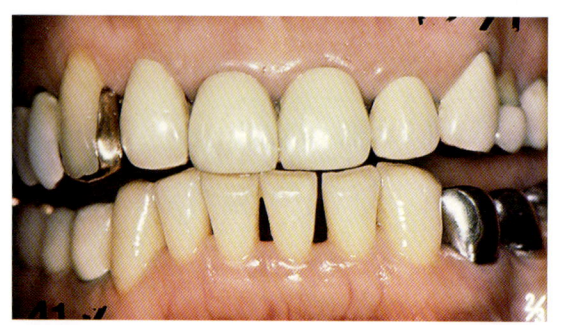

図10-2② 症例2のメインテナンス治療の31年間の変化（口腔内写真）
歯周治療とともに古いクラウンの修正と齲蝕の処置を含めて 543|, 21|123, |4～7 を連結固定した. 20年, 30年と時間が経過しブラッシングにより硬質レジンが摩耗している.

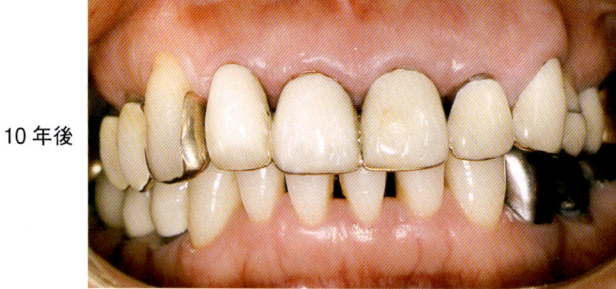

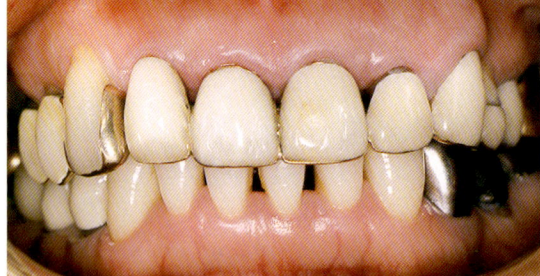

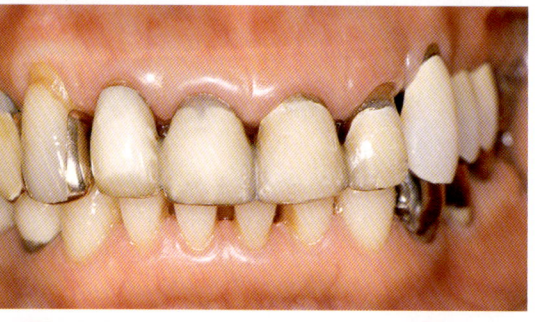

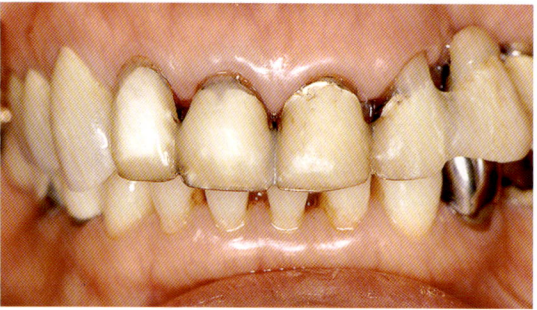

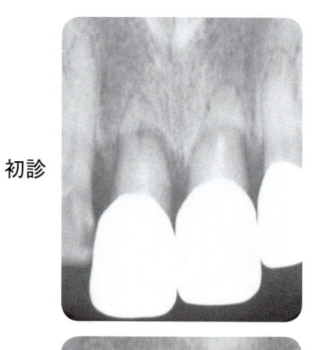

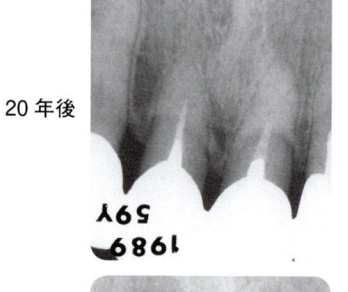

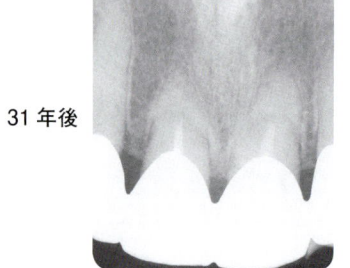

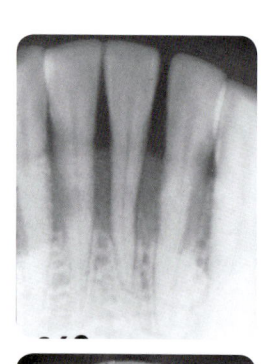

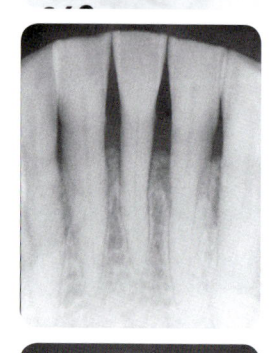

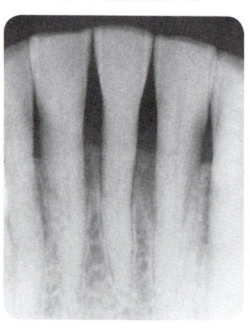

図10-2③ 症例2の前歯の31年間の変化, 骨の再生が認められる（エックス線写真）
下顎前歯. 初診時に2度の動揺があったが, 20～31年後には生理的範囲になっている.

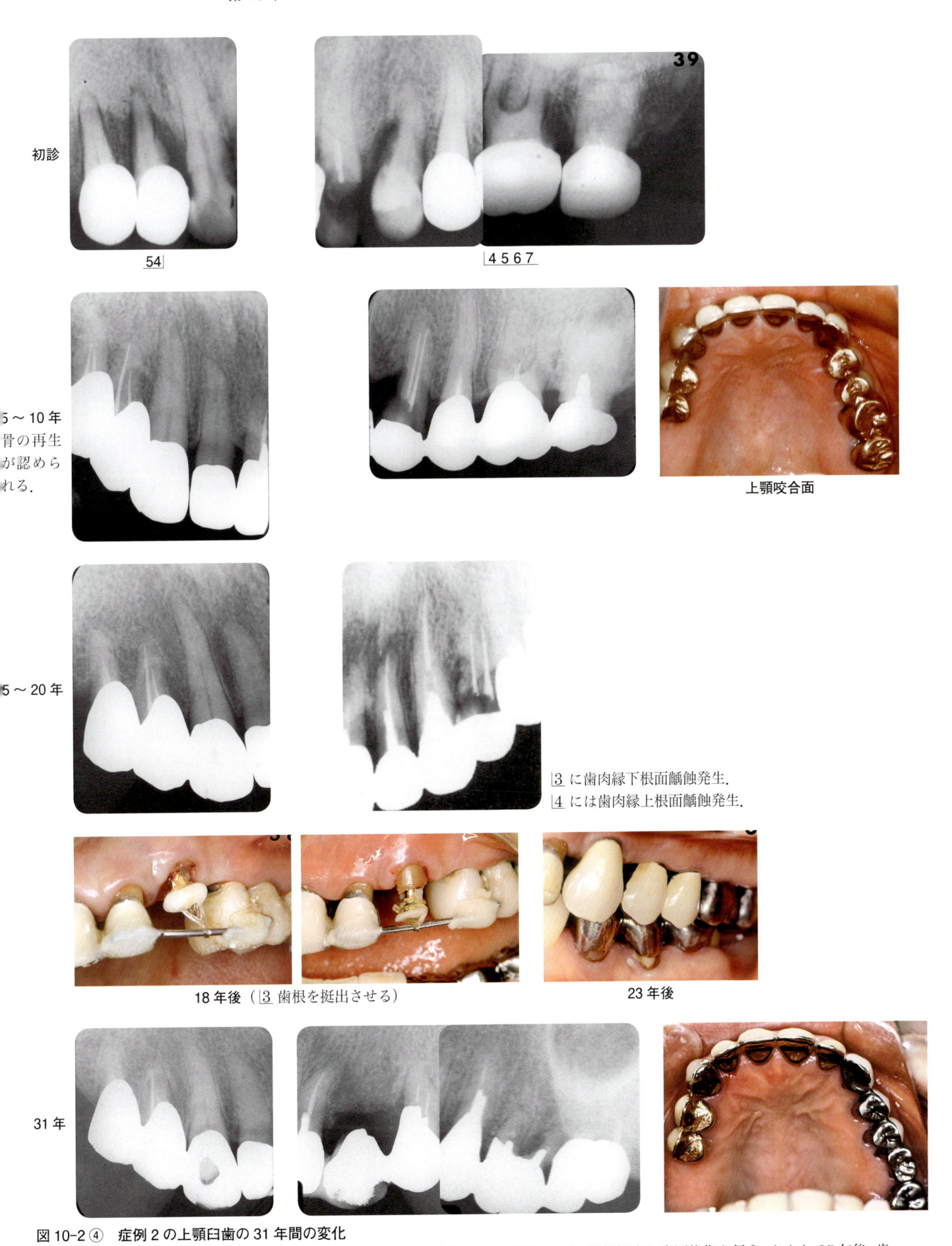

第 10 章 メインテナンス治療（メインテナンスとサポーティブペリオドンタルセラピー）

初診

5～10 年
骨の再生
が認めら
れる．

上顎咬合面

5～20 年

|3 に歯肉縁下根面齲蝕発生．
|4 には歯肉縁上根面齲蝕発生．

18 年後（|3 歯根を挺出させる）　　23 年後

31 年

図 10-2 ④　症例 2 の上顎臼歯の 31 年間の変化
5～10 年後骨の再生が見られた．15 年後 |3 は根面齲蝕発生（ポケットが深くなる），歯根挺出し歯冠修復を行う．しかし 25 年後，歯根破折が生じ抜歯した．|5 4| は短縮歯列にし（|7 6| 補綴なし）良好に経過している．31 年後，|6 はトライセクション（P 根抜去）した．

336 | 2・メインテナンス治療（メインテナンスとSPT）の内容と方法

初診

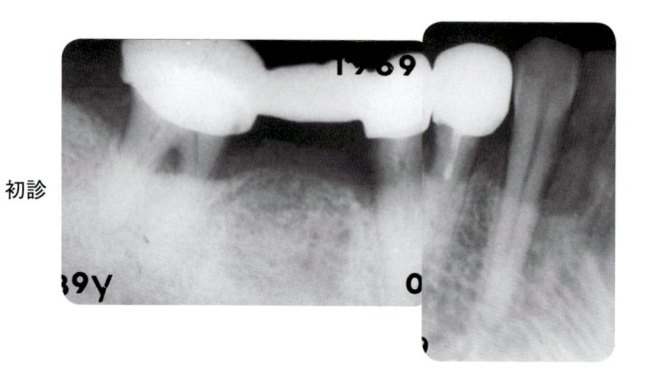

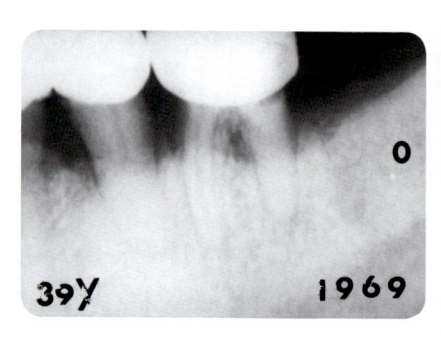

5〜10年
骨の再生
が著しい

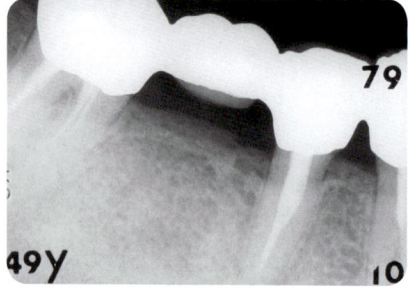

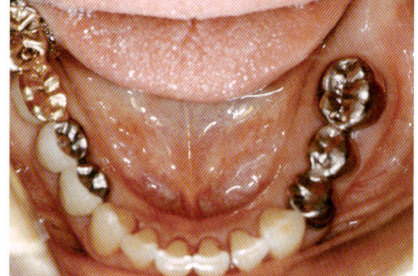

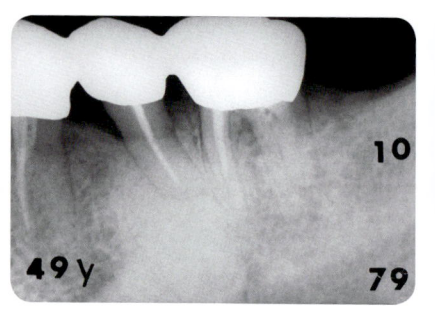

下顎咬合面

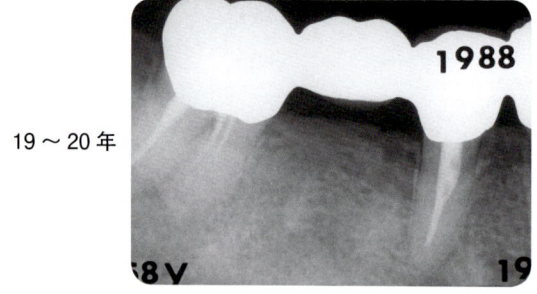

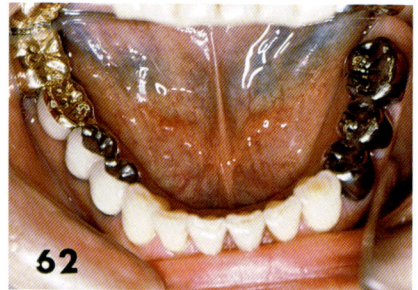

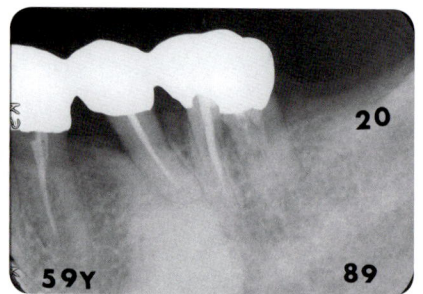

19〜20年

31年

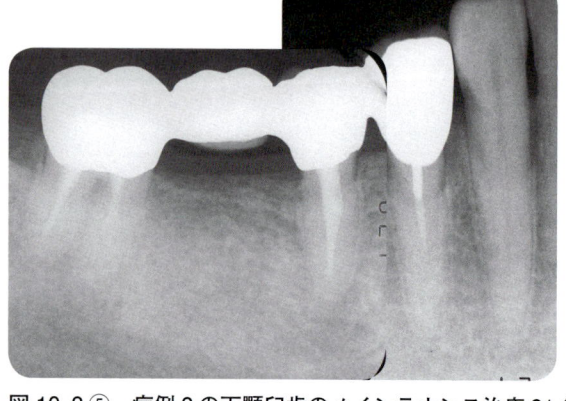

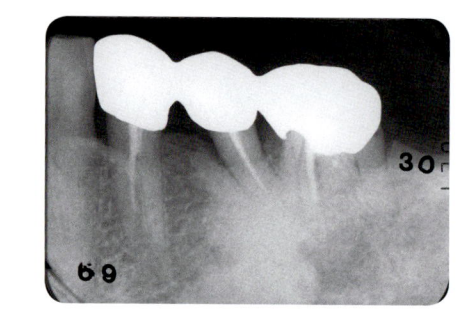

図10-2⑤　症例2の下顎臼歯のメインテナンス治療31年間の変化
5〜10年後，下顎大臼歯の根分岐部および小臼歯部に骨の再生が著明．さらに長期のメインテナンス治療で良好に維持されている．

3・メインテナンスとサポーティブペリオドンタルセラピー（SPT）

近年，歯周治療の発展に伴い，歯周病の治癒状態とメインテナンス治療に検討が加えられ，両者とも大きく2つに区分するようになった（図10-3）．

1 病状安定と治癒

歯周病の治癒状態は「病状安定」と「治癒」の2つに区分される．

1）病状安定

歯周病が進行（中～重度）していると，歯周治療（歯周基本治療，歯周外科治療，咬合性外傷の治療など）によって大部分は健康を回復するが，一部に病変（4mm以上のポケット，根分岐部病変，歯の動揺など）が進行を停止した（安定した）状態で残存し，これ以上の改善が難しい場合がある．この状態を「**病状安定 stable state**」と呼ぶ．

2）治癒

これに対し，歯周組織が臨床的に健康を回復した状態を「治癒（healing）」と呼んで区別する．「治癒」は歯肉の炎症がなく，ポケットは3mm以内（4mm未満）で，プロービング時の出血（BOP）はなく，歯の動揺は生理的範囲の場合である．

2 サポーティブペリオドンタルセラピーとメインテナンス

治癒状態が2つに区分されたのに応じ，メインテナンス治療の内容も2つに区分された．

1）サポーティブペリオドンタルセラピー（SPT）

サポーティブペリオドンタルセラピー（supportive periodontal therapy，SPT，サポーティブ治療，歯周病安定期治療）は，前述した「病状安定」の状態を維持するための治療をいう．内容は，①定期的に来院してもらい，②再評価（検査）を行い，③必要に応じ歯周基本治療である口腔清掃指導，スケーリング・ルートプレーニング，咬合調整，専門的機械的歯面清掃（PMTC），ポケット内洗浄などを行う．さらに④再検査結果から，必要に応じ修正治療である歯周外科治療，固定，根分岐部病変治療を行う．

2）メインテナンス

メインテナンス maintenance は，歯周治療により「治癒」した歯周組織を長期間維持するための健康管理をいう．患者自身が行う「セルフケア」と，定期的にリコール来院してもらい歯科医師と歯科衛生士が行う「プロフェショナルケア」（p.341 PMTC参照）がある．なお，リコール来院時の再評価（検査）で一部に歯周病の再発が生じているのが認められた場合は，再び歯周治療（メインテナンス治療）を行う必要がある．

3 メインテナンス治療

歯周病では歯周病が「治癒」したり「病状安定」となった段階でも，再び歯周病が進行したり，新しい部位に病変が生じて，再び治療が必要になることも多い．さらに歯周病患者では根が露出しているため根面齲蝕が生じたり，ブラキシズム習癖者や残存歯が少ない患者では強い咬合力により歯根の破折なども生じやすい．このように「治癒」したり「病状安定」となった歯周組織を維持するための治療を，広い意味で「メインテナンス治療」と呼ぶ．すなわち「メインテナンス」の状態で必要になった治療と「サポーティブペリオドンタルセラピー」として必要な治療は，歯周治療の重要な一部であり，両者を併せて「メインテナンス治療」と呼ぶ．

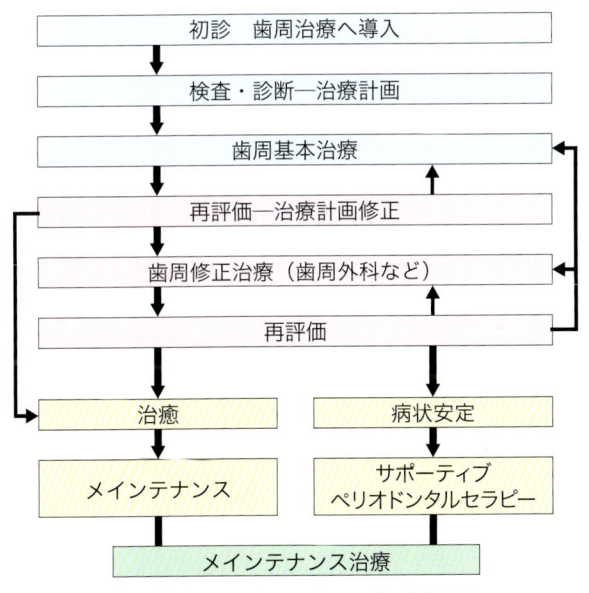

図10-3 歯周治療―メインテナンス治療の流れ

4 メインテナンスとSPTを行う際の重要事項

メインテナンスとSPTを成功させるには，次の事項に注意する必要がある．

(1) メインテナンスとSPTの重要性を認識させる

術者はメインテナンスとSPTの重要性を十分に認識し，治療中に患者教育を十分行って，患者にその重要性を強く認識させる．

(2) 患者に適したメインテナンスとSPTの自己管理法を指導する

患者の日常生活と口腔内の状態を把握し，どのようなメインテナンスとSPTの自己管理法が最適かを判定し，指導する．なお，リコール時に指導効果を再評価し，その後の指導内容を変更することが大切である．

(3) 患者に適したリコールシステムを確立する

患者の病状や治療内容に応じてリコールの時期を決定し，来院させて検査と必要に応じたメインテナンス治療を行う．患者がリコールに応じて来院し，メインテナンス治療が終了した時に，次回来院の日時と時間を約束する．リコールの間隔が長いと明確な日時を約束できない場合も多いので，リコール患者台帳を作り，リコール時期が近づいたら患者へ連絡（電話やハガキ）する．患者は仕事や生活に忙しいと，リコール来院時期を忘れてしまうことが多いが，歯科医院の側でリコール状態を管理していくシステムを確立すれば，メインテナンスとSPTを確実に行うことができる．

表10-1 歯周病患者の長期（20年以上）メインテナンス（1965～2001年，加藤熈）

患者	性	初診	年齢(初診～現在)	経過年数	残存歯数(初診時→最終時)	歯周病の程度	治療期～10年	11～20年	21年～30年	31年～	メインテナンスの間隔，中断の有無
1	男	1965	43～78	35	28→28	$P_2～P_3$	0	0	0	0	6か月から1年（他院で）
2	女	1968	58～79	21	27→25	$P_2～P_3$	0	0	1 ($\overline{7}$ P)	1 (死亡)(C)	3～6か月，中断（78歳）有
3	女	1968	35～67	32	27→24	$P_2～P_3$	1 ($\overline{7}$ E,P)	0	1 ($\overline{6}$ P)	1 ($\overline{6}$ P)	3～6か月，中断（4年間）有
4	女	1968	52～84	32	23→23	P_2	0	0	0	0	2～3か月
5	女	1969	55～85	30	26→24	$P_2～P_3$	0	0	1 ($\overline{7}$ P)	1 (死亡)($\overline{7}$ P)	1～5か月，冬期の中断有
6	女	1969	39～70	31	25→23	$P_2～P_3$	1	0	0	1 ($\overline{3}$ P,C) 0	1～5か月，冬期の中断有
7	男	1971	42～71	29	24→24	$P_2～P_3$	0	0	0	0	3～6か月，中断有
8	男	1971	33～62	29	20→18	$P_1～P_2$	0	0	0	2 ($\overline{2}$ C,$\overline{3}$ 破)	3～6か月，長期中断有
9	男	1971	47～75	28	26→25	$P_2～P_3$	0	0	0	1 ($\overline{7}$ P)	3～6か月，定期来院
10	男	1972	42～69	27	30→27	$P_2～P_3$	1	0	1 ($\overline{6}$ P)	1 ($\overline{5}$ P)	3か月，中断（家族病気）有
11	女	1973	38～65	27	24→24	P_2	0	0	0	0	6か月～1年
12	男	1973	40～67	27	28→27	$P_2～P_3$	0	0	0	1 (C)	3か月～1年，中断後再治療
13	男	1974	44～70	26	21→20	$P_2～P_3$	0	0	1 (P)	0	6か月
14	男	1975	42～66	25	25→21	$P_2～P_3$	0	0	1 (破)	3 (P, 破)	1～3か月
15	女	1976	47～71	20	16→14	$P_2～P_3$	0	0	1 ($\overline{1}$ 歯列不正)	1 ($\overline{8}$ P)	2～6か月，長期中断後再治療
16	女	1980	43～63	24	27→27	$P_2～P_3$	0	0	0	0	3～6か月
平均		1970	44～72	28	25→23.4	$P_2～P_3$	0.2	0	0.4	0.8	

表10-2 長期メインテナンスの難易度

	メインテナンスしやすい症例と部位	メインテナンス時に問題が生じやすい症例と部位
全体的評価	○リコールシステムに沿って定期的来院（健康への意識が高い） ○口腔清掃に熱心で，テクニックも上達している ○ブラキシズム習癖がないか弱い ○全身性修飾因子がないか少ない ○再評価で治癒の状態（ポケットの残存ない）	○リコールシステムに応じず，問題が生じた時のみ来院 ○口腔清掃の熱意が低く，テクニックも不十分 ○ブラキシズム習癖が強い ○全身性修飾因子ある（全身性疾患，免疫力低下，喫煙など） ○病状安定の状態
局所的評価	◎歯周病が比較的軽度（歯周基本治療による改善が著しい） 　○長い上皮性付着（手術により再付着した部分）は少ない 　○2次性咬合性外傷（動揺歯）はない ◎局所性修飾因子が少ない，または改善している ○根分岐部病変が1度以内 　根面溝，亀裂がない ○下顎前歯部（清掃しやすく，咬合力が弱い） 　犬歯（歯根長く，清掃しやすい） ○生活歯	◎歯周病が中～重度（基本治療による改善に限界あり，種々の修正治療を行った） 　○長い上皮性付着，深いポケットの残存部がある 　○二次性咬合性外傷の危険あり ○局所性修飾因子が多い（歯列不正，口呼吸，補綴物など） ○根分岐部病変が2～3度 　根面に溝，亀裂がある ○第二大臼歯，第一大臼歯（清掃しにくい，咬合力が強く働く，根分岐部病変を伴いやすい） ○失活歯（根面齲蝕，歯根破折が生じやすい）

4・リコールシステムとPMTC，PTC

1 リコールシステム

　歯周基本治療から始まった一連の歯周治療が完了し，治療効果が上がって歯周組織の健康が回復した時点で歯周治療が終了したと考えるのは誤りで，得られた治療効果を維持するメインテナンス治療が必要である．すなわち，歯周外科や歯周補綴が完了したからといって治療が終了したわけではないので，決して患者さんに「治療が終了しました」といってはならない．「今日までの治療で治療の1つの段階は終了しましたが，決してすべてが終わったのではなく，これからメインテナンス，すなわち管理維持の処置がこれまでの治療の続きとしてきわめて大切です」と説明し，リコールシステムを行っていることを話し，定期的にリコールに応じて来院することを約束してもらう．

1）リコールの時期と間隔

　リコールの時期と間隔は，患者の歯周病の進行度や治療内容によって異なるが，標準は3か月に1度の来院である．重症だった患者や多数歯にわたる固定装置や補綴物を装着した患者は，「治癒」と判定しても最初1か月ごとに来院させ，経過を見て3か月にするのが理想である．歯周病が比較的軽度で，口腔清掃も良く予後が良いと思われる患者は6か月，さらには1年間隔でもよい．しかし，口腔清掃の難しい患者は，6か月以上間隔をおくと病変が再発したり進行する危険性が高くなる．
　「病状安定」の患者は，最初1か月ごとに来院させ，経過良好で口腔清掃も良好であれば2～3か月ごとに来院させて「SPT」を行う．

2）リコール来院時の検査と治療の基本

　リコール来院時にはまず検査を行い，その結果に応じて必要な治療を行う．検査内容は再評価時の検査とほぼ同じで，口腔清掃状態，歯肉の炎症，歯周ポケットの深さ，咬合性外傷（歯の動揺の増加や早期接触）が主である．<u>検査には，初診時，再評価時，前回のリコール時の検査結果を参考にして，以前に問題があった所を重点的に行う</u>．すなわち，治療の必要性と内容は，前回までの検査結果と今回の検査結果，および前回までの治療内容を資料として検討し決定する．なお，治療の中で口腔清掃の再指導はとくに重要で，欠かすことはできない．

2 リコール時の検査内容

1）患者面談

　患者がリコール来院したら，まずリコールシステムに応じて来院してくれたことに感謝の意を表し，次に来院までの期間に全身および口腔内に何かトラブルが生じたかどうか，痛みや不快感はどうであったかを問診する．さらに，ブラッシングが十分行えたかどうかを聞く．患者は自分なりに評価して答えてくれるので，後の検査の参考にする．トラブルが生じたとのことであれば，とくにその部位の検査に注意を払う．

2）口腔清掃状態と歯肉の炎症の検査

　口腔内の検査として，まず口腔清掃状態を調べ，同時に歯肉の炎症状態をチェックする．
　口腔清掃状態は，プラークを染め出してプラークチャートを記録することにより評価できるが，染め出しを行うと歯肉も染まってしまって，歯肉の色の変化，炎症状態がわからなくなる．プラークの付着と歯肉の炎症とは密接な関係にあるので，染めずにプラークと歯石の沈着を調べて口腔清掃状態の良・不良をチェックし，同時に歯肉の炎症（発赤や腫脹）を調べる．
　ブラッシングを日常あまり行っていなくても，来院直前にブラッシングを行うことによりプラークの付着量は少なくなるが，歯肉の状態は日常の清掃状態（プラーク付着）に反応しており，ブラッシングを日常十分行っているかどうかを判定する大切な資料となる．すなわち，<u>歯肉に炎症のある部分は，炎症を引き起こす何らかの原因があるのであるから，口腔内を染め出す前によく調べ，患者にも鏡を使ってよく見せて十分認識させる必要がある</u>．これは口腔清掃指導のモチベーション（動機づけ）として，きわめて大切である．
　さらに，ポケットの検査もプラークを染め出す前に行った方がよい．染め出しは，一応の口腔内検査が終了し口腔清掃の再指導を行う時に，指導へ連続するものとして行う方がよい．

3）歯周ポケットとプロービング時の出血の検査

歯周ポケットの検査はきわめて大切であり，外観上は歯肉に炎症がなくても，歯周ポケットが深く，内部で破壊が進んでいる場合がある．前回の測定時から時間が経過していない場合は以前に問題があった部位を調べるだけでもよいが，6か月以上経過している場合は残存する全部の歯を調べ，以前のデータと比較する．

さらに，ポケット測定時に出血するかどうかもチェックする（bleeding on probing）．出血する場合は，ポケットが浅くてもポケット壁に強い炎症が存在し，病変が進行する危険な状態にあると判定する．

4）咬合性外傷と歯の動揺度の検査

咬合はメインテナンス中に咬耗の進行や歯の移動などによりわずかずつ変化し，新たな早期接触が生じている場合がある．したがって，リコール時には必ず咬合検査を行い，新たな早期接触を見つけ出し，咬合調整などの治療を行う．歯の動揺，ブラキシズムの症状の検査も，咬合性外傷の有無を調べる上で有効である．

5）エックス線写真検査

エックス線写真による検査もきわめて有効であるが，被曝量が増加するので必要最小限に留める．問題のある部位を中心に最も多くて1年，通常2～5年ごとの撮影であろう．

6）齲蝕，その他の検査

歯根面，歯頸部の齲蝕の発生を調べる．歯周病患者は歯肉退縮により根面が露出していることが多く，とくに根分岐部病変部では齲蝕が発生しやすい．さらに，歯冠修復物や補綴物，とくに永久固定装置が装着されている場合は，辺縁部齲蝕の発生，セメントの溶解を調べる．象牙質齲蝕は進行が速いので，十分注意する必要がある．

3 リコール時の治療の実際

検査結果をもとに，必要な治療を決定する．ただし，口腔清掃の再指導は必ず行うようにする．なお，スケーリング・ルートプレーニングおよびキュレッタージは，歯周ポケットが浅く歯肉に炎症がほとんどないのに不必要に強く繰り返し行うと，かえってアタッチメントロスや知覚過敏症，歯質の摩耗を誘発する危険性がある．

1）口腔清掃再指導

すでに述べたように最も大切な処置であり，時間の経過とともに低下した口腔清掃への熱意を再び高め，強化することが目的である．プラークコントロールのレベルは，歯周治療が一応終了した時には，治療中の「繰り返し指導」によりかなり高くなっているが，治療が終了したと伝えて歯科医や歯科衛生士の手元から離れると，必ず低下してしまう．したがって，リコール時に再指導を行って，プラークコントロールのレベルをもう一度高めて維持を図る．指導のポイントは，すでに述べたように，鏡を使ったモチベーション，磨き残している部位をよく見せて適切な磨き方を指導する．その後によく練習させることである（p.114～127参照）．

2）スケーリング，ルートプレーニング

歯肉縁上歯石および縁下歯石が発見されたならば，スケーリングとルートプレーニングを行う．新しく4mm以上の深い病的ポケットが見つかった場合は，その部分の歯根面が汚染したり歯石が再付着している場合が多く，これらを取り除く処置が必要となる．

しかし，以前からポケットは深いが病状安定と診断し歯肉のポケット内露出根面への付着が困難と判定している部位は，軽くスケーリングし付着したプラークや歯石を除去する程度にし，根面を削るような強いルートプレーニングは避ける．

さらに，歯肉縁上に露出した歯根面は，歯肉と接触しないので歯石のみ軽く除去するスケーリングにとどめた方がよい．齲蝕や知覚過敏の発生を防ぐため，歯根のセメント質や象牙質を削り取るようなスケーリング，ルートプレーニング操作は行わない．

なお，北大で開発した超音波スケーラーのポケット探針型チップと根分岐部用チップは，浅いポケットはむろん，深いポケットも無麻酔下で処置ができ，しかも歯根面の汚染状態により使用条件を変えることにより適切なスケーリング，ルートプレーニングが行え，サポーティブ治療およびメインテナンス処置に有効である（p.140～141参照，なお，現在はこれらに類似したチップが市販されている）．

3）咬合調整，咬合性外傷に対する治療

咬合検査で早期接触による咬合性外傷が確認されたら，咬合調整を行って治療する．歯の動揺が高度で二次性外傷が生じていると判定された場合は，暫間固定，必要であれば永久固定を行う．なお，ブラキシズムなど悪習癖や補綴物の状態もチェックし，自己暗示療法などによる悪習癖の改善，ナイトガードや義歯の調整を行う．

4）知覚過敏症，歯頸部齲蝕の治療

清掃不良（とくに歯頸部），咬耗，齲蝕発生などが原因で，知覚過敏症が再発あるいは新たに生じることがある．齲蝕のない場合はまず知覚過敏部の清掃（ブラッシング）を徹底させ，次にフッ素液（2～4％）の塗布などにより象牙細管の石灰化を進める処置を行う．なお知覚過敏症は咬合性外傷によっても生じるので，これらにも注意する．

歯頸部根面齲蝕が認められた場合は，早期に象牙質と接着性の高い充填材，フッ素徐放性修復材などを用いて治療する．

5）歯周外科治療

リコール来院時の検査で，歯周外科治療が必要と判定される場合もある．

歯周外科の適応基準をもとに決めるが，ポケットが深い（6mm以上）場合，とくに垂直性骨吸収を合併している場合などである．すでに一度歯周外科を行っている場合は，再び深いポケットが形成された原因を考えての対処が必要であり，手術の方法・根面処置法・術後の管理などに注意が必要である．なお，長い上皮性付着で治癒した部位は，炎症や外傷が合併すると再びポケットを形成しやすいので，十分な術後管理が必要である．

4 PMTC（プロフェショナル メカニカル トゥース クリーニング，機械的歯面清掃）

1）PMTCとは

PMTC (professional mechanical tooth cleaning) は，スウェーデンのAxelssonにより1992年に日本に紹介された治療法で，歯周病と齲蝕の予防を目的として，専門的に教育・訓練された歯科衛生士，歯科医師が歯科用機械的清掃器具とフッ化物含有ペーストを用いて，すべての歯の歯肉縁上と歯肉縁下1～3mmのプラークを機械的に除去する処置である．

原則として，スケーリングとルートプレーニングは含まない．機械的清掃器具として，プロフィーハンドピース（往復運動するハンドピース）にエバーチップを付け，フッ化物入りペーストを用いる．

PMTCは本来は歯周組織の健康を回復した人のメインテナンス，歯周病に罹患していない人の予防処置として行われる．我が国では「機械的歯面清掃」と訳され，歯周病の予防および治療として行われている．

2）PMTCの意義と効果

歯周病は，プラーク細菌が原因となって発生したり再発する．したがって，これらを防ぐにはプラーク細菌を除去することが重要である．しかし，プラーク細菌は種々の細菌からなり粘着性の高い物質を作り，歯の表面に強く付着して成熟し簡単には取り除きにくくなる．

種々の細菌が個体の表面に付着し，集団となって共同体を形成している状態をバイオフィルムという．デンタルプラークは細菌が作り出す多糖体に囲まれ，このバイオフィルムといわれる状態となっている．すなわち，プラークは時間の経過とともに歯面に強く付着しバイオフィルムとなり，ブラッシングのみでは取り除きにくくなる．

バイオフィルム内の細菌は活性が低下しており，直接的な害は少ない．しかし，その表面に新しく細菌が付着して増殖しやすく，この細菌が歯肉の炎症を誘発する．さらに，生体の抵抗力が低下した場合には，バイオフィルム内部の細菌が飛び出してきて浮遊細菌となり，有害な菌として働くようになる．バイオフィルムは歯ブラシがよく当たる所には形成されないが，毛先が当たらない所，当たりにくい所に形成され，その部分に歯周病を引き起こす．

PMTCによりこれら歯の表面に強く付着したバイオフィルムを取り除くことは，歯周病の発生と再発を予防する上で大きな効果がある．しかし，患者さんの口腔清掃法が悪いとすぐにプラークが付着しバイオフィルムが形成されてしまうので，正しい口腔清掃法すなわち患者自身による予防法の教育を徹底することがきわめて重要である．

3）PTC（プロフェショナル トゥース クリーニング）とは

PMTCに類似した用語としてPTC (professional tooth cleaning) がある．これは歯周病の予防とメインテナンスの目的で，歯科医師や歯科衛生士など専門教育を受けた者が歯面の沈着物の除去，すなわちプラークと歯石の除去（スケーリング，ルートプレーニング），色素沈着の除去（歯面研磨）を行うことをいう．

参考図書・参考文献

歯周病学の分野では，これまで多くの参考にすべき貴重な書籍と論文が発表されている．しかし，本書ですべて網羅するのは不可能であり，比較的新しい代表的なもののみ記載する（一部古典的なものを含む）．

I 歯周病（全体）の教科書，参考図書

1) 加藤熙 他訳：ランフォード&アッシュ 歯周病の基礎と臨床．医歯薬出版，東京，1984．
2) 石川純 編：歯周治療学 第2版．医歯薬出版，東京，1992．
3) 加藤熙：最新歯周病学．医歯薬出版，東京，1994．
4) 日本歯科医師会 編：歯周病の診断と治療のガイドライン．日本歯科医師会，東京，1996．
5) 長谷川紘司 他編：カラーアトラス歯周病の臨床 第3版．医歯薬出版，東京，1998．
6) 岡本浩 監訳：Lindhe 臨床歯周病学とインプラント 第4版．クインテッセンス出版，東京，2005．
7) 岡田宏 他監：歯周病 新しい治療を求めて．先端医療研究所，東京，2000．
8) 日本歯周病学会 編：歯周病専門用語集．医歯薬出版，東京，2007．
9) 吉江弘正 他編：臨床歯周病学．医歯薬出版，東京，2007．
10) 加藤熙 他監訳：ラタイチャークカラーアトラス歯周病学 第3版．永末書店，京都，2008．
11) 和泉雄一 他編：ザ・ペリオドントロジー．永末書店，京都，2009．
12) 池田雅彦：治りやすい歯周病と治りにくい歯周病．ヒョーロン，東京，2011．
13) 川崎仁：川崎仁の歯周治療―長期経過症例からみた治療成功の要点．ヒョーロン，東京，2012．

参考にした教科書（海外）

1) Glickman I：Clinical Periodontology. 4th ed. W.B. Saunders Co., Philadelphia, 1972.
2) Goldman HM and Cohen DW：Periodontal Therapy. 6th ed. Mosby, St.Louis, 1980.
3) Carranza FA, Newman MG：Clinical Periodontology. 8th ed. Saunders Co., Philadelphia, 1996.
4) Lindhe J, Karring T, Lang NP：Clinical Periodontology and Implant Dentistry. 4th ed. Munksgaard, Copenhagen, 2003.

雑誌

1) 日本歯周病学会会誌
2) 日本臨床歯周病学会会誌
3) 日本歯科保存学会誌
4) Journal of Periodontology
5) Journal of Clinical Periodontology
6) Journal of Periodontal Research

II 各章の参考書と文献

1章

参考書

1) 平井五郎 他訳：Ten Cate 口腔組織学．医歯薬出版，東京，1982．
2) 多田富雄 他訳：免疫学イラストレイテッド．南江堂，東京，1987．
3) 下野正基 他訳：Schroeder 歯周組織．医歯薬出版，東京，1989．
4) 柴木忠：遺伝子工学．講談社，東京，1994．
5) 宮園浩平 編：細胞増殖因子の作用と疾患．羊土社，東京，1998．
6) ライオン歯科衛生研究所 編：歯周病と全身の健康を考える．医歯薬出版，東京，2004．
7) 日本歯周病学会，村上伸也 他編：糖尿病患者に対する歯周治療ガイドライン．医歯薬出版，東京，2008．
8) 米国歯周病学会 編，石川烈 監訳：AAP 歯周疾患の最新分類．クインテッセンス出版，東京，2001．
9) 厚生労働省健医政策局歯科保健課：平成17年歯科疾患実態調査．東京，2005．

文献

1) Listgarten MA：Electron microscopic study of the gingivo-dental junction of man. *Am J Anat*, 119：147～178, 1966.
2) Löe H, Theilade E et al：Experimental gingivitis in man. J Periodont, 36：177～187, 1965.
3) Page R et al：Rapidly progressive periodontitis. A distinct clinical condition. *J Periodont*, 54：197, 1983.
4) 加藤熙, 鈴木文雄, 鈴木康司：局所的刺激による歯肉炎の発生とその治癒に関する研究―歯肉炎発生後の経時的変化について．日歯周誌, 15：227～237, 1973.
5) Saglie FR et al：The presence of bacteria within the oral epithelium in periodontal disease. (I) a scanning and transmission electron microscopic study. *J Periodont*, 56：618～624, 1985.
6) 渡辺幹一：*Porphyromonas gingivalis* 主要外膜蛋白質(75-kDa 蛋白質)の分子遺伝学的および免疫学的解析．日歯周誌, 36：341～356, 1994.
7) Takahashi Y et al：Detection of fimbrilin gene (*fim A*) in *Porphyromonas Gingivalis* by Southern blot analysis. J Periodont Res, 27：553～647, 1992.
8) Glickmann I, Smulow JB：Alterations in the pathway of gingival inflammation into the underlying tissues induced by excessive occlusal forces. *J Periodont*, 33：7, 1962.
9) 本間博：実験的咬合性外傷のサル歯周組織に及ぼす影響に関する研究．日歯周誌, 19：289～303, 1977.

10) Waerhaug J : The infrabony pocket and its relationship to trauma from occlusion and subgingival plaque. *J Periodont*, 50 : 355, 1979.
11) Ericsson I, Lindhe J : Effect of longstanding jiggling force on experimental marginal periodontitis in the beagle dog. *J Clin Periodontol*, 9 : 497, 1982.
12) Polson AM et al : Effect of periodontal trauma upon infrabony pockets. *J Periodont*, 54 : 586, 1983.
13) 浅野元広：実験的咬合性外傷と歯周炎の合併によるサル歯周組織の変化．日歯周誌，33：122，1991．
14) 岡秀彌：実験的歯周炎進行にともなうサル歯周組織の臨床所見とポケット内細菌の変化．日歯周誌，36：79～92，1994．
15) 畢良佳，加藤熈：歯周組織の炎症と外傷が合併した時のサル歯周組織の変化．日歯周誌，38：385～399，1996．
16) 薮田英司 他：サルの垂直性骨欠損を伴う人工的歯周炎に咬合性外傷と歯肉の炎症が与える影響．日歯周誌，42：282～297，2000．
17) 米山武義 他：要介護高齢者に対する口腔衛生の予防効果に関する研究．日歯医学会誌，20：58～68，2001．
18) Michalowics BS et al : Evidence of a substantial genetic basis for risk of adult periodontitis. *J Periodontol*, 71(11) : 1699～1707, 2000.
19) Ainamo J et al : Development of the World Health Organization(WHO)community periodontal index of treatment need(CPITN). *Int Dent J*, 32 : 281～291, 1982.

2章
参考書
1) 加藤熈，鈴木文雄 他編：歯周病を見る－検査・診断・治療のポイント．歯界展望別冊，医歯薬出版，東京，1996．
2) 日本歯周病学会 編：歯周病の診断と治療の指針．医歯薬出版，東京，2007．

文献
1) 加藤熈，鈴木文雄：歯周病の予防と治療の基本，歯周治療への患者の導入，歯周病の診査・診断．今日の歯周治療．日歯医師会誌，47：53～96，1995．
2) Listgarten MA et al : Periodontal probing and the relationship of the probe tip to periodontal tissues. *J Periodont*, 47 : 511～513, 1976.
3) O'Leary TJ et al : The plaque control record. *J Periodont*, 43 : 39, 1972.
4) Lindhe J, Ericsson I : The influence of trauma from occlusion on reduced but healthy periodontal tissues in dogs. *J Clin Periodontol*, 3 : 110, 1976.
5) 川崎仁：口内法による個体X線規格撮影とその歯周疾患治療への応用．口病誌，34：164，1967．
6) 加藤熈：正常および病的な歯周組織の共振振動数の測定．口病誌，35：58～81，1968．
7) 加藤熈：歯の動揺度（上，中，下）．歯界展望，48：529，679，691，1976．
8) 石田哲彦，加藤熈：歯の動揺度に関する研究（2）自動荷重・自動記録式の静的動揺度測定装置について．日歯周誌，22：4，1980．
9) 加藤熈，綱川健一：歯の動揺度を考える，生理的動揺度と病的動揺度．歯界展望，61：1147，1983．
10) 鈴木文雄：口呼吸の診断に関する研究．口病誌，35：1，1968．
11) 百海均 他：歯周疾患に対する口呼吸の影響－3次元模型を用いての口蓋粘膜部の脱水・乾燥について．日歯周誌，29：853～859，1987．
12) 前沢和宏 他：根分岐部病変の診査に関する研究，第1～3報．日歯周誌，26：110，1984，29：880～893，1987．
13) 林和彦 他：Clenchingに関する臨床的研究－頬圧の測定と頬粘膜の歯列圧痕．日歯周誌，20：175～182，1978．
14) 高松隆常，加藤熈 他：早期接触の研究－咀嚼筋活動・初発咬合接触・顎運動の同時記録法と特徴について．日歯周誌，29：622～626，1987．
15) 戸田郁夫，加藤熈 他：Bruxismの実態の解明と客観的診断法の研究－第1報 睡眠中の筋活動などを自宅記録するシステムの開発．日歯周誌，31：1146～1152，1989．
16) 高橋幸裕：歯周病診断における細菌学的検査の現状．歯科臨床研究，4：98～100，2007．

3章
参考書
1) 加藤熈 他：歯科衛生士教本 歯周療法．医歯薬出版，東京，1984．
2) 加藤熈 他：新歯科衛生士教本 歯周治療学．医歯薬出版，東京，1994．

文献
1) 小森英世 他：サルの歯肉炎に対するブラッシングの効果について－歯肉マッサージとプラーク除去の比較．日歯周誌，20：246～259，1978．
2) 内山純一：サルの実験的歯肉炎に対するブラッシング効果の臨床的病理組織学的分析．日歯周誌，23：249～272，1981．
3) 佐々木勉，加藤熈 他：精神薄弱成人の歯周疾患とその対策（3）1年間のブラッシング指導とスケーリングによる臨床的変化について．日歯周誌，25：225～233，1982．
4) 塚本晃也，川浪雅光 他：歯肉縁下プラークの形成に関する研究．日歯周誌，30：172～181，1988．
5) Aleo JJ et al : The presence and biologic activity of cementum-bound endotoxin. *J Periodont*, 45 : 672, 1974.
6) Jones WA, O'Leary TJ : The effectiveness of in vivo root planing in removing bacterial endotoxin from the roots of periodontally involved teeth. *J Periodont*, 49 : 337～342, 1978.
7) Nakib N et al : Endotoxin penetration into root cementum of periodontally healthy and diseased human teeth. *J Periodont*, 53 : 368, 1982.
8) 藤井健男 他：歯周疾患罹患根面の結合組織性付着に関する研究．日歯周誌，31：176～183，1989．
9) 佃宣和：歯周疾患罹患セメント質に対する治療法の研究．I．ヒト歯肉由来線維芽細胞の付着・増殖による評価．日歯周誌，33：90～100，1991．
10) 藤保芳博：歯周治療により露出した歯根象牙質の変化と細菌付着による実験的研究．日歯周誌，34：378～394，1992．
11) 根岸淳 他：口腔内露出歯根象牙質に対する歯周治療法の研究．II．日歯周誌，34：780～788，1992．
12) 菅谷勉：ポケット探針型超音波スケーラーチップの使用条件が歯根表面の形態・性状に与える影響．日歯周誌，35：577～586，1993．
13) 川崎仁，加藤熈：我が国におけるキュレットスケーラー

の開発と変遷 日本人に適したキュレットKKタイプの開発と使用法. 日本歯科評論, 70：127〜136, 2010.
14) 加藤熈 他：スケーリング, ルートプレーニング後に生じる知覚過敏の予防と治療. 歯界展望, 65：759, 1985.
15) 田中佐織, 加藤熈：露出根面象牙質の耐酸性に及ぼすNd：YAGレーザー照射とフッ素塗布の影響. 日歯保存誌, 42：1004〜1014, 1999.
16) 中塚愛, 菅谷勉 他：エアーソルフィーのチップ形状と操作条件が根面粗さと歯石除去効率に及ぼす影響. 日歯保存誌, 52：460〜468, 2009.

4章
参考書
1) 鴨井久一 監訳：コーエンの審美再建歯周外科カラーアトラス 第3版. 西村書店, 東京, 2009.
2) 日本歯周病学会編：歯周病患者における再生治療のガイドライン. 医歯薬出版, 東京, 2013.

文献
1) Ramfjörd SP et al：Results following three modalities of periodontal therapy. J Periodont, 46：522, 1975.
2) Yukna R：A clinical and histologic study of healing following the excisional new attachment procedure in rhesus monkeys. J Periodont, 47：701, 1976.
3) Melcher AH：On the repair potential of periodontal tissues. J Periodont, 47：256, 1976.
4) Nyman S et al：The regenerative potential of the periodontal ligament. An experimental study in monkey. J Clin Periodontol, 9：257, 1982.
5) Gottlow J, Nyman S, Karring T et al：New attachment formation in the human periodontium by guided tissue regeneration. Casereports. J Clin Periodontol, 13：604〜616, 1986.
6) American Academy of Periodontology：Glossary of periodontic terms. J Periodont, 57(suppl), Chicago, 1986.
7) 菅野寿一：再付着における歯根膜の役割に関する病理組織学的研究. 日歯周誌, 25：273〜299, 1983.
8) 本郷興人 他：歯肉剥離掻爬術後の付着様式におよぼす歯根表面粗さの影響. 日歯周誌, 29：1058〜1083, 1987.
9) 熱田勤, 加藤熈 他：新しいコラーゲン線維膜のGTR法への応用に関する研究. 日歯周誌, 33：864〜885, 1991.
10) 向中野浩：顆粒状結晶化ガラスの歯周治療への応用—コラーゲン線維膜を用いたGTR法との併用効果. 日歯周誌, 35：320, 1993.
11) 松本敦至 他：Bone morphogenetic protein 配合のコラーゲン線維膜による骨誘導に関する病理組織学的研究. 第2報. 成体ラットの口蓋部および歯槽骨骨欠損部における観察. 日歯周誌, 36：149〜161, 1994.
12) 伊藤豊, 加藤熈 他：歯周治療への Bone morphogenetic protein（BMP）の応用に関する研究—リコンビナント BMP 配合コラーゲン膜による骨形成の観察. 日歯周誌, 36：56〜66, 1994.
13) 斉藤彰, 加藤熈 他：Bone morphogentic protein（BMP）による水平性骨欠損部の再生療法の研究. 日歯周誌, 36：810〜822, 1994.
14) 佐々木勝彰, 加藤熈 他：Bone morphogentic protein（BMP）による歯周組織の再生療法に関する研究—サル根分岐部骨欠損部にコラーゲン膜をすぺーサーとして用いる方法. 日歯周誌, 38：428〜446, 1996.
15) 加藤熈：骨形成たんぱく質（BMP）を用いた歯周組織再生療法. 日歯周誌, 45：9〜21, 2003.
16) Lang NP, Löe H：The relationship between the width of keratinized gingiva and gingival health. J Periodont, 43：623, 1972.
17) 加藤熈：歯周疾患治療と各種小帯. 日歯医師会誌, 32：2〜13, 1979.
18) 加藤熈 他：生体接着剤を使用した遊離歯肉移植術. 日歯周誌, 22：101〜106, 1980.
19) Wennström J, Lindhe J, Nyman S：Role of keratinized gingiva for gingival health. J Clin Periodontol, 8：311, 1981.
20) 加藤熈 他：歯周疾患治療における遊離歯肉移植術—生体接着剤の応用について（上）（下）. 歯界展望, 57：885〜896, 1233〜1244, 1981.

5章
参考書
1) Geiger 他（加藤熈 訳）：一般臨床における Minor Tooth Movement. 医歯薬出版, 東京, 1977.
2) Ramfjörd SP, Ash MM：Occlusion. 3rd ed., WB Saunders Co., Philadelphia, 1983.
3) 加藤熈 他：歯周治療における咬合・矯正・補綴治療. 医歯薬出版, 東京, 1988.
4) 加藤熈：歯周病患者の局所矯正治療. 医歯薬出版, 東京, 2007.

文献
1) 加藤熈：咬合性外傷とその処置—咬合調整—ペリオドンティックスの臨床. 歯界展望別冊, 1977, 201〜224.
2) 加藤熈：歯周疾患の固定法—固定の予後を良くするには—（1）（2）. 日本歯科評論, 416：73, 417：40, 1977.
3) Ingber JS et al：The"biologic width"—A concept in periodontics and restrative dentistry. Alpha Omegan, Scientific Issue, Dec：62〜66, 1977.
4) Gargiulo A et al：Dimensions and relations of the dentogingival junction. J Periodont, 32：261, 1961.
5) 加藤熈 他：歯周治療の立場から歯冠修復処置を考える. 補綴臨床, 20：21〜35, 1987.
6) 加藤義弘 他：睡眠中の Bruxism の研究—睡眠中の顎運動記録装置の開発と Bruxism 自覚者と無自覚者の比較検討. 日歯周誌, 34：378〜394, 1992.
7) 王佳敏 他：歯周病患者に矯正力を加えた場合の歯周組織変化. 日歯保存誌, 43：1228〜1238, 2000.
8) 坂上竜資, 加藤熈 他：ブラキシズム自動解析システムの開発. 日歯保存誌, 45：349〜355, 2002.
9) 堀井毅史 他：携帯式ブラキシズム診断記録装置の開発と夜間ブラキシズム診断への応用. 日歯保存誌, 45：1049〜1056, 2002.

6章
参考書
1) Weine FS：Endodontic Therapy. 5th ed. Mosby, St. Louis, 1996.
2) 加藤熈 編著：歯学生のための歯内療法学. 医歯薬出版, 東京, 2000.
3) 日本歯周病学会 編：歯周病患者における抗菌療法の指針. 医歯薬出版, 東京, 2010.

文献

1) Langer B et al: An evaluation of root resections. *J Periodontol*, 52: 719〜722, 1981.
2) Tarnow D, Fletcher P: Short communication: Classification of the vertical component of furcation involvement. *J Periodont*, 55: 283, 1984.
3) Ponteriero R et al: Guided tissue regeneration in the treatment of furcation defects in men. *J Clin Periodontol*, 14: 618〜620, 1987.
4) 松原重俊 他: 歯周治療における Minor Tooth Movement—根分岐部病変罹患歯の分割歯の歯体移動. 日歯周誌, 30: 272〜278, 1988.
5) Kato H: Pros and cons of root resection in periodontal practice. Recent advances in clinical periodontology. *Excerpta Medica*, 790: 35〜42, 1988.
6) 加藤熈 他: 根分岐部病変の治療としてのルート・リセクション 1〜4. 歯界展望, 73: 145〜152, 407〜414, 625〜638, 823〜832, 1989.
7) 大森弘雄 他: 大臼歯の根分岐部病変に及ぼすブラキシズムの影響に関する臨床的研究. 日歯周誌, 39: 456〜442, 1997.
8) 加藤熈: 歯内療法との関連. 歯界展望別冊, ペリオドンティックスの臨床. 1977, 334〜341.
9) 日本歯科医師会 編: 歯周疾患に対する薬物療法. 日歯医師会誌, 45: 399〜465, 1992.
10) 藤井健男 他: 歯周病における抗菌薬治療の実際. 歯科臨床研究, 5: 54〜65, 2008.

7章
文献

1) 石川純: ジフェニルヒダントイン歯肉増殖症の研究（その1）テンカン患者におけるジフェニルヒダントイン歯肉増殖症の臨床的研究. 日保歯誌, 2: 147〜168, 1959.
2) 永田俊彦 他: ニフェジピン服用患者の歯肉所見. 日歯周誌, 27: 224〜233, 1985.
3) Manson JD et al: Clinical feature of juvenile periodontitis (periotontosis). *J Periodont*, 45: 636, 1974.
4) 内山純一 他: 高校生における若年性歯周炎の疫学的調査, 第3次検診の結果. 日歯周誌, 25: 898〜907, 1983.
5) Saxen L: Juvenile periodontitis. *J Clin Periodontol*, 7: 1, 1980.
6) 石川純 他: Papillon Lefèvre 症候群, 2歳11カ月の男児にみられた掌蹠角化症を伴う高度の歯周疾患について. 日保歯誌, 13: 218〜226, 1971.
7) 石川純 他: 9歳の少女にみられた掌蹠角化症を伴う歯槽膿漏症の1例. 日歯槽膿漏誌, 6: 16, 1964.
8) 加藤熈 他: 糖尿病と歯周病. Diabetes Journal, 17: 31〜34, 1989.
9) Mashimo PA et al: The periodontal micro flora of juvenile diabetes. *J Periodont*, 54: 420, 1983.
10) 加藤熈: 精神薄弱成人の歯周疾患とその対策. 日歯周誌, 23: 378〜386, 1981.
11) 西尾信之, 加藤熈 他: 精神薄弱成人の歯周疾患とその対策—3年間のブラッシング指導とスケーリングの効果について—. 東日本歯学誌, 2: 35〜44, 1983.

8章
参考書

1) 菅谷勉, 海老原新, 二階堂徹: いざという時使いたいサイエンス＆テクニック 垂直歯根破折歯を救え！クインテッセンス出版, 東京, 2013.

文献

1) 真坂信夫: 垂直破折歯の接着保存—接着修復保存症例の長期臨床経過. 接着歯学, 13: 156〜170, 1995.
2) 野口裕史, 菅谷勉, 加藤熈: 縦破折した歯根の接着による治療法. 第1報 培養歯根膜細胞を用いた接着性レジンセメントの毒性の検討. 日歯保存誌, 40: 1445〜1452, 1997.
3) 野口裕史, 菅谷勉, 加藤熈: 縦破折した歯根の接着による治療法. 第2報 接着性レジンセメントで接着・再植した場合の組織学的検討. 日歯保存誌, 40: 1453〜1460, 1997.
4) 木村喜芳, 菅谷勉, 加藤熈: 垂直歯根破折に伴う歯周組織破壊の病理組織学的研究. 日歯周誌, 42: 255〜266, 2000.
5) 富田真仁, 菅谷勉, 川浪雅光: 垂直破折歯根に口腔内接着法と口腔外接着再植報を行った場合の歯周組織の治癒. 日歯保存誌, 45: 787〜796, 2002.
6) 菅谷勉, 加藤熈: 垂直歯根破折による歯周組織破壊と治療法の基礎的研究. 歯科臨床研究, 1: 8〜17, 2004.
7) 菅谷勉, 加藤熈: 垂直破折歯根の接着治療法の病理組織学的研究と臨床成績. 歯科臨床研究, 1(2): 6〜15, 2004.
8) 菅谷勉, 加藤熈: 垂直破折歯根の接着治療法の成績と予後不良症例への対策法. 歯科臨床研究, 2(1): 32〜42, 2005.
9) 元木洋史, 菅谷勉, 川浪雅光: 垂直歯根破折の接着治療後に歯周組織に接するレジンの幅が上皮の根尖側移動に及ぼす影響. 日歯保存誌, 48: 733〜742, 2005.
10) 元木洋史, 菅谷勉, 川浪雅光: セメント質剥離破折による歯周組織破壊と破折面への細菌付着. 日歯保存誌, 52: 411〜418, 2009.

9章
参考書

1) 日本歯周病学会 編: 歯周病患者におけるインプラント治療の指針. 医歯薬出版, 東京, 2008.
2) 和泉雄一, 児玉利朗, 松井孝道 編著: インプラント歯周炎へのアプローチ. 永末書店, 京都, 2007.

文献

1) Brånemark PI, Adell R, Breine U et al: Intra-osseous anchorage of dental prostheses. I. Experimental studies. *Scand J Plast Reconstr Surg*, 3(2): 81〜100, 1969.
2) Esposito M, Grusovin MG, Willings M et al: The effectiveness of immediate, early, and conventional loading of dental implants: a Cochrane systematic review of randomized controlled clinical trials, *Int J Oral Maxillofac Implants*, 22(6): 893〜904, 2007.
3) Lindhe J, Meyle J: Peri-implant diseases: Consensus Report of the Sixth European Workshop on Periodontology. *J Clin Periodontol*, 35(8 Suppl): 282〜285, 2008.
4) Esposito M, Grusovin MG, Martinis E et al: Interventions for replacing missing teeth: 1- versus 2-stage implant placement. *Cochrane Database of Sys-*

5) Berglundh T, Lindhe J, Ericsson I et al : The soft tissue barrier at implants and teeth. *Clin Oral Implants Res*, 2(2) : 81〜90, 1991.
6) Ericsson I, Lindhe : Probing depth at implants and teeth. An experimental study in the dog. *J Clin Periodontol*, 20(9) : 623〜627, 1993.
7) Brisman DL : The effect of speed, pressure, and time on bone temperature during the drilling of implant sites. *Int J Oral Maxillofac Implants*, 11(1) : 35〜7, 1996.
8) Wennström JL, Bengazi F, Lekholm U : The influence of the masticatory mucosa on the peri-implant soft tissue condition. *Clin Oral Implants Res*, 5(1) : 1〜8, 1994.
9) Berglundh T, Lindhe J : Dimension of the periimplant mucosa. Biological width revisited. *J Clin Periodontol*, 23(10) : 971〜973, 1996.

10章
参考書
1) 加藤熈 他編：歯周病のメインテナンス治療．歯界展望別冊，医歯薬出版，東京，2000．
2) 鴨井久一 他編：プリベンティブペリオドントロジー．医歯薬出版，東京，2007．
3) 日本歯周病学会編：歯周治療の指針2015．医歯薬出版，東京，2016．

文献
1) Hirschfeld L, Wasserman B : A long-term survey of tooth loss in 600 treated periodontal patients. *J Periodont*, 49 : 225〜237, 1978.
2) Axelsson P, Lindhe J : The significance of maintenance care in the treatment of periodontal disease. *J Clin Periodontol*, 8 : 281〜294, 1981.
3) Ramfjörd SP : Maintenance care for treated periodontitis patients. *J Clin Periodontol*, 14 : 433〜437, 1987.
4) Lindhe J, Nyman S : The effect of plaque control and surgical pocket elimination on the establishment and maintenance of periodontal health. *J Clin Periodontol*, 2 : 67〜79, 1975.
5) Ramfjörd SP et al : Longitudinal study of periodontal therapy. *J Periodont*, 44 : 66〜77, 1973.
6) Ramfjörd SP et al : Maintenance care for periodontitis patients. *J Clin Periodontol*, 14 : 433〜437, 1987.
7) Renvert S, Persson GR : Supportive periodontal therapy. *Periodontol 2000*, 36 : 179, 2004.

索引

[数字]

1歯ごとの縦磨き法　117
1歯ずつの垂直法　117, 118, 119
1次性出血　206
2次性出血　206
8字縫合　158

[和文]

あ

アーカンソー・ストーン　138
アーチワイヤー　242
悪習癖　105
　　──の改善　143
　　──の検査　104
アクセスフラップ手術　178
アタッチメント　242
　　──ゲイン　88
　　──レベルの検査　85, 87
　　──ロス　21, 88
アメリカ歯周病学会の分類　14
アメロジェニン　190
誤った矯正治療による歯周炎　297
誤ったブラッシングによる歯肉の外傷　127
安静位　213
安静空隙　213
安定期　22

い

移植受給部　199
遺伝　65
遺伝子が関与するその他の疾患　292
遺伝子診断　65, 108
遺伝子多型の検査　108
遺伝子を用いる方法　96
遺伝的因子が関与する歯周炎　30, 291
遺伝性疾患に伴う歯周炎　65
遺伝性歯肉線維腫症　285
遺伝的素因　65
イニシャルプレパレーション　73
　　──の定義とその歴史　113
医療面接　82
インターロイキン　50
　　──の検査　108

インディアナ・ストーン　138
インプラント
　　──1回法　321
　　──1次手術　323
　　──2回法　321
　　──2次手術　324
　　──周囲炎　20, 320, 327
　　──周囲の付着角化粘膜　326
　　──治療　320
　　──治療における咬合　327
　　──治療における成功基準　320
　　──治療の順序　321
　　──治療の流れ　322
　　──と骨との界面　322
　　──と軟組織との界面　322
　　──の基本構造　320
　　──の審美性　327
　　──のメインテナンス　324

う

ウィドマン改良フラップ手術　176

え

エアスケーラー　141
永久固定　224, 226
　　──の効果　227
鋭匙型スケーラー　130
栄養　34
壊死性潰瘍性歯肉炎　20, 280, 295
壊死性潰瘍性歯周炎　20
エックス線写真による検査と記録　106
エックス線診断用プローブ　89, 272
エナメル真珠　256
エナメル突起　256
エナメルプロジェクション　256
エナメルボンディングレジン固定　225
エナメルマトリックスタンパク質　189
　　──を用いた手術　189
エムドゲイン®　190
エリスロシン　94
エレクトロサージェリー　169
嚥下運動　13
　　──と歯の接触　213

嚥下時の咬合接触　13
炎症性因子の検査　94
炎症性細胞　47
炎症性修飾因子　32
　　──の検査　96
炎症性反応　47
炎症と咬合性外傷の合併による歯周組織破壊　56
エンドトキシン　129

お

応急処置　78, 112
オーバーデンチャー　254
　　──の支台歯　254
オクルーザル・インジケーター・ワックス　216
オクルーザルスプリント　226
　　──検査法　231
　　──による治療　234
　　──を用いたブラキシズムの臨床的評価法　104
オッズ比　35
オッセオインテグレーション　320, 322, 328
オドントプラスティー　260
音波歯ブラシ　125

か

開始期歯肉炎　24
外傷性咬合　34, 53, 210
外傷性修飾因子　34
化学的プラークコントロール　126, 274
下顎の機能運動　212
下顎の限界運動　212
角化歯肉　193
　　──がきわめて狭い場合の歯肉弁根尖側移動術　203
　　──と非角化粘膜の形成原則　194
　　──の幅の臨床的意義　194
各種ブラッシングの方法　117
覚醒時ブラキシズム　231
確立期病変　25
カスピッド・プロテクテッド・オクルージョン　215
仮性ポケット　21
片刃式　130
活動性進行期　22
可撤式永久固定　229
可撤式矯正装置　240

可撤式欠損補綴　252
可撤式床固定装置　226
加藤式チャート　95
加藤の歯周病の分類　16, 17
鎌型スケーラー　130
顆粒球減少症　292
顆粒（細胞）層　3
川崎式チャート　95
患者の自己健康管理　333
冠状動脈心疾患　62
含嗽薬　274
カントゥア　248

き

機械的歯面清掃　341
喫煙　35, 65
基底細胞　4
基底（細胞）層　3
基底板　4, 12
キニン　50
機能運動　212
機能的動揺度検査法　92
基本治療で行う治療内容と順位の決定　78
逆行性歯髄炎　267, 268
急性壊死性潰瘍性歯肉炎　295
　　──の細菌　43
　　──の歴史　281
急性歯周膿瘍　112
急性歯肉炎　25, 295
急性歯肉膿瘍　112
急速進行性歯周炎　19, 30, 289
急速性歯周炎　19
急速破壊性歯周炎　285
球面形成　218
キュレッタージ　147, 160
　　──後の治癒形態と治療効果　163
キュレット型スケーラー　130
　　──の開発　132
　　──の使用法　132
狭間隙結合　4
矯正治療による歯周炎　297
頬舌側豊隆　248
局所修飾因子　32
局所消毒液　274
局所的に特殊な歯周炎　280
局所塗布軟膏　275

索引

〔き〕

局所薬物配送システム　276
虚血性心疾患　62
筋安定位　213
近心傾斜した大臼歯の歯軸の修正　244
金属アレルギーによる口内炎　282
筋電図検査　231
筋肉位　213

〔く〕

クエン酸などによる根面の脱灰処置　189
グラインディング　230
グラム陰性菌由来の内毒素　129
クリーピングアタッチメント　198
グループ・ファンクションド・オクルージョン　215
グループ誘導　214
グレーシータイプ　130
クレーン・カプラン　164
クレーン・カプランのピンセット　167
クレンチング　230
クロスアーチ　229
クロルヘキシジン　126, 274
鍬型スケーラー　132

〔け〕

経口抗菌療法　276
形質細胞　49
血液疾患が関与する歯周炎　292
血管透過性　47
結合線維性付着　11
結合組織移植術　201
結合組織性再付着　156
結合組織性付着　11, 155, 322
結晶化ガラス　182
結節縫合　158
原因因子の検査　104
限界運動　212
研究的動揺度測定法　93
犬歯誘導　214
　　──咬合　215
懸垂縫合　159
原生セメント質　7
顕微鏡による検査法　96

〔こ〕

抗菌薬　126, 278
抗菌療法　278
口腔外接着再植法　314
口腔清掃期　110
口腔清掃指導　114
　　──の効果判定　126
口腔清掃状態の検査　94
口腔清掃度を表す指数　66
口腔清掃用具　125
口腔清掃を困難にする因子　72
口腔前庭拡張術　205
口腔前庭の拡張　193
口腔前庭の狭小の検査　100
口腔前庭の深さの臨床的意義　194
口腔内環境因子　33
口腔内写真による検査と記録　107
口腔内接着後の再植法　314
口腔内接着法　313
口腔の健康の長期維持　73
膠原線維　4
咬合機能　12
　　──の回復　72
咬合紙　216
咬合触診法　102
咬合性因子の検査　101
咬合性外傷　20, 28, 53, 54, 210
　　──に対する治療　142
　　──による疼痛　113
　　──の改善　72
　　──の病理変化　28
咬合調整　142, 216, 234
咬合治療　210
咬合の機能的検査　102
咬合の形態的検査　102
咬合面の形態　249
咬合彎曲　102
口呼吸　33
　　──線　33
　　──の検査　97
交叉ゴム　244
後若年性歯周炎　289
口唇の悪習癖の検査　104
酵素活性測定法　96
酵素剤　126
抗体価検査法　96
好中球　47
　　──減少症　292
好中性白血球　47
咬頭嵌合位　213
　　──の咬合調整　217
　　──の機能的安定性の検査　102
　　──の早期接触の検査　102
口内炎　282
後方位の検査　103
後方接触位　214
　　──の検査と調整法　223
　　──の咬合調整　222
高齢者　298
　　──の固定　302
　　──の口腔清掃指導　298
　　──の歯周治療　298
　　──の補綴治療　302
　　──のメインテナンス治療　302
誤嚥性肺炎　63
コーヌス・テレスコープ・デンチャー　252
弧線自体の弾性　243
骨移植術　181
骨芽細胞　9
骨形成タンパク質　192
骨外科　180
骨細胞　9
骨整形術　180
骨切除術　180
骨造成　325
骨粗鬆症　64
ゴットリーブの垂直法　120
骨の形態異常の検査　100
固定式永久固定　227
固定式矯正装置　242
固定式欠損補綴　251
固有歯槽骨　8
コラーゲン線維　4
根切除術　262
根切断術　262, 263
根尖側から生じた垂直歯根破折　318
根分割　262
　　──矯正治療法　265
　　──切除術　263
　　──抜去　263
　　──保存術　265
　　──療法　262
　　──療法の分類　262
根分岐部　256
　　──形態修正　260
　　──探針型超音波スケーラーチップ　260
　　──病変　20, 256
　　──病変の検査　91
　　──病変の根面齲蝕の発生率　261
　　──病変の分類　258, 259
根面齲蝕の発生率　261

〔さ〕

細菌検査法　96
細菌の歯肉への侵入　40
細菌培養法　96

再植法　314
再生　157
再生療法　152, 316
サイトカイン　50
サイナスリフト術　326
再評価　73, 75, 148
　　──の目的と時期　148
再付着　155, 156
　　──を目的としたフラップ手術　173
細胞性免疫反応による組織破壊　52
サウンディング　90
作業側の調整　220
サポーティブペリオドンタルセラピー　75, 330, 337
暫間固定　142, 224, 226
暫間修復・補綴物　246
暫間補綴　142

〔し〕

歯科医院での健康管理　333
自家骨移植　181
　　──術　326
歯冠-インプラント比　327
歯冠形態修正　142, 216, 222
歯冠修復物のマージンの位置　247
歯間水平線維　5
歯間乳頭　2
歯間ブラシ　123
歯間離開度の検査　97
シクロスポリン増殖性歯肉炎　284
自己暗示療法　233
自己認識療法　233
歯根垂直破折　20
歯根分離　265
歯根保存療法　260
歯根膜　6
　　──線維　6
　　──の検査　88
　　──の断裂　306
支持歯槽骨　8
歯周炎　18, 27
　　──の疫学　69
　　──の急性悪化期と静止期　28
　　──の程度を表す指数　67
　　──の発症と進行　20, 21
　　──のポケット内細菌　43
歯周基本治療　73, 110
　　──後の再評価　148
　　──の定義とその歴史　113
歯周形成手術　152, 193

索引

歯周外科　152
　——時の併発症　206
　——治療後の治癒形態　154
　——治療後のメインテナンス　157
　——における縫合　158
　——に必要な前準備　153
　——に用いる器具と準備　154
歯周-歯内病変　20, 267
　——の分類　269
歯周症　289
歯周組織　2
　——再生療法　183
　——（再）付着療法　152
　——の炎症の改善　72
　——の形成・発達・増齢変化　9
　——の再生　73
　——の生体の防御　40
　——の破壊状態（病態）の検査　84
　——の防御作用　38
　——破壊　49, 56
歯周治療　73
　——後に生じる知覚過敏症の予防と治療　146
　——における咬合治療　210
　——の基本的考え方　72
　——の進め方　73, 74
　——の必要度を表す指数　68
　——への患者の導入　73
　——前から生じている知覚過敏症の治療　146
歯周膿瘍　20
歯周パック　159, 275
歯周病　31
　——患者の歯冠修復，欠損補綴（歯周補綴）の基本的考え方　246
　——再発の危険性　330
　——と歯髄疾患の相互関係　267
　——による歯の喪失　70
　——の遺伝子診断　65
　——の疫学　66
　——の原因因子　31
　——の原因と成り立ち　31
　——の原因の検査　94, 101
　——の原因の把握　82
　——の検査　108
　——の検査と診断の基本　82
　——の抗菌療法の目的と投与法　278
　——の細菌学　42

　——の周期的進行と進行タイプ　22
　——の全身疾患への影響　22
　——の病状の把握　82
　——の病理　24
　——の部位特異性　22
　——の分類　14
　——の分類と病名　17
　——の名称の変遷　289
　——の薬物療法　274
歯周病原（性）菌　43, 44
　——に対する抗体価検査法　96
　——のための Koch の原則　44
歯周病変と歯内病変の合併型　270, 273
歯周病変由来型　270, 273
歯周ポケット　21, 33
　——の検査　85
歯周ポケット搔爬　147, 160
　——術　160
　——内投与療法　276
　——の歯肉壁の搔爬　162
歯周補綴　246, 251
　——におけるポンティックの形態と注意事項　252
思春期性歯肉炎　284, 294
歯小皮　10, 12
歯髄を保存する根切断術　263
歯石　33, 45
　——の検査　96
歯槽硬線の診断の注意事項　90
歯槽骨　8
　——吸収の型と分類　88
　——の吸収　21
　——の吸収のメカニズム　52
　——の検査　88
歯槽粘膜　2
失神　206
執筆法　136
　——の変法　136
歯内治療　144
歯内病変由来型　269, 272
歯肉　2
　——外縁上皮　3
　——出血指数　67
　——整形術　166
　——切除術　166
　——線維　4
　——増殖　282, 283, 284
　——退縮　18, 127
　——と歯の付着　10
　——に病変を引き起こす粘膜皮膚疾患　282
　——粘膜境の判定　99

　——膿瘍　20
　——の炎症を表す指数　67, 84
　——の外傷　127
　——の形態異常の検査　100
　——の検査　84
　——の組織学　3
　——剝離搔爬術　170
　——ポケット　21
　——ポケットの検査　85
　——マッサージの効果　116
歯肉炎　24
　——が歯周炎へ進行する要因　22
　——指数　67
　——の発症と進行　20
　——のポケット内細菌　43
歯肉縁下　134
　——のスケーリング・ルートプレーニング　134
　——プラーク　38, 72
歯肉縁上　132
　——のスケーリング　132
　——プラーク　36, 72
歯肉溝　2, 11
　——上皮　3
　——切開　177
　——の細菌　42
歯肉溝滲出液　12
　——の検査　88
　——量の測定法　88
歯肉歯槽粘膜境　2
歯肉歯槽粘膜手術　152, 193
歯肉弁根尖側移動術　203
歯肉弁歯冠側移動術　205
歯肉弁側方移動術　196
歯磨剤　122
歯面研磨　133
歯面の沈着物　36
歯面の摩耗　127
シャーピー線維　8, 9
若年者の侵襲性歯周炎　287
若年性歯周炎　19, 30, 287
習慣性開閉運動　212
修正治療　74
　——計画　76
　——時の咬合治療　211
　——の内容と順位の決定　79
重度歯周炎への進行　22
修復　73, 157
宿主応答　47
　——細胞　47
手術直後の患者指導　207
主訴　82
出血　84, 206

手用スケーラー　130
　——使用時の注意事項　135
手用砥石　139
掌握法　136
障害者の口腔清掃指導　300
上行性歯髄炎　267
掌蹠過角化症　291
小帯　33
　——異常　33, 193
　——異常の検査　100
　——手術　195
　——切除術　195
　——切断術　195
　——引っ張り試験　195
小児　294
　——の歯周炎　296
　——の歯周病の治療　294
　——の歯肉炎　294
上皮脚　3
上皮性再付着　156
上皮性付着　10, 155
上皮突起　3
上皮付着の付着力　12
上部構造　324
食片圧入　33
　——の検査　97
食物とプラーク　40
食物の因子　32
ショック　206
初発因子　32
初発期歯肉炎　24
人工骨移植　182, 189
　——材　182
侵襲性歯周炎　19, 30, 285
　——関連の歯周病の名称の変遷　289
　——の診断の基準となる特徴　285
　——のポケット内細菌　43
尋常性天疱瘡　282
真性ポケット　21
心臓血管系疾患　62
審美性の改善　193
新付着　156, 157
　——手術　164

す

髄管　257, 267
垂直歯根破折　304, 318
垂直スクラッピング法　118
垂直性骨吸収　89, 306
垂直性骨欠損の分類　89
垂直破折歯根の接着治療法　313
垂直マットレス縫合　158
水平スクラッピング法　118

索引

す

水平性骨吸収　89
水平切開　177
水平マットレス縫合　158
睡眠時ブラキシズム　231
水流式清掃用具　125
スーパーボンド　311
スクラッビング法　117
スケーラー　136
　——の研磨　138
　——の研ぎ方　139
　——の把持法　136
　——の刃の角度　137
　——用砥石　138
　——を動かす距離（ストローク）137
スケーリング　128, 129
　——の歴史　130
スタディモデルによる検査と記録　107
スティップリング　3
　——の消失　84
スティルマン改良法　120
スティルマン原法　120
ステント　323
ストレス　35, 64
スプリットクレスト術　326
スペースメイキング　186

せ

正常な歯の生理的動揺度　92
成人の侵襲性歯周炎　289
生体ガラス　182
生体接着剤を用いる遊離歯肉移植術　201, 202
生体内吸収性膜　185
静的測定法　93
生物学的幅径　249
生理的動揺度　92
セクショナルアーチ　242
接合上皮　2, 3
　——の根尖側移動　21
接触点　249
切除療法　152
舌側根面裂溝　271
接着性レジン　229
　——固定法　225
　——セメント　311
接着治療法と再生療法の併用　316
舌の悪習癖　105
　——の改善　143
　——の検査　104
セファロスポリン系　278
セメント質　6
　——の形成不全　257

そ

線維芽細胞　5
　——増殖因子　191
全顎除菌療法　277
全顎的な検査・診断　76
前思春期性歯周炎　289, 296
全身因子関連歯周炎　19
全身疾患（遺伝的障害を含む）35
　——に対する配慮　113
全身性修飾因子　34
　——の検査　108
　——をもつ場合の歯周治療　73
全身的な宿主反応の検査　108
全層弁と部分層弁　178
前方運動　214
　——の検査　103
　——路の調整　221

そ

早期接触　217
　——の検査　102
　——の分類　218, 219
　——部の削合　218, 219
早期低体重児出産　64
早期病変　25
象牙質知覚過敏症　267
相互保護咬合　215
喪失歯の暫間補綴　142
側枝　257
側方運動　214
　——の検査　103
　——路の調整　220
側方力の検査　103
ソケットリフト術　326
咀嚼運動　13, 212

た

第1次治療計画　76
　——の立案　77
第1次病因因子　32
第1染色体上 Fc レセプター遺伝子多型　65
体液性免疫反応による組織破壊　51
第2次病因因子　32
第2染色体上の IL-1 遺伝子多型　65
ダイヤモンドストーンによる歯肉整形術　169
ダウン症候群　291
唾液を検体とする歯周病の検査　108
他家骨移植　182
多血小板血漿　191
タッピング　230
タフトブラシ　123
単核食細胞　48
単球　48
単純性歯肉炎　17
単純縫合　158

ち

チェディアック・東症候群　292
遅延型過敏症　52
知覚過敏症　127
　——治療薬　275
　——に用いる薬物　147
　——の原因　145
　——の処置　207
　——の治療　144
　——の治療の原則　145
　——への接着性レジンの応用　127
チタン製のキュレット　325
チャーターズ法　121
　——と改良法　120
治癒　330, 337
中間叢　6
中心位　214
中心咬合位　213, 217
中性紅　94
超音波スケーラー　140
　——チップ　260
　——のエンドチップ　313
超音波歯ブラシ　125
長期メインテナンス治療症例　330, 333
長期メインテナンスの難易度　338
治療計画　76
　——の意義　76
　——の修正　73, 79, 148, 149
　——の立て方　76
　——立案時の注意事項　76

つ

堤状隆起　33

て

ディスタルウェッジ手術　179
低リン酸酵素症　292
デスモソーム　4
テトラサイクリン　277, 278
デブライドメントの歴史　130
電気歯髄診断器　272
電気生理学的検査法　104
電気メスによる歯肉切除術　169
デンタルテープ　123
デンタルフロス　123

と

電動式の口腔清掃用具　125
電動砥石　139
電動歯ブラシ　125, 299
天然歯とインプラントとの連結　327

トゥースピック　123
動的測定法　93
糖尿病　61
　——が歯周病を進行させる原因　293
　——患者の歯周炎　293
動揺度の測定方法　92
動揺度の評価法　92
ドキシサイクリン　277
特異抗体法　96
特異的 DNA 増幅法　96
特異的細菌感染説　43
特殊な急性歯肉炎　295
特殊な歯周炎　280
特殊な歯周病　29
　——の治療　280
特殊な歯肉炎　29, 280
トランキライザー　233
トリソミー 21　291
トンネリング　261
トンネル形成術　261

な

内縁上皮　3
内側性固定　226
ナイトガード　226
　——による治療　234
　——を用いたブラキシズムの臨床的評価法　104
内毒素　129

に

ニトロイミダゾール化合物　278
ニフェジピン増殖性歯肉炎　283, 298
日本歯周病学会・日本歯科医師会の分類（1996）16
日本歯周病学会の分類（2006）16
妊娠性歯肉炎　284

ね

捻転再植法　316
粘膜皮膚疾患　282
年齢　35

の

ノミ型スケーラー　132

索引　351

は

パーケットのメス　200
バイオフィードバック療法　233
バイオフィルム　38
ハイドロキシアパタイト　182
排膿　84
　——路　268
廃用性萎縮の病理変化　29
剥離性歯根破折　308
破骨細胞　9
バス法　117, 118, 119
破折線　310
白血球のFCレセプターの検査　108
白血病　293
　——性歯肉炎　285, 293
抜歯の判定基準　144
歯の永久萌出説　10
歯（1歯単位）の検査・診断　76
歯の接触　213
歯の動揺度　93
　——に影響を与える因子　93
　——の検査　92
パノラマエックス線写真　323
パピヨン・ルフェーブル症候群　291
歯ブラシ　118
　——の毛先を使う方法　118
　——の毛束の横腹を使う方法　120
　——の損耗と交換　122
バルカン固定法　225

ひ

非吸収性膜　184
非作業側の接触　214
非作業側の調整　220
鼻疾患による鼻呼吸困難　97
ビスフォスフォネート系の薬物　322
鼻性口呼吸　97
引っ張り試験　100
非特異的細菌感染説　43
非プラーク性歯肉炎　18
肥満細胞　49
病状安定　330, 337
標的細胞破壊　52
疲労　35

ふ

ファーケーションプラスティー　260
ファーケーションプローブ　91, 257, 258
フィンガーストローク　137
フィンガーレスト　136
フェニトイン増殖性歯肉炎　282
フォーンズ法　118
副根管　257
複雑性歯肉炎　18, 29
付着歯肉　2, 193
　——と角化歯肉幅の狭小の検査　99
　——の狭小　33
　——の幅の検査　99
　——の幅の臨床的意義　194
不適合修復物・補綴物の修正や除去　144
不働歯　33
プラーク　36
　——形成　36
　——細菌による組織破壊　41
　——性歯肉炎　17
　——染色剤　94
　——増加因子　32
　——増加因子の検査　96
　——の定義　42
　——付着状態の検査　94
　——付着率　95
　——由来の有害（刺激）物質　21
　——抑制薬　274
プラークコントロール　114
プラークチャート　95
プラークライトシステム　94
ブラキシズム　230
　——の改善　143
　——の検査　103
　——の治療　233
　——の電気生理学的検査法　104
　——の分類　230
　——の臨床的評価法　104
プラスチック製のキュレット　325
プラズマ細胞　49
ブラッシング　116
　——による歯肉の外傷　127
　——による歯肉マッサージの効果　116
　——のテクニック指導　117
　——の方法　117
　——を障害する局所因子　127
ブラッシング法Ⅰ歯ブラシの毛先を使う方法　118
ブラッシング法Ⅱ歯ブラシの毛束の横腹を使う方法　120
フラップ手術　170

不良歯冠修復物・補綴物　97
フル・バランスド・オクルージョン　215
フルマウスディスインフェクション　277
プレーニングの歴史　130
プロービング　85
　——時の出血　84
　——に対する最近の考え方　86
　——ポケットデプス　85
プロスタグランジン　50
プロビジョナル固定　224
プロビジョナルレストレーション　246
プロフェショナルトゥースクリーニング　341

へ

平衡側の調整　220
米国歯周病学会とヨーロッパ歯周病学会の国際ワークショップの分類　15
米国歯周病学会の歯周炎の分類　15
米国歯周病学会の分類（1999，国際的な分類）　15
ペニシリン系　278
ヘミデスモソーム　4
ペリオクリン®　277
ペリオドンタルメディシン　61
ペリオフィール®　277
ヘルペス性歯肉口内炎　285, 296
辺縁歯肉　2
扁平苔癬　282

ほ

縫合　158
萌出期の歯周組織　294
萌出期の歯肉炎　294
萌出性歯肉炎　294
ホーレータイプ床固定装置　226
北大式チャート　95
ポケット上皮　27
ポケット内細菌　43
ポケット内洗浄液　274
ポケット内の細菌検査　95
ポケットの深さの測定　85
ポケットプローブ　86
補助的清掃用具とその指導法　123
補助的清掃用具の使い方　122
補助レスト　137

保存可能か不可能かの判定　144
保存不可能な歯の抜去　144
補体活性化　52
補体系　50
保定　245
ホルモン　34
ポンティックの形態と注意事項　252

ま

マクロファージ　48, 50
マクロライド系　278
マスト細胞　49
マラッセの残存上皮　6
慢性歯周炎　18, 296
慢性歯肉炎　25
慢性剥離性歯肉炎　281

み

磨きすぎの問題－歯肉退縮と歯面の摩耗　127
密着結合　4
ミノサイクリン　277
ミューチュアリー・プロテクテッド・オクルージョン　215

む

無顆粒細胞症　292
無細胞セメント質　7

め

メインテナンス　75, 157, 245, 337, 338
　——治療　330, 337
　——治療の内容と方法　333
　——の方法　80
メタボリックシンドローム　63
メトロニダゾール　277
メラニン産生細胞　3
免疫応答　41
免疫学的検査法　96
免疫反応と歯周組織破壊　49

も

モチベーション　114
　——に影響を与える因子　114
　——の方法，成功の要点　115

や

薬剤の服用　34
薬物療法　233, 274

ゆ

ヤスリ型スケーラー 132

ゆ

有棘（細胞）層 3
有細胞セメント質 8
遊離歯肉 2
遊離歯肉移植術 198, 201, 202
　——と歯肉弁歯冠側移動術の併用 205
揺さぶり力 29
ユニバーサルタイプ 130

ら

ラバーチップ 123
ランゲルハンス細胞 3

り

罹患根面に歯肉を（再）付着させずポケット除去目的のフラップ手術 172
リコール 339
　——システム 333, 339
　——時の治療 340
リスクファクター 31, 35
リソソーム 50
両側乳頭歯肉移植術 197
両刃式 130
臨床症状の検査 104
輪状線維 5
臨床的正常歯肉 24
臨床的動揺度の測定法 92
隣接面形態 248
リンパ球 48

る

ルートプレーニング 128, 129
　——時にセメント質を除去する範囲 138
ルートリセクション 262

れ

裂溝形成 218
レッドコンプレックス 45

連続インレータイプ 229
連続冠タイプ 227
連続懸垂縫合 159

ろ

瘻孔 268
ローリング法 120
露出歯根の被覆 193
ロッキングモーション 137

わ

ワイヤー結紮レジン固定法 225

[欧文]

AAPとEFPの国際ワークショップの分類 15
Actinomyces naeslundii 44
Actinomyces viscosus 44
Aggregatibacter actinomycetemcomitans 44, 287
Angleの分類 102
Arkansas stone 138
A-splint 226
β-リン酸三カルシウム 182
Barkann固定法 225
basic fibroblast growth factor 191
Bass法（method） 117, 118
b-FGF 191
BI 67
bioglass 182
biological width 249
bleeding on probing 84
BMP 192
BOP 84
BULLの法則 220
Chédiak-Higashi症候群 292
corrective therapy 74
CPI 68
CPITN 68
Crane-Kaplan 164
crown-implant ratio 327

CT 322, 323
dental cuticle 10
DNAプローブ法 96
Down症候群 291
EMD 189
GBR法 326
GCF量の測定法 88
GI 67
gingiva 2
glass ceramic 182
Glickmanの垂直性骨欠損の分類 89
Glickmanの歯周病の分類 14
Gottliebの上皮付着説 10
GTR法 183
　——と人工骨移植との併用 189
hemisection 263
hyperkeratosis palmoplantaris 291
IL-1の検査 108
Indiana stone 138
initial preparation 110
Jankelsonの早期接触の分類 218, 219
juvenile periodontitis 287
KKキュレット 131
Kochの条件 44
Lasterらによる動揺度の評価法 92
LDDS 276
Lindheの診断名 15
Lindheの根分岐部病変の分類 91
local drug delivery system 276
Malassezの残存上皮 6
MGS 193
Millerの動揺度 92
mucogingival surgery 193
new attachment 156
O'Learyのチャート 95
OHI 66
osseointegration 320

Pacqutteのメス 200
PageとSchroederの分類 14
Papillon-Lefèvre症候群 291
PCR 66
PCR法 96
PDI 68
periodontal plastic surgery 193
PI 67
plaque index 66, 95
platelet-rich plasma 191
PMA index 67
PMTC 341
Porphylomonas gingivalis 44, 289
Prevotella intermedia 44
PRP 191
PTC 341
pull stroke 137
rapidly progressive periodontitis 289
reattachment 155, 156
red complex 45
rete peg 3
root amputation 262
root resection 262
root separation 265
RPI 253
SchroederとListgartenのヘミデスモソームと基底板付着説 10
SilnessとLöeのplaque index 95
sounding 90
SPT 330, 337, 378
SRP 128
Tannerella (*bacteroides*) *forsythia* 44
Tarnowの分類 91
Treponema denticola 44
trisection 263
tunnel preparation 261
Waerhaugのカフ説 10

謝辞

　本書執筆の基盤は，著者が1962年東京医科歯科大を卒業し歯周病学講座の助教になり歯周病学を専攻した時から，北海道大学，北海道医療大学，東京，水戸にわたり50年間取り組んできた歯周病学の研究，臨床，教育にあります．

　本書が完成出来たのは，この期間においてご指導，ご協力，さらに励ましをくださった多くの方々のお陰であり，お名前を挙げさせていただき，心から感謝申し上げます．さらにお世話になったにもかかわらず紙面の都合上お名前を掲載できなかった方々にお許しを頂き，心から感謝申し上げます（すべて順不同，敬称略）．

1　東京医科歯科大学，北海道大学でご指導あるいはご協力いただいた先生

故今川与曹，故石川純，川崎　仁，故鈴木文雄，故増原英一，中村治郎，故木下四郎，大河原神治，末田　武，故松江一郎，故原　耕二，山崎敬介，鈴木康司，佐藤　佐，故長谷川紘司，松丸健三郎，石川　烈，野口俊英，新井　髙，渡邊　久，小田　茂，木下淳博，倉島晃一，久保木芳徳，谷　宏，堀内　博，町屋仁躬，川口義治，加藤伊八，宮武光吉，松本　章，矢島輝明，脇田　稔，向後隆夫，吉村文信，和泉雄一

2　北海道大学で研究，臨床，教育面で長期間ご協力いただいた先生

小栗　威，佐藤文彦，小林重行，林　和彦，池田雅彦，石田哲彦，本間　博，川浪雅光，内山純一，小森英世，菅野寿一，本郷興人，向中野浩，佃　宣和，坂上竜資，岩並知敏，菅谷　勉，西岡敏明，高橋幸裕

3　各地で研究面あるいは臨床面や教育面でご協力いただいた先生

1）北海道大学大学院歯学研究科歯周・歯内療法学教室関係

赤坂賢二郎，浅野敬司，浅野元広，熱田　勤，雨宮和則，飯沼賢司，池野直人，石川須美子，石塚正弘，石塚政光，石原　脩，伊藤公一，伊藤　豊，伊部敬介，乾　友典，岩坂憲助，岩原弘一，上田信也，遠藤岳夫，大石憲彦，大崎雅大，大瀬和哉，大塚　巖，大西良近，大橋正彦，大森広雄，大森幹朗，大森るみ子，岡　一行，岡　秀彌，岡田次郎，小神絵里子，小川拡成，奥村　歩，奥村健仁，小田島朝臣，小山正美，片岡清司，加藤勝也，加藤誠也，加藤　毅，蒲　弘城，蒲沢文克，川上まり子，川口とも子，川島美香，川浪康典，川村直人，北川茂樹，木下　篤，木葉　篤，木村喜芳，窪田隆之，栗野　篤，光銭裕二，河野　清，小島武彦，後藤昌平，小西秀和，小西美貝，小林一郎，小林祥子，近藤晶子，齋藤　彰，齋藤恵美子，佐伯　倫，酒井善己，桜井育美，佐々木育子，佐々木久幸，佐々木勝，笹谷育郎，

佐藤奈緒子，佐藤浩幸，佐藤義廣，島田　顕，島貫光裕，清水俊郎，清水ゆかり，清水牧子，下地伸司，春藤佳子，白鳥信一，小路口研治，新保るり子，菅原和人，菅原真一，菅原哲夫，釋真由子，関　滋之，関根和敏，高瀬俊博，高橋大郎，高橋幸裕，高松隆常，武田　洋，多田理佳子，楯　尊子，田中佐織，田中裕子，田西和伸，塚田　潔，塚本晃也，土田泰之，寺田　裕，東海林浩二，百海　均，戸田郁夫，戸部ひふみ，富田達洋，富田真仁，友近昌子，友永幸雄，内藤俊也，中陳純一，中塚　愛，中根恒治，中山武司朗，永山正人，滑川貴彦，西村浩司，二宮　昭，根岸　淳，野口裕史，橋本　章，長谷川敦，長谷川有紀子，服部律子，濱　久友，林　聡氏，林　亨，東谷泰爾，樋口幸男，姫野　宏，平中良治，平野澄江，平本俊彦，福田久美子，福田　亨，藤井恵美子，藤井美弥，藤永幸久，藤永紀子，冬野　慈，藤野　博，藤保芳博，星井　進，星井千世，星川　真，堀井毅史，本郷英彰，前澤和宏，牧野宏子，増木英郎，松井とし子，松岡篤司，松梨　寛，松橋千佳子，松本敦至，松本信一，松本清一，松本考博，真鍋圭介，水野利昭，水戸恭子，水戸光則，宮治裕史，宮本哲朗，三好弘祐，村山盛敏，元木貞哲賀，森本達也，森山誠一，薮田英司，山崎牧子，山路公造，山田隆利，山村博子，山本俊樹，吉川克己，吉田幾代，米沢昌範，渡邊幹一，渡邉隆司，渡部亘貴

2）北海道医療大学歯学部関係

故野村昌人，綱川健一，佐々木勉，西尾信之，水本修一，飯野守康，石澤　賢，高松隆常，坂東篤光，板津厚治，高橋藤雄，松原重俊，佐藤浩幸，松ヶ崎真秀，柳瀬直樹，水上祐太郎，坂東省一，藤井健男，加藤義弘，中島康晴，根井敏行，藤川光博，早勢雅彦，桜井育美，藤川真美，朝野真理，仲川弘誓，川村　弘，岩井宏之，板垣禎泰，故小鷲悠典，森　真理，加藤幸紀，川原　大，横田敏朗，宮武里嘉，橋本昌美，古市保志，小田島千郁子

3）九州関係

德永憲一，船越栄次，横田　誠，高島憲二，山下皓三，東　克章，高嶺明彦，前田勝正，柴田紀之，永井　淳，鬼塚得也，中島啓介

4）茨城，東京，名古屋，東北など本州関係

植原俊雄，綱川健一，麻生昌秀，秋元隆宏，故斎藤長俊，加藤一郎，石黒恵一，指宿真澄，有賀重則，大口弘和，真坂信夫，今井文彰，成田博之，岩間英明，関口一樹，松本　尚，岸田祥子，江橋美穂，王　宝禮，前島哲也，川崎和宏

5）海外から留学された先生

バングラデシュ：Hannan AH, Zaman KU, Mahmud MAH

中国：畢　良佳，張　広耘，王　佳敏，李　虹

フィリピン：Ferrios RMA

【著者略歴】

加藤　熙（かとう　ひろし）
1938年　茨城県水戸市に生まれる
1962年　東京医科歯科大学歯学部卒業
　　　　同大学助手〔歯科保存学第2講座（歯周病学）〕
1968年　北海道大学講師〔歯学部歯科保存学第1講座〕
1970年　同大学助教授〔歯学部歯科保存学第2講座（歯周病学）〕
1978年　東日本学園大学（現北海道医療大学）教授〔歯学部歯科保存学第1講座（歯周病学）〕
1986年　北海道大学教授〔歯学部歯科保存学第2講座（歯周病学）〕
1988年　日本歯周病学会指導医
1999年　同大学歯学部附属病院長
2000年　同大学大学院歯学研究科口腔健康科学講座歯周病学分野教授
2001年　北海道大学名誉教授
　　　　東京お茶の水歯科クリニック院長
2003年　日本臨床歯周病学会指導医
2004年　総合歯科医療研究所所長
2007年　加藤歯周病研究所所長，加藤歯科副院長

坂上　竜資（さかがみ　りゅうじ）
1984年　北海道大学歯学部卒業
1988年　オレゴンヘルスサイエンス大学歯学部（米国）ポストグラジュエートコース（歯周病学）修了
1995年　日本歯周病学会指導医
1996年　北海道大学講師
2003年　福岡歯科大学教授
2013年　アメリカ歯周病学会ボード認定歯周病専門医

菅谷　勉（すがや　つとむ）
1985年　北海道大学歯学部卒業
1998年　北海道大学講師
2001年　日本歯周病学会指導医
2002年　北海道大学准教授
2019年　北海道大学教授

新版 最新歯周病学　　　　　　ISBN978-4-263-45649-1

2011年9月1日　第1版第1刷発行
2021年4月20日　第1版第4刷発行

編著者　加藤　　熙
発行者　白石　泰夫
発行所　医歯薬出版株式会社

〒113-8612　東京都文京区本駒込1-7-10
TEL. (03)5395-7638(編集)・7630(販売)
FAX. (03)5395-7639(編集)・7633(販売)
https://www.ishiyaku.co.jp/
郵便振替番号　00190-5-13816

乱丁，落丁の際はお取り替えいたします　　印刷・教文堂／製本・皆川製本所
© Ishiyaku Publishers, Inc., 2011. Printed in Japan

本書の複製権・翻訳権・翻案権・上映権・譲渡権・貸与権・公衆送信権（送信可能化権を含む）・口述権は，医歯薬出版㈱が保有します．

本書を無断で複製する行為（コピー，スキャン，デジタルデータ化など）は，「私的使用のための複製」などの著作権法上の限られた例外を除き禁じられています．また私的使用に該当する場合であっても，請負業者等の第三者に依頼し上記の行為を行うことは違法となります．

JCOPY ＜(社)出版者著作権管理機構 委託出版物＞
本書をコピーやスキャン等により複製される場合は，そのつど事前に(社)出版者著作権管理機構（電話 03-5244-5088, FAX 03-5244-5089, e-mail：info@jcopy.or.jp）の許諾を得てください．